专科护士"三基"训练指导

主　　编　李淑迦　李银雪　孙继红

副 主 编　李家育　韩斌如　丁炎明　吴晓英　李　越
　　　　　任　珍　安凤荣

学术秘书　董婷婷

编　　者　（以姓氏笔画为序）

丁炎明	马秀芝	王　军	孔祥燕	田君叶
朱晓红	任　珍	郜燕平	刘小玮	刘马超
刘玉霞	刘敬楠	安　丽	安凤荣	安思兰
孙文秀	孙继红	李　伟	李　娟	李　越
李建霞	李家育	李银雪	李淑迦	杨　虹
杨海鸥	吴晓英	张　艳	张　鹏	张明霞
张剑锋	陈立红	武平平	金　鑫	郑东爱
胡　伟	南　方	侯丽敏	徐　艳	徐江玲
高　姗	高　超	郭玲玲	黄　英	黄　杰
黄　婵	曹培春	常　红	崔　英	梁　潇
寇京莉	董婷婷	韩丹丹	韩斌如	颜　霞
魏　新				

科学出版社

北　京

内 容 简 介

本书分为三篇,第一篇为专科护理基础知识。第二篇为专科护理基本技能,内容涵盖内科、外科、妇产科、儿科、眼科、耳鼻咽喉头颈外科、传染科、精神科、皮肤与性病科等各临床专科常用的理论知识和技术操作。第三篇为自测题,参照护士执业资格考试题型出题,使护士在进行"三基"训练的同时,可以提高执业资格考试的应试能力。

本书可供临床护士日常工作中使用,也可作为护士执业考试参考用书。

图书在版编目(CIP)数据

专科护士"三基"训练指导 / 李淑迦,李银雪,孙继红主编. —北京:科学出版社,2018.5
ISBN 978-7-03-057176-2

Ⅰ.①专… Ⅱ.①李… ②李… ③孙… Ⅲ.①护理学 Ⅳ.①R47

中国版本图书馆CIP数据核字(2018)第069647号

策划编辑:张利峰 / 责任校对:韩 杨
责任印制:赵 博 / 封面设计:龙 岩

科 学 出 版 社 出版
北京东黄城根北街 16 号
邮政编码:100717
http://www.sciencep.com

天津新科印刷厂 印刷
科学出版社发行 各地新华书店经销

*

2018 年 5 月第 一 版 开本:787×1092 1/16
2018 年 5 月第一次印刷 印张:25 3/4
字数:843 000

定价:89.00 元
(如有印装质量问题,我社负责调换)

前　言

　　2011 年护理学被国务院学位委员会确定为一级学科，肯定了护理学的重要性和学科地位。这些年来护理学科发展快速，护理学的知识、技术、理念也不断更新，专科护理发展更加深入。为满足广大临床护士的需要，强化和提高临床护士的专科执业技能，保证护理质量，特编写本书。本书紧密结合医学发展前沿和临床护理实践，将大量临床专科新知识、新技术编入其中的同时，强调基础知识和基本技能，特意编写了各科的自测题，以方便护士在前期学习的基础上，自我检测掌握学习情况，并通过试题分析，训练其综合分析能力和实际应用能力，帮助其提高学习效果。

　　本书共分三篇，即第一篇专科护理基础知识、第二篇专科护理基本技能、第三篇自测题，内容涵盖内科、外科、妇产科、儿科、眼科、耳鼻咽喉头颈外科、传染科、精神科、皮肤与性病科等各临床专科常用的理论知识和技术操作。自测题部分参照护士执业资格考试题型出题，使护士在进行"三基"训练的同时，可以提高执业考试的应考能力。总之，本书在努力体现学术权威性、实际可操作性的同时，兼顾了护士执业资格考试及护士职称晋升的需求，为临床护士提供了较全面的学习和参考用书，相信会受到广大护士的喜爱。

　　因本书涉及专科范围广泛，难免有疏漏之处，希望广大护理人员批评指正，以便不断完善和提高。

李淑迎　李银雪

2018 年 1 月

目　录

第一篇　专科护理基础知识

第二篇　专科护理基本技能

第三篇　自　测　题

专科护理基础知识

第1章 内 科

第一节 呼吸内科

1. **呼吸系统疾病常见的症状**

咳嗽、咳痰、呼吸困难、胸痛、咯血。

2. **上呼吸道感染的临床表现**

引起上呼吸道感染的常见病毒有鼻病毒、冠状病毒、流感和副流感病毒，以及呼吸道合胞病毒、埃可病毒等。起病较急，初期有咽干、咽痒或烧灼感，发病同时或数小时后，出现喷嚏、鼻塞、流清水样鼻涕，2～3日后鼻涕变稠，可伴咽痛，有时由于咽鼓管炎使听力减退，也可出现流泪、味觉迟钝、呼吸不畅、声音嘶哑、少量咳嗽等。一般无发热及全身症状，或仅有低热、不适、轻度畏寒和头痛。检查可见鼻黏膜充血、水肿、有分泌物，咽部轻度充血。如无并发症，一般5～7日痊愈。

3. **慢性支气管炎的诊断标准**

慢性支气管炎（简称慢支）是指支气管壁的慢性、非特异性炎症。如患者每年咳嗽、咳痰达3个月以上，连续2年或以上，并排除其他已知原因的慢性咳嗽，即可诊断为慢性支气管炎。

4. **慢性阻塞性肺疾病的概念**

慢性阻塞性肺疾病是一种常见的以持续呼吸系统症状和气流受限为特征的可以预防和治疗的疾病，通常与有毒颗粒或气体的显著暴露引起的呼吸道和（或）肺泡异常有关。

5. **慢性阻塞性肺疾病的诊断标准**

（1）凡有呼吸困难、慢性咳嗽或咳痰症状，和（或）有危险因素接触史者，均应考虑慢性阻塞性肺疾病的可能。

（2）肺功能检查是确诊慢性阻塞性肺疾病的必备条件，如支气管扩张药后第一秒用力呼气量（FEV_1）与用力肺活量（FVC）的比值＜70%，可确定存在持续气流受限。

6. **慢性阻塞性肺疾病的临床表现**

（1）慢性咳嗽，随病程发展可终身不愈。常晨间咳嗽明显，夜间有阵咳或排痰。

（2）咳痰，一般为白色黏液或浆液性泡沫性痰。偶可带血丝，清晨排痰较多。急性发作期痰量增多，可有脓性痰。

（3）气短或呼吸困难，早期仅在体力劳动或上楼等活动时出现，随着病情发展逐渐加重，日常活动甚至休息时也感到气短。

（4）喘息和胸闷，重度患者或急性加重时出现喘息。

（5）晚期患者有体重下降、食欲减退等全身症状。

7. **慢性阻塞性肺疾病的主要治疗原则**

（1）稳定期治疗

1）支气管扩张药：短期应用以缓解症状，长期规律应用可预防和减轻症状。常选用 β_2 受体激动药如硫酸沙丁胺醇（万托林）气雾剂，每次100～200μg（1～2喷）。茶碱类如茶碱缓（控）释片0.2g，每日2次；氨茶碱0.1g，每日3次。

2）祛痰药：对痰不易咳出者可选用盐酸氨溴索30mg，每日3次；或羧甲司坦（化痰片）0.5g，每日3次。

3）长期家庭氧疗（LTOT）：持续低流量吸氧，1～2L/min，每日15小时以上。LTOT的指征：①动脉血氧分压（PaO_2）≤55mmHg或动脉血氧饱和度（SaO_2）≤88%，有或没有高碳酸血症。②PaO_2 55～60mmHg或SaO_2≤88%，并有肺动脉高压、心力衰竭所致的水肿或红细胞增多症。

（2）急性加重期治疗

1）根据病情严重程度决定门诊或住院治疗。

2）支气管扩张药的使用同稳定期。有严重喘息症状者可给予较大剂量雾化吸入治疗。发生低氧血症者可用鼻导管持续低流量吸氧。

3）根据病原菌种类及药物敏感试验，选用抗生素积极治疗，如给予β内酰胺类/β内酰胺酶抑制药，第二代头孢菌素、大环内酯类或喹诺酮类。如出现持续气道阻塞，可使用糖皮质激素。

8. 慢性支气管炎的主要护理措施

（1）休养环境：室内保持合适的温湿度，冬季注意保暖，避免直接吸入冷空气。

（2）适当活动：视病情安排适当的活动量，活动以不感到疲劳、不加重症状为宜。

（3）病情观察：观察咳嗽、咳痰、呼吸困难的程度，进行动脉血气分析，监测水、电解质和酸碱平衡情况。

（4）氧疗：呼吸困难伴有低氧血症者，遵医嘱给予氧疗。一般采用鼻导管持续低流量吸氧，氧流量1～2L/min，应避免吸入氧浓度过高而引起二氧化碳潴留。提倡进行每日持续吸氧15小时以上的长期家庭氧疗。长期持续低流量吸氧不但能改善缺氧症状，还有助于降低肺循环阻力，减轻肺动脉高压和右心负荷。氧疗有效指标：患者呼吸困难减轻、呼吸频率减慢、发绀减轻、心率减慢、活动耐力增加。

（5）用药护理：遵医嘱应用抗生素、支气管扩张药和祛痰药，注意观察疗效和不良反应。

（6）呼吸功能锻炼：护理人员指导患者进行缩唇呼吸、腹式呼吸，以加强胸、膈肌肌力和耐力，改善呼吸功能。

1）缩唇呼吸：缩唇呼吸的功能是通过缩唇形成的微弱阻力来延长呼气时间，增加气道压力，延缓气道塌陷。患者闭嘴经鼻吸气，然后通过缩唇（吹口哨样）缓慢呼气，同时收缩腹部，吸气与呼气比为1∶2或1∶3。缩唇大小程度与呼气流速，以能使距口唇15～20cm处、与口唇等高点水平的蜡烛火焰随气流倾斜又不至于熄灭为宜。

2）腹式呼吸：患者可取立位、平卧位或半卧位，两手分别放于前胸部和上腹部，用鼻缓慢吸气时，膈肌最大程度下降，腹肌松弛，腹部隆起，手感到腹部向上抬起。呼气时用口呼出，腹肌收缩，膈肌松弛，膈肌随腹腔内压增加而上抬，推动肺部气体排出，手感到腹部下降。另外，可以在腹部放置小枕头、杂志或书锻炼腹式呼吸。如果吸气时，物体上升，证明是腹式呼吸。缩唇呼吸和腹式呼吸每日训练3～4次，每次重复8～10次。

（7）心理护理：护理人员应了解患者心理、性格、生活方式等方面因患病而发生的变化，与患者和其家属共同制订和实施康复计划，消除诱因、定期进行呼吸肌功能锻炼、合理用药等，减轻症状，增强战胜疾病的信心。对表现焦虑的患者，教会患者缓解焦虑的方法，如听轻音乐、下棋、做游戏等娱乐活动，以分散注意力，减轻焦虑。

9. 慢性肺源性心脏病的概念

慢性肺源性心脏病，简称慢性肺心病，是由肺组织、肺血管或胸廓的慢性病变引起肺组织结构和（或）功能异常，产生肺血管阻力增加，肺动脉压力增高，使右心室扩张和（或）肥厚，伴或不伴右心衰竭的心脏病，并排除先天性心脏病和左心病变引起者。

10. 慢性肺源性心脏病的临床表现

按其功能的代偿期与失代偿期进行分述。

（1）心、肺功能代偿期：症状为慢性咳嗽、咳痰、气促，活动后可有心悸、呼吸困难、乏力和劳动耐力下降。急性感染可使以上症状加重。很少有胸痛或咯血。体征：可有不同程度的发绀和肺气肿体征。颈静脉充盈。

（2）心、肺功能失代偿期

1）呼吸衰竭的症状：呼吸困难加重，夜间尤为明显，常有头痛、失眠、食欲下降，但白天嗜睡，甚至出现表情淡漠、神志恍惚、谵妄等肺性脑病的表现。体征：明显发绀，球结膜充血、水肿，因高碳酸血症可出现周围血管扩张的表现，如皮肤潮红、多汗。

2）右心衰竭的症状：气促更明显，心悸、食欲缺乏、腹胀、恶心等。体征：发绀更明显，颈静脉怒张，心率加快，可出现心律失常，肝大且有压痛，肝颈静脉回流征阳性，下肢水肿，重者可出现腹水，少数患者可出现肺水肿及全心衰竭的体征。

11. 慢性肺源性心脏病的治疗原则

积极控制感染；通畅呼吸道，改善呼吸功能；纠正缺氧和二氧化碳潴留；控制呼吸和心力衰竭；积极处理并发症。

12. 支气管哮喘的防治原则

支气管哮喘简称哮喘，一般哮喘经过急性期治疗症状得到控制，但哮喘慢性炎症的病理生理改变仍然存在。因此，根据哮喘的病情程度不同制订合适的长期治疗方案。医护人员与哮喘患者建立伙伴关系，并通过定期的肺功能监测，特别是呼气流量峰值（PEF）的监测，可以客观地评价哮喘控制的程度，避免哮喘诱发因素，减少发作，达到良好的控制。

13. 支气管哮喘患者健康教育的主要内容

哮喘患者健康教育与管理是提高疗效、减少复发和提高患者生活质量的重要措施。应使患者了解或掌握以下内容。

（1）增强治疗信心：让患者相信通过长期、适当、充分的治疗，完全可以有效地控制哮喘发作。

（2）讲解哮喘的诱发因素：结合患者个人的具体情况，找出各自的诱发因素，以及避免诱因的方法。

（3）讲解哮喘的本质和发病机制。

（4）教会患者发现哮喘发作先兆的表现及相应的处理方法。

（5）教会患者使用峰流速仪，并用其监测病情及记哮喘日记的方法。

（6）教会患者在哮喘发作时进行简单的紧急处理方法。

（7）讲解常用平喘药物的作用、机制、合适用量、方法、不良反应。

（8）教会患者掌握正确的吸入技术。

（9）告诉患者什么情况下应该去医院就诊。

（10）患者与医师共同制订出防止复发、保持长期稳定的方案。

14. 气管扩张的临床表现

（1）慢性咳嗽、咳大量脓痰。急性感染时，黄绿色脓痰量每日可达数百毫升。痰液出现分层特征：上层为泡沫，下悬脓性成分；中层为混浊

黏液；下层为坏死组织。

（2）反复咯血。

（3）反复肺部感染。

（4）慢性感染中毒症状：发热、乏力、食欲减退、消瘦、贫血等。

15. 支气管扩张的治疗原则

控制感染，体位引流，必要时手术治疗。

16. 支气管扩张的护理要点

（1）急性感染或病情严重者应卧床休息，保持室内空气流通，维持适宜的温湿度，注意保暖。

（2）保持口腔清洁，促进食欲，指导患者在咳痰后及进食前后用清水或漱口液漱口。鼓励患者每日饮水在1500ml以上，以利于稀释痰液、排痰。

（3）观察痰液及咯血的量、颜色、性状、气味并记录24小时痰液及咯血量。

（4）观察有无咯血窒息等情况，备好负压吸引器以防止阻塞气道而窒息。对于活动性咯血患者留置外周静脉通路，保证急救时的治疗给药。

（5）体位引流的护理。

（6）营养支持，给予患者高热量、高蛋白质、富含维生素的饮食，避免冰冷食物诱发咳嗽，少食多餐。

17. 体位引流方法

体位引流是利用重力的作用使肺、支气管内分泌物排出体外。引流体位的选择，取决于分泌物潴留的部位和患者的耐受程度，原则上抬高患部位置，引流支气管开口向下，有利于潴留分泌物的排出。一般每日2～3次，每次15～20分钟，引流过程中应密切观察病情变化，如患者出现头晕、发绀、气促、明显出汗等不适时应及时停止。引流宜在饭前1小时进行，饭后或鼻饲后1～3小时进行。

18. 肺结核的分型

常见分型：原发型肺结核；血行播散型肺结核；继发型肺结核（包括浸润型肺结核、增生型肺结核、结核球、干酪样肺炎）；结核性胸膜炎。

19. 肺结核的临床表现

（1）干咳或少量咳痰，有空洞形成时，痰量增多，若合并细菌感染，痰可呈脓性。若合并支气管结核，表现为刺激性咳嗽。

（2）咯血，1/3～1/2的患者有咯血。咯血量多少不定，多数患者为少量咯血，少数为大咯血。

（3）胸痛，结核累及胸膜时可表现为胸膜性胸痛，随呼吸运动和咳嗽加重。

（4）呼吸困难，多见于干酪样肺炎和大量胸

腔积液患者。

（5）发热，多为长期午后低热，即下午或傍晚升高，翌晨降至正常。部分患者有倦怠乏力、盗汗、食欲减退和体重减轻等症状。育龄女性患者可以出现月经不调。

20. 肺结核的化疗原则

早期、规律、全程、适量、联合用药。常用的抗结核药包括异烟肼、利福平、链霉素、乙胺丁醇、吡嗪酰胺和对氨基水杨酸。

（1）早期：对所有检出和确诊患者均应立即给予化疗。早期化学治疗有利于迅速发挥早期杀菌作用，促使病变吸收和减少传染性。

（2）规律：严格遵照医嘱要求规律用药，不漏服，不停药，以避免耐药性产生。

（3）全程：保证完成规定的治疗期是提高治愈率和减少复发率的重要措施。

（4）适量：严格遵照适当的药物剂量用药，药物剂量过低不能达到有效的血药浓度，影响疗效且易产生耐药性，剂量过大易发生药物毒性反应。

（5）联合用药系指同时采用多种抗结核药物治疗，可提高疗效，同时通过交叉杀菌作用减少或防止耐药性的产生。

21. 肺结核的预防措施

（1）提高人们对肺结核的认识，讲究卫生，不随地吐痰；增强体质，提高人体的抵抗力。

（2）控制传染源：一旦患上肺结核应及时给予合理化学治疗和良好护理并进行登记管理，是预防结核疫情的关键。肺结核病程长、易复发且具有传染性，必须长期随访。掌握患者从发病、治疗到治愈的全过程。

（3）切断传播途径

1）有条件的患者应单居一室；痰涂片抗酸染色阳性的肺结核患者住院治疗时，需进行呼吸道隔离，室内保持良好通风。

2）严禁随地吐痰，不可面对他人打喷嚏或咳嗽，以防飞沫传播。在咳嗽或打喷嚏时，用双层纸巾遮住口鼻，纸巾焚烧处理。留置于容器中的痰液须灭菌处理再弃去。接触痰液后用流动水清洗双手。

3）餐具煮沸消毒或用消毒液浸泡消毒，同桌共餐时使用公筷，以预防传染。

4）书籍、被褥在烈日下曝晒 6 小时以上。

5）患者外出时戴口罩。

（4）保护易感人群

1）给未受过结核分枝杆菌感染的新生儿、儿童及青少年接种卡介苗。

2）密切接触者应定期到医院进行有关检查，必要时给予预防性治疗。

3）对受结核分枝杆菌感染易发病的高危人群，如人类免疫缺陷病毒（HIV）感染者、糖尿病患者等，可应用预防性化学治疗。

22. 支气管肺癌的临床表现

早期肺癌患者可无明显症状。原发肿瘤可引起刺激性干咳、咯血、发热、气促、体重下降等症状。当肿瘤在胸内蔓延侵及周围组织时，可导致胸痛、声音嘶哑、咽下困难、上腔静脉综合征（superior vena cava syndrome）、霍纳综合征（Horner syndrome）、胸腔积液、心包积液等。远处转移全脑、骨、肝、肾上腺及其他器官时，可引起相应器官转移的临床表现。另外，部分患者可出现副瘤综合征（paraneoplastic syndrome），包括库欣综合征（Cushing syndrome）、抗利尿激素分泌失调综合征（syndrome of inappropriate antidiuretic hormone secretion，SIADHS）、高钙血症、类癌综合征（carcinoid syndrome）及继发增殖性骨关节病等。

23. 支气管肺癌的治疗原则

根据患者机体状况、肿瘤的病理组织学类型和分子分型、侵及范围和发展趋向，采取多学科综合治疗的模式，有计划、合理地使用手术、化疗、放疗和分子靶向治疗等手段，以期达到最大程度地延长患者生存时间、提高生存率、控制肿瘤进展和改善患者生活质量的目的。

（1）非小细胞肺癌（NSCLC）

1）Ⅰ期、Ⅱ期 NSCLC 首选外科手术治疗，辅以放、化疗。

2）Ⅲ期 NSCLC 最佳选择是多学科综合治疗。

3）Ⅳ期 NSCLC 患者应先获取肿瘤组织进行 EGFR 和 ALK 基因检测；EGFR 敏感突变者，接受 EGFR-酪氨酸激酶抑制剂（TKI）一线治疗；ALK 融合基因阳性患者接受克唑替尼一线治疗；基因突变阴性患者，根据体力状况不同，接受两药联合方案化疗或单药化疗。Ⅳ期 NSCLC 患者，在以上全身治疗基础上，还需针对局部情况选择局部治疗，以改善症状，提高生活质量。

（2）小细胞肺癌（SCLC）

1）Ⅰ期 SCLC 患者：手术＋辅助化疗；术后建议进行预防性全脑照射（PCI）。

2）Ⅱ、Ⅲ期 SCLC 患者：放、化疗联合；达到疾病控制者，建议进行 PCI。

3）Ⅳ期 SCLC 患者：化疗为主的综合治疗；化疗有效者，建议进行 PCI。

24. 支气管肺癌的护理要点

（1）化疗护理

1）医嘱审核与执行安全：审核化疗医嘱时，由 2 名护士进行医嘱确认；给药前，由 2 名护士进行医嘱及化疗药物的核对。

2）化疗药品配制安全：配备并规范使用个人防护用品及生物安全柜；配备细胞毒性药物溢出时的紧急处理用物。对工作人员进行培训。

3）化疗给药安全：建议使用中心静脉导管输注化疗药物。输液前抽取回血检查导管功能状态，输液后规范冲管、封管。注意预防导管相关性血栓形成等并发症。

4）规范处置化疗相关废弃物。

5）预防、观察、处置化疗用药不良反应：不建议空腹接受化疗，但要避免化疗前 2 小时进食；呕吐明显者，遵医嘱给药。使用顺铂化疗，需督促患者多饮水，并遵医嘱给予水化与利尿，减少肾毒性。使用伊立替康化疗，需嘱患者避免生冷饮食，并遵医嘱备止泻药，观察并及时处理腹泻症状。遵医嘱监测血常规，及时给予升血治疗，并向患者进行预防感染、预防出血宣教。

6）化疗患者安全防范：化疗后，及时评估患者的自理能力及各项安全风险，加强巡视，防止患者发生跌倒等不良事件。

7）咯血患者的化疗：化疗中，病灶缩小、牵拉血管，可能增加出血量，引起大咯血，需要重点关注。

（2）症状护理

1）咯血：观察患者咯血情况，遵医嘱给予患者止血药物，开放并观察静脉通路情况，监测血压，床旁备有负压吸引等抢救装置。向患者进行预防大咯血窒息相关宣教。加强巡视，给予患者生活照护。

2）疼痛：全面、动态、准确评估患者疼痛情况并记录，正确给予镇痛药物，完善相关宣教，完成出院随访。

3）呼吸困难：根据不同原因给予不同处理。遵医嘱给予患者抗感染、抗肿瘤治疗，合并慢性阻塞性肺疾病者使用支气管扩张药、糖皮质激素；上腔静脉和支气管阻塞者应用糖皮质激素、放疗

或置入支架；胸腔积液者给予胸腔穿刺引流术。规范执行相应的护理措施，维护管路安全。接受阿片类药物治疗者，密切观察药物不良反应。

25. 自发性气胸的临床类型

根据脏层胸膜破裂的不同情况及其气胸发生后对胸膜内压力的影响，自发性气胸通常分为 3 种类型：闭合性（单纯性）气胸、开放性（交通性）气胸、张力性（高压性）气胸。

26. 自发性气胸的临床表现

发病前部分患者可能有持重物、屏气、剧烈体力活动等诱因，但多数患者在正常活动或安静休息时发生。大多数起病急骤，患者突感一侧胸痛，针刺样或刀割样，持续时间短暂，继之胸闷和呼吸困难，可伴有刺激性咳嗽。少数患者可发生双侧气胸，以呼吸困难为突出表现。

张力性气胸时胸膜腔内压骤然升高，肺被压缩，纵隔移位，迅速出现严重呼吸循环障碍；患者表情紧张、胸闷、挣扎坐起、烦躁不安、发绀、冷汗、脉速、虚脱、心律失常，甚至发生意识不清、呼吸衰竭。

27. 自发性气胸的治疗

自发性气胸的治疗目的是促进患者肺复张、消除病因及减少复发。治疗具体措施有保守治疗、胸腔减压、经胸腔镜手术或开胸手术等。应根据气胸的类型与病因、发生频次、肺压缩程度及有无并发症等适当选择。

28. 自发性气胸的护理要点

（1）一般护理：绝对卧床休息，避免剧烈活动、用力排便、剧咳、打喷嚏等使气道压力突然增高，而造成肺与胸膜破裂，注意调节饮食，防止便秘。

（2）病情观察：严密观察患者呼吸频率，患侧胸痛、干咳和呼吸困难程度，如患者出现烦躁不安、冷汗、发绀、呼吸浅快，应立即通知医师予以对症处理。

（3）对症处理：患者胸痛剧烈、咳嗽、呼吸困难时协助采取舒适卧位并吸氧，必要时遵医嘱给予患者止咳镇痛药物。张力性气胸或血气胸如发生休克的患者应备好胸腔闭式引流用物及抢救药品。

（4）胸腔闭式引流的护理：①水封瓶应位于胸部以下 60～100cm，不可倒转，维持引流系统密闭，应确保玻璃管下端在水面下 2～3cm；②固定引流系统，防止踢倒，患者翻身活动时防止管子受压、打折、扭曲、脱出；③放置引流管

后鼓励患者适当深呼吸，利于胸内气体排出，促进肺复张；④严密观察胸腔闭式引流是否通畅及伤口情况，有无皮下气肿，胸痛剧烈时给予镇痛药；⑤当胸部 X 线片示肺已复张时，需夹闭引流管，观察 24 小时，患者无呼吸困难则可拔管；⑥处理伤口及引流瓶、更换无菌生理盐水时应注意无菌操作。

(5) 健康指导：避免剧烈咳嗽；保持大便通畅，避免用力屏气，平时多吃粗纤维食物；气胸痊愈后 1 个月内避免抬举重物。

29. 呼吸衰竭的概念

呼吸衰竭是指各种原因引起的肺通气和（或）换气功能严重障碍，以致在静息状态下亦不能维持足够的气体交换，导致低氧血症伴 / 不伴高碳酸血症，进而引起一系列病理生理改变和相应临床表现的综合征。

30. 呼吸衰竭的判断标准

动脉血气分析：在海平面、静息状态、呼吸空气条件下，$PaO_2 < 60mmHg$，伴或不伴 CO_2 分压（$PaCO_2$）$> 50mmHg$，并排除心内解剖分流和原发于心排血量降低等低氧因素。

31. Ⅰ型呼吸衰竭的概念

Ⅰ型呼吸衰竭即缺氧性呼吸衰竭，血气分析的特点是 $PaO_2 < 60mmHg$，$PaCO_2$ 降低或正常。主要见于肺换气障碍（通气 / 血流比例失调、弥散功能损害和肺动 - 静脉分流）疾病，如严重肺部感染性疾病、间质性肺疾病、急性肺栓塞等。

32. Ⅱ型呼吸衰竭的概念

Ⅱ型呼吸衰竭即高碳酸性呼吸衰竭，血气分析的特点是 $PaO_2 < 60mmHg$，同时伴有 $PaCO_2 > 50mmHg$，为肺泡通气不足所致，如慢性阻塞性肺疾病。

33. 呼吸衰竭的临床表现

(1) 呼吸困难：可表现为频率、节律和幅度的改变。病情加重时可出现三凹征。

(2) 发绀：当动脉血氧饱和度低于 90% 时，可在口唇、指甲出现发绀。

(3) 精神神经症状：急性缺氧可出现精神错乱、狂躁、昏迷、抽搐等症状。

(4) 循环系统表现：可有心动过速；严重低氧血症、酸中毒可引起心肌损害，亦可引起周围循环衰竭、血压下降、心律失常、心脏停搏。

(5) 消化和泌尿系统表现：严重呼吸衰竭时可出现谷丙转氨酶与血浆尿素氮升高。因胃肠道黏膜屏障功能损伤，导致胃肠道黏膜充血水肿、糜烂渗血或应激性溃疡，引起上消化道出血。

34. 呼吸衰竭的治疗原则

呼吸衰竭的治疗原则是在保持呼吸道通畅的条件下，迅速纠正缺氧、二氧化碳潴留和酸碱失衡所致的代谢功能紊乱，防治多器官功能受损，积极治疗原发病，消除诱因，预防和治疗并发症。

35. 成人型呼吸窘迫综合征（ARDS）的概念

ARDS 是指由心源性以外的各种肺内、外致病因素导致的急性、进行性呼吸衰竭。临床上以呼吸急促、呼吸窘迫、顽固性低氧血症为特征。其主要病理特征为由于肺微血管通透性增高而导致的肺泡渗出液中富含蛋白质的肺水肿及透明膜形成，可伴有肺间质纤维化。病理生理改变以肺顺应性降低、肺内分流增加及通气 / 血流比例失调为主。

36. 成人型呼吸窘迫综合征（ARDS）的主要治疗措施

治疗措施包括积极治疗原发病，氧疗，机械通气（应用呼气末正压）及调节机体液体平衡等，从而达到改善肺氧合功能、纠正缺氧、保护器官功能及防治并发症和治疗基础病等目标。

37. 睡眠呼吸暂停的概念

睡眠呼吸暂停指睡眠中口、鼻气流停止，时间达 10 秒以上。

38. 阻塞性睡眠呼吸暂停低通气综合征的概念

阻塞性睡眠呼吸暂停低通气综合征(obstructive sleep apnea-hypopnea syndrome，OSAHS) 是睡眠过程中反复上气道狭窄塌陷引起的呼吸暂停或通气不足，伴有睡眠时打鼾，反复发作的动态血氧饱和度下降、高碳酸血症，睡眠结构紊乱，白天嗜睡，生活质量下降等病症，是并发高血压、糖尿病、脑血管意外及心肌梗死等疾病的危险因素。

39. 阻塞性睡眠呼吸暂停低通气综合征的临床表现（表 1-1）

表 1-1 阻塞性睡眠呼吸暂停低通气综合征的临床表现

夜间表现	白天症状	整夜睡眠监测
响亮、间断性打鼾	不能用其他原因解释的过多嗜睡	AHI > 5
窒息、喘息、鼓鼻、哼气	睡眠不解乏、疲乏	
反复觉醒	注意力不集中	

AHI：睡眠呼吸暂停低通气指数。

40. OSAHS 的并发症

高血压是 OSAHS 的主要并发症；可导致肺心病和右侧心力衰竭，诱发心律失常。心律失常是某些 OSAHS 患者猝死的主要原因。

41. OSAHS 的常用治疗方法

(1) 非手术治疗常用的方法：以无创通气治疗为主，包括鼻咽通气道治疗或口器治疗等。

(2) 手术治疗：如鼻通气重建手术、腭垂 - 腭 - 咽成形术、下颌骨下部矢状切开颏舌骨前移术等。

(3) 辅助治疗：减肥、氧疗。

42. 肺栓塞的概念

肺栓塞 (pulmonary embolism, PE) 是以各种栓子阻塞肺动脉系统为其发病原因的一组疾病或临床综合征的总称，包括肺血栓栓塞症、脂肪栓塞综合征、羊水栓塞、空气栓塞等。

43. 肺血栓栓塞症的概念

肺血栓栓塞 (pulmonary thromboembolism, PTE) 是来自静脉系统或右心的血栓阻塞肺动脉或其分支所致的疾病，以肺循环和呼吸功能障碍为其主要临床和病理生理特征。PTE 为 PE 的最常见类型，占 PE 中的绝大多数，通常所称 PE 即指 PTE。

44. PTE 血栓的主要来源

下腔静脉 (70% ~ 95%)；上腔静脉；右心腔。

45. 引起血栓的原因

(1) 原发因素：遗传变异——V 因子突变；蛋白 C 缺乏；蛋白 S 缺乏；抗凝血酶缺乏等。还有家族遗传倾向。

(2) 继发因素：常见包括髋部骨折、脊髓损伤、脑卒中、急性心肌梗死、充血性心力衰竭、外科手术后、中心静脉置管等。还包括高龄、口服避孕药、长途航空或乘车、长期卧床等。

46. 肺栓塞的临床症状

晕厥常为肺栓塞的唯一或首发症状；其他的临床表现包括呼吸困难、气促；胸痛、烦躁、惊恐甚至濒死感，少量咯血、咳嗽、心悸等。

47. PTE 的临床诊断分型

高危（大面积，massive）PTE：临床上休克和低血压为主要表现，即体循环动脉收缩压 < 90mmHg，或较基础值下降幅度 ≥ 40mmHg，持续 15 分钟以上。需排除新发生的心律失常、低血容量或感染中毒症等其他原因所致的血压下降。此型患者病情变化快，临床病死率 > 15%，需要积极予以治疗。

中危（次大面积，submassive）PTE：血流动力学稳定，但存在右心功能不全 (RVD) 和（或）心肌损伤的 PTE。右心功能不全的诊断标准：超声心动图提示存在右心功能不全和（或）临床上出现右心功能不全的表现，如颈静脉充盈、肝大、外周与中心静脉压升高等。此型患者出现病情恶化，临床病死率 3% ~ 15%，故需密切监测病情变化。

低危（非大面积，non-massive）PTE：血流动力学稳定，且不存在右心功能不全和心肌损伤的 PTE。临床病死率 < 1%。

48. 急性 PTE 的一般治疗

(1) 严密监护：监测呼吸 (R)、心率 (HR)、血压 (BP)、静脉压和血气的变化，大面积 PTE 收入重症监护治疗病房 (ICU)。

(2) 绝对卧床：防止栓子再次脱落；保持大便通畅，避免用力。

(3) 避免焦虑、恐惧：安慰，给予镇静药。

(4) 防治胸痛：镇痛、对症处理。

49. 肺栓塞的溶栓治疗适应证

高危（大面积，massive）PTE。

50. 肺栓塞的溶栓治疗的常用药物

尿激酶 (UK)、链激酶 (SK) 和人组织型纤溶酶原激活物 (rt-PA)。

51. 肺栓塞溶栓的具体方法

(1) 12 小时溶栓法：UK 4400U/kg 静静注射 10 分钟后，2200U/ (kg·h) 静脉滴注 12 小时。

(2) 2 小时溶栓法：UK 20 000U/kg 静脉滴注 2 小时。rt-PA 50 ~ 100mg 静脉滴注 2 小时。

(3) 24 小时溶栓法：SK 250 000U 静静注射 30 分钟，然后 100 000U/h 静脉滴注 24 小时。

(4) rt-PA 50 ~ 100mg/2h 持续外周静脉滴注。

52. 溶栓时需监测的项目

溶栓时需监测 PT 和 APTT。PT 为凝血酶原时间，正常参考值为 10.0 ~ 14.0 秒；APTT 为活化部分凝血活酶时间，正常参考值为 15.0 ~ 36.0 秒。溶栓结束后需每 2 ~ 4 小时监测一次 APTT，当 APTT 值延长至正常值的 1.5 ~ 2.5 倍时，改为低分子量肝素皮下注射继续抗凝治疗。

53. 肺栓塞的抗凝治疗

抗凝治疗是 PTE 和深静脉血栓形成 (DVT) 的基本治疗方法，常用药物为普通肝素（静脉注射）、低分子量肝素（皮下注射——脐周）、华法林（口服）。治疗时根据 APTT 检测结果调整肝素剂量；根据国际标准化比值 (INR) 或 PT 值调整华法林的剂量。

54. 肺栓塞的手术治疗

肺动脉血栓内膜剥脱术，适用于大面积 PTE 肺动脉主干或主要分支次全堵塞者；有溶栓禁忌者；溶栓和其他治疗无效者。

55. 肺栓塞的介入治疗

经静脉导管碎解和抽吸血栓术。

56. 放置静脉滤器的适应证及注意事项

血栓摘除术后，防止再栓塞需在下腔静脉内放置静脉滤器，以防血栓脱落再次发生栓塞。放置滤器后应长期口服华法林，定期检查滤器。

57. 肺栓塞的一般护理

(1) 必要时，须卧床 10 日左右，并且下肢不能过度屈曲、活动，还要注意防止压疮。

(2) 严密观察病情变化：监测呼吸、心率、血压、静脉压和血气的变化、APTT 等，大面积 PTE 应收入 ICU 监护。

(3) 限制肢体活动：有下肢静脉血栓者应禁止下肢按摩，避免在下肢常规输液，防止血栓脱落，限制下肢活动，避免大便用力、咳嗽、屏气等的用力。

(4) 增强急救意识：减少搬动，外出检查移动患者时需带好抢救设备，如简易呼吸器、吸氧设备、抢救用药等。

(5) 氧疗：有血氧饱和度降低时需给予氧疗。

(6) 患者有焦虑、恐惧时应给予患者体贴、安慰，必要时遵医嘱给予镇静药。

58. 溶栓治疗的护理

(1) 溶栓前准备：常规检查出凝血时间、凝血酶原时间、血小板计数；抢救药物及物品、留置静脉通道 2 条。

(2) 溶栓中的护理：①溶栓期间患者绝对卧床，度过危险期后，可逐渐增加活动。②监测 APTT/4 小时。③使用输液泵、注射泵输液以保证药物剂量、滴速的准确性。④观察出血情况如胃肠出血、皮肤出血、牙龈出血、尿血、便血、脑出血的表现等。⑤避免出血：溶栓前置入留置针以避免溶栓时穿刺血管造成出血，如必须穿刺时穿刺后需延长压迫时间；避免不必要的注射；测血压时需注意袖带不要过紧，测完后需及时解开；注意自我防护防止外伤。

(3) 溶栓后的护理：溶栓后下肢深静脉血栓松动，极易脱落，故重点预防血栓脱落、再栓塞，需卧床 10 日左右，双下肢不能做用力的动作，禁

止双下肢按摩；避免增加腹压的因素，如咳嗽时腹压增大，易造成血栓脱落；保持大便通畅，除吃富含纤维素的食物外，必要时可给予缓泻药或甘油灌肠。

59. 抗凝时的护理

(1) 正确注射抗凝药物，如低分子量肝素钙。

(2) 注意药物、饮食对抗凝作用的影响：服药期间不能饮酒，避免在短时间内吃含有大量维生素 K_1 的深绿色蔬菜、动物内脏或大量水果，以免降低抗凝作用。

60. 肺栓塞患者的健康指导

(1) 药物：抗凝治疗 6 个月，坚持服药、注意出血的自我观察与防护，定期复查凝血等指标。

(2) 预防知识：术后、长期卧床者为重点预防对象。预防深静脉血栓形成，静脉曲张者可穿弹力袜，坚持下肢活动，避免长时间静坐。

(3) 教会患者识别 DVT 和 PTE 的表现。

(4) 患者定期到医院复查。

(5) 饮食：避免减弱或增强抗凝作用的食物。

61. 机械通气的主要目的

(1) 降低呼吸功耗。

(2) 改善肺泡通气，纠正呼吸性酸中毒。

(3) 减轻肺损伤。

(4) 防止肺不张。

(5) 稳定胸壁。

62. 给氧的注意事项

(1) 密切观察患者生命体征，判断给氧效果。

(2) 避免高浓度氧吸入时间过长，预防氧中毒。

(3) 注意吸入气的湿化。

(4) 预防交叉感染，所有给氧装置，包括鼻塞、鼻导管、面罩、湿化器等一切氧疗用品均应定期消毒，专人使用。

(5) 注意用氧安全，做好防火、防油、防热、防震。

63. 机械通气的禁忌证

(1) 气胸和纵隔气肿未行胸腔引流者。

(2) 严重肺出血为相对禁忌证。

64. 常用的机械通气模式

机械控制通气 (CMV)、间歇指令通气 (IMV)、同步间歇指令通气 (SIMV)、压力支持通气 (PSV)、连续气道正压通气 (CPAP)、辅助通气 / 控制通气 (AV/CV)。

65. 气道内吸引可能引起的并发症

(1) 气道黏膜损伤：因负压过高或吸引方法

不当，可引起黏膜损伤、出血。

（2）加重缺氧：吸痰前后未给予高浓度氧、吸引时间过长、吸痰管口径过大易发生此种情况。

（3）肺不张：负压过高、局部吸引时间过长易引起此种情况。

（4）支气管痉挛：气道反应性高的患者，如哮喘患者，因吸痰管的刺激，易出现气道痉挛。

66. 呼吸机低压报警的原因及处理方法

（1）常见原因：①气囊漏气、充气不足引起。②由于呼吸机管道破裂、断开或接头连接不紧造成漏气。③气管食管瘘。

（2）处理方法：①用最小漏气技术或最小容量闭合技术给气囊充气。②患者发生缺氧症状时，立即使用简易呼吸器进行人工呼吸，并通知医师。③如发生气囊破裂，需更换气管内导管。④仔细检查管路，将各接头接紧，尤其要检查不易发现的接口，如集水瓶等。若发生管道破裂，更换管路。

67. 呼吸机高压报警的原因及处理方法

（1）常见原因：①气道阻塞，如痰液或痰栓导致人工气道的阻塞。②人 - 机对抗，患者呼吸急促与呼吸机不协调。③人工气道部分或全部脱出，如气管插管导管的滑脱。④支气管痉挛，常见于哮喘持续状态者。⑤气胸，尤其是未及时引流的气胸。⑥内源性呼气末正压通气（PEEP）增加如肺水肿、胸腔积液等。

（2）处理方法：高压报警常为危险信号，应及时寻找原因，保证患者的安全，必要时用简易呼吸器辅助通气过渡，及时通知医师，必要时按医嘱给药缓解支气管的痉挛，强调吸痰操作的规范性和有效性，密切观察患者的生命体征，严防窒息发生。

68. 撤机前的准备

（1）有效治疗呼吸衰竭的原发病：控制肺部感染，解除支气管痉挛，保持气道通畅。

（2）纠正电解质和酸碱失衡：撤机前代谢性或呼吸性碱中毒是导致撤机困难的重要因素，应给予积极纠正。

（3）积极改善各重要脏器功能。

（4）纠正寒战、发热、情绪激动等高呼吸负荷。

（5）保持良好的营养状态：营养不良可降低呼吸肌收缩强度和耐力并影响通气驱动，所以机械通气过程中需积极适当补充营养，纠正低蛋白血症，保持良好营养状态有利于撤机。

（6）患者的心理准备：解除患者对呼吸机的依赖心理和对撤机的恐惧，争取患者的积极配合。

69. 使用呼吸机常见的并发症

常见并发症有肺部感染、肺不张、气压伤、气道黏膜损伤。

第二节　心 内 科

1. 心力衰竭发生的诱因

（1）感染。

（2）心律失常。

（3）血容量增加。

（4）过度体力劳累或情绪激动。

（5）治疗不当。

（6）原有心脏病变加重或并发其他疾病。

2. 心功能的分级

心力衰竭的严重程度通常采用美国纽约心脏病学会（NYHA）的心功能分级方法。

Ⅰ级：心脏病患者日常活动量不受影响。

Ⅱ级：心脏病患者的体力活动受到轻度的限制，休息时无自觉症状，但平时一般活动下可出现疲乏、心悸、呼吸困难或心绞痛。

Ⅲ级：心脏病患者体力活动明显受限，小于平时一般活动即引起上述的症状。

Ⅳ级：心脏病患者不能从事任何体力活动。休息状态下也出现心力衰竭的症状，体力活动后加重。

3. 左心衰竭的临床表现

临床表现以肺淤血及心排血量降低表现为主。

（1）症状

1）程度不同的呼吸困难；劳力性呼吸困难；端坐呼吸；夜间阵发性呼吸困难；急性肺水肿。

2）咳嗽、咳痰、咯血。

3）乏力、疲倦、头昏、心悸。

4）少尿及肾功能损害症状。

（2）体征

1）肺部湿啰音。

2）心脏体征：除基础心脏病的固有体征外，慢性左心衰竭的患者一般均有心脏扩大（单纯舒张性心力衰竭除外）、肺动脉瓣区第二心音亢进及舒张期奔马律。

4. 右心衰竭的临床表现

以体静脉淤血的表现为主。

（1）症状

1）消化道症状：胃肠道及肝淤血引起腹胀、

食欲缺乏、恶心、呕吐等是右心衰竭最常见的症状。

2）劳力性呼吸困难。

（2）体征

1）水肿。

2）颈静脉征。

3）肝大。

4）心脏体征：除基础心脏病的相应体征之外，右心衰竭时可因右心室显著扩大而出现三尖瓣关闭不全的反流性杂音。

5. 减轻慢性心力衰竭患者心脏负荷的方法

（1）休息：控制体力活动，避免精神刺激。但长期卧床易发生静脉血栓形成甚至肺栓塞，同时出现消化功能减低，肌肉萎缩。因此，对需要静卧的患者，应帮助患者进行四肢被动活动。恢复期的患者应根据心功能状态进行适量的活动。

（2）控制钠盐摄入：心力衰竭患者血容量增加，且体内水钠潴留，因此减少钠盐的摄入有利于减轻水肿等症状。

（3）利尿药的应用：利尿药通过排钠排水对缓解淤血症状，减轻水肿有十分显著的效果。

6. 洋地黄中毒的表现

洋地黄中毒最重要的表现是各类心律失常，最常见者为室性期前收缩，多表现为二联律，非阵发性交界区心动过速，房性期前收缩，心房颤动及房室传导阻滞。快速性心律失常又伴有传导阻滞是洋地黄中毒的特征性表现。

洋地黄类药物的胃肠道反应如恶心、呕吐，以及中枢神经的症状，如视物模糊、黄视、绿视、倦怠等在应用地高辛时十分少见。

7. 洋地黄中毒的处理

发生洋地黄中毒后应立即停药。单发性室性期前收缩、第一度房室传导阻滞等停药后常自行消失；对快速性心律失常，如血钾浓度过低则可用静脉补钾，如血钾不低可用利多卡因或苯妥英钠。电复律一般禁用，因易致心室纤颤。有传导阻滞及缓慢性心律失常者可用阿托品 0.5 ~ 1.0mg 皮下或静脉注射，一般不需安置临时心脏起搏器。

8. 急性心力衰竭的概念

急性心力衰竭是指由于急性心脏病变引起心排血量显著、急骤降低导致组织器官灌注不足和急性淤血综合征。

9. 急性心力衰竭常见的病因

（1）与冠状动脉粥样硬化性心脏病（简称冠心病）有关的急性广泛前壁心肌梗死、乳头肌梗死断裂、室间隔破裂穿孔等。

（2）感染性心内膜炎引起的瓣膜穿孔、腱索断裂所致瓣膜性急性反流。

（3）其他，如高血压心脏病血压急剧升高，原有心脏病的基础上快速性心律失常或严重缓慢性心律失常，输液过多过快等。

10. 急性左心衰竭的临床表现

突发严重呼吸困难，呼吸频率常达 30 ~ 40 次，端坐呼吸、面色灰白、发绀、大汗、皮肤湿冷、烦躁，同时频繁咳嗽，咳粉红色泡沫样痰。极重者可因脑缺氧而致神志模糊。肺水肿早期因交感神经激活，血压可一度升高；但随着病情持续，血管反应减弱，血压下降。肺水肿如不及时纠正，则终致心源性休克。听诊时两肺布满湿啰音和哮鸣音，心尖部第一心音减弱，频率快，同时有舒张早期第三心音而构成奔马律，肺动脉瓣第二心音亢进。

11. 急性左心衰竭的基本处理

（1）体位：半卧位或端坐位，双腿下垂，以减少静脉回流。

（2）吸氧：立即高流量鼻管给氧，对病情特别严重者应采用面罩呼吸机连续气道正压通气（CPAP）或双水平气道正压通气（BiPAP）给氧，使肺泡内压增加，一方面可以使气体交换加强，另一方面可以对抗组织液向肺泡内渗透。

（3）救治准备：建立静脉通道，留置导尿，心电监护等。

（4）镇静：吗啡 3 ~ 5mg 静脉注射不仅可以使患者镇静，减少躁动所带来的额外心脏负担，同时也具有舒张小血管的功能，从而减轻心脏负荷。必要时每间隔 15 分钟重复 1 次，共 2 ~ 3 次。老年患者可酌减剂量或改为肌内注射。

（5）快速利尿：呋塞米 20 ~ 40mg 静脉注射，4 小时后可重复 1 次。除利尿作用外，还有静脉扩张作用，有利于肺水肿缓解。

（6）使用氨茶碱：解除支气管痉挛，并有一定的增强心肌收缩、扩张外周血管的作用。

（7）给予洋地黄类药物：毛花苷丙静脉给药，首次剂量可给 0.4 ~ 0.8mg，2 小时后可酌情再给 0.2 ~ 0.4mg。

12. 心房颤动的临床表现

心房颤动症状的轻重受心室率快慢的影响。心室率超过 150 次/分，患者可发生心绞痛与充血性心力衰竭。心室率慢时，患者甚至不觉察其存在。

心房颤动时心房有效收缩消失，心排血量减少达25% 或以上。

心房颤动有较高的发生体循环栓塞的危险。栓子来自左心房或心耳部，因血流淤滞、心房失去收缩力所致。

心脏听诊第一心音强度变化不定。心律极不规则。当心室率快时可发生脉搏短绌。

13. 心搏骤停的概念及导致心搏骤停的病因

心搏骤停是指心脏射血功能的突然终止。

导致心搏骤停最常见的病因是心室纤颤，其次为缓慢性心律失常或心室停搏、持续性室性心动过速，较少见的是无脉搏性电活动。

14. 判断心搏骤停的体征

意识丧失，颈、股动脉搏动消失，呼吸断续或停止，皮肤苍白或明显发绀。如听诊心音消失更可确立诊断。

15. 心搏骤停的处理

抢救成功的关键是尽早进行心肺复苏 (cardiopulmonary resuscitation，CPR) 和尽早进行复律治疗。心肺复苏又分初级心肺复苏和高级心肺复苏，可按照以下顺序进行。

(1) 识别心搏骤停：当患者意外发生意识丧失时，首先需要判断患者的反应，观察皮肤颜色，有无呼吸运动。

(2) 呼救：在不延缓实施心肺复苏的同时，应设法（打电话或呼叫他人打电话）通知急救医疗系统 (emergency medical system，EMS)。

(3) 立即进行初级心肺复苏：其主要措施包括人工胸外按压、开通气道和人工呼吸，简称 CAB (circulation，airway，breathing)，其中强调胸外按压最重要。

(4) 高级心肺复苏：主要措施包括气管插管建立通气、除颤转复心律为血流动力学稳定的心律、建立静脉通路并应用必要的药物维持已恢复的循环。

16. 室性期前收缩的心电图特征

心电图的特征如下。

(1) 提前发生的 QRS 波群，时限通常超过 0.12 秒，宽大畸形，ST 段与 T 波的方向与 QRS 波群主波方向相反。

(2) 室性期前收缩与其前面的窦性搏动的间期恒定。

(3) 室性期前收缩很少能逆传心房，提前激动窦房结，故窦房结冲动发放未受干扰，室性期前收缩后出现完全性代偿间歇。

17. 冠心病介入治疗适应证

(1) 稳定型心绞痛经药物治疗后仍有症状，狭窄的血管供应中到大面积处于危险中的存活心肌的患者。

(2) 有轻度心绞痛症状或无症状但心肌缺血的客观证据明确，狭窄病变显著，病变血管供应中到大面积存活心肌的患者。

(3) 介入治疗后心绞痛复发，管腔再狭窄的患者。

(4) 急性 ST 段抬高心肌梗死发病 12 小时内；或发病 12～24 小时，并且有严重心力衰竭和（或）血流动力学或心电不稳定和（或）有持续严重心肌缺血证据者可行急诊经皮冠状动脉介入治疗。

(5) 主动脉 - 冠状动脉旁路移植术后复发心绞痛的患者，包括扩张旁路移植血管的狭窄处、吻合口远端的病变或冠状动脉新发生的病变。

(6) 不稳定型心绞痛经积极药物治疗，病情未能稳定；心绞痛发作时心电图 ST 段压低 > 1mm、持续时间 > 20 秒，或血肌钙蛋白升高的患者。

施行经皮冠状动脉介入治疗如不成功需行紧急主动脉 - 冠状动脉旁路移植术。

18. 法洛四联症的临床表现

发绀出现在婴儿期（出生后数月间由于动脉导管未闭可发绀）。发育差、气急、乏力、蹲踞、头晕、头痛、晕厥、抽搐。可有脑栓塞、脑出血和右心衰竭。可并发感染性心内膜炎、脑脓肿和肺部感染。

19. 高血压的诊断标准

目前，我国采用国际上统一的标准，即收缩压 ≥ 140mmHg 和（或）舒张压 ≥ 90mmHg 即诊断为高血压。

20. 人工心脏起搏术的术后护理

(1) 休息与活动：植入式起搏者需保持平卧位或略向左侧卧位 8～12 小时，避免右侧卧位。术侧肢体不宜过度活动，勿用力咳嗽，以防电极脱位。安装临时起搏器患者需绝对卧床，术侧肢体避免屈曲或活动过度。

(2) 监测：监测脉搏、心率、心律、心电变化及患者自觉症状，及时发现有无电极导线移位或起搏器起搏、感知障碍。

(3) 伤口护理与观察：植入式起搏者伤口局部以沙袋加压 6 小时。观察起搏器囊袋有无肿胀，观察伤口有无渗血、红、肿，及时发现出血、感染等并发症。

（4）监测体温变化，常规应用抗生素2～3日，预防感染。

21.高血压急症的临床类型

高血压急症是指原发性或继发性高血压患者，在某些诱因作用下，血压突然和明显升高（一般超过180/120mmHg），伴有进行性心、脑、肾等重要靶器官功能不全的表现。高血压急症包括以下几种。

（1）高血压脑病、颅内出血、脑梗死、急性心力衰竭、急性冠脉综合征及围术期严重高血压等。

（2）恶性高血压：少数患者病情急骤发展，舒张压持续≥130mmHg，并有头痛，视物模糊，眼底出血、渗出和视盘水肿，肾损害突出，持续蛋白尿、血尿及管型尿。

22.高血压急症的护理要点

（1）绝对卧床休息，抬高床头。避免一切不良刺激，安定情绪，协助生活护理，减轻脑水肿，加床档防止坠床。

（2）定期检测患者血压，当血压有增高趋势时，应及时通知医师并加强监测。

（3）观察患者有无剧烈头痛、呕吐、大汗、视物模糊等表现，是否发生心力衰竭、肾衰竭、高血压脑病等症状和体征。

（4）吸氧，开放静脉，连接心电、血压监测，每15分钟记录一次测量结果。

（5）遵医嘱给予快速降压药，发生脑水肿时快速滴注甘露醇。

（6）加强心理护理。

23.血压水平分类和定义（表1-2）

24.感染性心内膜炎的临床表现

（1）全身性感染的表现：发热多在37.5～39℃。

（2）面色苍白，杵状指和脾大为后期常见的体征。

（3）心脏病变的表现：取决于原有心脏病的种类和感染病程中赘生物所引起的新的瓣膜病变。绝大多数（约90%）患者有病理性杂音，杂音性质的改变仍为本病特征性表现，但并不多见（占10%～16%）。腱索断裂或瓣叶穿孔是迅速出现新杂音的重要因素。充血性心力衰竭是患者主要的并发症。主动脉瓣穿孔或严重关闭不全较为常见。

（4）皮肤黏膜病损：最常见，由感染病毒作用于毛细血管使其脆性增加和破裂、出血或微栓塞所引起，可表现为①瘀点，多分布于上腔静脉引流区，下肢、口腔和眼结膜处，中心呈白或黄色，常成群出现，持续数日后可消失，又可重新出现。②指甲下出血，较少见，呈条纹状。③詹韦损害，位于手掌或足底的无压痛小结节。④奥斯勒（Osler）结节，分布于手指或足趾末端的掌面、足底或大小鱼际处，呈红色或紫色，略高出皮肤，并有明显压痛。

（5）栓塞和血管损害：多见于病程后期，但在约1/3的患者中是首发症状。

1）脑：发生在42%～48%的患者，包括脑栓塞、脑出血和弥漫性脑膜脑炎。

2）肾：常出现腰痛、血尿等。

3）脾：发生脾栓塞，患者出现左上腹剧痛，伴呼吸或体位改变时加重。

4）肺：常发生突然胸痛、气急、发绀、咯血。

5）血管损害：冠状动脉损害可引起急性心肌梗死，肠系膜动脉损害表现如急腹症，肢体动脉损害表现为受累肢体变白、发冷、疼痛。

表1-2　血压水平分类和定义　　　　　　　　　　（单位：mmHg）

分类	收缩压		舒张压
正常血压	< 120	和	< 80
正常高值血压	120～130	和（或）	80～89
高血压	≥ 140	和（或）	≥ 90
1级高血压（轻度）	140～159	和（或）	90～99
2级高血压（中度）	160～179	和（或）	100～109
3级高血压（重度）	≥ 180	和（或）	≥ 110
单纯收缩期高血压	≥ 140	和	< 90

注：当收缩压和舒张压分属于不同分级时，以较高的级别作为标准。

25.冠状动脉粥样硬化性心脏病的概念

冠状动脉粥样硬化性心脏病，简称冠心病，也称缺血性心脏病，是由于冠状动脉粥样硬化，使血管腔狭窄、阻塞，导致心肌缺血缺氧，甚至坏死而引起的心脏病。

26.冠状动脉粥样硬化的主要危险因素

（1）40岁以上的中、老年人。

（2）男性多见，男女比例约为2∶1。

（3）总胆固醇、三酰甘油、低密度脂蛋白或极低密度脂蛋白增高，高密度脂蛋白尤其是它的亚组分Ⅱ减低。

（4）血压增高。

（5）吸烟者的发病率和病死率较无吸烟者高2～6倍。

（6）糖尿病和糖耐量异常：糖尿病和糖耐量异常患者中本病发病率较无糖尿病者高2倍。

（7）其他的危险因素：①肥胖。②从事体力活动少，脑力活动紧张，经常有工作紧迫感者。③西方的饮食方式。常进较高热量、含较多动物性脂肪、胆固醇、糖和盐的食物者。④遗传因素。家族中有在年龄＜50岁时患本病者，其近亲得病的机会可5倍于无这种情况的家族。常染色体显性遗传所致的家族性高脂血症是这些家族成员易患本病的因素。

27.心绞痛的概念

心绞痛是冠状动脉供血不足，心肌急剧的、暂时的缺血与缺氧所引起的临床综合征。

28.心绞痛的临床表现

（1）发作性胸痛

1）部位：主要在胸骨体上段或中段之后，可波及心前区，有手掌大小范围，甚至横贯前胸，界线不很清楚。常放射至左肩、左臂内侧达环指和小指，或至颈、咽或下颌部。

2）性质：胸痛常为压迫、发闷或紧缩性，也可有烧灼感，但不尖锐，不像针刺或刀扎样痛，偶伴濒死的恐惧感觉。发作时，患者往往不自觉地停止原来的活动，直至症状缓解。

3）诱因：发作常由体力劳动或情绪激动（如愤怒、焦急、过度兴奋等）所激发，饱食、寒冷、吸烟、心动过速、休克等亦可诱发。

4）持续时间：疼痛出现后常逐步加重，然后在3～5分钟逐渐消失。舌下含用硝酸甘油也能在几分钟内使之缓解。

5）缓解方式：一般在停止原来诱发症状的活动后即可缓解，舌下含服硝酸甘油等硝酸酯类药物也能在几分钟之内使之缓解。

（2）体征：心绞痛发作时常见心率增快、血压增高、表情焦虑、皮肤冷或出汗，有时出现第四或第三心音奔马律。可有暂时性心尖部收缩期杂音，是乳头肌缺血以致功能失调引起二尖瓣关闭不全所致。

29.心绞痛发作的常见诱因

劳累、情绪激动、饱食、受寒、阴雨天气、急性循环衰竭等为常见诱因。

30.心绞痛的分型

（1）稳定型心绞痛。

（2）不稳定型心绞痛：①静息型心绞痛。②初发型心绞痛。③恶化型心绞痛。

（3）冠状动脉正常的心绞痛：如X综合征。

31.急性心肌梗死的概念

急性心肌梗死是急性心肌缺血性坏死，为在冠状动脉病变的基础上，发生冠状动脉血供急剧减少或中断，使相应的心肌严重而持久地急性缺血所致。

32.急性心肌梗死的临床表现

（1）先兆：50%～81.2%患者在发病前数日有乏力、胸部不适，活动时心悸、气急、烦躁、心绞痛等前驱症状，其中以新发生心绞痛或原有心绞痛加重为最突出。心绞痛发作较以往频繁、性质较剧、持续较久、硝酸甘油疗效差、诱发因素不明显。

（2）症状

1）疼痛：是最先出现的症状，多发生在清晨，疼痛部位和性质与心绞痛相同，但多无明显诱因，且常发生于安静时，程度较重，持续时间较长，可达数小时或数日，休息和含服硝酸甘油片多不缓解。

2）全身症状：有发热、心动过速、白细胞增高和红细胞沉降率增快等，由坏死物质吸收所引起。

一般在疼痛发生后24～48小时出现，程度与梗死范围常呈正相关，体温一般在38℃左右，很少超过39℃，持续约1周。

3）胃肠道症状：疼痛剧烈时常伴有频繁的恶心、呕吐和上腹胀痛，与迷走神经受坏死心肌刺激和心排血量降低组织灌注不足等有关。肠胀气亦不少见。

4）心律失常：多发生在起病1～2周，而以24小时内最多见，可伴乏力、头晕、晕厥等症状。

5）低血压和休克：疼痛期常见血压下降，未必出现休克。

6）心力衰竭：主要是急性心力衰竭，出现呼吸困难、咳嗽、发绀、烦躁等症状，严重者可发生肺水肿，随后可发生颈静脉怒张、肝大、水肿等右心衰竭表现。

33. 急性心肌梗死心电图表现

（1）心电图有进行性改变：对心肌梗死的诊断、定位、定范围、估计病情演变和预后都有帮助。

1）ST 段抬高性心肌梗死：ST 段抬高呈弓背向上型，在面向坏死区周围心肌损伤区的导联上出现；宽而深的 Q 波（病理性 Q 波），在面向透壁心肌坏死区的导联上出现；T 波倒置，在面向损伤区周围心肌缺血区的导联上出现。

在背向心肌梗死区的导联则出现相反的改变，即 R 波增高、ST 段压低和 T 波直立并增高。

2）非 ST 段抬高性心肌梗死：无病理性 Q 波，有普遍性 ST 段压低 $\geq 0.1mV$，但 aVR 导联（有时还有 V_1 导联）ST 段抬高，或有对称性 T 波倒置。无病理性 Q 波，也无 ST 段变化，仅有 T 波倒置改变。

（2）动态性改变：有 Q 波心肌梗死者有如下表现，①起病数小时内，可尚无异常或出现异常高大两肢不对称的 T 波。②数小时后，ST 段明显抬高，弓背向上，与直立的 T 波连接，形成单相曲线。数小时至 2 日出现病理性 Q 波，同时 R 波减低，为急性期改变。Q 波在 3～4 日稳定不变，以后 70%～80% 永久存在。③如不进行治疗干预，ST 段抬高持续数日至 2 周，逐渐回到基线水平，T 波则变为平坦或倒置，为亚急性期改变。④数周至数月，T 波呈 V 形倒置，两肢对称，波谷尖锐，为慢性期改变。T 波倒置可永久存在，也可在数月至数年内逐渐恢复。

（3）定位和定范围：ST 段抬高心肌梗死的定位和定范围可根据出现特征性改变的导联数来判断。

34. 心绞痛和急性心肌梗死的鉴别诊断要点（表 1-3）

35. 急性心肌梗死的并发症

（1）乳头肌功能失调或断裂。

（2）心脏破裂。

（3）栓塞。

（4）心室壁瘤。

（5）心肌梗死后综合征。

36. 急性心肌梗死的实验室检查

（1）起病 24～48 小时后白细胞可增至 $(10～20)\times10^9/L$，中性粒细胞增多，嗜酸粒细胞减少或消失；红细胞沉降率增快；均可持续

表 1-3 心绞痛和急性心肌梗死的鉴别诊断要点

鉴别诊断项目	心绞痛	急性心肌梗死
疼痛		
部位	中下段胸骨后	相同，但可在较低位置或上腹部
性质	压榨性或窒息性	相似，但更剧烈
诱因	劳力、情绪激动、受寒、饱食等	不常有
时限	短，1～5 分钟或 15 分钟以内	长，数小时或 1～2 日
频率	频繁发作	不频繁
硝酸甘油疗效	显著缓解	作用较差
气喘或肺水肿	极少	常有
血压	升高或无显著改变	常降低，甚至发生休克
心包摩擦音	无	可有
坏死物质吸收的表现		
发热	无	常有
血白细胞增加	无	常有
（嗜酸粒细胞减少）		
红细胞沉降率增快	无	常有
血清心肌酶增高	无	有
心电图变化	无变化或暂时性 ST 段和 T 波变化	有特征性和动态性变化

1 ～ 3 周。起病数小时至 2 日内血中游离脂肪酸增高。

（2）血心肌坏死标志物增高：心肌损伤标志物增高水平与心肌梗死范围及预后明显相关。①肌红蛋白起病后 2 小时内升高，12 小时内达高峰；24 ～ 48 小时恢复正常。②肌钙蛋白 I（cTnI）或 T（cTnT）起病 3 ～ 4 小时后升高，cTnI 于 11 ～ 24 小时达高峰，7 ～ 10 日降至正常，cTnT 于 24 ～ 48 小时达高峰，10 ～ 14 日降至正常。这些心肌结构蛋白含量的增高是诊断心肌梗死的敏感指标。③肌酸激酶同工酶 CK-MB 升高。在起病后 4 小时内增高，16 ～ 24 小时达高峰，3 ～ 4 日恢复正常，其增高的程度能较准确地反映梗死的范围，其高峰出现时间是否提前有助于判断溶栓治疗是否成功。

（3）以往沿用多年的急性心肌梗死（AMI）心肌酶测定，包括肌酸激酶（CK）、谷草转氨酶（AST）及乳酸脱氢酶（LDH），其特异性及敏感性均远不如上述心肌坏死标志物，但仍有参考价值。三者在 AMI 发病后 6 ～ 10 小时开始升高；按序分别于 12 小时、24 小时及 2 ～ 3 日达高峰；又分别于 3 ～ 4 日、3 ～ 6 日及 1 ～ 2 周回降至正常。

37. 心脏瓣膜疾病的概念

心脏瓣膜疾病是由于炎症、黏液性变性、退行性改变、先天性畸形、缺血性坏死、创伤等原因引起的单个或多个瓣膜结构（包括瓣叶、瓣环、腱索或乳头肌）的功能或结构异常，导致瓣口狭窄和（或）关闭不全。

38. 二尖瓣狭窄的病因

二尖瓣狭窄的最常见病因为风湿热。2/3 的患者为女性。约 1/2 患者无急性风湿热史，但多有反复链球菌扁桃体炎或咽峡炎史。急性风湿热后，至少需 2 年始形成明显二尖瓣狭窄，多次发作风湿热较一次发作后出现狭窄早。

39. 二尖瓣狭窄的并发症

（1）心房颤动：为相对早期的常见并发症，可为患者就诊的首发病症，亦可为首次呼吸困难发作的诱因和患者体力活动明显受限的开始。

（2）急性肺水肿：为重度二尖瓣狭窄的严重并发症。

（3）血栓栓塞：20% 的患者可发生体循环栓塞，偶尔为首发病症。

（4）右侧心力衰竭：为晚期常见并发症。

（5）感染性心内膜炎：较少见，在瓣叶明显钙化或心房颤动患者更少发生。

（6）肺部感染：常见。

40. 心肌病的概念

心肌病是指除心脏瓣膜病、冠状动脉粥样硬化性心脏病、高血压心脏病、肺源性心脏病和先天性心血管病以外的以心肌病变为主要表现的一组疾病。

41. 心肌病的分类

心肌病的分类包括扩张型心肌病、肥厚型心肌病、限制型心肌病和心肌炎。

42. 心肌炎的病因

感染性心肌病中最主要的是病毒性心肌炎（柯萨奇 B 组病毒，埃可病毒，脊髓灰质炎病毒，流感病毒和 HIV 病毒等），约占心肌炎的 50%，其他还有细菌（如白喉等）、真菌和原虫所致的心肌炎等。另外，药物、毒物反应或中毒、放射线照射和某些全身性疾病所致的心肌损害，如系统性红斑狼疮、皮肌炎、结节病等均可导致心肌炎性改变。

43. 病毒性心肌炎的临床表现

病毒性心肌炎患者约 50% 于发病前 1 ～ 3 周有病毒感染前驱症状，如发热、全身倦怠感，即所谓"感冒"样症状或恶心、呕吐等消化道症状。然后出现心悸、胸痛、呼吸困难、水肿甚至阿 - 斯（Adams-Stokes）综合征。体检可见与发热程度不平行的心动过速，各种心律失常，可听见第三心音或杂音；或有颈静脉怒张、肺部啰音、肝大等心力衰竭体征。重症可出现心源性休克。

44. 心包疾病的分类

心包疾病可分为急性心包炎（伴或不伴心包积液）、慢性心包积液、粘连性心包炎、亚急性渗出性缩窄性心包炎、慢性缩窄性心包炎等。

45. 心脏压塞的临床表现

急性心脏压塞表现为急性循环衰竭、休克等。如心包积液积聚较慢，可出现亚急性或慢性心脏压塞，表现为体循环静脉淤血、奇脉等。心脏压塞现象包括了在大量或急骤心包积液的基础上出现的以下表现。

（1）颈静脉怒张：静脉压显著升高。

（2）动脉压下降：脉压变小，伴明显心动过速；严重时心排血量降低，可发生休克。

（3）奇脉：是指大量心包积液患者在触诊时桡动脉搏动呈吸气性显著减弱或消失、呼气时复原的现象。

46. 对心绞痛患者健康教育的内容

指导患者摄入低热量、低脂、低盐饮食，戒烟，合理安排运动锻炼以不引起心绞痛为准，积极治疗高血压和糖尿病。

教给患者避免引起心绞痛发作的因素及发作时应立刻休息。注意并非典型心绞痛的临床表现，如上腹部不适和疼痛，胸闷、颈部疼痛等应先按心绞痛处理，以免延误病情。

定期进行心电图、血糖、血脂的检查。除坚持服用预防心绞痛的药物外，还应在外出时随身携带硝酸甘油以应急。在家中，硝酸甘油应放在易拿取的地方，用过放回原处。家人也应知道药物的位置，以便在患者心绞痛发作时能及时找到。另外，硝酸甘油见光易分解，故应放在棕色瓶中，最好6个月更换一次。

47. 心源性水肿的病因及临床表现

心源性水肿主要是右心衰竭的表现。发生机制主要是有效循环血量减少，肾血流量减少；继发性醛固酮增多引起水钠潴留及静脉淤血，毛细血管滤过压增高，组织液回吸收减少所致。前者决定水肿程度，后者决定水肿部位。水肿程度可由于心力衰竭程度而有所不同，可自轻度的踝部水肿以致严重的全身性水肿。水肿特点是首先出现在身体下垂部位（下垂部流体静水压较高）。能起床活动者，最早出现于踝内侧，行走活动后明显，休息后减轻或消失；经常卧床者以腰骶部为明显。颜面部一般不肿。水肿为对称性、凹陷性。此外通常有颈静脉怒张、肝大、静脉压升高，严重时还出现胸腔积液、腹水等右心衰竭的其他表现。患者还可伴有尿量减少，近期体重增加等。

48. 经皮腔内冠状动脉成形术（PTCA）及冠状动脉支架植入术后主要护理措施

（1）介绍有关PTCA及支架手术的注意事项，介绍与同种经历的患友交流。

（2）观察患者神志、视力、心率、心律、体温、血压变化及伤口有无出血、渗血，足背动脉搏动，尿、便的颜色。

（3）经股动脉穿刺拔除鞘管后，常规压迫穿刺点30分钟后，若穿刺点无活动性出血，可进行制动并加压包扎，并需用1kg沙袋压迫穿刺点6～8小时，穿刺侧肢体制动24小时拆除弹性绷带后可正常活动。

（4）经桡动脉穿刺者术后可立即拔除鞘管，对穿刺点局部压迫4～6小时后，可去除加压弹性绷带。

（5）术后保证患者入水量，防止血液过于黏稠，并给予患者饮水500ml左右，以利造影剂尽早自尿中排出。饮食为低盐、低脂，易消化，不含高维生素K的饮食，防止其减低抗凝血药物的疗效。

（6）协助患者做好生活护理，将常用物品及呼叫器置于易取处，以满足患者的基本需要。

（7）由于术中及术后应用大量抗凝血药，故在每次静脉穿刺时，穿刺部位应延长按压时间3～5分钟，防止皮下淤血。各种操作要轻柔，嘱患者不用硬、尖物剔牙，挖鼻孔、耳道。

（8）绷带拆除后嘱患者逐渐增加活动量，起床下蹲时动作应缓慢，不要突然用力，防止穿刺血管损伤的并发症：①术区出血或血肿。②腹膜后出血或血肿。③假性动脉瘤和动-静脉瘘。

（9）及时了解患者的焦虑程度，耐心做好解释，解除患者的思想负担，配合治疗和护理。

（10）术后1周内避免抬重物，1周后有可能恢复日常生活与工作。

（11）出院指导：有效控制冠心病的各种危险因素，遵医嘱继续服用降血压、降血糖、调血脂及抗凝血药等，定期监测出凝血时间等。

49. 动态心电图（Holter）的临床应用范围

（1）心悸、气促、头昏、晕厥、胸闷等症状性质的判断。

（2）心律失常的定性和定量诊断。

（3）心肌缺血的诊断和评价，尤其是发现无症状心肌缺血的重要手段。

（4）心肌缺血及心律失常药物的疗效评价。

（5）心脏病患者预后的评价，通过观察复杂心律失常等指标，判断心肌梗死后患者及其他心脏病患者的预后。

（6）选择安装起搏器的适应证，评定起搏器的功能，检测与起搏器有关的心律失常。

（7）医学科学研究和流行病学调查，如正常人心率的生理变动范围，宇航员、潜水员、驾驶员心脏功能的研究等。

50. 心电图运动负荷试验的适应证

（1）对不典型胸痛或可疑冠心病患者进行鉴别诊断。

（2）评估冠心病患者的心脏负荷能力。

（3）评价冠心病的药物或介入手术治疗效果。

（4）进行冠心病易患人群流行病学调查筛选试验。

51. 心电图运动负荷试验的禁忌证

（1）急性心肌梗死或心肌梗死合并心室壁瘤。

（2）不稳定型心绞痛。

（3）心力衰竭。

（4）中、重度瓣膜病或先天性心脏病。

（5）急性或严重慢性疾病。

（6）严重高血压患者。

（7）急性心包炎或心肌炎。

（8）肺栓塞。

（9）严重主动脉瓣狭窄。

（10）严重残疾不能运动者。

第三节　消化内科

1. 消化系统疾病常见的临床症状

恶心与呕吐、腹痛、腹泻、吞咽困难、嗳气、反酸、灼热感或烧心感、食欲缺乏、腹胀、便秘、黄疸、呕血与黑粪。

2. 胃炎的概念

胃炎是指不同病因所致的胃黏膜炎症，常伴有上皮损伤和细胞再生，是最常见的消化道疾病之一。临床上一般分为急性和慢性两大类型。

3. 胃炎的分类

急性胃炎有急性糜烂出血性胃炎、急性幽门螺杆菌（Hp）胃炎、除幽门螺杆菌之外的急性感染性胃炎。慢性胃炎分类方法很多，《中国慢性胃炎共识意见》采纳了国际上的"新悉尼系统"（the update Sydney system），将慢性胃炎分为非萎缩性（anatrophic）、萎缩性（atrophic）和特殊类型（special forms）三大类。萎缩性胃炎又分为多灶性和自身免疫性萎缩性胃炎。

4. 胃炎的主要治疗措施

（1）积极治疗原发病的同时使用抑制胃酸分泌或具有胃黏膜保护作用的药物，常用 H_2 受体拮抗药、质子泵抑制剂（PPI）抑制胃酸分泌，或硫糖铝和米索前列醇等胃黏膜保护药。

（2）根除幽门螺杆菌感染：对幽门螺杆菌感染引起的胃炎是否应常规根除幽门螺杆菌一直存在争论。根据2006年《中国慢性胃炎共识意见》，根除幽门螺杆菌治疗适用于：①伴有胃黏膜糜烂、萎缩及肠化生、异型增生者；②有消化不良症状者；③有胃癌家族史者。

《第四次全国幽门螺杆菌感染处理共识报告》（2012年）主要推荐PPI+铋剂＋两种抗生素的四联疗法，推荐疗程为 10～14 日。

（3）根据病因给予对症处理。

（4）自身免疫性胃炎的治疗：目前尚无特异治疗，有恶性贫血可肌内注射维生素 B_{12}。

（5）胃黏膜异型增生的治疗：异型增生是胃黏膜细胞再生过程中过度增生和丧失分化，在结构和功能上偏离正常的结果，是胃癌的癌前病变。轻度异型增生可加强内镜随访，重度异型增生确认后应手术或行内镜黏膜下剥离术治疗。

5. 消化性溃疡的临床表现

部分患者可无症状，或以出血、穿孔等并发症为首发症状。典型的消化性溃疡有以下临床特征：慢性病程，病史可达数年至数十年；周期性发作，发作与自发缓解相交替，发作期可为数周或数月，缓解期也长短不一，发作常呈季节性，多在秋冬或冬春之交发病，可因精神情绪不良或过劳而诱发；发作时上腹痛呈节律性，与进食有关。

（1）症状：①腹痛。上腹部疼痛是本病的主要症状，可为钝痛、灼痛、胀痛甚至剧痛，或呈饥饿样不适感。疼痛部位多位于上腹中部、偏右或偏左，后壁溃疡特别是穿透性溃疡疼痛可放射至背部。多数患者疼痛有典型的节律，十二指肠溃疡表现为空腹痛即餐后 2～4 小时和（或）午夜痛，进食或服用抗酸药后可缓解；胃溃疡的疼痛多在餐后 1 小时内出现，经 1～2 小时逐渐缓解，至下餐进食后再次出现疼痛，午夜痛也可发生，但较十二指肠溃疡少见。部分患者无上述典型疼痛，而仅表现为无规律性的上腹隐痛不适。也可因并发症而发生疼痛性质及节律的改变。②其他。消化性溃疡除上腹痛外，尚可有反酸、嗳气、恶心、呕吐、食欲减退等消化不良症状，也可有失眠、多汗、脉缓等自主神经功能失调表现。

（2）体征：溃疡活动期可有上腹部固定而局限的轻压痛，十二指肠压痛点常偏右。缓解期则无明显体征。

（3）特殊类型的消化性溃疡：①无症状性溃疡，15%～35% 消化性溃疡患者无任何症状，尤以老年人多见，多因其他疾病做胃镜或 X 线胃肠钡餐检查时偶然发现，或当发生出血或穿孔等并发症时，甚至于尸体解剖时始被发现。②老年人消化性溃疡，溃疡常较大，临床表现多不典型，常无任何症状或症状不明显，疼痛多无规律，食欲缺乏、恶心、呕吐、消瘦、贫血等症状较突出，需与胃癌相鉴别。③复合性溃疡，指胃与十二指肠同时存在溃疡，多数十二指肠溃疡发生先于胃溃疡。其临床症状并无特异性，但幽门梗阻的发生率较单独胃溃疡或十二指肠溃疡高。④幽门管溃疡，较为少见，常伴胃酸分泌过多。其主要表现为餐后立即出现较为剧烈而无节律性的中上腹疼痛，对抗酸药反应差，易出现幽门梗阻、穿孔、出血等并发症。⑤球后溃疡，指发生于十二指肠球部以下的溃疡，多位于十二指肠球头的近端。其夜间痛和背部放射性疼痛较为多见，并发大量出血者亦多见，药物治疗效果差。

6. 消化性溃疡的主要并发症

（1）出血：是消化性溃疡最常见的并发症，10%～20%的消化性溃疡患者以出血为首发症状。出血引起的临床表现取决于出血的速度和量。轻者仅表现为黑粪、呕血，重者可出现周围循环衰竭，甚至低血容量性休克。

（2）穿孔：溃疡病灶穿透浆膜层则并发穿孔。表现形式有3种：急性穿孔、亚急性穿孔和慢性穿孔。急性穿孔，溃疡常位于十二指肠前壁或胃前壁，引起弥漫性腹膜炎；亚急性穿孔，溃疡邻近后壁或游离穿孔较小，只引起局限性腹膜炎；慢性穿孔溃疡穿透并与邻近器官、组织粘连，胃肠内容物不流入腹腔。

（3）幽门梗阻：主要由十二指肠溃疡、幽门管溃疡或幽门前区溃疡所致。急性梗阻多因炎症水肿和幽门部痉挛所致，梗阻为暂时性，随炎症好转而缓解；慢性梗阻主要由于溃疡愈合后瘢痕收缩而呈持久性。幽门梗阻使胃排空延迟，患者可感上腹部饱胀不适，疼痛于餐后加重，且有反复大量呕吐，呕吐物为酸腐味宿食，大量呕吐后疼痛可暂缓解。严重频繁呕吐可致失水和低氯低钾性碱中毒，常继发营养不良。体检时可见胃型和胃蠕动波，清晨空腹时检查胃内有振水音及抽出胃液量＞200ml是幽门梗阻的特征性表现。

（4）癌变：少数胃溃疡可发生癌变，十二指肠溃疡则极少见。对长期胃溃疡病史，年龄在45岁以上，经严格内科治疗4～6周症状无好转，粪隐血试验持续阳性者，应怀疑癌变，需进一步检查和定期随访。

7. 胃溃疡与十二指肠溃疡的疼痛区别（表1-4）

8. 消化性溃疡的治疗原则

治疗目的是消除病因、控制症状、愈合溃疡、防止复发和避免并发症。

降低胃酸的药物包括抗酸药和抑制胃酸分泌药；保护胃黏膜治疗常用的胃黏膜保护药包括硫糖铝和枸橼酸铋钾；根除幽门螺杆菌治疗；手术治疗。

9. 消化性溃疡的护理要点

（1）帮助患者认识和去除病因：向患者解释疼痛的原因和机制，指导其减少或去除加重或诱发疼痛的因素，①对服用非甾体抗炎药（NSAIDs）者，若病情允许应停药；若必须用药，则应该选用PPI治疗，并尽可能选择对胃肠黏膜损伤少的NSAIDs药物。②避免暴饮暴食和进食刺激性饮食，以免加重对胃黏膜的损伤；对嗜烟酒者，劝其戒除，但应注意突然戒断烟酒可引起焦虑、烦躁，反过来也会刺激胃酸分泌，故应与患者共同制订戒烟酒计划，并督促其执行。

（2）指导缓解疼痛：注意观察及详细了解患者疼痛的规律特点，并按其疼痛特点指导缓解疼痛的方法，如十二指肠溃疡疼痛表现为空腹痛或午夜痛，指导患者在疼痛前或疼痛时进食碱性食物（如苏打饼干等），或服用抗酸药；也可采用局部热敷或针灸镇痛。

（3）溃疡活动期卧床休息，病情较轻者则应鼓励其适当活动。

（4）用药护理：①服用抗酸药，如氢氧化铝凝胶等，应在饭后1小时和睡前服用。服用片剂

表1-4 胃溃疡与十二指肠溃疡的疼痛区别

	胃溃疡	十二指肠溃疡
常见部位	胃角或胃窦、胃小弯	十二指肠球部
胃酸分泌	正常或降低	增多
发病机制	主要是防御/修复因素减弱	主要是侵袭因素增强
发病年龄	中老年	青壮年
Hp 检出率	80%～90%	90%～100%
疼痛特点	餐后1小时内疼痛—餐前缓解—进食后1小时再痛，午夜痛少见	餐前痛—进餐后缓解—餐后2～4小时再痛—进食后缓解，午夜痛多见

时应嚼服，服用乳剂前应充分摇匀。抗酸药应避免与奶制品同时服用，氢氧化铝凝胶能阻碍磷的吸收，注意观察有无食欲缺乏、软弱无力等磷缺乏症的表现。② H_2 受体拮抗药应在餐中或餐后即刻服用，也可在睡前服用。若同时服用抗酸药，则两种药应间隔 1 小时以上。使用西咪替丁期间，应监测肾功能。③质子泵抑制剂奥美拉唑可引起头晕，用药期间应避免开车或其他须高度注意力集中的工作。④硫糖铝片宜在进餐前 1 小时服用，不能与多酶片同服，以免降低效价。⑤按其疼痛特点指导患者进食。溃疡活动期，以少食多餐为宜，选择营养丰富，易消化的食物。避免进食刺激性食物，避免餐间零食和睡前进食，症状控制后，尽快恢复正常的饮食规律。

10. 胃癌的临床表现

胃癌缺乏特异性症状，早期胃癌多无症状。常见症状为上腹部不适、饱食感（satiety）、食欲减退、消瘦等。饱食感，即虽感饥饿，但稍进食即感饱胀不适。贲门癌累及食管下端时可出现吞咽困难；胃窦癌引起幽门梗阻时出现严重恶心、呕吐；黑粪或呕血常见于溃疡型胃癌。转移至身体其他脏器可出现相应症状，如腹膜转移产生腹水时可有腹胀；转移至骨骼时，可有全身骨骼剧痛；转移至肝可引起右上腹痛、黄疸和（或）发热；转移至肺可引起咳嗽、咯血、呃逆等；胰腺转移则会引起持续性上腹痛并放射至背部。

早期或部分进展期胃癌无明显体征。体征主要有上腹肿块及远处转移引起的肝大、腹水、菲尔绍（Virchow）淋巴结、直肠前窝肿块和卵巢肿块、左腋前淋巴结肿大和脐周小结等。少数胃癌可有副瘤综合征，包括血栓性静脉炎、黑棘皮病、皮肌炎等。

11. 胃癌的早期诊断要点

确诊主要依赖内镜和活组织检查。X 线钡餐检查作用有限，已在很大程度上被胃镜替代。由于 50% 以上早期胃癌无症状，有症状者亦缺乏特异性，因此胃癌的早期诊断较为困难。除了尽量放宽内镜检查指征，内镜检查时不漏诊外，在胃癌高发期进行普查和对高危人群进行随访两项措施已被证明是提高早期胃癌检出率的有效方法。

12. 胃癌的主要护理措施

（1）观察疼痛特点：注意评估疼痛的性质、部位，是否伴有严重的恶心和呕吐、吞咽困难、呕血及黑粪等症状。如出现剧烈腹痛和腹膜刺激征，应考虑发生穿孔的可能性，及时协助医师进行有关检查或手术治疗。

（2）镇痛治疗的护理：药物镇痛，遵医嘱给予相应的镇痛药。目前治疗癌性疼痛的主要药物：①非麻醉性镇痛药（阿司匹林、吲哚美辛、对乙酰氨基酚等）。②弱麻醉镇痛药（可待因、布桂嗪等）。③强麻醉性镇痛药（吗啡、哌替啶等）。④辅助性镇痛药（地西泮、异丙嗪、氯丙嗪等）。给药时遵循 WHO 推荐的三阶梯疗法，即选用镇痛药必须从弱到强，先以非麻醉性为主，当其不能控制疼痛时依次加用弱麻醉性及强麻醉性镇痛药，并配以辅助用药，采取符合用药的方式达到镇痛效果。

患者自控镇痛（patient control analgesia，PCA）：该方法使用计算机化的注射泵，经由静脉、皮下或椎管内连续性输注镇痛药，患者可自行间歇性给药。

（3）心理护理：患者知晓自己的诊断后常会出现愤怒、抑郁、焦虑甚至绝望等心理反应。关心体贴患者，指导患者保持乐观的态度，避免自杀等意外发生。

（4）鼓励能进食的患者尽可能进食易消化、营养丰富的流质或半流质饮食。对贲门癌有吞咽困难者，按医嘱给予静脉输注高营养。

（5）使用化疗药物的患者，注意观察药物不良反应。

13. 肠结核的感染途径

经口感染、血行播散、直接蔓延。

14. 肠结核的临床表现

（1）腹痛：多位于右下腹，也可因回盲部病变引起上腹或脐周的牵涉痛。一般为隐痛或钝痛，进食可诱发疼痛或使疼痛加重，排便后疼痛可有不同程度的缓解。并发肠梗阻时，可出现腹部绞痛，并伴腹胀、肠鸣音亢进等。

（2）腹泻和便秘：腹泻是溃疡型肠结核的主要表现之一。粪便呈糊状或稀水状，不含黏液或脓血，如直肠未受累，可无里急后重感。若病变严重而广泛，腹泻次数可达每日 10 余次。另外，可间断有便秘，粪便呈羊粪状，隔数日再次出现腹泻。

（3）全身症状和肠外结核表现：溃疡型肠结核患者常有结核毒血症，增生型肠结核全身情况一般较好。

患者可呈慢性病容、消瘦、苍白。增生型肠

结核可有腹部肿块，溃疡型肠结核并发局限性腹膜炎、局部病变肠管与周围组织粘连时也可出现腹部肿块。晚期患者可出现肠梗阻、瘘管形成。

15. 肠结核的并发症

晚期患者常有肠梗阻、瘘管形成，也可并发结核腹膜炎，偶有急性肠穿孔。

16. 肠结核的病理分型

肠结核主要位于回盲部，其次为升结肠、空肠、横结肠、降结肠、十二指肠和乙状结肠等处，少数见于直肠。按大体病理分为3型：溃疡型肠结核、增生型肠结核、混合型肠结核。

17. 结核性腹膜炎的临床表现

(1) 全身症状：结核毒血症常见，主要是发热和盗汗。以低热或中热多见，约1/3患者有弛张热，少数可呈稽留热。高热伴有明显的毒血症，主要见于渗出型、干酪样，或伴有粟粒型肺结核、干酪样肺炎等结核病的患者。后期有营养不良，表现为消瘦、贫血、水肿、舌炎、口角炎、维生素A缺乏症等。

(2) 腹痛、腹胀：早期症状不明显，以后腹痛为持续性隐痛或钝痛。多位于脐周、下腹或全腹。如腹痛呈阵发性加剧，有并发不完全性肠梗阻的可能。多数人可有不同程度的腹胀，多由结核毒血症或腹膜炎伴有肠功能紊乱引起。

(3) 腹泻或便秘：腹泻常见，粪便呈糊状，每日不超过3～4次，有时腹泻与便秘交替出现。

(4) 腹部压痛与反跳痛：腹部压痛常见，但一般轻微，少数患者压痛明显，伴有反跳痛，常见于干酪型结核性腹膜炎。

(5) 腹部柔韧感：是结核性腹膜炎的典型体征，由于腹膜慢性炎症增厚粘连所致。

(6) 腹部包块：见于粘连型或干酪型，多位于脐周，大小不一，边缘不整，表面粗糙呈结节感，不易推动。

(7) 腹水：多为少量至中量腹水。

18. 结核性腹膜炎的并发症

肠梗阻、肠瘘及腹腔脓肿等。肠梗阻常见，多发于粘连型。肠瘘一般见于干酪型，往往同时有腹腔脓肿形成。

19. 结核性腹膜炎的主要护理措施

(1) 密切观察腹痛特点：如患者腹痛突然加重，压痛明显，或出现肠鸣音亢进、便血等，应考虑并发肠梗阻、肠穿孔或肠内出血的可能，及时协助医师进行抢救。

(2) 给予高热量、高蛋白、高维生素且易消化的食物，保证充足的营养供给，提高机体抵抗力。腹泻明显的患者应少食乳制品及富含脂肪和粗纤维的食物，以免加重腹泻。

(3) 排便频繁时，排便后应用温水清洗肛周，涂无菌凡士林或抗生素软膏以保护肛周皮肤，保持清洁干燥。

(4) 动态观察液体平衡状态：急性严重腹泻时丢失大量水分和电解质，可引起脱水及电解质紊乱，严重时导致休克。严密监测患者生命体征、神志及尿量的变化。及时遵医嘱给予补液。

(5) 抗结核治疗的护理：对于一般渗出型病例，腹水及症状消失不需太长时间，患者可能会自行停药，而导致复发。因此必须强调规律、全程治疗的重要性。

20. 炎性肠病的概念

炎性肠病 (inflammatory bowel disease, IBD) 是一类与免疫相关且病因未明的肠道炎性疾病，包括溃疡性结肠炎 (ulcerative colitis, UC) 和克罗恩病 (Crohn disease, CD) 和病理学不能确定为 UC 或 CD 的未定型结肠炎 (indeterminate colitis, IC)。

21. 溃疡性结肠炎的概念

溃疡性结肠炎是一种原因不明的直肠和结肠的慢性非特异性炎性疾病。病变主要在大肠的黏膜和黏膜下层。主要症状有腹泻、黏液脓血便和腹痛，病程漫长，病情轻重不一，常反复发作。

22. 溃疡性结肠炎的临床表现

(1) 腹泻：为最主要的症状，黏液脓血便是本病活动期的重要表现。腹泻主要与炎症导致大肠黏膜对水钠的重吸收障碍及结肠运动功能失常有关。粪便中含有的黏液或脓血，为炎症渗出和黏膜糜烂及溃疡所致。排便次数与便血程度反映病情程度。病变限于直肠和乙状结肠的患者，偶有腹泻与便秘交替的现象，与病变直肠排空功能障碍有关。

(2) 腹痛：轻者或缓解期患者多无腹痛，活动期有轻或中度腹痛，为左下腹或下腹阵痛，也可表现为全腹痛。有疼痛—便意—便后缓解的规律，同时伴有里急后重。若并发中毒性巨结肠或腹膜炎，则腹痛持续而且剧烈。

(3) 腹胀、食欲缺乏、恶心等其他症状。

(4) 全身症状：中重型患者可有低热或中度发热，高热提示患者有并发症或为急性暴发型。

重症患者可出现消瘦、贫血等。

（5）肠外表现：如口腔黏膜溃疡、结节性红斑、坏疽性脓皮病、虹膜睫状体炎、外周关节炎等肠外表现。

（6）体征：患者呈慢性病容，轻者仅有左下腹轻压痛，重症者常有明显腹部压痛和鼓肠。若有反跳痛、腹肌紧张、肠鸣音减弱等应注意中毒性巨结肠和肠穿孔等并发症。

23. 溃疡性结肠炎的并发症

中毒性巨结肠、直肠结肠癌变、肠道大出血等。

24. 溃疡性结肠炎的临床分型

根据病程经过分为初发型、慢性复发型、慢性持续型和急性暴发型。

根据病情程度分为轻型、重型、中型。

蒙特利尔（Montreal）分型根据病变范围分为直肠型（E_1）、左半结肠型（E_2）、广泛结肠型（E_3）。

根据病情分期分为活动期和缓解期。

25. 溃疡性结肠炎的治疗要点

（1）一般治疗：强调休息、饮食和营养。对活动期患者应充分休息，以减少精神和体力负担，并给予流质饮食，待病情好转后改为营养少渣饮食。部分患者发病可能与牛乳过敏或不耐受有关，应限制乳制品的摄入。

（2）氨基水杨酸制剂：柳氮磺吡啶（SASP）是治疗本病的常用药物，适用于轻型、中型或重型经糖皮质激素治疗已有缓解者。也可用其他氨基水杨酸制剂，如美沙拉嗪、奥沙拉嗪、巴柳氮等。

（3）糖皮质激素：对急性发作期有较好的疗效。适用于对氨基水杨酸制剂疗效不佳的轻、中型患者，特别是重型活动期患者及急性暴发型患者。其作用机制为非特异性抗炎和抑制免疫反应。

（4）免疫抑制剂治疗：硫唑嘌呤或巯嘌呤可试用于对糖皮质激素治疗效果不佳或对糖皮质激素依赖的慢性活动性病例。

（5）手术治疗：并发大出血、肠穿孔、中毒性巨结肠或内科治疗无效时可采取手术治疗。

26. 溃疡性结肠炎的护理措施

（1）休息与活动：急性期或病情严重时应卧床休息，以减少肠道活动，减少腹泻次数。

（2）病情观察：观察患者生命体征，大便次数、颜色及量，腹痛的部位、性质及注意是否发生大出血、中毒性巨结肠、肠穿孔等并发症。

（3）用药护理：遵医嘱给予 SASP、糖皮质激素、免疫抑制剂治疗，以控制病情，使腹痛缓解。注意药物的疗效及不良反应，如应用 SASP 时，嘱患者宜在饭后服用，以减少恶心、呕吐等消化道副作用，同时定期复查血常规，及时发现粒细胞减少及再生障碍性贫血等副作用。嘱使用激素者不可随意减量或停药，防止反跳现象。应用硫唑嘌呤或巯嘌呤时患者可出现骨髓抑制，应注意监测白细胞计数。

（4）腹泻的护理：做好肛门的清洁卫生，以免引起肛周炎，排便后用温清水清洗肛周，保持清洁干燥，涂无菌凡士林或抗生素软膏以保护肛周皮肤。

（5）饮食的护理：指导患者少食多餐，进食易消化、低渣又富含营养、有足够热量的食物，以利于吸收，减少对肠黏膜的刺激并提供足够的热量。避免进食生冷及其他刺激性食物，忌食牛乳和乳制品。急性发作期患者，应进食无渣流质或半流质饮食，病情严重者应禁食，给予肠外营养，使肠道得到休息，减轻炎症。

27. 克罗恩病的概念及临床特点

克罗恩病是一种原因未明的胃肠道慢性炎性肉芽肿性疾病。病变多见于末端回肠和邻近结肠，但从口腔至肛门各段消化道均可受累，呈节段性或跳跃式分布。临床上以腹痛、腹泻、腹部包块、瘘管形成和肠梗阻为特点，可伴有发热、营养障碍等全身表现，以及关节、皮肤、眼、口腔黏膜、肝等肠外损害。

克罗恩病的并发症以肠梗阻最常见，其次为腹腔内脓肿、急性穿孔、大量便血、癌变等。

28. 克罗恩病与溃疡性结肠炎的鉴别（表1-5）

29. 肝硬化的病因

（1）病毒性肝炎：乙型、丙型和丁型病毒性肝炎均可发展成为肝硬化，甲型和戊型病毒性肝炎多不发展为肝硬化。

（2）慢性酒精中毒：长期大量饮酒，尤其是每日摄入乙醇 80g 且长达 10 年以上者，可引起酒精性肝炎，而发展为肝硬化，酗酒所致的长期营养失调也是发展为肝硬化的原因之一。

（3）非酒精性脂肪性肝炎：约 70% 的原因不明的肝硬化可能由非酒精性脂肪性肝炎引起，危险因素包括肥胖、糖尿病、高三酰甘油血症等。

（4）药物或化学毒物：长期服用双醋酚丁、甲基多巴等药物，或长期反复接触磷、砷、四氯化碳等化学物质，可引起中毒性肝炎，最终发展为肝硬化。

表 1-5 克罗恩病与溃疡性结肠炎的鉴别

	克罗恩病	溃疡性结肠炎
症状	有腹痛、腹泻，但脓血便较少	有腹痛、腹泻，脓血便多见
病变分布	呈节段性	连续分布
肠壁累及	全层	黏膜层及黏膜下层
病变范围	全消化道	结直肠受累多见
内镜表现	纵行溃疡，呈鹅卵石样改变，病变间黏膜外观正常	溃疡浅，黏膜弥漫性充血、水肿、颗粒状，炎性息肉
病理	裂隙状溃疡、非干酪性肉芽肿、黏膜下层淋巴细胞聚集	弥漫性炎症、隐窝脓肿、杯状细胞减少
瘘管	多	无
肠腔狭窄	多见，偏心性	少见，中心性

（5）胆汁淤积：由于各种原因导致的持续肝外胆管阻塞或肝内胆汁淤积时，高浓度的胆酸和胆红素的毒性作用损害肝细胞，而导致肝硬化。

（6）遗传和代谢性疾病：如肝豆状核变性、半乳糖血症等。

（7）肝静脉回流障碍：慢性充血性心力衰竭、缩窄性心包炎、肝静脉阻塞综合征或肝小静脉闭塞症等致肝长期淤血，肝细胞缺氧、坏死和纤维组织增生，最后发展为肝硬化。

（8）免疫紊乱：自身免疫性慢性肝炎最终进展为肝硬化。

（9）血吸虫病：血吸虫感染者，虫卵及其毒性产物在肝脏门管区沉积，导致肝纤维化和门静脉高压，称为血吸虫病性肝纤维化。

（10）隐源性肝硬化：发病原因不能确定的肝硬化，占 5%～10%。

30. 肝硬化的临床表现

肝硬化病程发展较缓慢，可隐伏 3～5 年或更长时间，临床上分为肝功能代偿期和失代偿期。代偿期：早期可乏力、食欲缺乏，可伴有恶心、厌油腻、腹胀、上腹隐痛及腹泻等症状。失代偿期主要为肝功能减退和门静脉高压所致的全身多系统症状和体征。

（1）功能减退的表现

1）全身症状和体征：一般状况较差，患者出现疲倦、消瘦、精神不振等；营养状况较差，面色灰暗黝黑，称为肝病面容，并有皮肤干枯、夜盲、水肿、舌炎、口角炎等。

2）消化系统症状：食欲减退为最常见的症状，甚至出现畏食，进食后上腹饱胀，伴有恶心、呕吐等，与胃肠道淤血水肿、低血钾等原因有关。

3）出血倾向和贫血：由于肝合成凝血因子减少、脾功能亢进等，导致凝血功能障碍，常出现出血倾向。

4）内分泌失调：①雌激素增多，雄激素和糖皮质激素减少。雄激素转化为雌激素、肝对雌激素的功能减退，致体内雌激素增多。雌激素增多及雄激素减少，男性患者常有性功能减退、不育、男性乳房发育、毛发脱落等；女性患者可有月经失调、闭经、不孕等。部分患者出现蜘蛛痣，主要分布在面颈部、胸上部、肩背和上肢等上腔静脉引流区域；手掌大小鱼际和指端腹侧部位皮肤发红称为肝掌。肾上腺皮质功能减退，表现为面部和其他暴露部位皮肤色素沉着。②胰岛素增多。因肝对胰岛素灭活减少，致糖尿病患病率增加。肝功能严重减退时因肝糖原储备减少，易发生低血糖。

（2）门静脉高压的临床表现：正常情况下，门静脉压力为 5～10mmHg，当门静脉压力持续大于 10mmHg 时称为门静脉高压。

1）脾大：门静脉高压致脾静脉压力增高，脾淤血而造成脾大。上消化道大出血时，脾脏可暂时缩小，待出血停止并补足血容量后，脾脏再度增大。

2）侧支循环的建立和开放：门静脉压力增高时，来自消化器官和脾脏的回心血液流经肝脏受阻，使门腔静脉交通支开放并扩张，血流量增加，建立起侧支循环。

3）腹水：是肝硬化肝功能失代偿期最为显著的临床表现。部分患者伴有胸腔积液，称为肝性胸腔积液。

4）肝脏情况：早期肝脏增大，晚期肝脏缩小、质地坚硬。

31. 肝硬化的主要并发症

（1）上消化道出血：为本病最常见的并发症。由于食管下段或胃底静脉曲张破裂出血，常表现为突然大量的呕血和黑粪，可导致出血性休克或诱发肝性脑病。

（2）感染：由于患者抵抗力低下、门腔静脉侧支循环开放等因素，易并发自发性细菌性腹膜炎、肺炎、胆道感染、大肠杆菌败血症等感染。

（3）肝性脑病：是肝硬化晚期最严重的并发症。

（4）原发性肝癌：患者短期内出现肝脏迅速增大、持续性肝区疼痛、腹水增多且为血性，并有不明原因的发热等，应考虑并发原发性肝癌的可能。

（5）功能性肾衰竭：又称肝肾综合征，表现为难治性腹水基础上出现少尿或无尿、氮质血症、稀释性低钠血症和低尿钠，但肾脏无明显器质性损害。

（6）电解质和酸碱平衡紊乱：长期低钠饮食、利尿和大量放腹水，可引起低钠血症、低钾血症与代谢性碱中毒。

（7）肝肺综合征：表现为严重肝病伴肺血管扩张和低氧血症。

32. 腹水形成的主要原因

（1）门静脉压力增高：门静脉压力增高时，腹腔脏器毛细血管床静水压增高，组织间液回吸收减少而漏入腹腔。

（2）血浆胶体渗透压降低：肝功能减退使白蛋白合成减少及蛋白质摄入和吸收障碍，发生低白蛋白血症。低白蛋白血症时血浆胶体渗透压降低，血管内液体进入组织间隙，在腹腔可形成腹水。

（3）肝淋巴液生成过多：肝静脉回流受阻时，肝内淋巴液生成增多，每日可达10L(正常1～3L)，超过胸导管引流能力，淋巴管内压力增高，使大量淋巴液自肝包膜和肝门淋巴管渗出至腹腔。

（4）有效循环血容量不足：血容量不足时，交感神经系统兴奋、肾素 - 血管紧张素 - 醛固酮系统激活及抗利尿激素分泌增多，导致肾小球滤过率降低及水钠重吸收增加，发生水钠潴留。

33. 肝硬化的治疗要点

目前尚无特效治疗，应重视早期诊断，加强病因治疗，注意一般治疗，以缓解病情，延长代偿期和保持劳动力。

（1）腹水治疗

1）限制钠和水的摄入。

2）利尿药。

3）提高血浆胶体渗透压。

4）难治性腹水的治疗：大量放腹水加输注白蛋白；经颈静脉肝内门体分流术。

（2）门静脉高压的手术治疗：包括各种分流、断流术和脾切除术等。

（3）并发症的治疗：包括自发性腹膜炎、肝肾综合征、肝肺综合征、食管胃底静脉曲张破裂出血等。

（4）肝移植。

34. 肝硬化的护理措施

（1）饮食护理：指导患者进食高热量、高蛋白质、高维生素、易消化饮食，严禁饮酒。血氨升高时应限制或禁食蛋白质，有腹水者应限制钠的摄入（食盐1.5～2.0g/d），进水量限制在每日1000ml左右。食管胃底静脉曲张者应进软食，进餐时细嚼慢咽，咽下的食团宜小且外表光滑，切勿混入糠皮、硬屑、鱼刺等坚硬、粗糙的食物，以防损伤曲张的静脉导致出血。

（2）腹水护理：少量腹水患者可取平卧位，有利于增加肝、肾血流量，改善肝细胞的营养，提高肾小球滤过率，可抬高下肢，以减轻水肿。阴囊水肿者可用拖带托起阴囊，以利水肿消退。大量腹水者卧床时可取半卧位，以使膈下降，有利于呼吸运动，减轻呼吸困难和心悸。大量腹水时应避免使腹内压突然剧增的因素，如剧烈咳嗽、打喷嚏、用力排便等。使用利尿药时应特别注意维持水电解质和酸碱平衡。利尿速度不宜过快，每日体重减轻一般不超过0.5kg，有下肢水肿者每日体重减轻不超过1kg。腹腔穿刺放腹水前应测量患者的体重、腹围、生命体征，排空膀胱以免误伤，术中及术后监测生命体征，观察有无不适反应，术毕用无菌敷料覆盖穿刺部位，束紧腹带，以免腹内压骤降，记录抽出的腹水的量、性状和颜色，标本及时送检。观察腹水和下肢水肿的消长，准确记录出入量，测量腹围、体重，并教会患者正确的测量和记录方法。监测血清电解质和酸碱度的变化，以及时发现并纠正水电解质、酸碱平衡紊乱，防止肝性脑病、肝肾综合征的发生。

（3）活动与休息指导：肝硬化代偿期患者无明显的精神、体力减退，可参加轻体力工作，避免过度疲劳。失代偿期患者以卧床休息为主，视病情适量活动，活动量以不加重疲劳感和其他症状为度。指导患者睡眠应充足，生活起居有规律。

（4）皮肤护理：保持皮肤清洁卫生，沐浴时应注意避免水温过高，或使用有刺激性的皂类和沐浴液，沐浴后可使用性质柔和的润肤品，皮肤瘙痒者给予止痒处理，嘱患者勿用手抓搔，以免皮肤破损。

（5）用药护理：遵医嘱用药，加用药物需征得医师同意，以免服药不当而加重肝脏负担和肝功能损害。教会患者观察药物疗效和不良反应，服用利尿药者，应记录尿量，如出现软弱无力、心悸等症状时，提示低钠血症、低钾血症，应及时就医，定期门诊随访。

（6）照顾者指导：指导家属理解和关心患者，给予精神支持和生活照顾。细心观察，及早识别病情变化，如当患者出现性格、行为改变等可能为肝性脑病的前驱症状时，或消化道出血等其他并发症时，应及时就诊。

35. 原发性肝癌的转移途径
血行转移、淋巴转移、种植转移。

36. 原发性肝癌的临床表现
（1）肝区疼痛：多为持续性钝痛或胀痛，若肿瘤侵犯横膈，疼痛可放射至右肩。

（2）消化道症状：食欲减退、腹胀。

（3）全身症状：如乏力、进行性消瘦等全身症状。

（4）转移灶症状：肿瘤转移引起相应的症状。如转移至肺可引起胸痛和血性胸腔积液，有骨骼和脊柱转移时，可出现局部压痛或神经受压症状。

（5）肝大：肝呈进行性肿大，质地坚硬，表面及边缘不规则，有大小不等的结节或巨块，伴有不同程度的压痛。

（6）黄疸：肝癌晚期由于肝细胞损害，或癌肿压迫、侵犯肝门附近胆管，或癌组织和血块脱落引起胆道梗阻时，可出现黄疸。

（7）肝硬化征象：如腹水形成，一般为漏出液。

37. 原发性肝癌的并发症
肝性脑病、上消化道出血、肝癌结节破裂出血、继发感染。

38. 原发性肝癌的临床分期
Ⅰa：单个肿瘤最大直径≤3cm，无癌栓、腹腔淋巴结及远处转移，肝功能分级 Child A。

Ⅰb：单个或 2 个肿瘤最大直径之和≤5cm，在半肝，无癌栓、腹腔淋巴结及远外转移，肝功

能分级 Child B。

Ⅱa：单个或 2 个肿瘤最大直径之和≤10cm，在半肝或多个肿瘤最大直径之和≤5cm，在左、右两半肝，无癌栓、腹腔淋巴结及远外转移；肝功能分级 Child A。

Ⅱb：单个或 2 个肿瘤最大直径之和＞10cm，在半肝或多个肿瘤最大直径之和＞5cm，在左、右两半肝，无癌栓、腹腔淋巴结及远外转移；肝功能分级 Child A，或不论肿瘤情况，有门静脉分支、肝静脉或胆管癌栓和（或）肝功能分级 Child B。

Ⅲa：不论肿瘤情况，有门静脉主干或下腔静脉癌栓、腹腔淋巴结或远外转移；肝功能分级 Child A 或 Child B。

Ⅲb：不论肿瘤、癌栓、转移情况，肝功能分级 Child C。

39. 原发性肝癌的治疗要点
（1）手术切除：是根治原发性肝癌最好的方法，对诊断明确并有手术指征的患者应尽早手术。

（2）动脉化疗栓塞治疗：是肝癌非手术治疗的首选方法。常用栓塞剂有碘化油和颗粒明胶海绵。

（3）放射治疗：在 CT 或超声定位后用直线加速器或 ^{60}Co 做局部外照射。

（4）化学抗肿瘤药物治疗：常用化疗药物有多柔比星、顺铂、丝裂霉素等。

（5）生物和免疫治疗：应用干扰素、肿瘤坏死因子等生物和免疫治疗可巩固疗效。

（6）中医治疗。

（7）无水乙醇注射疗法：在 B 超引导下经皮穿刺至肿瘤内，注射适量的无水乙醇，导致肿瘤坏死。

（8）并发症的治疗：肝癌结节破裂时，在患者能耐受手术的情况下，应积极争取手术探查，行局部填塞缝合术、肝动脉栓塞术、肝动脉结扎术等，进行止血治疗。

40. 原发性肝癌的护理措施
（1）疼痛的护理：观察患者疼痛的部位、性质、程度、持续时间及伴随症状，及时发现和处理异常情况。对于轻度疼痛者，保持环境安静、舒适，减少对患者的不良刺激和心理压力，认真倾听患者述说疼痛的感受，及时做出适当的回应，教会患者一些放松和转移注意力的技巧，如做深呼吸、听音乐、与病友交谈等，有利于缓解疼痛。对上述措施效果不佳或中、重度以上疼痛者，可根据

WHO 疼痛三阶梯止痛法，遵医嘱采取镇静、镇痛药物，并配以辅助用药，注意观察药物的疗效和不良反应。亦可采用患者自控镇痛（PCA）法进行镇痛。

（2）肝动脉栓塞化疗患者的护理

1）术前护理：做好各种术前检查，行术前准备，如禁食、皮试、备皮等，在左上肢做静脉留置针穿刺。术前 1 日给予易消化饮食，术前 6 小时禁食、禁水。调节好室内温度，铺好麻醉床，备好心电监护仪。

2）术中配合：治疗过程中，随时询问患者主观感受，给予心理支持。密切监测患者的生命体征，血氧分压等呼吸循环指标，及时将异常情况汇报给医师，遵医嘱给予对症处理。

3）术后护理：术后由于肝动脉血供突然减少，可产生栓塞后综合征，即出现腹痛、发热、恶心、呕吐、血清白蛋白降低、肝功能异常等改变，应做好相应的护理。观察并记录生命体征，多数患者于术后 4～8 小时体温升高，持续 1 周左右。高热者应采取降温措施，避免机体大量消耗。术后禁食 2～3 日，进食初期摄入流质并少食多餐，以减轻恶心、呕吐。穿刺部位压迫止血 15 分钟再加压包扎，沙袋压迫 6～8 小时，保持穿刺侧肢体伸直 24 小时，并观察穿刺部位有无血肿及渗血。注意观察肢体远端脉搏、皮肤颜色、温度和功能，防止包扎过紧。栓塞术 1 周后，常因肝缺血影响肝糖原储存和蛋白质的合成，应根据医嘱静脉输注白蛋白，适量补充葡萄糖液。准确记录出入量，注意观察患者有无肝性脑病前驱症状，一旦发现异常，及时配合医师进行处理。

（3）心理护理

1）评估患者的心理反应，给予正确的心理疏导，让患者易于接受疾病诊断的事实，并配合治疗和护理。

2）建立良好的护患关系，介绍有关肝癌治疗进展信息，提高患者治疗的信心，对心理障碍严重者请心理医师配合治疗，深入了解其内心活动，鼓励患者说出内心感受。

3）建立家庭支持系统，给患者家属以心理支持和具体指导，取得家属的配合，提高家庭的应对能力。

4）减轻患者的恐惧：患者一旦得知诊断后易产生恐惧的心理，及时应对患者的心理反应，确定对其进行心理辅导的方式。对于极度绝望而可能发生危险行为的患者，应加强监控，并尽快与其亲属沟通，取得配合，避免意外发生。

41. 肝性脑病的概念

肝性脑病（hepatic encephalopathy，HE）过去称肝性昏迷（hepatic coma），指严重肝病引起的、以代谢紊乱为基础的中枢神经系统功能失调的综合征，其主要临床表现是意识障碍、行为失常和昏迷。若脑病的发生是由于门静脉高压、广泛肝门静脉与腔静脉侧支循环形成所致，称为门体脑病（porto-system encephalopathy，PSE）。对于有严重肝病尚无明显的肝性脑病临床表现，而用精细的智力试验或电生理检测可发现异常者，称为轻微肝性脑病（minimal hepatic encephalopathy），是肝性脑病发病过程中的一个阶段。

42. 肝性脑病的临床表现

急性肝性脑病常见于急性重型肝炎所致的急性肝衰竭，患者往往无明显诱因便在起病数周内即进入昏迷直至死亡。慢性肝性脑病可分为 4 期。

1 期（前驱期）：轻度性格改变和行为异常，如欣快激动或淡漠少言、衣冠不整或随地便溺等。

2 期（昏迷前期）：主要表现为意识错乱、睡眠障碍、行为异常。

3 期（昏睡期）：以昏睡和精神错乱为主，大部分时间患者呈昏睡状态，但可以唤醒，醒时尚可应答，但常有神志不清和幻觉。

4 期（昏迷期）：神志完全丧失，不能唤醒。可表现为浅昏迷或深昏迷。

43. 肝性脑病的治疗要点

（1）及早识别及去除肝性脑病发作诱因。

（2）减少肠内氮源性毒物的生成和吸收。

1）灌肠或导泻：可用生理盐水或弱酸性溶液灌肠。

2）抑制肠道细菌生长：使用抑制肠道产尿素酶细菌的口服抗生素，减少氨的生成。

3）乳果糖或乳糖醇：乳果糖口服后在小肠不会被分解，可以降低肠道 pH，抑制肠道细菌生长，使肠道细菌产氨减少，并可以减少氨的吸收，促进血液中的氨从肠道排出。

4）益生菌制剂：起到维护肠道正常菌群、抑制有害菌群、减少毒素吸收的作用。

（3）促进体内氨的代谢。

（4）调节神经递质。

（5）人工肝。

（6）肝移植。

（7）并发症治疗：重度肝性脑病患者常并发脑水肿和多器官功能衰竭，应积极防治各种并发症。

44. 肝性脑病的主要护理措施

（1）密切注意肝性脑病的早期征象，如患者有无冷漠或欣快等症状。

（2）加强临床护理，提供情感支持。

（3）昏迷患者保持呼吸道通畅，加强安全护理。

（4）消除和避免诱发因素

1）清除胃肠道内积血，减少氨的吸收。

2）避免快速利尿和大量放腹水，以防止有效循环血量减少、大量蛋白质丢失及低钾血症，从而加重病情。

3）避免应用镇静催眠药、麻醉药等。

4）防止及控制感染。

5）保持排便通畅，防止便秘。

（5）保证每日热量供应 1200～1600kcal（1kcal=4.186kJ），每日入液总量以不超过 2500ml 为宜，肝硬化腹水患者一般以尿量加 1000ml 为标准控制入液量。急性期首日禁蛋白饮食，慢性肝性脑病患者无禁食蛋白质的必要。蛋白质摄入量为 1～1.5g/（kg·d），口服或静脉使用支链氨基酸制剂，可调整芳香族氨基酸与支链氨基酸比值。植物和奶制品蛋白优于动物蛋白，植物蛋白含甲硫氨酸、芳香族氨基酸较少，含支链氨基酸较多，还可提供纤维素，有利于维护结肠的正常菌群及酸化肠道。不宜用维生素 B_6，因其可使多巴在外周神经处转为多巴胺，影响多巴进入脑组织，减少中枢神经系统的正常递质传导。

（6）维持水、电解质和酸碱平衡。

（7）定时检查肝肾功能与血气分析，及时发现并发症。

（8）昏迷患者取仰卧位，头偏向一侧以防止舌后坠阻塞呼吸道；保持呼吸道通畅，及时吸痰，保证氧气的供给；做好口腔、眼的护理；尿潴留患者给予留置导尿；为患者做肢体被动运动，防止静脉血栓形成及肌肉萎缩；定时翻身，按摩，防止压疮。

45. 急性胰腺炎的概念

急性胰腺炎是指胰腺分泌的消化酶引起胰腺组织自身消化的化学性炎症。临床表现为急性上腹痛、发热、恶心、呕吐、血和尿淀粉酶增高，重症伴腹膜炎、休克等并发症。

46. 急性胰腺炎的病因

（1）胆道系统疾病：在我国，急性胰腺炎并发于胆石症、胆道感染或胆道蛔虫病等，可能因素为胆石、感染、蛔虫等因素致 Oddi 括约肌水肿、痉挛，使十二指肠壶腹部出口梗阻，胆道内压力高于胰管内压力，胆汁反流入胰管；胆石在移行过程中损伤胆总管、壶腹部或引起胆道感染，而造成 Oddi 括约肌松弛；胆道感染时细菌毒素、非结合胆红素等扩散至胰腺，激活胰酶。

（2）胰管阻塞：胰管结石、狭窄、肿瘤或蛔虫钻入胰管等引起胰管阻塞。

（3）酗酒和暴饮暴食：大量饮酒和暴饮暴食可致胰液分泌增加，并刺激 Oddi 括约肌痉挛。

此外手术与创伤，高钙血症或高脂血症，感染，噻嗪类利尿药、糖皮质激素等药物的使用等均可引起急性胰腺炎。

47. 急性胰腺炎的临床表现

（1）腹痛：为本病的主要表现和首发症状，常在暴饮暴食或者酗酒后突然发生，腹痛常位于中上腹，可向腰背部反射，疼痛剧烈而持续，呈钝痛、绞痛或刀割样痛，可有阵发性加剧。取弯腰抱膝位可减轻疼痛，而胃肠解痉药无效。水肿型腹痛一般 3～5 日后缓解。坏死型腹部剧痛，持续时间长，由于渗液扩散可引起全腹痛。

（2）恶心、呕吐及腹胀：恶心呕吐大多数频繁，呕吐物为胃内容物，重者可混有胆汁，呕吐后腹痛并不缓解。常同时伴有腹胀，甚至出现麻痹性肠梗阻。

（3）发热：多为中度以上发热，一般 3～5 日。若持续发热 1 周以上并伴有白细胞计数升高，应考虑有继发胰腺脓肿或胆道炎症等感染。

（4）水、电解质及酸碱平衡紊乱：呕吐频繁者可出现代谢性碱中毒，重症者显著脱水，也可出现代谢性酸中毒，伴血钾、血镁、血钙降低。

（5）低血压和休克：急性坏死型胰腺炎可出现低血压或休克，其主要原因为有效循环血容量不足、胰腺坏死，释放心肌抑制因子致心肌收缩不良和消化道出血等。

（6）轻症急性胰腺炎：腹部体征较轻，可有上腹压痛，但无腹肌紧张和反跳痛。

（7）重症急性胰腺炎：患者呈急性病重面容，表情痛苦，脉搏增快，呼吸急促，血压下降。患者腹肌紧张，全腹明显压痛和反跳痛，伴麻痹性肠梗阻时有明显腹胀，肠鸣音减弱或消失。少数患者由于胰液或坏死组织液沿腹膜后间隙渗到腹壁下，致两侧腰部皮肤呈暗灰蓝色，称格雷·特纳征（Grey-Turner 征），或出现脐周围皮肤青紫，称卡伦（Cullen）征。如有胰腺脓肿和（或）囊肿形成时，上腹部扪及肿块；胰头水肿压迫胆总管时，可出现黄疸；低血钙时有手足抽搐，提示预后不良。

48. 急性胰腺炎的并发症

局部并发症：主要表现为胰腺脓肿和假性囊肿。

全身并发症：不同程度的多器官功能衰竭。主要包括急性肾衰竭、急性呼吸窘迫综合征、心力衰竭、消化道出血、胰腺脑病综合征、败血症及高血糖等，危及生命，死亡率高。

49. 急性胰腺炎的实验室检查

（1）白细胞计数增多及中性粒细胞核左移。

（2）血清淀粉酶在发病后 6 ～ 12 小时开始升高，持续 3 ～ 5 日，超过正常值 3 倍即可诊断本病。

（3）尿淀粉酶 12 ～ 14 小时开始升高，持续 1 ～ 2 周逐渐恢复正常。

（4）血清脂肪酶 24 ～ 72 小时开始升高，持续 7 ～ 10 日，超过 1.5U/L 时有意义。

（5）C 反应蛋白明显升高。

（6）血钙降低，低血钙程度与临床严重程度平行，若血钙低于 1.5mmol/L 则预后不良。

此外，可有暂时性血糖升高，血清 AST、LDH 增加，血清白蛋白降低。

50. 急性胰腺炎的治疗要点

（1）禁食及胃肠减压。

（2）静脉输液，补充血容量，维持水、电解质和酸碱平衡。

（3）抗感染。

（4）抑酸治疗：给予 H_2 受体拮抗药或质子泵抑制剂。

（5）镇痛：腹痛剧烈时，可遵医嘱使用盐酸哌替啶。禁用吗啡。

（6）转入 ICU，进行病情监测：①抗休克及纠正水、电解质平衡紊乱，维持有效血容量。②营养支持，早期全胃肠外营养。③减少胰液分泌，使用生长抑素。

（7）其他治疗：①并发症的处理，对急性坏死型胰腺炎伴腹腔内大量渗液，或伴急性肾衰竭者，可行腹膜透析治疗。并发糖尿病者可使用胰岛素治疗。②中医治疗，对急性胰腺炎效果好。③内镜下 Oddi 括约肌切开术（EST），可用于胆源性胰腺炎，适用于老年患者、不宜手术者。④手术治疗，胰腺炎并发脓肿、假性囊肿、弥漫性腹膜炎等需实施手术治疗。

51. 急性胰腺炎的护理措施

（1）患者绝对卧床休息，促进组织修复和体力恢复。协助患者取弯腰、屈膝侧卧位，以减轻疼痛。

（2）饮食护理：禁食和胃肠减压，轻症急性胰腺炎经过 3 ～ 5 日禁食和胃肠减压后，当疼痛减轻，白细胞计数及血、尿淀粉酶下降至正常后，即可先进食少量无渣流食。加强营养支持，及时补充水分和电解质，保证有效血容量。禁食、禁水超过 1 周以上者，可以考虑留置鼻空肠管，实施肠内营养。

（3）用药护理：腹痛剧烈者，可遵医嘱给予哌替啶等镇痛药，但禁用吗啡，因其可引起 Oddi 括约肌痉挛。

（4）观察呕吐物的量及性状，行胃肠减压者，记录引流液的量及性状，严密观察生命体征变化，定时留取标本。

（5）维持水、电解质平衡：禁食患者每日补液常达 3000ml 以上，根据患者脱水程度、年龄和心肺功能合理调节输液速度。

（6）应严密观察患者血压、神志及尿量的变化，出现低血容量性休克的表现时，积极配合医师进行抢救。

52. 上消化道大出血的临床表现

（1）呕血和黑粪：是上消化道出血的特征性表现，出血部位在幽门以上者常有呕血和黑粪，但出血量少而速度慢的幽门以上病变亦可仅见黑粪，而出血量大、速度快的幽门以下病变可因血液反流入胃，引起恶心、呕吐而出现呕血。呕血与黑粪的颜色、性质与出血量和速度有关。呕血呈鲜红色提示出血量大且速度快；如呕血呈棕褐色咖啡渣样，则表明血液在胃内停留时间长。柏油样黑粪，黏稠而发亮，是因血红蛋白中铁与肠内硫化物作用形成硫化铁所致；粪便呈暗红甚至鲜红色，提示出血量大且速度快，血液在肠内推进快，需与下消化道出血相鉴别。

（2）失血性周围循环衰竭：出血时，循环血容量急剧减少，导致心排血量降低，患者可出现头昏、心悸、乏力、出汗、口渴等组织缺血的表现。出血量大时患者可出现低血容量休克。

（3）发热：大量出血后，多数患者在 24 小时内出现发热，一般不超过 38.5℃，可持续 3 ～ 5 日。发热可能与循环血容量减少、急性周围循环衰竭导致体温调节中枢功能障碍有关。

(4) 氮质血症：上消化道大量出血后，肠道中血液的蛋白质消化产物被吸收，引起血中尿素氮增高，称为肠性氮质血症。血尿素氮多在一次出血后数小时上升，24～48小时达到高峰，3～4日恢复正常，如患者血尿素氮持续增高超过3～4日，而血容量已基本纠正且出血前肾功能正常，则提示上消化道继续出血或有再次出血。出血导致周围循环衰竭，使肾血流量和肾小球滤过率减少，致氮质潴留，是血尿素氮增高的肾前性因素。如无活动性出血，且血容量已基本补足而血尿素氮仍高，尿量仍少，则有急性肾衰竭的可能。

(5) 贫血及血象变化：上消化道大量出血后，均有急性失血性贫血。出血早期血红蛋白浓度、红细胞计数与血细胞比容的变化可能不明显，经过3～4小时后，因组织液渗入血管内，使血液稀释，才出现失血性贫血的血象改变。贫血程度取决于失血量、出血前有无贫血、出血后液体平衡状态等因素。出血24小时内网织红细胞即见增多，出血停止后逐渐降至正常，如出血不止则可持续增多。白细胞计数在出血后2～5小时升高，可达 $(10～20)×10^9/L$，止血后2～3日恢复正常。肝硬化脾功能亢进者白细胞计数可不升高。

53. 上消化道出血的急救护理措施

(1) 做好患者心理护理，嘱患者安静卧床，取平卧位并将下肢略抬高，呕吐时头偏向一侧，保持呼吸道通畅，必要时吸氧。

(2) 出血患者应禁食，仅有少量柏油便者，可进温凉、清淡流质饮食，出血停止后改为易消化、无刺激性半流质饮食，加强口腔护理。

(3) 遵医嘱做交叉配血。

(4) 快速静脉输液，补充血容量，必要时测定中心静脉压作为调整输液量和速度的依据，防止因输液、输血过多、过快引起急性肺水肿。

(5) 严密观察生命体征、意识、皮肤和甲床色泽、呕吐物和粪便的性状、颜色及量。

(6) 记录每小时尿量，准确记录24小时出入量。

(7) 定期复查红细胞计数、血红蛋白、血细胞比容等。

(8) 根据呕血及黑粪情况估计出血量和速度：大便隐血试验阳性提示每日出血量＞5～10ml；出现黑粪表明出血量在50～70ml以上；胃内积血量达250～300ml时可引起呕血；1次出血量在400ml以下时，一般不会出现全身症状；出血量超过400～500ml，可出现头晕、心悸、乏力等症状；出血量超过1000ml时，临床即出现急性周围循环衰竭的表现。

(9) 继续或再次出血的判断：有下列迹象时，提示有活动性出血或再次出血，①反复呕血，甚至呕吐物由咖啡色转为鲜红色。②黑粪次数增多，色泽转为暗红色，伴肠鸣音亢进。③经补液、输血后，周围循环衰竭的表现未改善，或好转后又恶化，血压、中心静脉压不平稳。④红细胞计数、血细胞比容、血红蛋白不断下降，网织红细胞计数持续增高。⑤补液足够、尿量正常的情况下，血尿素氮持续或再次增高。⑥门静脉高压的患者原有脾大，出血后脾常暂时缩小，如脾未恢复肿大，则提示继续出血。

(10) 胃出血可用冰盐水行胃灌洗，对食管静脉曲张破裂出血者用三（四）腔双囊管压迫止血。

54. 食管胃底静脉曲张破裂出血的护理

(1) 活动性出血时暂禁食，止血后逐渐进食高热量、高维生素流质，避免粗糙、坚硬、刺激性食物。

(2) 用药护理：①血管升压素可引起腹痛、血压升高、心律失常、心肌缺血，甚至发生心肌梗死，故滴注速度应准确，并严密观察不良反应。患有冠心病的患者忌用血管升压素。②生长抑素可降低门脉压力，减少内脏血流量，静脉输注时应准确控制生长抑素的输入速度。③抑酸药：血小板聚集及血浆凝血功能所诱导的止血作用需要 $pH＞6$ 时才能有效发挥，相反，新形成的凝血块在 $pH＜4$ 时迅速被消化。因此，抑制胃酸分泌具有止血作用。

(3) 三腔双囊管的护理：留置管道期间，定时测量气囊内压力，防止压力不足达不到止血效果，或压力过高而引起组织坏死。当胃气囊充气不足或破裂时，食管囊和胃囊向上移动，阻塞于喉部而引起窒息，一旦发生应立即抽出囊内气体，拔除管道。应用四腔管时定时经食管引流管抽出食管内积聚的液体，防止误吸引起吸入性肺炎；三腔管无食管引流管腔，必要时可插一管进行抽吸。床旁置备弯盘、纸巾，以供患者及时清除鼻腔、口腔分泌物，并嘱患者勿咽下唾液等分泌物。

出血停止后，放松牵引，放出囊内气体，保留管道继续观察24小时，未再出血可考虑拔管，对昏迷患者亦可继续放置管道用于注入流质食物和药液。拔管前口服液状石蜡20～30ml，润滑黏膜及管、囊的外壁，抽尽囊内气体，以缓慢、轻巧的动作拔管。气囊压迫一般以 3 ~ 4 日为限，继续出血者可适当延长。

第四节 血液内科

1. 血液系统疾病的常见症状

出血或出血倾向，发热，骨、关节疼痛，贫血。

2. 贫血的概念

贫血是指单位容积周围血液中血红蛋白（Hb）浓度、红细胞计数（RBC）和（或）血细胞比容（HCT）低于相同年龄、性别和地区正常值低限的一种常见的临床症状。

3. 贫血的分类

（1）按贫血的病因与发病机制分为红细胞生成减少性贫血、红细胞破坏过多性贫血和失血性贫血三大类。

（2）按血红蛋白的浓度分为轻度、中度、重度和极重度贫血四个等级。

（3）按红细胞形态特点分为大细胞性贫血、正常细胞性贫血和小细胞低色素性贫血三类。

（4）按骨髓红系增生情况分为骨髓增生不良性贫血和骨髓增生性贫血。

4. 缺铁性贫血的概念

缺铁性贫血是体内贮存铁缺乏，导致血红蛋白合成减少而引起的一种小细胞低色素性贫血。

5. 缺铁性贫血的病因

（1）铁需要量增加而摄入量不足：是妇女和儿童缺铁性贫血的主要原因。妊娠后期妇女需铁量高达 3 ~ 7mg/d，哺乳期的女性每日需额外增加 0.5 ~ 1mg，如补充不足则导致缺铁性贫血。青少年挑食，是导致缺铁性贫血的重要原因。

（2）铁吸收不良：主要与胃肠功能紊乱或某些药物作用有关，多见于胃大部切除术、慢性胃炎、慢性肠炎、服用抗酸药及 H_2 受体拮抗药等。

（3）铁丢失过多：慢性失血是成人缺铁性贫血最常见和最重要的原因，如消化性溃疡、月经过多、痔等。

6. 缺铁性贫血的临床表现

（1）缺铁原发病的表现：如消化性溃疡、慢性胃炎、功能性子宫出血等的临床表现。

（2）一般贫血共有的表现：如面色苍白、乏力、头晕、心悸、气促等。

（3）缺铁性贫血的特殊表现包括组织缺铁表现（如皮肤干燥、角化、萎缩、无光泽，毛发干枯易脱落等）和神经、精神系统异常（如过度兴奋、易激惹、好动等）。

7. 铁剂治疗的护理

（1）为预防或减轻口服铁剂引起的胃肠道反应，可建议患者饭后或餐中服用，反应过于强烈者宜减少剂量或从小剂量开始。

（2）避免铁剂与牛奶、茶、咖啡同服，还应避免同时服用抗酸药及 H_2 受体拮抗药，但可服用维生素 C、乳酸或稀盐酸等酸性药物或食物。

（3）口服液体铁剂时须使用吸管，避免牙染黑。

（4）向患者解释服铁剂期间，粪便会变成黑色。

（5）强调要按剂量、按疗程服药，避免药物过量。

（6）注射铁剂时应采用深部肌内注射法，并经常更换注射部位。

（7）首次注射右旋糖酐铁应用 50mg 的试验剂量，并备好急救用品。1 小时后无变态反应（又称过敏反应）可按医嘱给予注射治疗。

（8）注射时不选择皮肤暴露部位，抽取药液后，应更换注射针头，采用留空气注射法或"Z"形注射法。

8. 巨幼细胞贫血的概念

巨幼细胞贫血是指由于叶酸和（或）维生素 B_{12} 缺乏或某些影响核苷酸代谢药物的作用，导致细胞核脱氧核糖核酸合成障碍所引起的贫血。

9. 巨幼细胞贫血的病因

（1）叶酸缺乏：与需要量增加、吸收不良、摄入量不足及排出增加有关。

（2）维生素 B_{12} 缺乏：与摄入减少、吸收障碍有关。

（3）其他：严重肝病、麻醉药物等影响维生素 B_{12} 的储备、转运和利用。

10. 巨幼细胞贫血的临床表现

（1）营养性巨幼细胞贫血

1）血液系统的表现：贫血的一般表现，如疲乏无力、心悸、气短等，少数有肝脾大，轻度黄疸。

2）消化系统的表现：早期可出现食欲缺乏、腹胀、腹泻等，部分患者舌乳头萎缩而令舌面光滑出现"镜面样舌"或舌质绛红呈"牛肉样舌"。

3）神经系统的表现和精神症状：可有末梢神经炎、深感觉障碍、共济失调等。

（2）恶性贫血：除了营养性巨幼细胞贫血的

表现外，严重的神经精神症状是其特点。

11. 巨幼细胞贫血的治疗原则

病因治疗，补充叶酸、维生素 B_{12} 药物治疗。

12. 巨幼细胞贫血的护理措施

（1）改变不良的饮食习惯，进食富含叶酸和维生素 B_{12} 的食物，如绿叶蔬菜、水果、谷类和动物肉类等含丰富的叶酸，动物肉类、肝、肾及蛋、海产品含丰富的维生素 B_{12}。

（2）烹调时不宜温度过高或时间过长，且烹煮后不宜久置，以减少食物中叶酸的破坏。提倡急火快炒、凉拌等食用方式。

（3）对胃肠道症状明显或吸收不良的患者，少食多餐、细嚼慢咽，进食温凉、清淡的软食，以提高食欲。

（4）遵医嘱正确用药，并注意观察药物疗效及不良反应，如肌内注射维生素 B_{12} 偶有过敏反应甚至休克。治疗过程中，由于大量血细胞生成，可使细胞钾离子内移，导致血钾突然降低，遵医嘱预防性补钾，加强观察用药后患者的反应。

（5）注意休息，防止意外，出现共济失调者，要有人陪伴。

13. 再生障碍性贫血的概念

再生障碍性贫血简称再障，是由多种病因、多种发病机制引起骨髓造血功能衰竭所致。临床表现为贫血、出血、感染，肝、脾、淋巴结一般不肿大。再障根据患者的起病形式、进展速度、外周血象、骨髓象及预后，分为重型再障、极重型再障、非重型再障（表 1-6）。

14. 再生障碍性贫血的病因

（1）药物及化学物质：为再障最常见的致病因素。药物如抗癌药、氯霉素、磺胺药、苯巴比妥、异烟肼等。其中氯霉素为最常见的致病因素，其引发再障与剂量和疗程无关，而与个体敏感性有关。化学物质以苯及其衍生物最为常见，如油漆、塑料、染料及杀虫剂等。化学物质的致病作用与剂量有关，只要接受了足够的剂量，任何人都有发病的危险。

（2）物理因素：长期接触各种电离辐射如 X 线、γ 射线及其他放射性物质。

（3）病毒感染：风疹病毒、流感病毒、EB 病毒及肝炎病毒均可引起再障。其中病毒性肝炎，主要是丙型肝炎，其次是乙型肝炎与再障的关系较为明确，临床上又称为病毒性肝炎相关性再障，预后较差。

（4）遗传因素：再障可能与遗传因素有关。

（5）其他因素：少数阵发性血红蛋白尿、系统性红斑狼疮、慢性肾衰竭等疾病均可演变成再障。

15. 再生障碍性贫血的临床表现

再障的表现与全血细胞减少有关，主要表现为进行性贫血、出血、感染，多无肝、脾、淋巴结肿大。重型再障与非重型再障的鉴别见表 1-6。

16. 再生障碍性贫血的治疗要点

（1）支持疗法

1）加强保护措施：预防感染，避免诱发或加重出血。

表 1-6　重型再生障碍性贫血与非重型再生障碍性贫血的鉴别

判断指标	重型再生障碍性贫血（SAA）	非重型再生障碍性贫血（NSAA）
起病与进展	起病急，进展快	起病缓，进展慢
首发症状	感染、出血	贫血为主，偶有出血
感染的表现	重	轻
出血表现的严重程度	重，不易控制	轻，易控制
出血部位	广泛，除皮肤黏膜外多有内脏出血	以皮肤、黏膜为主，少有内脏出血
贫血的表现	重，症状明显，易发生心力衰竭	轻，少有心力衰竭发生
外周血象		
血红蛋白含量	$< 60g/L$	$> 60g/L$
白细胞计数	$< 2 \times 10^9/L$	$> 2 \times 10^9/L$
血小板计数	$< 20 \times 10^9/L$	$> 20 \times 10^9/L$
骨髓象	多部位增生极度减低	增生减低或有局部增生灶
病程与预后	病程短，预后差，多于 1 年内死亡	病程长，预后较好，少数死亡

2）对症治疗：①控制感染，根据药敏试验选择敏感的抗生素；②输血支持，控制出血。血小板＜（10.0～20.0）×10⁹/L 输注血小板，此外应用一般止血药物，可根据患者情况选用不同的止血方法，如女性月经过多，可应用丙酸睾酮；纠正贫血，重症或重度贫血可输注浓缩红细胞，但要严格掌握输血指征。

（2）针对不同发病机制的治疗

1）免疫抑制剂：抗胸腺细胞球蛋白和抗淋巴细胞球蛋白可用于重型再障的治疗，环孢素适用于各种类型的再障，是治疗再障的一线药物。

2）促进骨髓造血：雄激素为目前治疗非重型再障的常用药，其作用机制是刺激肾脏产生更多的红细胞生成素，并直接刺激骨髓生成红细胞；造血细胞因子，主要用于重型再障，作为辅助性用药，在免疫抑制治疗过程中或之后应用，促进骨髓恢复；造血干细胞移植，主要用于重型再障，适用于年龄＜40岁、未接受输血、未发生感染者。

17. 再生障碍性贫血的护理措施

（1）密切观察患者体温变化，一旦出现发热，提示有感染的发生，做好标本采集工作。

（2）保持病室内空气清新，定期消毒室内空气及物品，限制探视人数。中性粒细胞绝对值≤0.5×10⁹/L 者，给予保护性隔离。

（3）高热、长期应用广谱抗生素等原因，使口腔内细菌滋生，加强口腔护理。

（4）勤沐浴、更衣，勤剪指甲，保持皮肤清洁干燥，局部穿刺时严格消毒。

（5）保持大便通畅，避免用力排便诱发肛裂，增加感染机会，睡前及便后用1∶5000高锰酸钾溶液坐浴。

（6）进食高蛋白、高热量、富含维生素的清淡食物。

（7）用药的护理：应用丙酸睾酮时，需采取深部、缓慢、分层肌内注射，经常轮换注射部位，如发现局部有硬结时，及时处理，如行理疗。胸腺细胞球蛋白和抗淋巴细胞球蛋白治疗过程中，严密观察有无超敏反应、出血加重及继发感染等。

（8）指导患者避免接触与再障发病相关的药物和理化物质。

18. 溶血性贫血的概念

溶血性贫血是指红细胞寿命缩短、破坏加速而骨髓造血代偿功能不足时所发生的一组贫血。临床表现为贫血、黄疸、脾大、网织红细胞增多及骨髓中红系造血细胞代偿性增生。

19. 溶血性贫血的临床表现

急性溶血可出现突发寒战，随后出现高热、腰背与四肢酸痛、头痛、呕吐、酱油样尿和黄疸等。严重者还可发生周围循环衰竭、急性肾衰竭。慢性溶血症状较轻，以贫血、黄疸、脾大为特征。

20. 溶血性贫血的治疗要点

积极治疗原发病，去除诱因与病因。应用糖皮质激素及免疫抑制剂，脾切除，输血，适当增加各种造血物质的补充。

21. 溶血性贫血的护理措施

（1）指导患者避免再次接触或服用引起溶血的化学毒物或药物，如苯、铅、蛇毒等。

（2）溶血期间卧床休息，减少活动，注意保暖，避免受凉。

（3）进食高蛋白、高维生素食物。

（4）注意观察患者有无头晕、头痛、心悸、气促等症状，注意贫血、黄疸有无加重，有无尿量减少和浓茶样或酱油样尿等，及时向医师汇报，并做好相应的救治准备。

（5）多饮水、勤排尿，促进溶血后所产生的毒性物质排泄。

（6）注意观察药物不良反应，如应用糖皮质激素应注意预防感染，应用环孢素定期检查肝、肾功能等。

22. 特发性血小板减少性紫癜的概念

特发性血小板减少性紫癜又称自发性（或免疫性）血小板减少性紫癜，主要由于血小板受到免疫性破坏，导致外周血中血小板数目减少，是最常见的一种血小板减少性疾病。临床上以自发性皮肤、黏膜及内脏出血，血小板计数减少，生存时间缩短和抗血小板自身抗体形成，骨髓巨核细胞发育、成熟障碍等为特征。

23. 特发性血小板减少性紫癜的临床表现

急性型多见于儿童，起病急，常有呼吸道感染史，有畏寒、发热，皮肤、鼻、牙龈及口腔黏膜出血较重，皮肤可有大片瘀斑、血肿，常先出现于四肢，尤以下肢为多见。当血小板少于20×10⁹/L时可发生内脏出血，颅内出血是本病致死的主要原因。

慢性型常见于40岁以下的成年女性。起病缓慢，出血症状相对较轻，常反复出现四肢皮肤散在的瘀点、瘀斑，牙龈出血或鼻出血，女性患者月经过多也较为常见，甚至是唯一的症状。上述症状可反复发作，持续数周、数月或数年不等。

24.特发性血小板减少性紫癜的治疗要点

（1）一般治疗：卧床休息，防止创伤，避免应用降低血小板数量及抑制血小板功能的药物。

（2）糖皮质激素：为首选药。

（3）脾切除：适用于糖皮质激素治疗3～6个月无效者；出血明显，危及生命者；泼尼松有效，但维持剂量必须大于30mg/d者；不宜用糖皮质激素者；^{51}Cr扫描脾区放射指数增高者。妊娠期或因其他原因不能耐受手术者禁用。

（4）应用免疫抑制剂：用于以上治疗无效或疗效差者，最常用的是长春新碱。

（5）输血及血小板悬液：仅用于危重出血或脾切除术。多次输血易产生同种抗体，引起血小板破坏加速。

（6）其他：应用达那唑，血管性止血药如肾上腺色腙、中药等。

（7）急重症的处理：急重者主要包括，血小板计数＜$20×10^9$/L者；出血严重而广泛者；疑有或已发生颅内出血者；近期将实施手术或分娩者。处理方法有紧急补充血小板，大剂量应用泼尼松龙，大剂量应用丙种球蛋白，血浆置换。

25.过敏性紫癜的概念

过敏性紫癜是一种常见的微血管变态反应性出血性疾病，主要表现为皮肤瘀点或紫癜，可伴有腹痛、便血、关节痛、血尿及血管神经性水肿和荨麻疹等过敏表现，多为自限性。自身免疫性溶血性贫血系指各种原因刺激机体产生抗自身红细胞抗体和（或）补体，并结合于红细胞膜上，致红细胞破坏加速而引起的一组溶血性贫血。根据有无基础疾病分为原发性自身免疫性溶血性贫血，继发性自身免疫性溶血性贫血。根据自身抗体血清学特点分为温抗体型自身免疫性溶血性贫血和冷抗体型自身免疫性溶血性贫血，后者包括冷凝集素综合征和阵发性冷性血红蛋白尿症。临床上以温抗体型自身免疫性溶血性贫血居多。

26.自身免疫性溶血性贫血输血注意事项

尽量避免输血。一般仅限于急性溶血发作、急性溶血后再障危象、重度贫血等。宜输注浓缩红细胞，必要时输注生理盐水洗涤的红细胞。冷抗体型自身免疫性溶血性贫血的患者宜将红细胞加温至37℃后输注。

27.阵发性睡眠性血红蛋白尿症的概念

阵发性睡眠性血红蛋白尿症是一种获得性溶血性疾病，源于造血干细胞磷脂酰肌醇聚糖A（PIG-A）基因突变引起血细胞表面的膜蛋白缺失，导致细胞性能发生变化，对血中的补体敏感，引发血管内溶血、全血细胞减少和血栓形成等表现。

28.血友病的概念

血友病是因遗传性凝血因子缺乏而引起的一组出血性疾病，分为血友病A、血友病B、遗传性凝血因子XI缺乏症。

29.血友病的临床表现

（1）出血：是血友病患者最主要的临床表现。其中血友病A出血最为严重，血友病B次之，遗传性凝血因子XI缺乏症最轻。特征性表现为自发性出血或轻微损伤、小手术后出现局部延迟性、持久性、缓慢的渗血，急性大出血少见。出血部位以皮下软组织及肌肉出血最为常见，关节腔内出血次之，内脏出血较少见，但内脏出血后果严重，颅内出血是患者死亡的主要原因。

（2）血肿压迫的表现：血肿形成造成周围神经受压，可出现局部肿痛、麻木及肌肉萎缩。颈部、咽喉部软组织出血及血肿形成，压迫或阻塞气道，可引起呼吸困难甚至窒息。

30.血友病的治疗要点

（1）局部出血的处理：皮肤表面出血，局部压迫止血；鼻黏膜出血，可用凝血酶、巴曲酶等药物加压或堵塞止血；局部深层组织血肿和关节腔出血，早期应用冷敷或绷带加压止血；肌肉出血常为自限性，不主张进行血肿穿刺。

（2）补充凝血因子：常用制剂有新鲜全血、新鲜血浆或冷冻血浆、凝血酶原复合物等。首次输入凝血因子剂量（U）＝体重（kg）×所需提高的活性（%）÷2。

（3）其他：目前血友病已开始试用基因治疗。对于关节强直及畸形的患者，可在补充足量凝血因子的基础上行关节成形术或置换术。

31.血友病的护理措施

（1）嘱患者勿过度负重或进行剧烈的接触性运动，如拳击、篮球等，不要穿硬底鞋，使用刀、锯等工具时，应小心操作，防止受伤。

（2）尽量避免手术治疗，必须手术时，常规补充足够的凝血因子。

（3）尽量减少各种穿刺和注射，拔针后局部按压5分钟以上，直至出血停止。

（4）注意口腔卫生，防龋齿。

（5）少食带骨、刺的食物，以免刺伤口腔或消化道黏膜。

(6) 避免应用阿司匹林等抑制凝血机制的药物。

(7) 局部出血时协助医师止血，如咽喉出血或形成血肿，协助患者取侧卧位或头偏向一侧，并做好气管插管或切开的准备。

(8) 正确输注全血或凝血因子，如输注冷冻血浆前置于 37℃ 温水中解冻，融化，再输入。

(9) 针对病变关节情况，指导患者进行科学合理的康复训练。急性期避免出血，局部制动并保持肢体功能位，肿胀未完全消退、肌肉力量未恢复前切勿使患肢负重。

32. 弥散性血管内凝血的概念

弥散性血管内凝血 (disseminated intravascular coagulation, DIC)，是发生于许多疾病或临床情况的一种临床综合征，以广泛性血管内凝血引起纤维蛋白形成和血栓栓塞，进而继发出血和脏器功能衰竭为特征。起病急，进展快，死亡率高，是临床急重症之一。

33. 弥散性血管内凝血的临床表现

(1) 出血：是 DIC 最常见的症状之一，多突然发生，范围广，皮肤黏膜自发性、持续性出血，严重者可有内脏出血，甚至颅内出血而致死亡。在基础病变存在的前提下，若同时出现 3 个或以上无关部位的自发性和持续性出血，对诊断有价值。

(2) 低血压、休克或微循环障碍：轻者表现为低血压，重者出现休克或微循环障碍。休克可进一步加重组织缺血、缺氧，导致 DIC 加重，形成恶性循环。休克的严重程度与出血量不成比例，且常规处理效果不佳。

(3) 栓塞：与弥漫性微血栓的形成有关。皮肤及内脏栓塞，引起组织缺血、坏死、急性肾衰竭、呼吸衰竭、颅内高压等，并出现相应的症状与体征。

(4) 溶血：DIC 时微血管腔变窄，红细胞通过血管腔内的纤维蛋白条索时，可引起机械性损伤和碎裂，产生溶血，称为微血管病性溶血。

34. 弥散性血管内凝血的护理措施

(1) 迅速建立两条静脉通道，保证抢救药物的应用和液体补充。

(2) 注意观察出血部位、范围及其严重程度，出血加重多提示病情进展或恶化。

(3) 正确、及时采集和送检各类标本，及时将结果报告医师。

(4) 根据病情采取合适的体位，如出现休克时，取中凹位，呼吸困难严重者取半坐卧位。

(5) 严密观察病情变化，注意患者神志、尿量、生命体征变化，准确记录 24 小时出入量，观察皮肤颜色与温度、湿度。注意有无肺栓塞、肾栓塞、皮肤栓塞等表现。

35. 白血病的分类

根据白血病细胞的成熟程度分为急性白血病、慢性白血病。

36. 白血病的病因

(1) 病毒：某些病毒与白血病有关。

(2) 放射因素：放射线可引起染色体断裂、重组，导致基因突变，引起白血病。

(3) 化学因素：多种化学物质及药物可诱发白血病。

(4) 遗传因素：某些遗传性疾病，患者白血病发病率较正常人群高。

(5) 其他血液病：骨髓异常综合征、骨髓增生性疾病等最终可能发展成为白血病。

37. 急性白血病的临床表现

(1) 贫血：常为首发症状，呈进行性加重。

(2) 发热：是急性白血病常见的症状。大多数发热由继发感染所致，但白血病本身也能引起发热，即肿瘤性发热。

(3) 出血：几乎所有急性白血病患者在病程中都有不同程度的出血，出血可发生于全身任何部位，以皮肤瘀点、瘀斑、鼻出血、牙龈出血、女性患者月经过多或持续阴道出血较常见。

(4) 器官和组织浸润的表现：有轻、中度肝大、脾大，50% 伴有淋巴结肿大。骨骼、关节疼痛是白血病常见的症状，胸骨下段局部压痛对诊断有一定价值。

口腔和皮肤：急性非淋巴细胞白血病亚型 M_4 和 M_5 出现皮肤蓝灰色斑丘疹、皮下结节性红斑等。

中枢神经系统白血病：是常见髓外复发的最主要根源，急性淋巴细胞白血病最常见，儿童患者尤甚。

睾丸：表现为无痛性肿大，多为一侧性，是仅次于中枢神经系统白血病的髓外复发根源。

白血病还可浸润其他组织，如肺、心、消化道等。

38. 急性白血病的治疗要点

(1) 对症支持治疗

1) 高白细胞血症的处理：高白细胞血症指白

细胞计数 $> 100 \times 10^9/L$，会增加患者早期病死率，可使用血细胞分离机，清除过高的白细胞，同时给予化疗等治疗。

2）防治感染：是保证治疗效果，降低病死率的关键措施之一。

3）改善贫血：严重贫血者输浓缩红细胞，但白细胞淤滞症时不宜输注。

4）防治出血：血小板低者可输浓缩血小板悬液，保持血小板 $> 20 \times 10^9/L$。

5）防治尿酸性肾病：由于白细胞大量破坏，使血清及尿液中的尿酸明显升高，可积聚于肾小管，导致少尿甚至急性肾衰竭。指导患者多饮水、碱化尿液等。

（2）化学药物治疗（化疗）：急性白血病的化疗过程分为两个阶段，诱导缓解和缓解后治疗。诱导缓解是急性白血病治疗的起始阶段，通过联合化疗，迅速、大量杀灭白血病细胞，恢复机体正常造血，使患者症状和体征尽可能在较短时间内获得完全缓解。缓解后，治疗主要是进一步巩固和强化治疗，彻底消灭残存的白血病细胞，防止病情复发。

（3）中枢神经系统白血病的治疗，需进行药物鞘内注射治疗或脑 - 脊髓放疗。

（4）造血干细胞移植。

（5）应用细胞因子促进造血细胞增殖。

（6）老年急性白血病的治疗，更应强调个体化治疗。多数患者化疗需减量用药，以降低治疗相关病死率。

39. 慢性白血病的临床表现

（1）慢性粒细胞白血病，病程发展缓慢，可经历慢性期、加速期和急变期。慢性期早期无症状，后期可出现乏力、低热、多汗或盗汗、体重减轻。大多数患者可有胸骨中下段压痛，巨脾为最突出的体征。加速期患者表现为不明原因的高热、体重下降，脾迅速增大。急变期表现与急性白血病类似。

（2）慢性淋巴细胞白血病，多无自觉症状，淋巴结肿大常为首发症状。以颈部、腋下、腹股沟淋巴结为主，无压痛、较坚实、可移动。可有肝脾大。

40. 慢性粒细胞白血病概述

慢性粒细胞白血病是一种造血干细胞恶性克隆性疾病，是第一个被证实为获得性基因异常的血液系统恶性肿瘤。9 号染色体长臂上的 *ABL* 基因与 22 号染色体长臂上的 *BCR* 基因交互异位后在 22 号染色体机构成 Ph 染色体，即 t（9；22）（q34；q11），其分子基础是 *BCR/ABL* 融合基因表达 p210BCR/ABL 融合蛋白。其病程可分为慢性期、加速期及急变期。伊马替尼是靶向 *BCR/ABL* 融合基因的酪氨酸激酶抑制剂，是治疗慢性粒细胞白血病的一线药物。在服用伊马替尼期间需要注意，禁吃葡萄柚、杨桃、塞维利亚柑橘或饮用这些水果的果汁，其会干扰身体对药物的吸收和血药浓度。

41. 慢性淋巴细胞白血病概述

慢性淋巴细胞白血病是一种成熟 B 淋巴细胞克隆增殖性肿瘤，临床表现为淋巴细胞在外周血、骨髓、淋巴结、肝脾聚集，并累及淋巴系统以外其他器官。中位发病年龄在 65 岁左右。临床表现：①早期可无症状，患者常因查体偶然发现血象异常而被确诊。患者早期可出现疲乏、盗汗，晚期出现食欲减退、低热、消瘦、体重减轻、贫血、易感染等症状。②全身淋巴结肿大，肝脾大。慢性淋巴细胞白血病的诊断确定后，首要问题不是选择治疗方案，而是考虑是否需要治疗。一般来说，1/3 患者终身无须治疗，1/3 需要即刻治疗，1/3 患者诊断时无须治疗，随病情进展需要治疗。

42. 慢性白血病的护理措施

（1）做好心理护理。

（2）注意休息和保暖。

（3）给予高热量、高蛋白、高维生素、易消化清淡饮食。

（4）注意出血倾向，尤其是颅内出血。

（5）观察化疗药物的作用和不良反应，注意有无脱发、口腔溃疡、恶心呕吐、白细胞减少、尿液异常，以及心肌毒性反应所致的心率变化和心律失常。

（6）做好化疗期的护理：特别要注意预防感染，如口腔黏膜感染、肛周感染和肺部感染等。鼓励多喝水。保护静脉并掌握推药的速度，一般 20ml 药液在 2 ~ 3 分钟注射完毕。

43. 淋巴瘤的概念

淋巴瘤起源于淋巴结和淋巴组织，其发生大多与免疫应答过程中淋巴细胞增殖分化产生的某种免疫细胞恶变有关，是免疫系统的恶性肿瘤。

44. 淋巴瘤的临床表现

（1）淋巴结肿大：多以无痛性、进行性颈部或锁骨上淋巴结肿大为首发表现，其次是腋下、腹股沟等处淋巴结肿大，以霍奇金病（HD）多见。

肿大的淋巴结可以活动，也可相互粘连，融合成团块，触诊有软骨样感觉。深部淋巴结肿大可引起压迫症状，如纵隔淋巴结肿大可致咳嗽、胸闷等。

（2）发热：热型不规则，持续发热是多数 HD 患者首发症状。但非霍奇金淋巴瘤（NHL）一般在病变较广泛时才发热，且多为高热。热退时大汗淋漓是本病的特征之一。

（3）皮肤瘙痒：是 HD 较特异性表现，可为 HD 的唯一全身症状。局灶性瘙痒发生于病变部淋巴引流的区域，全身瘙痒多发生于纵隔或腹部有病变的患者。多见于年轻患者，特别是女性。

（4）组织器官受累：NHL 远处扩散及结外侵犯较 HD 常见。肝受累可引起肝大和肝区疼痛，胃肠道损害可出现食欲减退、腹痛、腹泻、肿块、肠梗阻和出血。肾、中枢神经系统都可受累。

45. 淋巴瘤的治疗要点

（1）化学治疗：多采用联合化疗，争取首次治疗获得缓解。

（2）放射治疗：包括扩大及全身淋巴结照射两种。扩大照射除被累及的淋巴结及肿瘤组织外，还要照射附近可能侵及的淋巴结。

（3）生物治疗：单克隆抗体、干扰素等治疗。

（4）造血干细胞移植：对 55 岁以下，重要脏器正常，有移植适应证的患者可行干细胞移植。

46. 淋巴瘤的护理措施

（1）饮食多样化，加强营养。对口腔及咽喉部溃疡疼痛者，可进流食，若唾液分泌减少造成口舌干燥，可饮用柠檬汁等。

（2）缓解期仍要注意休息，进行适量活动，保证充足睡眠。

（3）注意个人卫生，剪短指甲，避免皮肤损伤。

（4）避免放疗患者局部皮肤受到强热或冷的刺激，尽量不用热水袋、冰袋，沐浴时水温以 37～40℃为宜；外出时避免阳光直射；不接触刺激性的化学物品，如肥皂、胶布、乙醇等。放疗期间应穿宽大、质软的内衣，减少摩擦，防止皮肤破损。

（5）放射后皮肤有发红、痒感时，及早涂油膏保护。如皮肤表现为局部灼痛的干反应，给予氢化可的松软膏外涂；如为湿反应，局部皮肤刺痒、渗液、水疱，可用结晶紫、冰片、蛋清、氢化可的松软膏外涂，加压包扎，渗液吸收后暴露局部。

47. 多发性骨髓瘤的概念

多发性骨髓瘤是骨髓内浆细胞克隆性增生的恶性肿瘤。骨髓中有大量的异常浆细胞（或称骨髓瘤细胞）克隆增殖，引起溶骨性骨骼破坏，血清中出现单克隆免疫球蛋白（M 蛋白），正常的多克隆免疫球蛋白合成受抑制，尿中出现本周蛋白，引起肾功能的损害、贫血及免疫功能异常。

48. 多发性骨髓瘤的临床表现

多发性骨髓瘤最常见的症状是与贫血、肾功能不全、感染或骨破坏相关的症状（表 1-7）。

（1）骨骼症状：骨痛、局部肿块、病理性骨折，可合并截肢。

（2）免疫力下降：反复细菌性肺炎和（或）尿路感染、败血症；病毒感染以带状疱疹多见。

（3）贫血：正色素性正细胞贫血；少数合并白细胞减少和（或）血小板减少。

（4）高钙血症：有呕吐、乏力、意识模糊、多尿或便秘等症状。

（5）肾功能损害：轻链管型肾病是导致肾衰竭的最常见原因。

（6）高黏滞综合征：可有头昏、眼花、耳鸣，可突然发生意识障碍、手指麻木、冠状动脉供血不足、慢性心力衰竭等症状。此外，部分患者的 M 蛋白成分为冷球蛋白，引起微循环障碍，出现雷诺现象。

（7）其他：有淀粉样变性病变者可表现为舌肥大、腮腺肿大、心脏扩大、腹泻或便秘、肝脾大及外周神经病等；晚期患者还可有出血倾向。

表 1-7 多发性骨髓瘤相关器官或组织损伤表现

血钙水平增高	校正血清钙[*]高于正常上限值 0.25mmol/L（1mg/dl）或 2.8mmol/L（11.5mg/dl）
肾功能损害	血肌酐＞176.8μmol/L（2mg/dl）
贫血	正色素性正细胞贫血，血红蛋白＜100g/L 或低于正常值20g/L 以上
骨质破坏	溶骨性损害或严重的骨质疏松或病理性骨折
其他	有症状的高黏滞综合征、淀粉样变、反复细菌感染（≥2 次／年）

＊校正血清钙（mmol/L）＝血清总钙（mmol/L）－0.025×血清白蛋白浓度（g/L）+1.0 mmol/L 或校正血清钙（mg/dl）＝血清总钙（mg/dl）－血清白蛋白浓度（g/L）+4.0mg/dl

49. 造血干细胞移植的定义

造血干细胞移植（hematopoietic stem cell

transplantation，HSCT）是通过大剂量放/化疗或其他免疫抑制剂预处理，清除患者体内的异常细胞，阻断发病机制，然后把自体或异体造血干细胞通过血管输注患者体内，使患者重建正常造血和免疫功能，从而达到治疗目的的一种手段。

50. 造血干细胞移植患者进入层流室药物淋浴的护理方法

（1）在护士协助下使用皮肤清洁消毒液（成分为葡萄糖酸氯己定，具有相当强的广谱抑菌、杀菌作用，对革兰阳性菌及革兰阴性菌均有效）进行药物淋浴20分钟，洗浴时使用蘸有皮肤清洁消毒液的无菌纱布清洗头部、颜面部、前胸、后背、四肢及全身。彻底洗净皮肤上的油脂，起到全身皮肤消毒的作用。

（2）护士指导患者使用无菌棉签清洗鼻腔、外耳道、肚脐及外阴（每个部位使用3根无菌棉签）。再使用5～6根无菌棉签擦洗肛门周围，并取其中1根无菌棉签插入肛门约1.5cm做环形清洁，如此重复3次。药物淋浴后穿无菌病号服。

51. 患者在进行药物淋浴过程中出现晕厥和虚脱的护理方法

患者如有晕厥、虚脱症状出现，护士会立即停止药物淋浴，协助患者平卧，并用手指掐压人中、内关、合谷等穴位。并立即通知医师，遵医嘱口服葡萄糖，必要时遵医嘱静脉补液，待患者休息、精神好转后继续药物淋浴。

52. 造血干细胞移植患者进行中心静脉穿刺置管术的配合和护理要点

（1）患者需采用平卧位，头转向对侧，显露胸锁乳突肌的外形。

（2）医师为患者进行常规的皮肤消毒后铺无菌巾，再进行皮下浸润麻醉，局部麻醉后进行锁骨下静脉穿刺，抽吸见静脉血后固定穿刺针，取下注射器，经穿刺针送入导丝，沿导丝送入一根柔软的双腔留置导管至上腔静脉。

（3）穿刺完毕，护士进行局部伤口换药，并用无菌敷料覆盖穿刺点。

（4）为防止局部伤口渗血，护士使用自粘弹性绷带对伤口进行局部加压包扎。24小时后伤口无渗血的情况下，即可解除加压包扎，同时进行伤口换药。

53. 造血干细胞移植患者中心静脉穿刺置管出现气胸的急救措施

气胸是中心静脉穿刺置管过程中可能出现的并发症，由于穿刺针的误伤导致肺、气管、支气管破裂，胸膜破损，使空气进入胸膜腔，造成创伤性气胸。患者出现呼吸困难，胸壁疼痛的改变。

（1）立即停止插管，吸氧。并根据呼吸困难程度调整氧流量。

（2）伤口加压包扎，患者取半卧位。

（3）遵医嘱给予镇静药、镇痛药。

（4）密切观察生命体征，胸闷情况，详细记录特护记录。

（5）配合医师为患者进行床旁胸部X线片的检查。

54. 锁骨下双腔中心静脉导管的日常维护方法

（1）锁骨下双腔中心静脉导管穿刺后伤口24小时后换药1次，之后每7日维护1次。

（2）如导管伤口处有渗血、渗液或者无菌透明敷料有卷边现象时，应立即更换无菌透明敷料。

（3）选用0.5%聚维酮碘（碘伏）进行锁骨下中心静脉导管维护，因为元素碘是强杀菌剂，可杀灭大多数细菌、真菌、病毒、原虫及酵母菌。碘伏是碘与有机化合物的复合物，能从一个有作用碘的储备物中以低浓度缓慢释放游离碘，只有游离碘才具有明显的抗菌作用。

55. 锁骨下双腔中心静脉导管伤口出现炎性反应时的护理措施

（1）锁骨下双腔中心静脉管穿刺点处出现皮肤硬结、红斑时，每日使用0.5%碘伏进行伤口换药。

（2）给予紫外线治疗仪照射，初始剂量为9秒，以后每日递增3秒，连续照射5日。

（3）可以使用中草药紫草制成紫草油外敷治疗。每4小时外敷患处一次，做好记录并观察紫草油的疗效。紫草油的成分为乙酰紫草醌、异丁酰紫草醌，具有抗炎、抗菌，抑制毛细血管通透性，促进伤口愈合的作用。制作方法：取100g紫草，置于清洁干净容器内，用食用香油浸泡24小时后取上清液，盛入消毒好的器皿内。

（4）如医师考虑锁骨下双腔中心静脉导管感染，护士将遵医嘱为您拔除中心静脉导管同时做管端培养送检。

56. 中心静脉导管出现堵塞时的护理方法

（1）中心静脉导管堵塞是由于小血块或纤维组织凝集成块造成的。在使用过程中可能会出现堵塞的情况，此时护士应用1：5000浓度的尿激酶进行通管，每次总量≤0.5ml。

（2）具体操作方法：用止血钳夹闭导管近心

端（止血钳与导管之间垫纱布防止损伤导管），用 20ml 注射器抽吸导管，使管腔形成负压，此时导管腔吸瘪，导管前端接通管液 0.1ml，再将夹闭导管的止血钳打开，使管腔自行吸入通管液。通管液封闭堵塞导管至少 30 分钟后，用含有生理盐水的注射器抽吸回血 2 ~ 3ml（弃去回抽血液），确认导管是否通畅，再用 20ml 生理盐水冲管。

（3）尿激酶进行通管的原理是激活血纤维蛋白溶解酶原成为有活性的血纤维蛋白溶解酶，从而使血纤维蛋白凝块溶解。

57. 造血干细胞移植患者进行日常眼部护理的方法

（1）每日用 0.5% 左氧氟沙星滴眼液滴眼 1 次，以预防细菌引起的细菌性结膜炎、细菌性角膜炎。

（2）患者取坐位或仰卧位，头稍向后仰。

（3）用棉签擦净患者眼部的分泌物、眼泪。左手拇指和示指轻轻分开患者上下眼睑，眼睛向上看。护士右手持滴眼液，将药液滴入眼睑 1 ~ 2 滴后，再将上眼睑轻轻提起，使药液充分分布于结膜囊内，闭眼 1 ~ 2 分钟即可。

58. 造血干细胞移植患者进行日常口腔护理的方法

（1）进食后 30 分钟内护士为患者进行口腔护理，分别于早餐后、午餐后、晚餐后进行。

（2）口腔护理的方法：用镊子夹取棉球，蘸复方氯己定含漱液或 5% 碳酸氢钠湿润棉球，在弯盘内与弯止血钳将棉球绞干，并包裹止血钳前端。将压舌板平放入口再翻转撑开颊部，擦洗顺序从对侧到近侧，由外到里。左唇侧：上牙龈、牙齿 → 下牙龈、牙齿 → 左侧颊黏膜（弧形擦洗）；右唇侧：上牙龈、牙齿 → 下牙龈、牙齿 → 右侧颊黏膜（弧形擦洗）；左舌侧：上牙龈、牙齿、咬合面 → 下牙龈、牙齿、咬合面；右舌侧：上牙龈、牙齿、咬合面 → 下牙龈、牙齿、咬合面；硬腭 → 舌面 → 舌下 → 口唇。擦拭口腔后用毛巾擦净面部。做口腔护理时，动作要轻柔，以免刺激引起呕吐。

（3）在化疗期间加强口腔卫生，保持口腔的清洁。正确使用复方氯己定含漱液及碳酸氢钠漱口液的漱口方法。将 10 ~ 15ml 漱口液在口中含漱 2 ~ 3 分钟后弃去。

59. 造血干细胞移植患者出现口腔黏膜炎的护理要点

（1）每日观察患者口腔黏膜炎的面积，并评估疼痛的程度。

（2）给予冷热阴极短波紫外线治疗仪照射局部黏膜炎处，采用低压、低臭氧的紫外线光源，达到杀菌、消炎的作用。护士将石英导子尽可能地接触到黏膜炎部位，初次照射为 16 秒，每日递增 4 秒，连续照射 5 日为 1 个疗程。如果 1 个疗程未痊愈，休息 3 日后再开始下一疗程。

（3）遵医嘱使用 3 根无菌棉签蘸 1% 碘甘油 + 制霉菌素混悬液均匀涂抹在口腔黏膜炎上，每日 3 次，每次至少保持 30 分钟不进食、不饮水，使其充分达到杀菌作用，避免加重感染。

（4）口腔黏膜有疼痛时，遵医嘱将 75μg 特尔立（重组人粒细胞 - 巨噬细胞集落刺激因子）加入 100ml 生理盐水中配制成漱口水，每日 200ml 于进食前后、服药前后含漱。含漱时间保持 5 ~ 10 分钟，以达到最佳的漱口效果。

60. 造血干细胞移植患者出现咽部疼痛的护理方法

（1）为对抗移植术后应用免疫抑制剂甲氨蝶呤对口腔黏膜的毒副作用，从骨髓血回输后第二日开始需用亚叶酸钙漱口水含漱。

（2）配制方法：将生理盐水 500ml 加 12mg 亚叶酸钙配制成漱口水。

（3）采用含、漱、咽的方法进行漱口，以缓解药物对口腔黏膜及咽部的损伤。含：将亚叶酸钙漱口液 20ml 含于口腔内；漱：鼓动两颊及唇部，使溶液充分接触牙齿、牙龈及黏膜表面，并利用水力反复冲击口腔各个部位，鼓漱后吐出；咽：吞入 10ml 亚叶酸钙漱口液缓慢咽下（儿童酌情减量）。

（4）亚叶酸钙漱口液漱口时间：每 1 小时含漱 1 次，每次含漱 2 分钟，24 小时将 500ml 亚叶酸钙漱口液全部用完，连续使用 14 日。为保证患者睡眠，晚 11 时至早 5 时患者可以停止含漱亚叶酸钙漱口液。

61. 造血干细胞移植患者进行日常鼻腔护理的方法

（1）每日用氯霉素滴眼液（广谱抗生素，可抑制菌体蛋白质的合成）为患者滴鼻 3 次，每个鼻孔滴 1 滴，滴后让患者用肺部的力量深吸气，以防止肺部感染。

（2）每日用 2% 碘仿油膏（成分为碘仿和凡士林）涂抹鼻腔 3 次，每个鼻孔用 1 根棉签，防止鼻腔感染及鼻腔脓肿形成。

（3）如鼻腔中有血痂，应及时清除，切勿用手挖鼻腔以免引起鼻出血。

62. 造血干细胞移植患者鼻腔出血的护理措施

（1）当患者鼻腔有少量出血时，护士用无菌棉球填塞在患者鼻腔内，并且用冰袋置于鼻翼两侧进行局部冷敷，以减少出血或止血。

（2）出血量较大时可遵医嘱用无菌纱布或棉球蘸血管收缩剂填塞鼻腔。

（3）出血不止时，请耳鼻喉科医师使用明胶海绵或凡士林纱条进行鼻腔填塞，压迫止血。常规压迫止血为48小时，48小时后取出填塞棉条。

63. 造血干细胞移植患者进行日常肛周护理的方法

（1）每日2次用0.005‰碘伏水（1000ml水+1ml碘伏）坐浴15～20分钟，水温39～41℃。坐浴时患者将臀部全部浸入溶液中，身体前倾45°，可趴在床边，充分暴露肛周于坐浴水中，亦可以使肛周括约肌松弛减除疲劳。

（2）坐浴后用无菌纸巾擦拭干，再用无菌棉签蘸2%碘仿油膏均匀涂抹在肛周皮肤黏膜上，以预防肛周感染和破溃。

（3）便后坐浴是预防肛周感染的最好方法。当患者大便次数增多，每次便后必须使用碘伏水清洗，清洗后使用无菌棉球蘸干，再将皮肤保护剂均匀涂抹在肛周皮肤黏膜，以保护肛周皮肤黏膜。

64. 造血干细胞移植患者肛周有外痔的护理要点

（1）除常规每日用0.005‰碘伏水坐浴15～20分钟，坐浴后肛周涂2%碘仿油膏（通过释放元素碘，达到消毒作用，亦可防止黏膜干燥）。

（2）每日使用艾草水坐浴2次，每次20～30分钟，其作用是消炎镇痛。（配制方法：用1000ml水+50g艾草文火20分钟后，取其上清液灌入煮沸好的空瓶中待用）。

（3）护士每日上、下午观察肛周外痔的位置、大小、颜色及有无压痛感等。为了防止外痔脱垂，护士需指导并教会患者做提肛、缩肛运动，以提高肛门括约肌的肌力。

（4）当肛周外痔有压痛时，告知患者尽量采取侧卧位，避免平卧时压迫外痔。

（5）肛周外痔变大且伴有疼痛感时应立即告知护士，将给予紫外线治疗仪照射肛周外痔治疗。肛周治疗时，使用直光导，初次照射时间为9秒，每日递增1秒，连续照射5日。

65. 造血干细胞移植预处理的定义

造血干细胞移植预处理（hematopoietic stem cell transplantation conditioning）是指患者造血干细胞植入前应用大剂量放化疗和免疫抑制剂的阶段。预处理是造血干细胞移植的重要环节之一。其目的是清除受者体内的肿瘤或异常细胞，抑制或摧毁患者的免疫系统以免植入物被排斥，为骨髓干细胞植入创造必要的"空间"。

66. 造血干细胞移植预处理期间的临床表现

（1）含放疗的预处理方案的临床表现为发热、恶心、呕吐、腮腺肿大、皮肤发红且有灼烧感，同时可伴有腹泻。因使用环磷酰胺会伴发出血性膀胱炎。有些患者还可诱发阑尾炎，腹部有明显的压痛及反跳痛。几乎所有患者均出现脱发现象。

（2）不含放疗的预处理方案的临床表现为发热、恶心、呕吐。因期间使用白消安代替放疗，患者会出现皮肤的色素沉着及肝功能的异常，尤为重要的是出现癫痫发作的先兆症状，有些患者会在白消安用药结束时出现抽搐，应该引起重视。

（3）黏膜炎：通常发生在大剂量放化疗后48～72小时，累及范围包括口腔、食管及胃肠道系统。

（4）心脏表现：由于各种处理方案均为根治剂量，同时因大量静脉输液使患者的心脏负荷加重，可表现为心悸、气短，某些患者可出现急性左心衰竭。

（5）泌尿系统表现：预处理期因使用环磷酰胺，可发生出血性膀胱炎，表现为尿急、尿频、尿痛、镜下或肉眼血尿。

（6）神经中枢系统表现：预处理引起的中枢神经系统并发症，主要包括癫痫发作、颅内出血及白质脑病。由于某些化疗药损伤脑神经可引起头晕、头痛症状。

（7）肝脏功能：少数患者出现黄疸。

67. 移植前化疗期间患者的饮食护理要点

（1）移植前化疗阶段应进食含高蛋白、高维生素的饮食，如瘦肉、牛肉、剔刺的鱼肉、剔骨的排骨等，还要多吃新鲜的蔬菜。

（2）有恶心症状时可少量进食，注意少食多餐。两餐之间可以吃不易引起恶心的辅助食物，如面包干、饼干等。

（3）不能食用腌制类、发酵类、罐头类、烧烤类、油炸类食物。

（4）避免粗硬、辛辣食物摄入，避免食用造成口腔黏膜损伤的食物，如鱼虾等带刺的，少食多餐，选择自己喜好的食物，特别注意的是所有食物需要经过微波高温消毒 3 ～ 5 分钟。

（5）进餐与服药间隔应为半小时，以减少胃部不适。当出现呕吐时头需偏向一侧，防止发生呛咳、吸入性肺炎等并发症。同时，做好口腔护理，促进患者的食欲，配合患者的饮食习惯，鼓励患者多进食。

68. 骨髓血输注的护理要点

（1）造血干细胞回输的时间：预处理结束后输注，输注开始应与末次化疗后间隔 36 小时，新鲜骨髓造血干细胞应尽可能快地输注，骨髓细胞可以在室温（20 ～ 24℃）中保存。输入大量的骨髓细胞需要大于 4 小时以上。

（2）告知患者输注的过程，每个环节的注意事项和可能出现的不适和对症处理措施，从而消除患者的紧张情绪。

（3）严格执行输血查对制度，双人核对骨髓血。用生理盐水建立输液通路，由中心静脉导管输入骨髓血。除非患者既往有输血反应史，一般不需要给药，既往有输血反应史的患者按照血小板输注指南预防变态反应或者发热反应。输注细胞时，不能同时输注其他药物或者液体。两性霉素 B、抗体、研究性药物或者其他血制品不能同时输入，因为难以评估出现的不良反应。在血浆置换和透析期间不能输入细胞。

（4）回输前将骨髓血倒挂 30 分钟，使脂肪颗粒析出，以防输入患者体内造成脂肪栓塞。回输前遵医嘱给予抗过敏药，输注骨髓血的同时遵医嘱输入鱼精蛋白，以中和肝素，配比为每 1mg 鱼精蛋白可拮抗 100U 肝素。由于快速静脉注射可引起患者低血压、心动过缓、肺动脉高压、呼吸困难、胸闷、短暂面部潮红及温热感，因此使用时应缓慢静脉注入，10 分钟内不超过 50mg，可避免上述反应，或加入等渗生理盐水中稀释后静脉输注，200mg 鱼精蛋白的输注时间应大于 2 小时。个别患者可能出现鱼精蛋白过敏，所以输注过程应严密监测。

（5）回输过程中应严格执行无菌操作规程，中心静脉输液重力滴速应＞ 80 滴 / 分，输注骨髓血开始速度为 100ml/h，30 分钟后如患者无反应可调快速度，血型相合者 200ml/h，血型不相合者＜ 200ml/h，输注时有专人看护，严密观察反应，同时注意按骨髓血袋先后顺序进行输注；输注骨髓血时，另一通道只能输入生理盐水，禁止输其他液体。骨髓血应尽可能快地输注，最好在离体后 6 小时内输完；以免时间过长干细胞损失过多，

但输注大量骨髓细胞应大于 4 小时，以防心脏负荷太重。每袋骨髓至最后的脂肪分层部分约 10ml 应弃去，以免脂肪栓塞。输注完毕后用生理盐水冲管。记录回输造血干细胞的日期、时间及血量。

（6）输注骨髓血过程给予患者心电监护。输注前、输注后及每小时应检查生命体征，随时观察患者有无不良反应，如有无皮疹、血尿、腰痛、胸闷、憋气等，一经出现及时通知医师处理。患者与供者 ABO 血型不相合的骨髓血回输：如果患者出现剧烈头痛，应考虑羟乙基淀粉过敏，必须通知医师；若需停输骨髓血，则应更换一套新输液管路，输入生理盐水，并遵医嘱将骨髓血中的羟乙基淀粉重新处理。

69. 自体造血干细胞输注的护理要点

（1）输注前准备：用生理盐水建立输液通路，由中心静脉导管输入自体造血干细胞。输注细胞时，不应同时输注其他药物或者液体。必须在输注前遵医嘱给予抗过敏药。

（2）输注解冻的自体造血干细胞过程给予患者心电监护，床边备急救药物，输注全程必须有医护人员在场。输注前、输注后及每 30 分钟应检查生命体征。

（3）将冻存的自体造血干细胞在 38℃恒温水箱中迅速解冻。严格执行查对制度。匀速输注并观察患者反应，如恶心、呕吐、心慌，应减慢速度，并通知医师。如无反应，加快输液速度至完全开放，以患者无心慌为标准，以减少外周血细胞在体外停留时间。每袋自体造血干细胞从解冻至完全输入患者体内不超过 10 分钟。输入完毕后用生理盐水冲洗管路。

（4）自体造血干细胞在冻存过程中使用的保养液中含有二甲基亚砜（dimethyl sulfoxide, DMSO）。DMSO 在 0℃以上时对造血干细胞有毒性。DMSO 输注体内后可以被血液吸收，然后大部分从肺呼出。输注过程中有的患者对 DMSO 敏感，会导致组胺释放，引起恶心、呕吐、呼吸困难、高血压甚至心脏传导异常，可采用增加输液量的方法保证尿量，同时碱化尿液以利于 DMSO 的迅速排出。

70. 造血干细胞移植后移植物抗宿主病（GVHD）的定义及临床表现

（1）由于受者和供者间 DNA 的差异，患者体内由供者干细胞分化并增殖而来的白细胞把自身的组织器官作为"异物"而产生移植物抗宿主病。

（2）根据 GVHD 的发病机制、临床表现等综合因素，将 GVHD 分为超急性、急性和慢性。

（3）超急性 GVHD 发病于异体造血干细胞移植 10 日以内，急性 GVHD 发病于异体造血干细胞移植 100 日以内，主要表现为皮疹、腹泻、黄疸。

（4）慢性 GVHD 于 100 日以后发病，但部分典型慢性 GVHD 可自 70～80 日开始发病。主要表现为①眼部损害：85% 以上的患者有眼部损害，表现为角膜 / 结膜炎。可出现眼干、眼痛、烧灼感或异物感、畏光羞明等。在发生结膜炎时还会有泪腺纤维化，出现无泪的现象。少数情况下还可出现虹膜炎、虹膜睫状体炎和脉络膜炎。②肝脏损害：约 90% 的患者有不同程度慢性肝脏损害，它与皮肤损害同时发生，个别情况也可单独出现。主要表现为梗阻性黄疸，也可出现肝硬化、食管静脉曲张和肝衰竭。③皮肤损害：80% 左右的患者有口腔损害。表现为口唇、颊黏膜、腭部白色纹状改变，口腔黏膜出现红斑、溃疡，并伴有口腔疼痛、口干、进食干性食物困难，对热食物敏感等。口腔黏膜还可出现扁平苔藓样损害。若黏膜下出现纤维化则可造成口腔黏膜变薄、皮革样改变和张口困难等。

71. 造血干细胞移植后患者出现皮疹的护理要点

（1）移植后患者皮疹往往出现在手心、足心、耳后、面颊和颈部，也可发生于躯干和四肢。

（2）皮肤呈红斑和细小的斑丘疹，色泽暗红略高于皮肤，压之褪色，严重的出现皮肤脱屑和破溃。

（3）皮疹的出现会伴随着皮肤干燥、瘙痒。皮肤瘙痒时勿挠抓皮肤，避免破溃影响皮肤愈合。尽量穿棉质柔软的内衣，增加舒适感。

（4）每日用温水进行皮肤擦浴，保持皮肤的清洁。擦浴时动作轻柔，防止损伤皮肤。

（5）当白细胞（WBC）> $1.0×10^9$/L 有皮肤干燥、瘙痒时，皮肤表面可以涂抹强生婴儿润肤露；当 WBC < $1.0×10^9$/L 有皮肤干燥、瘙痒时，可以涂抹食用橄榄油。使用橄榄油前需用微波炉高火 3 分钟消毒，待自然冷却后，再外涂于皮肤，防止皮肤感染。

（6）加强全身营养，给予高蛋白饮食，如新鲜鸡、鸭、鱼肉类，蛋类，增加机体抵抗力。

72. 造血干细胞移植患者发生出血性膀胱炎的护理方法

（1）预处理期间药物导致出血性膀胱炎的护理：①预处理期间输注环磷酰胺时，鼓励患者每日饮水 2000～3000ml，进行自我膀胱冲洗，使化疗代谢产物不在膀胱内停留过久，从而促进膀胱内毒素排出。②遵医嘱给予呋塞米和美司钠静脉墨菲静脉小壶滴注，以达到匀速利尿和减少毒物吸收的目的。③观察尿量、尿色、尿 pH 的变化，准确记录 24 小时出入量。④遵医嘱准确输注碳酸氢钠，充分达到碱化尿液，保护膀胱黏膜。⑤化疗期间液体 24 小时匀速输入，不可日间过快或夜间过慢，以免泌尿系统上皮细胞不能充分水化，引起泌尿系统的损伤。

（2）腺病毒感染所致出血性膀胱炎的护理：①向患者讲解出血性膀胱炎病程较长的原因，建立患者治愈疾病的信心。②每日饮水 2000～3000ml，多排尿，适当下地活动，促进血块的排出。③工作人员使用后的隔离服、手套、腿套一律单独放置，患者使用后的床上物品、包布等物品单独放置。患者使用后的口腔护理盒、便器等均要用 500mg/L 含氯消毒液浸泡，再进行高压蒸汽灭菌消毒。

73. 肝窦阻塞综合征的定义、临床表现及护理要点

（1）肝窦阻塞综合征（sinusoidal obstruction syndrome，SOS）是一种累及细胞毒性、免疫、炎症和凝血机制诸多因素异常的病理生理过程。血管内皮细胞完整性被破坏、移植前放、化疗造成高凝、血栓形成前状态，损伤的内皮细胞释放细胞因子进一步活化凝血过程，造成低纤溶状态，血小板在肝窦内的聚集增多参与 SOS 的发生。

（2）典型症状为肝大、体重增加和黄疸，症状和体征常出现于回输造血干细胞前 3 天（-3 天）至回输造血干细胞后 20 天（+20 天），可导致多器官功能衰竭（涉及肾、心脏和肺），是异基因造血干细胞移植早期严重的肝脏并发症。

（3）监测体温、脉搏、呼吸、血压的变化，注意观察患者精神和意识状态变化。

（4）观察有无水肿及程度，用手按压胫骨、踝骨和足背，每日定时测量腹围，并进行比较，严密监测水、电解质平衡。

（5）出现右侧肝区疼痛时应立即通知医师，并注意观察疼痛性质、频率及部位。

（6）给予患者易消化、高热量、高维生素、低盐食物，忌生冷、刺激食物。显著腹水患者应限制钠、水量。

(7) 由于液体潴留，患者可表现全身水肿，加强皮肤护理，对骨突压迫部位局部可用软枕垫在易受压部位，防止压迫皮肤。保持床单整洁、无碎屑，皮肤清洁，穿柔软棉质衣服，及时更换污染的衣服及床单位。

74. 造血干细胞移植患者恢复下肢肌力的具体方法

(1) 移植期间患者体力虚弱，不愿运动。但是适当的锻炼，可以改善身心状态。

(2) 早期患者可以在病床上进行锻炼，如深呼吸及床上伸展四肢运动。

(3) 移植后大部分患者双下肢肌肉略有萎缩，应按照先室内后室外，循序渐进的原则进行活动。

(4) 当患者白细胞 ≥ 3.0×10^9/L、血小板 ≥ 20×10^9/L、移植后 2 个月，可逐步增加户外活动时间以恢复体力，增强抵抗力。

第五节 内 分 泌 科

1. 糖尿病的诱发因素

(1) 感染：胰岛素依赖型糖尿病（1 型糖尿病）与病毒感染有显著关系。感染本身不会诱发糖尿病，仅可以使隐性糖尿病得以外显。

(2) 肥胖：肥胖是诱发非胰岛素依赖型糖尿病（2 型糖尿病）的最重要因素之一。肥胖者的胰岛素受体减少，对胰岛素的敏感性减弱。

(3) 食物：进食过多易引起肥胖，高脂肪、高糖饮食可能诱发糖尿病。

(4) 体力活动：体力活动少者易发生糖尿病。

(5) 妊娠：研究发现妊娠次数与糖尿病的发生有关，多次妊娠与糖尿病的发生有相关性。

(6) 年龄：随着年龄增长，糖耐量有降低倾向，故 45 岁以上者易发生 2 型糖尿病。

2. 糖尿病的临床表现

轻症糖尿病常无症状，完全依靠检验诊断，典型的糖尿病有以下临床症状。

(1) 多尿：糖尿病患者因血糖过高，肾小球滤液中的葡萄糖又不能完全被肾小管重吸收，以致形成渗透性利尿。

(2) 多饮：由于多尿，使体内丢失大量水分，引起口渴，故出现多饮。

(3) 多食：由于尿中失去大量葡萄糖，需从体外补充，加上体内葡萄糖利用障碍，引起饥饿反应，故出现多食。

(4) 消瘦：由于体内胰岛素不足，葡萄糖不能充分利用，使脂肪和蛋白质分解加速，体内糖类、蛋白质及脂肪大量消耗，使体重减轻或出现形体消瘦。

(5) 其他：如疲乏，主要表现为肌无力与代谢紊乱、葡萄糖利用减少及分解代谢增加有关。

3. 糖尿病诊断的标准（表 1-8）

表 1-8 糖尿病诊断标准（WHO，1999）

诊断标准	静脉血浆葡萄糖水平（mmol/L）
(1) 典型糖尿病症状 + 随机血糖	≥ 11.1mmol/L（200mg/dl） 或
(2) 空腹血糖（FBG）	≥ 7.0mmol/L 或
(3) 葡萄糖负荷后 2 小时血糖（2hPG） 无糖尿病症状者，需改日重复检查	≥ 11.1mmol/L（200mg/dl）

4. 空腹血糖受损的概念

空腹血糖在 6.1 ~ 7.0mmol/L 称空腹血糖受损，要求凌晨抽血前空腹 8 ~ 14 小时。

5. 高血糖对糖尿病患者的影响

(1) 由于高血糖使细胞外液渗透压增多，细胞内水分被吸收到细胞外，造成细胞脱水，同时高尿糖起到了渗透性利尿作用，使大量的水及电解质从尿中排出，致使患者出现了口渴、多饮、多尿甚至昏迷。

(2) 血糖过高，刺激胰岛素分泌，引起饥饿，食欲亢进。长期的胰岛刺激，加重其功能衰竭，使病情加重。

(3) 高血糖、尿糖增高刺激皮肤，引起外阴瘙痒。

(4) 血糖的突然增高，可引起视力下降。

(5) 慢性高血糖引起糖尿病微血管和大血管并发症。

6. 低血糖对糖尿病患者的影响

低血糖对人体的最大危害是对神经系统的损害。严重低血糖可引起昏迷，昏迷 6 小时以上可造成不能恢复的脑组织损害甚至死亡，即使抢救成功也会留下永久的后遗症。此外，低血糖又刺激肾上腺素分泌，一方面作用于肝，促进糖原分解以纠正血糖浓度，但同时刺激心血管系统，发生周围血管收缩、心动过速、心律失常等。

7. 糖调节受损

糖调节受损也称为糖尿病前期，是介于正常血糖和糖尿病之间的状态，包括空腹血糖受损（IFG）和糖耐量减低（IGT）。

空腹血糖受损：指空腹血糖大于 6.1mmol/L 且小于 7.0mmol/L，糖负荷后 2 小时血糖小于 7.8 mmol/L。

糖耐量减低：指空腹血糖小于 7.0mmol/L，糖负荷后 2 小时血糖大于 7.8mmol/L 且小于 11.1mmol/L。

8. 糖尿病急性并发症

糖尿病酮症酸中毒、糖尿病非酮症性高渗综合征、乳酸酸中毒、糖尿病低血糖症。

9. 糖尿病慢性并发症

（1）微血管病变包括视网膜病变（非增生型、增生型）、神经病变、肾脏病变。

（2）大血管病变包括冠状动脉病变、脑血管病变、周围血管病变。

（3）糖尿病足。

10. 糖尿病患者易发生急性感染的原因

（1）当糖尿病没有得到良好的控制，体内糖、蛋白质、脂肪代谢紊乱，则导致机体的抵抗力降低。

（2）血液中白细胞的吞噬能力减低，导致血液的杀菌能力和抑菌能力下降。

（3）组织对外来的刺激（如应激）反应能力降低。

（4）一般细胞的营养减低，局部抵抗力差。

（5）高血糖状态，有利于某些细菌的生长。

（6）糖尿病控制差，容易发生及加重微血管病变，导致血液循环障碍，进而组织缺血缺氧。

11. 酮症酸中毒的诱发因素

（1）胰岛素使用不当，突然减量或者停用。

（2）感染。

（3）饮食失控：过多高糖、高脂肪饮食。

（4）精神因素：精神创伤，过度激动或劳累。

（5）应激、外伤、手术、麻醉、甲状腺功能亢进、肾上腺皮质激素治疗等。

12. 酮症酸中毒对糖尿病患者的危害

酮症酸中毒的患者血糖明显增加，引起渗透性利尿，大量葡萄糖及电解质由尿中丢失，加上进食减少、呕吐等原因可造成脱水，水分丢失可高达体重的 10%，严重时因肾血流量不足而出现少尿。对中枢神经系统的抑制作用，引起头痛、淡漠、嗜睡、各种反射迟钝，严重时逐渐进入昏迷。

13. 糖尿病酮症酸中毒的预防及治疗原则

（1）预防

1）预防感染。

2）糖尿病健康教育。

3）定期监测血糖。

4）糖尿病患者遇到手术、分娩等应激应首先妥善控制血糖。

（2）治疗原则

1）监测生命体征、体重、血糖、尿酮体及脱水情况。

2）遵医嘱用药，严格控制输液速度及输入总量。

A. 胰岛素：生理盐水加小剂量胰岛素静脉滴注，常用量为 4 ~ 6U。若患者出现心慌、手抖、出汗等低血糖症状时，立即监测血糖并通知医师。

B. 补液：补充生理盐水，先快后慢，当血糖下降至 13.9mmol/L 时改用 5% 葡萄糖注射液加胰岛素继续输注，同时相应地调整胰岛素剂量。

C. 补钾：24 小时补氯化钾总量 6 ~ 10g。遵医嘱监测血压、血钾浓度，观察尿量。

（3）准确记录出入量。

14. 低血糖症及低血糖反应的概念

（1）低血糖症：由多种病因引起的以血中葡萄糖浓度过低为特点的综合征。

（2）低血糖反应：患者出现中枢神经系统症状及交感神经兴奋症状，利用葡萄糖治疗后症状缓解，血糖的检验结果多低于 3.0mmol/L（54mg/dl），有时血糖从较高水平迅速下降时，血糖可以是正常范围，却可出现低血糖临床表现。

15. 低血糖的临床表现

交感神经兴奋症状，包括出汗、手抖、心慌、饥饿感、烦躁等；中枢神经功能不全的症状，包括头痛、视物不清、精神病样改变、痴呆、昏迷等。

16. 低血糖的预防

（1）携带患者卡片及甜食（如糖果）。

（2）进食时间推迟或运动之前，事先少吃些食物。

（3）糖尿病教育。

17. 低血糖的急救措施

轻者及重者无意识障碍能口服者可以口服高糖食品；重者有意识障碍无法口服者则采取静脉补充治疗。一般口服果汁、可乐、雪碧等，约 150ml；馒头、饼干等，约 25g；水果糖约 2 块；静脉注射时采用 50% 葡萄糖 50ml 进行注射。5 ~ 10

分钟后症状不缓解、血糖仍低于正常可以重复一次。

18.糖尿病视网膜病变分期

按眼底的改变分为非增生型（又称单纯性或背景性）和增生型两期。

（1）非增生型（又称单纯性或背景性）：为病变的早期，表现为微血管瘤、出血、软性及硬性渗出物、视网膜动脉和静脉病变，眼底的血管荧光造影有助于早期发现。

（2）增生型：出现新生血管是本期的标志。

19.糖尿病肾病分期和表现

糖尿病肾病共分 5 期，详见表 1-9。

20.糖尿病足的概念

糖尿病足是在糖尿病周围神经病变、外周血管病变基础上，由于足外伤、感染引起的严重下肢病变的总称。

21.糖尿病足病变的特点

损伤一般穿透皮肤全层，甚至深及骨、关节；其常见后果是慢性足溃疡；足溃疡持续时间长、不愈合；最严重的结局是截肢、致残。

22.糖尿病足的危险因素

（1）病史：以往有过足溃疡或截肢；独居的生活状态；经济条件差；不能享受医疗保险；赤足行走、视力差、弯腰困难、老年合并肾脏病变等。

（2）神经病变：有神经病变症状，如下肢的麻木、刺痛或疼痛，尤其是夜间的疼痛；周围感觉迟钝、严重减退甚至感觉缺失的患者更加容易患糖尿病足。

（3）血管状态：间歇性跛行、静息痛，足背动脉搏动明显减弱或消失。

（4）皮肤：颜色呈暗红、发紫；水肿；趾甲异常；胼胝；溃疡；皮肤干燥；足趾间皮肤糜烂。

（5）骨 / 关节：畸形（鹰爪趾、榔头趾、骨性突起、关节活动障碍）。

（6）鞋 / 袜：不合适的鞋袜。

23.糖尿病治疗的原则

（1）纠正糖尿病患者不良的生活方式和代谢紊乱。

（2）防止急性并发症的发生和降低慢性并发症的风险。

（3）提高糖尿病患者的生活质量和保持患者良好的心理状态。

24.糖尿病治疗的手段

糖尿病教育、饮食治疗、运动治疗、药物治疗（口服药和胰岛素）、自我监测。

表 1-9　糖尿病肾病分期和表现

分期		临床表现	病理特点	临床检查
Ⅰ期	肾小球高滤过期	无	除见肾小球肥大外，无其他器质性病变	肾小球滤过率（GFR）增高，尿常规正常
Ⅱ期	无临床表现的肾损害期	可出现间断、微量白蛋白尿，血压多正常	须电镜检查确定：肾小球早期病变，即系膜基质轻度增宽及肾小球基底膜轻度增厚	患者休息时晨尿或随机尿白蛋白排泄率（UAER）正常（$< 20\mu g/min$ 或 $< 30mg/d$），应激时（如运动）增加多超过正常值，GFR 增高或降至正常，尿常规正常
Ⅲ期	早期糖尿病肾病期	可出现持续微量白蛋白尿，血压正常或升高	肾小球系膜基质增宽及肾小球基底膜增厚更明显，小动脉壁出现玻璃样变	UAER 持续 $< 30mg/24h$ 是标志
Ⅳ期	临床糖尿病肾病期	大量的蛋白尿及肾病综合征，表现为水肿（腹水及胸腔积液）、低蛋白血症、高血压	部分肾小球硬化，局灶性肾小球萎缩及肾间质纤维化	显性白蛋白尿，UAER $> 30.0mg/24h$，部分可表现为肾病综合征
Ⅴ期	肾衰竭期	Ⅳ期症状加上肾性贫血、尿少甚至无尿	大部分肾小球硬化、失去功能，多灶性肾小球萎缩及肾间质广泛纤维化	尿常规化验蛋白阳性，24 小时尿蛋白定量 $> 3.5g/d$，GFR 减低

25. 糖尿病控制的目标

糖尿病的控制目标是根据《中国 2 型糖尿病防治指南（2013 年版）》（表 1-10）确定。

表 1-10　中国 2 型糖尿病综合控制目标

指标	目标值
血糖（mmol/L）	
空腹	4.4 ～ 7.0
非空腹	< 10.0
糖化血红蛋白（HbA1c）（%）	< 7.0
血压（mmHg）	< 140/80
总胆固醇（TC）（mmol/L）	< 4.5
三酰甘油（TG）（mmol/L）	< 1.5
高密度脂蛋白胆固醇（HDL-C）（mmol/L）	
男	> 1.0
女	> 1.3
低密度脂蛋白胆固醇（LDL-C）（mmol/L）	
未合并冠心病	< 2.6
合并冠心病	< 1.8
体重指数（BMI）（kg/m²）	< 24.0
尿白蛋白 / 肌酐比值 [mg/mmol（mg/g）]	
男	< 2.5（22.0）
女	< 3.5（31.0）
尿白蛋白排泄率 [μg/min（mg/d）]	< 20.0（30.0）
主动有氧活动（分钟 / 周）	≥ 150.0

26. 饮食治疗的目的和原则

（1）目的

1）纠正代谢异常，使血糖、血脂恢复正常。

2）消除症状，防止和积极治疗酮症酸中毒，预防并发症。

3）维持正常体重及儿童、青年的正常生长发育，维持成年人的正常劳动能力。

（2）原则

1）合理控制总热量

A. 适量的糖类，占总热量的 50% ～ 60%。

B. 合理的脂肪摄入量，占总热量的 25% ～ 30%。

C. 适宜的蛋白质摄入，占总热量的 15% ～ 20%，其中动物蛋白占 1/3 ～ 1/2。

2）充足的维生素和无机盐。

3）丰富的膳食纤维。

4）合理的餐次分配。

27. 糖尿病患者运动治疗的作用

（1）控制血糖，运动可以直接消耗葡萄糖，降低血糖。

（2）增强胰岛素的作用，运动可以增加胰岛素的敏感性，使胰岛素的作用增强。

（3）降低血脂。

（4）降低血压。

（5）减肥。

（6）改善心、肺功能。

（7）防止骨质疏松。

（8）增强身体灵活度，放松紧张情绪。

28. 糖尿病患者运动方式的选择

一般选择有氧运动。有氧运动是指大肌肉群的运动，可以消耗葡萄糖、动员脂肪、升高 ATP，使心肺活动增加，如散步、慢跑、做操、打太极拳、游泳、骑车、划船等锻炼。运动时间一般选择在饭后 1 小时开始，持续 1 小时（包括运动前的准备时间和运动后的恢复整理时间）。运动后以精力充沛、不易疲劳、心率在 10 分钟内恢复至安静心率为适宜运动量。糖尿病患者合并各种急性感染、伴有心功能不全、严重糖尿病慢性并发症、糖尿病急性并发症等情况下不宜进行运动。

29. 降血糖药的分类、代表药、作用、不良反应、服用方法（表 1-11）

30. 胰岛素的类型、作用时间及商品名称

（1）按胰岛素来源分类见表 1-12。

（2）按胰岛素作用时间分类见表 1-13。

31. 胰岛素保存方法

未开封的胰岛在冰箱 2 ～ 8℃中保存，按出厂有效期内使用；已开封的胰岛素在室温 28℃以下保存 28 日。

32. 注射胰岛素的注意事项

（1）做好注射前的心理准备，评估患者的注射部位。

（2）确定患者吃饭的时间，饭前 30 分钟注射（也可以根据餐前血糖确定注射时间）。

（3）准备好用物，检查药品是否合格（包装、外观、有效期）。

（4）放在冰箱中的胰岛素应提前 30 分钟取出，以避免注射时感到疼痛。

（5）注射部位的轮换方法：注射部位为上臂外侧、腹部、大腿外侧、臀部。轮换方法是左右对称轮换，每次的注射点间隔至少 1cm。如果吃饭时间提前，则选胰岛素吸收较快的腹部；如果

表 1-11　降血糖药的分类、代表药物、药理作用、不良反应、服用方法

药物分类	代表药物	药理作用	不良反应	服用方法
磺脲类	格列本脲（优降糖） 格列齐特（达美康） 格列吡嗪（美吡达、 瑞易宁） 格列喹酮（糖适平） 格列美脲（亚莫利）	刺激胰岛 B 细胞分泌 胰岛素	低血糖 胃肠道反应 过敏反应 肝肾异常 水肿	餐前半小时服用
双胍类	二甲双胍（格华止、 美迪康、迪华糖锭） 二甲双胍肠溶片	加强周围组织对糖的 利用；抑制肝糖异 生；抑制肠道糖吸 收	胃肠道反应 头晕、头痛、口中 有金属味 乳酸酸中毒	餐中、餐后服用均可
α- 糖苷酶抑制药	阿卡波糖（拜糖平） 伏格列波糖（倍欣）	抑制食物多糖的分解 使糖的吸收相应减 缓	腹胀、腹痛、腹泻 肠鸣音亢进、排 气增多等	餐前即可服用或与饭同 服
格列奈类	瑞格列奈（诺和龙） 那格列奈（唐力）	促进胰岛素分泌	低血糖 头痛、头晕 消化道症状	餐前即可服用或与饭同 服
噻唑烷二酮类	罗格列酮（文迪雅）	胰岛素增敏药	水肿和体重增加 骨折、肝酶升高	餐前或进餐时服用

表 1-12　按胰岛素来源分类及各类型作用时间、商品名称

药物类型	作用时间	商品名
动物胰岛素	短效（RI）	常规胰岛素
	中效（NPH）	低精蛋白锌胰岛素
	长效（PZI）	精蛋白锌胰岛素
人胰岛素及类似物	短效	诺和灵 R　优泌林 R
	中效	诺和灵 N　优泌林 N
	预混	诺和灵 30R（70% 中效 +30% 短效）
		诺和灵 50R（50% 中效 +50% 短效）
		优泌林 70/30（70% 中效 +30% 短效）
		诺和锐 30（30% 速效 +70% 中效）
		优泌乐 25（25% 速效 +75% 中效）
		优泌乐 50（50% 速效 +50% 中效）
	速效	诺和锐
		优泌乐
	长效	来得时

表 1-13　按胰岛素作用时间分类及各类型作用时间

类别	胰岛素注射后作用时间		
	开始	最强	持续
速效胰岛素	10 ～ 15 分钟	1 ～ 1.5 小时	4 ～ 5 小时
短效胰岛素	15 ～ 60 分钟	2 ～ 4 小时	5 ～ 8 小时
中效胰岛素	2.5 ～ 3 小时	5 ～ 7 小时	13 ～ 16 小时
长效胰岛素	2 ～ 4 小时	无峰	20 ～ 24 小时

吃饭时间推迟，则选胰岛素吸收较慢的臀部。

（6）捏起皮肤注射时，应在注射完药液后，方可松开捏起的皮肤。

（7）杜绝重复使用，避免组织微创伤，避免感染。

（8）充分摇匀药液，注射时充分暴露注射部位以防造成局部的污染。

33. 糖尿病的黎明现象及苏木杰现象

黎明现象：糖尿病患者在黎明时出现高血糖，表现为血糖升高开始于凌晨 3 时左右，持续至上午 8 ～ 9 时。主要是血中拮抗胰岛素的激素升高，致使血糖升高，需要较多的胰岛素来维持血糖在正常范围内。

苏木杰现象：指低血糖后出现高血糖的现象。有时严重的低血糖导致反应性高血糖，可持续数日。其主要是低血糖时体内胰高血糖素、生长激素、肾上腺皮质激素及肾上腺素分泌均显著增加，使血糖反应性升高。

34. BMI 的全称、正常值、公式

BMI 的全称为体重指数，正常值为男 < 25；女 < 24。

公式 $BMI = 体重（kg）/ 身高^2（m^2）$

35. HbA1c 的全称、正常值、临床意义

HbA1c 即糖化血红蛋白，反映近 8 ～ 12 周体内血糖的平均水平，正常值：4% ～ 6%。

意义：①可以作为糖尿病患者长期血糖控制的指标；②有助于增加对糖尿病慢性并发症的认识；③有助于糖尿病的诊断。

36. 尿微量白蛋白排泄率的临床意义、留取方法

尿白蛋白排泄率（UAER）是筛查和诊断早期糖尿病肾病的一项敏感指标，1 型糖尿病患者（病程 5 年以上）和 2 型糖尿病患者若尿常规中蛋白定性为阴性者应至少每年检测一次此项指标。用于判断是否合并糖尿病肾病。

留取方法：晚 10 时排尿弃之，此后每次尿全部留在同一器皿内，至次日早 6 时留最后一次尿，及时送检。

37. 口服葡萄糖耐量试验（OGTT）、方法、正常值、临床意义

（1）OGTT：测试人体对葡萄糖的耐受能力。

（2）方法

1）进行 OGTT 之前每日糖的摄入量不少于 150g，有正常的体力活动至 3 日。

2）试验前过夜空腹 8 ～ 14 小时。早上不进食，不服降血糖药，可以饮水。

3）抽空腹血后，喝葡萄糖水 250 ～ 300ml（含 75g 无水葡萄糖），于 5 分钟内喝完，记录喝第一口糖水的时间。喝糖水后不要大运动量活动和吸烟，不喝茶及咖啡。

4）服糖后在 30 分钟、1 小时、2 小时、3 小时分别抽血一次，共 4 次。

5）取血后应尽早将标本送检。

（3）正常值

1）空腹血糖 3.9 ～ 6.1mmol/L。

2）30 分钟血糖 < 11.1mmol/L。

3）1 小时血糖 < 11.1mmol/L。

4）2 小时血糖 < 7.8mmol/L。

（4）临床意义：作为糖尿病诊断的标准。

38. 血 C 肽、胰岛素检测的正常值、临床意义

（1）血 C 肽：血 C 肽释放试验可更好地评价胰岛 B 细胞分泌功能和储备功能。

正常值：① 空腹 C 肽，0.3 ～ 1.3nmol/L。② C 肽释放试验，口服葡萄糖后 30 分钟至 1 小时出现高峰，其峰值为空腹 C 肽的 4 ～ 5 倍。

临床意义：C 肽检测常用于糖尿病的分型诊断，且 C 肽可以真实反映实际胰岛素水平，故也可以指导胰岛素用量的调整。

（2）胰岛素

正常值：① 空腹胰岛素，5 ～ 20mU/L，胰岛素（μU/L）/ 血糖（mg/dl）< 0.3；② 释放试验，口服葡萄糖液后胰岛素高峰在 30 分钟至 1 小时，峰值为口服胰岛素的 5 ～ 10 倍。2 小时胰岛素 < 30mU/L，3 小时后达到空腹水平。

临床意义：血清胰岛素检测主要用于糖尿病的分型诊断及低血糖的诊断与鉴别诊断。

39. 胰岛素不良反应的观察及处理

（1）低血糖反应：确定发生低血糖后，立即补充糖分。神志清楚者可给予含 15g 糖的水或食物，15 分钟后测血糖，若仍低于 2.8mmol/L，继续补充以上水或食物一份。若神志不清，立即给予静脉注射 50% 葡萄糖 15 ～ 20ml。

（2）过敏反应：注射部位瘙痒，若出现荨麻疹，遵医嘱脱敏治疗。

（3）注射部位皮下脂肪萎缩或增生：采用部位多点注射。

40. 甲状腺的生理作用

甲状腺是人体内最大的内分泌腺体，甲状

腺细胞合成并分泌一组甲状腺激素。甲状腺激素是不可缺少的激素，对生物机体（人及各种动物等）的各种代谢（糖、脂肪及蛋白质等）起着重要的作用，对维持细胞生命的活动至关重要。在动物实验中，动物被切除甲状腺后很快发生全身代谢及功能减退，如果不给予甲状腺激素治疗，动物不久就会死亡。患者由于某种原因造成甲状腺功能减退，如果发生在胚胎期及儿童期，患儿生长发育将会受到明显阻碍，全身代谢状态也明显降低，如果发生在成年，患者的全身代谢明显降低，若不给予甲状腺激素治疗，严重者会较快死亡。

41. 甲状腺肿的分度

0 度：无甲状腺肿大。

Ⅰ 度：甲状腺可扪及，不可见到。

Ⅱ 度：甲状腺可见到又能触及，但在胸锁乳突肌以内。

Ⅲ 度：甲状腺明显肿大，超过胸锁乳突肌外缘。

42. 甲状腺功能亢进的概念

甲状腺功能亢进简称甲亢，系指由多种原因导致血循环中甲状腺激素过多造成的以机体神经、循环及消化等系统兴奋性增高和代谢亢进为主要表现的临床综合征。

43. 甲状腺功能亢进的临床表现

临床表现不一，轻重差别甚大，病情轻者可与神经官能症相混淆，有的患者以心律失常、恶病质或肌病、突眼等为主要表现。临床上女性患者甲状腺肿大较明显，而男性患者则较女性轻，女性心悸、情绪不稳定较多见，男性则多食易饥、消瘦、乏力较典型。本病典型的表现为甲状腺激素（TH）分泌过多所致的高代谢症候群、甲状腺肿和眼征，并可见精神、神经、心血管、肌肉、骨骼、生殖、造血等系统症状。多数起病缓慢，少数在感染或精神创伤等应激后急性起病。

44. 常用抗甲状腺药物的种类及作用

常用的抗甲状腺药物是硫脲类化合物，包括硫氧嘧啶类的丙硫氧嘧啶（PTU）和甲硫氧嘧啶（MTU）及咪唑类的甲巯咪唑（MMI，他巴唑）和卡比马唑（CMZ，甲亢平）。

抗甲状腺的作用基本相同，均可抑制甲状腺内过氧化物酶系，抑制碘离子转化为新生态碘或活性碘，从而抑制 TH 的合成。PTU 还有阻止 T_4 转变为 T_3，以及改善免疫监护功能的作用。

45. 抗甲状腺药物的不良反应

抗甲状腺药物（硫脲类）治疗可以产生一些不良反应，如药物性皮疹、粒细胞缺乏症、关节痛、肌肉痛、头痛、药物热、肝损害等。总的发生率为 3% ~ 7%，其中以药物性皮疹最为常见，以粒细胞缺乏症最为严重。

46. 甲状腺功能减退的临床表现

（1）低代谢症候群：畏寒、疲倦、无力、体温低、皮肤无汗、面部水肿、眼睑肿胀、鼻唇增厚、舌大、毛发稀少、干枯、无光泽、眉毛稀疏、表情淡漠、反应迟缓。

（2）神经系统：智力减退、嗜睡、抑郁症、共济失调。

（3）循环系统：心悸、气短、心脏扩大、下肢水肿、心动过缓、心包积液、高血压。

（4）消化系统：食欲减退、便秘、腹胀。

47. 库欣（Cushing）综合征的概念

它是由各种病因引起的肾上腺皮质分泌过量糖皮质激素（主要是皮质醇）所致病症的总称，其中以垂体促肾上腺皮质激素（ACTH）分泌亢进所引起者最为多见。

48. Cushing 综合征的主要临床表现

满月脸、多血质外貌、向心性肥胖、皮肤紫纹、痤疮、糖尿病倾向、高血压和骨质疏松等。

49. 血清皮质醇节律测定的方法、意义、注意事项

（1）采血方法与时间：不抗凝的静脉血 2ml，三餐可照常进食，上午 8 时采血，下午 4 时采血，午夜 0 时（主要用于住院患者）采血。

（2）意义：用于评价垂体 - 肾上腺皮质功能，有利于垂体和肾上腺疾病的诊断。

（3）注意事项

1）采血要求于同一日完成，抽血前应至少安静休息 30 分钟。

2）应尽量避免能引起皮质醇浓度升高的因素，如体力活动、精神紧张、各种急性病、手术、感染、饥饿、抑郁症、神经性厌食、饮酒、吸烟、过度劳累和慢性肝肾疾病等，灯光和活动均可影响皮质醇的节律变化。

3）药物：中枢性降血压药、镇静药、兴奋药、抗癫痫药、肾上腺皮质激素等药物，应停药 1 周以上。

50. 立卧位肾素 - 血管紧张素 - 醛固酮系统（RAAS）试验的临床意义、注意事项

（1）临床意义

1) 用于原发性醛固酮增多症（原醛症）的诊断和病因分析，卧位测定值用于确定有无原醛症，站位测定值主要用于原醛症的病因诊断。

2) 继发性醛固酮增多症的诊断，特点是高肾素高醛固酮，如在心力衰竭、肝硬化、肾动脉狭窄、肾素瘤、服用利尿药、妊娠和使用避孕药物时。

3) 醛固酮减少的原因有原发性肾上腺皮质功能减退症、腺垂体功能减退症、先天性肾上腺增生中的 11、17、21 羟化酶缺乏。

（2）注意事项

1) 避免各种影响血容量、血钾和血钠的因素，降血压药物特别是血管紧张素转换酶抑制药和利尿药等会干扰试验结果，应尽可能停用 2 ～ 4 周（血压较高不能完全停用降血压药时，其结果要综合分析）。

2) 在卧位采血时，要求卧位、普通膳食（简称普食，钠 > 120 mmol/d）、过夜，卧床 6 小时以上，于上午 8 时采血 5ml，分别放入有抗凝血药的特殊试管中，查肾素、血管紧张素 II 和醛固酮，尽快分离血浆，或置冰浴中送检。

3) 卧位采血后，站立 2 小时后抽血，进行上述检验。

51. 原发性醛固酮增多症的临床表现

原发性醛固酮增多症是肾上腺皮质分泌过多醛固酮而导致的综合征。症状和体征无特异性。早期为轻度、中度的高血压，常伴有低血钾的表现如肌无力及周期性软瘫。

52. 嗜铬细胞瘤的临床表现

通常因头痛、心悸、出汗三联征前来就诊。主要的临床表现如下。

（1）高血压：为最常见的症状，血压波动较大，可有头痛、头昏。少数患者血压增高不明显，甚至可发生直立性低血压。

（2）心血管症状：常有心悸及胸闷，可查见心肌改变及心律失常。长期高血压可引起心脏扩大，严重者出现心力衰竭。

（3）交感神经兴奋症状：焦虑、易激动、面色苍白、出冷汗及瞳孔放大等。

（4）代谢异常：糖耐量异常、基础代谢率增高、脂肪代谢紊乱。

（5）电解质紊乱：少数患者可以出现低血钾症状等。

53. 代谢综合征的概念

代谢综合征（metabolic syndrome, MS）是指在个体中多种代谢异常情况集结存在的现象，这些异常包括糖尿病或糖调节受损、高血压、血脂紊乱、全身或腹部肥胖、高胰岛素血症伴胰岛素抵抗、微量白蛋白尿、高尿酸血症及高纤溶酶原激活抑制物等。这些代谢异常大多为动脉粥样硬化性心、脑及周围血管病的危险因素，故代谢综合征患者是心血管疾病的高危人群。

54. 高尿酸血症的饮食指导

痛风患者的饮食应该是限制嘌呤、限制能量、适量蛋白和脂肪、低盐、富含维生素的饮食；此外应多饮水、戒酒。

（1）限制含嘌呤的食物：嘌呤摄入每日不应超过 150mg，急性期控制在 100mg 以下。

可食的食物：粮食以精白米、面为好，牛奶、鸡蛋、水果、蔬菜、植物油等。

少食的食物：虾、猪、鸡、羊、牛、鱼、菠菜、干豆类、芦笋、花生等。患者应尽量少食，如食用最好水煮后去汤烹调食用。

禁食的食物：动物的心、肝、肾、脑等内脏、骨髓、蟹、海鱼、鱼卵、鹅、各种肉禽制作的浓汤或清汤、菌藻类及酒类。

（2）适量蛋白和脂肪：急性期蛋白质控制在 0.8 g/（kg·d），缓解期 1.0g/（kg·d），以植物蛋白为主，动物蛋白可选择牛奶、鸡蛋，脂肪控制在每日 30 ～ 50g。

（3）低盐饮食：限制每日钠盐摄入量，病情严重者每日不能超过 5g。

（4）多吃新鲜蔬菜和水果维生素。

（5）多饮水：每日饮水应在 2000ml 以上，最好能达到 3000ml。

（6）其他：避免浓茶、浓咖啡；不宜食用酸奶；避免使用辣椒、胡椒、芥末、咖喱、生姜等；少食蔗糖或甜菜糖。

（7）合理烹调：肉煮熟后去汤再行烹调。

第六节　肾　内　科

1. 肾脏疾病的常见症状

（1）肾性水肿。

（2）肾性高血压。

（3）尿量异常：少尿，每日尿量 < 400ml；无尿，每日尿量 < 100ml；多尿，每日尿量 > 2500ml；夜尿多，夜尿超过白天尿量或夜尿持续 > 750ml。

（4）尿成分异常

1）蛋白尿：每日尿蛋白量持续超过 150mg。

2）血尿：肉眼血尿外观呈血性或洗肉水样；镜下血尿为新鲜尿沉渣，每高倍视野（/HP）红细胞＞3个，或1小时尿红细胞计数＞10万，或12小时计数超过50万。

3）白细胞尿、脓尿：新鲜离心尿液每高倍视野白细胞超过5个，1小时新鲜尿液尿白细胞数超过40万，或12小时计数超过100万称为白细胞尿或脓尿。

4）菌尿：中段尿涂片镜检，若每个高倍视野均可见细菌，或培养菌落计数超过10个/ml，可做出泌尿系统感染的诊断。

5）管型尿：正常人尿中偶见透明及颗粒管型。若12小时尿沉渣计数管型超过5000个，或镜检出其他类管型时，称为管型尿。

（5）尿路刺激征：尿频、尿急、尿痛、排尿不尽感及下腹坠痛等。

（6）肾区疼痛及肾绞痛：常表现为单侧或双侧肾区持续或间歇性隐痛或钝痛。一般疼痛不剧烈，活动、体位改变与腰痛没有关系。

2. 肾性水肿的特点

肾性水肿多出现在组织疏松部位，如眼睑等，以及身体下垂部位，如足踝和胫前部位，长期卧床时最易出现在骶尾部。肾性水肿的性质是软而易移动，临床上呈现凹陷性水肿，即用手指按压局部皮肤可出现凹陷。检查方法：用手指在局部按压5秒后移去，如在移去手指5秒后仍不能恢复原状，即为凹陷性水肿。临床上根据水肿程度可分为轻、中、重3度：①轻度，水肿仅发生于眼睑、眶下软组织、胫骨前、踝部皮下组织，指压后可出现组织轻度凹陷，平复较快。有时早期水肿，仅有体重迅速增加而无水肿征象出现。②中度，全身疏松组织均有可见性水肿，指压后可出现明显的或较深的组织凹陷，平复缓慢。③重度，全身组织严重水肿，身体低垂部皮肤紧张发亮，甚至可有液体渗出，有时可伴有胸腔积液、腹水、鞘膜腔积液。

3. 肾性高血压的概述

肾性高血压一般分为肾血管性和肾实质性两大类。前者主要由动脉粥样硬化和大血管炎导致的肾动脉主干及其分支狭窄所致；后者则由于各种肾小球和肾小管间质疾病所致，发病机制是血管活性物质失衡包括肾内肾素-血管紧张素-醛固酮系统激活等原因引起水钠潴留。

4. 造成少尿或无尿的原因

造成少尿或无尿的原因可以分为3种：肾前性、肾性及肾后性。①肾前性少尿或无尿的主要病因为有效循环血量不足、心脏每搏输出量不足、肾动脉收缩、肾单位血流调节能力下降。②肾性少尿或无尿的主要病因为肾脏大血管病变（血栓、栓塞、受压等），肾小球疾病或微血管病变、肾小管或间质疾病，终末期肾脏病（ESRD），肾皮质坏死等。③肾后性少尿或无尿的主要病因有结石、血块堵塞、肿瘤、输尿管管壁瘢痕、前列腺病变、腹膜后纤维化等。

5. 蛋白尿的临床诊断意义

尿常规检查可对尿蛋白进行定性，而24小时尿蛋白定量可较准确地反映患者蛋白尿的严重程度，正常成人尿蛋白排泄率＞150mg/24h，儿童＞300mg/24h称为蛋白尿。另外单次尿蛋白与肌酐比值也可以比较准确地反映尿蛋白情况，微量白蛋白检测对早期诊断糖尿病肾病有重要意义。

6. 血尿的概述

血尿根据病因分为肾小球源性血尿和非肾小球源性血尿。肾小球源性血尿可由各种肾小球疾病或部分肾小管、肾间质疾病引起，其特点是全程血尿，一般无血丝、血块，无尿痛，沉渣镜检可发现红细胞管型，尿红细胞形态多为变形红细胞，患者可有肾病的其他表现如蛋白尿、水肿等。肾源性血尿可由全身性疾病或泌尿系统疾病引起，其特点是初始血尿、终末血尿或全程血尿，常见血丝、血块，尿痛，剧烈腰痛后肉眼血尿，无红细胞管型，正常形态红细胞尿，无蛋白尿或水肿等肾病表现。

7. 急性肾小球肾炎的概念

急性肾小球肾炎简称急性肾炎，是以急性起病，血尿、蛋白尿、水肿、高血压和肾小球滤过率下降为特点的肾小球疾病，临床上绝大多数属链球菌感染后肾小球肾炎，是由β溶血性链球菌A族中"致肾炎菌株"感染引起的一种免疫复合物性肾小球肾炎。常见于5～14岁的儿童，男性多见，成人或老年人发生本病病情会较重，多发生于一些经济较落后的地区。

8. 慢性肾小球肾炎的概念

慢性肾小球肾炎（chronic glomerulonephritis）指各种病因引起双侧肾小球弥漫性或局灶性炎性或非炎性改变，它是一组病情迁延、病变进展缓慢，最终将发展成为慢性肾衰竭的原发性肾小球疾病。

本病可发生于任何年龄，以青、中年男性居多，临床上以水肿、高血压、蛋白尿、血尿及肾功能损害为基本表现。慢性肾小球肾炎病理类型多样，绝大多数由不同病因、不同病理类型的原发性肾小球疾病发展而来，仅少数由急性链球菌感染后肾小球肾炎所致，肝炎病毒感染可能与慢性肾炎的发病有一定关系。其发病机制主要与免疫介导炎症损伤有关，多数病例肾小球内有免疫复合物沉积。此外，高血压、大量蛋白尿、高血脂等非免疫因素亦参与其慢性化进程。

9. 急进性肾小球肾炎的概念

急进性肾小球肾炎（rapidly progressive glomerulonephritis, RPGN）又称新月体肾炎，是指以少尿或无尿、蛋白尿、血尿，伴或不伴水肿及高血压等为基础临床表现，肾功能骤然恶化而致肾衰竭的一组临床综合征。病理改变特征为肾小囊内细胞增生、纤维蛋白沉积，我国目前对该病的诊断标准是肾穿刺标本中50%以上的肾小球有大新月体形成。本病病情危重、预后差，但如果能早期明确诊断并根据不同的病因及时采取正确的治疗，可明显改善患者的预后。根据免疫病理结果可分为3型：Ⅰ型RPGN，抗肾小球基底膜型；Ⅱ型RPGN，免疫复合物型；Ⅲ型RPGN，寡免疫复合物型。在我国，以Ⅱ型RPGN多见。Ⅰ型以青、中年多见；Ⅱ型和Ⅲ型以中老年多见，男性居多。

10. 急性肾小球肾炎与慢性肾小球肾炎的区别

急性肾小球肾炎多发生在链球菌感染后，常为上呼吸道感染或皮肤感染，其他细菌、病毒感染也可以引起急性肾小球肾炎，急性肾小球肾炎链球菌感染后7～20日出现临床症状。潜伏期至少为4～7日，多约3周，本病有自愈倾向，多在数月内临床自愈。大多数慢性肾炎病因不清，起病即属慢性肾炎，与急性肾小球肾炎无关，发病的起始因素是免疫反应，多数病例肾小球内有免疫复合物沉积。此病预后较差，持续肾功能减退为本病主要特征。

11. 急性肾小球肾炎的健康教育

（1）指导患者平时注意休息和保暖，避免剧烈活动，适当锻炼，增强体质，防止受冻、受湿和过劳。

（2）注意个人卫生，防止化脓性皮肤感染。患感冒、咽炎、扁桃体炎、皮肤感染时，应及时治疗，外出在公共场所特别要注意预防呼吸道感染，做

好隔离工作。

（3）戒烟限酒；按饮食要求进食，少食多餐，避免暴饮暴食。

（4）指导患者出院后如何观察尿液变化，指导患者观察生命体征变化，如有不适症状或体征及时就医。

（5）定期复查血压、肾功能、血尿常规等，如有病情变化随时就诊。

12. 慢性肾小球肾炎的健康教育

（1）勿使用对肾功能有害的药物，如氨基糖苷类抗生素、抗真菌药等。

（2）指导患者进食高热量，低盐低脂低优质蛋白，富含维生素、矿物质，易消化的饮食，避免刺激性食物。低优质蛋白饮食，如牛奶、鸡蛋、鱼类等。

（3）教会患者与疾病有关的家庭护理知识，如何控制饮水量、自我监测血压等。避免受凉受湿，注意休息。避免剧烈运动和过重的体力劳动，防治呼吸道感染。注意个人卫生，预防尿路感染，如出现尿路刺激征时，应及时治疗。

（4）需做肾组织活检者，应做好解释和术前准备工作。

（5）指导患者做好个人卫生，保护皮肤，预防感染等并发症。

（6）定期门诊随访，讲明定期复查的必要性。让患者了解病情变化的特点，如出现水肿或水肿加重、血压增高、血尿等应及时就医。

（7）女性患者不宜妊娠，如有必要应经医师允许。

13. 急进性肾小球肾炎的健康教育

（1）指导患者观察尿液变化，正确按时测量血压，监测血压变化，如有不适症状或体征积极就诊。

（2）指导患者按时按量服用药物，观察药物不良反应，如有不适及时就诊。嘱患者不得随意增减或停用药物，嘱患者慎用或禁用肾毒性药物。

（3）指导如何合理摄入各营养物质，进食低盐低脂优质蛋白饮食。

（4）生活规律，戒烟戒酒，指导患者进行适量的有氧运动，如有身体不适时应立即停止活动，不可过于劳累。

（5）指导患者自我观察，观察皮肤黏膜颜色有无苍白、发绀，有无水肿，水肿程度、部位、性质等；有无咯血、呕血、腹痛、便血等出血表现，

预防感染、肾功能减退、心力衰竭及高血压脑病等并发症。

（6）指导患者定期复查肾功能、血尿常规、电解质等。

（7）指导患者避免肾功能恶化的诱因，如接触碳氢化合物、吸毒、病毒性肺炎、感染、劳累、妊娠等，避免应用肾毒性药物（如氨基糖苷类、非甾体类抗生素、含马兜铃酸中药、造影剂等）。

（8）指导有透析管路患者观察管路的位置、固定是否良好、伤口有无感染等，做好管路维护。

（9）随访：患者出院1周内护士电话随访，了解患者出院后用药、饮食等方面依从性，询问患者有无不适，对于依从性差的患者了解其原因并给予相应的健康指导，嘱患者定期门诊随访。

14. 肾病综合征的概念

肾病综合征是以大量蛋白尿（＞3.5g/d）、低蛋白血症（血清白蛋白＜30g/L）、水肿、高脂血症为基本特征的临床综合征。其中前两项为诊断的必备条件。

15. 肾病综合征的诊断标准

（1）大量蛋白尿（＞3.5g/d）。

（2）低白蛋白血症（血清白蛋白＜30g/L）。

（3）高脂血症。

（4）水肿。

前两条必备，存在三条或四条时，肾病综合征诊断即成立。

16. 肾病综合征常见的并发症

（1）感染：肾病综合征患者常见并发症，与尿中免疫球蛋白的大量丢失、免疫功能紊乱、营养不良、激素和细胞毒性药物的使用有关。

（2）血栓栓塞：多种因素如尿中丢失大量抗凝物质、高脂血症、血液浓缩等可使血液黏滞度升高。

（3）急性肾衰竭：有效循环血容量的严重不足导致肾脏血流量下降，引起肾前性氮质血症，尤其是严重水肿的患者给予强力利尿治疗时更易发生。

（4）蛋白质及脂肪代谢紊乱。

17. 肾病综合征的治疗原则

（1）一般治疗：适当注意休息。

（2）主要治疗：抑制免疫与炎症反应。

（3）对症治疗：利尿消肿，减少尿蛋白，降脂治疗。

（4）防治并发症，预防感染、血栓栓塞形成、

避免急性肾衰竭的发生。

（5）中医药治疗。

18. 肾病综合征的健康教育

（1）指导患者注意休息，避免受凉、感冒，避免劳累和剧烈体育运动。

（2）指导患者保持乐观开朗的心情，保持对疾病治疗的信心。

（3）指导患者有水肿时注意限盐，同时注意每日勿摄入过多蛋白质，应低盐低脂优质低蛋白饮食。

（4）指导患者观察尿液变化，有无泡沫增多、颜色变化、尿量减少等。

（5）指导患者遵医嘱服药，勿自行增减甚至停用激素。

（6）指导患者每日记录出入量，监测体重变化。

（7）指导患者做好个人卫生，加强口腔卫生，避免交叉感染，保护皮肤，以免皮肤损伤感染。

（8）指导患者预防感染、血栓栓塞、急性肾损伤等并发症。

（9）指导患者定期门诊随访，密切监测肾功能变化。

19. 急性肾损伤的概念

急性肾损伤（acute kidney injury，AKI）是影响肾脏结构和功能的疾病状态之一，特征为肾功能的急性减退（涵盖急性肾衰竭）。AKI是临床综合征，由多种不同病因引起，包括急性肾小管坏死、急性间质性肾炎、急性肾小球和血管性肾病、肾前性氮质血症和急性肾后性梗阻性疾病。AKI综合征涵盖了直接导致肾结构损伤及急性肾功能损伤的疾病，表现为血肌酐和尿素氮迅速升高，水、电解质和酸碱平衡紊乱，以及全身各系统并发症。

20. 急性肾损伤的病因

AKI是由多种病因引起的急性肾脏损伤性病变，根据病因作用于肾脏部位的不同进行分类，可分为肾前性、肾性及肾后性3类。

（1）肾前性：血容量不足和心脏泵血功能明显降低导致的肾脏灌注不足有关。血容量不足常见于：①消化道失液如呕吐、腹泻等；②各种原因引起的大出血；③中暑及大量出汗导致的皮肤大量失液；④过度利尿等。心排血量严重不足常见于：①充血性心力衰竭；②急性心肌梗死；③心脏压塞；④肾动脉栓塞或血栓形成；⑤大面积肺栓塞；⑥严重心律失常。

（2）肾性：直接损害肾实质发生的急性病变，如①急性肾小管损伤或坏死；②急性肾小球及肾微血管疾病；③急性肾间质性疾病；④肾血管性疾病。

（3）肾后性：尿路梗阻或排尿功能障碍（如肿瘤、结石、前列腺增生等）所致的AKI。常见病因：①输尿管结石；②尿道梗阻；③膀胱颈梗阻；④前列腺增生肥大或癌；⑤膀胱肿瘤；⑥盆腔肿瘤蔓延、转移或腹膜后纤维化所致的粘连，压迫输尿管、膀胱、尿道等。

21. 急性肾损伤的临床分期及表现

（1）分期：2012年美国K/DOQI专家组提出对AKI的分期方法，将AKI分为3期（表1-14）。

（2）临床表现：AKI的临床表现与病因和所处AKI分期不同有关，差异性很大。主要临床表现如下。

1）尿量改变：AKI1期至2期的患者少尿期较短，如果致病因素解除，很快进入多尿期或尿量恢复正常。AKI3期患者少尿期一般为1～2周，但少数患者少尿可持续1～3个月以上。

2）水、电解质紊乱和酸碱平衡失常：①水过多；②高钾血症；③代谢性酸中毒；④低钙血症、高磷血症；⑤低钠血症和低氯血症；⑥高镁血症。

3）心血管系统表现：①高血压；②急性肺水肿和心力衰竭；③心律失常。

4）消化系统表现：常见症状为食欲显著减退、恶心、呕吐、腹胀、呃逆或腹泻等。

5）神经系统表现：部分患者早期表现为疲倦、精神较差。若早期出现意识淡漠、嗜睡或烦躁不安甚至昏迷，提示病情危重，应及早实施血液净化治疗。

6）血液系统表现：贫血是部分患者较早出现的征象，轻重与病情相关；可发生弥散性血管内凝血（DIC），临床表现为出血倾向、血小板减少、消耗性低凝血症及纤维蛋白溶解等征象。

22. 急性肾损伤的健康教育

（1）教育患者急性肾损伤恢复后期应积极治疗原发病。

（2）指导患者增加抵抗力，减少感染的发生，避免引起肾功能减退的诱因，如感染、劳累，避免妊娠、手术、外伤等，慎用抗生素如氨基糖苷类；尽量避免需使用大剂量造影剂的检查，尤其是老年人及肾血流灌注不良者（如脱水、失血、休克等）。加强劳动防护，避免接触重金属、工业毒物等。误服或误食毒物应立即进行洗胃或导泻，并采取有效解毒药。

（3）指导患者如有出血或脱水情况应及时就诊。

（4）定期门诊随访，监测肾功能、尿量变化等。

23. 慢性肾衰竭的概念

慢性肾衰竭是指各种慢性肾脏病进行性发展恶化的最终结局，主要表现为肾功能减退，代谢产物潴留引起全身系统症状，以及水、电解质和酸碱平衡失调的一组临床综合征。

24. 慢性肾衰竭的分期及临床表现

（1）分期：2012年美国K/DOQI专家组提出对慢性肾脏病（CKD）新的分期方法，将CKD分为5期（表1-15）。通常患者病情进展至CKD5期时即被称为终末期肾脏病。

（2）临床表现

1）水、电解质、酸碱平衡紊乱：①水钠潴留，或低血容量和低钠血症；②高钾血症，有时患者因钾摄入不足、胃肠道丢失过多或过度应用排钾利尿药时可出现低钾血症；③低钙血症、高磷血症和继发性甲状旁腺功能亢进，少数有高钙血症；④高镁血症；⑤代谢性酸中毒。

2）糖、脂肪、蛋白质和氨基酸代谢障碍：①血糖升高，亦可发生自发性低血糖，或因长期进食不足，严重营养不良引起低血糖；②高三酰甘油血症、高胆固醇血症；③蛋白质、氨基酸合

表1-14　AKI分期诊断标准

分级	血肌酐	尿量
1	升高达基础值的1.5～1.9倍；或升高达≥26.5μmol/L（≥0.3mg/dl）	<0.5ml/(kg·h)，持续6～12小时
2	升高达基础值的2.0～2.9倍	<0.5ml/(kg·h)，连续≥12小时
3	升高达基础值的3倍以上；或升高达≥353.6μmol/L（≥4.0mg/dl）；或开始肾脏替代治疗；或年龄<18岁，GFR下降达<35ml/(min·1.73m²)	持续24小时<0.3ml/(kg·h)；或无尿≥12小时

表 1-15　CKD 分期

分期	特征	GFR ml/（min·1.73m^2）
G1	肾损害伴 GFR 正常或升高	≥ 90
G2	肾损害伴 GFR 轻度下降	60 ～ 89
G3A	GFR 轻度至中度下降	45 ～ 59
G3B	GFR 中度至重度下降	30 ～ 44
G4	GFR 重度下降	15 ～ 29
G5	肾衰竭	< 15

成下降，蛋白质分解代谢增加及负氮平衡，如不纠正，儿童可出现生长发育迟缓，成人则表现为营养不良。

3）各系统功能障碍

A. 消化系统：消化系统症状是 CKD 3 ～ 5 期患者最早和最突出的表现。食欲减退是最常见的早期表现。随着肾功能减退，常出现恶心、呕吐、腹泻，严重者可致水、电解质和酸碱平衡紊乱。ESRD 患者可出现口腔炎、口腔黏膜溃疡、口臭、呼出气体中有尿味和金属味，腮腺肿大，食管黏膜出血，胃或十二指肠溃疡甚至上消化道出血等。

B. 心血管系统：高血压、动脉粥样硬化、心肌病、心包炎、心功能不全表现。

C. 呼吸系统：咳嗽、痰中带血、胸闷、气短、呼吸困难、尿毒症性胸膜炎、胸腔积液、肺钙化等。

D. 神经系统：① 中枢神经系统表现：早期常表现有功能抑制，如疲乏、注意力不集中、失眠；之后患者可有行为异常、抑郁、记忆力减退、判断力、定向力和计算力障碍，同时可伴发神经肌肉兴奋症状，如肌肉颤动或痉挛、呃逆、抽搐等；晚期则表现为抑郁或躁狂、精神错乱、幻觉等，可出现肌阵挛、震颤和舞蹈症甚至昏迷。②周围神经系统表现：常见下肢疼痛、灼痛和痛觉过敏，运动后消失，称为下肢不宁综合征，进一步发展则出现肢体无力、步态不稳、深腱反射减弱，最后则出现运动障碍。③自主神经功能障碍：部分患者可出现直立性低血压、发汗障碍、神经源性膀胱炎和早泄等。

E. 血液系统：贫血、出血倾向如鼻出血、皮肤瘀斑、月经量增多、术后伤口出血和牙龈出血等，严重者可有出血性心包炎，腹膜后、消化道甚至颅内出血。也可出现血栓倾向。

F. 运动系统：ESRD 患者可出现骨病如骨痛、自发性骨折、关节炎，还可出现肌病，表现为严重肌无力，常以近心端肌肉受累为主，可表现为举臂或起立困难、企鹅样步态等；儿童常有生长发育迟缓及佝偻病表现，成人亦可发生腰椎侧凸或脊柱后凸等骨骼畸形。

G. 皮肤变化：皮肤瘙痒、面色苍白或呈黄褐色，严重者皮肤有尿素霜。

H. 免疫系统：免疫力低下，常伴有感染。

I. 内分泌系统：性激素紊乱（闭经、不育等）、甲状腺功能低下、体温调节紊乱。

25. 慢性肾脏病治疗原则

（1）治疗原发病和纠正加重慢性肾脏病的因素。

（2）延缓肾功能减退的进展，如控制高血压、高脂血症，饮食治疗，纠正水电解质和酸碱平衡，控制感染等。

（3）防治并发症。

（4）替代疗法（血液透析、腹膜透析、肾移植）。

26. 慢性肾脏病的健康教育

（1）指导患者根据病情和活动耐力，进行适当的活动，以增强机体的抵抗力。避免劳累和重体力活动。

（2）强调合理饮食对本病的重要性，严格遵从饮食治疗的原则，尤其是蛋白质的合理摄入和水钠限制。

（3）指导患者定期复查肾功能、电解质等，准确测量并记录每日出入量和体重。每日定时测量血压，注意生命体征变化。如有水肿明显、尿量改变、乏力加重、食欲减退、血压升高等异常情况或不适症状及时就诊。

（4）遵医嘱用药，避免使用肾毒性较大的药物，如氨基糖苷类抗生素。

（5）指导患者注意个人卫生，皮肤瘙痒时勿用力抓挠，以免破损引起感染。教育患者注意会阴部的清洁，观察有无尿路刺激征的出现，预防尿路感染。

（6）慢性肾脏病患者应注意保护和有计划的

使用血管，尽量保留前臂、肘等部位的大静脉，以备用于血液透析治疗。已行动静脉内瘘吻合术的血液透析患者，注意保护好内瘘，留置血液透析管路患者做好管路维护，腹膜透析患者保护好腹膜透析置管及外出口。

（7）定期随访。

第七节 风湿免疫科

1. 系统性红斑狼疮的概念

系统性红斑狼疮（systemic lupus erythematosus, SLE）是一种多因素参与的全身性自身免疫性疾病。血清中出现以抗核抗体为主的多种自身抗体和多系统受累是 SLE 的两个主要临床特征。肾衰竭、感染、中枢神经系统损伤是主要的死亡原因。

2. 系统性红斑狼疮的临床表现

SLE 是一种累及多系统、多器官的自身免疫疾病，既可出现单一系统或脏器功能障碍，也可出现多脏器功能受损。SLE 病情的加重与缓解的交替出现常为自然病程发展的特点。

（1）全身表现：绝大多数患者可出现发热，部分患者以发热为首发症状，狼疮活动引起的发热应用抗生素无效，而激素治疗有效。大多数患者还有疲乏、体重减轻等表现。

（2）皮肤黏膜受累：SLE 的皮肤黏膜受累是最常见的。典型的表现包括蝶形红斑、盘状红斑、网状青斑、脱发、光过敏、口腔溃疡等。

（3）骨骼肌肉：关节炎和关节痛是 SLE 常见的临床表现，高达 90% 的患者在其病程的某个阶段出现。严重程度从轻度关节痛到关节变形不等。虽然所有关节均可受累，狼疮性关节炎的特征为多累及手指小关节、腕及膝关节的对称性关节炎。肌肉受累多表现为肌痛和肌无力，常见三角肌和股四头肌受累，常与狼疮的复发相伴随。

（4）肾受累：狼疮肾炎是提示 SLE 预后较差的重要预测因素。肾损害的临床表现包括蛋白尿、血尿、管型尿、肾病综合征及肾功能不全。严重的肾脏损害是 SLE 患者死亡的主要原因之一。

（5）肺和胸膜受累：SLE 患者的肺及邻近结构也是经常受累的器官，表现各异。约 30% 的患者在病程中会有胸膜受累的表现，胸膜炎可表现为胸痛，伴或不伴胸腔积液。肺脏受累包括急性肺炎、慢性间质性肺病、弥漫性肺泡出血、肺动脉高压及萎缩肺综合征。

（6）神经精神系统受累：神经精神性狼疮包括多种神经性和精神性表现，可累及中枢和外周神经系统的任何部位。精神错乱的表现如精神病、抑郁症和焦虑症。认知障碍的表现如注意力不集中、记忆力下降及言语障碍等。中枢神经系统受累可以表现为局限性和全身癫痫样发作，头痛是常见的主诉。头痛有偏头痛和紧张性头痛两种类型。脑神经的受累可导致视力障碍、失明、视盘水肿、眼球震颤或眼睑下垂、眩晕和面部麻痹等症状。高达 20% 的 SLE 患者出现周围神经病，其典型表现为对称性、感觉或感觉运动多神经病。

（7）心血管受累：心血管疾病是 SLE 的常见并发症，心包、心肌、瓣膜和冠状动脉均可受累。心包炎是 SLE 最常见的心脏表现，伴或不伴心包积液，50% 以上的 SLE 患者在病程中的某个阶段会出现心包炎。典型的表现为胸骨后或心包区疼痛，活动后加重，可伴有或不伴有心包摩擦音。

（8）血液系统受累：血液系统受累常见，三系均可受累，表现为贫血、白细胞减少、血小板减少。患者常出现乏力、皮肤黏膜及内脏出血、淋巴结肿大和脾大。SLE 患者的贫血多为慢性病贫血，表现为正色素、正细胞性贫血，伴有血清铁和转铁蛋白降低、血清铁蛋白降低或者正常。短期内出现重度贫血常是自身免疫性溶血性贫血所致，多有网织红细胞计数增高，抗人球蛋白（Coombs）试验阳性。

（9）消化道受累：SLE 患者胃肠道的任何部分均可受累，表现为吞咽困难、腹痛、压痛、反跳痛、恶心、呕吐、腹泻或便秘。活动期 SLE 可出现肠系膜血管炎，轻者可表现为绞痛、腹胀、食欲缺乏，重者表现为伴有腹泻和胃肠道出血的急腹症。

（10）其他：眼部受累结膜炎、葡萄膜炎、眼底出血等。

3. 系统性红斑狼疮的辅助检查

（1）自身抗体检测

1）抗核抗体（ANA）：是 SLE 最常见的自身抗体，敏感性为 95%，特异性为 65%。常用于 SLE 的筛查，属于非特异性抗体。

2）抗双链 DNA（dsDNA）抗体：是 SLE 的特异性抗体，敏感性为 40% ~ 70%，特异性 97%，它与疾病活动性及预后有关。

3）抗 ENA 抗体：可以一次性检测 7 种以上抗体，包括抗 Sm 抗体，抗 U1RNP 抗体，抗 SSA/

Lo 抗体及 SSB/La 抗体，抗 Scl-70 抗体，抗 Jo-1 抗体。

（2）常规检查

1）血常规：SLE 常伴有白细胞减少、淋巴细胞减少、血小板减少及溶血性贫血。

2）尿液检查：尿蛋白阳性、管型尿等均有助于诊断。

3）补体系统：补体（CH50、C3、C4 等）水平减低对 SLE 有诊断意义，同时对判断疾病活动性有一定价值。

4）免疫球蛋白：免疫球蛋白（IgG、IgM、IgA 等）沉积，对 SLE 具有一定的特异性。

（3）其他辅助检查：X 线、B 超、CT、超声心动图、MRI、腰椎穿刺等检查有助于胸膜、肺、心脏及脑部病变进行判断。

4. 系统性红斑狼疮的治疗原则

（1）一般治疗

1）患者教育：正确的患者教育和指导，有助于患者正确认识疾病，减轻对疾病的恐惧。

2）避免及疲劳：疲劳是 SLE 常见的表现，医护人员应重视并定期监测，进行对症或辅助治疗。

3）适当休息与锻炼：重症活动期患者应卧床休息，缓解期及轻症患者可适当运动或从事非体力性工作。适当的锻炼有助于防止长期类固醇激素治疗造成的肌肉萎缩及骨质疏松。

4）其他：预防感染，戒烟，减轻体重。

（2）药物治疗

1）非甾体抗炎药。

2）糖皮质激素。

3）抗疟药和慢性抗风湿药。

4）生物制剂。

（3）血浆置换。

5. 系统性红斑狼疮的护理

（1）保持病室温湿度适宜，避免阳光直接照射皮肤暴露部分。

（2）给予富含维生素和优质蛋白的平衡饮食，忌食芹菜、蘑菇、烟熏食物，避免辛辣刺激性食物。

（3）观察口腔黏膜情况，指导患者每日清洁口腔，漱口水漱口，预防感染。

（4）活动期患者卧床休息，减少消耗，注意保持关节功能位；缓解期及轻症患者可适当活动或工作，指导关节肌肉功能锻炼。

（5）皮肤护理

1）用清水洗脸，禁用碱性肥皂、化妆品和油膏，防止刺激皮肤或引起过敏，保持面部清洁。

2）用 30℃温水湿敷红斑处，每日 3 次，每次 30 分钟，可促进局部血液循环。

3）嘱患者避免阳光直射，尽量避免在上午 10 时至下午 2 时阳光较强的时间外出，禁止日光浴、滑冰、滑雪；夏季外出戴太阳镜、遮阳帽、打伞遮阳或穿长裤长袖外衣等，以免引起光过敏或使皮疹加重。

4）保持口腔、女性会阴部清洁，预防各种感染，严重腹泻患者注意肛周皮肤清洁干燥。

（6）狼疮脑病患者护理：遵医嘱给予脱水降颅压及镇静治疗；对于躁动、抽搐患者使用床档，必要时约束带约束，防止坠床；备好开口器，防止舌咬伤；昏迷患者定期翻身，防止压疮和肺炎。

（7）狼疮肾患者护理：观察尿液颜色和泡沫情况；遵医嘱使用利尿药，并监测血清电解质浓度，严格记录 24 小时出入量；观察水肿情况，下肢水肿可抬高患肢；给予低盐、低脂饮食，选优质蛋白（瘦肉、牛奶）。

（8）心脏受损患者的护理：大量心包积液、心力衰竭患者应卧床休息，呼吸困难半卧位，控制血压，给予吸氧；心律失常做好心电监护，必要时备好抢救用品；抗心力衰竭药时，给药前要听心率和节律；低盐易消化、清淡饮食。

（9）狼疮肺患者护理：严重者半卧位，吸氧；协助患者排痰，给予雾化吸入，协助翻身叩背排痰，预防肺部感染。

（10）血液系统受损患者的护理：白细胞降低并长期应用激素和免疫抑制剂的患者，实施保护性隔离，戴口罩、减少探视，并向家属和患者进行宣教，防止交叉感染，做好空气消毒。血小板减少患者，根据出血部位不同，积极预防和实施止血措施。单纯贫血患者，指导患者活动，防止因头晕出现跌倒等不良情况，严重者卧床休息，必要时吸氧。

（11）通过与患者交流，使其正确认识疾病，消除恐惧心理，树立治疗信心，积极配合，避免情绪波动及精神刺激。

6. 类风湿关节炎的概念

类风湿关节炎（rheumatoid arthritis，RA）是一个累及周围关节为主的多系统性炎症性的自身免疫病，其特征性的症状为对称性、周围性多个关节慢性炎性病变，临床表现为受累关节疼痛、肿胀、功能下降，病程呈持续、反复发作过程。

其病理为慢性滑膜炎，侵及下层的软骨与骨，造成关节破坏，出现功能障碍和关节畸形。

7. 类风湿关节炎的临床表现

起病缓慢而隐匿，先有数周低热、乏力、全身不适，体重下降等症状，以后逐渐出现典型的关节症状。少数起病急，数日内出现多个关节症状。

(1) 关节表现：主要累及小关节，尤其是手关节。对称性多关节炎，反复发作。其表现可分为滑膜炎和关节结构破坏症状。

1) 关节疼痛与肿胀：关节痛是最早出现的症状，最常见的部位是腕、掌指关节、近端指间关节，其次是足趾、膝、踝、肘、肩等关节，多呈对称性、持续性疼痛伴有压痛。

2) 晨僵：95% 患者可出现晨僵，是 RA 最突出的临床表现，是观察本病活动指标之一。

3) 关节畸形：本病晚期由于滑膜炎的绒毛破坏了软骨和骨质结构，造成关节纤维性或骨性强直。同时关节周围的肌腱、韧带受损，使关节不能保持正常位置，造成手指关节的半脱位，如尺侧偏斜、屈曲畸形、天鹅颈样畸形。

4) 关节功能障碍：关节肿痛、结构破坏和畸形导致关节活动受限，影响生活自理能力和工作能力。美国风湿病学会（ACR）将关节功能按轻重程度可分为 4 级。

Ⅰ级：能正常地进行各种工作和日常生活活动。

Ⅱ级：能正常地进行各种日常生活活动，不能胜任工作。

Ⅲ级：能正常地进行各种日常生活活动和某些特定工作，其他工作受限。

Ⅳ级：各种日常生活和工作均受限。

(2) 关节外表现

1) 类风湿结节：是本病特异的皮肤表现，20% ~ 30% 的患者可出现皮下结节，常见部位为关节伸面、受压部位的皮下或经常受到机械摩擦处，肘鹰嘴突附近、枕骨、跟腱等关节隆突处。出现类风湿结节提示 RA 病情活动。

2) 类风湿血管炎：可出现在患者的任何系统脏器。体检能观察到指甲下或指端小血管炎，少数引起局部组织缺血性坏死，眼部可引起巩膜炎甚至巩膜软化影响视力。

3) 肺：约 30% 的患者可有肺间质病变和肺 X 线片的异常，常无明显临床症状，部分患者可出现肺功能不全，若出现慢性纤维性肺泡炎预后差。类风湿结节也可出现在肺部，呈单个或多个结节，结节液化咳出可形成空洞。10% 患者可有胸膜炎，为单侧或双侧性少量渗出性胸腔积液。

4) 心包炎：约 30% 的患者可出现小量心包积液，无明显临床症状。

5) 其他系统症状：如胃肠道可有上腹部不适、食欲缺乏，甚至出现黑粪，大多与服用非甾体抗炎药有关。尿异常可能为抗风湿药引起肾损害或并发淀粉样变性引起。

6) 血液系统：部分患者可出现小细胞低色素性贫血。

8. 类风湿关节炎的辅助检查

(1) 实验室检查：血、尿常规，红细胞沉降率（增快），C 反应蛋白（增高），血清免疫球蛋白 IgG、IgM、IgA（可升高），血清补体水平（多数正常或轻度升高），类风湿因子（阳性）对诊断具有一定价值，但没有特异性。其他如抗角蛋白抗体（AKA）、抗核周因子抗体（APF）和抗环瓜氨酸肽（CCP）抗体、抗突变型瓜氨酸波形蛋白抗体（MCV）等自身抗体对类风湿关节炎有较高的诊断特异性，敏感性在 30% ~ 40%。遗传标记：HLA-DR4 及 HLA-DR1 亚型（HLA 为人类白细胞抗原）。

(2) 影像学 X 线检查：为明确本病的诊断、分期和病情进展情况。可见软组织肿胀、骨质疏松及病情进展后的关节面囊性变、侵蚀性骨破坏、关节面模糊、关节间隙变窄、关节融合及脱位。胸部 X 线可见肺间质病变和胸腔积液等。

(3) CT：胸部 CT 可进一步提示肺部病变，尤其高分辨率 CT 对肺间质病变更敏感。

(4) MRI：手关节及腕关节的 MRI 检查可提示早期的滑膜炎病变，对发现类风湿关节炎患者的早期关节破坏很有帮助。

(5) 关节超声：关节超声是简易的无创性检查，对于滑膜炎、关节积液及关节破坏有鉴别意义。早期诊断，评估患者病情活动程度及疗效。

(6) 关节滑液检查：目的是为了检查关节腔内积液的性质或用于抽取关节液后进行关节腔内给药。

(7) 关节镜检查：可直接观察到关节内部的结构，滑膜、软骨的变化，可明确诊断，也可进行治疗。

(8) 关节滑膜活检：通过活检组织病理检查进行诊断及检查，对于难治性类风湿关节炎有辅助治疗作用。

9.类风湿关节炎的治疗

（1）治疗原则：本病目前尚无根治方法。治疗目的在于缓解症状，控制疾病发展，改善关节功能。

（2）药物治疗

1）非甾体抗炎药（NSAIDs）：缓解疼痛，减轻症状。

2）改变病情抗风湿药（DMARDs）：改善和延缓病情。

3）糖皮质激素：控制炎症。

4）生物制剂：英夫利昔单抗（infliximab）、依那西普（etanercept）、阿达木单抗、利妥昔单抗，可以阻止骨侵蚀进展。

（3）物理治疗：常用的物理治疗包括红外线治疗、高频理疗、热水疗法、冷热敷及缓解期功能锻炼和关节按摩等。

（4）非药物治疗：免疫净化治疗及外科手术治疗。

10.类风湿关节炎的护理措施

（1）关节活动护理

1）急性期关节疼痛肿胀明显且全身症状较重的患者应卧床休息，采取舒适体位，减轻疼痛。

2）缓解期鼓励患者进行功能锻炼，主动或被动地进行肢体活动，如伸展运动等，但已有强直的关节禁止剧烈活动。

3）晨僵使活动受限或活动前给予关节热敷，温水浸泡。进行关节周围皮肤和肌肉的按摩及关节功能锻炼操，增进血液循环，防止肌肉萎缩。也可采用物理治疗，如红外线治疗仪、频谱仪等。

4）注意关节的保暖，避免潮湿寒冷加重关节症状。

5）出现关节畸形的患者，指导配合使用辅助工具。

（2）饮食指导：告知患者选择清淡、易消化，以富含优质蛋白质（牛奶、鸡蛋、瘦肉等）、维生素和矿物质的食物为主，多吃蔬菜、水果等富含纤维素的食物防止便秘，避免食用辛辣、刺激性强的食物，以诱发或加重消化道症状。

（3）用药护理

1）非甾体抗炎药可缓解关节症状，控制病情发展应尽早应用。注意观察药物的不良反应，若出现恶心、呕吐等胃肠道反应时，需加用胃黏膜保护药或抗酸药。

2）糖皮质激素及免疫抑制剂，需持续服药，

切勿轻易停药。对于长时间使用激素的应注意补钙。

3）应用生物制剂可改善关节症状，注意有无过敏反应发生，如皮肤瘙痒、皮疹、头晕、恶心、低血压甚至呼吸困难等严重过敏反应。

4）可用外用药控制局部症状，涂抹双氯芬酸二乙胺乳剂和青鹏软膏。

（4）心理护理：保持积极的心态应对疾病，树立信心，配合治疗。

11.强直性脊柱炎概念

强直性脊柱炎（ankylosing spondylitis，AS）是一种慢性进行性炎性疾病，主要侵犯骶髂关节、脊柱骨突（滑膜关节）、脊柱旁软组织及外周关节，并可伴发关节外表现，严重可发生脊柱畸形和关节强直。我国的患病率0.3%，发病年龄15～30岁，男女比例3：1。

12.强直性脊柱炎临床表现

本病的临床表现轻微，少数重症者有发热、疲倦、消瘦、贫血或其他器官受累。

（1）骨关节系统

1）疼痛：本病发病隐袭。腰背部或骶髂部疼痛和（或）发僵，活动后减轻。在病程初期或病程中出现外周关节病变，以膝、髋、踝和肩关节居多，肘及手和足小关节偶有受累。

2）关节受累：髋关节受累占38%～66%，表现为局部疼痛，活动受限，屈曲挛缩及关节强直，其中大多数为双侧，而且94%的髋部症状起于发病之后5年内。发病年龄小，外周关节起病者易发生髋关节病变。

3）跖底筋膜炎、跟腱炎和其他部位的肌腱末端病在本病常见。肌腱末端病为本病的特征之一。

（2）骨关节系统外

1）全身症状表现为低热、疲乏、消瘦、贫血等。

2）眼葡萄膜炎，反复发作可致视力障碍。

3）神经系统可引起阳萎、夜间尿失禁、膀胱和直肠感觉迟钝、踝反射消失等。

4）呼吸系统：极少数患者出现肺上叶纤维化。

5）心血管系统：主动脉瓣膜尖缩短变厚，从而导致主动脉瓣关闭不全。

6）其他：AS可并发IgA肾病和淀粉样变性。

13.强直性脊柱炎辅助检查

（1）实验室检查

1）活动期患者可见红细胞沉降率增快、C反应蛋白增高及轻度贫血。类风湿因子（RF）阳性

和免疫球蛋白轻度升高。

2）HLA-B$_{27}$ 阳性率达 90% 左右，但无诊断特异性，因为正常人也有 HLA-B$_{27}$ 阳性。HLA-B$_{27}$ 阴性患者只要有临床表现和影像学检查符合诊断标准，也不能排除 AS 可能。

（2）体格检查：骶髂关节和椎旁肌肉压痛为本病早期的体征。随病情进展可见腰椎前凸变平，脊柱各个方向活动受限，胸廓扩展范围缩小，颈椎后突。以下几种方法可用于检查骶髂关节压痛或脊柱病变进展情况。

1）枕壁试验：正常人在立正姿势双足跟紧贴墙根时，后枕部应贴近墙壁而无间隙。而颈僵直和（或）胸腰段畸形后凸者该间隙增大至几厘米以上，致使枕部不能贴壁。

2）胸廓扩展：在第 4 肋间隙水平测量深吸气和深呼气时胸廓扩展范围，两者之差的正常值不小于 2.5cm，而有肋骨和脊椎广泛受累者则使胸廓扩张减少。

3）Schober 试验：于双髂后上棘连线中点上方垂直距离 10cm 及下方 5cm 处分别做出标记，然后嘱患者弯腰（保持双膝直立位）测量脊柱最大前屈度，正常移动增加距离在 5cm 以上，脊柱受累者则增加距离少于 4cm。

4）骨盆按压：患者侧卧，从另一端按压骨盆可引起骶髂关节疼痛。

5）Patrick 试验（下肢"4"字试验）：患者仰卧，一侧膝屈曲并将足跟放置于对侧伸直的膝上。检查者用一只手下压屈曲的膝（此时髋关节在屈曲、外展和外旋位），并用另一只手压对侧骨盆，可引出对侧骶髂关节疼痛则视为阳性。有膝或髋关节病变者也不能完成"4"字试验。

（3）影像学检查

1）X 线：具有诊断意义。AS 最早的变化发生在骶髂关节。晚期广泛而严重的骨化性骨桥表现称为"竹节样脊柱"。

2）CT 检查：X 线片尚未显示明确。

3）磁共振成像（MRI）技术对了解软骨病变优于 CT，但在判断骶髂关节炎时易出现假阳性结果。

14. 强直性脊柱炎治疗原则

（1）非甾体抗炎药：这一类药物可迅速改善患者腰背部疼痛和发僵，减轻关节肿胀和疼痛及增加活动范围，无论对早期或晚期 AS 患者的症状治疗都是首选的。

（2）免疫抑制剂：如柳氮磺吡啶可改善 AS 的关节疼痛、肿胀和发僵，并可降低血清 IgA 水平及其他实验室活动性指标。磺胺过敏者慎用。活动性 AS 患者经柳氮磺吡啶和非甾体抗炎药治疗无效时，可采用甲氨蝶呤。

（3）糖皮质激素：少数病例即使大剂量抗炎药也不能控制症状时，可暂时缓解疼痛。

（4）生物制剂及其他药物及治疗。

（5）对炎性关节疼痛或其他软组织疼痛选择必要的物理治疗。

（6）外科治疗：髋关节受累引起的关节间隙狭窄、强直和畸形，可选择人工全髋关节置换术。

15. 强直性脊柱炎护理措施

（1）关节活动护理

1）睡硬板床、矮枕、有胸椎及颈椎受累时应停用枕头，多取仰卧位，避免促进屈曲畸形的体位。

2）指导患者站立时保持收腹、挺胸和双眼平视的姿势，坐、卧、站立时脊柱尽可能保持挺直，预防脊柱弯曲。体重重者要减肥。

3）劝导患者谨慎而不间断地进行体育锻炼，以取得和维持脊柱关节的最好位置，增强椎旁肌肉和增加肺活量，其重要性不亚于药物治疗。

4）定期测量身高：保持身高可以早期发现脊柱弯曲。

5）维持胸廓活动度的锻炼，每日做深呼吸及扩胸运动 2 次，每次 20 分钟。

6）每日早、中、晚俯卧 20 分钟，预防脊柱和髋部畸形，缓解疼痛。

7）保持脊柱关节的运动度，如弯腰、转颈训练，每日 2 次。

（2）饮食护理：以高蛋白、高营养的食物如肉类和鱼类为主，同时补充维生素和钙质，如水果、蔬菜和牛奶。

（3）用药护理：规律用药的意义，遵医嘱按时服药，不可擅自停药、减药、加药、改药。定期监测血常规、肝功能。

1）非甾体抗炎药可缓解关节症状，控制病情发展应尽早应用。注意观察药物的不良反应，若出现恶心、呕吐等胃肠道反应时，需加用胃黏膜保护药或抗酸药。

2）糖皮质激素及免疫抑制剂，需持续服药，切勿轻易停药。对于长时间使用激素的应注意补钙。

3）应用生物制剂可改善关节症状，注意有无过敏反应发生，如皮肤瘙痒、皮疹、头晕、恶心、低血压甚至呼吸困难等严重过敏反应。

（4）可用外用药控制局部症状，涂抹双氯芬酸二乙胺乳剂和青鹏软膏。

（4）心理护理：与患者多交流，多安慰患者，使其接受现实，勇敢面对，积极配合治疗。

16. 干燥综合征概念

干燥综合征（Sjogren syndrome，SS）是一种以侵犯外分泌腺尤其是泪腺和唾液腺为主的全身性自身免疫性疾病，分为原发性干燥综合征（pSS）和继发性干燥综合征（sSS）。该病的免疫性炎症反应主要表现在外分泌腺的上皮细胞，故又称为自身免疫性外分泌腺体上皮细胞炎或自身免疫性外分泌腺病。

17. 干燥综合征临床表现

（1）口腔症状：唇和口角干燥皲裂，有口臭。

1）猖獗性龋齿是本病的特征之一，表现为牙齿逐渐变黑，继而小片脱落，最终只留残根。

2）舌：舌面干，舌干痛，舌质红，舌乳头萎缩而光滑。口腔黏膜出现溃疡或继发感染。

3）涎腺炎：又称唾液腺炎，出现腮腺、颌下腺反复肿大，疼痛，伴发热。

（2）眼部症状：此因泪腺分泌的黏蛋白减少而出现眼干涩、异物感、泪少等症状，严重者痛哭无泪。

（3）皮肤：皮肤病变的病理基础为局部血管炎。

1）过敏性紫癜样皮疹：多见于下肢，为米粒大小、边界清楚的红丘疹，压之不褪色，分批出现，每批持续时间约为 10 天，可自行消退而遗有褐色色素沉着。

2）结节红斑较为少见。

3）雷诺现象：多不严重，不引起指端溃疡或相应组织萎缩。

（4）关节疼痛骨骼肌肉关节痛较为常见。

（5）其他浅表部位如鼻、硬腭、气管及其分支、消化道黏膜、阴道黏膜的外分泌腺体均可受累，使其分泌减少而出现相应的症状。

（6）其他脏器

1）肺：大部分患者无呼吸道症状。肺部的主要病理为间质性病变，部分出现弥漫性肺间质纤维化，少数人可因此而呼吸功能衰竭而死亡。

2）肾：严重者出现肾钙化、肾结石及软骨病。

3）消化系统：胃肠道可以因其黏膜层的外分泌层的外分泌腺体病变而出现萎缩性胃炎、胃酸减少、消化不良等非特异性症状。

4）神经系统：以周围神经受累为多见，不论是中枢或周围神经损害均与血管炎有关。

5）血液系统：本病可出现白细胞减少和（或）血小板减少，血小板减少严重者可出现出血现象。

18. 干燥综合征的辅助检查

（1）实验室检查：可以发现血小板减少，或偶有的溶血性贫血。抗 SSA 抗体、抗 SSB 抗体、高免疫球蛋白血症阳性。

（2）口腔：①唾液流率；②腮腺造影；③唾液腺核素检查；④唇腺活检组织学检查。

（3）眼部：① Schirmer（滤纸）试验；②角膜染色；③泪膜破碎时间。

（4）多次尿 pH ＞ 6 则有必要进一步检查肾小管酸中毒相关指标。

（5）关节超声：是简易的无创性检查，对于滑膜炎、关节积液及关节破坏有鉴别意义。早期诊断，评估患者病情活动程度及疗效。

（6）肺影像学检查可以发现有相应系统损害的患者。

19. 干燥综合征治疗原则

本病尚无根治方法，只能采取措施改善症状，控制和延缓因免疫反应而引起的组织器官损害的进展及继发性感染。

（1）口干可适当饮水，或用人工唾液，继发口腔感染者可用复方氯己定漱口水，真菌感染者制霉菌素涂口腔。

（2）干燥性角结膜炎可给人工泪液滴眼以减轻眼干症状并预防角膜损伤。

（3）鼻黏膜干燥者可给予复方薄荷油滴鼻。

（4）肌肉、关节痛者可用非甾体抗炎药及免疫抑制剂。

（5）系统损害者应以受损器官及严重度而进行相应治疗。给予肾上腺糖皮质激素。

（6）合并肾小球肾炎，纠正低钾血症的麻痹发作可静脉补钾。

（7）合并肺间质行病变、呼吸道黏膜干燥明显者，可给予雾化吸入。

（8）高免疫球蛋白血症的患者也可采用免疫净化治疗。

20. 干燥综合征护理措施

（1）改善症状

1）嘱患者应停止吸烟、饮酒及避免服用引起口干的药物如阿托品等。保持口腔清洁，勤漱口，减少龋齿和口腔激发感染的可能。继发口腔感染者可用复方氯己定漱口水，真菌感染者用制霉菌素涂口腔。少量多次饮水缓解口腔干涩症状，咀嚼口香糖，按摩腮腺部、下颌部刺激腮腺分泌。

2）干燥性角结膜炎可给予人工泪液滴眼以减轻眼干症状并预防角膜损伤。睡前涂眼膏保护角膜，避光避风，外出时戴防护眼镜。

3）对于皮肤油性水分减少的患者应预防皮肤干裂，给予润肤剂外涂。冬季嘱患者减少洗澡次数。

（2）用药护理

1）注意观察激素及免疫抑制剂的不良反应，定期监测血常规、肝肾功能，并告知患者用药注意事项。

2）低钾血症的患者在补钾过程中，注意观察患者尿量的变化、尿 pH，准确记录出入量及分记日夜尿量。

（3）预防感染：合并肺间质性病变、呼吸道黏膜干燥明显者，注意补充水分，预防感冒及肺部感染，加强叩背排痰。

（4）饮食指导：告知患者选择清淡易消化的饮食，多吃蔬菜、水果，避免进食油炸、辛辣刺激性食物，戒烟戒酒。每日进餐前或进餐中选择适量流食，增加舒适感。餐后用牙线或牙签清除牙缝中的食物残渣并漱口，使用含氟牙膏和软毛牙刷。

（5）心理护理多与患者交流，使患者了解本病的治疗原则本病预后良好，经恰当治疗后大多数可以控制病情达到缓解，因此要遵医嘱规律治疗。通过交流消除其焦虑心理，配合治疗。

21. 系统性硬化病的概念

系统性硬化病/硬皮病（systemic sclerosis，SSc）是一种全身性结缔组织病，临床上以皮肤增厚和纤维化及内脏器官受累（包括心、肺、肾和消化道）为特征。

系统性硬化病分为下列几种亚型：①弥漫性硬皮病；②局限性硬皮病；③无皮肤硬化的硬皮病；④重叠综合征；⑤未分化结缔组织病。

22. 系统性硬化病的临床表现

（1）早期症状：雷诺现象是 SSc 的首发症状，约70%的病例早期表现为雷诺现象，可先于其他症状1~2年或与其他症状同时发生。起病前可有乏力、食欲减退、体重下降等症状。

（2）皮肤受累：皮肤增厚纤维化是 SSc 的重要特征。皮肤病变可局限在手指（趾）、足和面部，

或向心性扩展，累及上臂、肩、前胸、背、腹和腿。皮肤病变可分为肿胀期、硬化期和萎缩期。患者感皮肤紧绷、手部受累可表现为腊肠指；面部受累可表现为面具脸、口唇变薄、张口及闭眼困难；指端及关节处成点状凹陷性瘢痕并易发生顽固性溃疡。

（3）骨和关节：早期表现为关节肌肉疼痛，也可出现明显的关节炎。由于皮肤增厚且与其下关节紧贴，致使关节挛缩和功能受限；手的改变最为常见，手指可完全僵硬或变短和变形；由于腱鞘纤维化，当受累关节主动或被动运动时，可觉察到皮革样摩擦感；由于肠道吸收不良或血流灌注减少，常有骨质疏松。

（4）胃肠道受累：几乎所有的硬皮病患者均可出现胃肠道症状，从轻微的胃食管反流病至危及生命的严重肠道功能障碍。临床表现为口裂变小和张口受限、牙龈萎缩、胃灼热、反流、吞咽困难、不典型的胸骨后疼痛、厌食、腹胀、腹痛、腹泻等。

（5）肺部受累：肺部受累见于大多数硬皮病患者。间质性肺疾病和肺动脉高压是最常见的肺部并发症，是目前硬皮病患者的主要死因。间质性肺病的典型表现为肺容量下降和肺间质化与网状间质增厚，以肺底最为明显。高分辨率 CT 评估弥漫性肺疾病比 X 线胸片更准确，其显示的肺纤维化程度与肺功能异常的程度密切相关，可用于评估预后。具有临床表现的肺动脉高压的典型症状包括呼吸困难、疲劳和相对少见的胸痛或晕厥。

（6）心脏受累：心脏受累的临床表现多种多样，可从无症状至心力衰竭。临床表现为劳力性呼吸困难、胸闷、心悸、水肿等。

（7）肾受累：肾脏受累临床表现不一，部分患者有多年皮肤及其他内脏受累而无肾脏损害的临床现象；有些在病程中出现肾危象，表现为恶性高血压和进行性肾功能不全，可出现微血管病性溶血性贫血、弥散性血管内凝血和血小板减少。如不及时处理，常于数周内死于心力衰竭及尿毒症。

23. 系统性硬化病辅助检查

（1）一般检查：红细胞沉降率可正常或轻度增快。

（2）免疫学检测

1）血清 ANA 阳性率高达 90% 以上。

2）抗着丝点抗体（ACA）：多见于局限性

SSc。

3）20%～40%系统性硬化病患者，血清Scl-70抗体阳性。

4）约30%病例RF阳性。

5）约50%病例有低滴度的冷球蛋白血症。

（3）病理及甲襞检查：皮肤活检可见表皮变薄，表皮突消失，皮肤附属器萎缩。甲襞毛细血管显微镜检查显示毛细血管袢扩张与正常血管消失。

（4）食管组织病理：显示平滑肌萎缩、黏膜下层和固有层纤维化，黏膜呈不同程度变薄和糜烂。

（5）高分辨率CT：可显示肺部呈毛玻璃样改变，肺间质纤维化常以嗜酸性肺泡炎为先导。

（6）支气管肺泡灌洗可发现灌洗液中细胞增多。

（7）X线胸片显示肺间质纹理增粗，严重时呈网状结节样改变，在基底部最为显著。

（8）肺功能检查示限制性通气障碍，肺活量减低，肺顺应性降低，气体弥散量减低。

（9）超声心动图检查可发现肺动脉高压或心包肥厚或积液。

（10）肾活检硬皮病的肾病变以叶间动脉、弓形动脉及小动脉最为显著，其中最主要的是小叶间动脉。

24. 系统性硬化病的治疗原则

（1）糖皮质激素和免疫抑制剂。

（2）青霉胺。

（3）血管活化剂：丹参注射液、血管扩张药物、双嘧达莫和小剂量阿司匹林。

（4）组胺受体拮抗药或质子泵抑制剂。

（5）血管紧张素转换酶抑制药。

25. 系统性硬化病的护理要点

（1）皮肤护理

1）评估皮肤受损的部位、范围、弹性变化。

2）皮肤干燥、瘙痒者，可用温和润滑剂止痒，或涂油预防干裂，口腔、鼻腔干裂可涂油。

3）避免过多洗澡以免皮肤干燥，温度要适宜，水温过高组织充血水肿加重，从而影响血液循环，禁止热水烫洗，水温过低易引起血管痉挛。

4）注意保暖，穿着柔软、保暖性强的棉质衣物，冷天外出戴手套、穿厚袜，衣着宽松。

5）经常按摩肢端、关节或骨隆突起处，避免外伤而导致营养性溃疡。

6）避免阳光暴晒及冷热刺激，外出戴遮阳帽或打伞，保护手和手指，避免接触冷水。

（2）饮食护理

1）宜给予高蛋白、高热量、高维生素、清淡易消化饮食，多吃新鲜蔬菜水果。

2）戒酒，忌辛辣刺激、冷硬食物，吸烟能使血管痉挛，应劝导患者戒烟。

3）少食多餐，细嚼慢咽，进食后稍走动后再躺下，取头高足低位以减少食物反流。

4）吞咽困难者可给予半流食或糊状易消化的食物，吃固体食物时多饮水，片状药物可研成粉末和水冲服。

（3）环境与休息：保持居室内一定的温度和湿度，定时通风换气。避免感冒引起的肺部感染，加重肺脏负担。

不去人多拥挤的公共场所，感冒流行季节减少外出。

（4）监测病情变化：经常监测血压变化，发现血压升高及时处理。如出现胸闷、气短、心悸、水肿等，积极协助医师处理，密切观察病情变化，准备好抢救物品。

26. 多发性肌炎和皮肌炎的概念

多发性肌炎（polymyositis，PM）和皮肌炎（dermatomyositis，DM）是炎性疾病中常见的一组以横纹肌慢性、非化脓性炎性病变为特征的自身免疫性疾病。PM仅有骨骼肌炎性病变而无皮肤损害，DM常具有特征性皮肤表现（向阳性紫红斑、皮疹、"技工手"、指端溃疡、雷诺现象、指甲变化等），又称异色性皮肌炎。

27. 多发性肌炎和皮肌炎临床表现

（1）多发性肌炎：PM主要见于成人，儿童少见。常亚急性起病，在数周至数月内出现对称性的四肢近端肌肉无力，仅少数患者急性起病，在数日内出现严重四肢近端肌无力。多数患者无远端肌受累。PM常伴有全身表现，如乏力、食欲缺乏、体重下降、发热等，部分患者有关节肿痛和雷诺现象。

1）骨骼肌受累：几乎所有患者均出现不同程度的肌无力，可同时伴有肌痛或肌压痛。受累肌肉的部位不同出现不同的临床表现。如上肢近端肌肉受累时，可出现抬臂困难，梳头和穿衣受限。下肢近端肌受累时，常表现为上楼梯困难，蹲下或从座椅上起立困难。PM患者远端肌无力不常见，但随着病程的延长，可出现不同程度的远端肌无力、肌肉萎缩。

2）肺部受累：间质性肺炎、肺间质纤维化、胸膜炎是 PM 最常见的肺部病变。临床表现有发热、干咳、呼吸困难、发绀等。少数患者有少量的胸腔积液。由于食管运动障碍、吞咽困难、喉反射失调，可引起吸入性肺炎、肺不张等。喉部肌肉无力造成发音困难、声音嘶哑等。胸肌和膈肌受累出现呼吸困难或引起急性呼吸功能不全。

3）消化道受累：PM 累及食管上部及咽部肌肉时，患者出现吞咽困难、饮水呛咳、食物反流；食管下部和小肠蠕动减弱与扩张可引起反酸、食管炎、上腹胀痛等。

4）心脏受累：患者可有心脏受累，少数患者可出现心肌炎和心包炎，表现为心悸、气短、胸闷或心前区不适。亦可出现心包积液、心脏扩大、心律失常等。PM 晚期可出现充血性心力衰竭和严重心律失常。

5）肾脏受累：少数 PM 患者可有肾脏病变，表现为蛋白尿、血尿、管型尿。肾组织活检以局灶性肾小球肾炎最为常见，常有局部免疫球蛋白和补体沉积，提示免疫复合物可能是肾损害的原因。极少数暴发型起病者，因横纹肌溶解，可出现肌红蛋白尿、急性肾衰竭。

（2）皮肌炎

1）典型的皮肌炎：除与 PM 有相同的肌肉及内脏受累表现外，DM 患者尚有特征性的皮肤受累表现。皮肤损害，多为微暗的红斑，皮损稍高出皮面，表面光滑或有鳞屑。皮损常可完全消退，但亦可残留带褐色的色素沉着、萎缩、瘢痕或白斑。

A. 向阳性紫红斑：上眼睑或眶周出现水肿伴暗紫红皮疹，是 DM 的特征性体征。这种皮疹可出现在前额、面颊部、鼻梁、耳前、颈前、上胸部（V 形区）和颈后背上部（披肩状）。

B.Gottron 征：DM 的特征性皮疹。皮疹位于关节的伸面，多见于肘、掌指、近端指间关节处，也可出现膝与内踝皮肤，表现为伴有鳞屑的红斑，皮肤萎缩、色素减退。

C. 甲周病变：甲根皱襞处可见毛细血管扩张性红斑或瘀点，甲根皱襞处及甲床有不规则增厚，甲周可有线状充血性红斑，局部出现色素沉着或色素脱失。

D. "技工手"：部分患者双手外侧掌面皮肤出现角化、裂纹，皮肤粗糙脱屑，同技术工人的手相似，故称"技工手"。还可出现在足跟部及手指其他部位的皮肤增厚、粗糙和过度角化。尤其在抗 Jo-1 抗体阳性的 PM/DM 患者中多见。

E. 其他皮肤黏膜改变：雷诺现象、手指溃疡、口腔黏膜亦可出现红斑。部分患者还可出现肌肉硬结、皮下结节、皮下钙化等改变。

2）无肌病性皮肌炎：约 7% 患者有典型皮疹，但始终没有肌无力、肌病、肌酶谱正常，称为"无肌病性皮肌炎"（amyopathic dermatomyositis, ADM）。

3）无皮炎性皮肌炎（DM sine dermatitis）：少数患者有明确的四肢近端肌无力表现，且血清 CK 升高，但皮疹不确定或只有短暂的一过性皮疹。皮肤肌肉活检证实有典型的皮肤和肌肉受累（肌纤维束周的萎缩）的表现。

4）儿童期皮肌炎（juvenile dermatomyositis, JDM）：儿童 PM 罕见，但 DM 并不少见，JDM 与成人 DM 的表现有一定区别。通常患儿先有皮肤病变，然后出现肌无力，受累的肌肉有压痛和肿胀，常伴有发热。皮疹常表现为典型的向阳性皮疹和 Gottron 丘疹。另外 JDM 患者较突出的症状是皮肤血管炎表现，如皮肤溃疡和甲周梗死。血管炎还可引起胃肠道溃疡、出血或穿孔。JDM 另一常见的表现是异位钙化，常出现在皮肤、皮下组织、肌肉或筋膜中，可为弥漫性或局限性。钙质在软组织内沉积，X 线示钙化点或钙化块。若钙质沉积在皮下，则在沉着处溃烂可有石灰样物流出，并可继发感染。JDM 还可出现与成人 DM 相似的内脏受累的表现，包括肺和胃肠道病变。

28. 皮肌炎和多发性肌炎的辅助检查

（1）血清肌酶：绝大多数患者在病程某一阶段可出现的肌酶活性增高，是诊断本病的重要血清指标之一。其中肌酸激酶（CK）最敏感。肌酶的升高常早于临床表现数周，晚期肌萎缩，肌酶不再释放，肌酶可正常。

（2）肌红蛋白测定：肌红蛋白仅存于心肌和横纹肌，当肌肉出现损伤、炎症、剧烈运动时肌红蛋白均可升高。多数肌炎患者的血清中肌红蛋白水平增高，且与病情呈平衡关系，有时先于 CK 升高。

（3）自身抗体

1）抗核抗体（ANA）：阳性率为 20% ~ 30%，对肌炎诊断不具特异性。

2)抗 Jo-1 抗体:是诊断 PM/DM 的标记性抗体。抗 Jo-1 阳性的 PM/DM 患者，临床上常将肌无力、发热、间质性肺炎、关节炎、雷诺现象和"技工手"

称为抗合成酶抗体综合征。

（4）肌电图：几乎所有患者出现肌电图异常，表现为肌源性损害，即在肌肉松弛时出现纤颤波、正锐波、插入激惹及高频放电；在肌肉轻微收缩时出现短时限低压多项运动电位；最大收缩时出现干扰相。

（5）肌活检：尽量选取受累肢体近端肌肉如三角肌、肱四头肌及有压痛和中等无力的肌肉送检，应避免在肌电图插入处取材。为提高阳性率，必要时需多部位取材。

肌肉病理改变：①肌纤维间质、血管周围有炎性细胞（以淋巴细胞为主，其他有组织细胞、浆细胞、嗜酸性细胞、多形核白细胞）浸润。②肌纤维破坏性变性、坏死、萎缩，肌横纹不清。③肌束间有纤维化，肌细胞可有再生，再生肌纤维嗜碱性，核大呈空泡，核仁明显。④血管内膜增生。皮肤病理改变无特异性。

29.肌炎的治疗原则

（1）糖皮质激素。

（2）免疫抑制剂。

30.皮肌炎和多发性肌炎的护理要点

（1）心理护理，主动与患者交流，了解其焦虑和恐惧原因及程度，给予关心，并向患者宣教正确的认识疾病，消除恐惧心理，劝导家属多给予患者心理支持。学会自我认识疾病活动的征象，配合治疗，定期复诊。如有精神、行为异常的患者，做好安全防护措施。

（2）保持病室环境清洁、通风、温湿度适宜，并嘱咐患者做好个人卫生。对生活不能自理的患者，加强基础护理，给予口腔护理及会阴擦洗，监测体温变化及血常规结果，预防交叉感染。

（3）皮肤的护理，用清水清洁皮肤，不涂化妆品，勤换内衣，注意保暖，避免日光晒。皮疹伴瘙痒时可涂炉甘石洗剂；有水疱伴渗出可外用莫匹罗星；合并皮损有脱屑，应保持皮肤清洁，可以涂中性护肤品，切勿抓挠以免造成感染；必要时外涂凡士林防止破损加重。

（4）对于吞咽困难、呛咳的患者，进食时应尽量采取坐位或半卧位，进餐后30～60分钟避免卧位，少食多餐，细嚼慢咽。严重者必要时遵医嘱给予肠内或肠外营养以满足机体需要量，防止吸入性肺炎。

（5）对于呼吸肌受累的患者，遵医嘱给予吸氧和排痰（如雾化吸入），保持呼吸道通畅，预防及治疗肺部感染。

（6）对于发音障碍的患者，可鼓励进行肢体语言及书写交流。

（7）四肢肌无力、长期卧床患者，应定时翻身预防压疮，提供基础护理，指导协助功能锻炼。

（8）患者肌痛明显时，及时给予安慰，并认真听取主诉，使用分散注意力的各种方法，必要时遵医嘱给予镇痛药物，缓解疼痛。

（9）肌活检术后的患者：观察伤口渗血感染情况，保持敷料清洁，协助医师定时消毒换药，2周后拆线，可根据伤口情况延长拆线时间，拆线后观察伤口愈合情况。

（10）严密监测生命体征变化，特别监测血氧及心律变化，及时发现病情变化，准备好抢救物品。

（11）重视并指导患者进行功能锻炼：如吞咽功能训练、呼吸功能训练、肢体功能锻炼等。

第八节 神经内科

1.嗜睡的概念

嗜睡是意识障碍的早期表现。患者表现为睡眠时间过度延长，但能被唤醒，醒后可勉强配合检查及回答简单问题，停止刺激后患者又继续入睡。

2.昏睡的概念

昏睡指处于熟睡状态，不易唤醒，强刺激下可被唤醒，但很快又入睡。醒时答话含糊或答非所问。

3.昏迷的概念

昏迷是指意识持续中断或完全丧失，昏迷按其程度可分为3个阶段，临床上可分为浅、中、深昏迷。

4.昏迷程度的鉴别（表1-16）

表1-16　昏迷程度的鉴别

昏迷程度	疼痛刺激反应	无意识自发动作	腱反射	瞳孔对光反射
浅昏迷	有反应	可有	存在	存在
中昏迷	重刺激可有	很少	减弱或消失	迟钝
深昏迷	无反应	无	消失	消失

5. 眩晕的概念

眩晕是一种运动性或位置性错觉,造成人与周围环境空间关系在大脑皮质中反应失真,产生旋转、颠倒及起伏等感觉。

6. 周围性眩晕的临床表现

(1) 眩晕:突发剧烈旋转性或上下左右摇摆,持续时间短,与头位变化有关。

(2) 眼震:与眩晕程度一致,幅度小,水平性或水平加旋转,绝无垂直性,快相向健侧或慢相向病灶侧。

(3) 平衡障碍:倾倒方向与眼震慢相一致、与头位有关。

(4) 自主神经症状:剧烈呕吐、出汗及面色苍白等。

(5) 常伴有耳鸣、听力减退或耳聋等。

7. 中枢性眩晕的临床表现

(1) 眩晕:程度较轻,旋转性或向一侧运动感,持续时间长(数周至数年),与改变头位或体位无关。

(2) 眼震:与眩晕程度不一致,粗大,持续;眼震快相也向健侧(小脑例外)或方向不一致。

(3) 平衡障碍:站立不稳或向一侧倾倒。

(4) 自主神经症状不明显。

(5) 无明显的耳鸣或听力减退。

8. 运动性失语的概念

运动性失语是指不能说话,或只能讲一两个简单的字且不流利,常用错词,自己也不知道,对别人的言语能理解。

9. 感觉性失语的概念

感觉性失语是指自己发音流利,但内容不正确,不能理解别人的言语,也不能理解自己所言,用词方面有错误,严重时别人完全听不懂。

10. 命名性失语的概念

命名性失语是指称呼物件及人名的能力丧失,但能说出该物如何使用。

11. 感觉障碍的临床分类

感觉障碍根据病变的性质,可分为两类:一类为刺激性症状,可引起感觉过敏,感觉障碍如感觉倒错、感觉过度、感觉异常及疼痛等;二类为抑制性症状,引起感觉减退或缺失。

12. 脑膜刺激征的概念

脑膜刺激征为脑膜受激惹的体征,表现为颈强直、凯尔尼格(Kernig)征阳性、布鲁津斯基(Brudzinski)征阳性等,常见于脑膜炎、蛛网膜下腔出血、脑炎、脑水肿及颅内压增高等疾病。

13. 瘫痪的概念

肢体因肌力下降而出现运动障碍称为瘫痪。

14. 痉挛性瘫痪的概念

痉挛性瘫痪又称上运动神经元瘫痪、中枢性瘫痪,伴有肌张力增高。

15. 松弛性瘫痪的概念

松弛性瘫痪又称下运动神经元瘫痪、周围性瘫痪,不伴有瘫痪肌张力增高。

16. 颅内高压的概念

颅内压是指颅腔内容物对颅腔壁所产生的压力。正常成人 $0.78 \sim 1.76$ kPa($80 \sim 180$ mmH$_2$O),在病理状态下压力超过 1.96 kPa(200 mmH$_2$O)时,即为颅内压增高。常以头痛、呕吐、视盘水肿为主要表现,多为颅内容物的体积增加并超出颅内压调节代偿范围的结果,是颅内多种疾病所共用的临床综合征。

17. 颅内高压的临床表现

颅内高压的临床表现分为 4 期,即代偿期、早期、高峰期和晚期。

(1) 代偿期:临床表现不出现症状和体征。

(2) 早期:颅内代偿容积失代偿时,颅内压增高,脑血流量减少,脑组织缺血缺氧,临床上出现三个典型的症状:头痛、呕吐、视盘水肿。

(3) 高峰期:颅内压达到高峰期后不仅出现头痛、呕吐加重,而且出现意识障碍。另一种重要的临床表现是库欣综合征,表现为心率减慢、呼吸减慢和血压增高。

(4) 晚期:临床表现为深昏迷,瞳孔不等大或扩大,去脑强直发作,心率加快,血压下降,呼吸不规则或暂停,最终呼吸、心跳停止。

18. 肌力的分级(表 1-17)

表 1-17　肌力的分级

0 级	完全瘫痪,肌肉无收缩
1 级	肌肉可收缩,但不能产生动作
2 级	肢体能在床面上移动,但不能抵抗自身重力,即不能抬起
3 级	肢体能抵抗重力离开床面,但不能抵抗阻力
4 级	肢体能做抗阻力动作,但不完全
5 级	正常肌力

19. 脑脊液压力的正常值及异常意义

脑脊液的正常压力侧卧位为 $80 \sim 180$ mmH$_2$O,

> 200 mmH₂O 为颅内压增高，< 80mmH₂O 为颅内压降低。颅内压增高见于颅内占位性病变、脑水肿、脑膜炎及脑炎、蛛网膜下腔出血、静脉窦血栓形成及心力衰竭、肺功能不全及肝性脑病等；颅内压降低见于椎管梗阻如脊髓压迫症、脑脊液漏和脱水等。

20. 腰椎穿刺术最常见并发症及术后护理要点

并发症多为低颅压头痛，可持续 2 ～ 8 日，头痛以额、枕部为著，可伴颈部和后背痛，咳嗽、喷嚏或站立时症状加重，严重者可伴恶心、呕吐和耳鸣。术后去枕平卧 6 小时可使头痛症状减轻，应大量饮水，必要时可静脉输入生理盐水。

21. 脑卒中的病因

（1）血管壁的病变，动脉粥样硬化和高血压动脉硬化最常见，其次是结核性、梅毒性、结缔组织疾病、动脉瘤、血管畸形等。

（2）心脏病和血流动力学改变，如高血压、低血压或血压急骤波动等，特别是心房颤动。

（3）血液成分和血液流变学改变，如高黏血症、凝血机制异常等。

22. 脑卒中的危险因素

脑卒中的危险因素主要有高血压、心脏病、糖尿病、脑卒中史、吸烟和饮酒、高脂血症、高同型半胱氨酸血症，以及其他如体力活动减少、饮食高盐及高动物油摄入、超重、药物滥用、口服避孕药、感染、外源性雌激素摄入等均与脑卒中发生有关，这些因素是可以干预的。但高龄、性别、种族、气候和卒中家族史等危险因素是无法干预的。

23. 脑血栓形成的临床表现

（1）中老年患者多见，常在安静状态下或睡眠中起病，1 ～ 2 日达高峰。

（2）脑血栓形成部位的不同，相应地出现神经系统局灶性症状和体征不同。

（3）患者一般神志清楚，在发生基底动脉血栓或大面积脑梗死时，病情严重，出现意识障碍，甚至有脑疝形成，最终导致死亡。

（4）颈内动脉系统脑血栓形成表现为急性发生的一侧肢体乏力、麻木、言语困难等。

（5）椎 - 基底动脉系统脑血栓形成主要表现为眩晕、恶心、呕吐、耳鸣、言语不清、吞咽困难和肢体力弱等。

24. 脑出血的概念及病因

脑出血是指原发性非外伤性脑实质内出血，

也称自发性脑出血。高血压合并小动脉硬化是最常见的病因，其他病因为脑动脉粥样硬化、脑淀粉样血管病、动脉瘤、脑动静畸形、血液病、脑动脉炎、抗凝和溶栓治疗等。

25. 脑出血的临床表现

（1）高血压性脑出血好发于 50 ～ 70 岁，男性略多，冬春季易发。

（2）通常在活动和情绪激动时突然起病，少数在安静状态下发病。

（3）一般无前驱症状，少数有头晕、头痛及肢体无力等。急性起病，症状在数分钟至数小时内达高峰。

（4）血压常明显升高，并出现头痛、呕吐、肢体瘫痪、意识障碍、脑膜刺激征和癫痫发作等。

（5）临床表现的轻重取决于出血量和出血部位。

26. 蛛网膜下腔出血的概念

蛛网膜下腔出血（SAH）是指颅内血管破裂后血液直接流入蛛网膜下腔，又称原发性蛛网膜下腔出血。

27. 蛛网膜下腔出血的病因

最常见的病因为先天性动脉瘤破裂，其次是动静脉畸形、高血压性动脉粥样硬化，还可见于血液病、各种感染所致的脑动脉炎、肿瘤破坏血管、抗凝治疗的并发症。

28. 蛛网膜下腔出血的临床表现

（1）发病前多有情绪激动、用力或排便等诱因。

（2）任何年龄均可发病，以青壮年多见。

（3）表现为突然发生剧烈头痛，呈胀痛或爆裂样疼痛，难以忍受，继而恶心、呕吐，可有意识障碍或烦躁、谵妄、幻觉、肢体活动障碍或癫痫等，绝大多数患者在发病数小时内出现脑膜刺激征。

29. 蛛网膜下腔出血的并发症

（1）再出血：是蛛网膜下腔出血主要的急性并发症，病情稳定后突发剧烈头痛、呕吐、痫性发作、昏迷甚至去大脑强直发作、颈强、Kernig征加重，复查脑脊液为鲜红色。

（2）脑血管痉挛：一般于蛛网膜下腔出血后3 ～ 5 日开始，5 ～ 14 日为高峰期，2 ～ 4 周后逐渐减少。

（3）急性或亚急性脑积水。

（4）蛛网膜下腔出血后，5% ～ 10% 的患者出现癫痫发作，5% ～ 30% 的患者出现低钠血症。

30. 蛛网膜下腔出血护理要点

（1）避免活动：绝对卧床休息 4 周，头部抬高 15°～30°。

（2）减少探视，防止情绪波动，避免声光刺激，治疗和护理活动应集中进行。

（3）严密观察患者血压、呼吸、脉搏、瞳孔的变化。

（4）保持大便通畅，避免排便用力。

31. 短暂性脑缺血发作的概念

短暂性脑缺血发作（TIA）：是局灶性脑缺血导致突发短暂性、可逆性神经功能障碍。发作持续数分钟，通常在 30 分钟内完全恢复，部分持续数小时，不超过 24 小时完全恢复，可反复发作。CT 及 MRI 大多正常，部分患者头颅 MRI 可见缺血灶。

32. 短暂性脑缺血发作的临床表现

（1）多发于 50～70 岁，男性较多。

（2）发病突然，迅速出现局限神经功能缺失症状体征，数分钟达到高峰，持续数分钟或 10 余分钟缓解，不遗留后遗症。

（3）反复发作，每次发作症状相似。

33. 脑栓塞的概念

脑栓塞指的是各种栓子随血流进入颅内动脉使血管腔急性闭塞，引起相应供血区脑组织缺血坏死及脑功能障碍。

34. 脑栓塞的病因

（1）常见病因为慢性心房颤动，栓子主要来源是风湿性心瓣膜病、心内膜炎赘生物及附壁血栓脱落等。

（2）动脉粥样硬化斑块脱落、肺静脉血栓或血凝块、骨折或手术时脂肪栓和气栓等。

35. 脑栓塞的临床表现

（1）任何年龄均可发病，以青壮年多见。

（2）多在活动中急骤发病，无前驱症状，数秒至数分钟达高峰。

（3）多表现为完全性卒中，意识清楚或轻度意识模糊，可发生严重脑水肿、颅内压增高，甚至脑疝或昏迷。

36. 单纯疱疹病毒性脑炎的病因

该病主要由单纯疱疹病毒引起，它是一种嗜神经 DNA 病毒，病毒先引起口腔和呼吸道原发性感染，持续 2～3 周，以潜伏的形式存在，机体免疫力低下时可诱发。

37. 单纯疱疹病毒性脑炎的临床表现

（1）任何年龄均可发病，原发感染潜伏期为

2～21 日，前驱期可有发热、全身不适、头痛、肌痛、嗜睡、腹痛和腹泻等症状。

（2）多急性起病，约 1/4 患者有口唇疱疹史，病后体温可高达 38～40℃。

（3）临床常见症状包括头痛、颈项强直、呕吐、轻微的意识和人格改变、记忆丧失、失语、轻偏瘫、偏盲及共济失调等。

（4）病情常在数日内快速进展，多数患者有意识障碍。

38. 单纯疱疹病毒性脑炎的护理要点

（1）密切观察病情变化，包括意识、瞳孔及生命体征，如有异常及时报告医师。

（2）保持呼吸道通畅，头偏向一侧，抽搐时防止舌咬伤及时清除口鼻分泌物。

（3）保持皮肤清洁干燥，定时翻身，防止压疮。

（4）颅内高压的患者注意患者的头痛症状及用药情况。

（5）保证营养及水分的供给，不能进食者给予鼻饲饮食。

39. 晕厥的概念

晕厥是广泛性脑血液供应减少，导致发作性短暂意识丧失伴姿势性张力丧失综合征。

40. 晕厥的临床特点

晕厥起病突然，持续时间短。典型表现分为 3 期。

（1）发作前期：表现为倦怠、头晕目眩、恶心、呕吐、出汗、流涎、视物模糊、心动过速等，持续 10 秒至 1 分钟。

（2）发作期：患者感觉眼前发黑，随即意识丧失而跌倒，伴面色苍白、大汗、血压下降、脉缓细弱和瞳孔散大、心动过速变为过缓，可发生尿失禁。数秒至数十秒恢复。

（3）恢复期：平卧后意识恢复（数秒至数分钟）恢复，可遗留紧张、头晕、头痛、苍白、出汗、无力和便意感。休息数分钟或数十分钟缓解，不留任何后遗症。

41. 癫痫的概念

癫痫是一组反复发作的神经元异常放电所致的暂时性中枢神经系统功能失常的慢性疾病。这种异常放电，可以通过脑电图记录下来。

42. 癫痫的病因

（1）特发性（无可解释的结构变化或代谢异常）。

（2）症状性（外伤、感染、中毒、肿瘤等）；

脑内疾病（脑血管病、脑炎、颅内肿瘤等）；脑外疾病（窒息、休克、子痫、低血糖、低血钙、尿毒症、糖尿病、药物中毒等）。

43. 全面性强直阵挛发作的临床表现

全面性强直阵挛发作是临床最常见、最危险的癫痫状态，过去称为癫痫大发作，表现为全身肌肉强直和阵挛，伴意识丧失及自主神经功能障碍。发作分 3 期。

（1）强直期：患者突然意识丧失，常伴一声大叫而摔倒，全身肌肉强直收缩，呼吸肌强直收缩导致呼吸暂停，口唇青紫，眼球上翻，持续 10～30 秒。

（2）阵挛期：肌肉交替性收缩与松弛，阵挛频率逐渐减慢，松弛时间逐渐延长，本期持续 30～60 秒或更长。最后一次强烈阵挛后抽搐突然停止，所有肌肉松弛。在以上两期可发生舌咬伤，伴有心率加快、血压升高、瞳孔散大、光反应消失等自主神经改变。

（3）发作后期：阵挛期后可出现短暂的强直痉挛，造成牙关紧闭及大小便失禁。呼吸首先恢复，心率、血压和瞳孔也随之恢复正常，意识逐渐苏醒。

44. 癫痫持续状态的概念

癫痫持续状态是癫痫连续发作之间意识尚未完全恢复又频繁再发，或癫痫发作持续 30 分钟以上不能自行停止。

45. 癫痫持续状态的护理要点

（1）保持呼吸道通畅，头偏向一侧，特别是发作时伴有呕吐的患者，应防止误吸。

（2）防止舌咬伤，牙关紧闭者用压舌板或开口器。

（3）观察意识状态，注意癫痫发作后有无兴奋、躁动情况及癫痫再次发作。

（4）立即给予吸氧，必要时可气管切开。

（5）高热患者采取物理降温。

（6）在发作期间，切忌强行固定抽搐的四肢及身体；在发作后的间歇期，应让患者卧床休息，不要刺激患者将患者唤醒。

（7）从速控制发作。

（8）癫痫持续发作应禁食、补液，注意水、电解质及酸碱平衡。

46. 癫痫持续状态的治疗原则

尽快制止发作；保持呼吸道通畅；立即采取维持生命的措施和防治并发症。

47. 多发性硬化的首发症状

首发症状为一个或多个肢体局部无力麻木、单眼或双眼视力减退或失明、复视、感觉异常、共济失调、尿失禁、情绪变化等。还可出现某些发作性症状，如痛性强直性痉挛发作等。

48. 多发性硬化的护理要点

（1）保证患者的安全，防止烫伤、压疮、坠床等意外。

（2）鼓励患者进行自主功能锻炼，帮助患者进行被动的肢体活动，保持关节功能位。

（3）保持床单清洁无渣，防止感觉障碍部位受损。对膀胱功能障碍引起的尿失禁者可留置导尿。

（4）随时观察病情的变化，做好心理护理，使患者增强战胜疾病的信心。

（5）饮食宜以低脂肪、多维生素为主，对于吞咽困难者，应鼻饲营养。

（6）避免外伤、劳累、感冒、感染等诱发因素，预防复发。

49. 重症肌无力的临床表现

重症肌无力是乙酰胆碱受体抗体介导的、细胞免疫依赖及补体参与的神经-肌肉接头处传递障碍的自身免疫性疾病。临床特征为部分或全身骨骼肌易疲劳、活动后加重、休息后减轻和晨轻暮重等特点。90% 以上病例可见眼外肌麻痹，严重者可出现构音障碍、饮水呛咳、吞咽困难、呼吸困难等，重症可因呼吸肌麻痹或继发吸入性肺炎导致死亡。

50. 重症肌无力危象的处理要点

尽快改善呼吸功能，清理呼吸道分泌物，保持呼吸道通畅，必要时气管切开，使用呼吸机。

51. 多发性肌炎的临床表现

（1）为亚急性至慢性进展的对称性近端肌无力。

（2）多在数周至数月逐渐出现肩胛带、骨盆带、对称性四肢近端无力，常伴有肌肉及关节的疼痛。

（3）部分患者可出现颈肌无力、咽喉肌无力及呼吸肌轻度受累，表现为抬头困难、吞咽困难及构音障碍等。

52. 多发性肌炎的护理要点

（1）密切观察患者的病情，如呼吸形态发生改变及时通知医师。

（2）病情严重、有明显肌痛者应卧床休息，肢体进行被动活动，防止关节挛缩和肌肉萎缩。

病情缓解后增加活动量，进行康复训练。

（3）给予高蛋白、高维生素的饮食，协助患者进餐，不能进食者给予鼻饲，防止误吸。

（4）密切观察免疫抑制剂及激素药物的疗效和不良反应。

（5）做好心理护理及疾病的健康教育，使患者做好长期治疗的心理准备。

53. 周期性瘫痪的概念

周期性瘫痪是以反复发作的骨骼肌松弛性瘫痪为特征的一组疾病，发作多与血钾代谢有关。依照发作时血清钾的水平，可分为低钾型、高钾型和正常血钾型，低钾型最多见。

54. 肌萎缩侧索硬化的概念及临床表现

（1）概念：肌萎缩侧索硬化（ALS，又称Lou Gehrig病）是一种运动神经系统的退化性疾病，其主要临床表现是肌肉逐渐萎缩无力，患者最后会因呼吸衰竭而死亡。

（2）临床表现

1）多在40岁以后发病，男性多于女性。

2）首发症状为手指活动不灵和力弱，随后手部小肌肉萎缩，随后扩展至前臂肌肉、双下肢无力萎缩。

3）可有构音不清、饮水呛咳、吞咽困难和咀嚼无力、舌肌萎缩等，病程持续进展，最终因呼吸肌麻痹或并发呼吸道感染死亡。

55. 急性脊髓炎的概念

急性脊髓炎为脊髓白质脱髓鞘或坏死所致的急性脊髓横贯性损害。常在感染后或疫苗接种后发病，表现为病变水平以下肢体运动障碍、各种感觉缺失及自主神经功能障碍。

56. 急性脊髓炎的临床表现

（1）急性起病，常在数小时至2～3日发展为完全性瘫痪。

（2）病前数日或1～2周有发热、全身不适或上呼吸道感染症状。

（3）首发症状多为双下肢无力，病变节段束带感和背痛，进而发展至脊髓完全性横贯性损害，胸髓最常受累。

（4）典型的表现为运动障碍、感觉障碍、自主神经功能障碍。早期尿潴留，继而尿失禁。

57. 急性脊髓炎的护理要点

（1）急性期病情不稳定，密切观察病情变化。

（2）加强皮肤护理，定时翻身，预防压疮，防止烫伤。

（3）尿潴留时给予留置尿管，嘱患者多饮水，保持会阴部皮肤及尿管清洁，定时更换引流袋。

（4）鼓励患者食用含粗纤维的食物，养成定时排便的习惯，按摩腹部，促进肠蠕动。

（5）保持肢体功能位，尽早进行肢体功能锻炼。

（6）做好心理护理，向患者介绍有关疾病的知识，让患者树立战胜疾病的信心。

58. 帕金森病的临床表现

（1）多于60岁后发病，起病隐袭，缓慢进展。

（2）震颤是首发症状，典型表现是静止性震颤。

（3）其次是步行障碍、肌强直和运动迟缓。

59. 帕金森病的护理要点

（1）保证患者安全，活动时加强保护，防止跌倒、自伤。

（2）鼓励患者参加运动，保持身体和各关节的活动强度与最大的活动范围。

（3）协助患者做好生活护理，加强皮肤、大小便的护理。

（4）进食少渣、易咀嚼的食物，缓慢进食，吞咽障碍者，可鼻饲饮食。

（5）介绍疾病相关知识，细心观察患者的心理感受，指导患者做好长期治疗的准备。

60. 帕金森病的治疗原则

（1）药物治疗：从小剂量开始，需要终身服药。

（2）外科手术治疗。

（3）康复治疗：肢体运动、语言、进食训练。

61. 头痛的分类

（1）特发性头痛：如偏头痛、紧张性头痛及丛集性头痛等。

（2）继发性头痛：如外伤、感染、肿瘤所致的头痛等。

62. 偏头痛的临床表现

（1）偏头痛是反复发作的一侧或两侧搏动性头痛，为临床最常见的特发性头痛。

（2）2/3以上患者为女性，大多数有家族史。

（3）发作前数小时至数日常伴有恶心、呕吐、畏光、畏声、抑郁和倦怠等前驱症状。

（4）发作频率从每周到每年1次至数次不等，偶见持续性发作。

63. 低颅压性头痛的概念

低颅压头痛是脑脊液压力降低（< 60mmH₂O，1mmH₂O=0.009kPa）导致的头痛，多为体位性。患者常在直立后15分钟内出现头痛或头痛明显加剧，卧位后头痛缓解或消失。

64. 低颅压性头痛的临床表现

（1）头痛以枕后或额部多见，呈轻 - 中度钝痛或搏动样疼痛，缓慢加重。

（2）常伴有恶心、呕吐、眩晕、耳鸣、颈僵和视物模糊。

（3）头痛与体位有明显的关系，立位时出现或加重，卧位时减轻或消失，头痛多在变换体位后 15 分钟内出现。

65. 血管性痴呆的临床表现

（1）血管性痴呆是脑血管疾病导致的认知功能障碍临床综合征，常表现波动性病程或阶梯式恶化。

（2）认知功能障碍表现为近记忆力、计算力减低，不能胜任以往熟悉的生活及正常交往，最终生活不能自理。

（3）表情淡漠、少语、焦虑、抑郁或欣快感等。

66. 失眠的概念

失眠是指入睡困难或维持睡眠障碍（易醒、早醒和再入睡困难），导致睡眠时间减少或质量下降不能满足个体生理需要，明显影响日间社会功能或生活质量。

67. 心理生理性失眠的临床特征

（1）青中年起病，中年期逐渐增多，女性常见。

（2）表现为越不能入睡时越试图使自己入睡，越接近睡眠时越显得兴奋或焦虑，形成恶性循环。

（3）晨起后头脑不清晰、焦虑、急躁、疲劳和情感压抑。

（4）病程持续数年或数十年。

68. 神经康复的现代理念

神经康复应在神经疾病和神经损伤后即针对患者的具体情况制订康复治疗计划，并纳入整体综合治疗方案中，并非在急性期后或恢复期才开始进行。

第2章 外 科

第一节 普通外科

1. 代谢性酸中毒的临床表现

轻度代谢性酸中毒可无症状。重症患者可出现疲乏、眩晕、嗜睡、感觉迟钝或烦躁不安，甚至神志不清或昏迷。最突出的表现是呼吸深而快，呼出气体有酮味。患者面色潮红、心率加快、血压偏低；可出现对称性肌张力减弱、腱反射减弱或消失，并可伴有缺水的症状。易发生心律失常、急性肾功能不全和休克。

2. 呼吸性酸中毒的临床表现

患者出现胸闷、气促、呼吸困难、发绀、头痛、躁动不安等。重者可伴血压下降、谵妄、昏迷等。严重脑缺氧可致脑水肿、脑疝甚至呼吸骤停。严重酸中毒所致的高钾血症，可出现突发性心室纤颤。

3. 低钾血症的病因

（1）长期摄入不足。

（2）应用利尿药，大量尿液排出。

（3）长期进行不含钾的补液。

（4）钾的大量丢失如呕吐、持续胃肠减压、肠瘘。

4. 低钾血症临床表现

（1）最早表现为肌无力。

（2）胃肠道麻痹。

（3）心脏出现传导和节律异常，心电图早期出现 T 波低平、变宽、双向或倒置，继之 ST 段降低、Q-T 间期延长和出现 U 波。

（4）代谢性碱中毒。

5. 补钾的注意事项

（1）见尿补钾：尿量 > 40ml/h 或尿量 > 500ml/d。

（2）控制浓度：钾浓度不宜超过 40mmol/L（相当于氯化钾 3g）。

（3）速度勿快：补钾速度不宜超过 20mmol/L，应缓慢滴注。

（4）总量限制：每日补钾 3 ~ 6g。

（5）严禁静脉直接注射。

6. 高钾血症临床表现

微循环障碍，如皮肤苍白、青紫、低血压、心率缓慢、心律失常，最危险的是高钾血症，可致心搏骤停。高钾血症，特别是血钾浓度超过 7mmol/L，都会有心电图的异常变化。心电图 T 波高尖、Q-T 间期延长，随后 QRS 波增宽、P-R 间期延长，血钾增高。

7. 高钾血症治疗

（1）治疗原发病。

（2）停用含钾药物和溶液，避免进食含钾量高的食物。

（3）降低血钾浓度：25% 葡萄糖溶液 100～200ml，以每 5g 糖加入胰岛素 1U 静脉滴注。

（4）对抗心律失常：10% 葡萄糖酸钙 20ml 静脉缓慢注射，能缓解钾对心肌的毒性作用。

（5）透析疗法：腹膜透析和血液透析。

8. 休克的概念

休克是机体受到强烈的致病因素侵袭后，导致有效循环血量锐减，组织血液灌注不足引起的以微循环障碍、代谢障碍和细胞受损为特征的病理性综合征，是严重的全身性应激反应。

9. 休克患者观察要点

（1）意识和表情：反映脑组织的情况。休克早期呈兴奋状态，烦躁不安，休克加重时表情淡漠、意识模糊或昏迷。

（2）皮肤色泽、温度、湿度：反映体表灌注的情况。休克时面色苍白、四肢冰凉、皮肤湿冷。皮肤有出血点或瘀斑，提示可能进入弥散性血管内凝血阶段。

（3）血压及脉压低：血压常低于 10.6/6.6 kPa（80/50mmHg），脉压＜30mmHg，且伴有毛细血管灌流量减少症状，如皮肤湿冷、肢端厥冷。

（4）脉搏：休克时脉率加快，休克加重时脉细弱，甚至摸不到。

（5）呼吸：注意呼吸次数及节律。呼吸增速、变浅不规则为病情恶化。呼吸次数增至 30 次 / 分以上或 8 次 / 分以下警惕休克肺的发生。

（6）体温：休克时体温多偏低，感染性休克时患者体温高。体温突然升至 40℃ 或降至常温以下为预后不良的征兆。

10. 外科感染的特点

（1）常为多种细菌引起的混合感染。

（2）大部分感染患者有明显而突出的局部症状和体征，严重时可有全身表现。

（3）感染常集中于局部，发展后可导致化脓、坏死等，常需外科处理。

11. 外科化脓性感染的临床表现

（1）局部症状：红、肿、热、痛、功能障碍。

（2）全身症状：轻重不一，轻者可无全身症状，较重者可出现发热、头痛、全身不适，严重者可以发生感染性休克。

12. 甲状腺危象的概念

术后 12～36 小时出现高热（＞39℃）、脉快而弱（＞120 次 / 分）、大汗、烦躁不安、谵妄甚至昏迷，常伴有呕吐、水泻。若不及时处理，可迅速发展至虚脱、休克、昏迷甚至死亡。

13. 甲状腺切除术后患者突然出现呼吸困难的原因及处理原则

（1）原因：痰液堵塞气道，切口内出血压迫气管，喉头水肿、气管塌陷，双侧喉返神经损伤。

（2）处理原则：立即检查患者，并与主管医师联系。若因痰液堵塞引起，及时吸痰，给予雾化吸入。若因切口内出血，立即剪开缝线，敞开切口，迅速除去血肿。喉头水肿时应立即应用大剂量激素，如地塞米松 30mg 静脉滴注。

喉头水肿时应立即静脉注射肾上腺素。上述处理后症状不能缓解，或是由气管塌陷引起者，应立即行气管切开。

14. 乳腺癌术后护理

（1）病情观察：观察生命体征，观察伤口敷料渗血、渗液情况，乳腺癌扩大根治术有损伤胸膜可能，观察有无胸闷、呼吸困难。

（2）体位：清醒后半卧位，乳腺癌一期再造术，需根据术式选择体位，背阔肌肌蒂皮瓣乳房重建和假体置入术取半卧位，腹直肌肌蒂皮瓣乳房重建及腹壁下血管穿支皮瓣乳房重建术患者取低半坐卧位，屈膝屈髋。

（3）伤口护理：胸部切口胸带加压包扎，避免皮瓣移动。松紧度以能容纳一手指、维持正常血运、不影响呼吸为宜。观察皮瓣血液循环，注意皮瓣颜色及创面愈合情况。观察患侧上肢血液循环情况。

（4）引流管护理：术后常留置胸壁伤口引流和腋窝伤口引流管，保持有效负压，妥善固定引流管，保持引流通畅，观察引流液颜色、量。术后 1～2 日，每日引流血性液 50～200ml，术后 4～5 日，引流液转为淡黄色，引流量逐渐减少，每日量少于 10～15ml，考虑拔管。

（5）患侧上肢功能锻炼：鼓励和协助患者早期开始患侧上肢功能锻炼。每日 3～4 次，每次 20～30 分钟，循序渐进。术后 7 日内不上举，10 日内不外展肩关节，不要以患侧肢体支撑身体，防止皮瓣移动影响愈合。

术后 24 小时内：活动手指和腕部。

术后 1～3 日：健侧上肢协助患侧上肢进行屈肘、伸臂锻炼，逐渐过渡至肩关节小范围前屈、后伸运动（前屈小于 30°，后伸小于 15°）。

术后4~7日：鼓励患者用患侧手洗脸、刷牙、进食，并做患侧手触摸对侧肩或同侧耳的锻炼。

术后1~2周：术后1周皮瓣基本愈合后，开始做肩关节活动、手指爬墙、梳头等锻炼。

（6）并发症观察及护理：并发症包括腋窝及皮下积液、皮瓣坏死、术侧肢体肿胀。如按压皮瓣区域皮肤有波动感，考虑为腋窝及皮下积液。如皮瓣区皮肤苍白或青紫色，出现水肿，考虑为皮瓣坏死。如上肢回流不畅会导致患肢肿胀。肿胀严重可戴弹力袖促进淋巴回流。

15. 试述进行乳房自检的方法

自我检查可每月1次，选择在月经后1周进行。发现肿块应及时就诊。

检查方法：坐位或直立位。

（1）解开衣服，面对穿衣镜，被检查上肢自然下垂、放松，观察双侧乳房，注意外形、大小、轮廓、对称性，有无肿块、凹陷或"橘皮样"及乳房有无分泌物，乳晕有无湿疹。

（2）仰卧，肩胛下垫薄枕，左臂高举过头，尽量放松肌肉，用右手自乳房的内上、外上、外下、内下及对乳晕部仔细检查有无肿块。

（3）左臂放下，用右手再摸左侧腋窝有无肿块。

（4）同法检查右侧乳腺。勿遗漏检查部位，忌刺激或捏乳房。

16. 腹股沟斜疝

腹股沟斜疝指腹腔内器官或组织连同壁腹膜，经腹壁的薄弱点或孔隙向体表突出所形成的疝。

17. 试述腹股沟斜疝术后护理要点

（1）卧位与活动：局部麻醉下行无张力疝修补术后即可下床活动。年老体弱、复发性疝、绞窄性疝、巨大疝等患者可适当推迟下床活动时间，鼓励患者床上翻身及活动肢体。

（2）伤口护理：保持伤口敷料干燥，如有渗血及时更换。

（3）防止腹压升高：保暖，防止咳嗽；咳嗽时用手按压保护切口，避免用力排便。

（4）并发症观察及护理：并发症包括出血、阴囊血肿、水肿、尿潴留。术后切口用1~1.5kg沙袋压迫预防出血。出现膀胱充盈，不能自行排出时诱导排尿，必要时导尿。

18. 胃、十二指肠溃疡的外科治疗适应证

（1）急性穿孔。

（2）出血。

（3）幽门梗阻。

（4）药物治疗无效的溃疡患者。

（5）恶变。

19. 胃、十二指肠溃疡的临床表现

（1）胃溃疡：腹痛在进餐后0.5~1小时开始。持续1~2小时后消失。进食后疼痛不能缓解，有时反而加重。服用抗酸药物疗效不明显。腹痛的节律性不如十二指肠溃疡明显。

（2）十二指肠溃疡：主要表现为餐后延迟痛（餐后3~4小时）、饥饿痛或夜间痛，服用抗酸药物或进食能使疼痛缓解或停止。疼痛多表现为上腹部或剑突下烧灼痛或钝痛。腹痛具有周期性发作的特点，秋冬季或冬春季好发。

20. 胃、十二指肠溃疡手术治疗的方法

（1）Billroth Ⅰ式吻合术：胃大部分切除后将残胃直接与十二指肠吻合，术后胃肠功能性紊乱较少，此法多用于胃溃疡。

（2）Billroth Ⅱ式吻合术：胃大部切除后将十二指肠残端封闭，胃与空肠近端在横结肠前或横结肠后做吻合。手术后食物直接进入空肠，使食物不能充分与胆汁、胰液相混合，对消化吸收功能有一定的影响，此法多用于十二指肠溃疡。

（3）迷走神经切断术：切断迷走神经主干或切断支配胃的迷走神经分支，使胃酸分泌减少。迷走神经主干切断后易产生胃滞留，故有时采取迷走神经主干切断加半胃切除，使胃内容物能顺利排空。

（4）胃大部切除后胃空肠Roux-en-Y吻合术：胃大部切除后关闭十二指肠残端，将残胃和远端空肠吻合，将空肠与空肠近侧断端吻合。此法有防止术后胆胰液进入残胃的优点。

21. 胃、十二指肠溃疡术前护理

（1）饮食护理：给予高蛋白、高热量、丰富维生素、易消化的饮食。术前1日进流食，术前12小时禁食、禁水。

（2）疼痛护理：禁食、持续胃肠减压，使用抑酸药物，疼痛剧烈时，给予解痉、镇痛药物，观察用药效果及不良反应。

（3）术日晨留置胃管：防止麻醉及手术过程中呕吐、误吸，便于术中操作。

（4）心理护理：缓解紧张情绪，告知手术必要性，使患者能积极配合治疗。

22. 胃、十二指肠溃疡术后护理

（1）病情观察：观察生命体征。

（2）卧位与活动：全身麻醉清醒后半卧位，

协助床上活动，鼓励早期下床活动。

（3）引流管护理：胃管、腹腔引流管、尿管等应妥善固定，保持通畅，观察记录引流液颜色、性状及量。胃管接负压吸引避免负压过大。

（4）伤口护理：保持伤口敷料干燥，如有渗血及时更换。

（5）饮食护理：术后禁食，给予肠外营养。排气、拔胃管后从少量饮水开始，少食多餐，逐步恢复正常饮食。

（6）并发症观察及护理：并发症包括出血、十二指肠残端破裂、吻合口瘘、胃排空障碍（胃瘫）、梗阻、倾倒综合征等。观察生命体征及腹部体征，观察进食后的反应等及时发现并发症，通知医师及时处理。指导患者避免进食过甜、过咸、过浓流质饮食，进低糖、高蛋白饮食；进餐后平卧20分钟。

23. 倾倒综合征的概念

胃大部切除后，由于丧失幽门括约肌的控制，使含糖较多的食物过快地进入空肠。在短时间内使高渗食物变成等渗，将大量细胞外液吸入肠腔，刺激腹腔神经丛，血容量有一时性的减少。临床出现上腹胀痛、心慌、出汗、头晕、无力、呕吐，有时患者面色苍白、腹泻，称为倾倒综合征。

24. 倾倒综合征的护理要点

（1）应采取少食多餐的饮食方法，让食物少量分次进入胃内、肠内。

（2）选择低糖、高蛋白、高脂肪的食物，以少量分次食入为好。为了不使血糖速升、速降，应减少含糖食物（米、面等）的摄入量，多吃些蛋白质食物。

（3）在进食时应先吃干食，后吃流食，并缓慢进食，饭后安静卧床20～30分钟，这些均可使食物进入肠内的速度减慢，从而预防倾倒综合征的发生。

25. 低血糖综合征

该病发生于餐后2～4小时，又称晚期倾倒综合征，是由于食物很快地进入空肠，葡萄糖过快吸收，血糖一过性升高，刺激胰腺分泌过多的胰岛素，而发生反应性低血糖所致，表现为心慌、眩晕、无力、出汗、手颤、嗜睡，甚至发生虚脱。

26. 胃癌的临床表现

（1）早期症状：开始时患者感觉上腹部饱胀不适，伴有不规则隐痛、嗳气、反酸，明显食欲减退或食欲缺乏。

（2）贫血恶病质：胃纳差，有进行性消瘦和贫血，全身性消耗，最后表现为恶病质。

（3）疼痛：癌肿侵及神经引起剧烈疼痛均属晚期症状，并向左侧腰背部放射。

（4）呕血和便血：胃癌溃疡时出现呕血和黑粪。

（5）梗阻症状：在贲门、胃底、胃小弯处肿瘤长大时，影响食物进入胃内，进食后易出现呕吐，胃窦部肿瘤长大时，影响食物进入十二指肠，呕出物为宿食。

27. 试述胃癌的手术方式

（1）全胃切除术。

（2）根治性胃次全切除术。

（3）胃癌的姑息切除术：适用于癌肿已有远处转移，无根治的可能，而肿瘤本身尚能活动、游离者，可将瘤体全部切除，手术操作与胃大部切除相似。

（4）胃造瘘术：贲门癌不能切除或胃癌晚期有其他脏器或远处淋巴转移，患者身体衰弱不适宜做根治性手术时，做胃外瘘，以便灌注流质饮食或药物，延长患者生命。

28. 胃癌的术后护理

（1）病情观察：观察生命体征、神志、尿量、伤口、引流液情况等。

（2）卧位与活动：全身麻醉清醒后半卧位，协助床上活动，鼓励早期下床活动。

（3）切口护理：保持切口敷料清洁干燥，腹带包扎伤口，减少腹部张力。

（4）引流管护理：包括胃管、空肠造瘘管、尿管等。妥善固定，保持引流通畅。

（5）饮食护理：遵医嘱进食，进食后观察有无腹部不适，如出现腹部不适应立即停止进食。

（6）并发症观察及护理：同胃、十二指肠溃疡。

29. 腹膜刺激征的概念

腹部触诊有压痛、反跳痛和不同程度腹肌紧张，称腹膜刺激征，为急性腹膜炎的重要体征。

30. 急性腹膜炎患者持续胃肠减压的目的

胃肠减压：可减轻胃肠道胀气，特别是胃肠道穿孔时可减少消化道内容物流入腹腔，减轻对腹膜的疼痛刺激，减少毒素的吸收，降低肠壁张力，改善胃肠壁的供血，有利于炎症局限和吸收，以及胃肠功能的恢复。

31. 急性腹膜炎患者采用非手术疗法时的护理

（1）禁食：急性腹膜炎的患者均需禁食，以减少胃肠道的食物继续漏出。

（2）观察生命体征和尿量。

（3）胃肠减压：可减轻胃肠道胀气，减少消化液的继续外溢。改善胃肠道血运，促进胃肠道功能恢复。

（4）输血补液，纠正水、电解质平衡失调，补充血容量和纠正低蛋白血症。

（5）应用抗生素。

（6）同时在无休克情况下采取半卧位，以利腹腔内渗出液积聚于盆腔，便于局限或引流。半卧位还有利于呼吸和循环的改善。

（7）注意下肢活动和改换受压部位，以防止静脉血栓的形成或压疮的发生。

32. 肠梗阻的临床表现

（1）腹痛：特点是阵发性绞痛，有时能见到肠型和肠蠕动波，当腹痛的间歇期不断缩短，成为剧烈的持续性腹痛，应考虑绞窄性肠梗阻的可能。

（2）呕吐：早期呕吐常为反射性，呕出物为食物或胃液。以后根据梗阻部位不同，呕吐出现的时间和性质也不同，高位小肠梗阻呕吐频繁，出现较早，主要为胃内容物，低位肠梗阻呕吐出现较晚，呕吐物呈粪样，有明显的粪臭味。

（3）腹胀：高位小肠梗阻由于呕吐频繁，腹胀不明显；低位肠梗阻腹胀明显，遍及全腹，若出现不对称腹胀，提示有绞窄性肠梗阻可能。

（4）停止排便排气：完全性肠梗阻发生后，可停止排气、排便，高位肠梗阻早期仍有自行经肛门排便排气；不完全性肠梗阻可有多次少量排气、排便；绞窄性肠梗阻则可排带黏液样血便。

33. 肠梗阻治疗

（1）基础治疗

1）纠正水、电解质紊乱和酸碱失衡：不论采用手术和非手术治疗，纠正水、电解质紊乱和酸碱失衡是极重要的措施。最常用的是静脉输注葡萄糖液、等渗盐水。

2）胃肠减压：是治疗肠梗阻的重要方法之一。通过胃肠减压，吸出胃肠道内的气体和液体，可以减轻腹胀，降低肠腔内压力，减少肠腔内的细菌和毒素，改善肠壁血液循环，有利于改善局部病变和全身情况。

3）严密观察和准确记录出入量。

A. 消化液的丢失要正确记录，包括呕吐、胃肠减压等。

B. 正确记录每日的尿量，对于危重患者给予

留置尿管，记每小时尿量。

4）防治感染和毒血症：应用抗生素对于防治细菌感染，从而减少毒素的产生都有一定作用。一般单纯性肠梗阻可不应用，但对单纯性肠梗阻晚期，特别是绞窄性肠梗阻及手术治疗的患者，应该使用。此外，还可应用镇静药、解痉药等一般对症治疗，镇痛药的应用则遵循急腹症治疗的原则。

（2）解除梗阻：可分手术治疗和非手术治疗两大类。

1）手术治疗：各种类型的绞窄性肠梗阻、肿瘤及先天性肠道畸形引起的肠梗阻及非手术治疗无效的患者，适于手术治疗。

2）非手术治疗：是每一个肠梗阻患者必须首先采用的方法，此法也是手术前必不可少的治疗措施，除禁饮食、胃肠减压、纠正水、电解质紊乱，酸碱平衡失调外，还可采用中医中药辅助治疗。

34. 肠梗阻的护理

（1）体位：应采取半卧位，它有利于胃肠内积液的引流，使腹腔内炎性渗出液流至盆腔，预防膈下脓肿；并能使腹肌放松，横膈下降，改善呼吸和循环功能。

（2）饮食：急性发作期须禁食，症状缓解后可服少量开水或流质，忌服易产气的甜食和牛奶等，病情逐渐好转，应及早给予适合的饮食。

（3）观察生命体征的动态变化，选择手术的最佳时机。

（4）呕吐的护理：呕吐时坐起或头侧向一边，防止窒息和吸入性肺炎。呕吐后给予漱口，保持口腔清洁。观察呕吐出现的时间、次数，呕吐物性状、量等，应做详细的观察和记录。

（5）解痉药的应用：在确定无肠绞窄后，可应用阿托品、山莨菪碱等抗胆碱类药物，以解除胃肠道平滑肌的痉挛，抑制胃肠道腺体的分泌，使腹痛得以缓解；但不可随意应用镇痛药。

（6）观察病情变化：治疗期间严密观察，若患者症状和体征不见好转或反有加重，则考虑发展为绞窄性肠梗阻，必须立即手术。

35. 绞窄性肠梗阻的临床特征

（1）腹痛发作急骤，为持续性剧烈疼痛，在阵发性加重的间隙仍有持续性疼痛，肠鸣音可不亢进。

（2）呕吐出现早，剧烈，为持续性。

（3）腹胀不对称，腹部触及有压痛的肿块（胀

大的肠袢）。

（4）病情发展迅速，早期出现休克，抗休克治疗后改善不显著。

（5）有明显腹膜刺激征，体温高、脉搏快而微弱、白细胞计数逐渐上升。

（6）呕吐物、胃肠减压抽出液、肛门排出物为血性或腹腔穿刺抽出血性液体。

（7）经胃肠减压后，腹胀减轻，但腹痛发作无显著减轻；输液治疗后，缺水、血浓缩现象无明显改进。

（8）腹部 X 线检查见孤立、固定的肠袢，且不受体位、时间的影响。

36. 急性阑尾炎的临床表现

（1）腹痛：是急性阑尾炎最早出现的症状，典型的急性阑尾炎腹痛开始在上腹部或脐周，数小时后腹痛转移至右下腹部。

（2）发热：继腹痛后体温逐渐升高，炎症进一步发展，发病初期体温大多正常，当阑尾化脓、坏死时，体温可升至 38～39℃。

（3）胃肠道症状：由于神经反射关系，急性阑尾炎发病初期，大多有恶心、呕吐、腹泻、便秘等胃肠道症状。

（4）腹部体征

1）压痛

A. 麦氏点压痛：在右髂前上棘与脐连线的中外 1/3 交叉点。

B. 莱氏点压痛：在左右髂前上棘连线的中右 1/3 交叉点。

2）反跳痛：检查者以手指按压于麦氏点部位，逐渐下压至深处，然后迅速抬起，患者立即感觉剧烈疼痛。

37. 急性阑尾炎术后常见并发症

切口感染、腹腔内出血、腹腔残余脓肿、粪瘘、阑尾残株炎、粘连性肠梗阻。

38. 急性阑尾炎术后护理

（1）病情观察：观察生命体征及腹部体征。

（2）卧位与活动：麻醉清醒术后 6 小时尽早下地活动。

（3）腹腔引流管护理：妥善固定，保持通畅，观察并记录引流液颜色、性状及量。腹腔引流正常引流量≤50ml/d，常规留置 24～48 小时，一般不超过 72 小时。

（4）饮食护理：术后当天禁食，肠蠕动恢复后进流食，逐步过渡至半流食、普食。

（5）疼痛护理：评估疼痛程度，应用镇痛药，观察疼痛变化。

（6）并发症观察及护理：并发症包括出血、切口感染、粘连性肠梗阻、阑尾残株炎、粪瘘等。观察生命体征、腹部体征、切口局部情况等。

39. 内痔和外痔的临床表现

（1）内痔：主要表现是便血和痔块脱出。其便血的特点是无痛性间歇性便后出鲜血。便血较轻时表现为粪便表面附血或便纸带血，严重时出现喷射状出血。若发生血栓、感染及嵌顿，可伴有肛门剧痛。

（2）外痔：主要表现是肛门不适感，常有黏液分泌物流出，有时伴局部瘙痒。若发生血栓性外痔，疼痛剧烈，排便、咳嗽时加剧，数日后可减轻，可在肛周看见暗紫色椭圆形肿物，表面皮肤水肿、质硬，压痛明显。

40. 肛门坐浴的作用及注意事项

注意事项：便后及时清洗，保持局部清洁舒适，必要时用 1：5000 高锰酸钾溶液 3000ml 坐浴，控制温度在 43～46℃，每日 2～3 次，每次 20～30 分钟。

41. 左半结肠癌、右半结肠癌临床症状特点

由于肿瘤病理类型和部位的不同，左、右半结肠癌的临床症状也有区别。右半结肠癌由于肠腔大、肠壁薄、扩张性好，肠内容物为液状，且以溃疡型及肿块型多见，易出血、感染，故常以贫血、消瘦乏力、腹部肿块为主要表现。左半结肠由于肠腔小，肠内容物为半固体、固体，且以浸润型居多，易致肠腔狭窄，故以腹泻、便血、便秘、肠梗阻为主要表现。

42. 直肠癌的手术方式

（1）局部切除术：适用于瘤体直径≤2cm、分化程度高、局限于黏膜或黏膜下层的早期直肠癌。

（2）腹会阴联合直肠癌根治术：即迈尔斯（Miles）手术，适用于腹膜反折以下的直肠癌。

（3）直肠低位前切除术：即 Dixon 手术，适用于腹膜反折以上的直肠癌。

（4）经腹直肠癌切除、近端造口、远端封闭术：即 Hartmann 手术，适用于全身情况差，无法耐受 Miles 手术或因急性肠梗阻不宜行 Dixon 手术的患者。

43. 直肠癌术前肠道准备的意义及方法

充分的肠道准备可减少或避免术中污染、术

后感染，预防吻合口瘘，增加手术成功率。

(1) 饮食准备：术前 3 日进流食，给予肠内营养液口服，术前晚禁食。

(2) 肠道清洁：术前 1 日进行肠道清洁，主张采用全肠道灌洗法，常用复方聚乙二醇电解质散溶液，若年老体弱无法耐受或存在心、肾功能不全或灌洗不充分时，配合灌肠法。

(3) 口服肠道抗生素：术前 3 日口服肠道不吸收药物，如新霉素、甲硝唑等，肠道在使用抑菌药时对维生素 K 的合成及吸收减少，因此应适当补充维生素 K。

44. 直肠癌术后护理要点

(1) 病情观察：观察生命体征。

(2) 体位：半卧位，以利于腹腔引流。

(3) 饮食：早期禁食，拔胃管后进流食，术后 1 周进少渣半流食，2 周左右可进普食，术后早期开始应用肠内营养可促进肠功能的恢复，维持并修复肠黏膜屏障，减少术后并发症。

(4) 活动：术后早期下床活动，以促进肠蠕动的恢复，减轻腹胀，避免肠粘连。活动时注意保护伤口，避免牵拉。

(5) 切口护理：腹带包扎伤口，减少腹部切口张力，必要时用多头带包扎。

(6) 引流管护理：引流管妥善固定，保持通畅，观察并记录引流液颜色、性状及量。根据需要接负压装置，并根据引流液的性状调节压力的大小，防止压力过大损伤局部组织。

(7) 肠造口护理：观察肠造口颜色，如肠造口出现暗红色或淡紫色提示造口黏膜缺血，如局部或全部肠管变黑，提示肠管缺血坏死。观察和保护造口周围皮肤，正确更换造口袋。预防造口并发症。

(8) 并发症观察及护理：术后并发症包括切口感染及吻合口瘘。严格无菌操作，保持切口清洁干燥；术后 7～10 日禁忌灌肠，观察患者有无腹痛、腹膜炎、腹腔脓肿等吻合口瘘的症状与体征。

45. 结肠造瘘口的并发症

造口出血、造口缺血坏死、皮肤黏膜分离、造口狭窄、造口回缩、造口脱垂、粪水性皮炎、造口旁疝。

46. 更换造口袋注意事项

(1) 准备合适的造口用品，一件式或两件式造口袋、护肤粉、防漏膏等护理用品。

(2) 每次更换造口袋时，都要测量造口大小。

在底板上裁剪合适大小的开口，造口底板孔径大于造口直径 0.2cm。

(3) 不宜使用消毒剂、碱性用品等清洗皮肤，以避免皮肤干燥，造成皮肤损伤，影响造口袋粘贴效果。

(4) 造口袋粘贴后按压 10 分钟左右。

(5) 起身时应按住造口底盘。

(6) 更换底盘时，动作轻柔，以免损伤皮肤。

(7) 避免频繁更换造口袋，给皮肤再生机会。

47. 结肠造口术后患者的饮食指导

饮食指导：食物以高热量、高蛋白、高维生素、低渣、无刺激为主。避免太稀和粗纤维太多的食品。避免进食引起产气、便秘的食物。应多食豆制品类、蛋、鱼及绿色蔬菜。若大便干结，适当可增加饮水。

48. 原发性肝癌的临床表现

(1) 肝区疼痛：多为首发症状，多数为持续性胀痛、刺痛或钝痛。

(2) 肝大：几乎所有患者均有进行性肝大。

(3) 腹水：是晚期肝癌的临床表现。

(4) 全身性和消化道的症状：消瘦、乏力、食欲减退、恶心和腹胀，出现黄疸即属晚期肝癌。

(5) 可发生肺、骨、脑等转移，可有肝性脑病、上消化道出血、癌肿破裂出血和继发感染等并发症。

49. 肝脏手术术前护理

(1) 疼痛护理：疼痛评估，遵医嘱给予镇痛药物，观察镇痛效果及不良反应。

(2) 改善营养状况：宜进食高蛋白、高热量、高维生素、易消化饮食，少食多餐；合并肝硬化有肝功能损害者，应限制蛋白质摄入，给予肠内外营养支持。

(3) 护肝治疗：嘱患者保证充分睡眠和休息，禁酒。遵医嘱给予支链氨基酸治疗，避免使用红霉素、巴比妥类、盐酸氯丙嗪等有损肝脏的药物。

(4) 维持体液平衡：对肝功能不良伴腹水者，严格控制水和钠盐的摄入量，遵医嘱合理补液与利尿，准确记录 24 小时出入量，每日观察、记录体重及腹围变化。

(5) 预防出血：术前 3 日给予维生素 K_1，改善凝血功能，预防术中、术后出血。避免剧烈咳嗽、用力排便等腹压骤升的动作。应用 H_2 受体拮抗药预防应激性溃疡出血。

(6) 做好术前准备及心理护理。

50.肝脏手术术后护理

（1）术后必须严密观察生命体征、出血症状、意识变化、黄疸、腹水、尿量情况，腹部和胸部症状及体征，各种引流管的引流情况，进行血、尿常规，电解质及酸碱平衡指标测定，肝肾功能检验，必要时还应进行超声波、X线等特殊检查。如发现有关并发症发生时，当及时与医师联系，认真做好相应治疗护理工作。

（2）体位及活动：病情平稳后宜取半卧位。肝手术后一般不宜过早起床活动，尤其是肝叶切除术后过早活动易致肝断面出血。但可卧床活动，鼓励深呼吸及咳嗽，防止肺炎、肺不张等并发症发生。

（3）饮食与输液：术后禁饮食，做胃肠减压，同时输液支持，保持水、电解质及酸碱平衡。胃肠功能恢复后给予流食，以后酌情改半流食、普通饮食。对广泛肝叶切除术后，可应用要素饮食或静脉营养支持。

（4）采取保肝措施：广泛性肝叶切除或肝血管血流阻断术后应间歇性吸氧2～4日；术后2周内静脉输入适量血浆、人体白蛋白、支链氨基酸等；也可少量多次输入鲜血，这对促进肝功能恢复有重要作用。

（5）继续使用抗生素：防治肝创面、腹腔及胸部等各种术后感染。

（6）引流管护理：保持各种引流管通畅，妥善固定，详细观察并记录引流液的量及性状。注意无菌操作，每日更换引流接管及引流瓶。

（7）出院康复指导：①遵医嘱适当休息；②调节饮食，加强营养；③遵医嘱继续用药；④定期随诊复查，了解肝功能变化及病情复发情况。术后还应注意甲胎蛋白追踪检查结果，或注意观察有无肝癌的转移。

51.门静脉高压的定义

门静脉高压是因门静脉血流受阻、血流淤滞，引起门静脉系统压力增高的一种病理状态，临床表现主要有脾大、脾功能亢进、食管胃底静脉曲张并发破裂引起的上消化道大量出血及腹水等。

52.食管胃底曲张静脉破裂出血的非手术治疗

（1）补充血容量：立即输血、输液。若收缩压低于80mmHg，应快速输血。

（2）药物止血：首选血管收缩药或与硝酸酯类血管扩张药合用。

（3）内镜治疗：采用双极电凝、微波、激光、注射硬化剂和套扎等方法止血。硬化剂注射疗法和套扎术对胃底曲张静脉破裂出血均无效。

（4）三腔双囊管压迫止血：利用充气气囊分别机械性压迫胃贲门及食管下段破裂的曲张静脉而起止血作用，是治疗食管胃底曲张静脉破裂出血简单而有效的方法，用于对血管升压素或内镜治疗无效的患者。该管有三腔，一腔为圆形气囊，可充气150～200ml后压迫胃底；一腔为长椭圆形气囊，可充气100～150ml后压迫食管下段；一腔为胃腔，经此腔可吸引、冲洗或注入药物。牵引重量约0.25kg。监测胃囊及食管囊内压力，分别维持在50mmHg、40mmHg；12～24小时放松牵引，放气15～30分钟。

53.门静脉高压的手术治疗

其手术治疗包括各种分流、断流术和脾切除术等，目的是降低门脉系统压力和消除脾功能亢进，主要用于食管胃底静脉曲张破裂大出血各种治疗无效时，或者是曲张静脉破裂出血后预防再次出血。

54.门静脉高压形成腹水的因素

腹水由多种因素所导致。

（1）主要原因是肝功能减退，血浆白蛋白的合成受到障碍，引起血浆胶体渗透压降低。

（2）肝功能不全时，醛固酮和抗利尿激素在体内增多，引起钠和水的潴留。

（3）门静脉压力升高，使门静脉系统毛细血管床的滤过压增加，这对腹水形成有一定影响；同时也促使肝内淋巴液回流不畅，大量淋巴液自肝表面漏入腹腔而引起腹水。

55.门静脉高压术后护理

（1）病情观察：观察生命体征、神志、面色、尿量、引流液的颜色和量；分流术取自体静脉者，观察局部有无静脉回流障碍；取颈内静脉者观察有无头痛、呕吐等颅内压增高的表现。

（2）体位：断流术和脾切除术后取半卧位，分流术后取平卧位或低坡半卧位（＜15°），1周后可逐步下床活动。

（3）营养支持：术后早期禁食，禁食期间给予肠外营养支持。术后24～48小时肠蠕动恢复后可进食流食，逐步改为半流食或软食。

（4）并发症观察及护理：并发症包括出血、肝性脑病、感染及静脉血栓等。监测血常规和凝血功能、肝功能、血氨浓度，观察有无性格异常、定向力障碍、嗜睡与躁动交替等。观察引流液性状及量。发现异常及时报告医师，妥善处理。

56. 墨菲征

当深压胆囊区嘱患者深吸气时，可有触痛反应即为墨菲（Murphy）征阳性。

57. 胆道三联征

急性腹痛、寒战发热后，多数患者即出现黄疸，称胆道三联征（Charcot 三联征）。

58. T 管引流的护理

（1）妥善固定：将 T 管妥善固定于腹壁，避免牵拉造成管路脱出。

（2）保持通畅：防止管路扭曲、折叠、受压。引流液中有絮状物、泥沙样结石时要经常挤捏，防止管道堵塞。

（3）观察记录：观察并记录胆汁的颜色、量和性状。术后 24 小时内引流量 300～500ml，恢复饮食后每日增至 600～700ml，以后逐渐减少至每日 200ml 左右。如胆汁过多，提示胆道下端有梗阻的可能；如胆汁混浊，应考虑结石残留或胆管炎症未被控制。

（4）预防感染：定期更换引流袋，严格无菌操作，平卧时引流管的远端不可高于腋中线，坐位、站立或行走时不可高于腹部手术切口，防止胆汁逆流感染。

59. 拔除 T 管指征

黄疸消除，无腹痛、发热、大便颜色正常。胆汁引流量逐渐减少，颜色呈透明金黄色，无脓液、结石，无沉渣及絮状物。夹管 48 小时，无腹胀、发热及黄疸等症状。经 T 管行胆道造影显示胆总管内无结石、蛔虫及异物，且胆道通畅。

60. 急性胰腺炎常见的病因

胆道疾病、过量饮酒、十二指肠液反流、高脂血症、高钙血症、创伤、暴饮暴食等。

61. 急性胰腺炎的临床表现

（1）腹痛：起病急，常在暴饮暴食几小时后突然中上腹偏左剧痛，呈持续加重，涉及两侧腰背部，以左侧为主，弯腰坐起，身体前倾可减轻疼痛。

（2）恶心呕吐和腹胀：起病时可因剧烈的腹痛而引起反射性恶心、呕吐，开始较频繁，而后可逐渐减少，待出现明显腹胀和持久性呕吐，提示病变恶化已为弥漫性腹膜炎并发麻痹性肠梗阻的一种表现。

（3）发热与黄疸：体温升高是因严重感染和组织坏死及毒素吸收所致，如胰头部组织肿胀、坏死后形成脓肿或为胆源性胰腺炎时可伴有黄疸。

（4）休克：表现为脉搏细速、血压下降、四肢厥冷、少尿和神志淡漠。

（5）腹膜炎体征：腹腔内有血性胰性渗出液时，腹膜炎体征较明显，可有全腹压痛和肌紧张，后期出现麻痹性肠梗阻时肠鸣音亦消失，腹胀更为明显。

（6）出血征象：皮肤出血斑点、腰部蓝棕色斑，脐周出现血瘀斑。严重患者后期可出现弥散性血管内凝血和胃肠道出血。

（7）多器官功能衰竭：由于胰腺坏死释放出大量毒素，使多脏器功能受损，即并发肺、肾、肝、造血和消化功能衰竭。

62. 急性胰腺炎非手术疗法主要内容

急性胰腺炎的基础治疗，目的是减少胰液分泌、防止感染及多器官功能障碍综合征（MODS）的发生，包括禁食、胃肠减压；补液、防治休克；镇痛和解痉；抑制胰液分泌及抗胰酶疗法；营养支持；预防感染；中药治疗。

63. 急性胰腺炎非手术治疗的护理

（1）疼痛护理：禁食、持续胃肠减压以减少胰液对胰腺及周围组织的刺激，监测腹部体征，疼痛剧烈时，给予解痉、镇痛药。给予抑制胰液分泌及抗胰酶药。

（2）维持水、电解质及酸碱平衡：监测生命体征，监测中心静脉压及每小时尿量，监测电解质、酸碱平衡情况，记录出入液量。休克迅速补液扩容。重症急性胰腺炎患者易发生低钾血症、低钙血症，及时观察病情及进行相关检验。

（3）营养支持：肠内肠外营养支持治疗期间注意代谢性并发症或胃肠道并发症的发生。

（4）监测腹内压：取仰卧位，放置 Foley 导尿管，排空膀胱，测压管与导尿管相连，通过三通向膀胱内注入 25ml 等渗盐水，连接水压计，以腋中线为零平面，测得水柱高度（cmH$_2$O）/1.36+5mmHg 即为腹腔内压力（mmHg）。腹压 CIAD 分为四级：Ⅰ级，IAP12～15mmHg；Ⅱ级，IAP16～20mmHg；Ⅲ级，IAP21～25mmHg；Ⅳ级，IAP＞25mmHg。每日测腹压 1～2 次，观察腹压变化。

64. 胰腺癌的临床表现

（1）腹痛：常为首发症状，亦是胰头癌最常见的症状。

（2）黄疸：胰头癌最常见的症状，可为首发症状，皮肤瘙痒，尿呈茶色，有时大便呈陶土色。

（3）消瘦乏力。

（4）消化道症状：常有食欲减退、恶心、呕吐、腹胀或腹泻。

（5）其他：少数患者可有发热、腹水、上腹部肿块、恶病质等表现。

65. 胰腺癌术后护理

（1）病情观察：观察生命体征、腹部体征、伤口及引流情况，空肠造瘘管定时冲洗，必要时监测中心静脉压及每小时尿量。

（2）营养支持：术后早期禁食，禁食期间给予肠外营养支持。拔除胃管后给予流食、半流食，逐渐过渡至正常饮食。术后因胰外分泌功能减退，易发生消化不良、腹泻等，给予消化酶制剂或止泻药。

（3）并发症观察及护理：主要包括胰瘘、胆瘘、腹腔感染、出血及血糖异常。观察患者有无高热、腹痛和腹胀、白细胞计数升高等。胰瘘常发生在术后 5～7 日，除上述症状外，腹腔引流管或切口流出无色清凉液体时警惕胰瘘发生，取半卧位，有利于引流，禁食、胃肠减压、静脉泵入生长抑素，保护腹壁瘘口周围皮肤，防止胰液腐蚀皮肤。胆瘘常发生在术后 5～10 日，腹腔引流或穿刺时有胆汁样液体。取半卧位，引流通畅，监测胆红素变化。监测血糖水平。观察引流液颜色、性状及量。

66. 胰瘘的定义

术后第 3 日或之后，出现可计量的液体引流，引流液淀粉酶含量高于正常血清淀粉酶含量上限的 3 倍，即诊断为胰瘘。

67. 腹腔镜胆囊切除术前特殊准备及术后护理

（1）术前特殊准备

1）皮肤准备：腹腔镜手术进路多在脐部附近，嘱患者用肥皂水清洗脐部，脐部污垢可用松节油或液状石蜡清洁。

2）呼吸道准备：腹腔镜术中需将 CO_2 注入腹腔形成气腹，CO_2 弥散入血可致高碳酸血症及呼吸抑制，故术前患者应进行呼吸功能锻炼；避免感冒，戒烟，以减少呼吸道分泌物，利于术后康复。

（2）术后护理

1）饮食指导：术后禁食 6 小时。术后 24 小时内饮食以无脂流质、半流质为主，逐渐过渡至低脂饮食。

2）高碳酸血症的护理：表现为呼吸浅慢、$PaCO_2$ 升高。为避免高碳酸血症的发生，术后给

予低流量吸氧，鼓励患者深呼吸，有效咳嗽，促进机体内 CO_2 排出。

3）肩背部酸痛的护理：腹腔中 CO_2 可聚集在膈下产生碳酸，刺激膈肌及胆囊床创面，引起术后腰背部、肩部不适或疼痛，无须特殊处理，可自行缓解。

4）活动：术后早期下床活动，术后 6 小时即可下床活动，最晚不超过 24 小时。

68. 腹腔间隔室综合征

在正常情况下，腹腔内压力为零或接近于零。当腹腔内压力异常升高＞20mmHg 时，称为腹腔内高压。当腹腔内压升高至一定水平，发生腹腔内高压，引起少尿，肺、肾及腹腔内脏灌注不足，结果导致多器官功能衰竭。其常见于重度腹部创伤、重症胰腺炎、严重的腹腔内感染或腹腔内巨大血肿。

69. 吻合器痔上黏膜环形切除术术后护理

（1）饮食与活动：术后 1～2 日以无渣或少渣流质、半流质饮食为主。术后 24 小时内床上活动，24 小时后可下床活动。避免久站或久坐。

（2）控制排便：术后 3 日避免解大便，促进伤口愈合。

（3）疼痛护理：评估疼痛程度，给予相应处理，使用镇痛药，去除多余敷料等。

（4）并发症观察与护理：术后并发症包括尿潴留、创面出血、切口感染、肛门狭窄等。术后嘱患者尽早自行排尿，术后 1 个月内避免剧烈活动，调整饮食，保持大便通畅等。

70. 加速康复外科定义

加速康复外科（FTS）是指采用一系列有循证医学证据的围术期处理的优化措施，减少手术患者生理和心理的创伤应激，达到患者快速康复的目的。

第二节 神经外科

1. 神经外科常规护理

其常规护理包括病情观察、临床护理、健康教育。

2. 神经外科病情观察

（1）意识观察：意识状态是重点护理观察项目之一，反映病情的轻重。除意识清醒外，一般将意识障碍分为嗜睡（唤醒后意识清晰，回答问题正确）、朦胧（能叫醒，但意识不清）、浅昏迷（意

识不清,对外界反应明显减弱)、深昏迷(意识不清,对外界刺激无反应)等几种情况。

(2)瞳孔变化:正常瞳孔直径 2~5mm,双侧瞳孔等大等圆,对光反应灵敏。严重颅内压增高时出现脑疝,表现为一侧瞳孔明显散大,对光反应消失,同时出现昏迷;当两侧瞳孔散大伴有病理呼吸和脑膜刺激征,表示为脑疝晚期。

(3)生命体征:危重或手术后患者定时测血压、脉搏、呼吸和体温。颅内压增高常出现脉搏缓慢而洪大,呼吸慢而深,血压升高,此时要警惕脑疝的发生。丘脑下部损伤,体温常明显升高。

(4)肢体活动情况:如出现一侧肢体活动障碍加重,往往表示占位病变扩大或为小脑幕切迹疝的一个症状。

(5)症状观察:有无头痛、呕吐、失语、癫痫发作、视力视野改变、精神症状等。

3. 神经外科临床护理

(1)体位:颅内压增高和颅脑手术后清醒患者,抬高床头 15°~30°,以利于颅脑静脉回流,减轻脑水肿;昏迷患者取半卧位或侧卧位,有利于呼吸道分泌物排出以减少误吸、肺炎发生的机会。

(2)呼吸道护理:脑手术后清醒患者和昏迷患者每 2 小时翻身一次,翻身时要叩背,预防坠积性肺炎。及时清除呼吸道和口腔分泌物。舌后坠阻塞气道时,改半俯卧位或放置口咽部通气管,保持呼吸道通畅。如放置气管插管或气管切开时,应根据病情适时吸痰。

(3)脑脊液鼻漏耳漏的护理

1)脑脊液鼻漏或耳漏患者,禁用棉球或纱条填塞鼻腔及外耳道,防止脑脊液逆流,引起颅内感染。耳漏时应采取向患侧卧位,保持外流通畅,垫无菌治疗巾或棉垫并定时更换,保持外耳道清洁。如有鼻漏时禁止抠鼻腔、擤鼻、用力打喷嚏,禁止冲洗,禁止药液滴入,并注意保持鼻部清洁。

2)面神经损伤患者出现眼睑闭合不全,三叉神经损伤患者出现角膜感觉消失时,均容易发生角膜溃疡,应有相应的护理措施,如涂眼药膏、无菌油纱覆盖等。

3)颅内压增高者,应保持大便通畅,防止便秘,3 日未排便及时给予处理,必要时遵医嘱应用缓泻药,如乳果糖、液状石蜡、开塞露等。

4)偏瘫、癫痫、意识朦胧和躁动不安患者,应加置床档保护。护士操作和护理结束后及时加床档,必要时用保护带束缚肢体(需要家属填写

同意书),酌情遵医嘱应用镇静药。

5)失明患者需家属陪护,协助护士做好生活护理。

6)有精神症状的患者,护士应对其进行安慰和鼓励并做好家属的心理指导,取得他们的配合,加强对患者的耐心。同时防止患者自伤或伤人等意外的发生。

7)高热、气管切开、癫痫、压疮等患者按照各自护理常规进行护理。

4. 神经外科患者健康教育

(1)评估患者心理:为患者进行功能恢复的训练,首先要了解患者的生理、心理及社会状况,通过查阅病历、各种护理记录、护理体检、观察交谈等途径评估生理状况,包括疾病的程度、认识、语言、肢体功能、营养、睡眠、排泄的状况,其次要与患者及其家属建立良好的护患关系,运用沟通技巧,了解患者及其家属的心理状况如有无焦虑、抑郁、恐惧、冷漠等。

(2)功能锻炼:脑出血及脑肿瘤术后出现偏瘫、失语的患者,肢体功能及语言功能的恢复直接关系其生活质量,因此在疾病的恢复期中,肢体功能及语言功能的训练相当重要。患者出院前,应做好康复指导,让患者和家属掌握出院后恢复期的功能训练知识。

1)语言康复:采取渐进的教学法,利用各种声音刺激法,强化患者应答能力,根据失语的不同类型及程度,给予针对性指导,提供有关手册及录音磁带,嘱家属要耐心协助,不宜过急,对患者取得的每一点进步都表示肯定。运动性失语和命名性失语,应诱导患者说出各种物品的名称(如动物、植物、工具类)并反复复述。感觉性失语,应用选图方法训练患者在多张图片中找出目标图片,反复练习。每次训练时间不宜过长,每日多次。

2)肢体康复:卧床期间,如患者处于昏迷或镇静状态,应请康复治疗师为患者做被动肢体活动,每日至少 1 次,每次 20~30 分钟。如患者神志清楚,在生命体征平稳状态下,鼓励患者做自主活动,遵循循序渐进的原则,从仰卧位开始,如上肢肩关节屈曲,肘关节伸展,腕关节的背伸,手指的主动活动(抓、捏),如下肢髋关节的屈曲,膝关节的屈曲,距小腿关节(踝关节)的背屈。如患者没有不适,可做床头抬高练习,坐位平衡训练,做站立练习时,开始要在有依靠下站立,随着病情改善,从无依靠站立逐步过渡至步行,

达到逐步康复。

（3）脑出血健康指导

1）绝对卧床4～6周。

2）向患者说明引起颅内压突然升高的诱因如便秘、情绪激动、剧烈运动等，并告知其预防措施如保持大便通畅及情绪稳定等。

3）低盐饮食，避免加重脑水肿。多食粗纤维饮食，预防便秘。

4）如有下列情况及时通知医师：剧烈的头痛，喷射性呕吐，意识改变；呕血，便血，排便困难；尿量明显减少；突然憋气或有泡沫样痰等。

5）讲解压疮的预防方法，翻身、按摩的注意事项及重要性，动作需轻柔。

6）教授功能恢复的方法，示范瘫痪肢体良肢位的摆放和功能锻炼的方法。

7）戒烟酒，不饮浓茶、咖啡。

5. 开颅手术前后的准备与护理

（1）术前护理要点

1）护士向患者交代手术过程、术后可能发生的问题和不适，指导其解除恐惧心理的方法，指导患者床上漱口、刷牙、进食和床上排便。

2）手术区的准备：头部备皮，检查头部皮肤有无红肿、毛囊炎，颅后窝手术备肩部以上皮肤，手术日晨起再备一次。

3）做药物过敏皮试：遵医嘱做麻醉药及抗生素皮试。

4）手术前禁食、禁水8～10小时。

5）注意观察患者睡眠情况，必要时遵医嘱给予催眠药物。

6）术日晨遵医嘱术前用药，患者的义齿、贵重物品要清点好交其家属保管。

7）为全身麻醉手术患者准备吸痰器、吸痰管、吸氧设备，同时检查各种抢救物品。

（2）术后护理要点

1）全身麻醉患者保持呼吸道通畅，同时给低流量氧气吸入，躁动不安者，需约束四肢或加床档以保证患者安全。

2）检查皮肤有无压疮、烫伤，伤口敷料情况，输液及各种引流管是否通畅，与手术室人员做好交接。

3）向医师了解手术情况及术后注意事项。

4）每2小时观察患者意识、生命体征、瞳孔及肢体活动情况，发现异常应及时记录并向医师报告。

5）观察各种引流的情况，保持引流通畅，防止脱落。观察引流液颜色、性状、量，准确记录，做好交接。观察伤口渗血、渗液情况。

6）对术前有癫痫及术后可能发生癫痫如手术部位在中央回及颞叶附近的患者，应观察有无癫痫发作，并加以保护，遵医嘱定时给予抗癫痫药物。

7）根据不同部位病变进行不同的护理，如听神经瘤患者出现眼睑闭合不全，应注意保护角膜等。

6. 小儿颅内疾病护理特点

（1）小儿机体抵抗力较成年人差，皮肤及皮下组织较薄弱，肌肉发育不坚强，术前应做好一切准备。颅后窝手术后，除应紧密缝合外护理中要密切观察伤口处有无漏液情况。

（2）防止头部出现压疮：小儿头颅比成年人的头颅占身体比例相对要重，术后头部活动不便易出现头部压疮，故术后应用软枕或水袋，定时变换头部受压部位，进行局部按摩。

（3）防止抓伤口：术后3～4日整个头皮肿胀，患儿有胀痛受压感觉，6～7日伤口基本愈合，此时会感觉伤口发痒，需约束好双手及严密包扎伤口，避免伤口被抓开而导致感染。

（4）小儿对体温调节能力及对脱水、电解质失调的适应能力较成人差，手术后应注意有无高热或体温不升、电解质紊乱，准确记录出入量，及时补充液体，保证患儿入量。

（5）小儿心理护理也很重要，学龄儿童求知欲高，有分辨能力但又不成熟，所以要更多关心、耐心对待，取得其信任，使其能很好配合。

（6）儿童期患儿好动，婴儿期哭、闹都是反映病情变化的标志。好动的患儿突然安静不动，或哭闹很凶的患儿突然无声音，表明病情有改变，护士要及时报告医师，紧急进行处理。

7. 脑血管内介入治疗概念

血管内介入技术是通过导管进入血管内腔直接到达机体内病变部位（如冠状动脉、脑部、肝脏和肾脏等）的血管，然后利用导管输送诊疗剂或器械对体内较远的病变实施微创性诊断、治疗的一种技术。

8. 脑血管内介入治疗常用方法

脑动静脉畸形的栓塞疗法；脑动脉瘤的弹簧圈填塞；颅内静脉血栓的溶栓；血管成形术和支架植入术；脑恶性胶质瘤的动脉内化疗等。

9. 脑血管内介入治疗并发症

（1）系统性并发症：低血压、心动过缓、心律失常，因术中对血管壁的牵拉和扩张，刺激压力感受器，导致迷走神经张力增高而引起。

（2）穿刺点的并发症：皮下出血（血肿）、下肢动脉血栓形成、血管夹层形成、血管撕裂。

（3）介入治疗局部的并发症：血管痉挛、颈外动脉闭塞、动脉穿孔、支架内血栓形成。

（4）神经系统并发症：一过性脑缺血发作或急性脑梗死、脑出血、过度灌注。

10. 脑血管内介入治疗术前护理要点

（1）护士需向患者及其家属讲解手术的目的、意义、优点、操作过程、以往成功病例，除以上内容外，对术中可能发生的不适及患者需给予配合的注意事项，尽量加以详细说明。消除患者的顾虑，使其平静地接受治疗。

（2）协助患者完成术前必要的检查，评定及记录双侧足背动脉搏动情况，以便与术后对比。护士应向患者说明术后制动的意义，术前 2 日训练患者在床上排大小便。

（3）检查手术野的皮肤，按穿刺部位做好双侧腹股沟、腋部和腕部的皮肤处理，注意检查穿刺部位远端动脉搏动情况，便于术中、术后对照。

（4）术前常规准备：排空大小便，根据病情必要时给予导尿或灌肠，洗澡更衣，取下项链、义齿和其他饰物以防术中伪影响判断。

（5）术前做好各种器材、药物、敷料和沙袋等物品的准备。

（6）提供咨询，增加安全感。告知患者手术在脑血管造影室完成，由主管医师和护士全程陪同，免除其后顾之忧。

11. 脑血管内介入治疗术后护理要点

（1）监测生命体征、意识状态、瞳孔，记录24 小时尿量，观察尿色，注意术后补液进行水化，鼓励患者多饮水，要在 2000ml 以上，有利于造影剂排出，尿潴留的患者给予导尿。

（2）拔出动脉鞘，压迫止血后以弹性绷带加压包扎，并嘱患者穿刺肢体制动 24 小时。定时观察足背动脉搏动情况，穿刺局部有无血肿。

（3）术后控制血压非常重要，高血压患者术后血压最好控制在（110～140）/（70～90）mmHg。血压通常在支架放置之后 1～2 周可恢复术前水平，这期间要适时调整抗高血压药物，随时观察血压的变化。

（4）发生胃肠道反应的患者应及时对症处理，术后 30 分钟可进食清淡易消化食物。

（5）定时服用抗血小板聚集药物，注意监测出凝血时间。

（6）由于术中刺激颈动脉窦，可引起急性一过性脑缺血，患者可能出现短暂意识不清，面色苍白，心率、血压下降等症状。术后护士应密切观察患者的病情变化，以便及时对症处理。

12. 介入治疗前后的心理护理要点

（1）介入手术疗法具有微创性、可重复性、定位准确性、并发症低等特点，重视患者的心理，做好心理护理是使患者能够顺利接受治疗的关键。

（2）患者因缺乏相关专业知识，会对手术缺乏信心，对术中可能出现的并发症心存顾虑，或担心手术引起疼痛。护士应加强术前与患者交流，注意患者的行为，通过权威性的解释，提供科学的介入信息，帮助患者建立合理的认知态度，强调如何预防术后穿刺部位出血和预防并发症的发生，取得患者配合，赢得其信任，消除紧张、焦虑心理。

（3）介入治疗所用耗材较为昂贵，会给患者及其家属带来一定的经济负担，护士应提供合理的预期。

13. 颅内压增高概念

由于各种原因导致的颅内压持续超过 2.0kPa 时称颅内压增高，可见于颅内正常内容物增加，如脑水肿、脑积水和各种原因引起的脑血流量增加；也见于颅内占位病变如颅内肿瘤、颅内血肿、脓肿和肉芽肿等。

14. 颅内压增高临床表现

各种原因引起的颅内压增高所表现的基本临床症状是头痛、呕吐、视盘水肿，特称为"颅内压增高的三主征"。

（1）头痛：剧烈头痛，是最常见的症状。

（2）呕吐：出现于头痛剧烈时，表现为与进食无关的喷射性呕吐。

（3）视盘水肿：是重要的客观体征，表现为视盘充血，边缘模糊不清，中央凹消失，视盘隆起，静脉怒张，动脉扭曲。

（4）颅内压增高的其他症状：一侧或双侧外展神经麻痹、复视、头晕、意识障碍、血压升高、脉搏减慢。严重颅内压增高患者，常有呼吸不规律，因呼吸中枢受压所致。瞳孔的改变，主要见于发生小脑幕切迹疝患者。

15. 颅内压增高的处理原则

（1）非手术治疗：①限制液体入量，颅内

压增高明显者，摄入量应限制在每日 1500 ~ 2000ml；②降低颅内压，使用高渗性脱水剂（如 20% 甘露醇），使脑组织间的水分通过渗透作用进入血液循环再由肾脏排出，达到减轻脑水肿和降低颅内压的目的；③激素治疗，应用肾上腺皮质激素可稳定血脑屏障，预防和缓解脑水肿，降低颅内压；④冬眠低温疗法，降低脑的基础代谢率，减少脑组织的氧耗量，防止脑水肿的发生与发展；⑤辅助过度换气，目的是排出体内 CO_2，减少脑血流量；⑥预防或控制感染；⑦对症处理，疼痛时遵医嘱给予镇痛药，但禁用吗啡、哌替啶等，以免抑制呼吸。

（2）手术治疗：手术去除病因是最根本和最有效的治疗方法，如手术切除颅内肿瘤、清除颅内血肿。有脑积水行分流术，若难以确诊或虽确诊但无法手术者，可行侧脑室体外引流术等。

16.颅内压增高的护理

（1）保持呼吸道通畅：由于呼吸道不通畅会加重缺氧，使颅内压进一步加重，应及时清理呼吸道分泌物与异物，以免导致肺部感染，必要时行气管切开。

（2）给氧：给予低流量吸氧，可防止血管扩张，减少大脑的血流量，有益于降低颅内压。

（3）监测生命体征，定时测量并详细记录。

1）呼吸：不规则的呼吸类型是颅内压增高的特征，对小脑、颅后窝病变患者，应高度重视呼吸变化，防止枕骨大孔疝致呼吸突然减慢或停止。

2）血压和脉搏：维持正常稳定的血压，以保证颅内血液灌流。护士应保证降压药物准确输入，同时监测患者血压的动态并观察降压药物的作用，发现问题及时记录并通知医师。

3）观察患者出现躁动的情况，分析躁动的原因，除颅内因素外，体位不适、躯体任何部位疼痛及膀胱膨胀等因素均可引起躁动。对躁动的患者应给予相应处理，必要时遵医嘱应用药物控制。

4）体位护理：患者血压平稳后床头抬高 30°，以利颅内静脉回流，减轻脑水肿，降低颅内压。颅后窝手术患者宜取侧俯卧位，8 小时内禁枕枕头，防止脑干和枕部受压，引起枕骨大孔疝。

5）保持大便通畅：避免用力排便，以免加重颅内压增高。

6）脱水治疗的护理：保证脱水药物的快速滴入，同时观察有无电解质紊乱。脱水治疗期间，

详细准确记录 24 小时出入量，颅内高压高峰期需控制全天的输液量。

7）加强心理护理：颅内压增高的患者，易产生急躁、焦虑的情绪。护士应针对患者顾虑和关注的问题给予耐心解释和指导，在生活上给予协助和照顾，稳定其情绪，防止患者因情绪激动而致颅内压增高。

17.脑疝的概念

脑疝是颅内压升高至一定程度，部分脑组织发生移位，挤入硬脑膜的裂隙或枕骨大孔，压迫附近的神经、血管和脑干，产生一系列生命体征的变化。

18.脑疝的临床表现

常见的脑疝有以下两种。

（1）小脑幕切迹疝（又称颞叶钩回疝）：颞叶的海马沟回和海马回被挤入小脑幕切迹游离缘，同侧的动眼神经及大脑脚受压，出现同侧动眼神经麻痹，表现为眼睑下垂、瞳孔扩大、对光反应迟钝或消失、不同程度的意识障碍、生命体征变化、对侧肢体瘫痪和出现病理反射。晚期可因脑干功能衰竭，导致呼吸停止、心脏停搏。

（2）枕骨大孔疝（又称小脑扁桃体疝）：小脑扁桃体嵌入枕骨大孔，压迫延髓，表现为后颈及枕部疼痛，颈肌强直，强迫头位，意识障碍，大、小便失禁，甚至出现深昏迷，双瞳孔散大，对光反应迟钝或消失。由于呼吸中枢受压，呼吸衰竭的表现更为突出。呼吸可急促，也可深、慢，并可突然停止。

（3）脑疝的前驱症状

1）意识的改变：它是脑疝一个突出的前驱表现。意识的变化是判断病情严重与否的重要指征之一。表现为烦躁不安、躁动、剧烈头痛继而出现反应迟钝或消失等意识障碍的进行性加重。脑干损伤时患者的意识由清醒转为混乱或嗜睡时，应高度警惕。

2）瞳孔的变化：瞳孔的变化也是判断颅内压增高的重要指标之一，必须定时观察，比较其双侧瞳孔是否等大、等圆及对光反射是否灵敏，包括直接对光反射和间接对光反射。

3）血压、脉搏、呼吸的变化：当颅内压增高至一定程度时，表现为"两慢一高"症状，即呼吸慢而深、脉搏慢而有力、血压升高，此为脑疝代偿期。如不及时抢救，很快就会进入失代偿期，表现为血压下降、脉搏细速、呼吸不规则或浅慢，

最后直至心跳、呼吸停止。

4）肢体运动的变化：常表现一侧肢体进行性活动障碍，颞叶钩回疝常出现对侧肢体进行性瘫痪，病理征阳性；而枕骨大孔疝常呈现颈项强直、四肢强直或瘫痪，双侧病理征阳性。

（4）前驱症状的观察方法

1）意识观察方法，定时呼唤患者姓名并询问一些简单的问题，以判断患者对人物、地点、时间的定向力，或用手刺激患者眶上神经，以判断患者对疼痛刺激的反应。告知其家属患者突然不躁动可能是病情加重的表现。

2）瞳孔观察方法：如果两侧瞳孔大小多变，不等圆，对光反射差或出现分离现象，常提示有脑干损伤；如果一侧或双侧瞳孔散大，对光反射消失甚至眼球固定，提示病情危重。枕骨大孔疝常呈现双侧瞳孔先缩小或逐渐散大至对光反应迟钝、消失。

3）血压、脉搏、呼吸发展急骤的患者，特别是枕骨大孔疝患者，常会突然进入昏迷状态，随即呼吸停止以致死亡。脑疝时也可出现体温升高，主要是由于位于丘脑下部的体温调节中枢受损害使体温升高，应做好体温的监测及高热的护理。

19. 脑疝的治疗原则

（1）降低颅内压的治疗

1）脱水药物的应用：常用药物为 20% 甘露醇，其脱水作用发生快，作用强且持久，大剂量使用无不良反应。快速输入后使血液渗透压增高，在脑组织和脑毛细血管内出现渗透压梯度，使脑组织内的水分移向脑毛细血管内，最终经肾脏排出，从而达到脑组织脱水和降低颅内压的作用。

2）利尿药：常用药物为呋塞米，它具有强大的利尿作用，药物输入人体后主要通过利尿脱水，减轻脑水肿，降低颅内压。

3）激素的应用：肾上腺皮质激素能改善血脑屏障的功能，降低脑毛细血管的通透性，因此对血管源性脑水肿有较好的疗效。临床应用首选药物为地塞米松。

（2）脑脊液外引流：患者因各种原因所致急性颅内压增高和急性阻塞性脑积水甚至脑疝，需要短时间内降低颅内压的，应紧急实施脑室穿刺和脑脊液持续外引流术。

（3）手术治疗：通过手术的方法解除急性进行性脑受压以挽救生命，施行脑减压术分为外减压术和内减压术。外减压术包括颞肌下减压术、枕下减压术、大骨瓣切除减压术；内减压术包括额叶切除术、颞叶切除术、枕叶切除术。

20. 脑疝的抢救及护理

一旦出现脑疝前驱症状，必须进行分秒必争、全力以赴的抢救。抢救得越及时，脑组织缺氧的时间越短，预后就越好。脑组织对缺氧的敏感性最高，因而缺氧发展至一定程度必然导致脑功能障碍。大脑的血液供应停止 2 分钟则神经细胞代谢停止，停止 5 分钟则神经细胞开始死亡。

（1）迅速降低颅内压：立即通知医师，同时快速建立静脉通路，静脉滴注 20% 甘露醇 250ml及地塞米松 5～10mg，争取在 15～30 分钟滴完。必要时静脉注射，使患者在颅内压较低、脑组织供血较好的情况下争取早期手术。同时立即配合医师做好紧急开颅的手术准备：备皮、配血、备血，做药物过敏皮试，准备术前和术中用药等。

（2）对于枕骨大孔疝患者突发呼吸骤停，护士应立即做好钻颅术准备，备好穿刺包、引流袋，摆好患者的体位，做好家属的解释工作。配合医师就地进行脑室穿刺，缓慢放出脑脊液，使颅内压慢慢下降，然后做脑室引流，同时给予静脉滴注高渗脱水剂，以达到迅速降低颅内压的目的。穿刺过程中护士应严密监测并记录患者的生命体征。

（3）生命体征的监测：保持呼吸道的通畅，如有呕吐物及呼吸道分泌物要及时清除，防止发生窒息或吸入性肺炎等加重缺氧。保证氧的供给，监测并记录血氧饱和度及血压、脉搏的变化，将监护仪报警范围进行调试，保证各导线的牢固，防止滑脱。

（4）呼吸骤停患者的救护：一旦患者发生呼吸骤停，在迅速降颅内压的基础上，按心肺脑复苏技术进行抢救。保持呼吸道通畅，必要时给予气管插管或行气管切开，同时给予呼吸机辅助呼吸。根据患者的病情遵医嘱予以呼吸兴奋药、升压药、肾上腺皮质激素等综合对症处理。

（5）一般护理

1）卧床休息：床头部抬高 15°～30°，以保证颅内静脉回流通畅和良好的脑血供。运送和搬运患者时，应尽量防止头部震动，做检查及护理时也应防止过猛地搬动患者头颈部等。

2）输液量应有所控制，一般静脉输液量每日 1500～2000ml，输液速度要慢，钠盐也应酌情限制。

3）保持大小便通畅：出现便秘时，可适当服用液状石蜡（石蜡油）、番泻叶等缓泻药，避免用力排便，以防腹压增高，引起颅内压骤增，诱发脑疝。

4）有尿潴留的患者，留置导尿管并定时进行尿管护理，同时记录24小时尿量。

5）脑疝者常伴有高热、肺部感染、尿路感染、消化道出血、偏瘫、强迫体位、耳鸣或吞咽困难等，应及时采取相应的护理措施。如患者出现高热时，给予冰袋、酒精擦浴、冰毯、冰帽等对症处理，以降低脑代谢率，减轻脑水肿。

21. 颅脑损伤分类

（1）根据颅脑损伤部位分类

1）头皮损伤：头皮血肿、头皮裂伤、头皮撕脱伤。

2）颅骨损伤：按骨折部位分为颅盖骨折、颅底骨折；按骨折形态分为线形骨折、凹陷骨折。

（2）根据损伤发生时间和类型分类

1）原发性颅脑损伤：脑震荡、脑挫伤、脑干损伤。

2）继发性颅脑损伤：硬膜外血肿、硬膜下血肿、脑内血肿。

22. 颅底骨折临床表现

颅底骨折大多是颅盖骨折的延伸部分，单纯发生在颅底的骨折少见。其分为颅前窝骨折、颅中窝骨折和颅后窝骨折。额部前方受击，易致颅前窝骨折，顶间区受击易引起颅中窝骨折，枕部受击易引起颅后窝骨折。

（1）颅前窝骨折：前额部皮肤有挫伤和肿胀，当出血进入眶内，可见眼睑和结膜下淤血，出现一侧或双侧黑眼，俗称"熊猫眼"。当脑脊液鼻漏时由鼻腔、口腔可流出血性的脑脊液。骨折导致气体进入颅腔内引起气颅，嗅神经损伤可出现嗅觉障碍。当视神经受波及或视神经管骨折，可出现视力障碍。

（2）颅中窝骨折：当骨折损伤面神经和听神经时会出现周围性面瘫、听力丧失、眩晕或平衡障碍等。骨折引起鼓膜破裂时多产生耳出血和脑脊液耳漏。

（3）颅后窝骨折：颈部肌肉肿胀，枕下和乳突区出现皮下迟发性瘀斑及咽后壁黏膜下淤血，可并发延髓损伤，严重时伤后立即出现呼吸困难、昏迷甚至死亡。

23. 颅骨骨折治疗原则

骨折本身无须特殊治疗，若骨折伴有脑脊液漏者，应首先保守治疗，以预防感染为主，数周后不愈合者考虑修补术。

24. 颅脑损伤和颅骨骨折护理要点

（1）观察生命体征，随时发现病情变化并做好记录。

（2）保持周围环境的安静，脑脊液漏者需要绝对卧床休息，一般取仰卧位，脑脊液耳漏者头偏向患侧。

（3）有脑脊液漏者按无菌伤口处理，头部要垫无菌小巾和无菌棉垫，并及时更换。

（4）做好宣传解释工作，说服患者禁止手掏、堵塞鼻腔和耳道，禁止冲洗，禁止药液滴入。

（5）有脑脊液漏的患者不擤鼻涕，尽量减少用力咳嗽、打喷嚏等动作，防止发生颅内感染和积气。

（6）有脑脊液鼻漏者禁止鼻饲、鼻内滴药和鼻腔吸痰等操作，以免引起颅内感染。每日清洁外耳道或鼻腔。

（7）遵医嘱按时给予抗生素，预防感染。

（8）做好患者的心理护理，消除患者的恐惧心理，告诉患者脑脊液漏的原因及预后，以取得患者的配合。

25. 脑挫裂伤概念

脑挫裂伤是脑挫伤和脑裂伤的统称，由于暴力作用于头部，造成脑在颅腔内滑动和碰撞造成脑的冲击点伤、对冲伤和脑深部结构损伤。脑挫伤多发生在脑表面的皮质，呈点状出血，如脑实质和软脑膜仍保持完整，即为脑挫伤；如脑实质破损、断裂，软脑膜亦撕裂，即为脑裂伤。

26. 脑挫裂伤临床表现

脑挫裂伤临床表现因致伤因素和损伤部位的不同而差异甚大，轻度可没有原发性意识障碍，而重者可致深昏迷，严重者甚至死亡。

（1）意识障碍：患者一般意识障碍的时间均较长，伤后多立即昏迷，由于伤情不同，昏迷时间由数分钟至数小时、数日、数月乃至迁延性昏迷不等。

（2）伤灶症状：脑皮质功能受损时，可出现相应的瘫痪、失语、视野缺损、感觉障碍及局灶性癫痫等征象。

（3）患者清醒后有头痛、头晕、恶心、呕吐、记忆力减退和定向力障碍，严重时智力减退。

（4）生命体征变化：多有明显改变，体温多在38℃左右，脉搏和呼吸增快，血压正常或偏高。

（5）脑膜刺激征：表现为闭目畏光、卷曲而卧、头痛加重、颈强直明显。

(6) 颅内压增高和脑疝:因继发脑水肿和颅内出血所致。可使早期的意识障碍或偏瘫程度加重,或意识好转后又加重。

27. 脑挫裂伤治疗原则

(1) 非手术治疗:主要是对症治疗,防止脑水肿。

(2) 手术治疗:原发性脑挫裂伤,一般不需要手术,但当有继发性损害引起颅内高压甚至脑疝形成时,则需手术治疗。

28. 脑挫裂伤的护理

(1) 细致观察患者的意识状态、瞳孔大小变化、肢体活动等情况,特别注意观察患者的意识有无中间清醒期或好转期。清醒时应注意其头痛性质及程度,如头痛一度好转后又复加重,提示颅内可能有血肿发生,做好术前准备。

(2) 保持呼吸道通畅,监测患者的血氧饱和度,依据其结果随时调节好给氧的流量,昏迷患者且呼吸道分泌物较多患者,宜早行气管切开,及时吸痰。

(3) 观察有无消化道出血的情况,有无外伤性颅内低压,对颅内低压患者应采取头低足高位。

(4) 昏迷患者可给予静脉高营养疗法,待病情稳定后,胃肠功能恢复正常时,给予鼻饲混合奶或牛奶,意识好转后应试喂流食、半流食,以保证入量。

(5) 观察有无复合伤和癫痫的发生,烦躁不安或出现精神症状时给予加床档保护,做好安全护理。

(6) 失语的患者应与患者建立有效的沟通方法,教会其家属利用肢体语言、手势、书写等方法及时满足患者的生活需要,同时鼓励患者,帮助其建立信心。

(7) 长期昏迷患者应预防并发症的发生,如压疮、尿路感染、呼吸道感染、失用综合征、暴露性角膜炎等。

29. 外伤性颅内血肿的概念

各种原因引起的颅内出血,积聚成团的占位为颅内血肿。常见的原因为创伤、高血压、动脉瘤破裂等。常见的血肿包括硬膜外血肿(血肿位于颅骨内板与硬脑膜之间的硬脑膜外腔);硬膜下血肿(血肿位于硬脑膜和蛛网膜之间的硬脑膜下腔);脑内血肿(血肿位于脑实质内)。

30. 外伤性颅内血肿的临床表现

(1) 颅内压增高症状

1) 头痛、恶心、呕吐为脑震荡和脑裂挫伤早期常见的症状,但并发颅内血肿时头痛加剧,恶心、呕吐频繁。

2) 生命体征变化:以急性颅内血肿比较显著,表现为血压升高,脉搏和呼吸减慢,即"两慢一高"的库欣综合征。

3) 意识障碍:伤后立即出现的昏迷称为原发性昏迷,为脑直接受损所致,昏迷时间长短与脑损伤的轻重有密切关系。昏迷时间一般为数分钟、数十分钟、数小时或数日以上,然后患者恢复清醒,临床上称为中间清醒期,见于硬膜外血肿。但由于颅内血肿在继续,血肿体积不断增大,颅内压逐渐升高或脑疝形成,又出现昏迷称继发性昏迷。

4) 躁动:为颅内压急剧增高或脑疝发生前的临床表现,往往不被观察者重视。

5) 视盘水肿。

(2) 局灶症状:颅内血肿的局灶症状是伤后逐渐出现的,运动区血肿常出现轻偏瘫、失语和癫痫等。顶叶血肿可有轻度偏侧感觉障碍,颅后窝血肿可出现眼球震颤、共济失调等。

(3) 脑疝症状:表现为意识丧失,血肿同侧瞳孔散大,对光反应消失和对侧偏瘫等。晚期则出现两侧瞳孔散大、眼球固定和去大脑强直。

(4) 其他症状:婴幼儿颅内血肿,由于循环血量减少,可出现休克或贫血。

31. 外伤性颅内血肿的治疗原则

(1) 颅内血肿较小,临床症状稳定者可保守治疗。

(2) 一般急性颅内血肿一旦确诊,应及早手术,尽快解除颅内压增高和脑受压,有利于患者恢复。

(3) 综合疗法:注意纠正电解质紊乱和酸碱失衡,脱水药物和激素治疗控制脑水肿,昏迷时间长,呼吸道不易保持通畅者行气管切开,应用抗生素控制感染。术后应用神经营养药物,促进神经功能的恢复。

32. 外伤性颅内血肿的护理

(1) 按开颅术前、术后护理。

(2) 密切观察病情变化:严密观察患者意识状态、生命体征、瞳孔、神经系统等变化,及时发现颅内压增高迹象;需急诊手术者,积极做好术前准备。

(3) 引流管的护理:慢性硬膜下血肿术后患

者取平卧位或头低足高患侧卧位，以便充分引流。引流袋低于创腔 30cm，保持引流管通畅。

33. 颅内肿瘤的概念

颅内肿瘤是神经外科中最常见的疾病之一，分为原发性和继发性两类。原发性颅内肿瘤可发生于脑组织、脑膜、脑神经、血管、垂体等。继发性肿瘤指身体其他部位的恶性肿瘤转移和侵入颅内形成的转移瘤。脑瘤可发生于任何年龄，成人大多为大脑的脑胶质瘤、脑膜瘤、垂体腺瘤、脑转移瘤及听神经瘤等，这些肿瘤均以 40 岁左右为发生的高峰期。儿童以颅后窝及中线肿瘤较多见，主要为髓母细胞瘤、颅咽管瘤及室管膜瘤。

34. 颅内肿瘤的临床表现

（1）一般症状：颅内压增高症状，主要表现为头痛、呕吐、视盘水肿三联征；头痛常为渐进性并逐步加重，到晚期则为持续性剧烈性头痛，甚至用一般镇痛药不能缓解。不同部位肿瘤的临床症状不同。

（2）大脑半球肿瘤

1）精神症状：主要是人格改变和记忆力减退，最常见于额叶肿瘤。

2）癫痫发作：包括全身性大发作和局限性发作。癫痫发作以额叶肿瘤最为多见，颞叶次之，顶叶再次之，枕叶最少见。

3）锥体束损害症状：因肿瘤大小及对运动区损害程度的不同，表现为肿瘤对侧半身或单一肢体肌力弱或瘫痪。

4）感觉障碍：肿瘤浸润或者压迫中央前后回导致肿瘤对侧的浅深感觉障碍。

5）失语：分为运动性和感觉性失语，运动性失语指患者保留理解语言的能力，但丧失语言表达的能力；感觉性失语指患者虽然保留语言表达的能力，但不能理解语言，病变位于左大脑半球可出现失语症。

6）视野改变：颞叶深部和枕叶肿瘤影响视放射神经纤维，可出现视野缺损。

（3）颅底肿瘤

1）小脑半球症状：表现为患侧肢体共济失调，此外还可以出现患侧肌张力降低或无肌张力。

2）小脑蚓部症状：主要表现为躯干性和下肢远端的共济失调，行走时呈醉酒步态。

3）脑干症状：特征性的表现为出现交叉性麻痹，脑桥病变可表现为病变侧眼球外展及面肌麻痹、同侧面部感觉障碍及听觉障碍，延髓病变可

以出现病变侧舌肌麻痹、咽喉麻痹。

4）小脑脑桥角症状：常见为耳鸣、听力下降、眩晕、颜面麻木、面肌抽搐、面肌麻痹及声音嘶哑、饮水呛咳、病变同侧共济失调，以及水平性眼球震颤。

35. 颅内肿瘤的护理

（1）有颅内压增高者切忌灌肠，3 日无大便者可应用缓泻药。

（2）大脑半球肿瘤可出现癫痫及精神症状，出现癫痫时遵医嘱定时给予抗癫痫药物，出现精神症状者应有家属陪伴。同时加床档和保护性约束，并各班做好交班。

（3）垂体瘤患者应注意观察其视力、视野的情况并协助做各项内分泌检查。术后出现尿崩的患者，要特别注意准确记录 24 小时出入量。

（4）颅后窝肿瘤的患者，出现吞咽麻痹应给予鼻饲饮食，防止因呛咳而引起吸入性肺炎。

（5）肿瘤损伤舌咽神经时，出现声音嘶哑、饮水呛咳、吞咽困难，应注意保持呼吸道通畅，加强吸痰，防止因缺氧而导致颅内压增高。同时做好口腔护理，防止口腔溃疡。

（6）周围性面瘫患者出现眼睑闭合不全时，应定时滴眼药，并用油纱或眼罩遮盖保护角膜，长期眼睑不能闭合可予以缝合。

36. 脑动脉瘤的概念

脑动脉瘤是脑动脉的局限性异常扩大，是引起自发性蛛网膜下腔出血的主要病变。蛛网膜下腔出血的患者中，动脉瘤破裂占 51%。脑动脉瘤按其病因分为先天性、细菌性、损伤性、肿瘤性和动脉硬化性等，其中先天性动脉瘤占绝大部分，动脉硬化性动脉瘤多见于老年人，并伴有全身性动脉粥样硬化，其余几种均属少见。

37. 脑动脉瘤的临床表现

绝大多数的动脉瘤在未破裂出血前均无症状，少数病例可因压迫相邻的神经结构出现相应的神经症状。

（1）破裂前的表现：只见于少数患者，其表现取决于动脉瘤的部位、大小、形状和扩张的方向。有些患者可有发作性头痛或头昏等非特异性症状，其与动脉瘤的关系尚待确定。

1）颈内 - 后交通动脉瘤：占颅内动脉瘤 25% 以上，较易破裂出血，较大的动脉瘤常会引起动眼神经麻痹，出现如复视、眼睑下垂等。

2）前交通动脉瘤：前交通动脉是动脉瘤的高发部位之一，前交通动脉瘤占颅内动脉瘤的 30%。

大的动脉瘤可直接压迫视交叉和脑下垂体等结构而产生相应的症状，小的动脉瘤多无症状。由于其与下丘脑相邻，一旦破裂，下丘脑功能障碍的表现则较为突出。

（2）动脉瘤破裂的先兆症状：不少动脉瘤在破裂前先有一个突然扩大或漏血的阶段。

1）血管源性症状：大多数动脉瘤扩大的直接结果包括局部头痛、眼痛和面部痛、视力减退、视野缺损和眼球外肌麻痹。

2）动脉瘤少量漏血症状：出现全面性头痛、恶心、项部僵痛、畏光、腰背痛。

3）缺血性症状：可能与动脉痉挛有关，表现为运动或感觉障碍、视幻觉、平衡失调、眩晕等。这些先兆发生率与动脉瘤的部位有关。

4）全身性症状。

38. 颅内动脉瘤的治疗原则

（1）非手术治疗：镇静、镇痛、控制血压、降颅内压、止血、抗血管痉挛等治疗。

（2）手术治疗：目的为防止动脉瘤发生出血或再出血。开颅动脉瘤夹闭术是首选方法，也可采用动脉瘤介入栓塞治疗，具有微创、简便、相对安全、恢复快等优点。

39. 颅内动脉瘤的护理

（1）开颅手术按开颅手术前及手术后护理。

（2）介入栓塞治疗按血管内介入治疗手术前及手术后护理。

（3）急性期需绝对卧床休息 4～6 周，头部稍抬高 15°～30°，以减轻脑水肿；尽量少搬动患者，避免震动头部。

（4）避免用力排便、咳嗽、喷嚏、情绪激动、过度劳累等诱发再出血的因素。

（5）头痛的护理：注意保持病室安静舒适，避免声、光刺激，减少探视，指导患者采用放松术减轻疼痛，如缓慢深呼吸、听轻音乐、全身肌肉放松等。必要时可遵医嘱给予镇痛药。

40. 椎管内肿瘤的概念

椎管内肿瘤是指生长于脊髓本身及椎管内与脊髓相邻近的组织结构（如神经根、硬脊膜、脂肪组织及血管等）的原发性肿瘤及转移性肿瘤的统称。椎管内肿瘤可发生于任何年龄。一般将椎管内肿瘤分为髓内、髓外、硬膜内、硬膜外四大类。神经纤维瘤、脊膜瘤及胶质细胞瘤是三种常见病理类型。

41. 椎管内肿瘤的临床表现

（1）压迫早期——神经根痛：疼痛常沿神经根分布区域扩展，于四肢呈线条状，于躯干呈带状分布。可累积一根或多根神经根。这种疼痛多呈阵发性，每次发作历时短暂，由数秒钟至数分钟不等，可反复出现。

（2）压迫进展期——脊髓半切综合征：脊髓部分受压出现痛温觉的减退或消失，深感觉、触觉减退及感觉性共济失调。

（3）脊髓完全受压期——脊髓横贯损害：运动传导束的受累表现为肢体无力或瘫痪、肌张力增强、腱反射亢进及病理反射阳性等。

42. 椎管内肿瘤的治疗原则

椎管内肿瘤唯一有效疗法是手术切除肿瘤。椎管内肿瘤中良性者居多，约 3/4 可手术切除治愈。患者年龄即使较大，有时也可较好地耐受手术。确诊为转移瘤，原发肿瘤不能解决或已有广泛转移，都不宜手术治疗，否则一旦确诊为椎管内肿瘤，不论脊髓受压程度的轻重，均应及时手术治疗。

43. 椎管内肿瘤的护理

（1）手术前护理

1）疼痛护理：疾病早期可出现神经根痛，遵医嘱给予镇痛药。嘱患者避免用力排便、咳嗽、打喷嚏等使椎管内压力增高的动作。

2）安全护理：肢体活动的患者勿单独外出，防止跌倒。有感觉障碍的患者不可用热水袋。

3）瘫痪患者预防压疮；保持大小便的通畅；鼓励和指导患者最大限度地自理部分生活；指导患者功能锻炼，改善肢体营养，防止肌肉萎缩。

4）手术区皮肤准备：高颈位手术，枕骨粗隆至双肩水平的皮肤备皮；胸腰段手术，超过病变上、下各 5 个椎体皮肤备皮；腰骶段手术，病变腰椎以上 5 个椎体至坐骨结节处皮肤备皮。

（2）手术后护理

1）卧位：平卧位或侧卧位，翻身时采用轴线翻身。

2）饮食和营养：麻醉清醒 6 小时后可进流食，根据患者肠胃功能情况逐渐改为半流食或普食。

3）脊髓功能的观察：颈位手术严密观察呼吸变化；出现感觉障碍平面上升或四肢肌力减退，应考虑有脊髓出血或水肿的可能，通知医师采取相应的措施。

4）呼吸道护理：保持呼吸道通畅，及时清理呼吸道分泌物。

5）引流管护理：保持引流通畅，观察引流液颜色、性状及量。

6) 二便的护理：出现腹胀、排泄困难，遵医嘱肛管排气或药物治疗，尿潴留给予留置尿管。

7) 病情稳定可佩戴支具下床活动，做到"躺时戴、躺时摘"，避免做旋转运动。

第三节 心 外 科

1. 人造心脏瓣膜的类型

目前，临床上常用的人造瓣膜为机械瓣和生物瓣两种。其各自的优缺点及适应证如下。

机械瓣：是我国目前使用量最大的人造心脏瓣膜，具有耐久性好的优点。缺点：①有诱发血栓形成的副作用，术后患者需终身抗凝治疗；②抗感染性差，术后有细菌性心内膜炎的易感倾向；③无生长扩大的能力。机械瓣适用于绝大多数需瓣膜置换的病例，但对有生育要求的育龄妇女、正在生长发育的儿童、抗凝禁忌证者，以及感染性心内膜炎感染控制不好者需慎重选用。

生物瓣：其优点是中心性血流、血流动力学优于机械瓣、无须终身抗凝治疗。缺点则是耐久性差，会发生钙化毁损；年龄越小，生物瓣的钙化损毁速度越快；同时，生物瓣还具有无生长性、抗感染能力差等缺点。生物瓣主要适用于65岁以上的患者；此外，希望生育的育龄妇女，为避免抗凝血药导致胎儿畸形和生产时的大出血，也可选择生物瓣。

2. 人造心脏瓣膜替换和冠状动脉旁路移植术后需要抗凝治疗的原因

人造心脏瓣膜替换和冠状动脉旁路移植术（又称冠状动脉搭桥术）后容易有血栓形成，并发生栓塞，造成手术失败或出现意外，这些患者术后需要抗凝治疗。抗凝血药物从术后早期开始使用，根据具体情况决定短期应用或终身抗凝。

3. 应用主动脉内球囊反搏（IABP）的原理及适应证

(1) IABP辅助循环的原理：在心脏舒张期，气囊充气使主动脉舒张压升高，挤压更多的血液进入冠状动脉以增加心肌供血。在心脏收缩期，气囊放气使主动脉压力下降，左心室后负荷和心脏射血阻力减少，心肌耗氧量下降。

(2) 应用IABP的适应证

1) 高危心脏患者的预防应用，如冠状动脉搭桥术前心脏射血分数（EF）＜30%的患者。

2) 心脏手术后难以脱离心肺机者。

3) 心脏术后心力衰竭、低心排血量综合征。

4) 顽固性心律失常。

5) 心脏移植后辅助。

6) 重症冠心病行冠状动脉搭桥术合并巨大心室壁瘤的患者。

4. 应用IABP的护理要点

(1) 仔细阅读IABP使用说明书，熟悉报警系统，包括触发、漏气、导管位置、驱动装置、低反搏压、气源不足及系统报警等。

(2) 连接一个R波向上的最佳心电图（ECG）导联，并贴牢电极避免脱落或接触不良。

(3) 确保QRS波幅＞0.5mV。

(4) 监测心率和心律，及时发现并预防心动过速、心动过缓或严重心律失常，以免影响球囊反搏效果甚至停搏。密切观察动脉血气、生化的变化，对泵入体内的任何药物都要注意是否对IABP有影响，如发现异常，应及时处理。

(5) 掌握触发方式：正常情况下最好是心电触发。

(6) 及时观察反搏有效征兆，即循环改善，包括皮肤、面色红润，末梢温度转暖，中心静脉压、肺动脉压下降，尿量增多，血压升高，平均动脉压升高，血管活性药物用量减少。停反搏的指征包括循环已改善，对药物的依赖性极小，血压稳定（收缩压＞90mmHg），心指数＞2.5L/(min·m^2)，尿量＞1ml/(kg·h)。

(7) 预防心肺功能不全：观察并保持稳定的血压，注意调整血管活性药物并根据血压回升逐渐地适时减量，直至停用药物。预防及纠正心律失常，注意防止术后机体缺血缺氧。

(8) 预防下肢动脉栓塞：及时检查置管一侧下肢的动脉搏动，观察下肢皮肤颜色、温度及感觉等变化并与对侧比较。行冠状动脉搭桥术的患者，应注意检查大隐静脉的患肢绷带是否过紧。应在术后6小时拆除弹性绷带，并将置管一侧下肢垫高，每4小时进行一次下肢功能锻炼。

(9) 预防局部感染：每日检查穿刺局部有无渗血、红肿或分泌物。如敷料因抗凝血或距会阴部较近，被血、尿污染时，应及时更换敷料。每日观察体温、血象的变化。观察应用抗生素的效果，及时做出调整。

(10) 预防球囊破裂：注意观察有无低反搏压，置管的外侧管道内有无血液流出。如发生上述两种情况，应及时通知医师是否停止IABP，如需继续辅助应重新置管。

(11) 管路护理：连接紧密，勿脱出。半卧位应 < 30°，避免屈膝屈髋，以免引起球囊管打折。

(12) 抗凝的护理：IABP 患者需抗凝治疗，抗凝治疗前需按照医嘱测活化凝血时间（ACT）或 APTT。抗凝治疗后需要观察有无出血现象。

(13) 定时拍 X 线片，了解球囊位置，主动脉形态及有无肺淤血、肺不张等。

(14) 重视精神和心理护理，操作前耐心解释其意义，鼓励安慰患者。保持环境安静、整洁。

5. 心脏直视术后如何判断心脏压塞

(1) 心脏直视术后 1~2 小时，仍有新鲜血液流出且量较多，或引流多又突然中断。

(2) 患者出现面色苍白、冷汗、烦躁不安、呼吸困难等休克表现，输血后不见好转。

(3) 患者血压低、脉压窄、脉搏快、颈静脉怒张、中心静脉压增高、肝大、心尖冲动微弱、心脏浊音界明显增大、听诊心音遥远等。

(4) X 线检查可见心影明显增大、心影各弓消失而变平直，或纵隔影明显增宽。

6. 心血管手术后准确记录出入量的原因

(1) 心血管术后早期，抗利尿激素和醛固酮分泌增多，使肾脏排尿减少。

(2) 体外循环的低灌注及红细胞破坏所致的血红蛋白尿易造成肾小管阻塞，排尿更加减少。

(3) 体外循环时的血液稀释，输液较多，胶体渗透压降低，体内水分潴留，常应用利尿药。如利尿药不能有效发挥作用，水肿难以消除。

(4) 如利尿过多时液体未能及时补充，又会因脱水而使血容量不足，血压降低，导致组织脏器灌注不良。所以，心血管术后一定要准确记录液体出入量。

7. 心血管手术后输液时应注意的问题

(1) 手术后早期，原则上应严格控制液体成分和剂量。静脉输液主要为输入药物，输液量需控制在最低限度。

(2) 患者清醒拔除气管插管后，如全身情况平稳，即可少量饮水，具体输液量需根据病情而定。

(3) 患者进食后，体液补充应以口服为主要途径。

(4) 输液过程中，要根据尿量、血压及中心静脉压，及时调整输液量及速度。

(5) 如尿量维持在 1ml/(kg·h) 以上时，可认为无肾功能障碍；如小于此标准时，应加强利尿。

(6) 如血压低而中心静脉压高，说明有心功能不全，应限制输液量，改善心功能。如血压低、中心静脉压也低，说明血容量不足，应加快输血或输液。

(7) 应根据血电解质、酸碱度检验结果，及时纠正血电解质和酸碱平衡紊乱。

8. 心脏大血管手术后易发生的电解质紊乱的原因。

心脏大血管手术后，特别是体外循环手术，由于麻醉、手术创伤、低温、血液稀释、输血、失血、补液、利尿等多方面的影响，术后可出现钾、钠、钙等电解质紊乱，如低血钾、高血钾、低血钙、低血钠等，其中以低血钾多见。

9. 心脏手术后低血钾的原因及临床表现

(1) 原因

1) 应用呋塞米、甘露醇等利尿药或高渗葡萄糖液，使钾从尿中大量排出。

2) 麻醉手术创伤等引起醛固酮分泌增多或应用肾上腺皮质激素等可使肾脏保钠排钾。

3) 静脉输入葡萄糖，在糖原合成过程中使钾转移至细胞内，造成细胞外液低钾。

4) 呕吐胃肠减压造成钾的丢失。

(2) 临床表现：恶心、呕吐、腹胀、乏力和心脏传导阻滞、心律失常的症状。因此，体外循环术后 24 小时内应每 4 小时查一次血钾。血钾低于 3.5mmol/L 时应立即补充。但即使缺钾明显，也勿图快一次补足。

10. 冠心病的外科治疗方法

冠心病外科治疗主要应用冠状动脉旁路移植术为缺血心肌重建血运通道，改善心肌的供血和供氧。冠状动脉旁路移植术通常需要重建多根狭窄冠状动脉的血运，较多采用胸廓内动脉与狭窄段远端的冠状动脉分支端侧吻合术；或采取一侧的大隐静脉，将静脉的近心端和远心端分别与狭窄段远端的冠状动脉分支和升主动脉做端侧吻合术；或单根大隐静脉或桡动脉等与邻近的数处狭窄血管做序贯及蛇形端侧与侧侧吻合术。旁路移植物以胸廓内动脉通畅率最高，桡动脉、大隐静脉次之。

心肌梗死引起的心室壁瘤、心室间隔穿孔、乳头肌或腱索断裂所致的二尖瓣关闭不全等并发症也可行手术治疗，如心室壁瘤切除术、室间隔穿孔修补术和二尖瓣替换术等，并根据实际情况同时争取做冠状动脉旁路移植术。对于晚期缺血性心肌病、心脏扩张、心力衰竭者可根据情况采用心室辅助手术及心脏移植手术治疗，以挽救患者生命。

11. 法洛四联症的概念及其手术后的护理要点

法洛四联症（TOF）是右心室漏斗部或圆锥发育不良所致的一种具有特征性肺动脉口狭窄和室间隔缺损的心脏畸形，主要包括4种病理解剖：肺动脉口狭窄、室间隔缺损、主动脉骑跨和右心室肥厚。该病是一种最常见的发绀型先天性心脏病，占所有先天性心脏病的12%～14%。

手术后护理要点如下。

（1）一般护理：患者进入ICU后，立即连接人工呼吸机和各种监测仪，监测生命体征变化。

（2）保持心包引流通畅，观察引流液颜色、性状及量，及时观察有无活动性出血或心脏压塞征象。

（3）循环系统护理：监测血压、心率、体温、呼吸。还要进行有创动脉压、中心静脉压、左心房压、心排血量的监测。保持上述各种管路的通畅。

（4）呼吸系统护理：根据病情合理调整人工呼吸机的各种通气模式，及时排除呼吸机报警情况，避免呼吸道并发症发生。

（5）泌尿系统护理：保持有效的肾脏灌注，保持患者尿管的通畅，病情稳定后，及时拔除尿管，避免尿路感染。

（6）并发症的预防及护理：①灌注肺，是四联症矫治术后的一种严重并发症，发生的原因可能与肺动脉发育差、体-肺侧支多或术后液体输入过多有关。临床主要表现为急性进行性呼吸困难、发绀、血痰和难以纠正的低氧血症。其主要护理措施：用呼气末正压通气方式辅助通气；促进有效气体交换，及时清理呼吸道内分泌物，注意观察痰液的颜色、性状、量及唇色、甲床颜色及血氧饱和度等；拔除气管插管后，延长吸氧时间3～5日；严格限制入量，在术后急性渗出期，根据血浆胶体渗透压的变化，遵医嘱及时补充血浆及白蛋白。②低心排血量综合征：患者由于术前肺血液减少和左心室发育不全，术后可能出现低心排血量综合征，表现为低血压、心率快、少尿、多汗、末梢循环差、四肢冰冷等。其主要护理措施包括密切观察患者生命体征、外周循环及尿量等情况；遵医嘱给予强心、利尿药物，并注意保暖。

12. 动脉导管出生前后的变化

（1）胎儿时期，肺脏呈萎陷状，无呼吸运动，

也无空气，不能进行静脉血的氧合作用。同时肺内的血液循环阻力很大，肺动脉压力高于主动脉，因此肺动脉的大部分血液经动脉导管流入主动脉，再经脐静脉达胎盘，在胎盘内与母体血液进行代谢交换。所以，动脉导管是胎儿时期肺动脉与主动脉间的生理性血流通道。

（2）胎儿出生后，肺开始呼吸，肺血管阻力降低，流经动脉导管的血液大大减少。15～20小时后导管即功能性关闭。大多数婴儿在出生后4周后，导管逐渐闭锁，退化为动脉导管韧带。

13. 动脉导管未闭患者的临床表现

临床症状的轻重因导管的粗细、分流量的大小及肺循环阻力而不同。分流量小，症状轻微或根本无自觉症状。分流量大者有心悸、气短、反复呼吸道感染及心力衰竭。合并严重肺动脉高压患者，可出现发绀、咯血、腹胀、下肢水肿等右心功能不全表现。此外，由于长期受主动脉血流冲击，动脉导管的肺动脉端可能发生内膜损伤，容易继发细菌性心内膜炎、肺栓塞等并发症。

14. 室间隔缺损的类型及临床表现

室间隔缺损是胎儿期室间隔发育不全所致的心室间异常交通。其可单独存在，也可合并其他复杂心血管畸形。根据缺损位置不同，分为膜部缺损、漏斗部缺损和肌部缺损三大类型及若干亚型，其中膜部缺损最为常见，其次为漏斗部缺损。

临床表现：缺损小、分流量少者，一般无明显症状。分流量大者出生后即出现反复呼吸道感染、充血性心力衰竭、喂养困难和发育迟缓。

15. 缩窄性心包炎的概念及临床表现

慢性缩窄性心包炎是由于心包的慢性炎症病变所致心包增厚，粘连甚至钙化，使心脏的舒张和收缩受限，心功能逐渐减退，造成全身血液循环障碍的疾病。

临床表现：主要是重度右心功能不全的表现。常见的症状为易倦、乏力、咳嗽、气促、腹部饱胀、胃纳不佳和消化功能失常等。气促发生于劳累后，但如有大量胸腔积液或因腹水使膈肌抬高，则静息时亦感气促。肺部明显淤血者，可出现端坐呼吸。

16. 房间隔缺损的病理生理改变及其手术时机

（1）在心房水平产生左向右分流，分流量大小与房间隔缺损大小及部位，肺血管阻力的高低及左、右心房间的压力阶差有直接关系。

（2）如果缺损大，肺血管阻力低，左、右心

房压力阶差大，分流量也大；反之，分流量则小。

（3）由于长期的左向右分流，使患者肺循环血量明显多于体循环血量。因此，患者活动后出现心悸、气短等症状，平时易患感冒、肺炎等。随着患者年龄增大，活动量增加，使心脏负担逐渐加重。因此，患者症状也随之加重。

（4）心内左向右分流的长期存在，引起右心房扩大，右心室肥厚，肺小动脉痉挛，内膜增生和中层纤维增厚，血管腔狭窄，肺血管阻力增加，导致肺动脉高压。

（5）右心室、右心房压力增高，左向右分流减少。当右心室和肺动脉压力接近或超过左心室和体动脉压力时，则出现双向或右向左分流。

（6）房间隔缺损自行闭合的非常少见，当临床明确诊断者，均需手术治疗。1 岁以内的小儿，因为左、右心房的压力几乎相等，左向右分流不明显，可暂不手术，而成年患者，容易产生心律失常及肺动脉高压等，手术危险性也增大，远期效果也差。所以在儿童期做手术修补缺损较为适宜。

17. 冠心病外科手术后监测和护理

（1）持续有创血压监测，维持适合患者自身的血压稳定。

（2）体温及末梢循环，术后早期积极复温，注意保暖。

（3）心电监测，观察 T 波及 ST 段改变，及时发现心肌缺血及其他各种心律失常。

（4）术后立即开始静脉滴注抗动脉痉挛药物，预防桡动脉血管桥术后发生痉挛，影响心肌灌注。

（5）观察胸腔及心包腔出血情况，准确记录引流量。

（6）维持水、电解质及酸碱平衡。

（7）呼吸功能的维护，充分供氧，保持呼吸道通畅，预防肺不张。

（8）肾功能的维护，通过观察尿色、尿量，并观察血清钾、血肌酐等判断肾功能。

（9）血糖的监测。

（10）被取动脉 / 静脉患肢护理，观察患肢皮肤温度、颜色、循环情况。活动患肢，防止血栓形成。

（11）观察瞳孔及对光反射，麻醉清醒患者观察其四肢活动情况，预防发生脑卒中。

18. 冠心病外科手术后康复指导

（1）出院后避免与伤风、感冒者接触，预防感染。

（2）进低盐、低脂、低热量饮食。

（3）活动循序渐进，逐渐增加，以自己能够耐受为准。

（4）生活规律，勿劳累。

（5）控制情绪，保持心情舒畅。

（6）戒烟、酒，避免被动吸烟。

（7）保持大便通畅，必要时服用缓泻药。

（8）出院后遵医嘱服用药物。

（9）1 个月后，回院复查，期间出现任何不适症状需来院检查治疗。

19. 主动脉瘤的概念及分类

主动脉瘤是指主动脉壁变性破坏后，形成的异常扩张和膨大部分。根据其成因和病变的不同，又分为真性动脉瘤（俗称动脉瘤）、假性动脉瘤和主动脉夹层动脉瘤。临床上通常所谓的主动脉瘤为真性主动脉瘤的简称，是主动脉局部的不可逆性扩张。动脉瘤的直径常是正常主动脉直径的 2 倍以上。

根据主动脉瘤累及的范围，动脉瘤可分为升主动脉瘤、弓部动脉瘤、降主动脉瘤和胸腹主动脉瘤。

20. 主动脉瘤术后护理要点

（1）密切观察患者血压、脉搏、呼吸及进行心电监测。

（2）监测有创血压，控制血压以防止吻合口漏血。

（3）监测中心静脉压，反映右心功能、血容量及三尖瓣功能。

（4）肺动脉压和肺毛细血管楔压监测右心室前、后负荷，左心室前负荷等，同时测定心排血量。

（5）监测尿量，了解循环状况、液体的补充、血管活性药物的反应、肾功能等。

（6）体温监测反映组织灌注状况。

（7）观察皮肤颜色、温度、外周动脉搏动情况及中枢神经系统功能状态，如瞳孔、肢体活动、意识、定向力等。

（8）观察并记录各种引流液的性状、量，以判断失血情况、凝血功能。

（9）补充有效血容量，主动脉手术吻合口多，创面大，维持血压稳定的同时，积极补充循环血量，保证重要器官的血液灌注。

（10）纠正电解质及酸碱平衡紊乱：监测血气分析结果，根据血气分析报告，及时评估患者的**酸碱平衡及电解质情况**，并提前干预。

第四节　胸 外 科

1. 贲门失弛缓症的概念

贲门失弛缓症是一种食管动力学功能障碍性疾病。特点是下食管括约肌不能松弛，食管缺乏正常的蠕动波，食管排空受阻造成食管腔内食物淤积而扩张。根据本病在 X 线片上显示的解剖学改变又称巨食管症或贲门痉挛。

2. 气胸的病因、临床表现

(1) 气胸病因可分两大类：①自发性气胸，大多为肺泡破裂产生，好发于青壮年和吸烟者。其次为各种病因引起的气胸，如肺部肿瘤、结核、炎症和慢性阻塞性肺气肿等疾病。②获得性气胸，常见于手术后、外伤、各种穿刺术和持续应用呼吸机后。

(2) 气胸的临床表现

1) 突然的尖锐性胸痛。

2) 呼吸困难、焦虑、出汗、不安、苍白、发绀、胸闷且呼吸快而弱。

3) 患侧正常的呼吸运动停止。

4) 患侧呼吸音减弱或消失。

5) 当胸膜腔压力增大时，会使患侧肺萎陷，造成纵隔移位，气管偏移向对侧。

6) 有些患者出现休克征象：脉搏细弱、血压下降、皮肤湿冷。

3. 创伤性气胸的分类及其急救处理要点

创伤性气胸分为三类：闭合性气胸，开放性气胸，张力性气胸。

(1) 闭合性气胸：小量闭合性气胸，肺萎陷低于 30% 者，一般不需特殊处理，可自行吸收。肺萎陷大于 30%，应及早行胸膜腔穿刺术排气，严重者行胸腔闭式引流。

(2) 开放性气胸：一经确诊，须紧急处理。首先迅速封闭伤口，用大块油纱布、无菌纱布或棉垫遮盖伤口包扎固定，同时抗休克、控制感染治疗。患者情况好转时施行清创术及胸腔闭式引流。

(3) 张力性气胸：现场急救于伤侧胸部锁骨中线第 2 肋间刺入大号注射针头，迅速排气。入院后行闭式引流。

4. 肋骨骨折的治疗原则

治疗原则包括镇痛，固定胸廓，消除反常呼吸，保持呼吸道通畅，纠正循环呼吸功能障碍及肺部并发症的防治。

5. 右主支气管的解剖特点

右主支气管粗短而陡直，长度 2.0 ~ 2.5cm，内径为 1.4 ~ 2.3cm。其与气管垂直线构成的夹角为 20° ~ 30°。夹角较小，口径较大，异物吸入管内的概率高，行气管镜检查及吸引痰液和液体时，均较左侧为易。

6. 胸腔闭式引流的适应证

(1) 胸腔及纵隔器官疾病等需开胸手术的患者，或非开胸手术误入胸膜腔者。

(2) 血胸、气胸及血气胸的患者。

(3) 急性脓胸及部分慢性脓胸的患者。

7. 胸腔闭式引流的目的

(1) 排除胸膜腔积液和积气。

(2) 重建胸膜腔负压，使肺复张。

(3) 平衡胸膜腔压力，预防纵隔移位及肺受压缩。

8. 胸腔闭式引流的护理要点

(1) 保证引流装置的密闭性：所有接头处连接紧密，水封瓶的长管要浸入水面下 3 ~ 4cm 并保持直立，更换引流瓶或搬动患者时，应用双钳夹闭引流管。

(2) 保持引流装置无菌状态：严格无菌操作，引流瓶应低于胸壁引流口平面 60 ~ 100cm，防止逆流，观察伤口敷料干燥无渗出。每周更换胸腔闭式引流瓶 2 次。

(3) 保持引流通畅：取半卧位，鼓励患者咳嗽、深呼吸，观察水柱波动，避免引流管扭曲和受压，定时挤压引流管。

(4) 严密观察，准确记录：观察水柱波动的变化，引流液的颜色、性状和量并记录。

9. 行胸腔负压吸引的适应证

(1) 行胸腔闭式引流将胸腔内气体、液体排出后，患侧肺仍不复张，且通过纤维支气管镜检查，证明支气管无阻塞时。

(2) 开胸手术后肺表面广泛细小漏气。

(3) 开胸手术后，为使胸腔内气体和渗液尽快排出，肺尽快复张。

(4) 负压一般设为 $-20 ~ -10cmH_2O$。

10. 肺癌的组织学分型及分型的特点

肺癌通常分为小细胞癌和非小细胞癌两大类。2004 年 WHO 按照细胞类型将肺癌分为鳞状细胞癌、小细胞癌、腺癌、大细胞癌、腺鳞癌、肉瘤样癌、类癌、唾液腺型癌、未分类癌共九种，临床常见的有四种。

(1) 鳞状细胞癌：与吸烟关系密切，男性占多数，多起源于较大的支气管，常为中心型；生长速度缓慢，病程较长，通常先发生淋巴转移，血行转移发生较晚。

(2) 腺癌：最常见的肺癌，发病年龄低，女性相对多见。多数起源于较小的支气管上皮，常为周围型，少数则起源于大支气管。一般生长较慢，少数在早期即发生血行转移，淋巴转移较晚发生。

(3) 小细胞癌：与吸烟关系密切，多见于老年男性，中心型多见，细胞形态形如燕麦颗粒，又称燕麦细胞癌。其为神经内分泌起源，恶性程度高，生长快，较早出现淋巴和血行转移。对放疗和化疗敏感，但可迅速耐药，预后差。

(4) 大细胞癌：较少见，与吸烟常见，老年男性、周围型多见。癌细胞分化程度低，易发生血行转移，预后不良。

此外，少数肺癌是不同类型的癌肿组织并存的混合型肺癌。

11. 开放性肺结核患者的隔离

(1) 施行呼吸道隔离，给予单间隔离，要求在病情允许的情况下，患者及与其密切接触的家属必须佩戴口罩，每日更换一次，口罩污染后及时更换，接触患者前后要彻底洗手。

(2) 尽量减少探视，禁止婴幼儿探视。

(3) 与其他人分餐，隔离饮食。

(4) 每日病房进行开窗通风至少 3 次，每次 30 分钟，清扫病室时实施湿式清扫，每日用含有效氯 2000mg/L 的消毒液拖地 1 ~ 2 次，进行物品表面擦拭消毒。工作人员戴口罩。

(5) 患者出院后，病室紫外线消毒 30 分钟，患者死亡后及时终末消毒。

12. 食管癌的组织学分型

食管癌大多数为鳞状上皮癌，占 95%，腺癌少见。其他有小细胞癌、黏液腺癌等。

13. 食管的三处生理性狭窄

第一处狭窄在环状软骨下缘平面，即食管入口处，距门齿 14 ~ 16cm；第二处狭窄在主动脉弓水平位，在主动脉弓和左侧主支气管横跨处，距门齿 22cm；第三处狭窄在食管下端，即食管穿过膈肌处，距门齿 40 ~ 45cm。

14. 食管术后吻合口狭窄的原因

吻合口狭窄的主要原因是缝针过多、过密，粘连对合差，止血不严密和张力过高，形成环形

瘢痕，使用机械吻合器后的吻合口狭窄与选择吻合器的口径过小等。

15. 食管癌术后护理要点

(1) 保持口腔清洁，每日口腔护理 2 ~ 3 次，观察口腔黏膜有无破损。

(2) 密切观察呼吸状态、频率和节律，保持呼吸道通畅，雾化吸入 2 ~ 3 次 / 日，鼓励患者深呼吸、咳嗽、排痰，做呼吸功能锻炼，减少肺部并发症。

(3) 术后保持胸腔闭式引流管及胃管的通畅，每 4 小时通一次胃管，并做好管路的固定，遵医嘱给予胃肠减压，观察胸腔引流液及胃液的颜色、性状和量，并认真做好记录。

(4) 做好饮食护理和营养支持。

(5) 给予患者及其家属心理支持。

(6) 密切观察病情变化，预防并发症的发生，一旦发生吻合口瘘、乳糜胸的症状及时通知医师，立即进行处理。

16. 肺大疱最常见的并发症

(1) 自发性气胸。

(2) 自发性血胸和血气胸。

(3) 肺部感染。

17. 肺结核分型

(1) 原发性肺结核。

(2) 血行播散型肺结核。

(3) 继发性肺结核：浸润型肺结核、空洞性肺结核、结核球、干酪样肺炎、纤维空洞型肺结核。

(4) 结核性胸膜炎。

(5) 肺外结核。

18. 结核病药物化疗的原则

早期、规则、联合、全程及适量。

19. 支气管胸膜瘘的临床观察要点

(1) 支气管胸膜瘘多发生在术后 2 ~ 3 周。

(2) 患者出现高热，刺激性咳嗽，憋不住气。

(3) 痰量较多，健侧卧位时痰量明显增多，甚至引起窒息，造成死亡。

(4) X 线片显示液气胸。

(5) 向患侧胸腔注射亚甲蓝 2ml，若咳出蓝色的脓液，可证明有支气管胸膜瘘存在。

20. 胸腺瘤的临床表现

(1) 胸腺瘤常见于成年人，多位于前上纵隔，分皮质型、髓质型和混合型三类。

(2) 常见症状有胸闷、胸痛、咳嗽或心悸、气短，约 15% 合并重症肌无力。部分患者无症状，常于

健康体检时发现。

（3）多为良性，包膜完整。恶性胸腺瘤晚期可出现上腔静脉综合征。

（4）X线检查可见前纵隔圆形或椭圆形阴影，稍呈分叶状，边缘清楚偶见钙化，可有传导性波动。

21. 胸腺瘤术后发生肌无力危象的观察要点

（1）密切观察患者手握力、咀嚼与吞咽情况、眼睑上抬情况。

（2）评估患者症状、呼吸频率、节律、血氧饱和度，有无口唇发绀、呼吸困难的表现，若出现呼吸困难立即遵医嘱吸氧，给予呼吸兴奋药，必要时气管插管，呼吸机辅助呼吸。

（3）观察胆碱能危象，如呕吐、腹痛、瞳孔缩小、多汗、流涎、心率变慢、肌肉震颤等，应立即停用抗胆碱药物，给予对症处理。

22. 食管癌术后吻合口瘘的临床表现及护理要点

（1）吻合口瘘是食管手术后常见的严重并发症。术后3日内出现者为早期瘘。多与手术操作不当有关。术后4~14日出现者为中期瘘，与食管或胃壁穿孔坏死、感染及组织愈合能力低下有关。术后2周以上者为晚期瘘，与局部慢性感染有关。

吻合口瘘有下列表现：①发热，早、中期瘘者呈持续性体温升高，为弛张热；晚期瘘者常为低热。②全身中毒症状，患者精神萎靡、脉搏细速、呼吸急促、白细胞增多。③呼吸系统症状，患侧胸部疼痛，尤以深呼吸时加重。如果吻合口较大，出现张力性脓气胸时，可出现明显的呼吸困难。④循环系统症状，心悸、心律失常、血压下降等，重症者很快出现休克甚至死亡。⑤体格检查，液气胸较重时，纵隔向健侧移位，叩诊上胸部为鼓音，下胸部为浊音，听诊患侧呼吸音减弱或消失。⑥胸部X线检查见患侧气胸或液气胸，肺受压萎陷，纵隔向健侧移位。⑦胸腔穿刺抽出臭味或酸臭味的液体或气体，胸液中含有食物残渣。⑧口服亚甲蓝后，胸腔穿刺液或胸腔引流液中出现蓝色。⑨口服碘油行X线食管造影，可确定瘘口的方向和大小。

（2）护理要点：①做好患者的思想工作，树立战胜疾病的信心。②加强营养，通过静脉补充血液、血浆、氨基酸等；中心静脉输入高营养液时，注意无菌原则，掌握输入滴速；空肠造瘘进行管饲饮食，要注意保暖，注意营养成分的搭配。③保持胸腔引流的通畅，使漏入胸腔的消化液尽快引出，必要时采用负压吸引或胸腔灌洗的方法，

促进肺复张，使小的瘘口得以愈合。④保持胃管通畅，有效地进行胃肠减压，减少消化液经瘘孔进入胸腔。

23. 全肺切除术后护理要点

（1）保持呼吸道通畅，咳痰无力时给予吸痰。

（2）采取平卧或1/4侧卧，避免过度侧卧，观察气管位置，以防纵隔移位。

（3）鼓励并协助患者做深呼吸及有效咳痰。

（4）镇痛，遵医嘱给予镇痛药缓解患者的不适。

（5）全肺术后患者的胸腔闭式引流管夹闭，医师视患者情况开放，密切观察患者有无纵隔移位。

（6）患者尽早开始活动可以防止下肢深静脉血栓，促进肺复张，患者麻醉清醒后在床上就开始做由小关节到大关节的运动，逐渐做全关节运动，尤其是患侧肩关节更需运动，维持关节正常功能，患者在活动时动作要缓慢，防止纵隔摆动。

（7）准确记录出入液量，维持出入量平衡，使用输液泵控制输液速度，严格控制每日输液量＜2000ml，速度以20~30滴/分为宜。

第五节 泌尿外科

1. 常见排尿异常的下尿路症状

（1）尿频：尿频是指排尿次数增多而每日尿量减少。正常成年每日尿量约2000ml，每次尿量为200~300ml，白天排尿4~6次，夜间排尿0~1次。生理情况下，排尿次数与饮水量、气温、出汗、精神心理等因素有关。一般来讲，全天排尿次数超过8次，夜间超过2次，且每次尿量少于200ml称尿频。

（2）尿急：有尿意就迫不及待地要排尿而不能自控，但尿量却很少，常与尿频同时存在。多见于下尿路急性炎症或膀胱容量显著缩小。

（3）尿痛：指排尿过程中膀胱区及尿道疼痛。男患者主诉阴茎根部或尿道远端胀痛，女患者在排尿时主诉会阴部胀痛或针扎样痛，可向大腿或小腹部放射，有时可感有大便感。尿急、尿频、尿痛统称为膀胱刺激征。

（4）排尿困难：尿液不能通畅地排出。起尿慢，尿线无力，不能远射，尿线变细或分叉，尿不尽感，患者自觉不能将膀胱排空，甚至尿线中断，呈滴沥状及膀胱充盈，以致完全不能排尿。膀胱功能障碍及下尿路梗阻均可引起排尿困难，如良性前列腺增生、尿道狭窄等。

（5）尿失禁：指尿道括约肌功能降低，失去自主控制排尿的能力，尿液不自主地由尿道流出。尿失禁有 4 种类型：①真性尿失禁，常见病因为尿道括约肌损伤及中枢神经疾患所致的神经源性膀胱，支配膀胱的神经功能失调。②压力性尿失禁，打喷嚏、大笑、咳嗽、跑跳等使腹压突然增加时，尿液不自主地流出。多见于中、老年患者，肥胖患者，经产妇。③急迫性尿失禁，突然的强烈尿意致尿液迫不及待地不自主流出。多见于急性膀胱炎、间质性膀胱炎等。④充溢性尿失禁，膀胱过度充盈，引起尿液不自主流出。多见于良性前列腺增生。

（6）尿潴留：指尿液潴留于膀胱而不能排出。排尿困难发展到一定程度会引起尿潴留。尿潴留有急性和慢性两类。

（7）漏尿：指尿液不经尿道外口排出，而由其他部位排出体外。漏尿常见于外伤、手术损伤、产伤、感染等原因所致的尿道瘘，如尿道阴道瘘、膀胱阴道瘘、输尿管阴道瘘、尿道直肠瘘等。

2. *泌尿外科常见的症状、相关疾病及护理要点*

泌尿外科常见的症状包括血尿、疼痛、尿潴留、排尿困难。

（1）血尿概念及血尿分类

1）血尿：泌尿外科患者的常见症状之一，几乎泌尿系统所有部位的疾病均可引起血尿。尿离心沉淀后每高倍视野红细胞超过 3 个即血尿。

2）血尿分类：根据尿液中血液含量的多少，血尿可分为肉眼血尿和镜下血尿两类。肉眼可见的血尿称为肉眼血尿。1000ml 尿中含 1ml 血液即可见明显血色。仅在显微镜下发现尿中红细胞数超出正常范围者称为镜下血尿。

根据血尿在排尿过程中出现的情况，肉眼血尿可分为①初始血尿，血尿出现在排尿初期，以后尿色逐渐变清，提示病变多位于尿道或膀胱颈部；②终末血尿，排尿终了时出现血尿，病变多位于膀胱三角区、膀胱颈或后尿道；③全程血尿，血尿见于排尿全程，血尿多来源于膀胱及其以上部位的病变。

（2）血尿病患的护理要点

1）做好患者的解释工作，消除其紧张心理。

2）血尿程度与症状不成正比关系，当血尿症状消失后也应积极配合各项检查，及早查出病因积极治疗。

3）正确留取尿液标本。

4）观察出血性质及排尿情况。

5）严密观察排尿中血尿的变化及有无伴随症状。

6）血尿严重时应注意卧床休息，并注意生命体征的变化。

（3）疼痛常引起的泌尿系统疾病及护理要点：泌尿、男生殖系统疾病可引起腰部、腰骶部、腹部及会阴部疼痛，可表现为绞痛、钝痛及刺痛，可为阵发性或持续性。既可出现病变部位痛，也可出现放射性疼痛。

1）肾脏及输尿管疼痛：肾脏疾病引起的疼痛多为肾区钝痛或绞痛。肾脏的炎症常表现为肋脊角的持续性疼痛；结石、血凝块等阻塞输尿管，产生剧烈的肾绞痛。典型的肾绞痛表现为患侧腰部突发剧烈绞痛，可伴有恶心、呕吐、大汗、辗转不安。疼痛可延输尿管走行向同侧下腹部、腹股沟部、外阴或大腿内侧放射，男性可放射至同侧阴囊或睾丸，女性可放射至大阴唇。

2）膀胱疼痛：膀胱病变引起的疼痛常位于耻骨上区域，也可在骨盆内，多为持续性胀痛或不适感。其多由于炎症、结石或肿瘤引起，常与排尿相关。

3）生殖器疼痛：多由睾丸、附睾、精索及前列腺疾病引起。睾丸疼痛多见于急性睾丸炎、睾丸肿瘤、睾丸损伤及扭转等。附睾疼痛最常见的病因是附睾炎。精索疼痛的常见病因为精索静脉曲张。前列腺痛最常见于前列腺炎。急性前列腺炎可表现为会阴部、耻骨上及腰骶部痛，可伴有寒战及发热。慢性前列腺炎疼痛较轻，持续时间较长。

4）护理要点：①常因此类患者起病急、症状重，护士应做好解释工作，消除患者的恐惧心理非常重要。②积极协助检查及诊断。③针对病因及时治疗。④对于结石引起的疼痛明确诊断后可使用解痉药或镇痛药。⑤对于炎症引起的疼痛，均给予对症治疗。

3. *尿路结石概述*

尿路结石是泌尿外科的常见疾病之一，在泌尿外科住院患者中占据首位。欧美国家的流行病学资料显示，5% ～ 6% 的人在其一生中至少发生 1 次尿路结石，欧洲尿路结石年新发病率为 100/10 万 ～ 400/10 万。我国尿路结石发病率 1% ～ 5%，南方高达 5% ～ 10%；年新发病率为

150/10 万～200/10 万，其中 25% 的患者需住院治疗。近年来，我国尿路结石的发病率有增加趋势，是世界上三大结石高发区之一。

尿路结石按病因分为代谢性结石、感染性结石、药物性结石和特发性结石；按晶体成分可分为含钙和不含钙结石；按部位分为上尿路结石和下尿路结石。

4. 上尿路结石的临床表现、处理原则

(1) 上尿路结石临床表现

1) 疼痛：肾绞痛常表现为腰部痉挛样疼痛，剧烈难忍，呈阵发性可自行缓解，发作时患者辗转不安、面色苍白、全身冷汗，常伴有恶心呕吐和腹胀。

疼痛部位和放射的范围与结石的位置有关，肾或输尿管上段结石，疼痛位于腰或上腹部，并延输尿管走行方向，放射至同侧睾丸或阴唇和大腿内侧。输尿管中段结石，疼痛放射至中下腹。输尿管末端结石，常伴有膀胱刺激症状。

2) 血尿：是尿路结石的另一个常见症状，可以是肉眼血尿或镜下血尿，肾绞痛伴血尿是上尿路结石的典型表现。

3) 上尿路结石伴感染：急性或慢性感染常有腰痛、发热、寒战和脓尿，尿常规检查尿中白细胞增多。

4) 肾功能不全：双侧上尿路结石导致的梗阻和感染，可以造成肾衰竭，出现一系列肾功能不全的表现。

(2) 处理原则：肾与输尿管结石的治疗原则是减轻患者的痛苦，保护肾功能，尽量清除结石。

5. 尿路结石的健康教育

梗阻、感染、异物是泌尿系统的一个相互促进的恶性循环过程。梗阻可导致感染，梗阻可造成结石形成，结石本身是尿路中的异物，因此又加重梗阻与感染。尿路结石手术取出或排出后复发率很高，根据结石成分、代谢状态及流行病学因素，坚持长期预防，对减少或延缓结石复发有十分重要的作用。

(1) 一般治疗与预防

1) 大量饮水，维持每日尿量 2000～3000ml。一日中饮水量要平均分配，尤其要注意夜间饮水，尽量戒除咖啡、茶和酒。

2) 急性肾绞痛明确诊断后可肌内注射阿托品、山莨菪碱、黄体酮，剧烈疼痛时可应用哌替啶等解痉镇痛药。

3) 药物排石。

4) 消除患者恐惧心理。

5) 通过结石标本分析、空腹血及 24 小时尿液分析，可以了解代谢情况，进行针对性的治疗。

6) 食物：正常混合食物或素食，每日动物蛋白不超过 100g，减少脂肪和糖的摄入，每日食盐总量不超过 5g。

7) 生活方式：少食多餐，不用泻药，要有足够的娱乐与睡眠，保持愉快的心情。

(2) 解除局部因素：尽早解除尿路梗阻、感染、异物等因素，可减少结石形成。

(3) 根据结石分析结果进行有效指导，以达到有针对性的预防及治疗目的。常见的尿路结石成分主要有 4 种：草酸钙结石、感染性结石、尿酸结石及胱氨酸结石，各种结石的病因不同，其预防和治疗方法也不完全相同。

1) 草酸钙结石：适当增加液体摄入，多饮自来水、水果、草本饮料及果汁，但是牛奶、含钙量 4.5mmol/L（100mg/L）以上的矿泉水，总量不能超过 300ml/d，尽可能少饮紫葡萄果汁、咖啡、茶和含乙醇饮料，尽量少食菠菜、海带、香菇、虾皮等食物。

2) 感染性结石：感染性结石的主要成分为磷酸镁铵和磷酸钙。增加液体摄入，多饮自来水、水果、草本饮料和苹果汁，尽可能避免柑橘类果汁（橘、柑、葡萄、柚、柠檬等）及咖啡、茶和含乙醇饮料。根据尿培养结果选择适当的抗生素根治感染。氯化铵 1～3g，每日 3 次，预防感染性结石的复发。

3) 尿酸结石：增加液体摄入，多饮水，尽可能避免咖啡、茶和含乙醇饮料，每日尿量要求达到 2000～3000ml，每日不超过 100g 鱼和肉，尤其忌食动物内脏及海鲜等。尿酸结石患者通过饮食控制，可以使血中及尿中尿酸降低，应进低嘌呤饮食，如鸡蛋、牛奶，多吃水果和蔬菜，碱化尿液。忌食动物内脏，肉类、蟹、菠菜、豆类、菜花、芦笋、香菇等也要尽量少吃。

4) 胱氨酸结石：饮食控制与尿酸结石患者类似，一般不过分限制蛋白质入量，每日摄入蛋白质 20g 时，尿胱氨酸水平可以降低；大量饮水增加尿量，也可以降低尿胱氨酸浓度，每日尿量应该大于 4000ml。维持稀释的碱性尿是治疗和预防胱氨酸结石的基础。

(4) 预防脱钙：伴有甲状旁腺功能亢进者，

必须摘除腺瘤或增生组织。鼓励长期卧床者加强锻炼,防止脱钙,减少尿钙排出。

(5) 复查:治疗后定期行尿液检验、X 线检查和超声检查,观察有无结石复发。如出现腰痛、血尿等症状时及时就医。

6. 良性前列腺增生疾病概述

良性前列腺增生(BPH)简称前列腺增生,俗称前列腺肥大,是男性老人常见病。其发病率随年龄的增长而增加。组织学上的前列腺增生通常发生在 40 岁以后,到 60 岁时发病率大于 50%,80 岁时高达 83%。随着年龄的增长,排尿困难等症状也随之增加。约有 50%BPH 的男性有中度至重度下尿路症状。有研究表明亚洲人较美洲人更易于产生中、重度 BPH 相关症状。

7. 前列腺增生临床表现

(1) 尿频:尿频为最初表现,首先为夜间尿频,随后白天也出现尿频并逐渐加重。

(2) 排尿困难:进行性排尿困难是前列腺增生最重要的症状,发展常很缓慢。轻度梗阻时,可出现排尿踌躇、迟缓,排尿时间延长,尿后滴沥等症状。梗阻加重后排尿费力,尿线细、射程缩短,患者须加腹压以帮助排尿,尿流断续而无力,终呈滴沥状。前列腺增生的任何阶段中都可能发生急性尿潴留,多数因气候变化、饮酒、劳累等引起。

(3) 其他并发症状:镜下或肉眼血尿,是老年男性血尿的常见原因之一。合并下尿路感染时,尿频、尿急、排尿困难等症状加重,会出现尿痛,并发膀胱结石时症状更为明显,并可伴有血尿和排尿中断。晚期可出现肾积水和肾功能不全表现。长期排尿困难导致腹压增高,发生腹股沟疝、脱肛或内痔等。

8. 经尿道前列腺电切术 (TUR-P) 护理要点

(1) 手术前注意

1) 为避免急性尿潴留的发生,嘱患者吃粗纤维、易消化食物,以防便秘;避免受凉、劳累;忌饮酒及辛辣食物;鼓励患者多饮水,勤排尿。

2) 对于急性尿潴留或膀胱残余尿多的患者应留置尿管,引流尿液,保护肾脏功能。

3) 做好老年患者的心理护理,讲解手术前、手术后的护理要点及手术后并发症。

4) 老年患者并发症的处理,口服抗凝血药者应术前停药 1 周以上、不稳定型心绞痛者应稳定 3 ～ 6 个月后,伴有其他疾病的患者应积极治疗,

病情稳定后方可手术治疗。

5) 盆底肌功能锻炼:术前 8 ～ 12 日开始锻炼。每日至少做 30 ～ 45 次,每次持续 10 秒左右,开始是可以由每次 2 ～ 3 秒开始,逐步达到 10 秒一次。目的是减少手术后尿失禁的发生。具体方法见本章专科操作。

(2) 手术后护理

1) 病情观察:应密切观察患者意识状态及生命体征的变化,防止心、脑、肺并发症发生。

2) 膀胱冲洗:根据冲洗液颜色调整冲洗速度,重点是保持冲洗及引流通畅。冲洗时需注意以下几点:①冲洗液温度,控制在室温,可有效预防膀胱痉挛的发生。②膀胱冲洗液置于尿袋同侧上方的移动输液架上并有标识,距床面的距离大于 60cm。③观察、记录引流液的颜色和量,准确记录冲洗量和排出量,防止液体潴留在膀胱内,使膀胱内压增高;若尿液颜色加深,应警惕活动性出血,及时通知医师处理;若引流不畅,提示有血块堵塞,应可采取挤捏尿管、加快冲洗速度及调整导尿管的位置等方法。如无效可用注射器吸取生理盐水进行反复抽吸冲洗,直至引流通畅。

3) 手术后若需固定或牵拉气囊导尿管,应遵医嘱限制肢体活动。

4) 术后 6 小时根据患者情况可适当进食,嘱其每日饮水 2500ml 以上,并鼓励患者床上活动;停止膀胱冲洗后,严格执行活动计划,防止下肢静脉血栓。

5) 经尿道前列腺电切术后,一般膀胱冲洗 1 ～ 2 日,拔尿管后应注意尿液颜色、排尿情况。

6) 预防感染,注意体温变化,预防菌血症的发生,必要时做血培养及药敏试验。

7) 保持大便通畅,术后 5 日内禁止肛管排气或灌肠。

8) 膀胱痉挛明显时可对症处理。

9) 手术后定时门诊复查,了解排尿改善情况,同时做好手术后康复期的健康教育。

9. 急性尿潴留患者处理原则及护理要点

(1) 急性尿潴留概念:膀胱颈以下严重梗阻导致突然不能自主排尿,尿液潴留于膀胱,被称为急性尿潴留。

(2) 急性尿潴留处理原则:解除病因,恢复排尿。当暂时不能明确病因或梗阻一时难以解除时,应先引流尿液,再行进一步检查和处理。

(3) 急性尿潴留护理要点

1) 积极配合查明病因, 做好解释工作, 消除紧张心理。病因明确并有条件及时解除者, 应立即配合医师解除病因, 恢复排尿。

2) 立即行导尿术, 导尿是急性尿潴留最常用的治疗方法。

A. 导尿应遵守无菌原则操作, 避免细菌感染。

B. 插入导尿管后第一次排尿量应 < 800 ~ 1000ml, 以免膀胱内压力迅速降低而引起膀胱内出血。

C. 当梗阻暂时不能解除或排尿功能一时难以恢复时, 应留置导尿管。

D. 导尿管留置期间应清洁尿道口 1 ~ 2 次/日, 做好尿管护理, 抗反流尿袋每周更换一次。

E. 嘱患者饮水 2000 ~ 3000ml/d, 稀释尿液, 减轻尿液对尿道的刺激及起到内冲洗的作用。

3) 耻骨上膀胱穿刺造瘘: 导尿管不能经尿道插入膀胱者, 应行耻骨上膀胱穿刺造瘘术。护理要点如下。

A. 做好患者的心理护理, 消除其紧张情绪。

B. 备齐用物、麻醉药, 协助医师进行膀胱造瘘术。

C. 造瘘成功后, 将尿液缓慢导出, 尤其是在膀胱高度充盈时; 膀胱内尿液应分次导出, 每次导出尿量 < 1000ml。

D. 膀胱造瘘管口保持干燥, 定期更换引流袋和伤口敷料。

E. 做好膀胱造瘘管的护理: 一般情况下应先拔除膀胱造瘘管, 待伤口愈合后方可拔除尿管。对造瘘口愈合不好的可用油纱条填充覆盖, 必要时可加压包扎。

10. 下尿路感染疾病的典型症状及护理要点

(1) 细菌性膀胱炎病因、典型症状及护理要点

1) 病因: 膀胱炎多由上行性感染引起, 因此常伴有尿道炎存在, 如膀胱内有结石、导尿管等异物存在, 膀胱颈以下存在梗阻, 或由于神经系统病变或盆腔手术造成支配膀胱的神经受损, 引起排尿障碍, 全身抵抗力下降等。大肠杆菌是最常见的致病菌, 其次为葡萄球菌。

2) 典型症状: 膀胱炎分为急性膀胱炎和慢性膀胱炎。①急性膀胱炎发病突然, 有明显的尿急、尿频、尿痛和尿不尽感, 患者常描述排尿时尿道有烧灼感, 甚至不敢排尿, 严重时还可有急迫性尿失禁。尿液混浊, 有时有腐臭味。少数患者可有血尿, 终末血尿为主, 也可有全血尿。全身症状少见, 偶可有低热, 部分患者有耻骨上区隐痛。②慢性膀胱炎则表现为轻度的膀胱刺激症状, 但经常反复发作。

3) 护理要点: 急性膀胱炎患者应注意休息, 多饮水, 避免辛辣刺激的饮食。①根据病史和检查, 诊断并不难, 但需进行全面的泌尿生殖系检查寻找诱因, 否则病情很容易反复。急性期禁忌进行膀胱镜检查及其他经尿道的操作。②积极配合相关检查, 如中段尿检查、尿细菌培养、菌落计数和抗生素敏感试验, 为以后治疗提供依据。③有膀胱刺激症状者, 遵医嘱对症处理。④对于反复发作的慢性膀胱炎, 感染控制后应进行全面的泌尿系统检查, 寻找、治疗诱因。

(2) 前列腺炎临床表现及处理要点

1) 急性细菌性前列腺炎临床表现: ①发病突然, 有发热、寒战、乏力等全身症状。②尿频、尿急、尿痛等尿路刺激症状比较明显, 尿道口可流出白色分泌物。③耻骨上区压迫感, 向腰骶部放射, 会阴部坠胀痛。④可出现排尿困难甚至发生急性尿潴留。⑤直肠受到影响, 有便急和排便痛。

2) 急性细菌性前列腺炎处理要点: ①急性前列腺炎对抗生素治疗的反应较好, 遵医嘱给药, 并做好给药后的观察及护理。注意治疗时间应充分, 体温高、血常规白细胞升高的患者宜采取静脉给药。②患者应注意卧床休息, 多饮水, 并应用解痉、镇痛、退热药物对症治疗。③发生急性尿潴留时宜进行耻骨上膀胱穿刺造瘘引流膀胱尿液, 避免经尿道插管。④忌酒及辛辣刺激饮食, 防止过度疲劳, 注意小腹及会阴部保暖。

3) 慢性细菌性前列腺炎临床表现: ①排尿刺激症状, 如尿频、尿急、尿痛; ②排尿梗阻症状, 如排尿困难、尿不尽感、尿末滴沥等; ③定位不明确的隐痛或胀痛感, 如阴茎、阴囊、会阴、耻骨上、腰骶部、腹股沟区等; ④精神症状, 如紧张、焦虑、失眠、乏力、精神压力大等; ⑤性功能障碍, 如勃起功能障碍、性欲减退等。患者常以上述的某一组症状前来就诊。

4) 慢性细菌性前列腺炎处理要点: ①慢性细菌性前列腺炎治疗困难, 做好解释工作消除紧张心理, 做好心理护理。②养成良好生活习惯, 忌酒及辛辣刺激饮食, 防止过度疲劳, 规律性生活, 注意小腹及会阴部保暖, 避免久坐不起和长时间骑自行车等。③局部清洁卫生。④治疗一定要彻

底长期坚持，否则病情会反复。

11. 肾损伤概述

肾损伤发病率约在每年 5/10 万。72% 见于 16 ~ 44 岁的男性青壮年，男女比例约 3 : 1。在泌尿系统损伤中仅次于尿道损伤，居第二位，占所有外伤的 1% ~ 5%，占腹部损伤的 10%。以闭合性损伤多见，1/3 常合并有其他脏器损伤。当肾脏存在积水、结石、囊肿、肿瘤等病理改变时，损伤可能性更大。

12. 肾损伤的临床表现

肾损伤常与损伤程度有关，尤其在合并其他器官损伤时，肾损伤的症状不易被察觉。其主要症状有休克、血尿、疼痛、腰腹部肿块、发热甚至休克等。

（1）休克：严重肾裂伤、肾蒂血管断裂或合并其他脏器损伤时，因损伤和失血常发生休克，可危及生命。

（2）血尿：肾损伤患者大多有血尿。血尿与损伤程度不一致，肾挫伤或轻微肾裂伤会导致肉眼血尿，而严重的肾裂伤可能只有轻微血尿或无血尿，部分病例血尿可延续很长时间，常与继发感染有关。

（3）疼痛：肾包膜下血肿、肾周围软组织损伤、出血或尿外渗引起患侧腰、腹部疼痛。血液、尿液渗入腹腔或合并腹内脏器损伤时，出现全腹疼痛和腹膜刺激症状。血块通过输尿管时发生肾绞痛。

（4）腰腹部肿块：血液、尿液渗入肾周围组织可使局部肿胀，形成肿块，有明显触痛和肌强直。

（5）发热：由于血肿、尿外渗易继发感染，甚至导致肾周脓肿或化脓性腹膜炎，伴有全身中毒症状。

13. 肾损伤处理原则

肾损伤的处理与损伤程度直接相关。轻微肾挫伤经短期卧床休息可以康复，多数肾挫裂伤可用保守治疗，仅少数需手术治疗。

（1）紧急处理：有大出血、休克的患者需迅速给予抢救措施，观察生命体征，进行输血、复苏，同时明确有无合并其他器官损伤，做好手术探查的准备。

（2）非手术治疗

1）绝对卧床休息 2 ~ 4 周，病情稳定，血尿消失后才可以允许患者下床活动。通常损伤后 4 ~ 6 周肾挫裂伤才趋于愈合，过早过多离床活动，有

可能再度出血。恢复后 2 ~ 3 个月不宜参加体力劳动或竞技运动。

2）病情观察：定时测量血压、脉搏、呼吸、体温，注意腰、腹部肿块范围有无增大。观察每次排出的尿液颜色深浅的变化。定期检测血红蛋白和血细胞比容。

3）发生失血性休克时，应积极配合医师进行抢救并准备手术治疗。

4）及时补充血容量和热量，维持水、电解质平衡，保持足够尿量。

5）遵医嘱使用镇痛、镇静药和止血药物。

6）遵医嘱应用广谱抗生素以预防感染。

7）做好心理护理及生活护理。

（3）手术治疗：严重肾裂伤、肾破裂、肾蒂损伤及肾开放性损伤者，应尽早实施手术。

14. 肾结核概述

泌尿、男性生殖系统结核是全身结核的一部分，其中最主要的是肾结核。肾结核发病过程较慢，绝大多数起源于肺结核，其次是骨关节和肠道结核。其多发于 20 ~ 40 岁青壮年，幼儿及老年少见。男性多于女性。约 90% 为单侧病变。

15. 肾结核临床表现

（1）膀胱刺激症状：即尿频、尿急和尿痛，其中又以尿频最为常见和最早出现，多表现为逐渐加重的尿频，严重时患者可出现尿失禁。

（2）血尿：血尿也是肾结核的常见症状，多为终末血尿，有时是患者最初表现。

（3）脓尿：脓尿也是常见症状，多数病例镜下可见大量脓细胞，少数病例可见米汤样脓尿，混有血液时呈脓血尿。

（4）其他症状：少数患者可出现腰部不适，消瘦者在患侧能够触及病肾，如发生对侧肾积水时该侧可触及囊性包块。

（5）全身症状：可出现全身结核病征象，如消瘦、乏力、午后发热、盗汗等症状。双肾结核或一侧肾结核对侧肾积水时可以出现慢性肾功能不全的表现：水肿、恶心、呕吐、贫血、少尿甚至无尿。

尿中找到结核分枝杆菌对诊断肾结核有重要意义，但检出率与检查者的经验有密切关系，早晨第一次的、新鲜尿液检出率较高，一般需要连续检查 3 日。

16. 肾结核的处理原则

（1）一般支持疗法：应加强营养，注意休息，

保持生活规律，不能过于劳累，保持环境清洁，常到户外呼吸新鲜空气，身心愉快，以利健康的恢复。

（2）药物治疗：肾结核的药物治疗与其他部位结核一样，必须坚持早期、联合、足量、足期和规律的用药五项原则，才能取得最好的治疗效果。给药时也应注意肝脏的不良反应、肾脏功能，如有肌酐清除率下降时根据下降比例减少药物用量。值得提出的是，尿路梗阻会影响治疗效果，治疗时应优先解除梗阻才能发挥药物效果。一般常用药物：异烟肼、利福平、吡嗪酰胺（2个月后改用乙胺丁醇）、维生素C，顿服。

（3）心理支持：肾结核的药物治疗用药可持续18～24个月，时间长、治疗复杂，需要患者支持和配合。做好患者的心理护理和健康指导尤为重要。

（4）手术治疗：手术前服用抗结核药物不少于2周，术后继续服抗结核药。常见手术方式：①肾切除术；②保留肾组织的肾结核手术；③挛缩膀胱的手术治疗。

（5）复查：遵医嘱继续服用抗结核药1～2年，反复强调规律用药的重要性，说明如不规律用药带来的危害和严重后果，密切观察各种抗结核药的不良反应，并教会患者识别，一旦发现，及时停药就诊复查，禁用或慎用对肾脏有毒性的药物。

17.肾癌概述

肾细胞癌是起源于肾实质泌尿小管上皮系统的恶性肿瘤，又称肾癌，占肾脏恶性肿瘤的80%～90%。肾癌在各国家或地区，发病率有所不同，发达国家发病率高于发展中国家。我国各地区的发病率和死亡率也有很大的差异。其好发年龄为50～60岁，男女发病率比例约为2：1，城市地区是农村地区发病率的4.31倍。由于平均寿命延长和医学影像科的发展，肾癌的发病率较以往增高，临床上无明显症状而在体检时偶然发现的肾癌日见增多。

18.肾癌临床表现

肾癌临床表现主要为血尿、疼痛、肿块被称为肾癌的三联征，是肾癌非早期表现。

（1）血尿：间歇、无痛性、全程肉眼血尿，血尿为常见症状。

（2）肿块：肿瘤较大时可在腹部或腰部触及肿块，质坚硬。

（3）疼痛：常为腰部钝痛或隐痛，是肿块增长、充胀肾包膜所致。

（4）肾外表现：常见有发热、高血压、红细胞增多症、红细胞沉降率增快、贫血、肝功能异常、肿瘤同侧出现平卧位不消失的精索静脉曲张，晚期可有转移灶症状。

19.肾癌护理要点

（1）手术前护理：①做好心理护理，消除患者恐惧心理。②完善术前各项检查，做好检查前的指导。③病情观察。每日监测血压、体温变化并做好记录。④改善营养。食易消化、营养丰富的食物，纠正贫血，改善全身营养状况。⑤手术前准备。按常规进行术前准备。对于较大肿瘤或经开腹手术治疗者术前需留置胃管。⑥对肿瘤体积较大，血液供应丰富者需手术前1～3日行肾动脉栓塞术。肾动脉栓塞术后，栓塞侧肢体制动24小时，并注意肢体温度、湿度和足背动脉搏动情况。肾动脉栓塞术后，患者常感栓塞侧腰部疼痛，有时剧烈。还可出现发热、腹胀等症状，应对症处理。

（2）手术后护理：①观察生命体征，严密监测生命体征的变化。②做好引流管护理。伤口引流管或腹膜后引流管应保持引流通畅，准确记录引流量，渗血量多时，通知医师给予处理。保持引流通畅，准确记录24小时引流量，了解健侧肾功能情况。若尿量异常及时通知医师。③麻醉期过后、血压平稳，可取半卧位及床上活动，手术后第一日可根据患者情况下床活动。④患者胃肠道功能恢复后可进流食、半流食，逐渐过渡到普食。⑤预防感染。定时监测体温及白细胞变化，定时翻身、叩背排痰、雾化吸入等预防感染。⑥密切观察有无憋气，呼吸困难，若出现呼吸异常应及时通知医师行床旁X线检查，以鉴别有无气胸发生。⑦腹胀明显时，可行药物治疗，必要时可行肛管排气。⑧做好术后康复指导及健康教育。通常在术后的第一年应当每3个月进行一次随访。随访内容包括实验室检查、影像学检查、病史等。术后第1年每3个月门诊复查1次或遵医嘱。

20.膀胱肿瘤概述

世界范围内，膀胱癌发病率居恶性肿瘤的第11位，在男性排名第7位，女性排在第10位之后。膀胱癌是我国泌尿外科临床上最常见的肿瘤。在我国，男性膀胱癌发病率居全身恶性肿瘤的第7位，女性排在第10位之后。男性发病率是女性的3.3倍，城市地区发病率是农村地区的 2 倍以上。

21. 膀胱肿瘤的临床表现

(1) 血尿：间歇或持续性全程肉眼无痛血尿。部分为镜下血尿，少数病例无血尿表现。

(2) 膀胱刺激症状：尿急、尿频、尿痛常为膀胱肿瘤的晚期病状。

(3) 尿中"腐肉"：常为坏死脱落的肿瘤。

(4) 尿潴留、肾功能不全、贫血、尿路感染等都是膀胱肿瘤的晚期症状。

22. 经尿道膀胱肿瘤电切术后 (TUR-BT) 护理要点

(1) 病情观察：定时监测生命体征变化。

(2) 膀胱冲洗：电切术后用生理盐水进行膀胱冲洗，观察膀胱冲洗滴速及引流速度，引流液量大于冲洗液量。注意（观察）引流液颜色的变化，并根据颜色变化情况，调节膀胱冲洗速度，防止血块堵塞，如发生血块堵塞，应及时给予处理。患者出现明显腹胀、腹痛时，应及时通知医师给予处理。膀胱冲洗 1 ～ 2 天或遵医嘱。

(3) 活动／饮食：停膀胱冲洗后可下地活动，防治下肢静脉血栓发生。术后 6 小时无消化道不适可进食，并鼓励患者活动。

(4) 预防感染：观察体温变化，预防菌血症的发生，必要时做血培养及药敏试验。

(5) 膀胱痉挛：膀胱痉挛可引起阵发性疼痛、诱发出血，又因逼尿肌不稳定、尿管水囊刺激、血块堵塞冲洗管等原因引起。明显时可对症处理。

(6) 保持大便通畅：术后 1 ～ 2 个月应保持大便通畅，每日饮水 2500ml 以上。

(7) 术后康复指导：拔尿管后应注意排尿情况，早期可出现尿急、尿频、尿痛等不适，应抗炎、多饮水。

(8) 健康教育：预防膀胱肿瘤术后复发可行膀胱灌注化疗，术后定期膀胱镜复查、尿路造影。

23. 膀胱全切＋回肠膀胱术护理要点

(1) 手术前护理：①心理护理。膀胱全切的患者由于正常生理结构及排尿方式的改变，多数患者不能接受。大多数患者术前会产生焦虑、紧张、恐惧、不安、抑郁、消极、悲观等不良心理。因此，术前应评估其紧张焦虑的程度和原因，有无影响饮食与睡眠，并针对性进行心理疏导，以解除其紧张焦虑的心理，使其以最佳状态接受手术，为保证手术顺利进行创造条件。②术前造口定位。根据患者实际情况，护士告知患者造口定位时的

配合方式，以确定造口位置。帮助患者试佩戴造口装置，方便术后自我护理。③术前常规准备。

(2) 手术后护理：①生命体征观察。严密监测生命体征的变化。②引流管护理。通常术后留置胃管、左右输尿管支架管、回肠膀胱引流管、伤口引流管。有序地排放、妥善固定各种管路并标明名称及时间，将引流袋置于低于引流处，固定于床边，做好引流袋的标识。患者翻身、活动时，避免牵拉、打折，以免脱出和引流不畅，严格准确记录各引流管的引流量和引流液的颜色，并保持各个引流管的通畅。③待胃肠功能恢复，遵医嘱停止胃肠减压，并遵医嘱开始让患者少量饮水，每次饮水量不超过 50 ～ 100ml，每 2 小时饮水一次，日后逐步过渡到流食、半流食、普食。④术后 6 小时可以半卧位休息，双下肢做主动的屈伸活动。为患者讲解术后早期活动的意义，预防肺部感染及深静脉血栓的发生。术后第 1 日，可以下床活动，以患者步行 50 ～ 100m 为宜，每次活动 30 分钟左右，一日 3 次左右。早上进行晨间护理时，协助患者下地活动（根据患者情况，先在床边坐起，无头晕等症状时，在病房活动 10m 左右）。晚间护理时，可再次协助患者进行活动。⑤造口护理。造口护理是一个持续的过程，患者从手术到出院大概 1 周左右的时间，每日都需要密切观察造口周围的皮肤及分泌物的情况，造口引流液的量、颜色、性状情况，以及造口的颜色、形态、血运情况，造口袋的周围有无渗血等。耐心解答患者及其家属的疑问。⑥心理护理。造口患者在心理和日常生活方面的困惑与问题，需要专业人员帮助他们解决，心理护理对促进患者重建自信，努力克服康复中的一些困难，无疑是十分有益的。⑦夜间必须接床旁引流袋。⑧如有不适门诊随诊，定期复查。

24. 肾移植概述

器官移植目前已成为临床治疗器官衰竭的重要手段之一，在 20 世纪终于将器官移植这一神话变成了现实。慢性肾衰竭终末期（尿毒症）患者通过肾脏移植重获新生，肾移植已成为挽救尿毒症患者的常规治疗方法。肾脏移植是指把一个来自供体的健康肾脏以手术方式植入到尿毒症患者的身体内，以代替无功能的肾脏工作，发挥其正常的肾功能。近一个世纪随着移植外科、移植内科、免疫学、免疫药理学等学科的不断发展，移植肾的成活率大大提高。肾移植成功率(1 年肾存活率)

也从过去的 50% 上升至现在的 96% 甚至近 100%，我国最长的单次肾移植移植肾存活时间近 40 年，但总体长期存活时间仍需提高。

25. 肾移植禁忌证

全身散在恶性淋巴肿瘤、顽固性心力衰竭、慢性呼吸衰竭、严重血管病变、进行性肝脏疾病、全身严重感染、活动性结核病、凝血机制紊乱、精神病等。此外，溃疡病患者，移植前要治愈。陈旧性结核病灶的患者，移植后易激活，要谨慎。乙型肝炎表面抗原阳性患者，如有病毒复制，列为禁忌。还有肾移植手术部位（髂窝部）血管硬化无法吻合的患者，也不适宜做肾移植手术治疗。肾脏疾病为急性期是不能做肾移植的。

26. 肾移植患者护理要点

（1）术前护理

1）心理护理：根据患者的心理反应，针对性地给予相应的心理护理，介绍移植手术及相关的治疗方案，列举肾移植术后成功案例，必要时可请移植后的患者进行交流，使患者在术前对肾移植及其治疗有一定的认识，减少对手术的恐惧和不必要的担心，以积极的心态接受和配合手术。

2）遵医嘱术前服用免疫抑制剂。

3）术前常规准备。

（2）肾移植术后护理要点

1）维持体内内环境平衡

A. 监测生命体征，术后每小时测量血压、脉搏及每 4 小时测量中心静脉压并记录。

B. 保持出入平衡：详细记录出入水量，尤其要密切监测每小时尿量，并根据尿量、心率、中心静脉压、血压的变化，及时通知医师，遵医嘱调节输液速度和补液量，保持出入水量的平衡，预防心力衰竭或因入量不足引起移植肾灌注不良，继而引起肾功能的延迟恢复。

C. 监测尿量：尿量是反映肾移植功能状况及体液平衡的重要指标，术后 4 日内每小时监测尿量，随时根据中心静脉压、血压、心率、输液速度分析排尿情况，当尿量每小时少于 100ml，及时与医师沟通，根据病情及时给予相应处理。

D. 监测引流量：密切观察伤口引流液的颜色、性状、量，观察伤口有无出血及伤口周围敷料渗血情况、淋巴漏或尿外渗，及时记录引流量。

E. 合理静脉输液：术后当患者尿量比较多时开放两条静脉通路，防止因补液不足造成全身容量不足。

2）饮食指导

A. 患者胃肠功能逐渐恢复后，从半流食开始，逐渐过渡到普食。鼓励患者进食，早期以发酵食物开始，如馒头、面包等。

B. 注意饮食卫生，忌食生冷（凉拌菜、涮肉、烤肉、无皮水果），防止腹泻；冰箱中的食品需重新煮沸后食用，外买熟食需要加工后食用，不食用罐头食品，因其中含有防腐剂。

C. 少食、不食高糖、高脂类饮食，预防糖尿病、高血脂的发生（如动物内脏、各种饮料等）。

D. 忌食辛辣食物以减少对胃的刺激（如辣椒、芥末等），禁食海虾、海蟹、海鱼等海产品，因其易诱发过敏反应（早期食河虾河蟹也要试着食用）。

E. 移植后可食用蛋类、奶制品、豆制品、蘑菇、木耳、青菜、水果、鸡、鸭、猪肉、牛肉、羊肉等，如血红蛋白过高（14g/L 以上），应减少蛋白质的摄入。

F. 注意饮食的合理搭配，每日不可过多摄入蛋白质，如摄入过多会增加移植肾的负担。

G. 禁止吸烟和饮酒，包括啤酒。

3）运动：术后为了防止移植肾移位，要求卧床 4 日。期间鼓励患者床上进行四肢运动，可以取侧卧位或变换体位。但严禁患者坐起，防止移植肾脏的部位受压。

4）教会患者如何自我管理：让患者终身遵医嘱按时服用药物，延长移植肾寿命，并针对肾移植术后患者特点制订出院后的自我管理方案。

肾移植术后患者特点为原患慢性肾功能不全（尿毒症）导致的全身各脏器损伤；1 个肾脏支撑全身活动反应；终身服用免疫抑制剂，并需终身定期复查；需及时发现排异、感染、肿瘤、肾炎的复发或新发；终身低免疫状态。

5）用药方面指导：遵医嘱终身、定时、定量服用抗排斥反应的药物。目前一般采用三联的治疗方案即"他克莫司（FK506）或环孢素（CsA）+吗替麦考酚酯（MMF）+激素"来抑制排斥反应。常用的免疫抑制剂有环孢素（CsA）、他克莫司（FK506）、激素、吗替麦考酚酯（MMF）、西罗莫司（RPM）。

A. 环孢素 A 或他克莫司（FK506）：其易受体内外多种因素影响，血中浓度易发生变化，故应定期复查血药浓度，根据血药浓度由医师调整用药量。例如，他克莫司服药前后均需禁食、禁水 2 小时。否则影响药物吸收，严重影响药物浓度，影响疗效，造成药物有效浓度不稳定而影响移植肾功能。

B. 吗替麦考酚酯（MMF）：应定期复查血常规，根据血常规指标变化来调整用药量。

C. 醋酸泼尼松龙（Pred）：随着时间的推移遵医嘱逐渐减少用药量，最终达到维持量。

6）禁用提高机体免疫力的免疫增强剂。

7）忌用补品，因补品也能提高机体抵抗力，如人参、黄芪、桂圆、西洋参、枸杞等。忌用易过敏食物，如花粉、蜂王精。

8）谨慎使用抗生素：万古霉素，喹诺酮类，磺胺药；大环内酯类（如阿奇霉素可提高 CsA 和 FK506 浓度）；抗真菌药也能提高药物浓度。

9）勿私自更改服药剂量，服用任何新药都要征求移植医师的意见，不得服用任何减肥药，否则会造成药物浓度改变。

10）自我保健

A. 远离人群聚集处，适量户外散步，可逐渐增加运动量。

B. 在呼吸道传染病流行期，应注意预防。

C. 宜多参加一些有利于身心健康的活动，如养花（绿色植物）、练字、作画等。

D. 不要养宠物，如猫、犬、鸟等，因宠物体内、外带有致病菌，可造成移植患者感染，影响移植肾存活。

E. 应避免强烈日光照射，防止皮肤癌。

F. 不要染发、烫发。

G. 尽量避免下蹲动作，以免挤压移植肾，外出时要小心，不要挤压碰撞移植肾部位。

H. 避免情绪激动，保持愉快心情。

I. 移植术后要有积极乐观的生活态度，做力所能及的家务劳动，有条件者可在半年后恢复适当的工作。

J. 随天气冷暖随时加减衣服，少去人多的地方。

K. 季节交替时要加强预防呼吸道感染。注意个人卫生，勤换洗内衣。

11）病情观察

A. 每日记录尿量、血压、体温、体重（晨起、空腹、排尿后），做好病情日记。

B. 学会自我观察移植肾（移植肾的软硬度、大小、是否有压痛）。

C. 如出现以下情况及时就医：不明原因的发热；不明原因的情绪变化；血压突然升高；尿量突然减少，出现血尿；不明原因的腹胀，移植肾

区不适或疼痛、移植肾增大变硬；四肢关节酸痛；呕吐、腹泻；出现鼻塞、流涕、咳嗽。

12）复查

A. 肾移植后，移植的肾能否长期为患者服务，除了取决于移植肾本身的质量及身体的免疫状态外，还取决于患者是否按时服药与复查。复查的主要目的是为了了解移植肾功能情况，了解肝功能情况，适时调整和停用一些药物，监测免疫抑制剂血药浓度，观察免疫抑制剂用量是否充分或不足，从而使移植肾功能保持稳定。

B. 常规复查时间：每周或两周复查 1 次。

13）肾移植用药远期存活还要注意远期并发症随访情况

A. 术后糖尿病及高血糖：糖尿病是肾移植术后的主要并发症之一，糖尿病的发生与尿毒症肾衰竭时毒素对胰腺的侵害有关，与糖尿病家族史及年龄有关，与术后使用的皮质醇类激素有关，也与环孢素及他克莫司对胰岛 B 细胞有直接的毒性作用导致胰岛素分泌异常有关。

患者要控制饮食，减少食量，控制糖类的摄入，严格禁用含糖饮料，严格禁烟禁酒，并适当运动，适当调整免疫抑制剂用法用量，减少激素的使用，在保证不排斥情况减至最小剂量或停用，相应增加吗替麦考酚酯的使用，减少他克莫司或环孢素的使用，一定要在医师指导下密切注意肾功能的变化。如控制饮食加强运动还不能控制到理想的血糖浓度，那么患者就应积极地用药控制，如口服降血糖药或注射胰岛素等，或者多种药物联合治疗，积极监测血糖，使每一时段血糖水平都尽可能正常，但注意不能用药过量，警惕低血糖的发生，尤其是老年患者。控制血糖的同时一定要降压，并控制高血脂和高尿酸，否则糖尿病还易反复发生。

B. 术后高血压：肾移植患者中高血压发生率约 80%，引起高血压的原因与移植前即存在高血压有关，与免疫抑制剂治疗（如环孢素、他克莫司、激素的使用等）、移植肾动脉狭窄有关，也可能与原肾脏病变有关。高血压可导致血管壁弹性降低、动脉壁增厚、管腔狭窄，直接引起动脉收缩痉挛，对移植肾造成损害。

患者要有乐观向上积极的生活态度，保持情绪稳定，生活规律，运动适当，避免钠盐的过多摄入，控制体重，戒烟戒酒，并积极控制高血脂、高尿酸。

理想血压是低于 $17.3/10.7kPa$（130/80mmHg），

无并发症的血压应控制在低于18.7/12kPa（140/90mmHg）。如合并有糖尿病或有蛋白尿者，血压应控制在低于16.7/10kPa（125/75mmHg）。老年人血压控制在20/12kPa（150/90mmHg）以下即可。高血压治疗指南指出舒张压不可低于8kPa（60mmHg），舒张压过低更易造成冠状动脉灌注不良，易发生心肌缺血、心肌梗死。

治疗高血压可选择联合口服用药，减轻各种药物的不良反应，扬长避短。环孢素和他克莫司易引起血管收缩，如血压高不易控制时，也可在严密的浓度监测下逐渐减少其用量，同时增加吗替麦考酚酯的使用，减少不良反应，又可减少排斥反应。

14）呼吸道感染

A. 术后预防上呼吸道感染：肾移植术后为防止排斥反应的发生，必须终身服用免疫抑制剂，其体内免疫系统受到很大压制，即抵抗外来致病因素的能力大大下降，所以很容易患上呼吸道感染。不仅如此，之后还会出现一系列问题，具体如下。

B. 治疗上呼吸道感染的药物有可能会影响移植肾功能，或与免疫抑制剂发生相互作用，打破免疫系统平衡，从而引发免疫抑制过度或不足等许多问题。

C. 上呼吸道感染有可能引起严重的肺部感染，不仅是病毒感染，还可能合并细菌、真菌感染，甚至危及生命。

D. 上呼吸道感染本身易引发移植肾排斥反应的发生。

以上都可能造成严重后果，因此肾移植患者需特别注意预防上呼吸道感染。

15）肿瘤：肾移植后肿瘤的发生和类别不仅与患者的年龄、性别、术前所患疾病的种类及病程有关，而且与术后免疫抑制剂的类别及服用时间、某些病原体和病毒等密切相关。移植后患者各种恶性肿瘤的发病率较普通人群升高，因此术后应该定期复查，身体不适及时就诊，必要时遵医嘱调整免疫抑制的治疗方案。

第六节　血管外科

1. 腹主动脉瘤的概念

腹主动脉瘤是因为腹主动脉中层结构破坏，动脉壁不能承受血流冲击的压力而形成的局部或者广泛性的永久性扩张或膨出，最大直径扩张至正常腹主动脉直径1.5倍时，即称为腹主动脉瘤。

2. 腹主动脉瘤的临床表现

大多数患者缺乏明确症状，常于体格检查时发现。有症状者表现：搏动性包块，腹痛、腹胀，压迫症状，瘤体破裂，下肢动脉栓塞。

3. 腹主动脉瘤的手术适应证

（1）当腹主动脉瘤瘤体直径＞5cm时需行手术治疗；由于女性腹主动脉直径偏细，如果瘤体直径＞4.5cm就应该考虑手术治疗。

（2）不论瘤体大小，如果腹主动脉瘤瘤体直径增长速度过快（每半年增长＞5mm）就需要考虑尽早行手术治疗。

（3）不论瘤体大小，如出现因瘤体引起的疼痛，应当及时手术治疗。

4. 主动脉夹层

主动脉夹层是指血液通过主动脉内膜撕裂处进入主动脉壁并造成动脉壁的分离。大多数主动脉夹层通过内膜撕裂口与管腔内血流相通，有时可以有一处或多处撕裂口，血液可以在主动脉真腔和假腔之间流动。

5. 主动脉夹层发病因素

常见的发病因素包括遗传性疾病、先天性心血管畸形、高血压、特发性主动脉中膜退行性变化、主动脉粥样硬化、主动脉炎性疾病、损伤、妊娠等。

6. 颈动脉狭窄

颈动脉狭窄多是由于颈动脉的粥样斑块导致的颈动脉管腔的狭窄，其发病率较高，在年龄＞60岁人群中患颈动脉狭窄者约占9%，多发生于颈总动脉分叉和颈内动脉起始段。

7. 锁骨下动脉狭窄

锁骨下动脉狭窄是指锁骨下动脉或头臂干分出椎动脉之前的近心端发生部分性或完全性闭塞，由于虹吸作用引起患侧椎动脉血液逆流，反向供应缺血的患侧上肢，结果会导致椎-基底动脉缺血性发作和患侧上肢的缺血。最常出现的症状是短暂性脑缺血发作，表现为突然发生的头晕、一侧面部、肢体无力或麻木，或者短时期内言语困难、眼前发黑等。

8. 肾动脉狭窄

肾动脉狭窄是由多种病因引起的一种肾动脉狭窄或阻塞的肾血管疾病，临床上主要表现为肾血管性高血压和缺血性肾病。肾动脉狭窄常由动脉粥样硬化及纤维肌性发育不全引起，在我国及亚洲其他国家，还可由大动脉炎导致。

9. 肾动脉狭窄临床表现

肾动脉狭窄临床表现主要为高血压和肾功能不全。头痛、头晕、心悸、恶心、视物不清等，少数患者表现为醛固酮增多症，如低钾和高血压。肾脏长期缺血可导致肾萎缩、肾功能不全。查体可在上腹部或肾区听到粗糙的血管杂音。

10. 急性动脉栓塞

急性动脉栓塞是指栓子自心脏或近心端大动脉壁脱落后，被血流冲向远侧，停留在直径小于栓子的动脉内，导致肢体或内脏器官的急性缺血甚至坏死的一种病理过程。

11. "6P" 征

肢体动脉栓塞特征性表现为，疼痛（pain）、无脉搏（pulselessness）、苍白（pallor）、感觉异常（paresthesia）、麻痹（paralysis）和皮温变化（polikilothermia），这几种特征性表现的英文的首字母都是"P"，故称"6P"征。

12. 下肢动脉硬化闭塞症

下肢动脉硬化闭塞症是全身性动脉粥样硬化在下肢的局部表现，主要表现为下肢动脉内膜出现粥样硬化斑块、中层组织变性或钙化，腔内可继发血栓形成，破坏动脉壁，最终导致管腔狭窄甚至完全闭塞，使患肢发生急性或慢性缺血性症状，严重时可引起肢端坏死。

13. 下肢动脉硬化闭塞症高危因素

其高危因素包括吸烟、糖尿病、高血压、高脂血症、高同型半胱氨酸血症、慢性肾功能不全、炎性指标等。其中吸烟与糖尿病的危害最大，二者均可使周围动脉疾病的发生率增高 3～4 倍，合并存在危险性更高。

14. 下肢动脉硬化闭塞症的临床分期

根据患者症状的严重程度，按 Fontaine 分期，可分为 4 期：轻微症状期、间歇性跛行期、静息痛期、溃疡和坏死期。

15. 动脉硬化闭塞症的外科治疗方法

动脉硬化闭塞症的手术治方式：动脉内膜剥脱和成形术、各种血管移植和重建；腔内治疗：经皮球囊血管成形术、血管内支撑器放置术、粥样斑切除术、激光成形术、切割球囊、药物球囊、冷冻球囊及用药物溶栓治疗或血栓切除等；外科手术治疗联合血管腔内治疗。

16. 间歇性跛行

间歇性跛行是一种运动性疼痛，是患肢慢性供血不全的症状。下肢的运动性疼痛则主要表现为行走前无疼痛，当患者行走一段距离后患肢疼痛，几分钟后，疼痛缓解，可继续行走。在行走与前次行走的距离相近时，又出现疼痛。

17. 缺血性静息痛

患肢在静息状态下出现的持续性疼痛，是下肢动脉硬化闭塞症引起肢体严重缺血的主要临床表现之一，这种疼痛大多局限在趾或足远端，夜间尤甚，卧位时疼痛加剧，下肢垂下可有缓解。已有组织坏疽者往往伴有严重的静息痛。

18. 可触及的浅表动脉

正常时可在体表触到的动脉有颈总动脉、肱动脉、桡动脉、尺动脉、股动脉、腘动脉、胫后动脉和足背动脉。

19. 雷诺现象的定义

雷诺现象是一种遇冷或情绪刺激后，以阵发性肢端小动脉强烈收缩引起肢端缺血为特点的疾病。发作时肢端皮肤由苍白变为青紫，而后转为潮红。

20. 血栓闭塞性脉管炎

血栓闭塞性脉管炎是一种慢性、非粥样硬化性、节段性、炎性、闭塞性、与吸烟相关的血管疾病，主要侵及腘动脉以远及肱动脉以远的中小动脉，好发于年轻的男性吸烟者。

21. 伯格征（Buerger 征）

伯格征是下肢动脉供血不足时的重要体征之一。检查下肢时，先让患者仰卧于床上，使双下肢抬高，髋关节屈曲 45°～90°，3 分钟后观察患者足部皮肤颜色。正常时，呈淡红色或稍发白，在 10 秒内稍发白的肢端皮肤转为正常。皮肤由苍白转为淡红色的时间超过 10 秒，或在肢体抬高时出现疼痛，即为伯格征阳性，提示有动脉供血不足。

22. 血栓闭塞性脉管炎的分期及各期的临床表现

一般临床上分为 3 期，即局部缺血期、营养障碍期和坏疽期。

（1）局部缺血期：出现肢端发凉、畏寒及间歇性跛行等。约 40% 患者伴有游走性浅静脉炎。患肢胫后动脉和足背动脉搏动明显减弱，皮肤温度低于正常，伯格征阳性，足背静脉充盈时间长。

（2）营养障碍期：常出现静息痛，并伴有趾甲生长缓慢、增厚变形、皮肤干燥变薄、汗毛脱落和肌肉萎缩等，常有肌肉抽搐，尤以夜间明显。患肢胫后动脉和足背动脉搏动消失，伯格征阳性，足背静脉充盈时间进一步延长。

（3）坏疽期：肢体远端发生坏死。皮肤呈暗红色或黑褐色，逐渐向上扩展，可形成经久不愈的溃疡。病变继续发展，可出现一个或多个足趾坏疽，继续感染后成为湿性坏疽。此期患者疼痛剧烈，常彻夜难眠，屈膝抱足为此期患者的典型体位。

23. 动脉疾病术后预防血栓的形成

预防血栓的形成应鼓励患者进行适当的锻炼，下肢除关节附近的大血管或大血管术后应鼓励患者早期活动以减少血栓发生率。应用抗凝血药时，按医嘱时间、剂量用药，定期抽血查凝血，供调整用药参考。在医师指导下减药或停药，不可自作主张。应用抗凝血药期间，注意有无出血倾向，如有出血不可随意应用止血药，以免血栓形成。术后患肢如出现剧烈疼痛、麻木、苍白、皮肤温度降低、动脉搏动减弱或消失，应警惕有无动脉血栓形成或动脉栓塞的可能。

24. 抗凝疗法的适应证

（1）预防性：心血管系统手术，体外循环、心脏直视手术、动脉修补、血管吻合、旁路移植术等；显微外科，断肢、断指再植；其他，人工肾血液透析、心脏导管检查、脑血管导管造影检查等。

（2）治疗性：急性重要器官的动、静脉血栓形成，急性血栓闭塞性动脉炎、血栓性静脉炎，急性肺栓塞、心肌梗死，急性脑血管疾病（特别是脑栓塞、进展性卒中及短暂性脑缺血发作等），弥散性血管内凝血，急进性肾小球肾炎，高凝状态，脑部大动脉狭窄或溃疡，脑静脉或静脉窦血栓形成。

25. 抗凝疗法的禁忌证

有出血疾病或出血倾向者：如脑出血、出血性脑梗死、活动性溃疡病、活动性肺结核等；外科手术后：如脑、骨科手术后7～10日，妊娠、分娩及产后，严重肝、肾、心脏功能不良者，恶病质、恶性高血压；其他：严重创伤、血管瘤、严重感染、药物过敏者，条件限制不能做凝血时间及凝血酶原时间检测者。

26. 使用抗凝血药物的病情观察

（1）使用抗凝血药后，注意有无出血倾向，注射部位有无青紫或血肿；测血压后袖带绑扎处有无出血点，有无鼻出血或牙龈出血；有无伤口渗血或出血；引流物中含血量的多少；活动后有无关节出血或血肿等。

（2）收集粪便或尿标本时，注意标本的颜色，评估有无血液。

27. 巴德 - 吉利亚综合征

巴德 - 吉亚利综合征（Budd-Chiari syndrome，BCS）是由于各种原因所致的肝静脉和邻近的下腔静脉狭窄闭塞，肝静脉和下腔静脉血液回流障碍，产生肝大及疼痛、腹水、肝脏功能障碍等系列临床表现。

28. 巴德 - 吉亚利综合征的临床表现

巴德 - 吉亚利综合征最常发生在20～45岁的青壮年，男性发病率高。腹水和肝大是最常见的临床征象。临床表现与阻塞部位有关，单纯肝静脉阻塞者，以门静脉高压的症状为主，表现为食欲缺乏、恶心、呕吐、腹胀、腹痛、腹水、肝脾大、黄疸、腹壁浅静脉曲张，后期严重者会出现消化道出血、肝性脑病；下腔静脉阻塞者在肝静脉阻塞临床表现的基础上，常伴有乏力、气喘、心悸，双下肢水肿，双下肢静脉曲张，色素沉着，溃疡，腹壁、腰背浅静脉曲张。

29. 巴德 - 吉亚利综合征的手术方式

介入治疗：经皮穿刺下腔静脉球囊扩张术，下腔静脉血管内支架植入术，肝静脉阻塞介入治疗；外科治疗：隔膜撕裂术，下腔静脉 - 右心房分流术，肠系膜上静脉 - 右心房分流术。

30. 巴德 - 吉亚利综合征的术后护理

（1）体位：应绝对卧床12小时，术侧肢体（通常为右下肢）严格制动6小时，6小时后可在床上进行侧身等小范围的活动，也可摇起床头15°左右，患肢屈曲角度不可过大，绷带次日晨医师将根据患者情况拆除绷带，绷带拆除后如无不适即可下床活动。

（2）观察穿刺部位：术后应观察伤口敷料是否干燥，有无出血、渗血、皮下血肿。如有出血或皮下血肿情况，立即压迫穿刺部位上方一指处，同时报告主管医师及时处理。

（3）病情观察：监测患者血压、脉搏、呼吸；观察患者的精神状态，有无肝区或胃部疼痛，观察疼痛性质、持续时间；如有异常及时向主管医师汇报。

（4）记录出入量：静脉系统再通后，长期储存在体内的液体会快速以小便的形式排出体外，因此需要记录24小时出入量，每日测量腹围并做好记录。术后每日测量体重。

（5）抗凝期间注意观察皮肤、黏膜有无出血点和大小便的颜色。

（6）警惕并发症的发生，如心力衰竭、肝性脑病、腹腔及胃肠道出血。

31. 深静脉血栓形成

深静脉血栓形成（deep venous thrombosis, DVT）是指由于各种原因导致血液非正常地在深静脉内凝结，阻塞下肢静脉血液回流，并引起静脉壁的炎性改变性疾病。深静脉血栓形成常导致肺栓塞和血栓后综合征，严重者显著影响患者生活质量甚至导致死亡。

32. 深静脉血栓形成的三大要素

其三大要素是静脉血流滞缓、血管壁损伤和血液高凝状态。

33. 深静脉血栓形成的临床表现

最常见的临床表现为一侧下肢突然肿胀，浅静脉曲张，可伴静脉炎。当深静脉血栓同时引起肢体动脉强烈痉挛时则称为股青肿。它是本病最严重的表现，如处理不及时可致肢体静脉性坏疽。

34. 深静脉血栓形成非手术治疗和术前护理

（1）急性期绝对卧床10～14日，主动或被动加强踝关节屈伸运动，床上避免剧烈活动，禁止按摩患肢，以防血栓脱落。

（2）患肢抬高，高于心脏平面20～30cm，促进下肢静脉血回流，减轻肢体肿胀及疼痛。

（3）每日定部位测量双下肢的周径并记录，观察患肢颜色、皮肤温度、足背动脉搏动。

（4）进食低脂、粗纤维的饮食，嘱患者多饮水，保持大便通畅；发生便秘时，遵医嘱用药；必要时可用开塞露、灌肠等方法帮助排便。避免因用力排便导致腹压增高，造成静脉回流障碍。

（5）指导患者禁烟，以防烟中尼古丁刺激引起静脉收缩，影响血液循环。

（6）应用抗凝血、溶栓药物期间，注意观察皮肤、黏膜有无出血点和大小便的颜色。

（7）高度警惕肺动脉栓塞的可能，如出现呼吸困难、胸痛、面色口唇发绀、气短、大汗淋漓等症状，应立即使患者平卧，避免做深呼吸、咳嗽、剧烈翻动，同时给予高浓度氧气吸入，立即通知主管医师，积极配合抢救。

35. 原发性下肢静脉曲张

原发性下肢静脉曲张是指下肢浅静脉瓣膜关闭不全，使静脉内血液倒流，远端静脉淤滞，继而病变静脉壁扩张、变性，出现不规则膨出和扭曲。其多发生于体力劳动强度大、从事持久站立工作或久坐少动的人群。

36. 下肢静脉曲张的临床表现

原发性下肢静脉曲张主要发生在大隐静脉，左下肢多见，双下肢可先后发病。早期：多有下肢酸胀不适的感觉，同时伴肢体沉重乏力、轻度水肿，久站或午后感觉加重，而在平卧或肢体抬高后明显减轻，有时可伴有小腿肌肉痉挛现象。病程较长：在小腿尤其是踝部可出现皮肤营养性改变，包括皮肤萎缩、脱屑、色素沉着、皮肤和皮下组织硬结、湿疹和难愈性溃疡，有时可并发血栓性静脉炎和急性淋巴管炎。

37. 弹力袜的作用原理

其作用原理是在足踝部建立最高支撑压力，顺着小腿向上至大腿逐渐递减，小腿处减至最大压力值的70%～90%，在大腿处减至最大压力值的25%～45%，压力的这种递减变化可促使下肢静脉血回流，有效地缓解或改善下肢静脉和静脉瓣膜所承受压力，使静脉功能不全的临床症状得到明显的改善，缓解由于静脉曲张、轻度踝部肿胀、腿部疲劳、怀孕水肿等相关问题引起的腿部不适。

38. 弹力袜的使用目的

（1）恢复下肢静脉手术后的功能，防治静脉曲张的再次复发。

（2）消除各种手术后的水肿，促进伤口愈合。

（3）消除由静脉曲张、下肢静脉血液回流障碍引起的肿胀、酸痛，使变黑硬化的皮肤逐渐转好，溃疡皮肤愈合。

（4）预防长期卧床患者的深静脉血栓形成。

（5）消除妊娠晚期孕妇的下肢水肿，预防生产后的下肢静脉曲张和深静脉血栓形成。

（6）防治乘飞机旅客的经济舱综合征。

（7）对长时间站立、坐位、重体力劳动者可减轻下肢酸胀不适，预防下肢静脉曲张。

39. 弹力袜的穿着方法

应根据病变部位、腿围大小、腿部症状来选择合适尺寸及压力的弹力袜。穿弹力袜时，一手伸进袜筒，捏住袜头内二寸的部位，另一手把袜筒翻至袜跟，把绝大部分袜筒翻过来、展顺，以便足能轻松地伸进袜头；两手拇指撑在袜内侧，四指抓住袜身，把足伸入袜内，两手拇指向外撑紧袜子，四指与拇指协调把袜子拉向踝部，并把袜跟置于正确的位置；把袜子腿部循序往回翻并向上拉，穿好后将袜子贴身抚平。特别注意在穿或脱弹力袜时，不要让钻饰或长指甲刮伤弹力袜；勤剪指（趾）甲，在干燥的季节要预防足跟皲裂，避免刮伤弹力袜；此外还要经常检查鞋内是否平整，防止杂物造成弹力袜不必要的磨损，延长使用寿命。洗涤要用中性洗涤剂在温水中水洗，不要拧干，用手挤或用干毛巾吸除多余的水分，于阴凉处晾干，勿置于阳光下或人工热源下晾晒或烘烤。

第七节　骨　科

1.骨折的概念

骨的完整性和连续性中断者称为骨折。

2.骨折常见病因

(1) 直接暴力：外界的暴力直接作用使受伤部位发生骨折，常合并软组织损伤或有开放伤口。

(2) 间接暴力：暴力通过传导、杠杆或旋转等作用造成骨折发生在作用点以外的部位。

(3) 疲劳性骨折：长期、反复、轻微的直接或间接外力可致使肢体某一特定部位骨折，如远距离行军易致第2、3跖骨及腓骨下1/3骨干骨折，称为疲劳性骨折，也可称为应力性骨折。

3.骨折愈合过程的分期

(1) 血肿炎症机化期：这一过程约在骨折后2周完成。

(2) 原始骨痂形成期：约在受伤后3周。

(3) 骨痂改造塑形期：在受伤后6~8周开始。

4.影响骨折愈合的因素

(1) 全身因素：①年龄。儿童生长活跃，骨折愈合较成人迅速。②健康状况。身体健康状况好的骨折愈合较快。而营养不良、严重的肝肾损害、糖尿病、恶性肿瘤、老年性骨萎缩、骨软化等疾病，则骨折愈合缓慢。

(2) 局部因素：①软组织的损伤程度。严重的软组织损伤或缺损将不利于骨折的愈合。②骨折部位的血液供应。这是决定骨折愈合快慢的主要因素。血运不良的部位骨折愈合较慢，如股骨颈、距骨、腕舟骨及腓骨下1/3等处的骨折不易愈合。③骨折类型。闭合性骨折较开放性骨折愈合快；长斜面骨折较短斜面骨折愈合快；严重性粉碎性骨折愈合较为困难。④肌肉、肌腱等软组织嵌入骨折端之间，阻碍骨折端的对合及接触，骨折难以愈合甚至不愈合。⑤感染的影响。开放性骨折若发生感染则直接影响骨折愈合。

(3) 治疗方法的影响：①反复多次的手法复位，可损伤局部软组织和骨外膜，不利于骨折愈

合，应予避免。②切开复位时，软组织和骨膜剥离过多影响骨折端血供，可能导致骨折延迟愈合或不愈合。③开放性骨折清创时，过多地摘除碎骨片，造成骨质缺损，影响骨折愈合。④骨折行持续骨牵引治疗时，牵引力过大，可造成骨折端分离，并可因血管痉挛而致局部血液供应不足，导致骨折延迟愈合或不愈合。⑤骨折固定不牢固，骨折仍可受到剪力和旋转力的影响，干扰骨痂生长，不利于骨折愈合。⑥过早或不恰当的功能锻炼，可能妨碍骨折部位的固定，影响骨折愈合。

5.骨折患者的临床表现

(1) 全身表现

1) 休克：患者常因广泛的软组织损伤、大量出血、剧烈疼痛或合并内脏损伤等而引起休克，多见于多发性骨折、脊柱骨折、骨盆骨折、股骨骨折和严重的开放性骨折。

2) 发热：一般骨折体温正常，当严重骨折，如股骨骨折、骨盆骨折有大量出血，血肿吸收时，体温有升高，但通常不超过38℃。若有感染或合并其他损伤时，可出现高热。

(2) 局部症状

1) 骨折特有体征：①畸形。骨折端移位可使患肢外形发生改变，主要表现为缩短、成角或旋转畸形。②异常活动。在肢体没有关节部位出现不正常活动。③骨擦音或骨擦感。骨折断端在活动时相互碰撞摩擦，可听到骨擦音或有骨擦感。以上三项体征只要发现其中之一，即可确诊。

2) 骨折的其他表现：疼痛与压痛；局部肿胀与瘀斑；功能障碍。

6.骨折的并发症

(1) 骨折的早期并发症：①休克；②脂肪栓塞综合征；③重要内脏器官损伤；④重要周围组织损伤；⑤骨筋膜室综合征。

(2) 骨折的晚期并发症：①坠积性肺炎；②压力性损伤；③损伤性骨化（骨化性肌炎）；④创伤性关节炎；⑤关节僵硬；⑥缺血性骨坏死；⑦深静脉血栓形成；⑧感染；⑨急性骨萎缩；⑩缺血性肌挛缩。

7.开放性骨折的概念

开放性骨折即骨折部位皮肤或黏膜破裂，骨折与外界相通。它可由直接暴力作用，使骨折部软组织破裂，肌肉挫伤，亦可由于间接暴力，由骨折端自内向外刺破肌肉和皮肤。严重者可致肢体功能障碍、残疾，甚至引起生命危险。

8. 脂肪栓塞综合征的概念

在成人，若骨干骨折处髓腔内血肿张力过大，骨髓被破坏，脂肪滴进入破裂的静脉窦内，可以引起肺脂肪栓塞、脑脂肪栓塞等。

9. 常见的上肢骨折及各临床表现

(1) 锁骨骨折：锁骨位于皮下，位置表浅，一旦发生骨折，即出现局部肿胀、瘀斑，肩关节活动使疼痛加剧。患者常用健手托住肘部，减少肩部活动引起的骨折端移动而导致的疼痛，头部向患侧偏斜，以减轻因胸锁乳突肌牵拉骨折近端活动而导致疼痛。锁骨后有臂丛神经及锁骨下血管经过，体检时应仔细检查上肢的神经功能及血供情况。

(2) 肱骨干骨折：肱骨干骨折后，患者患侧上臂出现疼痛、肿胀、皮下瘀斑，上肢活动障碍。患侧上臂可见畸形，反常活动，骨摩擦感 / 骨擦音。若合并桡神经损伤，可出现患侧垂腕畸形，各手指掌指关节不能背伸，拇指不能伸直，前臂旋后障碍，手背桡侧皮肤感觉减退或消失。

(3) 肱骨髁上骨折：受伤后患者肘部出现疼痛、肿胀和功能障碍，肘后凸起，患肢处于半屈曲位，可有皮下瘀斑。局部明显压痛和肿胀，有骨擦音及反常活动，肘部可扪及骨折断端，肘后三角关系正常。若正中神经、尺神经或桡神经受损，可有手臂感觉异常和运动功能障碍。若肱动脉挫伤或受压，可因前臂缺血而表现为局部肿胀、剧痛、皮肤苍白、发凉、麻木、桡动脉搏动减弱或消失、被动伸指疼痛等。

(4) 桡骨远端骨折：伤后患者腕关节局部疼痛和皮下瘀斑、肿胀、功能障碍。患侧腕部压痛明显，腕关节活动受限。伸直型骨折由于远折端向背侧移位，从侧面看腕关节呈"银叉"畸形；又由于其远折端向桡侧移位，从正面看呈"枪刺样"畸形。屈曲型骨折者受伤后腕部出现下垂畸形。

10. 骨折的急救原则

(1) 抢救休克：快速检查患者全身情况，如处于休克状态，应注意保温，尽量减少搬动，有条件应立即输液、输血。合并颅脑损伤处于昏迷状态者应注意保持呼吸道通畅。

(2) 包扎伤口：开放性骨折，伤口出血绝大多数用加压包扎。大血管出血，不能加压止血时，最好用充气止血带止血，并应记录所用的压力和时间。创口用无菌敷料或清洁布类予以包扎减少再污染。若骨折端已戳出伤口，并已污染，又未

压迫重要血管神经者，不应复位，以免将污染物带到伤口深处。医院清创处理后，再行复位。若包扎时骨折端自行回纳，应做好记录，以便清创时进一步处理。

(3) 妥善固定：若患肢肿胀严重的患者，可用剪刀将患肢衣袖和裤脚剪开，减轻压迫，骨折畸形明显者，可适当牵引患肢再行固定，以免造成神经血管的损伤。

(4) 迅速转运：患者经上述处理后，应立即送往有治疗条件的医院。在现场搬运时，一定要遵循操作要领。上肢骨折者可自己行走；下肢骨折者固定后搬运；脊柱骨折者，搬运时应保持脊柱平直，平托移动或俯卧于担架上，严禁弯腰而加重脊髓损伤。

11. 骨盆损伤的常见原因与分型

骨盆损伤的常见原因按照损伤机制分为 4 型：①侧方挤压损伤；②前后挤压损伤；③垂直剪力损伤；④混合暴力损伤。

12. 骨盆骨折的处理原则

(1) 监测血压和脉搏：脉搏变化较血压更敏感、更快。

(2) 快速建立输血补液途径：骨盆骨折可伴有盆腔内血管的损伤，输液途径宜建立于上肢或颈部。

(3) 视病情及早完成 X 线和 CT 检查，注意有无其他合并损伤。

(4) 根据患者能否自主排尿，判断是否有尿路的损伤，如患者不能自主排尿应导尿。尿道口流血，导尿管难以插入，则提示有后尿道损伤。插入尿管后如无法导出尿液，可于膀胱内注入无菌生理盐水再予以回抽，如注入多抽出少，则提示有膀胱破裂的可能。

(5) 诊断性腹腔穿刺：有腹痛、腹胀及腹肌紧张等腹膜刺激症状者可行诊断性腹腔穿刺。

(6) 超声检查：超声检查可作为腹盆腔脏器损伤的筛查方法。

13. 骨盆骨折的常见并发症

(1) 腹膜后血肿：骨盆骨折后除骨折处出血外，髂内外动、静脉的分支可被撕破或断裂，引起大出血。巨大的血肿可沿腹膜后疏松结缔组织间隙蔓延至肾区、膈下或肠系膜。患者可有腹痛、腹胀、腹肌紧张等腹膜刺激症状。

(2) 尿道或膀胱损伤：对于骨盆骨折的患者应考虑尿道损伤的可能性，尿道损伤较膀胱损伤

多见。尿道损伤多发生在后尿道,形成开放性骨折。患者有尿痛、尿道出血、排尿障碍、膀胱膨胀及会阴部血肿症状。

(3) 直肠损伤:骨盆骨折合并直肠损伤并不常见。如破裂在腹膜反折以下,可引起直肠周围感染,常为厌氧菌感染。如破裂在腹膜反折以上,则引起弥漫性腹膜炎。

(4) 神经损伤:多在骶骨或髂骨骨折及骶髂关节脱位时发生,组成腰骶神经干的第1、2骶神经最易受伤。

(5) 脂肪栓塞与静脉栓塞:盆腔内静脉丛破裂可引起脂肪栓塞,其发生率可达35% ~ 50%,有症状性肺栓塞率为2% ~ 10%,其中致死性肺栓塞率为0.5% ~ 2%。

14. 骨盆骨折的护理要点

(1) 急救处理:有危及生命的并发症时应先抢救生命,休克的患者先抗休克治疗,之后再处理骨折。

(2) 并发症的观察和护理

1) 腹膜后血肿:骨盆各骨主要为松质骨,邻近又有许多动静脉丛,血液循环丰富。骨折后的巨大血肿可致患者出现腹痛、腹胀等腹膜刺激症状。大出血可造成失血性休克,甚至导致患者迅速死亡。护士应严密观察患者的生命体征和意识变化,立即建立静脉输液通道,遵医嘱输血输液,纠正血容量不足,若抗休克治疗不能维持血压,配合医师及时做好手术准备。

2) 腹腔内脏损伤:实质脏器如肝、脾、肾损伤可有腹痛与失血性休克,胃肠道的空腔脏器损伤可表现为急性弥漫性腹膜炎。护士要严密观察患者的意识和生命体征,观察有无腹痛、腹胀或腹膜刺激征等表现,及时处理。

3) 膀胱或后尿道损伤:注意观察患者的尿色、尿量或急性腹膜炎等表现,尿道损伤时需行修补术,留置尿管2周,保持引流管通畅,妥善固定,记录引流液的量、颜色,每日清洁尿道口,避免逆行感染。

4) 直肠损伤:较少见。直肠破裂如发生在腹膜反折以上可引起弥漫性腹膜炎;如发生在反折以下则可发生直肠周围感染。患者应严格禁食,遵医嘱补液,如直肠修补术有临时造瘘口的患者,应做好造瘘口的护理。

5) 神经损伤:注意观察患者是否有腰骶神经丛与坐骨神经的损伤,如括约肌功能障碍,以及

下肢肢体的感觉减退或消失,肌萎缩无力或瘫痪的表现,发现异常及时报告医师。

(3) 骨盆兜悬吊牵引的护理:单纯性耻骨联合分离且较轻者,可用骨盆兜悬吊固定。兜带以厚帆布制成,其宽度上抵髂骨翼,下达股骨大转子,依靠骨盆挤压合拢的力量,使耻骨联合分离复位。悬吊重量以将臀部抬离床面为宜,不要随意移动,平时注意保持骨盆兜带的平整清洁,避免排便时污染兜带。

(4) 体位和活动:髂前上棘、髂前下棘撕脱骨折的患者可于髋、膝屈曲位卧床休息3 ~ 4周;坐骨结节撕脱骨折的患者卧床休息时宜采用大腿伸直、外旋位;髂骨翼部骨折只需卧床休息3 ~ 4周,即可下床活动;长期卧床的患者,注意帮助患者定时更换体位,鼓励患者练习深呼吸,双下肢肌肉的等长舒缩运动。

15. 关节脱位的概念

关节脱位是指由于直接或间接暴力作用于关节,或关节有病理性改变,使骨与骨之间部分失去正常的对合关系称为脱位。

16. 关节脱位的分类

(1) 按脱位发生时间:①新鲜脱位,脱位不超过3周;②陈旧性脱位,脱位超过3周。

(2) 按发生脱位的原因:①创伤性脱位;②先天性脱位;③病理性脱位;④习惯性脱位。

(3) 按关节腔是否与外界空气相通:①闭合性脱位;②开放性脱位。

17. 肩关节脱位的临床表现

(1) 有外伤史。

(2) 患处疼痛、肿胀,患者不敢活动肩关节。

(3) 外观呈方肩畸形。

(4) Dugas征阳性,正常情况下将手搭到对侧肩部,其肘部可贴近胸壁。脱位时,将手掌搭到健侧肩部时,肘部无法贴近胸壁;或将患侧肘部紧贴胸壁时,手掌搭不到健侧肩部,称为Dugas征阳性。

(5) X线检查可了解脱位的类型,以及是否合并骨折。

(6) 严重创伤时,肩关节前脱位可合并神经血管损伤,应注意检查患侧上肢的感觉及运动功能。

18. 髋关节后脱位的典型表现

(1) 有明显外伤史。

(2) 髋部疼痛,髋关节活动障碍。

（3）髋关节呈屈曲、内收、内旋畸形，患肢缩短。

（4）在臀部可能触及脱位的股骨头，大粗隆上移明显。

（5）部分病例可有坐骨神经损伤表现，多为挫伤。

（6）X 线检查可了解脱位的情况，以及是否合并骨折。

19. 髋关节后脱位的治疗方法及护理要点

髋关节后脱位临床上多采用 Epstein 分类法，共分为 5 型，不同的类型，治疗方法亦不同。

（1）第 I 型的治疗

1）复位：髋关节脱位复位时需肌松弛，必须在全身麻醉或锥管内麻醉下行手法复位。脱位后力争在 24 小时内复位完毕，48 ~ 72 小时后再行复位十分困难。常用的复位方法有 Allis 法，即提拉法。

2）固定：髋关节复位后，用单侧髋人字石膏固定 4 ~ 5 周，或持续皮牵引，穿丁字鞋固定患肢 2 ~ 3 周，以保持患肢处于伸直、外展位，防止髋关节屈曲、内收、内旋的功能位。

3）功能锻炼：固定期间鼓励患者进行股四头肌收缩锻炼及其未固定关节的活动。去除外固定后，持双拐下地活动，3 个月内患肢不能负重，以免发生股骨头缺血性坏死或因受压后变形，3 个月行 X 线检查，显示无股骨头坏死时才可完全负重活动。

（2）第 II ~ V 型的治疗：对于这些复杂后脱位的病例，目前治疗方面还有争论，但考虑到合并有关节内骨折，日后发生创伤性骨关节炎的概率会明显增大，因此主张早期切开复位与内固定。

20. 发育性髋关节脱位的概念及病理特点

发育性髋关节脱位，过去称为先天性髋关节脱位，是临床常见的先天性畸形，以后脱位多见，女性发病率约为男性的 6 倍。左髋受累多于右髋，双侧同时受累多于单侧。其主要致病原因是髋臼、股骨头、关节囊、韧带和附近肌肉先天性发育不良或异常，导致髋关节松弛、半脱位或脱位。

病理特点为髋臼扁平、股骨头小、股骨颈前倾角增大、关节囊松弛。

21. 发育性髋关节脱位的临床表现和体征

患儿的年龄不同，其临床表现也不同。新生儿和婴幼儿的临床表现不明显，往往不能引起家长的注意。有下列体征时提示有发育性髋关节脱位的可能。

（1）两侧大腿内侧皮肤皱褶不对称，患侧皮皱加深增多。

（2）会阴部增宽，双侧脱位时更为明显。

（3）髋关节常处于屈曲位，不能伸直，活动受限。

（4）特异性检查阳性，如 Allis 征、Ortolani 征、Barlow 征等，患儿较晚开始行走，且存在步态异常，单侧脱位时呈跛行，双侧脱位者站立时骨盆前倾，臀部明显突出，行走时呈鸭行步态，Trendelenburg 征阳性。

22. 先天性髋关节脱位的治疗及护理

不同年龄采用不同的治疗方法，护理措施也有很大差别。

（1）对于 1 岁以内的患儿：一般采用非手术治疗。① 3 ~ 6 个月、关节活动较好的患儿，可用宽而厚的尿布，加用稍宽的松紧带固定在腰部。使患儿双下肢保持外展位，使股骨头和髋臼保持正常的对合关系，以利于其正常发育。② 6 ~ 12 个月的患儿可适用连衣挽具治疗，一般可达到满意效果。③护理上要保持患儿皮肤清洁干燥及不受摩擦，对于不住院治疗患者，应向家长认真讲明护理方法。

（2）对于 1 岁以上的患儿，特别是那些站立及行走均早的患儿：①应采用麻醉下闭合复位，或内收肌松解术，术后蛙式石膏固定的方法。3 个月后更换髋人字石膏，再过 3 个月后，换成短腿外展石膏固定。②此种治疗方法一般住院 3 ~ 5 日，如术后无发热，石膏固定适宜，可回家休养。③护理上应注意保持石膏干燥完整，观察末梢血液循环，预防压疮。④出院时应向家长讲明保持石膏清洁的重要性，防止大小便湿污石膏，每日为患儿清洗会阴部，保持皮肤清洁。冬季注意保暖，防止足趾冻伤；定时按摩骨突处，防止压疮。若发现足趾红肿、发紫、发白应及时来院检查，必要时可拆除石膏，解除压迫后再来院检查治疗。

（3）对于 2 岁以上的患儿：因患儿已站立行走，脱位较严重，闭合复位难以成功，一般采用骨牵引配合手术治疗。①对于手术后需行石膏固定或牵引治疗的患儿，应按照石膏及牵引护理原则。②对于髋臼旋转截骨术后不用石膏及牵引，但要注意保持患肢外展中立位的患儿，注意观察伤口渗血情况。经常保持敷料完整、清洁干燥。③术后要密切观察伤口渗血情况，保持负压引流管通畅，遇有伤口渗血较多或单位时间内引流量过多时，及时通知医师进行处理。

23. 关节脱位患者的护理

（1）给予患者生活上的照顾，减轻其紧张心理。

（2）协助医师及时复位，并向患者讲述复位后固定的重要性，防止习惯性脱位。

（3）疼痛时可遵医嘱给予镇痛药；护士执行治疗护理操作时动作要轻柔；脱位早期局部可冷敷，超过 24 小时局部热敷。

（4）石膏固定者，密切观察患肢末梢血液循环情况，凡肢端肿胀、麻木、皮肤青紫、皮温降低及疼痛都说明血液循环障碍，应及时报告医师及时处理。

（5）牵引者应经常检查牵引的位置有无变化，有无压迫神经的症状，保持患肢于功能位。

（6）抬高患肢，以利静脉回流，减轻肿胀。

（7）对准备手术的患者，做好术前准备及术后血液循环的观察。

（8）固定期间可进行肌肉的舒缩及固定范围外的关节活动；拆除固定后逐步进行患肢的主动功能锻炼，防止关节粘连、肌肉萎缩。

24. 脊柱骨折患者的翻身方法

（1）护士帮助患者翻身时，要保持受伤的局部固定，不弯曲、不扭转。翻身的关键是保证骨折部位的上方和下方保持在同一水平面上，避免发生骨折部位的移位或变形。

（2）为胸腰椎受伤的患者翻身时，患者双臂交叉胸前，2 名护士分别托扶患者肩背部和腰腿部同时翻至侧卧位。

（3）为颈椎受伤的患者翻身时，则须保持头部和肩部同时翻动，以保持颈部固定不动。颈椎骨折的患者，不可以随意低头、仰头或向左右扭转。遵医嘱决定是否给枕头及其放置位置。

（4）患者自行翻身时，应先挺直腰背部，使绷紧的背肌起到天然内固定夹板的作用，禁止上身和下身分别翻转。侧卧时，背后要用枕头顶住，上腿屈髋屈膝而下腿伸直，两腿间垫枕以防髋内收。

25. 牵引的目的和作用

牵引是骨科治疗中应用较广的治疗方法，它是利用持续的适当牵引力和对抗牵引力，来达到复位和固定的双重目的。其主要作用如下。

（1）骨折、脱位的整复和维持复位。

（2）炎症肢体的制动和抬高。

（3）挛缩畸形肢体的矫正治疗。

（4）解除肌肉痉挛，改善静脉回流，清除肢体肿胀，为骨与关节的手法或手术治疗创造条件。

（5）防止骨骼病变。

26. 牵引治疗的常见并发症及预防

（1）血管和神经损伤：多由于骨牵引穿针时判断不准确所致。骨牵引后护士要密切观察创口敷料的渗血情况、肢体末梢的血运、运动情况及生命体征的变化。颅骨牵引者应关注患者的意识和神经系统的检查，以观察由于牵引针钻太深可能导致的颅内出血。颅骨牵引的患者牵引过度还可能损伤舌下神经、臂丛神经等，患者会相应表现出吞咽困难、伸舌时舌尖偏向患侧，一侧上肢麻木等。

（2）牵引针、弓的脱落：多系牵引针打入太深，螺母未拧紧或术后未定期拧紧所致。

（3）牵引针眼感染：保证牵引针眼干燥清洁，针眼处不需覆盖任何敷料，每日用酒精棉签涂擦 2 次，针眼处如有分泌物或痂皮，用棉签将其擦去，防止痂下积脓。

（4）肌肉萎缩与关节僵硬：从牵引时起，主动教会患者做有规律的功能锻炼，如活动手指、足趾、踝关节及股四头肌运动；教会患者利用拉手架练习上肢肌肉和起卧运动，并辅以肌肉按摩及关节的被动活动，促进血液循环。

（5）足下垂：主要与腓总神经受压及患肢缺乏功能锻炼有关。下肢水平牵引时，在膝外侧垫棉垫，防止压迫腓总神经，可用垂足板将踝关节置于功能位，预防跟腱挛缩和足下垂畸形。

（6）其他：由于长期卧床，患者还可能出现皮肤的压力性损伤、坠积性肺炎、尿路感染、便秘、深静脉血栓形成等并发症，应注意预防，并加强病情观察和护理；枕颌带牵引时应注意避免牵引带压迫气管导致呼吸困难、窒息。

27. 皮牵引和骨牵引的概念及适应证

（1）皮牵引是将皮牵引套于伤肢皮肤上，利用肌肉在骨骼上的附着点，牵引力传递至骨骼，达到复位、固定的目的。此方法常用于小儿股骨干骨折、儿童的肱骨髁上骨折手法复位失败者及老年人下肢骨折，以及关节炎症需制动者。

（2）骨牵引是利用穿入骨内的牵引针或颅骨冰钳对受伤骨骼进行牵引。牵引力直接作用于骨骼，能更好地对抗肌肉痉挛或收缩，起到复位、固定与制动的作用。骨牵引经常穿针的部位是颅骨骨板、尺骨鹰嘴、胫骨结节、股骨髁上及跟骨等处。此方法常用于颈椎骨折、脱位，肢体开放性骨折，或下肢有明显肿胀或静脉曲张而需行牵引者，以及为肌力强大的成年人骨折或关节脱位复位时使用。

28.骨科患者疼痛的观察要点

（1）疼痛的部位：首先应了解疼痛的部位。

（2）疼痛的性质。

（3）疼痛的程度。

（4）疼痛的急缓：急性疼痛期限为 1 秒至 6 个月；慢性疼痛为持续疼痛 6 个月或更长时间的一种疼痛。

（5）疼痛的诱因及缓解因素。

（6）疼痛的伴随症状。

（7）疼痛时患者的表情、体位及姿势。

（8）生命体征的观察和监测。

（9）每日定时给予患者疼痛评分，根据评分结果遵医嘱合理使用镇痛药物。

29.石膏管型综合征的概念

石膏背心固定术的患者，由于上腹部包裹过紧，影响进食后胃的容纳和扩张，可导致患者出现腹痛、呕吐，呕吐物主要是胃内容物。胸部石膏包裹过紧，可出现呼吸窘迫、发绀等，称为石膏管型综合征。

30.石膏固定患者的护理要点

（1）预防血液循环障碍：①将患肢抬高。以利于静脉血液和淋巴血液回流，上肢可用托板或悬吊架，下肢可用枕头垫起，使患处高于心脏水平面 20cm。②密切观察有无骨筋膜室综合征的表现。四肢骨折时，骨折部位骨筋膜室内的压力增高，导致肌肉和神经因急性缺血而产生一系列早期综合征，即为骨筋膜室综合征，好发于前臂的掌侧和小腿，护士应密切观察石膏固定肢体的末梢血液循环。注意评估"5P"征：疼痛（pain）、苍白（pallor）、感觉异常（paresthesia）、麻痹（paralysis）及无脉搏（pulselessness）。若患者出现肢体血液循环受阻或神经受压的征象，应立即放平肢体，并通知医师全层剪开固定的石膏，严重者须拆除，甚至行肢体切开减压术。

（2）预防压力性损伤

1）石膏边缘应修理整齐、光滑，使患者舒适，避免卡压和摩擦肢体。

2）压力性损伤的早期症状是局部持续性疼痛。注意观察石膏边缘及骨隆突部位有无红肿、摩擦伤等。每日用手指蘸乙醇伸入石膏边缘里面进行按摩，以促进局部血液循环，同时要协助患者定时翻身交换体位，保持床单位清洁、平整、干燥、无碎屑，以预防未包石膏的骨突出部位发生压疮。

3）利用嗅觉进行观察：如石膏内有腐臭气味，说明石膏内有压疮，已形成溃疡发生坏死，或是石膏内原有外伤感染，应通知医师及时处理。

（3）防止石膏污染

1）注意保持石膏的清洁：及时更换床单、被罩、患者衣服，防止饮食和粪便污染石膏。

2）换药时注意保护石膏：及时清理伤口的分泌物，如冲洗伤口时应用纱布堵塞石膏周围，防止冲洗液或脓液流入石膏管型内，换完药后再抽出堵塞纱布。渗血较多时敷料的厚度应能充分吸附渗血、渗液，达到石膏不被污染的目的。

3）如有石膏被污染，可用毛巾蘸肥皂水及清水擦洗干净，但擦洗时水不宜过多，以免石膏软化变形。

4）石膏污染严重时应及时更换。

（4）石膏护理

1）在石膏未干搬运时：应用手掌平托石膏固定肢体，不可用手指抓捏，避免在石膏上压出手指的凹陷来。应尽量不要搬动患者，以免变形。

2）石膏未干时：不应覆盖物品，以促其速干。冬天可用支被架支起被物。

3）石膏干后脆性大：由于杠杆作用于关节部位容易断裂，搬运时切忌对关节部位施加曲折成角的力量。应平托并加以保护，翻身或体位改变时，应注意保护，避免裂断。

4）石膏内出血观察

A.石膏里面出血时，血渍可浸透到石膏表面上，为了明确出血是否继续，可沿血迹的边界用铅笔画圈，并在圈上注明时间。进行密切观察，如发现血迹边界扩大，则沿扩大的边界再画圈，注明时间。如每次观察画圈的边界不断扩大，则为继续出血的象征，应立即通知医师处理。

B.石膏里面伤口出血较多或有严重渗血时，血液可能不渗到石膏表面而沿着石膏内壁往低处引流。如有患肢抬高时，血液可流向患肢的低处。因此应密切观察术后或有外伤用石膏治疗者，并严格做好记录。

5）失用综合征的预防：由于肢体长期固定、缺乏功能锻炼，导致肌萎缩；同时大量钙盐逸出可致骨质疏松；关节内纤维粘连致关节僵硬。因此石膏固定期间，应加强肢体的功能锻炼。

（5）其他：石膏固定术后患者需长期卧床，还可能出现坠积性肺炎、便秘、尿路感染等并发症，护士应加强观察并及时处理。

31. 骨折夹板固定的方法

（1）开放性骨折首先用无菌敷料覆盖伤口，再用夹板固定。

（2）使用夹板固定时应先放衬垫，防止压迫皮肤、血管及神经。

（3）使用夹板固定前应使肢体恢复正常体位。

（4）固定应靠近骨折部位，以减轻患者的痛苦，而且上下关节都能活动。

（5）夹板固定不可绑得过紧，以免影响正常的血液循环。

（6）包扎时应将手指及足趾露出，以便于观察末梢循环。

（7）麻醉未消退前，患者不能控制患肢，在搬动患者时应注意防止因肢体重力导致的骨折移位。

32. 腰椎间盘突出症的概念

腰椎间盘突出症指因椎间盘变性，纤维环断裂和髓核组织突出，刺激或压迫马尾神经、神经根所引起的一种综合征，是腰腿痛最常见的原因之一。以 20～50 岁为多发年龄，男性多于女性。

33. 腰椎间盘突出症的临床表现

（1）腰痛：是本症患者最先出现的症状，发生率约为 91%。它是由于髓核突出压迫纤维环外层及后纵韧带所致，故早期仅有腰痛，常表现为急性剧痛或慢性隐痛。当髓核突破纤维环和后纵韧带，腰痛反而可减轻。疼痛范围主要是在下腰部及腰骶部，多为持久性钝痛。

（2）坐骨神经痛：因 95% 腰椎间盘突出症发生于第 4、5 腰椎、第 5 腰椎和第 1 骶椎间隙，故会发生坐骨神经痛。疼痛为放射痛，由臀部、大腿后外侧、小腿外侧，直至足跟部，并可伴麻木感。可因咳嗽、打喷嚏，用力排便等使疼痛加剧。

（3）马尾神经受压：中央型突出的髓核或脱垂游离的椎间盘组织可压迫马尾神经，引起鞍区感觉迟钝，大、小便功能障碍。

（4）间歇性跛行：行走时随距离增加（一般为数百米左右）而出现腰背痛或患侧下肢放射痛、麻木感加重，蹲位或坐位休息一段时间后症状缓解，再行走症状再次出现，称为间歇性跛行。这是因为椎间盘组织压迫神经根或椎管容积减小，

使神经根出现出血、水肿等炎性反应。行走时椎管内受阻的椎静脉丛逐渐扩张，加重了对神经根的压迫，导致缺氧而出现症状。

34. 腰椎间盘突出症的手术适应证

急性发作，具有明显马尾神经症状。诊断明确，经系统的保守治疗无效，或保守治疗有效但经常反复发作且疼痛较重，影响工作和生活。病史虽不典型，但影像学检查证实椎间盘对神经或硬膜囊有严重压迫合并腰椎管狭窄。

35. 腰椎间盘突出症术后病情观察要点

（1）生命体征的观察。

（2）疼痛的观察：耐心倾听患者主诉，注意观察引起疼痛的原因、疼痛的性质、部位、节律性和程度及疼痛发作时的伴随症状，如面色苍白、大汗淋漓、血压下降、脉搏细速等症状。

（3）观察下肢感觉和运动情况：如术后出现双下肢肌力和感觉较术前减退或消失，说明是椎管内出血压迫脊髓所致，应立即报告医师。

（4）观察伤口及引流管情况：防止引流管脱出、折叠，观察并记录引流液颜色、性状、量，有无脑脊液流出，是否有活动性出血，有异常及时报告医师；伤口敷料渗血时及时更换。

（5）并发症的观察：① 椎间隙感染，是手术的严重并发症，一般在术后 3 周出现低热37.5～38℃，患者主诉腰痛，呈阵发性抽搐样疼痛，翻身时加剧，平卧时减轻，红细胞沉降率快，早期 X 线片无异常发现，术后 8 周经 X 线断层扫描发现手术椎间隙的椎体对应缘有骨质破坏。② 尿潴留，大多数患者术后发生尿潴留是因不习惯卧位排尿，麻醉时药物对骶神经阻滞或术中马尾神经牵拉所致。③ 脑脊液漏。若引流袋内引流出淡黄色液体，同时患者出现头痛、呕吐等症状，应考虑发生脑脊液漏，须监测及补充电解质；预防颅内感染发生。必要时探查伤口，行裂口缝合，或修补硬脊膜。

36. 腰椎间盘突出症患者术后护理要点及康复训练内容

（1）术后患者去枕平卧 6 小时，不要翻身以免压迫伤口，帮助止血，根据手术情况继续卧床休息 1～3 周。

（2）凡手术简单，只做髓核摘除术者，卧床时间可缩短，如手术较复杂，探查的间隙多，或做椎板减压术者，术后卧床时间要适当延长。

（3）术后 2 周，开始帮助患者锻炼背肌，做

背伸活动。并指导患者做直腿抬高活动，避免术后神经根粘连。

37. 骨关节炎的概念

骨关节炎是一种慢性关节病，它的主要病变是关节软骨的退行性变和继发性骨质增生。组织学所表现的炎症反应是承受异常或不均匀的应力所产生的结果，故仍属退行性变。早期病变发生于关节软骨，软骨失去弹性，胶原纤维裸露，软骨腐蚀、缺失，软骨下骨裸露。其骨质硬化，周边出现骨质疏松，骨赘形成，晚期关节周围肌肉萎缩，出现关节畸形，活动受限。

38. 骨关节炎的临床表现

（1）疼痛：大多数骨关节炎患者以关节疼痛为原因而就诊，以无法确切定位的深部疼痛多见。疼痛因关节活动而发生，休息后好转甚至消失。急性发作期，疼痛剧烈，多伴有关节肿胀、僵硬和关节内摩擦音。有些患者晨起下床或关节保持固定位置过久，可有关节疼痛，即休息痛。该情况下若患者缓慢活动关节，一段时间后疼痛可消失，关节活动可恢复。疼痛发生可受天气变化影响，空气湿度增大、大气压降低均加重关节疼痛症状。

（2）关节僵硬：关节发紧、活动迟缓称为关节僵硬，它可单独存在和（或）疼痛伴随出现，有些情况下，僵硬在疼痛出现之前即可存在。与疼痛一样，关节僵硬也受天气变化影响。

（3）关节无力、活动障碍：骨关节炎患者多在关节活动时自觉摩擦感，晚期出现活动不便、活动度下降和关节无力的情况。关节疼痛、僵硬、关节畸形、关节面形态异常、骨质增生、软组织挛缩、肌肉痉挛与萎缩，以及全身失适应状态均可导致负重和活动关节功能丧失，引起关节无力和活动障碍。

（4）关节肿胀：可由关节渗液、骨性突起和滑膜炎等导致。除了远端指（趾）间关节外，骨关节炎受累部位很少出现红热的炎症表现。

（5）关节活动摩擦感：指主动或被动活动时关节接触面反复摩擦作响的感觉，多因关节面不规则或关节内碎屑所致。显著的关节活动摩擦感具有诊断意义，有时候也会伴有关节活动摩擦音。

39. 腰椎管狭窄的概念

腰椎管狭窄是指腰椎管因某种因素产生骨性或纤维性结构异常，导致一处或多处管腔狭窄，使马尾神经或神经根受压所引起的一种综合征。

40 岁以上较多见。

40. 腰椎管狭窄的临床表现

（1）神经源性间歇性跛行：多数患者步行一段距离后感到腰腿痛，稍休息或下蹲后即感症状减轻或消失，继续行走症状反复出现，且行走距离越来越短，而休息的时间越来越长。

（2）腰腿痛：多数表现为腰腿均疼痛，腿痛可在单侧或双侧，腰痛常伴有一侧或双侧臀部及下肢胀痛，麻木感或下肢肌无力，行走或站立时症状加重，下蹲或卧床休息时症状缓解。

（3）症状多、体征少：患者常诉有严重的腰腿痛，下肢麻木、无力或大、小便功能障碍，但在体格检查时，常无明显阳性体征发现，只有少数患者可有下肢轻度肌肉萎缩或腱反射减弱等。

（4）马尾神经受压症状：表现为双侧大小腿、足跟后侧及会阴部感觉迟钝，大、小便功能障碍。

41. 腰椎管狭窄患者术后护理要点及康复训练内容

（1）患者回病房后取平卧位，6 小时内不翻身以压迫伤口止血。

（2）仔细观察双下肢感觉、运动情况，发现异常及时通知医师。

（3）保持引流管通畅，注意预防逆行感染，一般于术后 48 ~ 72 小时拔除引流管。如出现引流量过多且引流液体稀薄色淡时，应考虑是否有硬脊膜破裂、脑脊液漏的可能，应立即通知医师。

（4）平卧 6 小时后可由护士帮助翻身，翻动时应保持脊柱呈一直线，不可扭转。每 2 小时翻身一次，轮换平卧及左右侧卧，并按摩受压部位，预防压疮。根据患者手术的具体情况，术后卧床 1 ~ 3 周。

（5）术后 1 日开始锻炼，指导患者做直腿抬高活动，避免术后神经根粘连。

（6）术后 3 ~ 7 日摄片，愈合满意可带围腰下地活动。术后 2 周，锻炼腰背肌。

注：目前建议尽早进行练习、尽早下床活动。术后第 1 日即可进行直腿抬高练习。下床时间根据手术方式决定，一般在 3 ~ 5 日即可下床活动。

42. 颈椎病的概念

颈椎病是指颈椎间盘退行性变及其继发性椎间关节退行性变，所致脊髓、神经、血管损害而产生的相应临床症状和体征。颈椎病为 50 岁以上人群的常见病，男性多见，好发部位为第 5、6 颈椎，第 6、7 颈椎。

43. 颈椎病的临床分型与临床表现

(1) 神经根型颈椎病

1) 症状：颈部疼痛及僵硬，短期内加重并向肩部及上肢放射。用力咳嗽、打喷嚏及颈部活动时疼痛加重。皮肤可有麻木、过敏等感觉改变。上肢肌力减退、肌萎缩，以大小鱼际和骨间肌最明显，手指动作不灵活。

2) 体征：颈部肌痉挛，颈肩部有压痛，颈部和肩关节活动有不同程度受限。上肢腱反射减弱或消失，上肢牵拉试验、压头试验阳性。

(2) 脊髓型颈椎病：由于脊髓型颈椎病的颈椎退变结构压迫脊髓，所以为颈椎病诸型中症状最严重的类型。

1) 症状：手部麻木，运动不灵活，尤其是精细活动失调，手握力减退；下肢无力、步态不稳、有踩棉花样感觉；后期出现大小便功能障碍，表现为尿频或排尿、排便困难等。

2) 体征：肌力减退，四肢腱反射活跃或亢进，腹部反射、提睾反射和肛门反射减弱或消失。霍夫曼 (Hoffmann) 征，髌阵挛及巴宾斯基 (Babinski) 征等阳性。

(3) 椎动脉型颈椎病

1) 症状：①眩晕，最常见，多伴有复视、耳鸣、耳聋、恶心、呕吐等症状，头颈部活动和姿势改变可诱发或加重眩晕。②猝倒，本型特有的症状，表现为四肢麻木、软弱无力而跌倒，多在头部突然活动或姿势改变时发生，倒地后再站起来可继续正常活动。③头痛，表现为发作性胀痛，以枕部、顶部为主，发作时可有恶心、呕吐、出汗、流涎、心慌、憋气及血压改变等自主神经功能紊乱症状。

2) 体征：颈部压痛，活动受限。

(4) 交感神经型颈椎病：表现为一系列交感神经症状。

1) 交感神经兴奋症状：如偏头痛、视物模糊、眼球胀痛、耳鸣、听力下降、心律失常、心前区疼痛、血压增高等。

2) 交感神经抑制症状：如畏光、流泪、头晕、眼花、血压下降等。

44. 颈椎病的治疗原则

神经根型、椎动脉型和交感神经型颈椎病以非手术治疗为主；脊髓型颈椎病由于疾病自然史逐渐发展使症状加重，故确诊后应及时行手术治疗。

(1) 非手术治疗：原则是去除压迫因素，消炎镇痛，恢复颈椎稳定性。

1) 枕颌带牵引：牵引可解除肌痉挛，增大椎间隙，减少椎间盘压力，使嵌顿于小关节内的滑膜皱襞复位，减轻对神经、血管的压迫和刺激。患者取坐位或卧位，头前屈10°，牵引质量为 2 ~ 6kg，每次 1 ~ 1.5 小时，每日 2 次；若无不适，可行持续牵引，每日 6 ~ 8 小时，2 周为 1 疗程。脊髓型颈椎病者不适宜牵引。

2) 颈围：可限制颈椎过度活动，且不影响患者日常生活。例如，充气型颈围除可固定颈椎，还有牵张作用。

3) 推拿按摩：可以减轻肌痉挛，改善局部血液循环。推拿按摩应由专业人士操作，以防发生颈椎骨折、脱位和脊髓损伤。脊髓型颈椎病禁用此法。

4) 理疗：采用热疗、磁疗、超声疗法等，达到改善颈肩部血液循环、松弛肌肉、消炎镇痛的目的。

5) 药物治疗：目前尚无治疗颈椎病的特效药物，所用药物均属对症治疗，如非甾体抗炎药、肌肉松弛药及镇静药等。

(2) 手术治疗：当患者出现以下情况时，考虑手术治疗。

1) 保守治疗半年无效或影响正常生活和工作。

2) 神经根性剧烈疼痛，保守治疗无效。

3) 上肢某些肌肉、尤其手内在肌无力、萎缩，经保守治疗 4 ~ 6 周后仍有发展趋势。

45. 颈椎病患者术后护理要点

(1) 注意伤口出血：①前路手术常因骨面渗血或术中止血不完全而造成伤口出血。出血量大或引流不畅可使颈部切口内积血，局部肿胀压力增高压迫气管，甚至危及生命，因此术后应注意引流条所放部位、有无脱出、引流是否通畅，并估计渗血量。②观察颈部有无肿胀和颈部软组织的张力。随时询问患者是否感到憋气、呼吸困难，如渗血量大应立即报告医师，协助采取止血措施。③患者颈部明显肿胀增粗，出现呼吸困难、烦躁、发绀，则应迅速通知医师的同时，立即剪开颈部缝线，敞开切口，迅速除去血肿，以利于积血外渗。如清除血肿后，患者呼吸仍无改善，则施行气管切开术。术后常规应在患者床旁备无菌气管切开包，以备急用。

(2) 观察呼吸状态：①前路手术中反复牵拉气管，如术前未做推移气管的训练，术中牵拉过度或持续时间过长，可使气管黏膜受损水肿，使呼吸道引流不畅。②术后应注意保暖，避免着凉而诱发呼吸道感染。③进行深呼吸训练，使用超声雾化器吸入，鼓励患者有效地咳嗽和咳痰，定时观察患者面色和呼吸情况。

（3）颈部确切制动：前路手术中都行植骨固定椎体融合，因此制动十分重要。①患者在被送回病房过程中，应有医师或护士指导，用颈围固定颈部。②患者回病房后取平卧位，维持颈部稍前屈位置，可将大沙袋放在颈肩部两侧，制动颈部。咳嗽、打喷嚏时最好用手轻按颈前部。③术后 1 周用颈围固定颈部摇高床头坐起，以后逐渐下床行走，必要时行头颈胸石膏或支具固定。在石膏未干固之前，观察并做好石膏护理。

46. 颈椎病患者的健康教育

（1）教给患者活动时保护颈部的方法

1）告诉患者不要使颈部固定在任何一种姿势时间过长，避免猛力转头动作。

2）睡眠时注意调整枕高，平卧时不可过高使颈部过屈，侧卧时不可过低，枕高宜与一侧肩宽相平。

3）在乘坐高速行驶的汽车时，不要面对正前方或后方，应与行驶方向垂直而坐。

4）日常生活中注意主动加大头颈部活动范围，锻炼颈肌。

5）加强颈部肌肉的功能锻炼。方法是先慢慢向一侧转头至最大屈伸、旋转度处停留数秒钟后，慢慢转至中立位，再转向对侧，每日重复数十次。

（2）向患者解释颈椎病的恢复是需要较长时间的，而且在恢复过程中可能还会有反复，应做好心理准备，不必过分担心。

（3）术后患者症状会有所缓解，但恢复是一个漫长的过程，可延续数月甚至更长，需多与患者交谈，给予安慰和必要的解释。可将体征好转的情况告诉患者，以增强患者的信心。

（4）告诉患者术后下床活动后避免做过度的低头、仰头及颈部的旋转动作。若需要转动头部时，应连同身体一起转动为好。

47. 急性骨髓炎的感染途径

急性骨髓炎是由化脓性细菌感染引起的病变，包括骨膜、骨密质、骨松质及骨髓组织的炎症。感染途径有 3 种。

（1）血源性感染：致病菌由身体其他部位的感染性病灶，如上呼吸道感染、皮肤疖肿、毛囊炎、泌尿生殖系统感染等部位，经血液循环播散至骨髓，称血源性骨髓炎。

（2）创伤后感染：如开放性骨折或骨折手术后感染，称为创伤后骨髓炎。

（3）邻近感染灶：邻近软组织感染直接蔓延至骨骼，如脓性指头炎引起指骨骨髓炎，慢性小腿溃疡引起胫骨骨髓炎，糖尿病引起的足部骨髓炎，也称为外来性骨髓炎。

48. 急性骨髓炎的症状和体征

（1）症状

1）全身中毒症状：起病急骤，体温达 39℃以上，有寒战，儿童可有烦躁、不宁、呕吐与惊厥，重者有昏迷与感染性休克。

2）局部症状：早期只有患部剧痛，肢体半屈曲状，小儿因疼痛而抗拒主动与被动活动，当脓肿穿破密质骨进入骨膜下，形成骨膜下脓肿时，疼痛剧烈。当穿破骨膜形成软组织深部脓肿时，疼痛反而减轻，但局部红、肿、热则更为明显。

（2）体征：患肢局部皮温增高，早期压痛不一定严重，当脓肿进入骨膜下时，局部压痛明显。若整个骨干均受破坏，易继发病理性骨折。

49. 急性骨髓炎的治疗原则

早期诊断与治疗是处理本病的关键。尽快控制感染，防止炎症扩散，及时切开减压引流脓液，防止死骨形成及演变为慢性骨髓炎。

（1）非手术治疗：①全身支持治疗。补液，维持水、电解质和酸碱平衡；高热期间给予降温措施；营养支持，增加蛋白质和维生素的摄入量，经口摄入不足时给予静脉补充；必要时可少量多次输入新鲜血液、血浆或球蛋白，提高机体抵抗力。②抗感染治疗。早期联合足量应用抗生素治疗，在发病 5 日内使用往往可以控制炎症，而在 5 日后使用或细菌对抗生素不敏感时，都会影响疗效。由于致病菌大都为金黄色葡萄球菌，要联合应用抗生素，选用的抗生素一种针对革兰阳性球菌，另一种则为广谱抗生素，待检出致病菌后再给予调整。③局部制动。患肢用皮牵引或石膏托固定于功能位，以利于炎症消散和减轻疼痛，同时也可防止关节挛缩畸形和病理性骨折。

（2）手术治疗：手术的目的在于①引流脓液，减少脓毒症症状；②防止急性骨髓炎转变为慢性骨髓炎。手术治疗宜在抗生素治疗后 48～72 小时仍不能控制局部症状时手术，手术方式分为局部钻孔引流或开窗减压引流。

50. 急性骨髓炎患者术后护理要点

（1）保持有效引流：①妥善固定引流装置，明确管路标识，防止管路滑脱，躁动的患者适当给予约束。②保持引流通畅。保持引流管与一次性负压引流装置连接完好，并处于负压状态；冲洗管的输液瓶应高于切口 60～70cm，引流袋低于切口 50cm，以利于引流；观察引流液的颜色、量和性状，保持出入量的平衡；根据冲洗后引流液的颜色和清亮程度调节灌注速度。一般钻孔或开窗引流术后 24 小时内连续快速灌洗，以后每 2 小时快速冲洗 1 次；若滴入不畅或引流液突然减少，应注意观察是否有管路堵塞、打折受压，伤口敷料是否清洁干燥，发现问题及时处理。

（2）功能锻炼：为防止长期制动导致肌萎缩或减轻关节内粘连，急性期患者可做患肢骨骼肌的等长收缩和舒张运动，待炎症消退后，关节未明显破坏者可进行关节功能锻炼。

51. 化脓性关节炎的病因

本病多见于儿童，好发于髋关节及膝关节。细菌自身体其他部位的化脓病灶经血液循环传播至关节腔内，也可能是关节附近的化脓性骨髓炎直接侵犯所致；也可因外伤，细菌直接进入关节腔内而引起。最常见的病原菌为金黄色葡萄球菌。

52. 化脓性关节炎的症状和体征

（1）症状：起病急骤，寒战、高热，体温可达 39℃ 以上，甚至出现谵妄与昏迷，小儿可见惊厥，病变关节处疼痛剧烈。

（2）体征

1）浅表关节病变：如膝、肘关节，局部红、肿、热、痛明显，关节常处于半屈曲位以缓解疼痛。

2）深部关节病变：如髋关节，因有厚实的肌肉，局部红、肿都不明显，关节往往处于屈曲、外旋、外展位。

53. 化脓性关节炎的治疗原则

早期诊断、早期治疗是治愈感染、保全关节功能和生命的关键。治疗原则是全身支持治疗，应用广谱抗生素，消除局部感染灶。

（1）非手术治疗

1）早期、足量、全身性使用广谱抗生素治疗，而后根据关节液细菌培养及药敏试验结果选择和调整抗生素种类。

2）加强全身营养支持，改善营养状况，必要时适当输血或血制品提高机体抵抗力。

3）局部治疗：①关节腔穿刺减压术。每日穿刺 1～2 次，抽净关节积液后，注入抗生素，直至关节液清亮，体温和实验室检查正常。②关节腔灌洗。其适用于表浅的大关节，如膝关节。在关节部位两侧穿刺，经穿刺套管置入灌注管和引流管，退出套管。每日经灌注管滴入 2000～3000ml 的抗生素溶液，当引流液转清，细菌培养阴性时停止灌洗。再引流数日，如引流液较少至无引流液引出，局部症状体征都已消退，即可拔管。

4）局部制动：可用石膏托、支具或牵引固定。牵引可使肢体休息，缓解肌肉痉挛，减轻关节软骨之间的压力和疼痛。髋、踝关节受累可用石膏托固定，其作用是防止感染扩散。

（2）手术治疗

1）关节镜治疗：在关节镜直视下反复冲洗关节腔，清除组织渗液、脓苔和组织碎屑，彻底清除病变滑膜，完成后在关节腔内留置敏感的抗生素，必要时置管持续灌洗。

2）关节切开引流术：适用于较深的大关节，穿刺插管难以成功的部位。例如，髋关节，应及时做切开引流术，彻底清除关节内的积液和坏死组织，纤维素性沉积物，用生理盐水冲洗后，在关节腔内留置 2 根管子后缝合切口，进行持续性灌洗。

3）后期病例如有陈旧性病理性脱位者可行矫形手术，髋关节强直可行全髋关节置换术。

4）功能锻炼：急性炎症消退后，可酌情进行功能锻炼，配合治疗，促进关节功能的恢复。

54. 化脓性关节炎的护理要点

（1）非手术治疗

1）体温高达 39℃ 以上的患者，应给予冰袋或酒精擦浴等物理降温。遵医嘱给予退热药后，要密切观察患者的生命体征的变化。若出现出汗多或脉搏细弱，四肢厥冷应及时报告医师做相应处理。

2）卧床休息：患者高热期间，应卧床休息，保护患肢，减少消耗。

（2）手术治疗

1）保持有效引流

A. 妥善固定引流装置，明确管路标识，防止管路滑脱，躁动的患者适当给予约束。

B. 保持引流通畅：①保持灌洗管与一次性负压引流装置连接完好，并处于负压状态；②灌洗管的输液瓶应高于切口 60～70cm，引流袋低于切口 50cm，以利于引流；③观察引流液的颜色、量和性状，保持出入量的平衡；若滴入不畅或引流液突然减少，应注意观察是否有管路堵塞、打折受压，伤口敷料保持清洁干燥，脓液较多时及时换药，发现问题及时处理。

2）功能锻炼：为防止长期制动导致肌萎缩或减轻关节内粘连，急性期患者可做患肢骨骼肌的等长收缩和舒张运动，待炎症消退后，关节未明显破坏者可进行关节功能锻炼。

（3）牵引的患者要保持其牵引效能，经常检查牵引力与反牵引力是否平衡，角度及方向是否符合要求。第 1 周应测量患侧肢体长短（与健侧对比），观察有无血管神经受压症状。冬天应注意肢体保暖，避免肢体因寒冷而使血气不和，影响肢体的早日康复。

（4）石膏托固定的患者体位固定后切忌乱动，并时常询问患者是否某处有压痛，观察肢体末梢血运及是否出现血管神经受压。石膏托固定应松紧适宜，以免影响血运或起不到固定作用。上石膏托的患者因卧床时间较长，应定时给予翻身，翻身动作要轻柔，避免引起局部疼痛，防止受压部位发生压疮。同时应鼓励患者做伤肢肌肉自动收缩和指（趾）关节运动，防止远端水肿。

55. 骨与关节结核的概念

结核菌通过循环系统侵入骨或关节而造成一系列的病理变化，产生临床症状，称为骨与关节结核。此病是一种继发性病变，约 90% 继发于肺结核，结核菌通过血流或淋巴感染，少数可以从邻近病灶直接蔓延。该病好发于青壮年。部位以脊柱最为多见，其次是膝关节和髋关节。在四肢骨和关节结核中，关节结核居多。

56. 脊柱结核的临床表现

（1）全身症状：一般发病缓慢，全身症状不明显，常伴有低热、脉快、食欲缺乏、消瘦、盗汗、疲劳无力等全身反应。

（2）局部症状与体征：疼痛多为轻微钝痛，劳累、咳嗽、打喷嚏或持重物可加重。后突畸形以胸段明显。受累椎体棘突有压痛和叩击痛。

（3）寒性脓肿和窦道：脓肿可在局部扩散为椎旁脓肿，下腰椎结核其脓肿也可沿腰大肌向下引流至下腹部，形成腰大肌脓肿。脓肿破溃可出现窦道，经久不能愈合。

（4）截瘫：脓液、干酪样物质、死骨和坏死的椎间盘可压迫脊髓，造成部分或完全截瘫，出现肢体感觉、运动和括约肌功能障碍。

57. 结核病变的治愈标准

（1）全身情况良好，体温正常，食欲好，红细胞沉降率正常。

（2）局部无明显症状，无脓肿或窦道。

（3）X 线片显示脓肿消失或钙化；无死骨或已被吸收替代；骨质疏松好转，病灶边缘轮廓清晰或关节已融合。符合上述三项表示病变已静止。

（4）起床活动 1 年或参加工作半年后仍能保持以上三项指标者表示已基本治愈。

58. 脊柱结核导致截瘫的常见原因

寒性脓肿、干酪样物质、死骨和坏死的椎间盘等突入椎管内直接压迫脊髓。

（1）脊柱结核发生病理性骨折脱位，或发生严重的成角畸形，从而压迫脊髓。

（2）病变侵蚀或压迫造成血管栓塞。

（3）硬膜外肉芽组织、纤维条带、瘢痕组织等造成的压迫，或粘连性蛛网膜炎。

59. 脊柱结核患者术后护理要点

（1）脊柱结核手术较大，术后应按麻醉种类给予护理：①术后应注意观察患者输血输液、切口出血、体位固定、排尿、各引流管道通畅等情况。②给患者翻身时动作要轻要稳，以防脊柱脱位、扭转。③脊柱后方或侧前方减压后，2 周内禁止仰卧，以免脊髓受压。

（2）颈椎结核手术一般采用集合病灶清除术或颈椎融合术，手术麻醉多用全身麻醉。①术后按全身麻醉护理。②注意患者呕吐物流至颈后，污染切口。观察切口是否有出血现象。③颈椎结核稳定性差，术后应行布带或颅骨牵引 4～6 周，卧床 3 个月。为了安全最好睡带头部的石膏床。翻身时需小心保持固定位置，防止植骨片移位，并要预防枕骨结节发生压疮。

（3）胸椎结核采用肋骨横突切除性清除术。①由于椎管较狭窄，神经比较容易受压，易发生截瘫，术后应询问患者是否出现肢体无力、肌肉痉挛、僵直、背部疼痛或约束感，随之发生感觉障碍、肌力减弱等现象，以上均为截瘫的早期现象。②胸椎结核做经胸病灶清除术者，术后需要做胸腔闭式引流。护理时需要严密观察引流管通畅、引流量、颜色、性状等。翻身时也要注意勿将引流管的接管拉开。清洗水封瓶时，注意引流管的密封及正确装置，以防止发生气胸，同时注意无菌操作，避免上行感染。③注意观察患者呼吸情况，若有异常情况及时报告医师。

（4）腰椎结核患者术后应观察腰动脉出血情况，出血多者应及时报告医师。术后应卧床 5 个月。一般护理同颈、胸椎结核大致相同。

60. 恶性骨肿瘤的临床表现

（1）疼痛：是恶性骨肿瘤早期出现的主要症状，一般开始时较轻，呈间歇性，随着病情进展，疼痛逐渐加重，转为持续性。多数患者在夜间疼痛加剧以致影响睡眠。其疼痛可限于局部，也可以向远处放射。

（2）肿胀或肿块：逐渐长大的包块是诊断骨肿瘤的依据。疼痛发生一定时间后出现，位于骨膜下或表浅的肿瘤出现较早些，可触及骨膨胀变形，肿瘤穿破骨外，可产生大小不等，固定的软组织肿块。增大的肿瘤可有皮温增高和静脉曲张。

（3）功能障碍：肿瘤位于长骨骨端、干骺端可有关节肿胀和功能障碍，可伴有相应部位的肌肉萎缩。

（4）压迫症状：位于盆腔的肿瘤可压迫直肠、膀胱，产生排便及排尿困难；脊椎肿瘤可压迫脊髓而产生瘫痪。

（5）畸形：因肿瘤影响肢体骨骼发育及坚固性而合并畸形，以下肢更为明显，如髋内翻、膝外翻等。

（6）病理性骨折：肿瘤部位即使轻微外力就易引起骨折，骨折部位肿胀、疼痛剧烈、畸形及异常活动。

（7）全身症状：恶性肿瘤晚期可有贫血、消瘦、食欲缺乏、体重下降、体温升高等，远处转移多为血行转移，偶见淋巴结转移。

61. 常用化疗药物及其用药注意事项

（1）抗代谢药——甲氨蝶呤（MTX）：甲氨蝶呤为抗叶酸类的抗肿瘤药，主要通过对二氢叶酸还原酶的抑制而达到阻碍肿瘤细胞的合成、抑制肿瘤细胞生长与繁殖的作用。常用剂量为 $8 \sim 12g/m^2$。在用药过程中应注意：①严格控制输液速度。输液速度过快会加重毒性反应，如恶心、呕吐等，给患者增加痛苦；输液速度过慢，会影响解毒药物的及时应用，故必须按输液计划准确执行。②解救药亚叶酸钙（甲酰四氢叶酸钙）必须在甲氨蝶呤滴注后 12 小时开始肌内注射，之后每隔 6 小时肌内注射一次，总次数遵医嘱执行，若未及时给予解救，会增加毒性作用，甚至造成患者死亡。③甲氨蝶呤在酸性环境中易在肾小管中沉积，影响药物的排泄而加重毒性反应。所以在使用甲氨

蝶呤期间要准确记录 24 小时尿量及 pH，尿量不应少于 3000ml/d，pH 在 7 以上，偏碱性为宜。

（2）烷化剂类——顺铂：是以二价铂同 2 个氯原子和 2 个氨分子结合的重金属络合物，可抑制癌细胞的 DNA 复制过程，并损伤其细胞膜上结构，有较强的广谱抗癌作用。每次 $100mg/m^2$，累积性及剂量相关性肾功能不良是顺铂的主要剂量限制性毒性。使用时应注意：遵医嘱输液水化，应用利尿药，如呋塞米，以增加尿量，有利于药物的排泄，减少药物在肾小管停留的时间，防止不可逆的肾衰竭。记录 24 小时尿量，不应少于 3000ml/d。

（3）烷化剂类——异环磷酰胺：是结构上与环磷酰胺相似的烷化氧氮磷环类药物，需要在肝内经酶作用转化为有细胞毒活性的代谢物而产生抗肿瘤作用。其作用机制类似于其他烷化剂，即与 DNA 链发生不可逆的交联，干扰 DNA 的合成。每次 $1.5 \sim 2g/(m^2 \cdot d)$，其剂量限制性毒性为引起出血性膀胱炎。在用药过程中应注意：①在给药的 0 小时、4 小时、8 小时应配合应用美司钠入壶，目的是预防出血性膀胱炎的发生；②用药期间要准确记录 24 小时出入量，其中尿量不应少于 3000ml/d；③观察患者尿液颜色，遵医嘱按时检查尿常规。

（4）抗生素类——吡柔比星（吡喃阿霉素）：是半合成的蒽环类抗癌药，同时干扰 DNA、mRNA 合成，在细胞增殖周期中阻断细胞进入 G_1 期而干扰瘤细胞分裂、抑制肿瘤生长，具有较强的抗癌活性，每次 $90mg/m^2$，常见的不良反应是骨髓抑制、消化道反应和心脏毒性。输注时应注意：①吡柔比星难溶于氯化钠注射液，不宜以氯化钠注射液作为溶剂；②定期检查血常规、肝功能，为防止慢性心脏毒性，累积剂量应控制在 $900 \sim 1000mg/m^2$，输注时应低流量吸氧。

62. 常见原发骨及软组织良性肿瘤与恶性肿瘤分类

（1）原发骨及软组织良性肿瘤：①成骨性肿瘤，如骨瘤、骨样骨瘤、骨母细胞瘤等。②成软骨性肿瘤，如软骨瘤、骨软骨瘤、软骨母细胞瘤、软骨黏液样纤维瘤等。③脉管瘤，如血管瘤、淋巴管瘤、血管球瘤等。④结缔组织肿瘤，如纤维瘤、肌纤维瘤、脂肪瘤、良性纤维组织细胞瘤、硬纤维瘤、平滑肌瘤等。⑤神经来源肿瘤，如神经鞘瘤、神经纤维瘤等。⑥瘤样病变，如骨囊肿、动脉瘤性骨囊肿、骨纤维异样增殖症、骨化性及非

骨化性纤维瘤、嗜酸性肉芽肿等。⑦滑膜来源肿瘤，如腱鞘巨细胞瘤。

（2）原发骨及软组织恶性肿瘤：①成骨性肿瘤，如各型骨肉瘤。②成软骨性肿瘤，如各型软骨肉瘤。③骨巨细胞瘤。④脉管瘤，如血管肉瘤、恶性血管外皮细胞瘤等。⑤结缔组织肿瘤，如纤维肉瘤、恶性纤维组织细胞瘤、脂肪肉瘤、平滑肌肉瘤等。⑥骨髓肿瘤，如尤因肉瘤、骨原始神经外胚瘤、骨的恶性淋巴瘤、多发骨髓瘤等。⑦神经来源肿瘤，如恶性神经鞘瘤。⑧脊索瘤。⑨滑膜肉瘤等。

63. 骨肉瘤的定义及分型

骨肉瘤指的是原发于骨内的高恶性肿瘤，其特征为增殖的肿瘤细胞直接形成骨或骨样组织，故又称为成骨肉瘤。骨肉瘤是最常见的骨的原发恶性肿瘤，发病率为（2～3）例/100万人。其分型为普通型骨肉瘤、毛细血管扩张型骨肉瘤、小细胞型骨肉瘤、低度恶性中央型骨肉瘤、继发性骨肉瘤、骨旁骨肉瘤、骨膜骨肉瘤、表面高恶性骨肉瘤。

64. 骨肉瘤常见好发部位

骨肉瘤可以发生在骨骼的任何部位，但好发于四肢长骨的干骺端，尤其好发于股骨远端、胫骨近端和肱骨近端，常累及干骺端或骨干。

65. 骨肉瘤的典型 X 线表现

早期 X 线平片不典型，有时只有轻度的骨膜反应。骨肉瘤的典型 X 线表现为长骨干骺端偏心性溶骨性、成骨性或溶骨成骨混合性边界不清的骨破坏，伴有不同程度或方式的骨膜反应。典型的骨肉瘤溶骨性或硬化性改变，边缘不清，呈虫蚀状、斑片状骨皮质破坏，可见到 Codman 三角、日光放射样、葱皮样、骨膜增厚等多种骨膜反应。若肿瘤突出骨骼外的软组织，可见到软组织影，其基质多有钙化。

66. "Codman 三角" "日光放射样" "葱皮样" 骨膜反应的定义

"Codman 三角" 为肿瘤边缘部的三角形骨膜反应，是由于骨膜下新生骨顶起骨膜而形成。"日光放射样（sun-ray）" 骨膜反应是指与骨骼纵轴垂直的梳状影，为与骨骼纵轴直的新生骨。"葱皮样（onion-peel）" 骨膜反应是指与骨骼纵轴平行的分层状骨膜反应，最常见于尤因肉瘤，其次见于骨肉瘤。

67. 新辅助化疗的意义

1982 年 Rosen 提出 "新辅助化疗"，这一概念已被广为接受，是成骨肉瘤治疗史上的重要里程碑。新辅助化疗其实是辅助化疗的一种，但其作用机制又不同于一般的术后辅助化疗。它是对非转移性肿瘤在局部治疗前进行全身性、系统性细胞毒性药物治疗。其意义：①可以早期进行全身治疗，消灭潜在的微小转移灶；②通过评估术前化疗效果，指导术后化疗；③缩小肿瘤及肿瘤周围的反应带，提高保肢手术率；④允许有充分时间设计保肢方案，制作假体；⑤减少手术中肿瘤播散的机会；⑥早期识别高危病例。

68. 骶骨肿瘤的定义

骶骨肿瘤是指发生于骶骨或累及骶骨的肿瘤，可分为原发性肿瘤和转移性肿瘤。在原发肿瘤中脊索瘤、神经源性肿瘤、骨巨细胞瘤分别占骶骨原发性肿瘤的前三位，其他原发恶性骶骨肿瘤还有软骨肉瘤、尤因肉瘤和多发性骨髓瘤。

69. 骶骨肿瘤术前肠道准备

（1）肿瘤直接压迫前方直肠或骶神经受累，均可导致排便困难；加之肿瘤与肠壁粘连或浸润，术中易损伤或切除受累肠管，甚至需要肠造口。因此术前肠道准备非常重要。

（2）术前 3 日摄入少渣半流食，遵医嘱口服肠道抗生素，每晚灌肠 1 次。

（3）术前 1 日流食，遵医嘱口服导泻药。

（4）术前晚清洁灌肠；术前 12 小时禁食，6 小时禁水。

（5）灌肠时应注意动作要轻柔，避免因肿瘤浸润肠壁粘连，而导致肠破裂出血。

（6）对于高龄体质较弱的患者，排便次数多容易引起患者虚脱或直立性低血压，排便时应有家属陪同，避免跌倒，必要时遵医嘱补液治疗。

（7）对于控便能力差的患者，可提前口服导泻药，避免灌肠后持续排便而污染手术台；注意清洁肛周皮肤，预防术后感染的发生。

70. 临时腹主动脉球囊阻断后拔除球囊鞘管的注意事项

临时腹主动脉球囊阻断拔管后最常见的并发症是穿刺点出血或皮下血肿及动脉血栓栓塞。应注意：①置管侧肢体在拔除球囊鞘管后，应遵医嘱制动（制动时间应根据拔管方式由医师确定），制动期间可进行踝关节的背伸及跖屈运动，禁止抬高肢体及屈膝屈髋运动；②沙袋加压包扎，观察包扎处敷料情况，如有渗血/出血或血肿形成应立即通知医师；③观察置管侧肢体的感觉、运动、皮温、血运及足背动脉搏动情况，若发现肢体出现麻木、皮温凉、皮肤苍白或花斑、足背动脉搏动减弱或不能触及，应立即通知医师及时处理。

71. 骶骨肿瘤术后的饮食护理

遵医嘱禁食，待患者排气后，可少量饮水，若无腹胀，应从流食开始，逐步过渡到半流食、普食，避免牛奶等产气食物。若进食后腹胀，应暂停进食，指导患者按摩腹部，翻身侧卧等以促进排气，减轻腹胀；严重时，可遵医嘱给予肛管排气、肥皂水低压灌肠，必要时给予胃肠减压。若术中肠壁破裂修补者，术后应遵医嘱严格禁食、禁水，给予肠外营养治疗，直至肠道功能完全恢复再逐步恢复饮食。

72. 骶骨肿瘤术后切口感染的预防

骶骨肿瘤术后伤口并发症是个主要问题，由于术后残腔大，局部软组织条件差，皮瓣下容易形成大的血肿；骶神经损伤，控便能力差，伤口邻近肛门，因此极易并发术后感染。护士应监测体温变化，遵医嘱应用抗生素，必要时复查血常规。避免长时间平卧，可交替侧卧和俯卧，减轻骶尾部伤口的压力，避免切缘坏死；保持伤口引流通畅，注意观察引流液的颜色、性状和量。保持伤口敷料的清洁干燥，应用半透膜将伤口敷料下缘与皮肤粘贴紧密，指导患者侧卧位排便，避免粪便、经血污染敷料，及时更换。排便后，加强肛周皮肤的清洁。

73. 骶骨肿瘤术后指导患者会阴部括约肌收缩训练方法

由于骶骨肿瘤巨大，压迫骶神经可造成患者会阴部感觉及下肢运动功能减退，排便控制能力下降。为保证肿瘤切除的彻底性，术中可能会切除骶神经，术后常遗留有鞍区感觉及排泄异常，术后应指导患者做肛门会阴括约肌收缩训练，增强盆底肌肉力量，增加尿道筋膜张力，以提高患者控制大小便的能力。方法：嘱患者反复进行下腹部、会阴及肛门的收缩运动，先用力收缩，持续 20 秒，放松 5 秒，每日练习 3 次，每次 15 分钟。

74. 骨盆肿瘤的临床特点

骨盆肿瘤比较常见，占原发骨肿瘤的 3%～4%。骨盆原发肿瘤以软骨肉瘤最多，其次为骨巨细胞瘤、成骨肉瘤；儿童尤因肉瘤多见。骨盆良性肿瘤症状轻微，如骨囊肿，在发生病理骨折或偶尔摸到硬性肿块时才发现。恶性肿瘤从症状出现到确诊有时需很长时间。髂部肿物可引起下腹不适或疼痛；病变位于髋臼可有关节痛和活动受限等退行性关节炎的表现；位于闭孔环的病变可有大腿内侧不适或疼痛。位于髂骨后侧可有臀部和腰部的疼痛。高度恶性肿瘤刺激坐骨神经或股神经，可引起剧烈疼痛，患者常难以忍受或处于强迫体位，彻夜不眠，需服用强镇痛药。

75. Enneking 骨盆肿瘤的外科分区

Enneking 骨盆肿瘤的外科分区：Ⅰ区，髂骨区肿瘤；Ⅱ区，髋臼及其周围肿瘤；Ⅲ区，闭孔区（耻坐骨区）肿瘤；Ⅳ区，侵犯骶髂关节、骶骨的肿瘤。不同类型有不同的切除重建方法。

76. 人工半骨盆假体置换术后脱位的原因及预防

（1）原因：由于髋臼及同侧半骨盆大范围切除，术中缺乏骨性解剖参照物，无法精确定位人工髋臼方向和部位，髋关节囊及髋关节周围肌肉随肿瘤一并切除，使髋关节周围肌肉张力下降，是骨盆肿瘤切除、人工半骨盆置换术后易发生假体脱位的常见原因。术后 6 周内，由于关节囊未愈合，肉芽组织未形成瘢痕，脱位的发生率较高，占总脱位的 70%。

（2）预防：①肢体保持外展中立位，术后患肢穿矫正鞋或两腿间夹垫楔形垫，使肢体外展 25°～30°，肢体抬高（屈髋）≤30° 为宜。②向健侧翻身，护士协助患者两腿之间夹一定厚度的棉垫或棉被（维持肢体外展中立位），一人双手托扶患肢膝部及踝部，保持患肢与躯干、骨盆平行，切勿牵拉肢体；另一人一手托扶患者肩部，另一手托扶臀部，与患者同时发力，轴向翻转成侧卧位；调整健侧肢体位置，便于支撑患肢为宜。前胸及背部要用软枕顶住，上身略向前方偏倚。③遵医嘱卧床 4～6 周，指导患者下床活动应遵循先站后走，最后坐的原则。④禁止过度屈髋活动，屈曲不要超过 90°，如不坐过低过矮的床椅和沙发。⑤禁止内收外旋的动作，如盘腿、跪坐、跷二郎腿及过度后伸的动作。

77. 人工关节的概念

人工关节是选用各种不同的材料，按照人体关节的生理解剖要求而制作，用于替代已经无功能的关节。

78. 人工髋关节的种类

（1）一种是半髋关节即股骨头。

（2）一种是人工全髋关节。

79. 人工股骨头手术适应证

（1）60 岁以上的老年人，股骨颈头下型骨折，移位明显，愈合有困难。

（2）股骨颈头下型粉碎性骨折。

（3）股骨颈陈旧性骨折不愈合或股骨颈已被吸收。

（4）不能配合治疗的股骨颈骨折患者，如偏瘫、帕金森病或精神病患者。

（5）成人特发性或创伤性股骨头缺血性坏死范围大，而髋臼损伤不重，用其他手术不能修复。

（6）不应行刮除植骨术的股骨颈良性肿瘤。

（7）股骨颈原发性或转移的恶性肿瘤或病理性骨折，为减轻患者痛苦，可以手术置换。

80. 人工全髋关节手术适应证

（1）股骨颈骨折。

（2）股骨头缺血性坏死。

（3）退行性骨关节炎。

（4）类风湿关节炎。

（5）强直性脊柱炎。

（6）髋关节强直。

（7）先天性髋关节发育不良。

（8）慢性髋关节脱位。

（9）关节成形术失败病例。

（10）骨肿瘤。

81. 人工全髋关节置换术（THR）后护理要点

（1）人工全髋关节置换术后患肢穿丁字鞋，保持患肢于外展中立位。髋关节不能外旋和内收，防止术后因肌肉结构不稳定而脱位。抬高患肢，主动伸屈踝关节，促进下肢血液回流，减少深静脉栓塞发生。

（2）注意观察切口渗血情况，切口引流保持负压有效，注意观察引流量、颜色、性状，防止引流管受压、扭曲或凝血块阻塞，引流管多在 24～48 小时拔除。

（3）观察体温的变化，术后数日内体温可在 38℃ 左右，以后逐渐正常。如果体温一直持续高温，而且局部出现红、肿、热、痛等症状，可考虑切口感染。

（4）患肢血液循环的观察：注意观察肢端皮肤的颜色、温度及活动情况，及时测量肿胀情况，注意及时发现下肢静脉血栓形成的表现。

（5）早期并发症的预防及措施

1）肺栓塞：是人工髋关节置换术后可能出现的并发症，是术后 3 个月内死亡的最常见原因，占 THR 术后死亡的 50%，主要发生在术后 2～3 周。对确诊肺栓塞者，应立即采取气管切开插管等措施，辅助通气，并行大剂量抗凝、溶栓等治疗。

肺栓塞继发于下肢深静脉血栓形成，因此，术后适时应用抗凝血药，早期开展下肢功能锻炼，是预防肺栓塞的有效措施。

2）感染：人工髋关节术后感染常导致手术失败，感染一般发生于骨水泥或金属与骨组织的界面处，大多由革兰阳性菌引起，其中以金黄色葡萄球菌最常见。因此预防感染至关重要，手术前可预防性使用抗生素，术中要求手术室保持无菌状态，术后彻底止血、引流通畅，保持切口敷料清洁干燥，术后继续使用抗生素。

3）假体脱位：脱位是全髋关节置换术中的一个主要并发症，造成脱位的危险因素可来自于手术入路、假体类型选择不当、昏迷、未修复关节囊和软组织及术后护理不当等，脱位的表现为髋关节活动时疼痛、主动及被动活动受限、下肢内外旋异常或缩短，经 X 线检查可确诊，早期脱位一般采取手法闭合复位的方法治疗。

预防措施：①术后下肢应保持外展 30° 中立位；②避免髋关节过度屈曲超过 90°、内收、内旋位，如在双膝并拢，双手分开的情况下身体向术侧倾斜去取东西，或在髋关节内收、内旋位时自坐位站起等；③避免髋关节过度屈曲、内收、内旋位；④健侧翻身时，双腿间应夹一软枕，避免髋关节伸直、内收、外旋位。

4）深静脉血栓形成（DVT）：全髋关节置换术引起的下肢静脉血栓形成的主要因素有①术中和术后长时间卧床，进行人工关节置换的患者多数为老年患者，而高龄本身有血黏稠度增高和血管功能异常；②卧床制动使血流速度减慢后，血液中的成分停滞于血管壁；③由于静脉壁的损伤，促使凝血激活酶的形成和血小板聚集。深静脉血栓形成是人工关节置换术后严重的并发症。预防措施：①药物预防，如给予口服华法林等；②早期活动。早期下床活动促进血液循环，加速静脉血液回流，防止血流淤滞，对预防 DVT 有一定作用。术后应抬高患肢，鼓励患者做踝、膝关节的早期主、被动屈伸活动及股四头肌收缩运动。

82. 人工全髋关节置换术后康复训练程序

术后早期功能锻炼是促进髋关节活动功能康复的重要环节，强调早期（术后 1～3 日）开始康复训练，对促进置换髋关节功能的早期康复具有积极作用。主要程序如下。

（1）第一阶段：主要做肌肉静力收缩运动和除患髋以外的关节运动（第 1～3 日），包括股四头肌等长训练、踝关节背伸运动、上肢肌肉力量训练、仰卧位到半卧位训练、腰背肌锻炼、仰卧位患肢外展训练。

(2) 第二阶段：主要是髋关节运动（第 3 ～ 14 日），包括仰卧位屈膝屈髋运动、髋关节屈曲训练（屈髋 < 90°）、坐位股四头肌训练、卧位到坐位训练、坐位到站位训练、站位到行走训练。

(3) 第三阶段：（第 14 ～ 42 日）：髋关节活动度训练（后伸 10°～屈曲 90°），仰卧位内收肌外展肌抗阻训练，扶拐杖上、下楼训练。

(4) 第四阶段：（第 42 日后）：股四头肌加强训练，扩大关节活动度，侧卧位外展，下蹲、上下楼训练。

(5) 出院后的注意事项

1) 出院后继续院内所学的训练内容，选择性实施，次数时间取决于具体情况，"应遵循短时、小量、循序渐进的原则"，以不引起疼痛为度，如出现疼痛应适当减量。

2) 术后 6 周内助行器、拐杖行走，6 ～ 12 周可单手杖或单拐行走，3 个月后可弃手杖或拐杖全负重行走。进行简单活动，如散步、慢走、游泳等。下午可抬高患肢 1 小时，用以减轻早晨散步导致的水肿。

3) 术后 6 周内六不要：不要交叉双腿；不要跷二郎腿；不要坐沙发或矮椅；坐位时不要前倾；不要弯腰拾东西；不要在床上屈膝而坐。注意如侧卧于健侧时，双膝间夹一软枕。

4) 完全康复后可进行体育活动，并保持适当体重，避免做对新髋产生过度压力造成磨损的活动，如跳跃、快跑、滑冰、网球等。

83. 人工膝关节置换术后护理要点

(1) 术后 6 小时去枕平卧位，抬高患肢 20°～ 30°，以利于消除肿胀，维持关节功能位，即保持患膝中立位。

(2) 严密观察患肢末梢血运、皮肤温度、感觉和运动情况，以了解有无神经血管受压。确认切口弹性绷带包扎松紧适宜，注意观察足背动脉搏动，膝关节局部的皮肤温度，切口、小腿及足部肿胀情况，如有麻木、疼痛及末梢循环不佳，应及时通知医师做好处理。

(3) 引流管及切口的护理：将负压引流器固定于低于膝关节 10 ～ 20cm 处，以保持负压状态，观察负压引流是否通畅，固定是否牢靠，更换负压引流袋时禁止将其抬高于切口水平，防止引流

液倒流，引起感染。根据引流量及性状，术后 24 ～ 48 小时拔除引流管。注意切口渗出情况，保持敷料干燥，避免感染。

(4) 术后康复指导：功能锻炼分阶段进行。

1) 第一阶段：术后 0 ～ 3 日，此期为术后早期，功能锻炼以床上为主，包括踝关节屈伸运动、股四头肌等长收缩运动、膝关节屈曲运动。

2) 第二阶段：术后中期，术后第 3 日至第 2 周，此期锻炼的主要目的是增加关节活动度，同时强化肌力的恢复程度，包括膝关节被动屈伸运动、床边膝关节主动屈曲运动、直腿抬高训练、终末伸膝训练、站立位屈膝运动。

3) 第三阶段：手术 2 周后，此期目的以增强肌力为主，保持已获得的膝关节活动度，包括负重行走训练、抗阻力训练、上下楼训练。

84. 关节镜检查的适应证

(1) 诊断关节内损伤和病变，确定病损的部位和损伤程度。

(2) 直视下做关节内活检。

(3) 拆除关节内游离体，小的关节内肿瘤、病损半月板、部分滑膜，电灼切开粘连，剥脱性骨软骨炎的剥脱骨块行钻孔或钻孔加克氏针固定。

(4) 骨关节炎或类风湿关节炎行关节灌洗。

(5) 观察手术或药物治疗后的效果，术后仍有症状者可明确其原因。

85. 关节镜治疗骨关节炎的术后护理要点

(1) 术后去枕平卧 6 小时，监测生命体征，有异常及时报告医师。

(2) 术区及患肢远端血液循环的观察，由于术中对膝关节内组织的刺激，术后会出现出血、水肿、疼痛等情况。因此患肢应进行加压包扎，膝部垫上软枕抬高患肢 30°，术后可给予冰袋局部冰敷止血、止痛。如果患肢远端皮肤冰凉、发绀，应考虑是否有弹性绷带包扎过紧，并及时通知医师松解。

(3) 疼痛的处理：指导患者尽量少移动患肢，取舒适体位，必要时使用镇痛药。

(4) 引流管的护理：妥善固定引流管，保持引流的通畅，并定时观察引流液的颜色、性状及引流量，如有异常，及时处理。

(5) 功能锻炼：原则是既有助于增强膝关节伸屈肌群的肌力，又须尽量降低髌骨关节间压力。主要训练方法如下。

1) 股四头肌等长收缩，取仰卧位，对膝关节屈曲，患侧股四头肌做等长收缩。

2）进行髋、膝、踝、足趾关节屈伸运动。

3）直腿抬高锻炼，可在仰卧、俯卧和侧卧位进行。禁忌健侧卧位患肢的直腿抬高及髋外展。

4）终末伸膝锻炼，在屈膝≤30°内对抗重力做伸膝锻炼。

5）耐力训练，即进行有氧代谢活动。

6）膝关节持续被动活动。

7）出院后，继续康复训练，当股四头肌抬腿有力，膝关节无积液，不肿胀时，可正常行走。一般术后1个月可恢复正常工作和生活，另外平时要注意膝关节保暖，夜间抬高患肢。

86. 人工颈椎间盘置换术的概念、适应证及禁忌证

人工颈椎间盘置换术即是在前路切除椎间盘后，通过在椎间隙置入一个可以活动的"人工装置"代替原来的椎间盘，以保留运动节段，减少相邻节段出现继发性退变。

其适应证：①颈椎间盘突出症；②颈椎病的单阶段或双阶段压迫脊髓或神经根，或明确造成顽固的交感神经型颈椎病的阶段。

手术禁忌证：①颈椎不稳；②合并严重的椎管狭窄；③严重骨质疏松；④强直性脊柱炎；⑤外伤性脱位骨折等。

87. 人工颈椎间盘置换术治疗颈椎病术后的护理要点

（1）颈部制动：转运患者时，可用颈围固定颈部，由专人保护头部。回病房后取仰卧位，颈部稍前屈，两侧颈肩部置沙袋固定，防止颈部扭曲。翻身时注意保持头部在正中轴线上。指导患者在咳嗽和打喷嚏时用手轻轻按住颈前部。

（2）注意生命体征的变化。

（3）观察呼吸情况：随时观察患者面色及呼吸状况。呼吸困难是前路手术最危险的并发症，多发生在术后1～3日。常见原因：①切口内出血压迫气管；②喉头水肿；③术中脊髓损伤。临床表现为呼吸费力，张口状急迫呼吸，应答迟缓、发绀等。应及时做出判断，做好气管切开的准备。

（4）注意切口出血：如渗血较多、出血量大应及时更换敷料并采取止血措施。当患者颈部明显肿胀、增粗，出现呼吸困难、烦躁、发绀，应立即通知医师。

（5）切口引流管的护理：保持引流管通畅，观察引流液的颜色、量，24小时超过100ml者，提示可能有活动性出血。一般术后24小时引流量少于20ml即可拔管。

（6）功能锻炼

1）术后24小时，在病情允许的情况下，可开始四肢活动。术后第1日患者可在颈托制动下，逐渐抬高床头，鼓励患者最大限度地完成生活自理活动。

2）障碍肢体功能锻炼：术后肢体锻炼的目的为增强肌力，调整活动协调性，改善全身功能状态。训练方法：①拇指对指、握拳，然后用力伸指训练；②上肢肌肉力量训练；③颈部肌肉及运动范围锻炼；④上肢带肌及肩胛部活动范围锻炼；⑤步行锻炼，如病情平稳术后第1日可下床活动，活动量以不疲劳为度。

3）行人工颈椎间盘置换术后第5日可解除颈围制动，进行颈部的抬头，低头，左、右运动。术后恢复期，锻炼方法因人而异，上肢肌肉萎缩无力者，以锻炼上肢为主，下肢跛行无力者，则要练习行走及蹲位动作。

第3章 妇 产 科

第一节 妇 科

1. 生殖器官发育异常的种类

常见的生殖器官发育异常：①正常管道形成受阻所致的异常，包括处女膜闭锁、阴道横隔、阴道纵隔、阴道闭锁和宫颈闭锁等；②副中肾管衍化物发育不全所致的异常，包括无子宫、无阴道、始基子宫、子宫发育不良、单角子宫、输卵管发育异常等；③副中肾管衍化物融合障碍所致的异常，包括双子宫、双角子宫、鞍状子宫和纵隔子宫等。

2. 女性生殖系统在解剖和生理方面的防御功能

在健康妇女的阴道内有一些病原菌存在，形成正常阴道菌群。阴道环境影响着菌群，菌群也影响阴道环境，阴道与这些菌群形成一种平衡的

生态。同时因女性生殖道在解剖学、生理上的特点，有较完善的防御功能，增强了对感染的防御能力。

（1）解剖方面：两侧大阴唇自然合拢，遮掩阴道口、尿道口；由于盆底肌的作用，阴道口闭合，关住了进入阴道的通路，阴道前后壁紧贴，可以防止外界的污染；输卵管黏膜上皮细胞纤毛的摆动，输卵管的蠕动，都可阻止病原菌的侵入。

（2）生理方面：在卵巢分泌物的雌激素作用下，阴道上皮细胞增生，细胞中含有丰富的糖原，在阴道杆菌作用下变为乳酸，维持阴道正常的酸性环境（pH ≤ 4.5），使适于碱性环境繁殖的病原体受到抑制。子宫颈管的黏液又呈碱性，使适于酸性环境繁殖的病原体受到抑制。子宫颈管的黏液栓，子宫颈内口正常情况下紧闭，子宫内膜周期性脱落，许多由下生殖道上行的细菌可能夹在其中而排出。

3. 滴虫阴道炎的临床表现和传播途径

潜伏期为 4 ~ 28 日。滴虫阴道炎的主要症状是稀薄的泡沫状白带增多及外阴瘙痒，若有其他细菌混合感染则分泌物呈脓性，可有臭味。检查见阴道黏膜充血，严重者宫颈可见"草莓样"。瘙痒部位主要为阴道口及外阴，间或有灼热、疼痛、性交痛等。阴道毛滴虫能吞噬精子，并能阻碍乳酸生成，影响精子在阴道内存活，可致不孕。若尿道口有感染，可有尿频、尿痛，有时可见血尿。

传染途径有①直接传播：经性交传播，是主要传播方式。②间接传播：经公共浴池、浴盆、浴巾、游泳池、坐式便器、衣物、污染的器械及敷料等。

4. 滴虫阴道炎的治疗方法及治愈标准

（1）全身用药：甲硝唑 400mg，每日 2 次，7 日为 1 个疗程；对初患者单次口服甲硝唑 2g，可收到同样效果。口服吸收好，疗效高，毒性小，应用方便，性伴侣应同时治疗。服药后偶见胃肠道反应，如食欲减退、恶心、呕吐。此外，偶见头痛、皮疹、白细胞减少等，一旦发现应停药。甲硝唑用药期间及停药 24 小时内，替硝唑用药期间及停药 72 小时内禁止饮酒。哺乳期用药不宜哺乳。甲硝唑能通过乳汁排泄，若在哺乳期用药，用药期间及用药后 24 小时之内不哺乳为妥。

（2）局部用药：通常先用酸性药液（1% 乳酸或 0.5% 乙酸）冲洗阴道后，再用阴道栓剂置于阴道后穹隆。

（3）性伴侣的治疗：对目前性伴侣及症状出现前 4 周内的性伴侣均应进行治疗，并告知患者及性伴侣治愈前应避免无保护性交。

（4）治愈标准：滴虫阴道炎常于月经后复发，故治疗后检查滴虫阴性时，仍应每次月经后复查白带，若经 3 次检查均阴性，方可称为治愈。

5. 滴虫阴道炎治疗期间健康指导

（1）健康宣教：注意个人卫生，患病期间应每日更换内裤，并开水煮 5 ~ 10 分钟消毒，置阳光下曝晒以消灭病原体。注意洗浴用具专人使用以免交叉感染。

（2）向患者讲解易感因素和传播途径，应到正规的浴池和游泳池等场所活动。

（3）治疗期间禁止性生活。已婚者还应检查男方是否有生殖器滴虫病，前列腺液有无滴虫，若为阳性，需同时治疗。

（4）应按医师的方案用药和治疗，坚持就诊，不要随意中断，要彻底治愈。

6. 念珠菌阴道炎的病原体和诱发因素

念珠菌阴道炎 80% ~ 90% 病原体为白色念珠菌，10% ~ 20% 为光滑念珠菌、近平滑念珠等。

常见诱发因素主要有妊娠，糖尿病，大量应用免疫抑制剂、广谱抗生素及接受大量雌激素治疗。其他诱因有胃肠道念珠菌、含高剂量雌激素的避孕药、穿紧身化纤内裤及肥胖。

7. 念珠菌阴道炎临床表现

念珠菌阴道炎的临床表现是外阴瘙痒、灼痛，严重时坐卧不宁，异常痛苦，还可伴有尿频、尿痛及性交痛。急性期白带增多，白带特征是白色稠厚呈凝乳或豆渣样。检查见外阴抓痕，小阴唇内侧及阴道黏膜附有白色膜状物，擦除后露出红肿黏膜面，急性期还可能见到糜烂及浅表溃疡。

8. 念珠菌阴道炎治疗期间健康指导

（1）健康宣教：勤换内裤，用过的内裤、盆及毛巾均应用开水烫洗。注意个人卫生。讲解疾病的易感因素，强调外阴清洁的重要性，洗浴卫生用品专人使用，避免交叉感染，特别注意妊娠期卫生。避免滥用广谱抗生素，及时积极治疗糖尿病。

（2）应按医师的方案用药和治疗，坚持就诊，不要随意中断，彻底治愈。

（3）治愈标准：一般经 1 个疗程可治愈。以后连续 2 个月经周期，经过 3 ~ 7 日复查均为（－），可认为治愈，停止治疗。

（4）用药指导：妊娠期一般不主张全身用药。

局部用药也应慎重。除非必要时，且征得患者同意可少量、短期选用对婴儿无致畸作用的药物。一般妊娠早期不予以药物治疗。

9. 宫颈糜烂的分度

根据糜烂面积大小将宫颈糜烂分为3度：轻度指糜烂面小于整个宫颈面积的1/3；中度指糜烂面占整个宫颈面积的1/3～2/3；重度指糜烂面占整个宫颈面积的2/3以上。根据糜烂的深浅程度可分为单纯型、颗粒型和乳突型3型。诊断宫颈糜烂应同时表示糜烂的面积和深浅。

10. 慢性宫颈炎的治疗原则

慢性宫颈炎以局部治疗为主，可采用物理治疗、药物治疗及手术治疗，而以物理治疗最常用。临床上以激光治疗和冷冻治疗最为常见。

11. 慢性宫颈炎物理治疗后的健康指导

(1) 在术后1～2周脱痂时可有少许出血。在创面尚未完全愈合期间（4～8周）禁盆浴、性交和阴道冲洗，以免发生大出血和感染。

(2) 治疗后须定期检查，第一次一般为术后2个月月经干净后3～7天复查，观察创面愈合情况直至痊愈。复查时应注意有无颈管狭窄。

(3) 各种物理疗法术后均有阴道分泌物增多，甚至有大量水样排液，应使用卫生垫，保持外阴清洁，以防发生感染。若已发生感染，应及时应用药物治疗。

12. 慢性盆腔炎的临床表现

慢性盆腔炎的临床表现为全身炎症，症状多不明显，有时仅有低热，易感疲倦。由于病程时间较长，部分患者可出现神经衰弱症状，如精神不振、周身不适、失眠等。当患者抵抗力差时，易有急性或亚急性发作。慢性炎症形成的瘢痕粘连及盆腔充血，常引起下腹部坠胀、疼痛及腰骶部酸痛。常在劳累、性交后及月经前后加剧。慢性炎症导致盆腔淤血，患者常有经量增多；卵巢功能损害时可致月经失调；输卵管粘连阻塞时可致不孕。

13. 生殖器结核的好发部位

结核分枝杆菌侵入人体引起的输卵管、子宫内膜、卵巢、盆腔腹膜及子宫颈等女性生殖器官的炎性病变，多发现于20～40岁妇女，也可见于绝经后的老年妇女。以输卵管结核最常见，占女性生殖器结核的90%～100%，其次为子宫内膜结核，其他类型发病少。

14. 生殖系统炎症患者的健康指导

(1) 缓解症状：指导患者正确使用药物。外

阴瘙痒时不可用力搔抓及用热水烫洗或使用刺激性药物，以免加重局部感染、皮损范围加大。绝经后妇女因卵巢功能衰竭，雌激素水平下降，阴道壁萎缩，黏膜菲薄，阴道上皮细胞内糖原减少明显，阴道pH升高，多数为6.5～7.0，局部抵抗力降低，致病菌容易入侵繁殖而引起炎症。护理人员要指导患者正确使用含激素类药物，以减轻症状。

(2) 加强心理护理：生殖系统炎症的患者一般心理负担较重，常出现不安、烦躁、紧张、焦虑等情绪，帮助患者树立治疗信心，减轻心理负担，坚持治疗。

(3) 加强卫生宣教：向患者介绍女性生殖系统的自然防御知识，讲解生殖系统炎症的原因及传播途径，指导患者做好经期、妊娠期、产褥期、流产后的卫生，预防感染的发生。

(4) 性生活指导：治疗期间禁性生活，以防止相互感染造成反复发作或久治不愈。

(5) 防止交叉感染及反复感染：治疗期间保持会阴部清洁干燥，内裤及浴巾要用开水烫洗或煮沸消毒，以杀灭细菌和寄生虫，防止再次引起感染。有些生殖系统炎症应男女双方同时治疗以免交叉感染。

(6) 养成良好的卫生习惯：每日应用温水清洗会阴；经期及阴道分泌物多时要及时更换会阴垫保持局部清洁干燥，发现过敏反应时，立即停用此种药物。内裤应透气通风，不宜过紧且应每日更换。洗浴用物专人使用以免交叉感染。

(7) 防止院内感染：医院内要严格执行消毒隔离制度，妇科检查用物每人1套，并认真做好消毒处理。医护人员为患者检查治疗前后应认真洗手，防止医源性感染。

(8) 饮食指导：炎症期间禁止进食辛辣刺激性食物，高热时要注意补充液体及蛋白质。

(9) 适当休息：指导患者适当安排日常生活，避免过度劳累。

(10) 到正规的场所沐浴、游泳。公共场所尽量使用合格的一次性用物或自带洗涤物品。

15. 外阴癌的临床表现

外阴瘙痒是最常见症状，80%患者会有此主诉，且持续时间较长，为5～20年，外阴癌常表现为结节肿物或疼痛，如菜花样，有时伴有溃疡或少量出血。如果有继发性感染则分泌物增多有臭味。癌灶可以是多发或单发，病灶周围皮肤可

以完全正常，也可以呈白色或其他色素沉着，呈斑状或丘状病变。根据肿瘤的生长部位可以将其分为中央型和侧位型，在外阴癌发生的部位中，最常见的好发部位是大阴唇，其次为小阴唇、阴蒂、会阴、尿道口、肛门周围等。

16. 宫颈癌的病因

目前认为，人乳头瘤病毒（HPV）感染是宫颈癌的主要致病因素。其他的危险因素如下。

（1）初次性生活年龄过早、多个性伴侣。

（2）月经及分娩因素、经期和产褥期卫生不良、多产等均与宫颈癌有密切关系。

（3）吸烟可能是宫颈癌的发病因素之一。

（4）避孕方法：应用屏障避孕法（子宫帽、避孕套）者宫颈癌的危险性很低，这可能是由于减少了接触感染的机会。

17. 宫颈癌的早期诊断方法

（1）宫颈刮片细胞学检查：是最普遍的筛查宫颈癌的辅助方法。采用巴氏染色分级法。目前宫颈超薄细胞学检查（TCT）在临床已经广泛开展，有条件的患者可推荐做 TCT。

（2）阴道镜检查：凡是宫颈刮片细胞学检查Ⅲ级或Ⅲ级以上者，应在阴道镜下检查，观察宫颈表面有无异型上皮或早期病变，并选择病变部位进行活检。

（3）颈管活检组织检查：是确诊宫颈癌及癌前病变最可靠和不可缺少的方法。

（4）宫颈锥切术：当细胞学检查怀疑或具有恶性细胞，阴道镜的评估又不满意时，需要做锥切活检以诊断。

（5）碘试验：正常宫颈阴道部鳞状上皮含丰富糖原，碘溶液涂染后呈棕色或深褐色，不能染色可为炎性或其他病变。

（6）人乳头瘤病毒检测。

18. 宫颈癌的临床表现

早期宫颈癌常无症状，也无明显体征，与慢性宫颈炎无明显区别。患者一旦出现症状，主要表现如下。

（1）阴道出血：年轻患者常表现为接触性出血，发生在性生活或妇科检查后出血。在早期流血量少，晚期病灶较大表现为大量出血，一旦侵蚀较大血管可能引起致命性大出血。

（2）阴道排液：患者常主诉阴道排液增多，呈白色或血性，稀薄如水样或米泔状，有腥臭味。晚期因癌组织破溃，组织坏死，继发感染时则有大量脓性或米汤样恶臭白带。

（3）晚期癌的症状：根据病灶侵犯的范围而出现的继发性症状。病灶侵及盆腔，大便秘结、里急后重、下肢肿痛等；严重时导致输尿管梗阻、肾盂积水，最后引起尿毒症。到了疾病末期，患者表现为消瘦、发热、全身衰竭、恶病质等。

19. 宫颈上皮内瘤变的治疗方法

宫颈癌前病变治疗的目的是局部病变的控制，以及防止病变发展为更高等级的不典型增生或浸润癌。治疗的前提是经阴道镜检查和活检，病变的性质和范围诊断明确，特别是要确认无浸润癌。治疗的方法主要有宫颈锥切术和宫颈病变的表面切除或破坏，对于无生育要求的患者，可根据情况考虑全子宫切除。

20. 宫颈锥切术后护理要点

（1）按静脉麻醉术后护理常规，患者保持平卧位至清醒。

（2）严密观察生命体征，观察阴道出血情况。手术后阴道填塞油纱条止血，6 ～ 8 小时后取出。做好护理记录和交接班，保证油纱条及时取出，防止放置时间过长引起感染。

（3）患者清醒后可拔除导尿管，自行排尿，观察患者排尿情况。

（4）宫颈残端的出血也可发生在手术后的 5 ～ 12 日，因此教会患者观察阴道出血情况，若出血多于月经量，要及时通知医师及时处理。

（5）为防止宫颈粘连，手术结束时在宫颈管放置碘仿纱条，2 周后门诊随诊时取出。

手术后嘱患者按时进行阴道冲洗，每周 2 次，共 2 周，以防止宫颈粘连。

21. 子宫肌瘤的分类

肌瘤按生长部位分为宫颈和宫体肌瘤，以宫体肌瘤最常见。肌瘤原发于子宫肌层，可向不同方向生长，形成肌壁间、浆膜下及黏膜下肌瘤。

22. 子宫肌瘤的临床表现

多数患者无明显症状，只是在盆腔检查时偶尔被发现。患者的症状与肌瘤的部位、生长速度及肌瘤有无变性等关系密切。浆膜下肌瘤即使较大，症状可不明显，黏膜下肌瘤即使较小，但症状可较重。

（1）症状

1）异常子宫出血：为最常见的症状，表现为月经增多，周期缩短及经期时间延长，也可表现不规则阴道出血。黏膜下肌瘤及肌层内肌瘤最易出现月经异常，而浆膜下肌瘤月经多正常。肌瘤引起月经异常的原因有宫腔变性增大，内膜面积增加；肌瘤影响子宫收缩或血运，造成盆腔慢性充血；肌瘤合并内膜增生或息肉形成；肌瘤合并感染等。

2）腹部包块：患者常主诉腹部胀大，下腹部扪及包块。浆膜下肌瘤增大时，可在腹部触及肿块，当膀胱充盈时更为明显。

3）疼痛：常见的症状是下腹坠胀、腰背酸痛。浆膜下肌瘤蒂扭转时可出现急性腹痛。红色样变时腹痛剧烈可伴有发热。

4）白带增多：肌壁间肌瘤使宫腔面积增大，内膜腺体分泌增多，并伴有盆腔充血使白带增多；悬吊于阴道内的黏膜下肌瘤，其表面易感染、坏死，有大量脓血性排液及腐肉样组织排出，伴臭味。

5）压迫症状：大肌瘤可压迫邻近器官引起尿频、间歇性溢尿、肾盂积水、盆腔静脉淤血、下肢水肿或便秘。

6）不育或自然流产：肌瘤引起的不育占 2%～10%。肌瘤引起的自然流产概率是正常妊娠的 2 倍。

7）继发贫血：患者由于出血过多可导致继发贫血。严重者有全身乏力、面色苍白、气短、心慌等症状。

（2）体征：与肌瘤的大小、位置、数目及有无变性有关。肌瘤增大超过 12 周时，下腹部可触及包块。子宫增大质硬，表面不平。浆膜下肌瘤有时有蒂与子宫相连，而黏膜下肌瘤有时脱出阴道口，较大的肌瘤可有变性，检查时子宫变软。

23. 子宫肌瘤的治疗原则

子宫肌瘤的治疗选择根据患者的年龄、症状、肌瘤的大小及是否有生育要求等来决定。

（1）随访观察：无症状的肌瘤患者每 3～6 个月随访一次。

（2）急诊处理：大出血时应急诊行刮宫，应用止血药物；贫血较为严重时需输血纠正贫血，可采取少量多次输血。待病情稳定后采取手术治疗。若肌瘤感染、扭转或引起压迫症状均是急诊手术的指征。

（3）保守治疗：在患者年近绝经期，子宫小于 3 个月妊娠大小，无月经过多或不规则出血等症状者可暂时观察，不予处理，每 6～12 个月随诊一次。随诊期间如肌瘤增大或症状出现再考虑手术。目前围绝经期激素替代疗法（HRT）越来越普及，且日趋显示其重要性。促性腺激素释放激素类似物仅仅作为手术前的辅助用药，而不能替代手术。一般注射 2～3 次为宜。

（4）手术治疗

1）刮宫术：对有月经紊乱的肌瘤患者，应进行分段刮宫术以明确有无内膜病变。

2）子宫肌瘤切除术：对有症状或肌瘤大于 4cm，又有生育要求的妇女，可进行子宫肌瘤切除术。目前越来越多的黏膜下肌瘤可通过宫腔镜切除，浆膜下肌瘤通过腹腔镜剔除。这些都属于创伤小的手术。肌瘤剔除后有复发的可能，复发时间一般为手术后 3 年，复发率与肌瘤的数目成正比，与患者的年龄呈负相关。

3）子宫切除术：有 3 种手术方式，①腹腔镜手术有损伤小、出血少、恢复快、住院时间短的优点；②如合并阴道壁脱垂需行阴道修补者，可考虑行阴式子宫切除术；③如子宫较大，尤其合并阔韧带内肌瘤，或盆腔粘连重则应行开腹子宫切除。是否同时切除卵巢根据卵巢是否有病变及患者的年龄由医师决定。

24. 子宫内膜癌的高危因素

子宫内膜癌的病因尚未得到肯定的结论，但就目前的研究结果而言，可能与雌激素有关。许多研究表明长期服用雌激素的妇女，子宫内膜癌的发生率明显增高，若加用孕激素，其发生子宫内膜癌的概率明显减少。子宫内膜癌常与无排卵性功能失调性子宫出血、多囊卵巢综合征、功能性卵巢瘤合并存在，这与内源性雌激素刺激有关；而外源性的雌激素刺激，如更年期妇女使用 HRT，其发生子宫内膜癌的相对危险性 5 倍于未使用者。

根据其流行病学特点，其危险因素还包括肥胖、未孕、晚绝经、糖尿病、高血压及其他心血管疾病等。

25. 卵巢肿瘤的并发症

卵巢肿瘤的并发症包括蒂扭转、破裂、感染和恶变。

26. 常见卵巢恶性肿瘤的分类

常见卵巢恶性肿瘤包括卵巢上皮性肿瘤、卵巢生殖细胞肿瘤、卵巢性索间质肿瘤和卵巢转移性肿瘤。

27. 卵巢上皮性肿瘤标志物的正常值

80% 卵巢上皮癌患者糖类抗原 CA125 水平高于正常值；90% 以上的患者 CA125 水平的消长与病情缓解或恶化相一致。其正常值是 35U/ml。

28. 卵巢生殖细胞肿瘤标志物的正常值

甲胎蛋白（AFP）对卵巢内胚窦瘤有特异性价值。未成熟畸胎瘤和混合性无性细胞瘤中含卵黄囊成分者有协助诊断意义。其正常值是 < 20μg/L。

29. 滋养细胞疾病的概念

滋养细胞疾病是一组由胎盘绒毛滋养细胞过度增生引起的疾病，包括葡萄胎、侵蚀性葡萄胎、绒毛膜癌和极少见的胎盘部位滋养细胞肿瘤。葡萄胎属于良性病变，因此称为良性葡萄胎；侵蚀性葡萄胎和绒毛膜癌是恶性病变，称为恶性滋养细胞肿瘤。

30. 滋养细胞肿瘤的临床分期

Ⅰ期：病变局限于子宫。

Ⅱ期：病变超出子宫但局限于生殖器官。

Ⅱa期：转移至宫旁组织或附件。

Ⅱb期：转移至阴道。

Ⅲ期：病变转移至肺，伴或不伴生殖道转移。

Ⅲa期：转移瘤直径小于3cm或片状阴影不超过一侧肺之半。

Ⅲb期：转移灶超过上述范围。

Ⅳ期：病变转移至脑、肝、肾、肠等其他器官。

31. 滋养细胞肿瘤的标志物

人绒毛膜促性腺激素（HCG）是一种糖蛋白，在正常妊娠时，滋养细胞开始分泌HCG，葡萄胎是滋养细胞高度增生，产生大量HCG，血清中HCG浓度通常大大高于正常妊娠相应月份值。它由 α、β 两条多肽链构成，而 β-HCG 是滋养细胞肿瘤诊断、治疗及随访的重要指标。HCG的正常值是0 ～ 5mIg/ml（< 3.1U/L）。

32. 葡萄胎清宫术的护理

葡萄胎一经诊断应立即行清宫术。通常先用大号吸管吸出子宫腔内容物，待子宫缩小后再慎重刮宫，并将刮出物送病理检查。为防止术中大出血，术前建立有效的静脉通路，备血，做好抢救准备。术前协助患者排空膀胱，术中严密观察患者的一般情况，注意有无面色苍白、出冷汗、口唇发绀的表现，即使测量血压、脉搏，防止出血性休克发生。术后注意观察阴道出血及腹痛情况。

33. 功能失调性子宫出血（简称功血）的临床表现

（1）无排卵性功血（anovulatory dysfunctional uterine bleeding）：患者可有不同的临床表现。临床上最常见症状是子宫不规则出血，特点是月经周期紊乱，经期长短不一，出血量时多时少，甚至

大量出血。有时先有数周或数月停经，然后有大量阴道出血，持续 2 ～ 3 周或更长时间，不易自止。也有长时间少量出血或淋漓不净。经期无下腹痛，常伴有贫血，妇科检查无异常。

（2）排卵性功血（ovulatory dysfunctional uterine bleeding）：较无排卵性功血少见。多见于生育期，都有排卵功能，但黄体功能异常。常见的有两种类型，一种是黄体功能不足；另一种是子宫内膜不规则脱落。一般表现为月经周期正常或缩短，但经期延长。黄体功能不足时，月经周期可缩短至 3 周，且经期前点滴出血。子宫内膜不规则脱落时，月经周期正常，但经期延长达9 ～ 10日，且出血量较多。有时月经周期虽在正常范围内，但由于卵泡期延长，黄体期缩短，患者不易受孕或易于妊娠早期流产。

34. 闭经的病因及分类

正常月经周期的建立与维持，依赖于下丘脑 - 垂体 - 卵巢轴的神经内分泌调节和靶器官子宫内膜对卵巢性激素的周期性反应。如果其中一个环节功能失调就会导致月经紊乱，严重时发生闭经。根据闭经的常见原因，按病变部位分类如下。

（1）子宫性闭经：闭经的原因在子宫，如先天性子宫缺陷、子宫内膜损伤、子宫内膜炎、子宫切除后或子宫腔内放射治疗后而引起的闭经。

（2）卵巢性闭经：闭经的原因在卵巢，如先天性卵巢未发育或仅呈条索状无功能的实体，卵巢功能早衰，卵巢切除后或放射治疗后组织破坏和卵巢功能性肿瘤等所致的闭经。

（3）垂体性闭经：病变主要在垂体，如垂体梗死的希恩综合征，原发垂体促性腺功能低下和垂体肿瘤等引起的闭经。

（4）下丘脑性闭经：是最常见的一类闭经，因中枢神经系统 - 下丘脑功能失调而影响垂体，继而引起卵巢性闭经，如环境骤变、精神创伤、神经性畏食、长期消耗性疾病的严重营养不良、闭经溢乳综合征及肾上腺皮质肿瘤等其他内分泌功能异常所致的闭经。

35. 围绝经期的临床表现

围绝经期综合征一般持续 2 ～ 5 年甚至 10 年。

（1）月经变化：绝经前70%的妇女出现月经紊乱，从月经周期缩短或延长，经量增加或减少，逐渐演变为周期延长、经量减少至闭经。少数人直接转为闭经。

（2）潮热出汗：是围绝经期妇女最主要和最

特异的症状。常见阵发性潮热,持续时间为几秒至数分钟不等,后自行消退。

(3)精神、神经症状:常表现为情绪不稳定,精神紧张、易怒、烦躁不安、挑剔寻衅、抑郁多疑、注意力不集中、记忆力减退、头痛,睡眠障碍如失眠、多梦等。

(4)泌尿、生殖道的变化:外阴萎缩,阴道变短、干燥、弹性减弱、黏膜变薄,致性交疼痛,甚至见点状出血,易发生感染,出现白带黄色或带血丝,外阴烧灼样痛;宫颈萎缩变平,宫体缩小,盆底松弛;尿道缩短、黏膜变薄,尿道括约肌松弛,常伴有尿失禁;膀胱黏膜变薄,易反复出现膀胱炎症状。

(5)第二性征变化:乳腺失去雌激素、孕激素的周期性作用而渐渐萎缩,并下垂。皮肤失去雌激素的作用,表皮细胞的有丝分裂减少而变薄,丧失弹性,出现皱纹。

(6)心血管系统的变化:绝经后冠心病发生率增高,也有出现心悸、心前区疼痛,但无器质性病变,称为"假性心绞痛"。

(7)骨质疏松:绝经后妇女骨质丢失而变为疏松,骨小梁减少,最后可引起骨骼压缩,体格变小,甚至导致骨折,骨质疏松与雌激素分泌减少有关。

36. 子宫内膜异位症的好发部位

异位子宫内膜可以侵犯全身任何部位,但大多数位于盆腔内,其中子宫骶韧带、直肠子宫陷凹及卵巢为最常见的受侵犯部位,其次为子宫浆膜、输卵管、乙状结肠、腹膜脏层,直肠阴道隔亦常见。异位内膜也可出现在身体的其他部位如脐部、膀胱、肾、输卵管、肺、胸膜、乳腺、淋巴结等。

37. 子宫内膜异位症的临床表现

(1)症状

1)疼痛:疼痛的特点是痛经,继发性渐进性痛经是其典型症状。痛经虽被认为是子宫内膜异位最具特点的典型症状,但有27%～40%的患者无痛经,且痛经的严重程度也有很大悬殊。可见痛经并非子宫内膜异位症必备的症状。

2)不孕:正常妇女的不孕率约为15%,子宫内膜异位症患者可高达50%。

3)自然流产率增加:正常妇女的自然流产率约为15%,子宫内膜异位症患者可高达40%。

4)月经失调:15%～30%患者表现为经量增多,经期延长或经前、经后少量的出血。

5)性交痛:30%患者有性交痛,多见于直肠子宫陷凹的异位病灶或因病变导致子宫后倾固定时,以月经来潮前与经期最明显。

(2)体征:典型的表现为子宫后倾固定,直肠子宫陷凹、子宫骶韧带触及痛性结节。卵巢子宫内膜异位囊肿时,在一侧或双侧附件扪及与子宫相连的活动度差的囊性包块,往往有轻压痛。若病变累及直肠阴道隔时,可在阴道后穹隆扪及,甚至可直接看到局部隆起的紫蓝色斑点或结节。

38. 子宫内膜异位症的治疗原则

子宫内膜异位症的治疗目的主要是缓解疼痛、去除内膜异位病灶、恢复正常解剖及改善生育功能。要根据患者的年龄、症状、病变部位、分期、病变的活动性、有无生育要求等综合考虑选择治疗方法,强调个体化。子宫内膜异位症的治疗以手术治疗为主,其中以腹腔镜手术为首选。药物治疗前应先进行腹腔镜或开腹手术,以明确诊断,并减灭病灶。辅助生育技术是子宫内膜异位症不孕最好的治疗。子宫内膜异位症根治术后可进行激素替代疗法,但治疗应个体化。

39. 压力性尿失禁的定义

国际尿控协会提出的压力性尿失禁定义为,腹压的突然增加导致尿液不自主流出,不是由逼尿肌收缩压或膀胱壁对尿液的张力压引起的。其特点为正常状态下无遗尿,而腹压突然增高时尿液自动流出。

40. 压力性尿失禁的分度

压力性尿失禁的分度包括主观分度和客观分度。客观分度基于尿垫试验,临床常用简单的主观分度。

Ⅰ级尿失禁:只发生在剧烈压力下,如咳嗽、打喷嚏或慢跑。

Ⅱ级尿失禁:发生在中度压力下,如快速运动或上下楼梯。

Ⅲ级尿失禁:发生在轻度压力下,如站立时,但患者在仰卧位时可控制尿液。

41. 子宫脱垂的分度

子宫脱垂的分度,以患者平卧用力向下屏气时子宫下降的程度,分为Ⅲ度。Ⅰ度:子宫颈下垂距处女膜<4cm,但未脱出阴道口外。轻型:宫颈外口距处女膜缘<4cm,未达处女膜缘;重型:宫颈已达处女膜缘,阴道口可见子宫颈。Ⅱ度:子宫颈及部分子宫体已脱出阴道口外。轻型:

宫颈脱出阴道口，宫体仍在阴道内；重型：部分宫体脱出阴道口。Ⅲ度：子宫颈及子宫体全部脱出阴道口外。

42. 子宫脱垂患者的术后指导

子宫脱垂患者的术后指导：子宫脱垂术后存在复发的可能，因此患者术后仍须注意休息。应卧床休息 7 ~ 10 日，尿管留置 10 ~ 14 日，不能从事重体力劳动、举重物、长时间行走、站立，预防咳嗽及便秘等使腹压增加的活动及慢性病，术后要坚持做肛提肌的锻炼，每日做收缩肛门的运动，用力收缩放松盆底肌肉 2 ~ 3 次，每次 10 ~ 15 分钟，使松弛的盆底组织逐渐恢复张力并起到进一步的预防作用。每日行外阴冲洗 3 次，术后用缓泻药预防便秘。

43. 避孕的原理

避孕原理包括抑制排卵；子宫环境不利于精子获能、生存；阻止精子和卵子结合；阻止受精卵着床。

44. 放置宫内节育器术后的健康指导

(1) 保持外阴清洁、干燥。每日清洁外阴，使用消毒会阴垫。

(2) 少量阴道出血和下腹痛等为正常现象，如出血多、腹痛明显、发热、白带异常，应及时就诊。

(3) 术后休息 2 日，1 周内避免重体力劳动。

(4) 2 周内禁止性生活和盆浴。

(5) 遵医嘱定期随访，宫内节育器失败以 1 年内最多，以后逐渐稳定，因此应于放置后 1 个月、3 个月、6 个月各随访 1 次，以后每年随访 1 次，每次应在月经后检查，若发现以下情况应随时就诊：月经延迟；持续多量出血或月经异常；尾丝消失、变长、变短或节育器脱出，同房时不适；白带增多并有异味。

(6) 术后 3 个月内经期与大便时注意宫内节育器是否脱落。

45. 人工流产术后的健康指导

术后患者应卧床休息 4 小时；注意观察患者阴道出血及腹痛情况。术后注意保持外阴清洁、干燥，每日用温开水清洗会阴并更换内裤，防止感染；术后禁性生活及盆浴 1 个月；休息 2 周，避免重体力劳动及剧烈运动；1 个月后复查，2 周后随诊，如出血多于月经量并伴有腹痛应及时就诊。

46. 人工流产的并发症

(1) 子宫穿孔。

(2) 人工流产综合征。

(3) 术中出血。

(4) 术后感染。

(5) 栓塞。

(6) 吸宫不全。

(7) 漏吸。

(8) 月经失调。

(9) 子宫颈或子宫腔粘连。

47. 人工流产综合征

人工流产综合征是指受术者在人工流产术中或手术结束时出现心动过缓、血压下降、面色苍白、出汗、头晕、胸闷、甚至发生晕厥和抽搐等症状。

处理：一旦出现症状，轻者于手术停止后会自行恢复；重者，静脉注射阿托品 0.5 ~ 1mg 可有效控制症状。

48. 宫内节育器常见不良反应、并发症

(1) 出血：表现为月经量增多、经期延长或不规则子宫出血。

(2) 腰酸、腹坠：轻者不需治疗，重者经休息和用解痉药物治疗无效时，应取出更换合适的节育器。

(3) 感染：表现为腹痛、白带增多等，一旦发生感染，应取出节育器，并给予抗生素积极治疗。

(4) 宫内节育器脱落：受术者放后 1 年内应定期随访，以便及时发现节育器脱落。

(5) 带器妊娠：一旦发生带器妊娠，应行人工流产术，同时取出节育器。

(6) 宫内节育器嵌顿或断裂：一经确诊及时取出，若困难应在 B 超、X 线直视下或在宫腔镜下取出。

(7) 节育器异位：确诊后应经腹或在腹腔镜下将节育器取出。

49. 子宫内膜癌的转移途径

(1) 直接蔓延。

(2) 淋巴转移。

(3) 血行转移。

其中，主要为直接蔓延及淋巴转移，血行转移少见。

50. 子宫内膜癌的临床表现

(1) 阴道出血：绝经后阴道出血。

(2) 阴道排液：血性液体或浆液性分泌物，合并感染有恶臭。

(3) 下腹疼痛及其他：癌肿累及子宫颈内口，可引起宫腔积液，出现下腹胀痛及痉挛样疼痛，晚期有贫血、消瘦及恶病质等相应症状。

51. 完全性葡萄胎的临床表现

(1) 停经后阴道出血：常在停经 8 ～ 12 周开始有不规则阴道出血，若母体大血管破裂，可造成大出血，导致休克甚至死亡。反复出血若不及时治疗，可导致贫血和继发感染。

(2) 子宫异常增大、变软：约 50% 以上患者子宫大于停经月份，质地变软，并伴有血清 HCG 水平异常增高，约 1/3 患者子宫大小与停经月份相符，少数子宫大小小于停经月份。

(3) 妊娠呕吐：多发生在子宫异常增大和 HCG 水平异常增高者，发生严重呕吐且未及时纠正可导致水、电解质平衡紊乱。

(4) 子痫前期征象：多发生于子宫异常增大者。

(5) 甲状腺功能亢进：表现为心动过速、皮肤潮湿和震颤，血清游离 T_3、T_4 水平增高，但突眼少见。

(6) 腹痛：表现为阵发性下腹痛，常发生于阴道出血之前，若发生卵巢黄素囊肿扭转或破裂，可出现急腹痛。

(7) 卵巢黄素化囊肿：因大量 HCG 刺激卵巢卵泡内膜细胞发生黄素化而形成囊肿。囊肿表面光滑，壁薄，囊液清亮或琥珀色。

52. 葡萄胎患者随访内容

(1) 血清 HCG 定量测定，清宫后 1 次 / 周，连续 3 次阴性后 1 次 / 月，共 6 个月，然后 1 次 /2 个月，共 6 个月，自第一次阴性后共 1 年。

(2) 除 HCG 测定外，每次随访应注意月经是否规则，有无异常阴道出血、咳嗽、咯血及其转移灶症状。

(3) 妇科检查，选择一定间隔定期或必要时做超声、X 线胸片或 CT 检查。

葡萄胎随访期间应可靠避孕 1 年，HCG 成对数下降者阴性后 6 个月可以再妊娠，再次妊娠后，应在早期做超声和 HCG 测定，分娩后也需 HCG 随访直至阴性。

53. 生殖器结核定义及传播途径

(1) 定义：由结核分枝杆菌引起的女性生殖器炎症称为生殖器结核，又称结核性盆腔炎。

(2) 传播途径：①血行传播；②直接蔓延；③淋巴传播；④性交传播。

54. 辅助生殖技术并发症

(1) 卵巢过度刺激综合征。

(2) 多胎妊娠。

(3) 其他并发症：穿刺取卵时可能损伤邻近肠管、输尿管甚至血管，引起出血和感染等。

55. 卵巢过度刺激综合征

卵巢过度刺激综合征是指超促排卵引起的一种严重医源性疾病。

(1) 临床表现：胃肠道不适、腹胀、呼吸困难等，严重者心、肺功能降低，肝肾功能受损，静脉血栓形成。

(2) 治疗原则：补充血容量，防止血液浓缩。必要时使用抗凝治疗防止血栓形成。病情严重且难以控制的患者应果断终止妊娠。

56. 外阴癌术后护理

(1) 除一般会阴部手术患者的常规护理外，应在准确评估患者疼痛的基础上积极止痛。

(2) 术后取平卧外展屈膝卧位，并在腘窝处垫软垫。

(3) 保持引流管通畅，观察切口有无渗血，术后 3 日后严格观察伤口皮肤有无感染征象，以及愈合情况，外阴部伤口于术后 5 日间断拆线，腹股沟部伤口于术后 7 日拆线。

(4) 保留尿管 5 ～ 10 日，按医嘱给予抗生素预防感染，每日会阴擦洗 2 次，保持局部清洁、干燥。

(5) 术后 2 日起，可直接暴露伤口，对会阴部、腹股沟的伤口进行红外线照射，2 次 / 日，20 分钟 / 次，避免烫伤。

(6) 指导术后患者合理饮食，鼓励患者进行上半身及上肢活动，预防压疮。

(7) 术后第 5 日，按医嘱给予液状石蜡 30ml，1 次 / 日，连服 3 次，使粪便软化。

57. 子宫肌瘤常见变性

子宫肌瘤变性是肌瘤失去原有的典型结构。常见的变性：①玻璃样变，最常见；②囊性变；③红色样变，多见于妊娠期或产褥期；④肉瘤样变，常见于绝经后伴疼痛和出血的患者；⑤钙化，多见于蒂部细小血供不足的浆膜下肌瘤及绝经后妇女。

第二节 产 科

1. 骨盆外测量的方法及主要径线正常值

(1) 髂棘间径 (IS)：孕妇取伸腿仰卧位，测量两髂前上棘外缘的距离，正常值为 23 ～ 26cm。

(2) 髂嵴间径 (IC)：孕妇取伸腿仰卧位，测量两髂嵴外缘最宽的距离，正常值为 25 ～ 28cm。

(3) 骶耻外径 (EC)：孕妇取左侧卧位，右腿伸直，左腿屈曲，测量第 5 腰椎棘突下至耻骨联合上缘中点的距离，正常值为 18 ～ 20cm。

（4）坐骨结节间径或称出口横径（TO）：孕妇取仰卧位，两腿弯曲，双手抱双膝，测量坐骨结节内侧缘的距离，正常值为 8.5 ～ 9.5cm，是测量骨盆出口平面的主要径线。

（5）耻骨弓角度：用左右手拇指指尖斜着对拢，放置在耻骨联合下缘，左右两拇指平放在耻骨降支上，角度正常值为 90°。

2. 骨盆内测量的主要径线及正常值

（1）对角径（DC）：为耻骨联合下缘至骶岬上缘中点的距离，正常值为 12.5 ～ 13cm，此值减去 1.5 ～ 2cm 为骨盆入口前后径长度，是测量骨盆入口平面的主要径线，又称真结合径。

（2）坐骨棘间径：测量两坐骨棘间的距离，正常值为 10cm，是测量中骨盆平面的主要径线。

3. 胎儿附属物及其功能

（1）胎盘：有气体交换、供应营养物质、排出胎儿代谢产物、防御及合成功能。

（2）胎膜：参与羊水平衡的维持，维持羊膜腔的完整性，对胎儿起到保护作用；另外由于胎膜含有前列腺素前身物质花生四烯酸，因此还对分娩发动有一定作用。

（3）脐带：是母体与胎儿进行气体交换、营养物质供应及代谢产物排出的重要通道。

（4）羊水：妊娠期羊水可保护胎儿，使其自由活动，保持羊膜腔内恒温与恒压。破膜后羊水冲洗阴道，减少感染机会，临产前羊水囊可起到扩张子宫颈口及阴道的作用。

4. 预产期推算方法

从末次月经第 1 日算起，月份减 3 或加 9，日数加 7。若孕妇记不清末次月经日期，应根据早孕反应开始出现的时间、胎动开始时间、子宫底高度、B 超加以估计。

5. 产科名词解释

（1）胎产式：胎体纵轴与母体纵轴的关系称胎产式。两纵轴平行者称纵产式，两纵轴垂直者称横产式。

（2）胎方位：胎儿先露部的指示点与母体骨盆的关系称胎方位。

（3）胎先露：最先进入骨盆入口的胎儿部分称胎先露。纵产式有头先露及臀先露，横产式为肩先露。

（4）早产：妊娠满 28 周至不满 37 足周间分娩者称早产。

（5）羊水过多：凡在妊娠任何时间羊水量超过 2000ml 者称羊水过多。

（6）羊水过少：妊娠晚期羊水量少于 300ml 者称羊水过少。

（7）早期妊娠：妊娠 13 周末以前称早期妊娠。

（8）中期妊娠：妊娠满 14 周至 27 周末称中期妊娠。

（9）晚期妊娠：妊娠第 28 周及其后称晚期妊娠。

（10）过期妊娠：平时月经周期规则，妊娠达到或超过 42 周尚未分娩者称过期妊娠。

（11）潜伏期：指从临产后规律宫缩开始，至宫口扩张达 6cm。此期初产妇不超过 20 小时，经产妇不超过 14 小时。胎头在潜伏期下降不明显。

（12）活跃期：指从宫颈口扩张 6cm 至宫口开全。此期宫颈扩张速度显著加快，需 1.5 ～ 2 小时。

6. 妊娠生理性贫血

妊娠期间血容量增加，血浆增加约 1000ml，红细胞容量增加约 500ml，形成血液稀释出现妊娠生理性贫血。当血红蛋白 ≤110g/L 时，应考虑为贫血。

7. 妊娠晚期发生便秘的原因及预防措施

妊娠晚期子宫增大压迫结肠、直肠，使肠蠕动减弱及孕妇活动量减少等因素易发生便秘。预防措施是鼓励孕妇多吃富含纤维素的蔬菜、水果，多饮水，生活规律，适当锻炼，养成定时排便习惯。

8. 产前检查的重要性及时间安排

产前检查是贯彻预防为主，及早发现高危妊娠，保障孕妇及胎儿健康，安全分娩的必要措施。通过产前检查可对孕妇在妊娠期间出现的一些症状给予及时处理，同时对孕妇进行卫生指导，预防妊娠并发症的发生。

产前检查时间应从确诊早孕开始。首先了解软产道及内生殖器官有无异常，有无内外科疾病。妊娠中期取血或羊水做染色体检查。经上述检查无异常者，于妊娠 28 周前每 4 周检查 1 次，妊娠 28 ～ 36 周每 2 周检查 1 次，36 周以后每周检查 1 次。

9. 影响分娩的四因素

（1）产力：包括子宫收缩力、腹肌及膈肌收缩力和肛提肌收缩力。子宫收缩力是临产后的主要产力，其特点是具有节律性、对称性、极性和缩复作用。

（2）产道：分为骨产道与软产道。骨产道是指真骨盆，有骨盆入口平面（呈横椭圆形）、中骨盆平面（是骨盆最小平面，最狭窄，呈纵椭圆形）和骨盆出口平面（是骨盆腔下口，由两个不同平面的三角形所组成）。软产道是由子宫下段、宫颈、阴道、外阴及骨盆底软组织构成的弯曲管道。

（3）胎儿因素：主要取决于胎儿大小、胎位及有无畸形。

（4）精神心理因素：产妇紧张、焦虑的情绪可影响产程的进展。对分娩有顾虑的产妇可引起子宫收缩乏力。

10. 分娩

妊娠满 28 周及以上的胎儿及其附属物，从临产发动至从母体全部娩出的过程称分娩。

11. 分娩机制

分娩是指胎儿先露部随着骨盆各平面的不同形态，被动地进行一连串适应性转动，以其最小径线通过产道的全过程，以枕左前位多见。

（1）衔接：胎头双顶径进入骨盆入口平面，胎头颅骨最低点接近或达到坐骨棘水平称衔接。经产妇多在分娩开始后胎头衔接，部分初产妇在预产期前 1 ～ 2 周胎头衔接，若初产妇已临产而胎头仍未衔接，应警惕有头盆不称的可能。

（2）下降：胎头沿骨盆轴前进的动作称为下降，临床上将观察胎头下降程度作为判断产程进展的重要标志。

（3）俯屈：胎头以枕额径进入骨盆腔降至骨盆底时，胎头枕部遇肛提肌阻力进一步俯屈，使胎头以最小的枕下前囟径继续下降。

（4）内旋转：胎头围绕骨盆纵轴旋转，使其矢状缝与中骨盆及骨盆出口前后径相一致的动作称为内旋转。以适应中骨盆及骨盆出口前后径大于横径的特点。

（5）仰伸：完成内旋转后，宫缩和腹压继续迫使胎头下降，而肛提肌收缩力又将胎头向前推进。两者的合力作用使胎头沿骨盆轴下段向下向前的方向转向上，胎头枕骨下部达耻骨联合下缘时，以耻骨弓为支点，使胎头逐渐仰伸。

（6）复位及外旋转：胎头娩出后，为使胎头与胎肩恢复正常关系，胎头枕部向左旋转 45° 称为复位。胎肩在盆腔内继续下降，前（右）肩向前向中线旋转 45° 时，胎儿双肩径转成骨盆出口前后径相一致的方向，胎头枕部需在外继续向左旋转 45°，以保持胎头与胎肩的垂直关系，称为外旋转。

（7）胎肩及胎儿娩出：胎头完成外旋转后，胎儿前（右）肩先娩出，随即后（左）肩娩出。胎儿双肩娩出后，胎儿躯干、臀部及下肢随之顺利娩出。

12. 临产的诊断

临产开始的标志为有规律且逐渐增强的子宫收缩，持续 30 秒或以上，间歇 5 ～ 6 分钟，同时伴随进行性宫颈管消失、宫口扩张和胎先露下降。

13. 总产程及产程分期

总产程指从开始出现规律宫缩直至胎儿胎盘娩出，分为三个产程。

第一产程（宫颈扩张期）：从开始出现间歇 5 ～ 6 分钟的规律宫缩至宫口开全，初产妇需 11 ～ 22 小时，经产妇需 6 ～ 16 小时。

第二产程（胎儿娩出期）：从宫口开全至胎儿娩出。初产妇需 40 分钟至 3 小时，经产妇一般数分钟即可完成，长者可达 2 小时。

第三产程（胎盘娩出期）：从胎儿娩出至胎盘胎膜娩出，需 5 ～ 15 分钟，不应超过 30 分钟。

14. 急产

（1）定义：指总产程小于 3 小时。

（2）对母婴的影响：由于子宫收缩过强、过频，产程过快，可致初产妇子宫颈、阴道及会阴撕裂伤。胎儿娩出后子宫肌纤维缩复不良，易发生胎盘滞留或产后出血。宫缩过强、过频影响子宫胎盘血液循环，胎儿在宫内缺氧，易发生胎儿窘迫、新生儿窒息甚至死亡。

（3）护理措施：应以预防为主，有急产史者应提前入院待产，临产后慎用宫缩药物及其他可促进宫缩的产科处置，如灌肠、人工破膜等。当发生子宫收缩过强时，应立即通知医师，给产妇吸氧，左侧卧位，同时遵医嘱应用宫缩抑制药，密切观察胎儿安危。若宫缩不缓解，已出现胎儿窘迫或病理缩复环者，应尽早行剖宫产。若阴道分娩，产后应认真检查软产道，注意观察并预防产后出血。

15. 活跃期停滞

当破膜后子宫颈口扩张 ≥ 6cm 后，如宫缩正常，子宫颈口停止扩张 ≥ 4 小时；如宫缩欠佳，子宫颈口停止扩张 ≥ 6 小时。

16. 滞产

滞产指总产程超过 24 小时。

17. 第二产程延长

第二产程延长指第二产程初产妇超过 2 小时、经产妇超过 1 小时尚未分娩者。

18. 子宫收缩乏力对母儿影响

对产妇的影响：由于产程延长，产妇休息不好，进食少，精神与体力消耗大，可出现疲乏无力、肠胀气、排尿困难等，严重时可引起脱水、酸中毒、低钾血症，影响子宫收缩。由于第二产程延长，胎头压迫膀胱过久，可导致组织缺血、水肿、坏死，形成膀胱阴道瘘或尿道阴道瘘。产后子宫收缩乏力容易引起产后出血。

对胎儿影响：宫缩乏力造成胎头在盆腔内旋转异常，使产程延长，手术产率高，胎儿产伤增多，胎儿宫内缺氧，甚至胎死宫内。

19. 阿普加评分（Apgar score）的意义、内容及标准

Apgar 评分是用于判断有无新生儿窒息及窒息的严重程度，评分以新生儿出生后 1 分钟心率、呼吸、肌张力、喉反射及皮肤颜色五项体征为依据。通常在新生儿出生后 1 分钟和 5 分钟做出评分，每项为 0 ~ 2 分，满分为 10 分。

20. 产褥期

产褥期指从胎盘娩出至产妇全身各器官除乳腺外恢复至正常未孕状态所需要的时间，一般为 6 周。

21. 恶露

产后随子宫蜕膜的脱落，含有血液、坏死蜕膜等组织经阴道排出，称为恶露。因其颜色、内容物及时间不同，恶露分为三个阶段。

（1）血性恶露：含有大量血液，色鲜红，量多，有时有小血块，坏死蜕膜及少量胎膜。血性恶露持续 3 ~ 4 日，子宫出血量逐渐减少，浆液增加，转变为浆液恶露。

（2）浆液恶露：色淡红，可见较多的坏死蜕膜组织、阴道排液、宫颈黏液，少量红细胞，且有细菌。浆液恶露持续 10 日左右，浆液逐渐减少，白细胞增多，变为白色恶露。

（3）白色恶露：含大量白细胞，色泽较白，质黏稠。坏死蜕膜组织、表皮细胞及细菌等。白色恶露持续时间 3 周。

正常恶露有血腥味，但无臭味，持续 4 ~ 6 周，总量 250 ~ 500ml，个体差异较大。若子宫复旧不全，胎盘或胎膜残留或感染，则恶露增多，血性恶露持续时间延长并有臭味。

22. 产褥期抑郁症的临床表现及护理要点

（1）临床表现：通常在产后 2 周出现，表现为易激动、恐惧、焦虑、沮丧和对自身及婴儿健康过度担忧，常失去生活自理及照顾婴儿的能力，有时表现为错乱或嗜睡状态。

（2）护理要点：产前对孕妇应加强围生期保健，在分娩过程中给予人性化护理，有产史不良的产妇给予解释与沟通，对产褥期抑郁症的预防有积极的作用。出现产后抑郁症时，心理治疗非常重要。要增强产妇自信心，提高自我价值的意识，根据产妇的个性特征、心理状态、发病原因给予个体化心理辅导。同时可选用不进入乳汁的抗抑郁药物如氟西汀等。

23. 异位妊娠的临床表现及治疗与护理要点

（1）临床表现：一般有 6 ~ 8 周的停经史，腹痛是患者就诊的主要症状，常有不规则的阴道出血但一般不超过月经量，严重者可出现晕厥或出血性休克。盆腔检查有宫颈举痛，后穹隆穿刺可抽出不凝血液。

（2）治疗原则：对于有大量内出血的患者，要抗休克治疗，并立即手术。无内出血或仅有少量内出血、无休克、病情较轻的患者，可采用药物保守治疗。

（3）护理要点：对于有大量内出血的患者，应立即开放静脉通路、配血，做好术前准备，同时给予心理护理，减轻患者顾虑。对于保守治疗的患者，应遵医嘱按时、按剂量给药，注意观察药物不良反应，观察患者有无腹痛、阴道出血等，同时应监测给药后 HCG 下降情况。

24. 流产定义

（1）先兆流产：指妊娠 28 周前，有少量阴道出血，或阵发性下腹痛，宫颈口未开，胎膜未破，子宫大小与停经周数相符。

（2）难免流产：指流产已不可避免，由先兆流产发展而来。

（3）不全流产：指部分妊娠产物已排出体外，尚有部分残留在子宫腔内。

（4）完全流产：指妊娠产物已全部排出，子宫颈口已关闭。

（5）稽留流产：指胚胎或胎儿已死亡滞留在宫腔内尚未自然排出者。

（6）复发性流产：指同一性伴侣连续发生 3 次及 3 次以上的自然流产。

25. 胎盘早剥定义及临床表现

妊娠 20 周后或分娩期，正常位置的胎盘在胎儿娩出前，部分或全部从子宫壁剥离称胎盘早剥。临床表现为突然发生的持续性腹痛，阴道出血较多呈暗红色，严重时可有休克征象。子宫硬如板状，有压痛，胎儿缺氧甚至死亡。

26. 前置胎盘定义、分类及临床表现

妊娠 28 周后胎盘附着于子宫下段，甚至胎盘下缘达到或覆盖宫颈内口，其位置低于胎先露，称前置胎盘。

以胎盘边缘与宫颈内口的关系，将前置胎盘分为 3 种类型。

(1) 完全性前置胎盘：指宫颈内口全部被胎盘组织所覆盖。

(2) 部分性前置胎盘：指宫颈内口的一部分被胎盘组织所覆盖。

(3) 边缘性前置胎盘：指胎盘边缘附着于子宫下段甚至达宫颈内口，但不超越宫颈内口。

前置胎盘主要临床表现是妊娠晚期或临产时，发生无诱因无痛性反复阴道出血，贫血程度与出血量成正比，出血严重者可发生休克，胎儿缺氧甚至死亡。腹部检查见子宫大小与停经周数相符，由于子宫下段有胎盘占据，影响胎先露入盆，故胎先露高浮。

27. 妊娠期高血压疾病的分类及临床表现

(1) 妊娠期高血压：妊娠 20 周以后出现收缩压 $\geqslant 140mmHg$，或舒张压 $\geqslant 90mmHg$（两次间隔至少 4 小时），并于产后 12 周恢复正常；尿蛋白（－）。产后方可确诊。

(2) 子痫前期：分为无严重表现子痫前期（轻度）和伴严重表现子痫前期（重度）。轻度表现为妊娠 20 周以后出现血压 $\geqslant 140/90mmHg$；24 小时尿蛋白 $\geqslant 0.3g$ 或随机尿蛋白 / 肌酐 $\geqslant 0.3$ 或随机尿蛋白（+）。无子痫前期的严重表现。重度为出现以下任何一个表现：①收缩压 $\geqslant 160mmHg$，或舒张压 $\geqslant 110mmHg$（卧床休息，两次间隔至少 4 小时）；②血小板减少（血小板 $< 100 \times 10^9/L$）；③右上腹或上腹部疼痛；肝功能损害；④肾功能损害；⑤肺水肿；⑥新发生的脑功能或视觉障碍；⑦胎儿生长受限。

(3) 子痫：子痫前期孕妇抽搐不能用其他原因解释。

(4) 慢性高血压并发子痫前期：高血压孕妇妊娠 20 周以前无尿蛋白，若出现 24 小时尿蛋白 $\geqslant 0.3g$；高血压孕妇妊娠 20 周后突然尿蛋白增加或血压进一步升高或血小板 $< 100 \times 10^9/L$。

(5) 妊娠合并慢性高血压：妊娠前或妊娠 20 周前舒张压 $\geqslant 90mmHg$，妊娠期无明显加重；或妊娠 20 周后首次诊断高血压并持续到产后 12 周后。

28. 妊娠高血压疾病的预防措施

做好预防工作，对降低妊娠期高血压疾病的发生、发展有重要的作用。首先要建立健全的三级妇幼保健网，开展围生期保健工作。同时加强健康教育，让孕妇掌握孕期保健知识，自觉进行产前检查。指导孕妇合理膳食与休息，饮食中应富含蛋白质、维生素、微量元素等，减少过量脂肪及过量盐的摄入。保持足够的休息和愉快心情，休息时采取左侧卧位，增加胎盘绒毛的血供。对有妊娠期高血压疾病高危因素者，每日补钙 1 ~ 2g，可有效降低妊娠期高血压疾病的发生。

29. 子痫患者的护理

(1) 患者应置于单人房间，暗化病室，避免声光的刺激。医护人员动作应轻柔，各种治疗、护理操作应相对集中，以减少对患者的刺激。

(2) 专人护理，详细记录病情，密切监测生命体征变化。给予氧气吸入，抽搐时将开口器置于口腔，避免舌咬伤，必要时放置口咽通气管，以防舌后倒阻塞呼吸道。拉床档防止坠地，抽搐时勿强力按压患者以免造成损伤。

(3) 昏迷时应禁食、禁水，加强口腔护理。患者取侧卧位，便于呕吐物排出，及时清理鼻腔和口腔的排泄物，预防吸入性肺炎的发生。

(4) 注意无菌操作，保持管路通畅，滴速不宜过快，以免发生肺水肿。尿管长期开放，注意观察尿液的性状及尿量。每日清洁外阴，预防感染，做好基础护理，防止压疮发生。

(5) 密切观察有无胎盘早剥、脑水肿、肺水肿、心力衰竭、肾衰竭等临床表现，监测胎心变化，随时做好抢救新生儿的准备。

30. 硫酸镁中毒的临床表现、解毒方法及硫酸镁使用的注意事项

(1) 中毒表现：首先为膝反射减弱或消失，随着血镁浓度增加，可出现全身肌张力减退及呼吸抑制，严重者心搏骤停。

(2) 解毒方法：立即静脉注射 10% 葡萄糖酸钙 10ml。

(3) 注意事项：使用硫酸镁前及用药过程中

应及时检查膝反射是否存在，呼吸≥16次/分，尿量≥400ml/24h。

31. HELLP 综合征定义

HELLP 综合征是妊娠期高血压疾病的严重并发症，本病以溶血、肝酶升高及血小板减少为特点，常危及母儿生命。

32. 胎膜早破定义、主要并发症及护理要点

（1）定义：指在临产前胎膜破裂称胎膜早破。

（2）并发症：胎膜早破可诱发早产及增加宫内感染、脐带脱垂和产褥感染机会。

（3）护理要点：妊娠未足月胎膜早破者绝对卧床休息，取头低足高位，预防脐带脱垂。保持会阴部清洁，每日会阴冲洗2次，加强基础护理，使孕妇舒适并保持愉快的心情。遵医嘱应用抗生素预防感染，每日监测体温，注意观察羊水的性状，若妊娠已足月应积极引产。

33. 脐带脱垂定义及预防脐带脱垂的护理措施

（1）定义：指胎膜破裂后脐带脱出于宫颈口外，降至阴道内甚至显露于外阴部称脐带脱垂。

（2）护理措施：对临产后胎先露未入盆者，应尽量不做或少做肛查或阴道检查。破膜后立即听胎心音，绝对卧床休息。必须行人工破膜者，应采取高位破膜，避免脐带随羊水流出时脱出。

34. 妊娠合并心脏病患者易发生心力衰竭的三个时期

妊娠32～34周、分娩期及产后3日内。

35. 妊娠合并心脏病患者分娩期的处理原则

第一产程应安慰及鼓励产妇，消除紧张情绪，遵医嘱适时应用镇静药物。密切观察生命体征变化，及时发现心力衰竭征象。第一产程应给予抗生素预防感染。进入第二产程要避免屏气、用力增加腹压，应缩短第二产程，行会阴侧切、胎头吸引或产钳助产术。胎儿娩出后，立即于产妇腹部放置沙袋，防止腹压骤降而诱发心力衰竭，皮下注射吗啡10mg。若出血多时可遵医嘱使用催产素，禁用麦角新碱。

36. 妊娠对糖尿病的影响

妊娠期由于血容量增加血液稀释，胰岛素相对不足，胎盘分泌的激素如胎盘生乳素、雌激素、孕激素等在周围组织中具有抗胰岛素作用，使母体对胰岛素的需要量较非孕时增加。分娩期由于宫缩大量消耗糖原及产妇进食减少，容易发展为酮症酸中毒。产褥期由于胎盘排出及全身内分泌激素逐渐恢复至非妊娠期水平，使胰岛素的需

量相应减少，若不及时调整用量，易发生低血糖症。

37. 糖尿病对妊娠的影响

（1）对孕妇的影响：糖尿病患者多有小血管内皮细胞增厚及管腔变窄，使孕妇易并发妊娠高血压综合征、胎盘早剥，易发生泌尿生殖系统感染。此外糖尿病孕妇羊水过多发病率较高。由于胰岛素缺乏，葡萄糖利用不足，能量不够，导致子宫收缩乏力，易发生产程延长和产后出血。因胎儿发育较大，常导致难产及软产道损伤，剖宫产率增高。

（2）对胎儿及新生儿的影响：巨大儿、胎儿畸形、死胎、死产发生率增高。易发生新生儿呼吸窘迫综合征、新生儿低血糖、低钙血症、低镁血症等。

38. 胎儿宫内窘迫的临床表现

缺氧早期胎心率＞160次/分，缺氧严重时，胎心率减慢，胎心率＜110次/分，胎动由缺氧初期频繁，继而减少至消失，羊水有胎粪污染。

39. 胎心率减速的类型及其特点

胎心率减速是指随宫缩出现的短暂性胎心率减慢，分3种类型。

（1）早期减速：特点是胎心率曲线下降与宫缩曲线上升同时发生。胎心率曲线最低点（波谷）与宫缩曲线顶点（波峰）相一致，子宫收缩后迅速恢复正常，下降幅度＜50次/分，时间短、恢复快。早期减速是宫缩时胎头受压，脑血流量一时性减少（无伤害性）的表现，不受孕妇体位或吸氧而改变。

（2）变异减速：特点是胎心率减速与宫缩无固定关系。胎心率下降迅速且幅度大，可＞70次/分，持续时间长短不一，恢复也迅速。变异减速一般认为是因子宫收缩时脐带受压兴奋迷走神经所致。

（3）晚期减速：特点是胎心率减速多在宫缩高峰后开始出现，波谷落后于宫缩曲线的波峰，时间差多在30～60秒，下降幅度＜50次/分，胎心率恢复水平所需时间较长。晚期减速一般认为是胎儿缺氧的表现，应给予高度重视。

40. 产后出血定义、出血的主要原因及治疗原则

胎儿娩出后24小时内出血量超过500ml，剖宫产时超过100ml为产后出血。导致产后出血的主要原因是子宫收缩乏力、胎盘因素、软产道损伤和凝血功能障碍等。产后出血的治疗原则是针对原因迅速止血、补充血容量纠正休克和防治感染。

41. 晚期产后出血的定义及导致出血的主要原因

分娩 24 小时后，在产褥期内发生的子宫大量出血称晚期产后出血。导致出血的主要原因是胎盘或胎膜残留、蜕膜残留、子宫胎盘附着面感染或复旧不全，以及剖宫产术后子宫切口裂开等。

42. 会阴撕裂伤口的护理评估

Ⅰ度：累及阴道黏膜、会阴部皮肤及黏膜、阴唇系带、前庭黏膜，未及肌层。

Ⅱ度：除表浅组织外，盆底肌肉和筋膜也被撕裂，但未及肛门括约肌。

Ⅲ度：部分或全部累及肛门括约肌，直肠黏膜外露，手指入肛门内无收缩感。

43. 常用子宫收缩药的种类及用药注意事项

（1）催产素：可使妊娠子宫平滑肌收缩，其作用快，持续时间短。小剂量用于中期及晚期妊娠引产和催产，大剂量常用于防治产后出血。应用引产或催产时需专人护理，先用葡萄糖建立静脉通路，然后根据医嘱加入催产素调整滴速，护理中要严密观察子宫收缩的频率及胎心变化，以免发生胎儿窘迫或子宫破裂等严重并发症。

（2）前列腺素：对各期妊娠子宫均有收缩作用。对早孕妇女若阴道内给予较大剂量，可引起子宫强烈收缩而致流产。该药物可软化和扩张宫颈，常用于足月妊娠引产或诱发流产，但对消化道有刺激作用。

44. 母乳喂养的好处

（1）母乳含有婴儿所需的全部营养。母乳中含乳清蛋白较多，约占蛋白质总量的 2/3，可在胃内形成较细小的凝块，容易消化。脂肪中亚油酸含量较高，并含有较多的脂肪酸，脂肪颗粒较小，易于消化、吸收。乳糖完全溶于乳汁中，乳糖分解产酸，使新生儿粪便 pH 较低，不利于大肠杆菌等病菌生存，而使不致病的双歧杆菌大量繁殖，从而减少新生儿患腹泻及被大肠杆菌感染的机会。母乳中钙磷比例合适，含铁量甚微，但易吸收，各种维生素含量与乳母所进食物有密切关系。

（2）母乳中大部分乳清蛋白是由抗感染蛋白组成，主要为分泌性 IgA。此外母乳中含有乳铁蛋白、转铁蛋白、溶菌酶、补体和巨噬细胞及其他酶类，故母乳有较强抗感染作用。在初乳中免疫物质更丰实，含蛋白较高，脂肪及糖较少，能满足出生婴儿的需要。初乳具有轻泻的作用，能促进胎粪的排出，减轻新生儿黄疸的发生。

（3）母乳喂养可增进母子感情，有利于婴儿的生长发育，促进子宫收缩，预防产后出血，并可降低母亲患乳腺癌、卵巢癌的发病率，延长排卵时间，减少家庭经济上的开支。

45. 按需哺乳的好处

按需哺乳是指母亲感觉乳房肿胀或婴儿哭闹时随时喂哺婴儿，没有时间限制。其好处是母亲下奶快，婴儿体重增长快，减少乳房肿胀发生率。

46. 母婴同室的重要性

母婴同室是指母婴 24 小时在一起，期间分离时间不应超过 1 小时。母婴同室能使母亲对婴儿的变化立即做出反应，可减少婴儿哭闹，有助于母乳喂养，使用奶瓶喂养的潜在性减少，增强母亲对母乳喂养的信心，使母亲出院后母乳喂养持续时间较长。

47. 母乳喂养成功的十项措施

（1）有书面的母乳喂养政策，常规地传达到所有保健人员。

（2）对所有保健人员进行必要的技术培训，使其能实施这一政策。

（3）要把有关母乳喂养的好处及处理方法告诉所有的孕妇。

（4）帮助母亲在产后半小时内开始母乳喂养。

（5）指导母亲如何喂养。

（6）除母乳外，禁止给新生儿吃任何食物或饮料，除非有医学指征。

（7）实行母婴同室。

（8）鼓励按需哺乳。

（9）不要给母乳喂养的婴儿吸橡皮奶头，或使用奶头作安慰物。

（10）促进母乳喂养支持组织的建立，并将出院的母亲转给这些组织。

48. 纯母乳喂养

婴儿从出生至产后 6 个月，除给母乳外不给婴儿其他食品及饮料，包括水（除药品、维生素、矿物质滴剂外），称为纯母乳喂养。

49. 乳母的心理准备

（1）产后避免紧张心理。因为婴儿是伴着水、葡萄糖和脂肪储存而诞生的，头几日少量初乳完全能满足婴儿需要。只要让婴儿勤吸吮，注意饮食及休息，母乳会分泌很快。

（2）出生最初几日婴儿体重呈生理性下降的趋势，只要坚持频繁吸吮，婴儿体重会很快恢复。但婴儿体重下降不应超过出生体重的 10%。

（3）坚持按需哺乳，早期频繁吸吮，有助于尽早下奶，并让婴儿吸吮到营养和免疫价值极高的初乳，以促进胎粪排泄。

（4）注意休息，母婴同室打乱了产妇以往的睡眠习惯，常感到疲劳，产妇应与婴儿同步休息，以保证充足的体力和精力。

50. 早开奶的重要性

新生儿在出生后 2 小时内吸吮反射最强，是婴儿学习的良好时机，而且能得到营养价值丰富的初乳。吸吮刺激催产素的分泌，有助于胎盘娩出和减少产后出血。早开奶有助于母婴感情的建立，对母乳喂养的持续性有促进作用。

51. 母乳喂养的姿势

（1）母亲的体位：母亲可采取坐位或卧位，全身肌肉放松抱好婴儿。母亲的手指贴靠在乳房下的胸壁上，拇指轻压乳房上部，这可改善乳房形态，使婴儿容易含接。注意托乳房的手不要太靠近乳头处，示指支撑着乳房基底部。婴儿的头与身体呈一直线，脸对着乳房，鼻子对着乳头，婴儿身体紧贴母亲，若是新生儿，应托着臀部。

（2）婴儿含接姿势：婴儿的下颏接触到乳房，嘴张得够大，下唇外翻，婴儿嘴下方露的乳晕比上方少。

52. 乳头皲裂的护理

由于婴儿含接姿势不良可造成乳头皲裂，母亲常感到乳头疼痛。发生皲裂后，若症状较轻，可先喂健侧乳房，再喂患侧。如果母亲因疼痛拒绝哺乳时，应将乳汁挤出在一消毒容器内，用小勺喂哺婴儿，每 3 小时一次，直至好转。每次哺乳后，再挤出数滴后奶涂于皲裂的乳头、乳晕上，并将乳房暴露在新鲜的空气中，有利于伤口愈合。

53. 乳房肿胀的原因及护理

乳房肿胀的原因是开奶晚，婴儿含接不良，限定喂奶时间，不能经常排空乳房。护理要点是首先于分娩后马上开奶，确保正确的含接姿势，做到充分有效的吸吮，鼓励按需哺乳（只要婴儿想吃或母亲乳胀时）。如果婴儿能吸吮应采取正确的含接姿势频繁喂养，若因乳房过度肿胀，婴儿无法吸吮时应将乳汁挤出喂哺婴儿，挤奶前先刺激射乳反射。可采用热敷、按摩、拍打等方法，母亲应精神放松，然后再用手或吸奶器将乳汁挤出，每次挤奶时间一般为 20～30 分钟。

第4章　儿　　科

1. 小儿年龄阶段的划分

（1）胎儿期：从卵子和精子结合到小儿出生统称为胎儿期，前 8 周为胚胎期，8 周以后至出生为胎儿期。

（2）新生儿期：自胎儿娩出脐带结扎开始至出生后 28 日内称新生儿期。从胎龄满 28 周至生后 7 日称围生期（又称围产期）。

（3）婴儿期：出生后至满 1 周岁之前为婴儿期，又称乳儿期。

（4）幼儿期：1 周岁后至满 3 周岁之前为幼儿期。

（5）学龄前期：3 周岁后至入小学（6～7 岁）前为学龄前期。

（6）学龄期：从入小学（6～7 岁）起至青春期（女 12 岁，男 13 岁）开始前称学龄期。

（7）青春期：女孩从 11～12 岁开始至 17～18 岁，男孩从 13～14 岁开始至 18～20 岁

称青春期（或少年期）。

2. 小儿生长发育规律

（1）连续性和阶段性：生长发育是一个连续性的过程，但并非等速进行，具有阶段性，每一个阶段的发展均依赖前一阶段为基础。一般体格生长，年龄越小，增长越快，出生后 6 个月内生长最快，以后逐渐减慢，周岁后基本稳步成长，至青春期又迅速加快。

（2）各系统器官发育的不平衡性：各系统的发育快慢不同，各有先后。神经系统发育领先；生殖系统发育较晚；淋巴系统则先快而后回缩；皮下脂肪发育年幼时较发达；肌肉组织的发育到学龄期才加速。

（3）顺序性：一般生长发育遵循由上到下、由近到远、由粗到细、由低级到高级、由简单到复杂的顺序规律。

（4）个体差异性：小儿的生长发育，在一定

范围内因受先天和后天各种因素影响而存在较大的个体差异。

3. **影响生长发育的因素**

（1）遗传因素

1）小儿生长发育受父母双方遗传因素的影响，种族和家族间的差异影响着体格特征，同时也决定了小儿性格、气质和学习方式等方面的特点。

2）性别也造成小儿生长发育的差异。

3）内分泌腺分泌的各种激素对生长发育起重要调节作用。

（2）环境因素

1）营养：充足和合理的营养是小儿生长发育的物质基础，是保证小儿健康成长极为重要的因素。

2）疾病：任何疾病若持续很长一段时期，尤其是在小儿发展的关键时期，均可对成长造成永久性的影响。长期患病的儿童承受持续的内在压力，影响其独立及自主能力的发展。

3）孕母状况：胎儿宫内发育受孕母各方面的影响，因而影响其生后的生长发育。

4）生活环境：良好的居住环境、卫生条件能促进生长发育，反之，则带来不良影响。家庭生活模式、亲子关系、父母育儿观念、婚姻质量直接影响早期发展。健康生活方式，科学护理，正确教养，完善医疗保健服务是重要因素。

4. **体格生长常用指标**

体重、身长（高）、坐高、头围、胸围、腹围、上臂围、皮下脂肪厚度。

5. **小儿正常体重的评估方法**

（1）出生体重：新生儿出生体重，男婴平均为（3.3±0.4）kg，女婴平均为（3.2±0.4）kg。出生后前半年每月平均增加 600～800g，后半年每月平均增加 300～400g。

（2）1 岁以内小儿体重的推算公式

1～6 个月：体重（kg）＝出生体重（kg）＋月龄 ×0.7（kg）

7～12 个月：体重（kg）＝6（kg）＋月龄 ×0.25（kg）

（3）2 岁至青春前期推算公式：体重（kg）＝年龄 ×2（kg）＋8（kg）

（4）12 岁以后为青春发育阶段，受内分泌影响，体重增长较快，不能按上式推算；正常同年龄、同性别儿童的体重存在个体差异，一般在 10% 上下。

6. **小儿正常身长（高）的评估方法**

（1）出生时：新生儿出生时平均为 50cm。

（2）2 岁以内：6 个月时达 65cm，1 周岁时 75cm，2 周岁时 85cm。

（3）2～12 岁小儿身长推算公式：

身高（cm）＝年龄 ×7+77（cm）。

（12 岁以后不能再按上式推算。）

7. **小儿正常坐高的评估**

出生坐高约为身长的 67%，4 岁时坐高约为身长的 57%，6～7 岁时坐高约为身长的 55%。

8. **小儿正常头围的评估**

出生时平均为 34cm，6 个月 44cm，1 岁 46cm，2 岁 48cm，5 岁 50cm，15 岁 54～58cm。头围反映脑和颅骨的发育程度。

9. **小儿正常胸围的评估**

出生时平均为 32cm（较头围小 1～2cm），1 岁时胸围与头围大致相等，1 岁以后胸围超过头围，其差数（cm）约等于其年龄减 1。

10. **小儿正常腹围的评估**

2 岁前腹围与胸腹围基本相同，2 岁后则腹围较胸围小。

11. **小儿正常上臂围的评估**

1～5 岁上臂围超过 13.5 cm 为营养良好，12.5～13.5cm 为营养中等，小于 12.5cm 为营养不良。

12. **小儿正常皮下脂肪的评估**

出生时占体重 16%，5 岁时仅占体重的 12%～15%。婴儿期脂肪组织较肌肉为多，1～7 岁皮下脂肪逐渐变薄。10 岁以后，特别是青春期，女孩的脂肪组织 2 倍于男孩。

13. **运动功能的发育及规律**

运动功能发育涉及骨骼肌的一切活动，可分粗动作和细动作的发育。粗动作包括颈肌和腰肌的平衡性活动，细动作指手的精细捏弄动作。粗动作发育过程可归纳为"二抬四翻六会坐，七滚八爬周会走"（数字代表月龄）。

小儿动作发育规律是由上至下或由头至尾；由近到远；由不协调到协调，由泛化到集中；由粗动作到精细动作；先有正向动作后有相反动作；如先会抓东西，后才能放下东西；先会向前走，然后才会向后退等。

14. **小儿对能量的需求**

小儿总需能量为 1 岁以内婴儿平均每日 110kcal/kg，以后每增加 3 岁约减去 10kcal/kg。15 岁时为 60kcal/kg。小儿对能量的需求包括以下 5

个方面。

（1）基础代谢：婴儿基础代谢需要的能量占总需能量的 50%～60%。以后随年龄而递减。

（2）生长发育：所需能量与生长速度成正比。1 岁以内的婴儿用于生长发育的能量占总需能量的 25%～30%。以后逐年减少，至青春期需要量又增多。

（3）食物特殊动力作用：指用于摄入和消化吸收食物时所需的能量。婴儿用于此项需能量占总需能量的 7%～8%，年长儿约占 5%。

（4）活动：此项需能量与身体大小、活动强度及持续时间有关。

（5）排泄损失：一般不超过进食食物产生能量的 10%。

15. 小儿需要的营养素

蛋白质、脂肪、糖类、维生素、矿物质、水、食物纤维。

16. 婴儿喂养方式

婴儿喂养可分为母乳喂养、混合喂养、人工喂养 3 种方式。

（1）母乳喂养：是最佳喂养方式。

（2）混合喂养：是母乳与牛乳或其他代乳品混合使用的喂养方式，包括补授法和代授法。

（3）人工喂养：完全采用牛乳、乳制品或其他乳类、代乳品喂养婴儿的方法。

17. 人工喂养常用的乳品及代乳品

鲜牛乳、牛乳制品（全脂奶粉、婴儿配方奶粉等）、羊乳、代乳品等。

18. 辅助食品添加的原则

从少到多，由稀到稠，从细到粗，由一种到多种，患病期间不添加新的辅食。

19. 辅食添加的顺序

应根据小儿生长发育所需及消化吸收功能成熟情况，按月龄依次添加各类辅食。

1～4 个月：以水状食物为主，如菜汤，水果汁，维生素 A、维生素 D 制剂。

5～6 个月：以泥状食物为主，如米糊、稀粥、蛋黄、鱼泥、菜泥、豆腐。

7～9 个月：以末状食物为主，如烂面、碎菜、蛋、鱼、肝泥、肉末、饼干、馒头片等。

10～12 个月：以碎食为主，如碎肉、豆制品、面包、挂面、软饭等。

20. 不同年龄期的保健重点

（1）胎儿期及围生期：孕母的产前、产时、产后保健。

（2）新生儿期：喂养指导、保暖、预防感染、家庭访视、促进亲子间的情感连接、日常护理、早期教育。

（3）婴儿期：指导合理喂养、生长发育监测、预防疾病、防止意外、完成基础计划免疫、日常护理、早期教育。

（4）幼儿期：保证均衡的营养、培养良好生活习惯、生长发育监测、预防疾病和意外、完成计划免疫、日常护理、早期教育。

（5）学龄前期：培养独立生活能力和良好的道德品质、加强体格锻炼、防治传染病及意外发生、日常护理、早期教育等。

（6）学龄期：培养良好的生活习惯及良好品格、加强体格锻炼。合理营养，防止意外预防疾病。

（7）青春期：保证充足的营养、加强青春期心理生理、卫生、法制和品德教育，形成健康的生活方式，预防疾病和意外。

21. 人工获得的免疫方式

（1）主动免疫：是指给易感者接种特异性抗原，以刺激机体产生特异性免疫抗体，从而产生主动免疫力。主动免疫制剂在接种后经过一定期限才能产生抗体，但抗体持续时间较久，一般为 1～5 年。

（2）被动免疫：未接受主动免疫的易感者在接触传染病后，可给予相应的抗体，使之立即获得免疫力，称为被动免疫。被动免疫时，抗体留在机体中的时间短暂，一般约 3 周，故只能作为暂时预防和用于治疗。

22. 常用的免疫制剂

（1）主动免疫制剂

1）菌苗：死菌苗，此类菌苗较稳定、安全，需在冷暗处保存，如霍乱、百日咳、伤寒菌苗等。活菌苗，此类菌苗有效期短，需冷藏保存，如卡介苗、鼠疫、布鲁氏菌菌苗等。

2）疫苗：用病毒或立克次体接种于动物、鸡胚或组织培养，经处理后形成，包括灭活疫苗，如乙型脑炎疫苗和狂犬病疫苗。

3）类毒素：用细菌所产生的外毒素加入甲醛，使变成无毒性而仍有免疫性的制剂，如破伤风和白喉类毒素等。

（2）被动免疫制剂：被动免疫制剂统称免疫血清，包括抗毒素、抗菌血清和抗病毒血清，以及丙种球蛋白。此类制剂来自于动物血清，对人体是一种异体蛋白，注射后易引起过敏反应或血清病。

23. 预防接种的注意事项

（1）严格掌握禁忌证：接种前认真询问病史及传染病接触史。

（2）严格查对：严格执行免疫程序，严格按照规定的接种剂量、次数、间隔时间接种；按使用说明完成全程和加强免疫。及时记录交代注意事项。

（3）检查生物制品标签，包括名称、批号、有效期及生产单位，并做好登记；检查安瓿及药液等；按规定方法稀释、溶解、摇匀后使用；严格无菌操作。

（4）接种活疫苗、菌苗时，只用 75% 乙醇消毒，因活疫苗、菌苗易被碘酊杀死，影响接种效果。

（5）观察预防接种的反应并及时处理。

24. 预防接种的反应及处理要点

（1）一般反应

1）局部反应：接种后 24 小时局部会出现红、肿、热、痛，有时伴有淋巴结肿大。一般持续 2 ～ 3 日不等，可用干净毛巾热敷。

2）全身反应：于接种后 5 ～ 6 小时体温升高，持续 1 ～ 2 日，一般不超过 38.5℃，但接种活疫苗需经过一定潜伏期才有体温上升，应注意休息，多饮水。如红肿继续扩大，高热持续不退，遵医嘱处理。

（2）异常反应：可出现过敏性休克、过敏性皮疹、晕针等。过敏性休克时应使患儿平卧，头稍低，注意保暖，遵医嘱立即皮下或静脉注射肾上腺素，给予氧气吸入，尽快抢救。过敏性皮疹经服用抗组胺药物后即可痊愈。晕针时应立即使患儿平卧，头稍低，保持安静，饮少量热开水或糖水。

25. 新生儿的特殊生理状态

生理性黄疸、生理性体重下降、口腔内变化、"马牙"和"螳螂嘴"、乳腺结节、假月经、粟粒疹。

26. 足月新生儿的护理要点

（1）环境：室温应维持在 22 ～ 24℃，相对湿度为 55% ～ 65%，每日要进行消毒。接触新生儿前、后要洗手。患有感冒等易传播的疾病时不得进入新生儿室。注意保暖。

（2）呼吸管理：保持呼吸道通畅，及时清除新生儿口鼻腔分泌物，防止误吸，必要时给予氧气吸入。

（3）喂养：鼓励母乳喂养，无法进行母乳喂养时可选择适当的喂养方式。监测体重。

（4）皮肤护理：每日洗浴，胎脂过多者可用植物油清洁，每次洗浴后都要进行脐部护理，可用 75% 乙醇消毒，特别注意脐根部的消毒。

27. 新生儿黄疸的概念

新生儿黄疸可分为生理性黄疸和病理性黄疸。

（1）生理性黄疸：一般于出生后 2 ～ 3 日开始出现，4 ～ 6 日为高峰期，其最高值一般不超过 205.2μmol/L（12mg/dl），1 ～ 2 周消退。

（2）病理性黄疸：可因各种原因引起，如新生儿溶血症、新生儿败血症等都可以引起黄疸，应引起重视。

28. 新生儿病理性黄疸的治疗原则

（1）换血疗法：当血清胆红素超过一定量时，采用换血疗法，以置换出抗体和被致敏的红细胞，达到降低胆红素的作用。

（2）蓝光治疗。

（3）白蛋白输入。

（4）纠正贫血。

（5）控制感染。

29. 新生儿病理性黄疸的护理要点

（1）密切观察病情变化，及时识别胆红素脑病：注意黄疸加重情况（皮肤、巩膜、手心），精神反应弱，哭声尖直，角弓反张等症状，及时报告医师，及时处理，并做好换血的准备。

（2）协助换血时要注意血液配型，并准备好动脉段导管置入，以便使换血顺利进行。

（3）换血后继续蓝光照射的患儿要注意观察黄疸消退情况，是否有贫血出现，以便及时发现报告医师进行处理。

（4）必要时给予心电监测，注意呼吸、心率的变化。

（5）光疗患儿注意保护眼睛及外阴，并注意补充水分。

（6）皮肤护理：黄疸患儿一般于光疗后出现稀绿色大便，所以要注意皮肤，特别是臀部皮肤护理，防止尿布疹的发生。

（7）喂养：按需调整喂养方式，如少量多次、间歇喂养等。保证奶量摄入。

30. 新生儿肺透明膜病的概念

新生儿肺透明膜病是指生后不久出现进行性呼吸窘迫、发绀和呼吸衰竭，多见于早产儿，病理以肺泡壁及支气管壁附有透明膜和肺不张为特点。

31. 新生儿肺透明膜病的病因及临床表现

（1）病因：肺表面活性物质缺乏。

（2）临床表现。

（3）出生后不久出现呼吸急促，60 次 / 分以上，呼气性呻吟，吸气时出现三凹征等。

（4）病情呈进行性加重，可出现呼吸不规则、呼吸暂停、青紫及呼吸衰竭等，出生后 24 ～ 48 小时病情最重，病死率较高。

32. 新生儿肺透明膜病的治疗要点

（1）替代治疗：肺表面活性物质（PS）治疗，一般为 100 ～ 200mg/kg，在充分吸痰后，经气管插管缓慢注入肺内，分仰卧位、左右侧位注入。

（2）纠正缺氧：连续气道正压通气（CPAP），防止肺泡萎陷，并有助于萎陷的肺泡重新张开。

（3）机械通气。

（4）心电监护和血氧饱和度（SaO_2）监测：使 SaO_2 维持在 85% ～ 95%。

（5）支持疗法：及时纠正水、电解质失衡并防止液体过多而导致肺水肿。

（6）并发症治疗。

33. 新生儿肺透明膜病的护理要点

（1）保持呼吸道通畅，体位正确，及时清除口鼻咽部分泌物。

（2）密切观察病情变化。24 小时心电监护，特别是呼吸和血氧饱和度 SaO_2 的监测，准备好复苏用物。

（3）氧气吸入，注意吸氧浓度，做好呼吸道管理。

（4）配合医师气管插管，气管内给药，及时完成各种治疗。做好机械通气的护理。

（5）保暖：室内温湿度适宜。

（6）喂养：保证营养供给。

（7）健康教育：教会家长居家照顾的相关知识。

34. 新生儿颅内出血的临床表现

新生儿颅内出血是新生儿常见的一种脑损伤，常因围生期缺氧或产伤引起，< 1500g 极低出生体重儿发生率高。

（1）常见症状：颅内出血的症状和体征与出血部位及出血量有关。一般出生后 1 ～ 2 日出现。

1）意识改变：如激惹、过度兴奋或表情淡漠、嗜睡、昏迷等。

2）眼症状：如凝视、斜视、眼球上转困难、眼震颤等。

3）颅内压增高表现：如脑性尖叫、前囟隆起、惊厥等。

4）呼吸改变：出现呼吸增快、减慢、不规则或暂停等。

5）肌张力改变：早期肌张力增高，以后减低。

6）瞳孔：不对称，对光反应差。

7）其他：黄疸和贫血。

（2）各类型颅内出血的特点

1）硬脑膜下出血：多为产伤所致，小脑天幕、大脑镰撕裂和大脑浅静脉破裂所造成的急性大出血，在数分钟或几小时内神经系统症状恶化、呼吸停止而死亡；亚急性者，在 24 小时后出现症状，以惊厥为主，有局灶性脑征，如偏瘫、眼斜向瘫痪侧等；也有症状在新生儿期不明显，而在出生数月后发生硬脑膜下积液，有惊厥发作、发育迟缓和贫血等。

2）原发性蛛网膜下腔出血：在出生后第 2 日发作惊厥，发作间隙情况良好，大多预后良好，个别病例可因粘连而出现脑积水后遗症。少量出血可无症状，大量出血者常于短期内死亡。

3）脑室周围 - 脑室内出血：多见于早产儿，分四级，Ⅰ级，脑室管膜下出血；Ⅱ级，脑室内出血，无脑室扩大；Ⅲ级，脑室内出血伴脑室扩大；Ⅳ级，脑室内出血伴脑实质出血。大部分 3 日内发病，最常见症状是拥抱反射消失，肌张力低下，淡漠及呼吸暂停。小量Ⅰ级、Ⅱ级出血可无症状，预后较好；Ⅲ级、Ⅳ级出血则神经系统症状进展快，在数分钟到数小时内意识状态从迟钝转为昏迷，瞳孔固定、对光反射消失，呼吸停止而死亡。

4）小脑出血：多发生在胎龄 < 32 周的早产儿，常合并肺透明膜病、肺出血，临床症状不典型，大多数有频繁呼吸暂停、心动过缓，最后因呼吸衰竭而死亡。

35. 新生儿颅内出血的护理要点

（1）密切观察患儿的病情变化，降低颅内压，注意生命体征、神态、瞳孔变化。特别是呼吸、前囟张力和肌张力变化，必要时心电监护。

（2）保持绝对静卧，抬高头部，集中进行护理操作，操作要轻，减少刺激，减少不必要的搬动，避免加重出血。

（3）合理用氧，及时清除呼吸道分泌物，遵医嘱给予氧气吸入。

（4）预防感染。严格执行无菌操作技术，注意手卫生，并做好皮肤护理。

（5）遵医嘱及时完成各种治疗。

（6）维持体温稳定，体温高物理降温，体温低保暖。

（7）健康教育：向家长解答病情，教会功能训练技术。

36.新生儿败血症的病因

（1）感染途径：新生儿败血症可因产前、产时和产后感染，而产后感染以脐部感染多见。

（2）病原菌：主要以葡萄球菌和大肠杆菌多见。

（3）自身因素：免疫力低下，屏障功能差。

37.新生儿败血症的临床表现

其主要表现为反应低下、面色苍白或皮肤黄染，口周可有发绀，食欲差，少动不哭，体温升高或正常。随着病情的加重，患儿可表现为呼吸急促或呼吸暂停，如治疗不及时，可出现呼吸循环衰竭、肾功能不全。重症患儿可并发化脓性脑膜炎等。出生后 7 日内出现症状称早发型败血症，7 日后为迟发型败血症。

38.新生儿败血症的护理要点

（1）密切观察患儿病情变化，必要时给予心电监护、吸氧。如出现脑膜炎、休克或者 DIC，应及时处理。

（2）维持体温稳定，发热患儿可行物理降温，体温不升的患儿注意保暖。遵医嘱用药。

（3）保证营养供给，必要时给予肠外营养。

（4）做好皮肤护理，特别是脐部护理。及时处理病灶。

（5）预防院内感染，注意手卫生。

（6）健康教育指导家长正确喂养保持皮肤清洁。

39.新生儿寒冷损伤综合征的概念及病因

（1）概念：新生儿寒冷损伤综合征是指由多种原因引起皮肤和皮下组织水肿、变硬，同时伴有低体温及多器官功能受损。

（2）病因：寒冷、早产、窒息、感染等。

40.新生儿硬肿病的临床表现

新生儿硬肿病多发生在寒冷季节，早产儿多见，临床表现：①体温低下。②皮肤硬肿，硬肿发生的顺序为小腿、大腿外侧、臀部、面颊、上肢、全身。③器官功能障碍。

41.新生儿寒冷损伤综合征的护理要点

（1）复温

1）若肛温 > 30℃，将患儿置于已预热至中性温度的暖箱中，一般在 6 ~ 12 小时恢复正常体温。

2）当肛温 < 30℃，将患儿置于箱温比肛温高 1 ~ 2℃的暖箱中进行外加热。每小时提高箱温 1 ~ 1.5℃，箱温不超过 34℃，在 12 ~ 24 小时恢复正常体温。然后根据患儿体温调整暖箱温度。

（2）合理喂养。轻者吸吮者可经口喂养，吸吮无力者用滴管、鼻饲或静脉营养，保证能量供给。

（3）保证液体供给。严格控制输液速度，应用输液泵控制，记录每小时输入量及速度，以防输液速度过快引起心力衰竭或肺出血。

（4）预防感染。加强皮肤护理，经常更换体位，注意手卫生，做好消毒隔离。

（5）密切观察病情变化。注意体温、脉搏、呼吸、硬肿范围及程度、尿量、有无出血，详细记录在护理记录单上。备好抢救用药及设备，一旦发生病情变化，积极有效进行救治。

（6）健康教育。介绍有关硬肿病的疾病知识，指导家长加强护理，注意保暖，保持适宜室内环境温度和湿度，鼓励母乳喂养，保证足够的热量。

42.小儿营养不良的病因

（1）膳食供给不足：可因战争、贫穷、饥荒等原因造成食物匮乏，发生营养不良，我国儿童营养不良主要是喂养不当所致。

（2）疾病因素：消化道畸形迁延型。腹泻，急、慢性传染病过敏性肠炎，严重心、肝、肾疾病造成营养吸收不良或消耗增加。

43.小儿营养不良的临床表现

最初表现体重不增。随后出现皮下脂肪减少，逐渐消瘦，体重减轻，毛发枯黄，精神不振，体格生长速度减慢直至停顿。营养不良易并发营养性贫血、多种维生素和微量元素缺乏、低血糖及各种感染性疾病。

44.小儿营养不良的护理要点

（1）调整饮食，补充营养物质：饮食调整的量和内容应根据营养不良的程度、消化能力和对食物的耐受情况逐步完成，不可急于求成，其饮食的原则是，由少到多、由稀到稠、循序渐进，逐步增加，直至恢复正常。

1）能量的供给：对轻度营养不良患儿，开始可供给能量 250 ~ 330kJ/kg（60 ~ 80kcal/kg），以后逐渐增加。对于中、重度营养不良患儿，能量供给从 165 ~ 230 kJ/kg（40 ~ 55kcal/kg）开始，逐步少量增加；如消化吸收好，可逐渐增加到每日 500 ~ 727kJ/kg（120 ~ 170kcal/kg），并按实际体重计算所需能量。待体重接近正常后，恢复供给正常需要量。

2）蛋白质供给：从每日 1.5 ～ 2.0g/kg 开始，逐步增加到 3.0 ～ 4.5g/kg。过早给予高蛋白食物可引起腹胀、肝大。

3）维生素及微量元素补充：一般采用每日给予新鲜蔬菜和水果的方式，应从少量逐渐增多，以免引起腹泻。

4）尽量保证母乳喂养。

5）选择合适的补充途径：口服、鼻胃管喂养，必要时选择静脉营养。

6）建立良好的饮食习惯：如小学生早餐、午餐保证足够能量和蛋白质。

（2）促进消化、改善食欲：遵医嘱给予各类消化酶和 B 族维生素。

1）预防感染：保持皮肤清洁、干燥，防止皮肤破损；做好口腔护理，保持生活环境舒适卫生，注意做好保护性隔离，注意手卫生，防止交叉感染。

2）密切观察患儿病情变化：观察有无低血糖、维生素缺乏、酸中毒等临床表现，及时与医师联系。做好记录。按时监测体重、身高及皮下脂肪厚度，以判断治疗效果。

3）健康教育：向家长介绍科学育儿知识，纠正患儿不良饮食习惯；保证充足睡眠，坚持户外活动；预防感染；按时预防接种；先天畸形患儿及时手术治疗；做好发育监测。

45. 维生素 D 缺乏性佝偻病病因

其病因主要有①日光照射不足；②维生素 D 摄入不足；③食物中钙、磷比例不当，影响钙的吸收；④生长过快，对维生素 D 需要量增多；⑤疾病与药物影响，患慢性呼吸道感染、胃肠道疾病、长期服用激素，使维生素 D 吸收减少。

46. 维生素 D 缺乏性佝偻病的临床表现

（1）早期：主要表现为易激惹、烦躁、睡眠不安、易惊、夜啼、多汗、枕秃等症状。

（2）活动期：颅骨软化，方颅，前囟宽大、闭合延迟，出牙延迟，牙釉质缺乏，"手镯、足镯"，肋骨串珠，鸡胸或漏斗胸，肋膈沟。严重者有脊柱后凸或侧弯畸形，走路后下肢可见弯曲形成 "O" 形或 "X" 形腿。患儿表情淡漠，免疫功能低下。

（3）恢复期：临床症状减轻或消失。血钙、血磷浓度及碱性磷酸酶水平恢复正常。

（4）后遗症期：多见于 3 岁以后。临床症状消失，血生化及骨骼 X 线检查正常，仅遗留不同程度的骨骼畸形。

47. 维生素 D 缺乏性佝偻病的护理要点

（1）补充钙及维生素 D 制剂，增加富含维生素 D 及矿物质的食物。

（2）日光照射。在不影响保暖的情况下尽量暴露皮肤，每日接受日光照射由 10 分钟开始渐延长至 2 小时。

（3）预防骨骼畸形：尽量减少患儿负重，避免久坐、站、行，护理动作要轻柔。

（4）加强体格锻炼：已有骨骼畸形可采取主动和被动的方法矫正。

（5）健康指导：主要介绍佝偻病的病因、预防方法及患儿护理的注意事项。鼓励孕妇及患儿多进行户外活动。

48. 维生素缺乏性手足搐搦症的病因

血清钙降低是引起手足搐搦的直接原因。当血总钙浓度低于 1.75 ～ 1.88mmol/L（7.0 ～ 7.5mg/dl）或离子钙浓度降至 1.0mmol/L（4mg/dl）以下时，即可出现手足搐搦。

49. 维生素缺乏性手足搐搦症的临床表现

（1）隐匿型：血清钙多在 1.75 ～ 1.88mmol/L，没有典型发作症状，可通过刺激神经肌肉引出体征，包括①面神经征；②腓反射；③低钙束臂征。

（2）典型发作：①惊厥。突然发生四肢及面肌抽动，两眼上翻，神志不清。发作时间可数秒钟至数分钟不等，发作时间长者可因缺氧而发绀，发作停止后，意识恢复，醒后活泼如常。发作次数可数日 1 次或 1 日数十次，不发热。②手足搐搦。突发手足痉挛呈弓状，双手腕部屈曲，手指伸直，拇指内收朝向掌心，强直痉挛，呈 "助产士手"。足部踝关节伸直，足趾向下弯曲呈 "芭蕾舞足"。③喉痉挛。表现为声音嘶哑、犬吠样咳嗽、呼吸困难、发绀、肺部呼吸音弱或消失等；有时可突然发生窒息导致死亡。

50. 维生素缺乏性手足搐搦症的护理要点

（1）预防窒息：惊厥发作时，就地抢救，松开患儿衣领将头转向侧位，以免误吸而窒息；遵医嘱及时补充钙剂，降低神经、肌肉的兴奋性；当喉痉挛出现时应立即将患儿舌体轻轻拉出口外，并立即通知医师，备好气管插管用具，保证呼吸道通畅。同时按医嘱应用药物控制喉痉挛。

（2）及时控制惊厥及喉痉挛：惊厥发生时可用指压（针刺）人中、十宣穴，按医嘱给予抗惊厥药物，同时给予钙剂。

（3）预防外伤：病床两侧加床档防止坠床。

（4）定期户外活动，补充维生素D。

（5）健康指导：①向家长介绍手足搐搦的原因和预后，减轻家长的心理压力，更好地配合治疗和护理；②讲解患儿抽搐时的正确处置方法，就地抢救，保持安静，松解颈部衣扣，放置适当体位，通知医护人员；③指导家长在患儿出院后遵医嘱给小儿补充维生素D和钙剂。注意多晒太阳，防止本病复发。

51. 疱疹性口炎的临床表现及治疗原则

（1）临床表现：急性起病、发热。口腔黏膜见有直径2～3cm的圆形疱疹，好发于唇红部及邻近口周皮肤和口腔黏膜，呈散在或成丛的小疱疹，周围有红晕，有痛感，水疱破溃后很快溃疡，可伴颌下淋巴结肿大。病程7～10日。

（2）治疗原则：①局部涂碘苷（疱疹净）抑制病毒，可预防继发感染。涂擦5%金霉素鱼肝油，促其愈合、减轻疼痛。②食前局部可涂2%利多卡因、1%普鲁卡因（奴佛卡因）。③有全身症状者予口服利巴韦林、清热散瘟口服液。④对症处理：发热可物理降温，补充水分、营养。

52. 鹅口疮的临床表现及治疗原则

（1）临床表现：唇、颊、舌、腭黏膜上，有时咽部黏膜上出现乳白色、微高起斑膜，周围无炎症反应，似奶块。不易擦去，用力擦去白色膜状物后露出潮红粗糙的黏膜面。患处不痛、不流涎，无全身症状。

（2）治疗原则：保持口腔清洁。局部用2%～5%碳酸氢钠清洗，或制霉菌素10万U/次涂患处。每日2～3次。

53. 溃疡性口炎的临床表现及治疗原则

（1）临床表现：剧痛、流涎，口腔黏膜尤其是唇内、颊黏膜、舌等有大小不等的糜烂或溃疡，散在或融合成片，其上有纤维素渗出形成假膜，剥离时可呈现出血面。常伴发热、局部淋巴结肿大。

（2）治疗原则：①用3%过氧化氢清洁溃疡面后涂5%金霉素鱼肝油，或养阴生肌散、锡类散、冰硼散。②根据病因选用抗生素。③对症治疗，补充水分和营养。

54. 婴幼儿腹泻的分类

（1）病因分类

1）感染性：①肠道内感染，即致病微生物在肠道内引起肠细胞破坏导致腹泻的一组疾病，又分病毒性、细菌性、蠕虫性、真菌性及其他条件

致病菌引起的腹泻等。②肠道外感染，肠道外感染的病原体同时感染肠道，引起腹泻。

2）非感染性：①食饵性腹泻。②症状性腹泻。③过敏性腹泻。④其他腹泻。

（2）病程分类

1）急性腹泻：病程在2周以内。

2）迁延性腹泻：病程在2周至2个月。

3）慢性腹泻：病程在2个月以上。

55. 婴幼儿腹泻的临床表现

（1）大便性状改变，呈稀便、水样便、黏液便或脓血便。大便次数增多，每日多于3次。

（2）轻型：无脱水、无中毒症状。一般情况良好，眼窝正常，有眼泪，口舌湿润，无口渴，皮肤弹性好，无脱水征。

（3）中型：轻或中度脱水，或有轻度的中毒症状；表现为烦躁、易激惹，眼窝下凹，眼泪少或无，口舌干燥，口渴喜饮，皮肤捏起后回缩慢，丢失水分占体重的5%～10%。

（4）重型：重度脱水或有明显的中毒症状，表现为嗜睡或昏迷，软弱无力，眼窝明显下凹，无眼泪，口舌非常干燥，皮肤捏起后回缩很慢，丢失水分占体重的10%～15%。

56. 婴幼儿腹泻的治疗原则

预防及纠正脱水；调整饮食；合理用药。控制感染，预防并发症的发生。

（1）轻型：①治疗肠道内、外感染病灶。②调节饮食，继续喂养。③对症处理选用调节恢复肠道菌群的药物，改善肠道微生态平衡。

（2）中至重型：①继续饮食，争取母乳喂养。②口服多种微量元素。③液体疗法。

（3）药物治疗：根据致病菌合理选择抗生素。

57. 婴幼儿腹泻护理要点

（1）调整饮食：继续进食，以满足生理需要。缩短病程，促进恢复。母乳喂养者，可继续哺乳，可减少哺乳次数，暂停添加辅食。呕吐严重者可暂时禁食4～6小时，不禁水，待好转后继续喂养。病毒性肠炎不宜用蔗糖，暂停乳类，改用酸奶、豆浆等。腹泻停止后逐渐恢复营养丰富的饮食，每日加餐1次，共2周。对少数严重病例，不能口服营养物质，必要时全静脉营养。

（2）维持水、电解质及酸碱平衡：遵医嘱口服补液、静脉补液，根据不同的脱水程度和性质，年龄、营养状况，自身调节功能，决定补液总量、种类和输液速度。

（3）控制感染：按医嘱给予抗生素，严格消毒隔离，注意手卫生，感染性与非感染性腹泻患儿分室居住，腹泻的患儿用过的尿布、便盆等分类消毒，以防交叉感染。

（4）保持皮肤完整性：选用吸水性强、柔软的布质或纸质尿布，勤更换。保持皮肤干燥、清洁；加强臀部及会阴皮肤护理，防止发生臀红及尿路感染。

（5）密切观察病情变化：①监测生命体征，如神智、体温、脉搏、呼吸、血压等。②观察大便的次数、颜色、气味、性状、量，做好记录。③观察全身中毒症状，如发热、精神萎靡、嗜睡、烦躁等。④观察水、电解质和酸碱平衡紊乱症状，如脱水情况及程度、代谢性酸中毒表现、低钾血症表现等。

（6）健康指导：①向家长解释腹泻病因、潜在的并发症及相关治疗措施；指导家长做好手卫生及对尿布及衣物消毒处理方法、出入量记录方法、脱水的表现观察。②说明调整饮食的重要性；指导家长配制和使用口服补液盐（ORS）溶液，强调少量多次饮用。③指导合理喂养，提倡继续母乳喂养，注意饮食卫生。教育儿童饭前便后洗手。④加强体格锻炼，适当户外活动。⑤避免长期滥用广谱抗生素。

58. 急性上呼吸道感染病因

病毒所致感染者占 90% 以上，主要有合胞病毒、流感病毒、副流感病毒、腺病毒、鼻病毒及一些肠道病毒等，病毒感染后，亦可继发细菌感染。

59. 急性上呼吸道感染的临床表现

（1）一般类型上呼吸道感染：常于受凉后 1～3 日出现呼吸道的局部症状，表现为喷嚏、流涕、鼻塞、咽部不适、咳嗽，有的婴儿会因鼻塞而拒乳或张口呼吸。严重者全身症状明显，表现为全身酸痛、高热、精神不振、烦躁、头痛、腹痛、呕吐、腹泻；部分小儿可因高热引起惊厥。体检可见咽部充血，扁桃体大，颌下淋巴结肿大，触痛。肺部呼吸音正常或粗糙。病程 3～5 日。

（2）特殊型上呼吸道感染：①咽眼结合膜热。病原体为腺病毒 3、7 型，多发生在春、夏季。临床特征为发热、咽炎、结膜炎，常在集体儿童机构流行，病程 1～2 周。②疱疹性咽峡炎。病原体为柯萨奇 A 组病毒，好发于夏秋季，表现为高热、咽痛、流涎、腹痛、呕吐等，特点是在咽腭弓、腭垂和软腭上有疱疹，周围有红晕，疱疹破溃后形成小溃疡，患儿因疼痛而影响吞咽和进食。病

程 1 周左右。

60. 急性上呼吸道感染的治疗原则

（1）一般治疗：注意休息，多饮水，食易消化食物。

（2）对症治疗：如解热镇痛药，鼻堵严重可给予呋麻滴鼻剂点鼻。

（3）病因治疗：病毒感染可选择抗病毒药及清热解毒的中药。继发细菌感染选择抗生素。支原体或衣原体感染选择大环内酯类抗生素。

61. 急性上呼吸道感染的护理要点

（1）一般护理：休息、呼吸道隔离。

（2）创造舒适环境，室内空气清新，温湿度适宜。

（3）做好发热护理：多饮水，发热时给予物理或药物降温。

（4）监测生命体征，4 小时监测体温一次，且观察患儿的面色、脉搏、呼吸、血压、精神、皮肤黏膜、尿液的性状和量的变化，以便早期发现并发症和异常反应，及时通知医师。

（5）用药护理：对发热和惊厥应及时处理，遵医嘱用药，观察用药后的效果及副作用。

（6）加强营养，给予易消化、高热量的流食或半流食。

（7）健康教育：①儿童居室，空气清新，采光好；②合理喂养、提倡母乳喂养；③多进行户外活动，多晒太阳；④上呼吸道高发季节避免到人多的公共场所；⑤气候变化增减衣物，注意保暖。

62. 急性支气管炎病因及临床表现

（1）病因：病毒、肺炎支原体、细菌或混合感染。营养不良、维生素 D 缺乏病、变态反应、鼻炎、鼻窦炎等都是本病诱发因素。

（2）临床表现：起病可急可缓，大多有上呼吸道感染症状。干咳，2～3 日后有痰。婴幼儿症状较重，可有精神不振、呼吸急促、呕吐、腹泻等症状。

63. 急性支气管炎的治疗原则

（1）一般治疗及对症处理同急性上呼吸道感染。

（2）抗感染治疗：根据病原体，选择用药。

（3）止咳祛痰：可选择清肺化痰的药物。

64. 急性支气管炎的护理要点

（1）病情观察：患儿精神、体温、脉搏、呼吸的变化，有无消化道症状；喘息性支气管炎主要观察有无缺氧症状。

(2) 保持呼吸道通畅：①病室空气新鲜，定时通风，减少炎症对支气管黏膜的刺激，利于排痰。②指导家长为患儿轻拍背部；指导并鼓励患儿有效咳嗽。③给予雾化吸入，稀释痰液。④遵医嘱给予抗生素、化痰止咳、平喘药等。⑤喘息性气管炎患儿出现缺氧症状时，给氧吸入。

(3) 发热的护理：①定时测量体温，体温超过 38.5℃时，给予物理降温或遵医嘱给予药物降温，防止惊厥发生。注意患儿退热后的不良反应。②给予高热量、易消化的饮食，并多饮水。③保持口腔清洁。

(4) 用药护理：注意药物疗效及不良反应。口服止咳糖浆后不要立即饮水。

(5) 健康指导：①向家长讲解疾病的病因、临床表现、治疗和护理知识。②指导家长适当开展户外活动和体格锻炼，合理营养饮食。③避免受凉，根据天气的变化增减衣服。④为防止交叉感染，避免到人多的公共场所。⑤教育小儿养成良好的卫生习惯。

65. 小儿肺炎的病因

小儿肺炎主要是细菌和病毒，其次是支原体等病原体感染所致。凡引起上呼吸道感染的病毒均可导致肺炎，如腺病毒、流感病毒、副流感病毒、合胞病毒等。细菌感染以链球菌多见，此外还有支原体、衣原体、真菌、原虫等。

66. 小儿肺炎的临床表现

(1) 支气管肺炎：多见于 3 岁以内的婴幼儿。其主要表现为发热、咳嗽和气促。婴幼儿可有食欲缺乏、恶心、吐泻等消化道症状。重症肺炎常有全身中毒症状及循环、神经和消化系统受累的临床表现。

(2) 腺病毒肺炎：为腺病毒引起，以 6 个月至 2 岁婴幼儿多见，表现为稽留高热、萎靡嗜睡、频咳或阵咳，可出现喘憋、呼吸困难、发绀等。肺部体征出现较晚，常在高热 4～5 日后才开始出现湿啰音，以后出现病变融合所致的肺实变体征，少数并发渗出性胸膜炎。

(3) 支原体肺炎：为肺炎支原体所引起，多见于年长儿，常有发热，热程 1～3 周。刺激性干咳较突出，肺部体征常不明显。婴幼儿发病急，病情重，呼吸困难，喘憋及肺部喘鸣较突出。部分患儿出现全身多系统的临床表现。

(4) 金黄色葡萄球菌肺炎：多见于 1 岁以内婴幼儿和免疫功能低下的小儿，其病情重，发展快，中毒症状明显，表现为面色苍白、咳嗽、呻吟、呼吸困难。肺部体征出现早，可合并循环、神经及消化系统功能障碍，易引起脓胸和气胸，病死率高。在院内发生的金黄色葡萄球菌肺炎多为耐药菌引起，病情重，不易控制。

(5) 肺炎链球菌肺炎：由肺炎链球菌引起，占婴幼儿肺炎的绝大多数，春季多发。起病急骤或迟缓，多有发热、咳嗽、呼吸困难，体温可高可低，可伴头痛、烦躁，症状逐渐加重。小婴儿常见呛奶、拒乳，年长儿可有寒战高热、咳铁锈色痰。体征早期不明显，严重者呼吸急促、口周发绀伴三凹征；少数起病急骤，中毒症状明显，可合并急性心功能不全，也可发生惊厥，休克或昏迷。

67. 小儿肺炎的治疗原则

采取综合措施，积极控制感染，改善肺通气功能，防止并发症。

(1) 一般治疗：加强护理、合理饮食。

(2) 抗感染。

(3) 对症治疗：退热、镇静、祛痰平喘、吸氧。

(4) 支持疗法。

(5) 并发症的治疗。

68. 小儿肺炎的护理要点

(1) 病情观察：患儿的面色、精神、意识及体温、脉搏、呼吸的变化、并发症等。

(2) 观察用药的效果及不良反应。

(3) 改善呼吸功能：休息，保持室内空气清新，温湿度适宜。吸氧，保持呼吸道通畅。雾化吸入、遵医嘱给予抗生素及止咳化痰药。

(4) 维持正常体温：①定时测体温，体温超过 38.5℃给予物理降温或遵医嘱给予药物降温。②观察退热效果，及时更换汗湿衣服，注意保暖。

(5) 营养和水分的补充：①保持口腔清洁，增加食欲。②给予高热量、高蛋白、高维生素、易消化的流食或半流食。③进食困难时遵医嘱静脉补充营养。

(6) 预防并发症：①保持患儿安静，以免加重心脏负担。②严格控制输液速度。③密切观察患儿面色、心率、呼吸及精神状态，有无心力衰竭的早期表现。④遵医嘱应用强心药、利尿药。⑤准确记录 24 小时出入量。

(7) 健康指导：①向家长讲解肺炎有关知识和护理要点。②指导家长合理喂养，适当的户外运动，增强体质。③教育患儿养成良好的个人卫生及饮食习惯。④随季节增添衣物，避免着凉。

⑤尽量避免到人多的公共场合，避免交叉感染。

69. 先天性心脏病的分类

（1）先天性心血管畸形根据分流方向分为，左向右分流、右向左分流、无分流3组。

（2）根据解剖特点分为心室间隔缺损、心房间隔缺损、动脉导管未闭、法洛四联症、完全性大动脉转位、右位心等。

70. 常见先天性心脏病的临床表现

（1）房间隔缺损：房间隔缺损症状可由于年龄和缺损大小而不同，主要表现为患儿发育迟缓，易疲劳，活动无耐力，特别是活动后出现气促、咳嗽等症状。心脏听诊多数患者可在胸骨左缘第2、3肋间闻及Ⅱ级收缩期喷射性杂音，少数病例可有粗糙响亮的Ⅲ级杂音，并伴有收缩期震颤。叩诊胸骨右缘心浊音界增宽。X线检查心脏外形中度以上扩大，主要为右心房、右心室增大。心电图检查为心电轴右偏，显示不完全性或完全性右束支传导阻滞及右心室肥大。超声心动图检查可见右心室舒张期末扩大，三维超声心动图检查可直接见到缺损。

（2）室间隔缺损：临床表现取决于缺损的大小和循环的阻力，小型室间隔缺损患儿常无症状，或仅在剧烈运动时出现呼吸急促，生长发育正常。大、中型室间隔缺损在新生儿后期即可出现症状，表现为喂养困难，吸吮时常因气急而中断，面苍白、多汗、生长发育落后，反复出现肺部感染及充血性心力衰竭。听诊在胸骨左缘第3、4肋间有粗糙、响亮的全收缩期杂音。X线检查心脏大小正常或稍增大。心电图为正常或轻度左心室肥厚。超声心动图检查左心房、左心室内径增大，主动脉内径缩小，必要时可做心导管检查。

（3）动脉导管未闭：大多数患儿因导管较细，表现为症状轻或无症状，多在健康检查时发现；重症病例可出现反复的呼吸道感染，心悸、呼吸急促等症状，合并肺动脉高压时可出现青紫。听诊为在胸骨左缘第2肋间有响亮的机器样连续性杂音，并贯穿收缩期和舒张期，并有震颤。X线检查心脏轻度扩大，以左心室为主，分流大的病例可出现肺门阴影扩大，肺野充血。心电图检查大部分患者正常，分流较大时有左心室肥大，心电轴左偏。超声心动图检查左心房、左心室有不同程度的增大，二维超声心动图检查可直接探及未闭的动脉导管。难以诊断时可进行心导管及心血管造影检查。

（4）法洛四联症：由肺动脉狭窄、主动脉骑跨、右心室肥厚、室间隔缺损4种畸形组成。患儿常在动脉导管闭合后出现症状，一般3～6个月时出现青紫，并为全身性。患儿稍活动即会出现呼吸困难，活动耐力差，发育稍迟缓，四肢冷，脉弱，脉压小。心脏听诊可在胸骨左缘第2、3、4肋间听到粗糙的喷射性收缩期杂音，有时伴收缩期震颤。X线检查可见典型的靴状心脏外形。心电图检查为心电轴右偏，右心室肥大。超声心动图检查可见主动脉根部骑跨于室间隔上，常需要在心导管检查和心血管造影检查。

71. 常见先天性心脏病的护理要点

（1）依据病情安排适当的活动量，合理作息，保证睡眠、休息，避免剧烈哭闹，以减少心脏负担。

（2）供给充足的营养，注意营养搭配，以增强体质，提高对手术的耐受。

（3）预防感染：避免受凉引起呼吸道感染，注意保护性隔离，以免交叉感染。

（4）严密观察病情变化，防止并发症的发生：①注意观察法洛四联症患儿因活动、哭闹、便秘引起缺氧发作；因发热、出汗、吐泻时体液不足而加重血液浓缩，形成血栓。②观察有无心率增快、呼吸困难、端坐呼吸、吐泡沫样痰、水肿、肝大等心力衰竭表现，如出现该症状立即给予半坐位、吸氧，按心力衰竭护理。

（5）心理护理：建立良好的护患关系，消除紧张情绪，向家长解释检查与治疗经过，取得患儿及其家长的配合。

（6）健康教育：指导家长掌握先天性心脏病患儿日常护理，建立合适的生活制度，合理用药，预防感染和其他并发症。定期复查，调整功能到最佳状态，安全到达手术年龄。

72. 病毒性心肌炎的病因及发病机制

其病因主要是肠道和呼吸道病毒，尤其以柯萨奇B1～6型病毒感染最多见，而发病机制尚不清楚，通常认为病毒感染初期，直接侵袭心肌细胞引起急性炎症反应，出现心肌坏死、变性及细胞浸润引起。

73. 病毒性心肌炎的临床表现

病毒性心肌炎起病形式多样，重症暴发性心肌炎可发生心源性休克或充血性心力衰竭，于数小时或数日内死亡。病毒性心肌炎可分为急性期、恢复期、迁延期和慢性期。根据病情分为轻、中、重3型。

（1）典型病例：在心脏症状出现之前有呼吸道或病毒感染史，可伴有中度的发热、咽痛、腹泻、皮疹等症状，出现心脏症状时主要表现为疲乏无力、食欲减退、恶心、呕吐、呼吸困难、面色苍白等，年长患儿可诉心前区不适、心悸、头晕等症状。

（2）轻型：一般无症状，或仅有一过性的心电图改变，精神、食欲较差，心动过速，第一心音低钝或有奔马律，经治疗可于数日或数周内恢复。

（3）中型：多有充血性心力衰竭，起病较急，年长儿可诉心前区疼痛、头晕、心悸，并伴有恶心、呕吐，心界扩大，心动过速或过缓，可有奔马律，双肺出现啰音，肝大有压痛，并可出现神经系统和肾脏损伤。

（4）重型：出现严重的心律失常，室性心动过速或心室纤颤，完全性房室传导阻滞，可发生猝死或心源性休克。

74. 病毒性心肌炎的护理要点

（1）休息，减轻心脏负担：急性期卧床休息，至体温稳定后 3 ～ 4 周，基本恢复正常时逐渐增加活动量。恢复期限制活动量，一般总休息时间不少于 6 个月，重症患儿应延长卧床时间。

（2）严密观察病情，及时发现和处理并发症：①密切观察和记录患儿的精神状态，面色、心率、心律、呼吸、体温和血压变化。必要时进行心电监护。②胸闷、气促、心悸时休息，必要时给予吸氧。烦躁不安者可根据医嘱给予镇静药。③静脉滴注速度不宜过快，以免加重心脏负担。使用血管活性药和血管扩张药时，要准确控制滴速，最好用输液泵控制。④使用洋地黄时，用药前注意观察有无心率过慢、心律失常，有无恶心、呕吐等消化道症状，如有及时与主管医师联系处理，避免洋地黄中毒。

（3）健康教育：①对患儿及其家长介绍本病的治疗过程与预后，减少患儿与其家长的焦虑与恐惧心理。②强调休息对心肌炎恢复的重要性，使其自觉遵医嘱治疗。③告知预防呼吸道及消化道感染的常识，疾病流行期间避免去公共场所。④带药回家继续治疗患儿，告知家长药物名称、剂量、用药方法及其不良反应。⑤嘱出院后定期到门诊复查。

75. 小儿造血及血象特点

（1）造血特点：①小儿造血分胚胎期造血和出生后造血两个阶段。②胚胎期造血过程包括中胚层造血期、肝造血期、骨髓造血期。③生后造血包括骨髓造血和骨髓外造血。其中主要是骨髓造血。

（2）血象特点：①出生时红细胞和血红蛋白量较高，出生时血红蛋白为 150 ～ 220g/L，红细胞计数（5.0 ～ 7.0）×10^{12}/L，未成熟儿稍低。②出生后红细胞和血红蛋白量下降，10 日时下降为 20%，2 ～ 3 个月时达最低水平，血红蛋白 110g/L，红细胞计数约 3.0×10^{12}/L，称为"生理性贫血"。③婴儿期血红蛋白为 110g/L 左右，红细胞计数为 4.0×10^{12}/L，以后逐渐趋向于成人水平。④初生时白细胞计数为（15 ～ 20）×10^9/L，出生后 6 ～ 12 小时达高峰然后逐渐下降，1 周时平均为 12×10^9/L，此数值维持整个婴儿期，至学龄期维持于 8×10^9/L 左右，以后为成人水平 7×10^9/L。⑤白细胞分类，主要是中性粒细胞和淋巴细胞比例的变化，出生时中性粒细胞约占 0.65，淋巴细胞约占 0.30，出生后 4 ～ 6 日两者比例相等，称为第一次交叉；以后淋巴细胞约占 0.60，中性粒细胞占 0.30 ～ 0.35，至 4 ～ 6 岁两者再次比例相等，称为第二次交叉。7 岁后中性粒细胞增多达到成人值，即中性粒细胞为 0.65 左右。⑥血小板数与成人相似，为（150 ～ 350）×10^9/L。

76. 小儿贫血的概念及分度

（1）概念：贫血是指外周血中红细胞数或血红蛋白量低于正常。世界卫生组织关于小儿贫血的诊断标准为血红蛋白值低限：6 个月至 6 岁小儿为 110g/L，6 ～ 14 岁为 120g/L，低于此值为贫血。中华儿科学会血液组暂定 6 个月以下小儿贫血诊断标准：血红蛋白值在出生后 10 日内的新生儿 < 145g/L、10 日至 3 个月时 < 100g/L、3 个月至不足 6 岁 < 110g/L。

（2）分度：①轻度，血红蛋白在 90 ～ 120g/L（6 岁以上），90 ～ 110g/L（6 岁以下）。②中度：血红蛋白在 60 ～ 90g/L。③重度：血红蛋白在 30 ～ 60g/L。④极重度，血红蛋白 < 30g/L。

77. 营养性缺铁性贫血的概念及病因

（1）概念：营养性缺铁性贫血是由于体内铁缺乏致使血红蛋白减少而引起的一种小细胞低色素性贫血。

（2）病因：①先天储铁不足。②铁摄入量不足。③铁吸收障碍。④铁丢失太多。

78. 营养性缺铁性贫血的临床表现

（1）一般表现：皮肤黏膜逐渐苍白，以唇、口腔黏膜及甲床最为明显。易疲乏无力，不爱活动。年长儿可诉头晕、眼前发黑、耳鸣等。

（2）髓外造血表现：肝脾可轻度肿大，年龄越小，病程越久，贫血越重，肝脾大越明显。

（3）非造血系统表现：可出现食欲减退、呕吐、腹泻等消化系统症状；烦躁、萎靡不振、智力减退等神经系统症状；以及心率增快、心脏增大甚至心力衰竭等症状；同时因为细胞免疫功能低下，常合并感染。

79. 营养性缺铁性贫血治疗原则

其主要原则为去除病因，适量补充铁剂。

（1）一般治疗：对重症患者应加强护理，避免感染，注意休息，保护心脏功能。

（2）去除病因：合理安排饮食，治疗导致患儿慢性失血的原发疾病。

（3）铁剂治疗：可以口服或者肌内注射铁剂进行对症治疗。

（4）输血治疗：一般少用。重症贫血并发心功能不全时或明显感染时可输浓缩红细胞，以尽快改善贫血状态。

80. 营养性缺铁性贫血的护理要点

（1）维持营养平衡，适当增加铁含量丰富的食品，并注意饮食搭配，纠正偏食习惯。

（2）铁剂治疗时注意事项：口服铁剂时易有恶心、呕吐、腹部不适或腹泻等胃肠道反应，所以最好于两餐间服用，以减少对胃黏膜的刺激；同时口服维生素 C 可促进铁的吸收，禁饮浓茶，易使铁剂沉淀，影响吸收；使用吸管，以免牙齿发黑；用药期间大便会发黑，停药后可恢复正常；注射铁剂时做深部肌内注射，以免引起组织坏死。

（3）保证休息：轻症患儿注意适当休息，重症患儿应绝对卧床休息，出现缺氧或心脏症状者，必须协助患儿日常生活，减少心脏负担。

（4）预防感染。

81. 营养性巨幼细胞贫血的概念及病因

（1）概念：巨幼细胞贫血是由于缺乏维生素 B_{12} 和（或）叶酸所引起的一种大细胞性贫血，多见于婴幼儿，起病缓慢。

（2）病因：①摄入不足。②疾病或药物因素。③生长发育的需要量增加。

82. 巨幼细胞贫血的临床表现

患儿多呈虚胖或轻度水肿，毛发稀疏发黄，面色苍黄，疲乏无力，肝脾大，有些患儿还出现烦躁不安、易怒、运动智力发育落后等神经精神

症状；常有腹泻、呕吐等消化道症状。容易并发呼吸道感染。

83. 急性白血病的分类

根据白血病细胞的形态及组织化学染色表现，将急性白血病分为急性淋巴细胞白血病和急性非淋巴细胞白血病两大类。小儿以急性淋巴细胞白血病发病最多。

84. 急性白血病临床表现

（1）贫血、发热、出血和白血病细胞浸润所致肝脾大、淋巴结肿大、骨关节疼痛。

（2）早期有精神不振、疲乏、面色苍白、鼻咽和（或）牙龈出血、皮肤瘀点及瘀斑。随着病情发展，贫血、出血程度逐渐加重，肝、脾、淋巴结进行性肿大，骨关节疼痛明显，眶骨、颅骨、皮肤等组织出现白血病细胞浸润肿块（绿色瘤）。

（3）可有不规则发热。合并感染时，常伴持续高热。小儿急性白血病较成人更易发生中枢神经系统受累。中枢神经系统受累者，有头痛、呕吐、嗜睡、惊厥甚至昏迷等颅内压增高的表现，脑膜刺激征阳性，脑脊液中可发现原始细胞。

85. 急性白血病治疗原则与化疗程序

（1）治疗原则：以化疗为主的综合治疗。早诊断、早治疗，严格分型，按型选方案。采取多药（3～5 种）联合、足量、间歇、交替用药，坚持长期治疗的方针；重视支持疗法；早期预防髓外白血病复发。

（2）化疗程序：①诱导缓解治疗。②巩固治疗。③预防髓外白血病。④维持和加强治疗。

86. 急性白血病的护理要点

（1）保持病室环境清洁，定期空气消毒。可戴口罩做自我保护，避免呼吸道感染。

（2）白细胞低下时可采取保护性隔离措施，有条件者入无菌洁净层流室，防止交叉感染。

（3）口腔护理：加强口腔护理，经常用漱口液漱口，口腔黏膜有溃疡时可用锡类散涂敷，真菌感染时可涂制霉菌素甘油。

（4）保持全身皮肤清洁，特别要注意会阴、肛门的清洁，防止肛周脓肿。

（5）高热患者应执行高热护理常规，但要避免酒精擦浴及应用能引起白细胞减少的退热药物。

（6）严格执行无菌操作，防止院内感染。

（7）鼻出血：鼻部冷敷，用 1∶1000 肾上腺素棉球填塞压迫止血，严重时用油纱条止血粉等做后鼻道填塞止血。

(8) 牙龈出血：保持口腔卫生，饭后漱口，或口腔护理，避免刷牙损伤黏膜。局部可用明胶海绵止血剂贴敷止血。

(9) 消化道出血：可有呕血、黑粪，患者出现头晕、心悸、脉细速、出冷汗、血压下降时应及时抢救，给予止血和补充血容量治疗。

(10) 头面部出血：患者有眼眶周围瘀斑，眼底出血时应卧床休息，减少活动，按医嘱给予及时治疗。

(11) 颅内出血：平卧位，高流量吸氧，保持呼吸道通畅，按医嘱应用止血药物及降低颅内压药物，输注成分血。头部可给予冰袋或冰帽，严密观察病情，及时记录。

(12) 加强营养，注意休息，避免着凉。

(13) 化疗时注意保护患者静脉，避免药物外渗，严格遵守用药的次序、时间、剂量，观察化疗药物疗效及不良反应。

(14) 加强心理护理。

87. 急性肾小球肾炎的临床表现

(1) 潜伏期：大部分患者有前驱感染史（咽部或皮肤）。

(2) 一般病例：起病初起可有疲乏、厌食、恶心、呕吐、头及腰部钝痛等非特异性症状，主要表现为血尿、蛋白尿、水肿、高血压。

(3) 严重病例：起病 2 周以内可出现严重循环充血、高血压脑病、急性肾衰竭。

88. 急性肾小球肾炎的护理要点

(1) 急性期严格卧床休息。

(2) 限制盐、水、蛋白质摄入。

(3) 抗感染治疗。

(4) 防止并发症。

(5) 健康教育：①患儿发病后的前 2 周应绝对卧床休息，限制患儿活动，减轻患儿心、肾负担。②做好皮肤护理，防止水肿部位皮肤破溃、感染。③注意保暖，防止患儿再次交叉感染。④做好患儿及其家长心理护理，缓解他们焦虑情绪。⑤遵医嘱按时治疗并及时复查。

89. 原发性肾病综合征的病理生理特点

(1) 大量蛋白尿：为最根本病例生理改变，也是导致本征其他三大特点的根本原因。由于肾小球滤过膜受免疫或其他原因的损伤，电荷屏障和（或）分子筛的屏障作用减弱，血浆蛋白大量漏入尿中。

(2) 低蛋白血症：大量血浆白蛋白自尿中丢失是低蛋白血症的主要原因；蛋白分解的增加为次要因素。

(3) 高胆固醇血症：可能由于低蛋白血症致肝脏代偿性白蛋白合成增加，有些脂蛋白与白蛋白经共同途经而合成增加，再加上脂蛋白脂酶活力下降等因素而出现高脂血症。

(4) 水肿：目前有两种理论，传统理论认为由于血浆白蛋白下降，血浆胶体渗透压降低，血浆中水分由血管内转入组织间隙直接形成水肿；另一方面又导致血容量下降，通过容量和压力感受器使体内神经体也因此发生变化，引起水钠潴留而导致全身水肿。近年提出原发的肾性水钠潴留，也是形成水肿原因之一。

90. 原发性肾病综合征的临床表现

(1) 单纯性肾病：水肿是最常见的临床表现，始自眼睑、颜面，渐及四肢全身。水肿为可凹性，男孩常有显著阴囊水肿，体重可增加 30% ~ 50%，面色苍白、皮肤干燥、毛发干枯萎黄、指（趾）甲出现横纹、精神萎靡、倦怠无力、食欲减退。

(2) 肾炎性肾病：除具有肾病四大特征外还有明显的血尿、高血压等表现。

(3) 并发症：感染为最常见并发症，此外还有电解质紊乱、血栓形成、急性肾衰竭及生长延迟。

91. 原发性肾病综合征的治疗原则

(1) 控制水肿，维持水、电解质平衡。

(2) 供给适量营养，预防和控制伴随的感染。

(3) 正确使用肾上腺皮质激素。

(4) 反复发作或激素耐药者配合应用免疫抑制剂。

92. 原发性肾病综合征的健康教育

(1) 患儿卧床休息，待病情稳定后再活动。

(2) 患儿经常变化体位，预防栓塞的发生及皮肤压疮。

(3) 预防交叉感染和皮肤感染。做好患儿意识、饮水管理。

(4) 遵医嘱按时服药，观察水肿消退情况及尿的颜色、性状、量。记录 24 小时出入量。

93. 急性尿路感染病因

(1) 致病菌感染：多见于大肠杆菌感染。

(2) 感染途径：上行感染最多见，其次为血行感染。

(3) 易感因素：小儿尿道相对较短，机体抵抗力差及小儿泌尿系统畸形相对多见。

94. 急性尿路感染的临床表现

（1）新生儿期：以全身症状为主，泌尿系症状不明显。

（2）婴儿期：以全身症状为主，尿频、尿急、尿痛等尿路症状随年龄增长逐渐明显。

（3）儿童期：表现与成人相似，上尿路感染以发热、寒战、腰痛等全身症状明显；下尿路感染以膀胱刺激症状如尿频、尿急、尿痛为主。

95. 急性尿路感染的健康教育

（1）遵医嘱按时服药，防止复发。

（2）观察患儿排尿时的精神状况，观察是否有哭闹。

（3）做好患儿外阴部护理，排便后臀部护理，勤换尿布防止上行感染。

（4）防止各种感染。

96. 病毒性脑膜炎、脑炎的概念及病因

（1）概念：多种病毒引起中枢神经系统的急性感染，当感染累及脑膜或脑实质时称为病毒性脑膜炎或病毒性脑炎，而脑膜和脑实质同时受累时称为病毒性脑膜脑炎。

（2）病因：80% 以上由肠道病毒引起，病毒自呼吸道、胃肠道或经昆虫叮咬侵入人体，在淋巴系统内繁殖后经血液循环到达各脏器引起发热等全身症状。在脏器中繁殖后的大量病毒可进一步播散至全身。

97. 病毒性脑膜炎、脑炎的主要临床表现

（1）病毒性脑膜炎：起病急，表现为发热、恶心、呕吐、颈强直，但无局限性神经系统体征。

（2）病毒性脑炎：急性或亚急性起病，病情轻重不等，以轻型为多；主要表现为发热、惊厥、意识障碍及颅内高压运动功能障碍，神经情绪异常症状。

98. 病毒性脑膜炎、脑炎的治疗原则

其治疗原则主要采取对症处理，如降温、止惊、降低颅内压、处理呼吸和循环功能障碍。在未完全排除细菌感染前，应常规给予抗生素治疗。疑似疱疹病毒脑炎时尽早给予阿昔洛韦。

99. 病毒性脑膜炎、脑炎的护理要点

（1）保持病室安静、空气清新、定时通风。

（2）监测体温，体温高时给予物理或药物降温，以减低大脑耗氧量。

（3）专人护理，注意患儿安全，保持舒适体位，惊厥发作时立即将压舌板置于上、下齿之间，取侧卧位，必要时可用约束带。

（4）昏迷的护理：取侧卧位，定时翻身及皮肤按摩，防止压疮。轻拍背部，促进痰液排出。

（5）促进机体功能的恢复：提供保护性照顾，恢复脑功能，保持肢体功能位置，病情稳定后及早帮助患儿逐渐进行肢体的被动或主动功能锻炼，促进肢体功能。

（6）密切观察病情变化，发现问题及时处理：①观察瞳孔及呼吸变化，保持呼吸道通畅，必要时吸氧。如发现瞳孔不等大、呼吸不规则、对光反射迟钝，提示有脑疝及呼吸衰竭发生，须及时抢救处理。②观察意识变化，如出现烦躁不安、意识障碍，警惕有无脑水肿。

（7）健康教育：主动向家长介绍病情，用药指导及护理方法，做好患儿的心理护理，向家长提供日常生活护理及保护患儿的相关知识，指导并鼓励家长坚持智力训练和瘫痪肢体的功能锻炼。

100. 化脓性脑膜炎的病因、发病机制

（1）病因：化脓性脑膜炎是由化脓性细菌引起的中枢神经系统急性感染性疾病。

（2）发病机制：细菌由体内感染灶如呼吸道、皮肤等入血，产生菌血症或败血症，随血液循环到达脉络丛与脑膜，进入脑脊液。由于脑脊液中补体成分和免疫球蛋白较低，细菌得以迅速繁殖。

101. 化脓性脑膜炎的临床表现

化脓性脑膜炎多为急性起病，部分患儿于病前有上呼吸道或消化道感染症状。

（1）典型表现：①感染性全身中毒症状，发热、面色灰白、烦躁不安。②急性脑功能障碍症状，进行性意识改变、出现精神萎靡、嗜睡、昏睡、昏迷。③颅内压增高：年长儿头痛、频繁呕吐、畏光等，婴幼儿表现易激惹、前囟饱满或隆起、张力增高、尖声哭叫、双眼凝视、惊厥等。④脑膜刺激征：颈强直、凯尔尼格征和布鲁津斯基征呈阳性。

（2）非典型表现：体温升高或降低，面色青紫或苍白、吸吮差、拒乳、呕吐、黄疸加重、肌张力减弱或不典型惊厥，由于颅骨缝和囟门未闭，颅内压增高和脑膜刺激征不明显。

（3）并发症：①硬脑膜下积液；②脑室管膜炎；③脑积水。

102. 化脓性脑膜炎的护理要点

（1）一般护理：①保持病室的温、湿度适宜，注意通风。②维持正常体温，鼓励患儿多饮水，体温高时可遵医嘱采取物理降温或药物降温，每 4 小时测一次体温，并记录。③加强口腔护理。

④高蛋白、高热量、高维生素饮食,不能进食者,给予鼻饲。准确记录24小时出入量。

(2)病情观察:①观察皮肤弹性、黏膜湿润的程度。②监测体温、脉搏、呼吸、血压并记录,发现问题及时通知医师并做好抢救准备工作。③评估窒息危险发生的程度,严密观察患儿神志、瞳孔的变化,如有异常遵医嘱给予镇静、脱水药,嘱侧卧位或头偏向一侧。

(3)防止并发症:①保持皮肤清洁、干燥,大小便不能控制者应及时更换尿布并冲洗肛周。②保持肢体在功能位置,防止足下垂。③每1~2小时翻身1次,按摩骨隆突处。翻身时避免拖、拉、拽等防止擦伤。④绝对卧床休息,治疗及护理工作应相对集中,减少不必要的干扰。

(4)对恢复期有后遗症的患儿,进行功能训练,指导家长根据不同情况给予相应护理,减少后遗症发生。

(5)心理护理:给予心理安慰、关心,消除焦虑、恐惧心理。

(6)健康教育:向患儿家长宣传预防化脓性脑膜炎的相关知识,积极防治上呼吸道、消化道感染性疾病,预防皮肤外伤和脐部感染。对恢复期和有神经系统后遗症的患儿,协助家长制订有效的功能训练计划,指导家长学会具体的护理措施,促进患儿机体康复。

103. 儿科传染病的一般护理

(1)建立预诊制度,做好消毒隔离及疫情报告等工作。

(2)掌握常见传染病的临床表现及发病规律,及时仔细地观察病情变化、服药反应、治疗效果等。

(3)儿科的传染病常伴有皮疹,应观察皮疹的性质、部位、颜色、范围等。

(4)小儿生活自理能力差,需做好日常生活护理。

(5)预防和控制院内感染。

(6)对症护理:加强对皮疹的护理,保持皮肤清洁防抓伤继发感染。皮疹瘙痒时可涂5%碳酸氢钠溶液。高热时应及时采取适当降温措施,降温伴大汗注意防止虚脱的发生。应区别神志改变的不同原因,给予相应护理,如降温、止痉、使用脱水药、吸痰、供氧等。

(7)心理护理:因隔离产生的孤独、紧张、恐惧,患儿常出现哭闹、拒食、抗拒治疗甚至逃跑等。护理人员对此应倍加关注,耐心劝导患儿,安心休息,配合治疗。

104. 麻疹的病因、发病机制及流行病学特点

(1)病因及发病机制:麻疹是由麻疹病毒引起的急性呼吸道传染病。麻疹病毒侵入上呼吸道、眼结膜上皮细胞和附近的淋巴结,在其内繁殖并侵入血流形成第1次病毒血症,被单核吞噬细胞系统吞噬后送到全身淋巴组织、肝、脾等器官,并在其内大量繁殖后再次侵入血流,引起第2次病毒血症,而出现广泛的病变。病毒血症持续到出疹后第2日,以后渐愈。

(2)流行病学特点:患者是唯一的传染源,从发病前2日至出疹后5日内均有传染性。病毒经飞沫直接由呼吸道传播,间接传播少见。任何季节均可发病,以冬春季多见。人群普遍易感,但病后能获持久免疫。

105. 麻疹的临床表现

潜伏期6~18日,接受过免疫者可延长至3~4周。病程分3期。

(1)前驱期:一般3~4日,有发热、上呼吸道感染和麻疹黏膜斑。此期患儿体温逐渐增高达39~40℃,伴头痛、咳嗽、喷嚏、流泪、眼睑水肿、结膜充血、畏光流泪(或呈浆液脓性分泌物)。在下磨牙相对应的颊黏膜上,可出现0.5~1mm大小的白色科氏斑(Koplik spot),周围有红晕,出疹1~2日逐渐消失。

(2)出疹期:一般3~5日。当呼吸道症状及体温达高峰时患儿开始出现皮疹。皮疹初见于耳后发际,渐延及面、颈、躯干、四肢及手心足底。始为淡红色的斑丘疹,压之褪色,直径2~4mm,散在分布,后融合呈暗红色,皮疹痒,疹间皮肤正常。此期全身中毒症状及咳嗽加剧,肺部可闻少量啰音。

(3)恢复期:一般3~5日。皮疹按出疹顺序消退,同时有米糠样脱屑及褐色色素沉着,经1~2周消退。此期体温下降,全身情况好转。体弱、有严重继发感染者呈重型麻疹,体温持续高热,中毒症状重。在麻疹病程中患儿可并发肺炎、中耳炎、喉炎、脑炎等。

106. 麻疹的护理要点

(1)应密切观察病情变化,及早发现并发症。出疹期如透疹不畅、疹色暗紫、持续高热可并发肺炎、心力衰竭、喉炎、脑炎等,如出现上述表现应予以相应护理。

(2)高热的护理:绝对卧床休息。室内空气

新鲜，室温度适宜。高热时可给予物理降温，慎用退热药，忌用酒精擦浴、冷敷，以免影响透疹，导致并发症。

（3）皮肤黏膜的护理：保持床单整洁、干燥和皮肤清洁；室内光线宜柔和，常用生理盐水清洗双眼，防止呕吐物或泪水流入外耳道发生中耳炎。及时清除鼻痂，保持呼吸道通畅。做好口腔护理。

（4）饮食护理：发热期间给予清淡易消化的流质饮食，多喂开水及热汤，利于排毒、退热、透疹。恢复期应添加高蛋白、高维生素的食物。

（5）预防感染的传播：对患儿宜采取呼吸道隔离至出疹后5日，有并发症者延至出疹后10日。接触的易感儿隔离观察21日。病室通风换气进行空气消毒，患儿衣被及玩具曝晒2小时，减少不必要的探视，预防继发感染。

（6）健康教育：①向家长介绍麻疹的主要临床表现、常见的并发症和预后。②说明隔离的重要性，无并发症的患儿可在家中隔离，使其能积极配合治疗，指导家长做好消毒隔离。③教会家长保持患儿皮肤清洁，勤换内衣，剪短指甲，避免抓伤皮肤引起继发感染。④指导家长做好口腔、眼、耳、鼻的护理，教会家长正确对待发热，不宜用药物及酒精擦浴强行降温，以免使皮疹不易透发。⑤指导家长给予患儿清淡易消化饮食，营养丰富的流质、半流质饮食，少食多餐。

107. 水痘的病因、发病机制及流行病学特点

（1）病因及发病机制：水痘是由水痘-带状疱疹病毒引起的急性传染病。水痘病毒经上呼吸道侵入机体，在呼吸道黏膜细胞内复制，而后进入血液循环，到达单核-吞噬细胞系统内再次增殖后释放入血，引起病毒血症而发病。水痘的皮疹分批出现与病毒间歇性播散有关。水痘的皮损为表皮棘细胞气球样变性、肿胀，胞核内嗜酸性包涵体形成，邻近细胞相互融合形成多核巨细胞，继而有组织液渗出形成单房性水疱。疱液内含大量病毒。由于病变浅表，愈后不留瘢痕。黏膜病变与皮疹类似。

（2）流行病学特点：水痘患者是唯一的传染源。病毒存在于患儿上呼吸道鼻咽分泌物及疱疹液中，经飞沫呼吸道传播和直接接触传播。出疹前1日至疱疹全部结痂时均有传染性，且传染性极强。感染水痘后多可获得持久免疫，但可以发生带状疱疹。本病一年四季均可发生，以冬春季高发。

108. 水痘的临床表现

潜伏期14～16日，有时达3周。

（1）前驱期：婴幼儿常无症状或症状轻微。年长儿可有低热、头痛、乏力、食欲缺乏、咽痛等上呼吸道感染症状，持续1～2日。

（2）出疹期：皮疹的性状按红斑疹、丘疹、疱疹、脓疱、结痂的顺序演变。疱疹形态呈椭圆形，3～5mm，周围有红晕。出疹的特点是连续分批出现，一般2～3批，每批历时1～6日。在同一部位可见不同性状的皮疹。皮疹呈向心性分布，首发于躯干，后至脸、肩、四肢。部分患儿疱疹可发生于口腔、咽喉、结膜和阴道黏膜，破溃后形成溃疡。

（3）恢复期：水痘为自限性疾病，一般10日左右自愈。水痘患儿可继发皮肤细菌感染、肺炎和脑炎等，水痘脑炎一般于出疹后1周左右发生。

109. 水痘的护理要点

（1）注意观察精神、体温、食欲及有无呕吐等。

（2）皮肤的护理：室温适宜，衣被不宜过厚，以免造成患儿不适，增加痒感。勤换内衣，保持皮肤清洁，防止继发感染。剪短指甲，以免抓伤皮肤，继发感染或留下瘢痕。

（3）避免使用肾上腺皮质激素类药物，应用激素治疗其他疾病的患儿一旦接触了水痘患者，应立即肌内注射较大剂量的丙种球蛋白或带状疱疹免疫球蛋白以减轻病情。

（4）预防感染的传播：多在家隔离治疗，应隔离患儿至疱疹全部结痂或出疹后7日止。保持室内空气新鲜，幼托机构宜采用紫外线消毒，避免易感者接触。

（5）健康教育：①向家长介绍水痘皮疹的特点、护理要点及隔离的重要性，以取得家长的配合，无并发症的患儿可在家中隔离治疗。②向家长宣传预防该病的方法，如流行期间避免儿童去公共场所。③向家长介绍水痘的隔离时间，使家长有充分的准备，以避免引起焦虑。④指导家长进行皮肤护理，避免抓破皮疹引起继发感染。⑤指导家长给予患儿富含营养的清淡饮食，多饮水。

110. 猩红热的病因、发病机制及流行病学特点

（1）病因及发病机制：由产红疹毒素的β溶血性链球菌A族所引起的急性呼吸道传染病。细菌侵入的局部组织，发生急性炎症和脓性渗出物。红疹毒素可引起皮肤的炎症病变，真皮层毛细血

管充血、水肿、白细胞浸润和上皮细胞增生，形成典型丘状鸡皮疹，最后表皮死亡而脱落，形成特征性脱皮。

（2）流行病学特点：本病多见于冬春两季，15 岁以下儿童发病较多，带菌的飞沫经呼吸道传播。偶经染菌的用品、食物等间接传播。另外细菌可经皮肤伤口，侵入引起"外科性"猩红热。

111. 猩红热的临床表现

起病急骤，发热可高达 39.5℃ 以上，头痛、恶心呕吐、咽痛。常于发热次日出疹，先自耳后、颈部、上胸部开始，24 小时内遍及全身。全身皮肤呈猩红色，上面散布着针尖大小密集而均匀的点状疹，指压后褪色，皮肤皱褶处可见排列成行的红紫色线状疹，称为巴氏线。面颊潮红，但口周有苍白圈。舌部呈红色，乳头突起，即"杨梅舌"。发热皮疹持续 3～5 日，退热后一般情况好转。皮疹消退后可呈糠屑样或手足心大片脱皮，无色素沉着。脱皮可迁延 2～4 周，无传染性。

112. 猩红热的护理要点

（1）观察体温、脉搏、呼吸、血压及精神状态，注意患儿有无胸闷等不适，及时发现心肌炎或心内膜炎发生。自第 2 周末开始至第 4 周末，每周观察尿常规，及早发现肾炎，早期治疗。

（2）发热护理，发热出疹时注意卧床休息。

（3）口腔护理，注意口、鼻、咽的清洁。

（4）皮疹的护理，注意皮肤清洁，落屑脱皮时注意保护皮肤，切勿强行剥离，以免损害皮肤而导致继发感染。

（5）预防感染的传播，患儿的用物可用煮沸消毒，衣被日光曝晒，注意室内通风。减少不必要的探视，避免易感者接触。

（6）健康教育：①向家长讲解猩红热疾病的传播方式、主要的临床表现等。②加强卫生宣教，注意个人卫生，勤晒被褥，注意保持室内空气流通。③流行季节避免儿童去公共场所，以避免猩红热的暴发流行。

113. 流行性腮腺炎的病因、发病机制及流行病学特点

（1）病因及发病机制：流行性腮腺炎是由腮腺炎病毒引起的急性呼吸道传染病。该病毒对腺体和神经组织有亲和性，当病毒从呼吸道侵入人体后，在局部黏膜上皮细胞和淋巴结中复制并进入血流，先后播散至腮腺、颌下腺、舌下腺、胰腺、性腺等腺体和中枢神经系统，引起炎症，是一种多器官的疾病。其主要病理改变是腮腺非化脓性炎症，引起腮腺导管阻塞，唾液淀粉酶贮留并经淋巴管入血流，使血液、尿液中的淀粉酶增高。睾丸、卵巢、胰腺甚至脑也可产生非化脓性炎症改变。

（2）流行病学特点：早期患者和隐性感染者为传染源，腮腺肿大前 6 日至肿大后 9 日均具有传染性。经飞沫呼吸道传播。全年可发病，但以冬、春季为主，患者主要是学龄儿童。感染后能获持久的免疫。

114. 流行性腮腺炎的临床表现

潜伏期平均 18 日，部分患儿有发热、头痛、乏力、食欲缺乏等前驱症状。1～2 日后腮腺逐渐肿大，体温上升可达 40℃。通常一侧腮腺先肿大，2～4 日后累及对侧，或双侧同时肿大。肿大的腮腺以耳垂为中心，向前、后、下发展，边缘不清，同时伴周围组织水肿、灼热、疼痛和感觉过敏，局部皮肤紧张发亮具弹性，张口和咀嚼时疼痛加剧。腮腺管口早期常有红肿，但压之无脓液流出。腮腺肿大 2～3 日达高峰，持续 4～5 日后逐渐消退。颌下腺、舌下腺、颈淋巴结可同时受累。儿童中有 15% 的病例在腮肿前后 2 周发生脑炎、脑膜脑炎，一般预后良好，部分青少年和成年人可发生睾丸炎和卵巢炎，引起局部肿痛。

115. 流行性腮腺炎的护理要点

（1）应密切观察，及时发现脑膜脑炎，多见于腮腺肿大后 1 周左右发生，患儿出现持续高热、剧烈头痛、呕吐、颈强直、嗜睡、烦躁或惊厥。观察睾丸有无肿大、触痛，有无睾丸鞘膜积液和阴囊皮肤水肿。

（2）保持口腔清洁，减轻疼痛。用温盐水漱口或多饮水，以预防继发感染。做好饮食护理，应给予富有营养、易消化的半流质或软食，忌酸、硬、辣等刺激性食物。采用局部冷敷方法以减轻腮腺肿痛。

（3）监测生命体征，保证休息，防止过劳，高热时遵医嘱给予降温。

（4）睾丸肿大、触痛，有睾丸鞘膜积液和阴囊皮肤水肿时，可用丁字带托起阴囊消肿或局部冰袋冷敷止痛。

（5）预防感染的传播：对患儿应采取呼吸道隔离至腮腺肿大完全消退为止。对其呼吸道的分泌物及其污染的物品应进行消毒。

（6）健康教育：①向家长说明流行性腮腺炎

临床表现、传播方式，以及隔离治疗的重要性，向家长介绍减轻患儿疼痛的方法，使其能积极配合。②无并发症的患儿可在家中隔离治疗，指导家长做好隔离、发热、饮食、清洁口腔、用药等护理。③教会患儿家长对病情的观察，发现有并发症时及时到医院就诊。④做好患儿和家长的心理护理。

116. 中毒型细菌性痢疾的临床表现

(1) 休克型：以周围循环衰竭为主。患儿面色苍白、四肢厥冷、脉搏细速、血压下降、唇指发绀、皮肤花纹，可伴有心功能不全、少尿或无尿及不同程度的意识障碍。

(2) 脑型：以缺氧、脑水肿以致脑疝为主。此型大多数患儿无肠道症状而突然起病，早期即出现嗜睡、面色苍白、反复惊厥、血压正常或稍高，很快昏迷，继之呼吸节律不整、双瞳孔不等大、对光反射迟钝或消失，常因呼吸骤停而死亡。

(3) 肺型：又称呼吸窘迫综合征，以肺微循环障碍为主，病情危重。

(4) 混合型：兼有上两型或三型表现，病情最严重。

117. 中毒型细菌性痢疾的护理要点

(1) 监测体温，反复高热惊厥可致脑缺氧、脑水肿加重，高热时遵医嘱采取物理降温或药物降温甚至亚冬眠疗法。注意加强皮肤护理，防冻伤。

(2) 严密监测患儿生命体征及神经系统症状，观察面色及皮肤的变化。

(3) 注意观察药物的不良反应。

(4) 惊厥、呼吸衰竭的护理：监测患儿生命体征，及时降温，保持呼吸道通畅，吸氧，防坠床。必要时行气管插管或气管切开，使用人工呼吸机维持呼吸时，执行相关护理常规。

(5) 休克的护理：患儿取平卧位，注意保温，密切监测病情。按医嘱调节输液速度，准确记录出入水量。

(6) 腹泻的护理：记录大便次数、性状及量。供给易消化流质饮食、多饮水。勤换尿布，便后及时清洗，防臀红发生。及时正确采集大便标本送检。

(7) 隔离消毒措施：消化道隔离至临床症状消失后1周或2次粪培养阴性止。加强患儿粪便、便器及尿布的消毒处理。

(8) 健康教育：①向患儿及其家长讲解中毒型细菌性痢疾的传播方式、临床表现及预防知识。②指导家长对患儿进行心理安抚，给予心理支持。

③宣传搞好环境卫生的重要性，加强对水源、饮食及粪便的管理，积极灭蝇。④加强对饮食行业和幼托机构人员卫生宣教，定期对员工进行大便培养，早期发现带菌者并给予治疗。

118. 结核病的发病机制及流行病学特点

(1) 发病机制：机体初次感染结核分枝杆菌4～8周后，通过致敏的T淋巴细胞产生迟发型变态反应，在发生变态反应同时获得一定免疫力。免疫力能将结核分枝杆菌杀灭或使病灶局限。若免疫力较强，感染的结核分枝杆菌毒力较弱，可不发病。若小儿免疫力低下或感染了毒力较强的结核分枝杆菌则可致病。在结核的发病中，变态反应的强弱起重要作用。如病灶内结核分枝杆菌多、毒力大，变态反应过分强烈时，表现为干酪坏死或结核播散。

(2) 流行病学特点：开放性肺结核患者是主要传染源。呼吸道为主要传播途径，如饮用未经消毒的牛奶或污染了结核分枝杆菌的其他食物可引起消化道传播。

119. 结核菌素试验的临床意义

(1) 阳性反应：①曾接种过卡介苗，人工免疫所致；②无明显临床症状，表示受过结核感染，但不一定有活动病灶；③3岁以下，尤其是1岁以下小儿，多表示体内有新的结核病灶，年龄越小，活动性结核可能性越大；④强阳性反应，表示体内有活动性结核病；⑤2年之内由阴转阳，或反应强度增加，且增加的幅度为6mm以上者，表示新近有感染。

(2) 阴性反应：①未受过结核感染；②初次感染后4～8周；③机体免疫反应受抑制呈假阴性反应。

120. 原发型肺结核的概念

原发型肺结核是结核分枝杆菌初次侵入人体后发生的原发感染，是小儿肺结核的主要类型，包括原发综合征和支气管淋巴结结核。

121. 原发型肺结核的临床表现

婴儿一般比年长儿症状明显，可表现为急性高热，但一般情况尚好，2～3周后转为持续低热。若有淋巴结高度肿大，可产生压迫症状，出现类似百日咳样痉咳、喘鸣或声音嘶哑。年长儿可不出现任何症状，仅于X线检查时被发现。较重者以结核中毒症状为主，表现为长期不规则低热、食欲缺乏、消瘦、盗汗、疲乏等。

122. 原发型肺结核的护理要点

(1) 密切观察有无不规则低热、食欲缺乏、消瘦、盗汗、疲乏等结核表现。

（2）化疗期间观察药物的不良反应。一旦发生立即报告医师。

（3）饮食护理：应给予高热量、高蛋白、高维生素、富含钙质的食物，以增强抵抗力，促进机体修复能力和病灶愈合。

（4）日常生活护理：建立合理的生活制度，注意室内空气新鲜、阳光充足。同时可进行适当的户外活动。患儿出汗多，需做好皮肤护理。

（5）消毒隔离：活动期进行呼吸道隔离，对患儿的分泌物、痰杯、餐具进行消毒处理，避免上呼吸道感染，避免与其他急性传染病、开放性肺结核患者接触，以免加重病情。

（6）健康宣教：①结核病程长，治疗用药时间长，多与患儿及其家长沟通，了解心理状态，使他们消除顾虑，树立战胜疾病的信心。②对活动性原发型肺结核患儿需采取呼吸道隔离措施，对患儿呼吸道的分泌物、餐具、痰杯应进行消毒处理。③指导家长做好患儿的日常生活护理和饮食护理。④早治疗和全程正规化疗是治愈的关键，在化疗期间应密切观察药物的不良反应。一旦发生不良反应立即就诊。⑤注意定期复查，以了解治疗效果和药物使用情况，以便根据病情调整治疗方案。

123. 手足口病的病因及发病机制

（1）病因：手足口病是由肠道病毒引起的急性传染病。①其主要表现为手、足、口腔等部位的斑丘疹、疱疹。少数病例可出现脑膜炎、脑炎、脑脊髓炎、肺水肿、循环障碍等，致死原因主要为脑干脑炎及神经源性肺水肿。②病原体以肠道病毒71型（EV71）柯萨奇A组16型病毒（CoxA16）多见。其中重症病例多为EV71感染引起。

（2）发病机制：EV71经各种传播途径侵入人体后，主要在咽部或小肠黏膜等上皮细胞和局部淋巴结组织繁殖。大部分人为隐性感染，产生特异性抗体。少数人因机体免疫力低下，病毒可进入血液产生病毒血症，进而侵犯不同靶器官造成感染的播散。

124. 手足口病的临床表现

①潜伏期多为2～10日，平均3～5日，根据临床表现分5期：第1期（手足口出疹期）急性起病，主要表现为发热，手、足、口、臀等部位出现斑丘疹、丘疹、小水疱，疱疹周围可有炎性红晕，疱内液体较少。可伴有咳嗽、流涕、食

欲差等症状，部分有疱疹性咽峡炎，绝大多数在一周内痊愈，预后良好。②第2期（神经系统受累期），多发生在病程1～5日，表现为精神差、嗜睡、易惊、头痛、呕吐、烦躁、肢体抖动、颈项强直等，多数患儿可痊愈。③第3期（心肺功能衰竭前期），多发生在病程5天内，表现为心率、呼吸增快，出冷汗、面色苍灰、皮肤花纹、四肢发凉，血压、血糖升高，属危重型，应及时发现，正确治疗。④第4期（心肺功能衰竭期），病情继续发展，患儿出现心肺功能衰竭，表现为心动过速或过缓，呼吸浅促，口唇发绀，咳粉红色泡沫痰或血性液体，血压下降或休克。属极危重症病例，应积极救治。⑤第5期（恢复期），体温逐渐下降，神经系统受累症状及心肺功能逐渐恢复，少数可留神经系统后遗症状。

125. 手足口病的护理要点

（1）维持正常体温：保持室内温湿度适宜，患儿衣被不可过厚，出汗后及时更换衣服，密切监测体温变化，高热时及时采取物理或药物降温，鼓励多饮水。

（2）饮食及口腔护理：给予营养丰富、易消化、流质半流质饮食，以减少对口腔黏膜的刺激。保持口腔清洁，进食后用生理盐水漱口，有口腔溃疡时及时给予处理。

（3）皮肤护理：保持皮肤清洁，剪短指甲以免抓破皮疹，皮肤有继发感染者遵医嘱给予局部用药处理。保持臀部的清洁干燥，防臀红发生。

（4）严密观察病情：如出现烦躁不安、嗜睡、肢体抖动、呼吸及心率增快，提示有神经系统受累或心肺功能衰竭，应立即通知医师，配合抢救处理。

（5）消毒隔离：每日开窗通风2次，对患儿用过的物品及室内空气进行消毒，医护人员接触患儿前后要洗手，尽量减少陪护及探视，要求陪护人员也要勤洗手，戴口罩。

（6）健康教育：①向家长介绍手足口病的流行特点、临床表现及预防措施。②不需要住院的患儿可在家中隔离，教会家长口腔护理、皮肤护理及病情观察，如有病情变化及时到医院诊治。③流行期间不要带孩子去公共场所。④指导家长科学育儿，让孩子养成良好的卫生习惯，加强锻炼，增强机体的抵抗力。

126. 小儿惊厥的临床表现

小儿惊厥发作可有典型症状，惊厥前可有先

兆，但多数为突然发作，意识丧失，全身和局部肌肉呈强直性或阵挛性抽动，双眼凝视，斜视或上翻，头后仰，同时可表现为面色苍白或发绀；伴喉痉挛者可出现呼吸暂停甚至青紫；多数患儿口吐白沫或大小便失禁，一般持续数秒钟或数分钟，惊厥呈持续状态表示病情严重，惊厥后昏睡。

127. 小儿惊厥的治疗原则

（1）控制惊厥发作：惊厥持续时间过长，易引起缺氧性脑损伤，故应尽快控制发作，如10%水合氯醛灌肠，地西泮、苯巴比妥肌内注射等。

（2）吸氧：防止脑缺氧。

（3）保持呼吸道通畅。

（4）病因治疗。

（5）防治脑水肿。

128. 小儿惊厥的护理要点

（1）患儿抽搐时就地抢救，预防外伤。要立即松解患儿衣领，置患儿于平卧位，头偏向一侧，已长牙的患儿要在门齿间放置牙垫，防止舌咬伤。

（2）清除口鼻咽分泌物。

（3）给予氧气吸入。

（4）遵医嘱给予止惊药物，必要时建立静脉通道。

（5）高热惊厥，遵医嘱给予物理或药物降温。

（6）密切观察病情变化：包括面色、呼吸、心率、血压、体温、瞳孔大小、对光反应等，必要时心电监护，发现异常，及时通知医师处理。

（7）健康教育：①向家长解释小儿惊厥的病因和诱因，指导家长掌握预防惊厥的措施。如是热性惊厥，告知家长及时控制体温是预防惊厥的关键。②教会家长在患儿发热时进行物理或药物降温的方法。③教会家长在患儿惊厥发作时急救的方法（按压人中、合谷穴），保持镇静，发作缓解后立即送往医院。④癫痫患儿应遵医嘱服药，不可自行停药。教会家长如何解除患儿自卑与焦虑的心理，建立战胜疾病的信心。强调门诊随诊重要性，根据病情随时调整用药。⑤惊厥发作较长的患儿，指导家长学会观察患儿有无神经系统后遗症，如耳聋、肢体活动障碍、智能低下等，如有及时给予治疗与康复锻炼。

129. 小儿急性呼吸衰竭的概念

急性呼吸衰竭是指各种原因引起呼吸中枢、呼吸器官病变，造成机体通气和换气功能障碍，导致缺氧、二氧化碳潴留，从而出现一系列临床表现。

130. 小儿急性呼吸衰竭的临床表现

（1）呼吸系统：呼吸频率加快、呻吟、鼻翼扇动及三凹征。中枢性呼吸衰竭者主要为呼吸节律不齐，深浅不匀，出现潮式呼吸、叹息样呼吸、双吸气、呼吸暂停及下颌呼吸等。周围性呼吸衰竭主要表现为呼吸困难、呼吸频率增快。

（2）低氧血症和高碳酸血症：①发绀。以唇、口周和甲床等处明显，但在严重贫血，血红蛋白低于50g/L时，发绀可不明显。②心血管系统症状。心动过速是呼吸衰竭最常见的表现。严重高碳酸血症可发生心动过缓。晚期由于严重缺氧和酸中毒，可发生心力衰竭，心律失常和心脏停搏。③神经精神症状。患儿早期烦躁，易激惹，继之淡漠、嗜睡、意识障碍，严重者出现颅内高压、脑疝。④消化系统症状。消化道出血常见，由应激性溃疡引起。⑤肾功能障碍。少尿或无尿，尿中有蛋白质、红细胞、白细胞及管型，甚至出现肾衰竭。

（3）血气分析：PaO_2 低于60mmHg，$PaCO_2$ 大于或等于50mmHg。

（4）其他：氨基转移酶升高，水、电解质紊乱，酸碱失衡等。

131. 急性呼吸衰竭的治疗原则

（1）保持呼吸道畅通、改善呼吸功能、纠正缺氧。

（2）辅助呼吸。

（3）纠正酸碱失衡及电解质紊乱。

（4）积极治疗原发病。

（5）预防感染。

（6）维持心、脑、肾、肺功能。

132. 急性呼吸衰竭的护理要点

（1）观察病情。呼吸频率、节律及深浅度，皮肤黏膜颜色，意识状态等。发现异常及时报告医师。

（2）心电监护。重症24小时监测。

（3）保持呼吸道通畅，及时排痰。必要时可湿化或雾化痰液。

（4）氧气吸入。可使用鼻导管、口罩、头罩或面罩给氧。主张低流量持续给氧。急性缺氧，吸氧浓度40%～50%。慢性缺氧吸氧浓度30%～40%。避免氧中毒。

（5）机械通气患儿做好机械通气护理。

（6）预防院内感染。

133. 充血性心力衰竭的临床表现

(1) 心动过速：婴儿心率可大于 160 次 / 分，年长儿可大于 100 次 / 分，甚至出现奔马律。

(2) 其他表现：面色苍白，烦躁不安，食欲下降，多汗，口唇、指端发绀，尿少。发生肺淤血的患儿可出现呼吸困难，有喘鸣音，肺部听诊有湿啰音；体循环淤血者可表现为肝大，颈静脉怒张，水肿及腹痛。

134. 充血性心力衰竭的护理要点

(1) 休息：患儿可取平卧或半坐卧位，以减少回心血量，必要时遵医嘱给予镇静药，使患儿安静休息。

(2) 遵医嘱给予氧气吸入。急性肺水肿时，可给予乙醇湿化的氧气吸入。

(3) 观察病情变化，给予心电监护，及时发现病情变化，及时处理。

(4) 遵医嘱给予各种药物治疗，使用洋地黄类药物治疗时注意监测心率，婴儿 < 90 次 / 分，年长儿 < 70 次 / 分，应停药，同时注意观察洋地黄的其他毒性反应。

(5) 给予利尿药物后注意观察尿量。输液时注意速度不能过快，以每小时不超过 5ml/kg 为宜，以免加重心脏负担。

(6) 遵医嘱给予营养支持，轻者给低盐饮食，每日入量不超过 0.5 ~ 1g，重者给无盐饮食，少食多餐。注意不能摄入过快。

135. 心搏骤停的常见原因

(1) 各种原因所致窒息、异物、痰液堵塞、溺水、各种感染等。

(2) 电击、严重创伤、大出血、药物过敏、手术、麻醉、中毒等突发意外事件。

(3) 病毒性心肌炎、心肌病、先天性心脏病、严重心律失常、完全性房室传导阻滞等心脏疾病。

(4) 严重的水、电解质与酸碱平衡紊乱。

(5) 婴儿猝死综合征。

136. 心搏骤停的临床表现

(1) 突然意识丧失。

(2) 心音及大血管搏动消失。年长儿心率 <30 次 / 分，新生儿 < 80 次 / 分。

(3) 瞳孔扩大、对光反射消失。

(4) 呼吸运动停止或即将停止，听诊无呼吸音。

(5) 心电图显示心室纤颤、心室停搏或电机械分离。

137. 心搏骤停的判断方法及抢救措施

(1) 判断方法：①患者神志是否丧失。轻推患者肩部并呼唤，检查瞳孔、压眶、刺激人中均无反应。②呼吸是否停止。将耳及面颊贴近患者口鼻，头部侧向患者胸部，听不到呼吸音，感觉不到气体流出，看不到胸部起伏，确认呼吸停止。③心搏停止。从喉结向两侧滑动 1 ~ 2cm 触摸颈动脉，无搏动。④呼救。

(2) 抢救措施

1) 立即将患者放置于平坦、坚硬的地面或在背部放置硬板。

2) 迅速清除气道内分泌物。

3) 根据《2015 美国心脏协会心肺复苏及心血管急救指南》更新版，提出生存链为立即识别心搏骤停，激活急救系统，尽早实施 CPR[包括人工胸外按压、开放气道、人工呼吸（CAB）]，快速除颤，有效的高级生命支持，综合的心搏骤停后治疗。①确保足够的胸外按压频率。②确保足够的胸外按压深度。③两次按压期间胸廓充分回弹。④尽量减少胸外按压的中断。⑤避免过度通气。重申了 CAB 为儿童 CPR 的优先程序。

4) A(airway)，开放气道。解开领扣，暴露胸部，开放气道，使用压额 - 抬颈法或下颌前提法，如使用压额 - 抬颈法，注意有无颈部外伤，以免引起颈椎脱位。

5) B（Breathing），人工呼吸。①口对口呼吸。操作者用手捏住患者鼻孔，深吸气后，向口内吹气，直至胸部稍膨起，停止吹气，放松鼻孔，如此重复，婴儿可完全盖住口鼻吹气。②复苏器囊的使用。有节律地挤压、放松气囊，挤压和放松比为 1∶1，在通气时要观察胸廓起伏及呼吸音强弱。③气管插管。插管后可使用复苏气囊连接插管进行人工辅助呼吸或者连接呼吸机进行机械通气。④使用高级气道进行通气，每 6 秒进行 1 次人工通气。

6) C（circulation），人工胸外按压或循环支持。①按压部位：胸骨中下 1/3 交界处或胸骨中段。新生儿及婴儿为两乳头连线与胸骨正中线交界向下一横指处。②按压方法：双手按压，适用于年长儿或成人；单掌按压，适用于幼儿；双指按压及双手环抱按压，多用于婴儿及新生儿。③按压的深度：儿童患者（婴儿至青春期开始的儿童）胸部前后径的 1/3。约相当于婴儿 4cm，儿童 5cm。青少年应采用成人的建议，即至少 5cm，但不超过 6cm。④按压频率：100 ~ 120 次 / 分。

⑤闭胸心脏按压与人工呼吸比为 30：2。⑥闭胸心脏按压的有效指征，按压时可摸到大动脉搏动；患者面色、口唇、指甲及皮肤颜色好转；扩大的瞳孔缩小，对光反射恢复。⑦心肺复苏 5 个循环后进行评估。

7）迅速建立静脉通道：选择上腔静脉系统给药；可经气管插管内给药。

8）D（drugs），药物选择。①心搏停止时，可选用 1：10 000 肾上腺素，每次 0.1ml/kg，即每次 0.01mg/kg，静脉注射；气管内滴入 1：1000 的肾上腺素。第二次以后为每次 0.1mg/kg。②遵医嘱给予其他药物。

9）E（ECG），心电监护。

10）F（defibrilation），除颤。2015 更新版推荐：儿童初始除颤时可考虑使用单向波或双向波，2～4J/kg。为了教学方便，推荐首剂为 2J/kg，难治性心室纤颤可增至 4J/kg，之后的能量可考虑 4J/kg 或更高，但不超过 10J/kg 或成人最大能量。

11）G（good record keeping），良好的记录。

138. 心肺复苏成功的标志

（1）口唇、黏膜、甲床颜色转红。

（2）摸到颈动脉、肱动脉、股动脉跳动，听到心音。

（3）自主呼吸恢复。

（4）瞳孔缩小，对光反射恢复。

139. 小儿中毒的处理

（1）立即清除未被吸收的毒物。

1）口服中毒者进行催吐、洗胃、活性炭吸附、导泻和洗肠。

2）接触中毒者：立即脱去染毒衣服，用清水冲洗被污染的皮肤。

3）吸入中毒者：立即脱离有毒环境，呼吸新鲜空气或给予氧气吸入，同时清除呼吸道分泌物。

4）有毒动物蜇咬者可在近心端扎止血带以延缓毒物吸收，每 15 分钟放松 1 次，等待对症治疗。

（2）观察病情变化，毒物不明者，要注意留取样本，以备送检。

（3）对症处理。

第5章　传　染　科

1. 传染病的概念

传染病是由病原微生物和寄生虫感染人体后产生的有传染性、在一定条件下可造成流行的疾病。

2. 法定传染病的分类

法定传染病分甲、乙、丙 3 类，共 39 种。

3. 传染病的基本特征

其基本特征为有病原体、有传染性、有流行病学特征、有感染后免疫。

4. 隐性感染的概念

隐性感染是指病原体侵入人体后，仅诱导机体产生特异性的免疫应答，而不引起或只引起轻微的组织损伤，因而在临床上不显出任何症状、体征甚至生化改变，只能通过免疫学检查才能发现。

5. 显性感染的概念

显性感染是指病原体侵入人体后，不但诱导机体发生免疫应答，而且通过病原体本身的作用或机体的变态反应，导致组织损伤，引起病理改变和临床表现。

6. 传染病潜伏期的概念

传染病潜伏期是指从病原体侵入人体起，至出现临床症状为止的时期。

7. 传染源的概念

传染源是指体内有病原体生长、繁殖并能将病原体排出体外的人和动物。

8. 传染源的传播途径

传染源的传播途径是指病原体离开传染源后，到达另一个易感者的途径。

9. 传染源的预防原则

管理传染源、切断传播途径、保护易感人群。

10. 隔离的概念

隔离是指将患者或病原携带者妥善地安排在指定的隔离单位，暂时与人群隔离，积极进行治疗、护理，并对具有传染性的分泌物、排泄物、用具等进行必要的消毒处理，防止病原体向外扩散的医疗措施。

11. 隔离的种类

隔离的种类包括严密隔离、呼吸道隔离、消化道隔离、血液 - 体液隔离、接触隔离、昆虫隔离、保护性隔离 7 种。

12. 须严密性隔离的疾病

霍乱、鼠疫、肺炭疽、传染性非典型性肺炎、高致病性禽流感等。

13. 清洁区的概念

进行呼吸道传染病诊治的病区中不易受到患者血液、体液和病原微生物等物质污染及传染病患者不应进入的区域，包括医务人员的值班室、卫生间、男女更衣室、浴室及储物间、配餐间等。

14. 潜在污染区的概念

进行呼吸道传染病诊治的病区中位于清洁区与污染区之间，有可能被患者血液、体液和病原微生物等物质污染的区域，包括医务人员的办公室、治疗室、护士站、患者用后的物品、医疗器械等的处理室、内走廊等。

15. 污染区的概念

进行呼吸道传染病诊治的病区中传染病患者和疑似传染病患者接受诊疗的区域，包括病室，处置室，污染间及患者入院、出院处理室等。

16. 终末消毒的概念

传染源离开疫源地后，对疫源地进行的一次彻底的消毒，如传染病患者出院、转院或死亡后，对病室进行的最后一次消毒。

17. 缓冲区的概念

进行呼吸道传染病诊治的病区中清洁区与潜在污染区之间、潜在污染区与污染区之间设立的两侧均有门的小室，为医务人员的准备间。

18. 能够有效杀灭 HIV 的消毒剂

HIV 可被 75% 乙醇、0.2% 次氯酸钠及含氯石灰灭活。

19. 经血液 - 体液传播的疾病

乙型病毒性肝炎、丙型病毒性肝炎、丁型病毒性肝炎、获得性免疫缺陷综合征、梅毒等。

20. 肝炎的种类

目前由肝炎病毒引起的肝炎有 5 种，分别为甲型病毒性肝炎、乙型病毒性肝炎、丙型病毒性肝炎、丁型病毒性肝炎、戊型病毒性肝炎。

21. 病毒性肝炎的传播途径

甲型病毒性肝炎和戊型病毒性肝炎是由消化道传播。乙型病毒性肝炎、丙型病毒性肝炎、丁型病毒性肝炎是由血液 - 体液途径传播的。

22. 乙型肝炎感染的标志

血清学检测：乙型肝炎表面抗原（HBsAg）阳性。

23. 乙型肝炎疫苗注射的要求

接种乙型肝炎疫苗是我国预防和控制乙型肝炎流行的最关键措施。易感者均可接种，新生儿应进行普种，与乙型肝炎病毒（HBV）感染者密切接触者、医务工作者、同性恋者、药瘾者等高危人群及从事托幼保育、食品加工、饮食服务等职业人群亦是主要的接种对象。现普遍采取 0 个月、1 个月、6 个月的接种程序，每次注射 10 ~ 20μg（基因工程疫苗），高危人群可适量加大剂量，乙肝表面抗体阳性率可达 90% 以上。接种后随着时间的推移，部分人乙肝表面抗体水平会逐渐下降，如果少于 10mU/ml，宜加强注射一次。HBV 慢性感染母亲的新生儿出生后立即注射乙型肝炎免疫球蛋白（HBIG）100 ~ 200U，3 日后接种乙肝疫苗 10μg，出生后 1 个月重复注射一次，6 个月时再注射乙肝疫苗，保护率可达 95% 以上。

24. 丙型肝炎的传播途径

（1）输血及血制品传播：曾是最主要的传播途径，输血后肝炎 70% 以上是丙型肝炎。随着筛查方法的改进，此传播方式已得到明显控制，但抗丙型肝炎病毒（HCV）阴性的 HCV 携带的供血者尚不能筛除，仍有通过输血传播丙型肝炎的可能，特别是反复输血、血制品者。

（2）注射、针刺、器官移植、血液透析传播：国内报道 80% 以上静脉毒瘾者为抗 HCV 阳性。血液透析者及骨髓移植者亦是高危人群。

（3）生活密切接触传播：散发的 HCV 感染者中约 40% 无明显的输血及血制品注射史，其中的大部分由生活密切接触传播。

（4）性传播：多个性伴侣及同性恋者为高危人群。

（5）母婴传播：母亲为 HCV 感染者的婴儿，感染 HCV 的概率为 4% ~ 7%。

25. 各种肝炎的潜伏期

甲型肝炎：2 ~ 6 周，平均 4 周。

乙型肝炎：1 ~ 6 个月，平均 3 个月。

丙型肝炎：2 周至 6 个月，平均 40 日。

丁型肝炎：4 ~ 20 周。

戊型肝炎：2 ~ 9 周，平均 6 周。

26. 血清胆红素正常值

总胆红素：5 ~ 20μmol/L，直接胆红素：1.7 ~ 10μmol/L。

27. 重型肝炎（肝衰竭）症候群的表现

极度乏力，严重消化道症状，神经、精神症状（嗜睡、性格改变、烦躁不安、昏迷等），有明显出血现象，凝血酶原时间显著延长及凝血酶原活动度（PTA）< 40%。黄疸进行性加深，胆红素每日上升 ≥ 17.1μmol/L 或大于正常值 10 倍。可出

现中毒性鼓肠、肝臭、肝肾综合征等。可见扑翼样震颤及病理反射，肝浊音界进行性缩小。酶胆分离（即胆红素继续上升，氨基转移酶反而下降），血氨升高等。

28.凝血酶原活动度（PTA）的正常值及临床意义

正常值为 80%～100%。PTA≤40% 是诊断肝衰竭的重要依据。

29.亚急性重型肝炎的临床表现

亚急性重型肝炎又称亚急性肝坏死。起病较急，发病 15 日至 26 周出现肝衰竭症候群。首先出现Ⅱ度以上肝性脑病者，称脑病型；首先出现腹水及其相关症候群者，称为腹水型。晚期可有难治性并发症，如脑水肿、消化道大出血、严重感染、电解质紊乱及酸碱平衡失调、白细胞升高、血红蛋白下降、低血糖、低胆固醇、低胆碱酯酶。一旦出现肝肾综合征，预后极差。本型病程较长，常超过 3 周至数月，容易转化为慢性肝炎或肝硬化。

30.肝炎后肝硬化的分型

根据肝脏炎症情况分为活动性与静止性两型。

31.病毒性肝炎的常见并发症

(1)肝内并发症多见于 HBV 和(或)HCV 感染，主要有肝硬化、肝细胞癌、脂肪肝。

（2）肝外并发症：包括胆道炎症、胰腺炎、糖尿病、甲状腺功能亢进、再生障碍性贫血、溶血性贫血、心肌炎、肾小球肾炎等。

（3）重型肝炎均可发生严重的并发症：肝性脑病、上消化道出血、肝肾综合征、感染。

32.肝性脑病的概念

肝性脑病是肝功能不全所引起的神经精神症候群，可发生于重型肝炎和肝硬化。常见诱因有上消化道出血、高蛋白饮食、感染、大量排钾利尿、大量放腹水、使用镇静药等。其发生可能是多因素综合作用的结果。

33.黄疸患者皮肤瘙痒的原因

因胆汁反流入血液循环，胆汁酸盐刺激皮肤感觉神经末梢所引起。

34.上消化道出血的概念

上消化道出血是指屈氏韧带以上的消化道，包括食管、胃、十二指肠上段、空肠及胰管和胆管病变引起的出血，常见呕血及黑粪。

35.肝掌的概念

肝掌是慢性肝病的一种表现，表现为患者的双手掌大、小鱼际肌和指端出现鲜红色的改变，加压后褪色。

36.蜘蛛痣的概念

蜘蛛痣实际上是血管痣，由皮肤动脉末梢端分支扩张所致，因形似蜘蛛，故称蜘蛛痣。

37.肝硬化腹水的原因

门静脉压力增高、低蛋白血症、肝淋巴液生成过多、血管升压素分泌过多、继发醛固酮增多、肾脏因素等。

38.肝移植的适应证

（1）肝实质疾病：肝炎后肝硬化、酒精性肝硬化、急性肝功能损伤所致的肝衰竭、严重难复性肝外伤。

（2）先天性代谢障碍性疾病：α_1 抗胰蛋白酶缺乏症、糖原累积综合征、家族性非溶血性黄疸等。

（3）胆汁淤滞性疾病：先天性胆总管闭锁、原发性胆汁性肝硬化、硬化性胆管炎、继发性胆汁性肝硬化失代偿期。

（4）肝脏恶性肿瘤。

39.肝移植的术前护理

（1）检查重要脏器功能：积极协助患者完成各项检查，避免术中和术后并发症的发生。

（2）纠正凝血机制障碍：术前根据患者具体情况，按医嘱输注新鲜全血、血浆、纤维蛋白原、凝血酶原复合物及止血药物等，改善其凝血机制，保证手术安全。

（3）肝脏功能支持治疗：根据肝功能和营养状况的评估，给予相应的肝脏功能支持、营养支持，纠正低蛋白血症和贫血，必要时可采取胃肠外营养支持疗法，以改善营养状况，提高其手术耐受性。同时应用利尿药，减少腹水。每日监测体重、24小时尿量及腹围。

（4）改善营养状况：给予高蛋白、高热量、高维生素、低脂、易消化、少渣的饮食，鼓励患者进食，增加营养摄入量。

40.肝移植的术前常规准备

（1）呼吸道准备：吸烟者应戒烟，教会患者胸式呼吸、深呼吸、吹气球和排痰等术后护理配合方法，预防肺部感染。

（2）胃肠功能保存及胃肠道准备：鼓励患者尽量从胃肠摄取营养，保护胃肠黏膜功能，防止长期禁食所引起各种并发症。术前 3 日进食易消化、少渣、营养丰富食物，要选择非要素型营养制剂行肠道准备，如肠内营养乳剂等。口服肠道不吸收等，如庆大霉素、甲硝唑（灭滴灵）等；术前 1

日进流质饮食，并给予灌肠。

（3）皮肤准备：术前 1 日剃去双腋窝、腹部、胸部、腹股沟及会阴部毛发，剃头或剪短头发，并清洁皮肤，进行全身沐浴，备皮。

（4）术前药物应用：术前 1 日应根据病情预防性使用抗生素并补充清蛋白、凝血物质、全血等纠正营养不良和凝血机制障碍；遵医嘱使用免疫抑制剂 FK506。

（5）术中药物的准备：根据病情需要常准备凝血酶原复合物、纤维蛋白原、肝素钠、甲泼尼龙；按医嘱准备术中 2 次剂量的抗生素。血液制品：红细胞、血浆、血小板、白蛋白，备血 2000 ~ 4000ml 等。

（6）其他：术晨放置胃管、尿管，便于术后观察及营养支持。

41. 肝移植的术后一般的护理

（1）给予患者加温机保暖，固定各种引流管、气管插管、输液通路。麻醉清醒、血流动力学稳定后，可抬高床头 30°，以利呼吸及引流。

（2）患者术后第 1 日即可半卧位及主动床上活动。意识不清者，协助肢体被动活动，注意肢体保持功能位。

（3）严密观察患者的生命体征、意识、表情及肢体活动情况，烦躁时予以约束，避免意外损伤。

42. 肝移植术后使用人工呼吸支持时的注意事项

（1）密切观察病情，根据病情变化及时调整呼吸机各项参数，包括呼吸频率、潮气量、气道压力、吸氧浓度、机械通气时间等。一般呼吸频率设定于 12 ~ 18 次 / 分，呼气末正压（PEEP）值根据患者具体情况而设定；潮气量设定在 6 ~ 10ml/kg；吸入氧浓度（FiO_2）开始设定为 60%，氧合满意后尽快降至 30% ~ 40%。

（2）密切监测血气分析。

（3）保持呼吸道通畅，维持气道湿化，及时吸痰。

（4）待神志清醒，咳嗽有力，神经肌肉反射正常，血流动力学稳定，血气分析结果正常，方可考虑脱机拔管。拔管后应密切观察患者呼吸频率、深度、节律、氧饱和度、血气分析等，鼓励患者深呼吸、咳嗽，协助叩背、排痰，早期活动，防止肺炎、肺不张等呼吸道并发症的发生。

43. 肝移植术后消化系统观察和护理

（1）患者术后 24 小时须禁食、胃肠减压待胃

肠功能恢复，尽量早期使用肠内营养，病情允许 24 ~ 48 小时可经空肠营养管泵入肠内营养液（如整蛋白型肠内营养剂或肠内营养乳剂等），2 次 / 小时，每次 20ml。并逐渐增加至全量。术后 2 周后逐渐恢复正常饮食。

（2）密切观察腹部体征、胃液性状（术后 2 ~ 3 日拔除胃管），观察有无消化道应激性溃疡、出血、穿孔等并发症，遵医嘱常规使用奥美拉唑（洛赛克）。

（3）观察大便颜色、量，若腹泻及时送大便真菌、细菌培养，以排除感染因素。鼻饲患者应减量或停止鼻饲。

（4）注意抗生素的合理使用。防止真菌感染、菌群失调的发生，可以术后常规口服制霉菌素。

44. 肝移植的术后皮肤、黏膜及手术切口的观察护理

（1）观察伤口的渗液、渗血和皮肤微循环状况。保持敷料干净，及时更换敷料，防止感染。腹部切口可用腹带，减少胶布的使用，防止皮肤破损。

（2）保护皮肤完整性，要保持床单位平整、清洁、干燥，保持皮肤尽可能的干燥。要勤帮助患者翻身，并使用充气床垫，以免压疮发生。

（3）保持口腔清洁，观察黏膜情况。禁食期间，保持口腔湿润，做好口腔护理，减少不适及口腔感染。

（4）注意加强肛周皮肤护理，保持局部清洁、干燥。

45. 肝移植的术后引流管的观察护理

（1）腹腔引流管：肝移植后分别于右膈下、右肝下、左膈下置 2 ~ 3 根引流管，每根引流管分别注明标记，并妥善固定。每日更换引流袋，记录引流量，遵医嘱留取培养。观察切口敷料渗血情况。

（2）T 形引流管：用无菌引流袋连接 T 形引流管，并固定于病床边缘，严防脱落、扭曲、折叠，术后最有意义的供肝功能良好指标是 24 ~ 48 小时 T 形引流管引流出金黄色胆汁。若无胆汁流出，可能是机械梗阻或肝内栓塞，肝无功能。还有循环因素的影响。每日更换引流袋，注意胆汁引流液的颜色、性状、量的变化。

（3）尿管：每日做尿道口护理，防止尿路感染。应尽早拔除。原则上不做膀胱冲洗。

46. 肝移植术后观察应用免疫抑制剂的不良反应

（1）环孢素（CsA）与他克莫司（FK506）相似，

其不良反应主要有肾毒性、高血压及精神症状等。

（2）硫唑嘌呤不良反应主要为骨髓抑制、脱发、肝损害。

（3）皮质类固醇急性不良反应包括中枢神经系统改变，如躁狂或抑郁、失眠等，水、钠潴留，高血糖等。长期不良反应包括库欣综合征、痤疮、多毛、儿童发育迟缓、白内障、感染增加等。

47. 肝移植的术后应用免疫抑制剂的注意事项

（1）通常用的环孢素、他克莫司、硫唑嘌呤及波尼松等按每千克体重计算逐渐减量，但须终身服药。

（2）在使用药物期间，可并发白细胞减少，增加感染发生率；也易致骨质疏松及应激性溃疡、肝功能损伤等并发症。

（3）护士对移植患者传授口服药物的注意事项及方法，定期检测环孢素或他克莫司的血药浓度。

（4）严格遵守服药时间（空腹），服药 1～2 小时后进食。

48. 肝移植的术后并发症观察

（1）肝脏原发性无功能：患者表现为昏迷或极为激动，胆汁分泌量较少而带有黏液性或暗棕色或白胆汁；尿量减少伴随血尿素氮和肌酐升高等。症状有发热、引流液异常、白细胞计数异常、黄疸、腹泻。

（2）排斥反应：肝酶升高，疲乏，食欲下降，发热，肝区不适，尿颜色加深，陶土样大便，皮肤、巩膜黄染，瘙痒。

（3）感染及败血症：感染是肝移植术后常见并发症，多见于肺部感染、腹腔感染、尿路感染、切口感染、各管道逆行感染。

（4）胆道并发症

1）胆汁漏：胆汁漏一般发生于术后 6 周以内，临床上可表现为典型的腹膜炎、腹腔内局限性积液、不明原因的发热。胆汁漏可发生于吻合口、远离吻合口的胆管其他部位、T 管出口处及肠袢的残端。

2）胆管狭窄：主要发生在胆总管端-端吻合口，除了手术操作原因外，排斥反应是引起胆管狭窄的重要原因。胆管狭窄，往往伴有胆管炎，需要用抗生素治疗。

（5）肝动脉血栓形成

1）胆道血供来源是肝动脉，肝动脉栓塞是肝移植非常严重的并发症，尤其是早期发生的肝动脉血栓是不可逆的。

2）若有肝功能恶化或明显肝功能指标升高应想到肝动脉血栓形成的可能性。

3）彩色多普勒检查有诊断意义。一旦发生，则须做肝动脉血管造影来证实。

49. 肝移植术后感染及败血症的护理措施

（1）所有对患者的操作都应戴手套，穿清洁隔离衣，患者衣被、床单都须消毒处理。

（2）病房每日用紫外线照射消毒 2 次，每日地面、台面用消毒剂擦拭，并随时保持干净，定期做空气培养。

（3）密切观察体温变化及伤口有无分泌物。

（4）严格执行无菌操作。伤口、管道周围要定时换药。

（5）注意口腔黏膜有无白斑、溃疡、真菌感染，做好口腔护理。

（6）保持皮肤、会阴部清洁。

（7）鼓励患者咳嗽、深呼吸，经常更换体位。

（8）定期细菌学检查，包括咽拭子培养、中段尿及尿管培养、气管插管后分泌物培养（每日 1 次）、胸腔积液培养、血培养等。

（9）一旦病情许可即拔出相应导管。

（10）合理使用抗生素，防止各种感染。

50. 艾滋病的概念

艾滋病是获得性免疫缺陷综合征（AIDS）的简称，是由人类免疫缺陷病毒（HIV）引起的慢性传染病。HIV 主要侵犯、破坏 $CD4^+T$ 淋巴细胞，导致机体免疫细胞和（或）功能受损乃至缺陷，最终并发各种严重机会性感染和肿瘤。

51. 艾滋病的传播途径

目前公认的传播途径主要是性接触、血液接触和母婴传播。

52. 艾滋病急性期的主要临床表现

其主要临床表现以发热最为常见，可伴有全身不适、头疼、盗汗、恶心、呕吐、腹泻、咽痛、肌痛、关节痛、皮疹、淋巴结肿大及神经系统症状等。

53. 艾滋病常见的机会性感染及肿瘤

肺孢子虫病（PCP）、肺结核、新隐球菌性脑炎、卡波西肉瘤及恶性淋巴瘤等。

54. 艾滋病的主要预防方法

加强艾滋病防治知识宣传教育。高危人群用避孕套，规范治疗性病。严格筛查血液及血制品，使用一次性注射器。严格消毒患者用过的医疗器械，对职业暴露采取及时干预。注意个人卫生，不共用牙具、剃须刀等。

55. 引起皮肤改变的传染病

麻疹、水痘、猩红热、流行性脑脊髓膜炎、伤寒、风疹、流行性出血热。

56. 流行性脑脊髓膜炎的主要临床表现

突发高热、剧烈头痛、频繁呕吐、皮肤黏膜瘀点瘀斑和脑膜刺激征，严重者可有败血症休克及脑实质损害，常可危及生命。临床分为前驱期、败血症期、脑膜脑炎期、恢复期。

57. 流行性出血热的主要临床表现

流行性出血热又称肾综合征出血热。临床上以发热、低血压休克、充血、出血和肾损害为主要表现。典型病例病程有发热期、低血压休克期、少尿期、多尿期和恢复期 5 期。

58. 流行性出血热的"三红、三痛"的含义

三红：颜面红、颈红、胸红。

三痛：头痛、腰痛、眼眶痛。

59. 流行性乙型脑炎的传染源及传播媒介

传染源：流行性乙型脑炎是人畜共患的自然疫源性疾病，人与许多动物（如猪、牛、马、羊、鸡、鸭、鹅等）都可成为本病的传染源。猪是本病的主要传染源。

传播媒介：流行性乙型脑炎主要通过蚊虫叮咬而传播。库蚊、伊蚊和按蚊的某些种都能传播本病，而三带喙库蚊是主要传播媒介。

60. 流行性乙型脑炎的临床特征

流行性乙型脑炎以高热、意识障碍、惊厥、呼吸衰竭为主要临床特征。

61. 狂犬病的特征性表现

狂犬病有临床特有的恐水、怕风、恐惧不安、眼肌痉挛、进行性瘫痪等表现。

62. 狂犬病的潜伏期

狂犬病潜伏期长短不一，大多在 3 个月内发病，潜伏期可长达 10 年以上，潜伏期的长短与年龄、伤口部位、伤口深浅、入侵病毒数量和毒力等因素相关。

63. 犬咬伤患者的处理原则

（1）伤口处理：应用 20% 肥皂水或 0.1% 苯扎溴铵（新洁尔灭）彻底冲洗伤口至少半小时，力求去除犬涎，挤出污血。彻底冲洗后用碘酊或 75% 乙醇涂擦伤口，伤口一般不予缝合或包扎，以便排血引流。如有抗狂犬病免疫球蛋白或免疫血清，应在伤口底部和周围行局部浸润注射。

（2）暴露后疫苗预防：共接种 5 次，每次 2ml，肌内注射，于第 0 日、3 日、7 日、14 日和 30 日进行。

64. 麻疹的潜伏期

潜伏期为 6～21 日，平均为 10 日左右。接种过麻疹疫苗者可延长至 3～4 周。

65. 麻疹的出疹顺序

从病程的第 3～4 日开始出现皮疹。皮疹首先见于耳后、发际，渐及前额、面、颈部，自上而下至胸、腹、背及四肢，2～3 日遍及全身，最后达手掌与足底。

66. 麻疹的主要并发症

麻疹的主要并发症有支气管肺炎、心肌炎、喉炎、脑炎。

67. 流行性腮腺炎的主要临床表现

腮腺的非化脓肿胀、疼痛、发热等。腮腺肿大以耳垂为中心向前、下、后方向发展，边界不清，触之有弹性并有触痛。

68. 流行性腮腺炎的常见并发症

流行性腮腺炎的常见并发症包括神经系统并发症，如脑膜炎、脑膜脑炎或脑炎；生殖系统并发症，如睾丸炎或卵巢炎；以及胰腺炎、肾炎等。

69. 传染性非典型性肺炎的病原体及主要临床表现

病原体为 SARS 病毒。

临床表现：发热为首发症状，畏寒伴头痛、关节肌肉痛、乏力；部分患者可有干咳、胸痛、腹泻等症状；疾病进展快的出现频繁咳嗽、气促和呼吸困难，易发生呼吸道继发感染。

70. 猩红热的主要并发症

肾小球肾炎、心肌炎等。

71. 伤寒的主要并发症

（1）肠出血：为常见并发症。出现于病程的第 2～3 周。发生率为 2%～15%。

（2）肠穿孔：为最严重的并发症。发病率为 1%～4%，在病程的 2～3 周多见，穿孔部位多在回肠末端。

（3）中毒性心肌炎：常见于病程 2～3 周，伴有严重毒血症。

（4）中毒性肝炎：常见于病程 1～3 周。

72. 细菌性痢疾的病原体及潜伏期

细菌性痢疾的病原体是志贺菌（也称痢疾杆菌），为革兰阴性菌。

潜伏期一般为 1～4 日，短者数小时，长者可达 7 日。

73. 阿米巴痢疾患者留取便标本的注意事项

（1）及时采集新鲜大便标本，挑选血、黏液部分，立即送检。

（2）天冷时，让患者便于用温水冲洗过的便盆中，以防滋养体死亡。

（3）如遇有镜检阴性时，需要反复多次检查。

74. 性传播疾病的概念

性传播疾病（STD）：指以性接触为主要传播途径的疾病。2013 年我国卫生部修订了《性病防治管理办法》，规定我国性病包括淋病、梅毒、生殖道沙眼衣原体感染、尖锐湿疣和生殖器疱疹 5 种。

75. 梅毒的病原体

病原体为梅毒螺旋体。

76. 梅毒的传播途径

（1）绝大多数梅毒患者是因性接触而感染，占 95% 以上。

（2）患梅毒的孕妇可通过胎盘而使胎儿感染梅毒。感染一般发生在妊娠 4 个月以后。

（3）输血也可导致感染。

77. 梅毒的分期

梅毒可根据传染途径的不同而分为后天（获得）性梅毒与先天（胎传）性梅毒。

（1）后天性梅毒，可分为以下几期。

1）早期（一期和二期）：早期梅毒传染性强，病期在 2 年内。

2）晚期（三期）：晚期梅毒病期 2 年以上。

3）潜伏梅毒：潜伏梅毒有感染史，梅毒血清反应阳性而无临床表现。

（2）先天性梅毒，无一期梅毒症状，其他同后天性梅毒。

1）早期先天性梅毒年龄＜ 2 岁。

2）晚期先天性梅毒年龄＞ 2 岁。

78. 梅毒的治疗及用药护理

（1）治疗：首选青霉素。如青霉素过敏可使用盐酸四环素、多西环素。

（2）用药护理：严格执行青霉素皮试制度，观察药物反应，首次用药后 3 ～ 12 小时可发生"吉海反应"，持续 5 ～ 6 小时自行缓解，这些反应要

告知患者让其安心，若发生过敏性休克症状须及时通知医师，做好急救处理。

青霉素静脉输液，每日 4 次，须选择静脉留置套管针，针孔处贴输液膜并写好穿刺时间，定期更换，输液时间为 14 日，应注意合理选择静脉进行穿刺，观察穿刺局部有无红肿渗出、疼痛，及时处理。

苄星青霉素 G 240 万 U，分两侧臀部肌内注射，肌内注射时应在消毒皮肤后配制，推药速度应稍快防止药液凝固。注射时疼痛明显，应做好解释工作。

79. 淋病的传播途径及主要临床表现

淋病的传播途径主要是性接触传播。其主要通过性接触传播，亦可间接接触感染，产道感染可致新生儿淋菌性结膜炎。淋病的主要症状有尿频、尿急、尿痛、尿道口流脓或宫颈口、阴道口有脓性分泌物等，或有淋菌性结膜炎、肠炎、咽炎等表现，或有播散性淋病症状。

80. 寨卡病毒病的概念

寨卡（Zika）病毒病是由寨卡病毒引起的一种自限性急性传染病，主要通过埃及伊蚊叮咬传播。临床特征主要为发热、皮疹、关节痛或结膜炎，极少引起死亡。世界卫生组织（WHO）认为，新生儿小头畸形、吉兰 - 巴雷综合征可能与寨卡病毒感染有关。

81. 埃博拉出血热的概念

埃博拉出血热是由埃博拉病毒引起的一种急性出血性传染病。其主要通过接触患者或感染动物的血液、体液、分泌物和排泄物等而感染，临床表现主要为突起发热、出血和多脏器损害。埃博拉出血热病死率高，可达 50% ～ 90%。

82. 人感染 H7N9 禽流感的概念

人感染 H7N9 禽流感是由 H7N9 禽流感病毒引起的急性呼吸道感染性疾病，其中重症肺炎病例常可合并急性呼吸窘迫综合征、感染性休克甚至多器官功能衰竭。

第6章　精　神　科

1. 精神症状的概念

精神障碍是以心理（精神）活动（感知觉、记忆、

思维、情感、意志活动）异常为主要表现的一大类障碍。按照心理活动的不同和心理过程的异常

表现特点，应用医学概念将它们概括为感知障碍、记忆障碍、思维障碍、情感障碍和意志障碍等类别。这些不同特点的各种障碍，又分别有它特殊的、具体的临床表现，即称为某种精神症状。

2. 精神病性症状

各种幻觉、妄想及明显的思维形式障碍，明显的精神运动性兴奋、迟滞及紧张性行为。

3. 社会功能的概念

工作学习能力；人际交往与沟通能力；遵守社会规则能力；生活自理能力。

4. 精神障碍的致病因素

其致病因素多为生物学因素和心理社会因素。

5. 精神障碍的分类原则

(1) 病因学分类：器质性与功能性。

(2) 症状学分类：精神病性与神经症性。

6. 心理治疗的概念

心理治疗又称为精神治疗，是应用心理学的原则与方法，治疗患者的心理、情绪、认知与行为有关的问题。治疗的目的在于解决患者所面对的心理困难，减少焦虑、忧郁、恐慌等精神症状，改善患者的非适应行为，包括对人对事的看法和人际关系，并促进人格成熟，能以有效且适当的方式来处理心理问题及适应生活。因其治疗过程主要依赖心理学的方法来进行，所以称为心理治疗。

7. 临床心理治疗方法和治疗形式

(1) 方法：心理治疗依其主要学术理论与施行要点，可分为分析性心理治疗、认知性心理治疗、支持性心理治疗、行为性心理治疗、人际性心理治疗等种类。

(2) 治疗形式：根据治疗对象不同可分为个人心理治疗、夫妻治疗、家庭治疗、团体治疗；依其治疗时间长短，可分为长期心理治疗和短期心理治疗。

8. 心理治疗的方法

(1) 支持与安慰。

(2) 自我探索。

(3) 宣泄。

(4) 学习。

(5) 教育。

(6) 暗示。

9. 心理咨询的概念、分类与形式

(1) 心理咨询的概念：心理咨询指的是在心理方面给咨询对象以帮助启发、辅导，通过心理咨询过程，咨询者从旁帮助求询者积累认识他们自己的经验，使其获得更多、更强的自助、自强能力。最终目标是使求询者潜在能力得以充分发挥，从而促进身心健康发展。

(2) 心理咨询的分类：分为医学心理咨询、学校心理咨询、职业心理咨询、社会心理咨询、心理发展咨询及灾难事故的心理咨询。

(3) 心理咨询的形式：门诊咨询、书信咨询、电话咨询、个体及团体咨询。

10. 抗精神病药主要不良反应

(1) 神经系统不良反应：锥体外系反应（药源性帕金森综合征、静坐不能、急性肌张力障碍、迟发性运动障碍、恶性综合征）；惊厥。

(2) 精神方面不良反应：过度镇静、药源性抑郁、药源性精神运动性兴奋、意识障碍。

(3) 心血管系统不良反应：直立性低血压、心电图改变及心源性猝死。

(4) 消化系统不良反应：口干、恶心、呕吐、食欲缺乏、便秘等胃肠道反应、肝功能异常，常表现为无黄疸性肝功能障碍。

(5) 泌尿系统不良反应：常引起排尿困难、尿潴留。

(6) 内分泌和代谢方面不良反应：高催乳素血症、闭经和性欲减退、体重增加。

(7) 造血系统不良反应：白细胞减少、粒细胞缺乏。

(8) 皮肤及眼的不良反应：皮疹、日光性皮炎、皮肤色素沉着、视物模糊。

11. 服用抗精神病药物所致心血管反应与处理

(1) 患者表现为直立性低血压，当患者突然改变体位（起床过快、蹲位直立）时，出现头晕、眼花、心率加快、面色苍白、血压低于80/65mmHg，可引起晕厥、摔伤或休克。一旦发生直立性低血压应立即就地平卧，取头低足高位（将足抬高30°）并进行抢救工作。

(2) 患者出现心动过速、乏力、心律失常、心电图改变等，这些症状多为可逆性，减药或停药后恢复正常。

12. 抗精神病药物所致的药源性恶性综合征与处理

(1) 药源性恶性综合征：是与使用抗精神病药物相关的一种严重不良反应，主要表现为高热和严重的锥体外系症状（肌肉强直、运动不能、木僵、缄默、构音或吞咽困难）、自主神经功能紊乱（多汗、流涎、心动过速、血压不稳），意识障碍、急性肾衰竭、循环衰竭。实验室检查可见白细胞增高、氨基转移酶升高、肌酸激酶升高和肌红蛋白升高。病死率为20%~30%，发生率为0.1%~1%，多见于使用大剂量抗精神病药物和抗精神病药物剂量加量过快。

（2）发现后须立即停药，采用积极的综合治疗。

13. 抗精神病药物所致的锂中毒及处理

（1）锂中毒先兆或早期中毒症状：如反复出现呕吐和腹泻，手细颤变为粗颤，极度无力，困倦，烦躁不安和轻度意识障碍。这些症状并非同时出现，且不良反应与中毒之间并无截然分界，严重的不良反应可能就是锂中毒的先兆。

（2）典型锂中毒症状：急性器质性脑病综合征，出现不同程度的意识模糊、构音困难、反射亢进、共济失调、粗颤、肌阵挛、抽搐。病情进一步进展可出现昏迷、血压下降、心律失常、蛋白尿、少尿或无尿。中毒症状往往与血锂水平呈正相关，1.4~2.0mmol/L为轻度中毒，2~2.5mmol/L为中度中毒，2.5~3.0mmol/L为重度中毒，3.0mmol/L以上可危及生命。

14. 服用抗精神药物所致内分泌及代谢的反应与处理

（1）反应：体重增加、水肿、阳萎、性欲减退、闭经、泌乳等。

（2）处理：无须特殊处理，停药后可恢复。

15. 精神病常见的精神症状

感知障碍、思维障碍、注意障碍、记忆障碍、智能障碍、自知力障碍、情感障碍、意志障碍、动作行为障碍、意识障碍。

16. 感觉的感念

感觉是大脑通过人体的各种感官，产生对外界客观事物个别属性的反映。

17. 知觉的概念

知觉是对某一具体事物各种属性及它们相互关系整体的反映。

18. 错觉的概念

错觉是歪曲的知觉，即把实际存在的事物歪曲地感知为与实际完全不相符的事物。

19. 幻觉的概念

幻觉是一种缺乏外界相应的客观刺激作用于感官而产生的知觉体验。

20. 妄想的概念

妄想是一种在病理基础上产生的歪曲的信念，病态的推理和判断，它虽不符合客观现实，也不符合所受的教育水平，但患者对此坚信不疑，无法说服，也不能以亲身体验和经历加以纠正。

21. 强迫观念的概念

强迫观念即强迫性思维，是指某一观念或概念，多次重复出现于患者的思想，且伴有主观的被迫感觉和痛苦感。患者完全明白这一思想是不必要或荒谬的，并力图加以摆脱，但它却违反患者的意愿而纠缠不休。

22. 定向力的概念

定向力是指人对周围环境和自身状态的认识能力。

23. 自知力的概念

自知力是指患者对其本身精神状态的认识能力，以及能否察觉或辨识自己有病和精神状态是否正常，能否正确分析和判断，并指出自己既往和现在的表现和体验中哪些是属于病态。

24. 常见的妄想类型

临床上常见的妄想有关系妄想、特殊意义妄想、被害妄想、影响妄想、夸大妄想、罪恶妄想、疑病妄想、嫉妒妄想、钟情妄想、被窃妄想、内心被揭露感、变兽妄想等。

25. 常见思维形式障碍

思维迟缓、思维奔逸、思维贫乏、思维松弛、思维破裂等。

26. 常见的情感障碍

情感高涨、情感低落、焦虑、易激惹、情感淡漠、情感脆弱等。

27. 常见的意志活动障碍

意志增强，意志减退，意志缺乏，矛盾意向，意向倒错。

28. 常见的运动行为障碍

兴奋状态（包括躁狂性兴奋、青春性兴奋、紧张性兴奋和器质性兴奋）、木僵状态（包括紧张性木僵、反应性木僵、抑郁性木僵和器质性木僵）、违拗症、被动服从、刻板动作、模仿动作、作态、离奇行动、古怪动作、持续动作、强制性动作、强迫性动作。

29. 谵妄状态的概念

意识清晰度水平降低，同时产生大量的错觉、幻觉、幻视，内容形象生动、逼真并具有恐怖性，常引起患者紧张、恐惧的情感反应，并产生与环境不协调的精神运动性兴奋，言语不连贯。行为杂乱无目的，带有冲动性，夜间加重，持续数小时至数日。

30.意识障碍的判断标准

（1）各感官的感知觉减退，感觉阈值升高，知觉印象的清晰度降低，强刺激能引起反应且反应迟钝。

（2）表情茫然、冷漠、惶恐或恐惧。

（3）思维活动迟钝，可有思维不连贯。

（4）周围环境定向力障碍；动作行为缺乏目的性或多动，无目的地重复单一动作，或少动甚至不动。

（5）觉醒睡眠节律紊乱，白天嗜睡、夜间兴奋不眠。

（6）起病急，患者变得不注意仪表和礼貌，可有错视或幻视。

31.常见精神症状综合征

幻觉妄想综合征、情感综合征、精神自动综合征、紧张综合征、遗忘综合征、脑衰弱综合征、急性脑病因素直接损害脑部所致的精神综合征、慢性脑病综合征。

32.脑器质性精神障碍概念

脑器质性精神障碍是指一组由颅脑器质性病变因素直接损害脑部所致的精神障碍。

33.阿尔茨海默病的概念

阿尔茨海默病简称 AD，是一组原因不明的原发性退行性脑变性疾病，常发生老年期，潜隐、缓慢起病，呈渐进、不可逆进展，临床以痴呆综合征为主要表现。

34.颅内感染所致精神障碍概念

颅内感染所致精神障碍是指由病毒、细菌、螺旋体、真菌、原虫或其他微生物、寄生虫等直接侵犯脑组织引起的精神障碍。

35.癫痫性精神障碍的概念

癫痫性精神障碍指原发性癫痫，即一组原发性反复发作的脑异常放电所致的精神障碍。临床表现大致分为发作性精神障碍和持续性精神障碍。

36.躯体疾病所致的精神障碍

躯体疾病所致精神障碍指各种原因引起的躯体疾病，如内脏器官、内分泌、营养、代谢、胶原等疾病及躯体感染引起脑功能紊乱时出现的精神障碍。

37.躯体疾病所致精神障碍临床共同特点

（1）不同的病因可出现相似的精神障碍，而相同的病因也可出现不同的精神障碍。

（2）精神障碍与原发躯体疾病在病程和严重程度上常有平等关系。

（3）精神障碍在躯体的病程中常表现为多变、波动、可反复出现、交织出现意识障碍，有昼轻夜重特点。

（4）患者多急性起病，在不同阶段可出现有一定规律可循的临床表现。

（5）病程及预后主要取决于原发躯体疾病的性质、严重程度及处理。

（6）患者除精神症状外，均可发现相应的躯体体征及实验室阳性结果。

38.常见的精神活性物质

乙醇、阿片类、大麻、镇静催眠药和抗焦虑药、兴奋药、致幻剂、烟草、挥发性溶剂。

39.常见引起精神依赖的药物

吗啡、海洛因、可待因、哌替啶（杜冷丁）、巴比妥类、乙醇、苯丙胺、大麻等。

40.戒断综合征的概念

戒断综合征指因减少或停用精神活性物质而出现的精神症状、躯体症状及社会功能受损等症状，临床可出现全身不适、腹痛腹泻、抽搐、意识障碍、焦虑、抑郁、精神运动性兴奋或抑制等，严重者可危及生命。

41.震颤谵妄的概念及临床表现

（1）概念：震颤谵妄是指长期饮酒后突然剧减或停饮而出现的一种短暂意识障碍状态。

（2）临床表现：意识障碍，出现大量错觉、幻觉、被害妄想、惊恐、激动甚至冲动行为；四肢粗大震颤、共济失调，以及发热、大汗、心动过速、血压升高、瞳孔散大，重者可危及生命，持续 3 ~ 5日，恢复后对发病情况部分或全部遗忘。

42.精神分裂症的概念

精神分裂症是一种病因不明的常见的精神病。大多数病例在青年期发病，临床表现具有特征性的认知、情感和意志行为等多方面的障碍。患者精神活动与环境不协调，一般无智能障碍和意识障碍，病程多为慢性迁延。

43.精神分裂症的特征性症状

（1）认知障碍：言语性幻听、命令性幻听、思维鸣响、思维松弛、思维破裂、病理性象征性思维、强制性思维、被洞悉感、被控制妄想、物理影响妄想。

（2）情感障碍：情感不协调、情感淡漠。

（3）意志活动缺乏：行为被动、对学习工作无要求、行为与环境不协调，意向倒错。

（4）内向性：患者孤僻、独处不与他人交往、不暴露病态体验。

（5）自知力受损。

44. 精神分裂症的临床分型

偏执型、紧张型、青春型、单纯型、未分化型。

45. 精神分裂症的治疗原则

抗精神病药物治疗、心理治疗、心理社会康复。

46. 情感障碍的概念

情感障碍又称心境障碍，既往又称情感性精神疾病，是以显著而持久的情感或心境改变为主要临床表现，并伴有认知、行为改变及生理障碍的一组精神障碍。该病有反复发作的倾向，间歇期精神状态基本正常，预后一般较好。

47. 抑郁发作的临床表现及发作形式

（1）临床表现：抑郁发作的临床表现可分为核心症状、心理症候群与躯体症状群三方面。核心症状包括情绪低落、兴趣缺乏、乐趣丧失；心理症候群包括焦虑、自责自罪、幻觉妄想、注意力和记忆力下降、自杀观念和行为、精神运动性迟滞或激越，相当一部分患者自知力完整，能够主动求治；躯体症候群包括睡眠紊乱、食欲紊乱、性功能减退、精力丧失等。典型的重度抑郁症状表现为情绪低落、思维迟缓、运动性抑制，但并不一定出现在所有的抑郁发作患者身上。

（2）发作形式：抑郁发作多缓慢起病，常有失眠、躯体不适感、食欲减退等，但由精神因素诱发的抑郁发作起病较急。抑郁发作多见于秋冬季节，少数患者有个人的好发季节。

48. 躁狂发作的临床表现及发作形式

（1）临床表现：典型病例表现为情感高涨、思维奔逸、意志活动增多。

（2）发作形式：躁狂发作多为急性或亚急性起病，发作多为春末夏初。

49. 躁狂发作的治疗原则

（1）抗躁狂药物治疗：情绪稳定药（锂盐、丙戊酸钠、卡马西平）、新型抗精神病药物。

（2）电痉挛（电休克）治疗。

（3）心理治疗。

50. 抑郁发作的治疗原则

（1）抗抑郁药物治疗：三环类抗抑郁药、新型抗抑郁药。

（2）电痉挛（电休克）治疗。

（3）心理治疗。

51. 神经症的概念

神经症又称神经官能症，是一类很常见的精神障碍，主要表现有焦虑、抑郁、恐惧、强迫、疑病、神经衰弱等症状。其共同特征为起病与心理冲突或不良的心理社会因素相关，病前有一定的人格基础，症状没有可证实的器质性病变的基础，患者有明显的痛苦体验和较强的求治欲，自知力完整或基本完整，病程多迁延。

52. 神经症主要临床类型及治疗原则

（1）临床类型：恐怖症、焦虑症、强迫症、躯体形式障碍及神经衰弱几种形式。

（2）治疗原则：心理治疗及咨询、药物治疗。

53. 焦虑症的概念及主要临床表现

（1）概念：焦虑症是以焦虑情绪为主要表现的神经症，包括广泛性焦虑和发作性惊恐状态两种临床相。

（2）临床表现：焦虑症患者内心的不安全感很强烈，可表现为提心吊胆、惶恐不安、紧张恐怖，伴有明显的自主神经功能紊乱、肌肉紧张及运动性不安的症状。

54. 强迫症的概念及主要临床表现

（1）概念：强迫症是以反复出现的强迫观念、强迫行为等症状为主要表现的一种神经症。患者深知这些强迫症状不合理、没必要，但却无法控制或摆脱，因而焦虑和痛苦。

（2）临床表现：患者表现为强迫观念（强迫怀疑、强迫回忆、强迫性穷思竭虑），强迫情绪，强迫意向，强迫行为（强迫检查、强迫计数、强迫洗涤、强迫性仪式动作）。

55. 躯体形式障碍的概念及主要临床表现

（1）概念：躯体形式障碍是一种以持久的担心或相信各种躯体症状的优势观念为特征的精神障碍。

（2）临床表现

1）躯体化障碍：躯体症状以多种形式、变化多样为特点。

2）疑病症：担心或相信自身患有某种严重的躯体病，也担心身体有畸形。

3）躯体形式的自主神经功能紊乱：躯体症状主要涉及自主神经支配的器官系统。

4）持续性躯体形式疼痛障碍：患者主诉有持续、严重的疼痛但无法用生理过程和躯体疾病解释，疼痛的产生直接由心理冲突或心理社会问题引起。

56. 癔症的概念

癔症是在特定的人格基础上受不良心理因素

影响后产生的一类精神障碍。

癔症的症状无相应的器质性病变基础，与患者的现实处境也不相称。患者的感情色彩较浓重，暗示性也较强，除癔症性精神病或癔症性意识障碍外自知力基本完整。

57. 癔症的病因

（1）生物学因素：遗传因素，研究发现患者父母中有 9.4% 曾患癔症住院；兄弟姐妹中有 6.25% 曾患癔症住院。素质与人格类型，通常认为具有癔症个性的人易患癔症。癔症个性可表现为感情丰富、表情夸张、自我中心、有表演色彩、富于幻想、暗示性高等。躯体因素，临床发现神经系统器质性损害有促发癔症的倾向。

（2）心理因素：心理因素或心理冲突是癔症重要的致病因素，人际关系问题、生活和工作的各种挫折均可引发本病。童年期的某些创伤性经历也可以是成年后发生癔症的主要原因之一。一些患者多次发病后，也可在无明显诱因的情况下或受暗示的影响而发病。癔症的症状是难以解决的心理冲突的特殊表现形式，癔症性躯体症状被视为心理冲突的象征性表达。

（3）社会文化因素：社会文化因素对癔症的影响比较明显，主要表现在癔症的发病形式、临床症状方面，研究发现某些特殊癔症表现形式只出现在某些特定的种族和社会文化背景。

58. 分离障碍的概念、转换障碍的概念

（1）分离性障碍：即癔症性精神障碍，是指精神活动失去了原有的整体性，患者部分或完全失去对自我身份的识别和过去的记忆。发病与不良心理因素的刺激密切相关。

（2）转换性障碍：即癔症性躯体障碍，是指心理问题以躯体的形式表现出来。其特点为，发病与心理因素的刺激密切相关，患者虽有躯体障碍的主诉，但无相应的躯体和神经系统体征及实验室检查阳性结果。

59. 心因性精神障碍的概念

心因性精神障碍是指一组在严重或持久的精神创伤下引起的精神障碍。其临床特点和病程经过与创伤体验密切相关。心因性精神障碍不包括心理生理障碍、神经症、性心理障碍。

60. 急性应激障碍的概念

在遭遇强烈的精神刺激数分钟或数小时内发生，病程持续数小时至 1 周，个别患者症状存在时间略长，但不超过 1 个月。主要临床表现为各种不同程度的意识障碍。

61. 急性应激性精神病的概念

急性应激性精神病是急性应激反应中的一种特殊形式，是由于强烈而持久存在的刺激生活事件直接引起的精神障碍，如上下级之间的积怨过深，相互敌视或猜疑，发生大的事故或意外，冤枉入狱等。临床表现主要为多疑、关系妄想或被害妄想，常伴有与妄想内容有关的幻觉，严重的情绪低落或易激惹等现象。

62. 神经性厌食的概念

患者自己有意地严格限制进食，造成身体的极度消瘦或严重的营养不良，体重下降至明显低于正常标准，并有青春期发育停滞、闭经等症状，此时仍恐惧发胖或拒绝正常进食为主要特征的一组进食障碍。

63. 神经性贪食的概念

神经性贪食是以反复发作的、不可控制的、冲动性的暴食，继之采用自我诱吐、使用泻药或利尿药、禁食、过度锻炼等方法避免体重增加为主要特征的一组进食障碍。

64. 睡眠障碍临床分型

根据睡眠障碍诊疗中心协会的分类，广义的睡眠障碍划分为两个亚型，一类为睡眠障碍，包括失眠、过度嗜睡，觉醒与睡眠的节律障碍；另一类称为异常睡眠，包括睡行症、夜惊症、梦魇症。

65. 失眠症诊断标准及治疗原则

（1）诊断标准：上床后 30 分钟内难以入睡，或维持睡眠困难，并且有醒后不能恢复疲乏，次日精神萎靡，社会与职业功能受损，每周至少 3 次，持续至少数个月以上。

（2）治疗原则：慢性失眠症的治疗主要强调定时休息，规律生活。睡前避免兴奋或紧张的脑力和体力活动，学会自我入境与松弛训练，如听轻音乐等，减轻对睡眠的焦虑，避免饮用浓茶、咖啡等引起兴奋的物质，睡前可饮用热牛奶。

66. 儿童精神发育迟滞的概念

精神发育迟滞是指 18 岁以前发育阶段，由于遗传因素、母孕期不利因素或社会因素等各种原因引起，临床表现为智力明显低下和社会功能缺陷为主要特征的一组发育障碍性疾病。

67. 儿童孤独症的概念

儿童孤独症是发病于婴幼儿时期心理发育障碍性疾病，以社会交往障碍、交流障碍、兴趣狭窄和行为方式的刻板、重复为基本特征。多数患

者伴有不同程度的智力发育落后。

68. 儿童多动症的概念

儿童多动症指发生于儿童时期，与同龄儿童相比，表现为以明显的注意集中困难、注意持续时间短暂、活动过度及冲动为主要特征的一组综合征。

69. 各级智商标准

智商在 100 ± 15 为正常范围，智商在 70 或 70 以下为智力低下。临床上将精神发育迟滞分为四类：轻度智商低下，50～69；中度智商低下，35～49；重度智商低下，20～34；极度智商低下，20 以下。

70. 精神科三防护理

（1）防自杀、自伤护理。

（2）防冲动、毁物护理。

（3）防外走护理。

71. 癫痫大发作与癔症性抽搐的识别（表6-1）

表 6-1　癫痫大发作与癔症性抽搐的识别

区别点	癔症性痉挛发作	癫痫大发作
发作诱因	多在精神刺激之后	常无明显诱因
先兆	可以有，但内容形式多变化	内容形式固定
发作形式	翻滚、四肢乱舞、表情痛苦、保持呼吸	症状刻板、强直期 - 阵挛期次序分明，呼吸停止
拇指	发作握拳时常在四指之外	常在其余四指之内
言语	可以讲话	绝无
意识	多清楚，可有朦胧	丧失
大便失禁	无	可有
小便失禁	偶有	常有
眼球运动	躲避检查者	固定朝向
眼睑	掰开时阻抗大	松弛
咬伤	较少咬伤自己，可咬伤他人	可咬伤自己的舌、唇
摔伤	较少，较轻	较重，多伤在头面部
持续时间	数分钟至数小时	不超过数分钟（持续状态除外）
发作地点	多在人群中，安全地带	不择
睡眠中发作	无	常见
脑电图	正常	可见棘波或阵发性 θ 波或 δ 波

第7章　皮肤与性病科

1. 皮肤的组成

皮肤由表皮、真皮、皮下组织三部分及皮肤附属器即毛发、甲、皮脂腺、大小汗腺组成，并有丰富的神经、血管、淋巴管及肌肉。

2. 皮肤的生理功能

保护功能、感觉功能、调节体温功能、分泌和排泄功能、吸收功能、代谢功能、免疫功能。

3. 皮肤损害的分类及产生过程

（1）分类：皮肤损害分原发损害和继发损害两种。

（2）产生过程：原发损害是皮肤病自身病理过程中直接产生的损害；继发损害是由原发损害转变而来，也可由于治疗或搔抓引起。

4. 原发损害的特点及常见的疾病

（1）斑疹：是局限皮肤颜色的改变，损害与皮肤平行，既不高起，也不凹陷，直径 > 2.0cm 的斑疹称"斑片"。常见疾病有丹毒、鲜红斑痣、黄褐斑、白色糠疹、白癜风等。

（2）斑块：为丘疹扩大或较多丘疹融合而成，直径 > 1.0cm 的隆起性扁平皮损，中央可有凹陷。见于银屑病等。

（3）丘疹：为局限、实性、隆起于皮肤表面的损害，直径 < 1.0cm。丘疹顶端有水疱的称"丘疱疹"。介于丘疹和斑疹之间，稍隆起皮肤的损害

为斑丘疹。

(4) 风团：是局限性皮肤隆起的损害，大小不等，形态不一，消退较快，而不留痕迹，如荨麻疹。

(5) 结节：是局限、实性、深在的损害。一般位于真皮或皮下组织，常需触摸时方可查出，有时也可稍高出皮肤表面，如结节性红斑，结节也可因表皮细胞增生或代谢物沉积所致，如结节性痒疹。

(6) 水疱：为高出皮面、局限性、内含液体的损害。水疱直径 > 0.5cm 称"大疱"。

(7) 脓疱：与水疱相似，但含有脓液，也可由水疱感染后形成。

(8) 囊肿：含有液体或半固体及细胞成分的损害。部位深浅不一，触之有囊性感，如皮脂腺囊肿。

5. 属于继发损害的皮损

糜烂；溃疡；鳞屑；浸渍；裂隙；瘢痕；萎缩；痂；抓痕；苔藓样变。

6. 外用药物治疗注意事项

(1) 医务工作者必须认真负责，向患者或家属详细说明用法。

(2) 外用药物浓度要适当，不同浓度的药物作用也有不同。应先用较低浓度，然后根据病情需要和患者耐受情况逐渐提高浓度，尤其是有刺激的药物。

(3) 用药要考虑患者性别、年龄和患病部位，刺激强的药物不宜用于婴幼儿、妇女及面部、乳房下、外阴等。

(4) 皮损面积较大者，应选用性质较弱、浓度较低的药物，或将皮损分部位治疗，防止药物经皮过量吸收引起系统性不良反应。

(5) 用药过程中，如有刺激、过敏或中毒现象，应立即停用并做适当处理。

7. 药浴的护理要点

(1) 药浴的水温要适度，体弱、有心血管疾病的患者不宜使用。

(2) 治疗中应经常巡视患者，观察有无不适反应。

(3) 药浴过程中如有感觉不适或局部不良反应，应立即停止。

(4) 浴盆应定期消毒，防止交叉感染。

8. 皮肤斑贴试验的目的、方法

(1) 目的：用于发现和确定引起接触性皮炎的致敏原。

(2) 方法

1) 常规选择上背部脊柱两侧正常皮肤。

2) 首先揭去斑试器的纸，将斑试抗原按顺序挤入铝制的斑试器小碟内，再将带有斑试器的胶带贴于上背部脊柱两侧皮肤。

3) 试验后 48 小时揭去试验物，间隔 30 分钟观察结果，视情况可在 72 小时或 96 小时后观察。

9. 斑贴试验的注意事项

(1) 受试物质应纯，浓度精确。

(2) 试验期不洗澡。

(3) 试验前和受试期间不要服用抗组胺药物和皮质类固醇激素类药物。

(4) 试验期间，若斑贴部位痒或刺激，应及时去除受试物。

(5) 可移反应可重复试验。

10. 斑贴试验结果判断

(1) (−) 阴性反应：斑贴部位无反应。

(2) (±) 可疑反应：仅有轻微红斑。

(3) (+) 阳性反应：红斑、浸润，可能有小丘疹。

(4) (++) 强阳性反应：红斑、浸润、丘疹、水疱。

(5) (+++) 极强阳性反应：红肿并有大疱及糜烂。

(6) (IR) 刺激性反应：对照有皮损或激惹反应。

11. 带状疱疹的病因、临床表现

(1) 病因：由水痘 - 带状疱疹病毒引起。

(2) 临床表现

1) 皮肤损害为红斑或成簇的小米粒大小丘疹及水疱或血疱，严重时或伴有感染，可有溃疡或坏死结疤。

2) 损害常发生在身体一侧，呈带状排列，常见于腰、胸及三叉神经分布区。

3) 伴有不同程度的疼痛。

12. 带状疱疹的治疗原则

(1) 抗病毒药物：应尽早使用，一般主张发疹后 72 小时内应用效果最好，如阿昔洛韦。

(2) 镇痛药物：如去痛片、吲哚美辛等，睡前可给予镇静药。

(3) 维生素 B_1 和维生素 B_{12} 肌内注射或口服有助于神经损害的恢复。

(4) 对比较严重者，如无激素禁忌证，也可短期使用小剂量激素。

（5）中医治疗：原则为清热、利湿、活血、镇痛，如龙胆泻肝丸。

（6）外用治疗：早期可用收敛性药物炉甘石洗剂，如有感染可用含抗生素的软膏，如莫匹罗星。有眼损害者应滴碘苷滴眼液或阿昔洛韦眼膏。

（7）理疗：紫外线、红外线或超短波等，可消炎镇痛，促进皮损结痂，缩短病程，缓解疼痛等作用。

13. **带状疱疹的护理措施**

（1）疱疹护理

1）清洗：对于伤口较大、分泌物较多，我们一般用1：5000呋喃西林直接冲洗伤口，一边冲洗，一边用止血钳夹住棉球轻轻地擦洗；如果伤口较小，或分泌物少，可以用呋喃西林棉球轻轻地抹洗。根据情况使用适量的呋喃西林液和棉球。天冷时可一边照射TDP灯，一边冲洗，以防止患者受凉。

2）照射：清洗伤口后，即用TDP灯照射患处，每日2次，每次30～60分钟，渗液较多的伤口，可增加照射的次数，这样可以起到干燥伤口，减少渗出物，并能促进局部血液循环，有利于伤口的愈合。TDP灯照射过程需多巡视患者，及时调整灯的距离，防止烫伤，并在整个过程中使用屏风遮挡。

3）涂药：用TDP灯照射10分钟后，伤口的水分已经减少，首先用重组牛碱性成纤维细胞生长因子外用溶液喷洒伤口，在TDP灯照射结束后，再用阿昔洛韦软膏和莫匹罗星软膏外涂伤口，每日涂3～4次。涂药后尽量继续暴露患处，如果不能继续暴露患处时，可以用单层的灭菌纱块覆盖伤口，用胶布固定在正常的皮肤上，并嘱咐患者卧床时尽量避免压迫患处。如果疱疹在背部的，可用衣架放在背后把衣服撑起，如果疱疹在会阴部的，嘱患者尽量把两腿分开，切勿为了不弄脏衣服，而使用不透气的薄膜覆盖。

（2）饮食护理：宜进食清淡、易消化的食物，并保持大便通畅，忌食辛辣、刺激性、发酵的食物，不宜饮酒。或者饮食时要结合原发病的饮食禁忌，如水肿时要低盐饮食；如肾衰竭时，要低盐低蛋白（高优质蛋白）饮食，不宜进食豆制品、花生等食物。

（3）心理护理：患者初期由于对疾病不了解，而且都不是原发病，认为自己多灾多难，害怕很难治愈，担心影响原发病，而且由于皮肤的疼痛，都存在恐惧、紧张、自怨自艾的心理。责任护士

及时向患者宣教疾病的知识，指出本病有自限性，治愈后能获终身免疫，使患者树立起战胜疾病的信心，积极配合治疗。

（4）康复指导：伤口愈合时会有瘙痒的感觉，嘱患者勿抓破皮肤，并注意保护皮肤，避免摩擦及外界的刺激，每周为患者修剪指甲2次，穿布质柔软的纯棉内衣裤；告诉患者带状疱疹愈合后会遗留神经痛，特别是中老年患者，有时甚至长达2～3年，以消除患者的忧虑；要注意休息，加强营养，防止受凉；保持心情舒畅，避免忧虑，增强抗病能力。

（5）体会：慢性病患者抵抗力低下，容易并发带状疱疹病毒感染，应向患者做好卫生宣教，加强皮肤的护理，减少社交活动。密切观察病情变化，如发现有发热、疲倦等前驱症状时，应及时报告医师，及早治疗和护理，减少其他并发症的发生。

14. **丹毒的病因及治疗原则**

（1）病因：由β溶血性链球菌感染所致的急性皮肤炎症。病原菌大多数通过皮肤和黏膜的微小损伤后侵入组织引起感染，如病菌从鼻、咽、耳等处侵入导致面部丹毒。足癣、小腿湿疹或外伤，可诱发下肢丹毒。

（2）治疗原则：杀菌消炎，解除全身症状，防止复发。

1）内用治疗：首选大剂量青霉素。过敏者可用红霉素，或选用环丙沙星。皮损消退后再继续用药数日，对于高热、全身症状明显者应予对症处理。

2）外用治疗：有水疱破溃者可用1：2000小檗碱溶液或0.5%呋喃西林液湿敷。外用抗生素软膏，如莫匹罗星软膏、盐酸环丙沙星凝胶等。

3）清除局部病灶，如治疗足癣，下肢损害应抬高患肢，若颜面部丹毒应取半卧位，患处朝上。

4）物理疗法：可用紫外线照射，超短波、红外线及音频电疗等。

15. **足癣的治疗原则及护理**

（1）治疗原则

1）首选外用抗真菌药物，急性期常用溶液和霜剂，慢性期多选霜剂和软膏。

2）对于反复发作或外用药效果不佳者，可采用口服抗真菌药。

3）注意手足卫生，减少多汗，避免与他人共用拖鞋、毛巾等。

（2）护理

1）注意个人卫生，避免用手搔抓，禁用热水烫洗。

2）指导患者正确使用药物，急性期常用溶液和霜剂，并观察用药后反应。

3）足部多潮湿并且易摩擦，应防止感染。

4）督促患者及早、彻底治疗，避免病情复杂化。

16. 简述接触性皮炎的诊断要点

（1）接触致敏物史。

（2）皮损限于接触部位，边界清楚，伴瘙痒。

（3）去除致敏物后，病情好转。

（4）致敏物质皮肤斑贴试验阳性。

17. 接触性皮炎的健康指导

（1）尽可能避免接触易致敏刺激物，必须时，应加强个人防护，如戴手套、穿防护服、戴口罩或外涂防护霜。

（2）介绍易引起过敏的物质：汞溴红、磺胺、碘酊、清凉油；染发剂中的对苯二胺，化妆品，洗涤剂，防腐剂，化工原料，染料；动物毛皮；植物中的荨麻、生漆等。

（3）查明接触物后，避免再次接触致敏原及其结构类似物。

（4）接触不论何种物质是接触部位发生过敏后，立即用清水反复冲洗，尽快就医。

18. 湿疹的护理

（1）寻找病因，去除可疑的致病因素。清除体内慢性病灶及其他全身性疾病。

（2）注意皮肤卫生，避免搔抓及肥皂、热水烫洗，内衣应全棉，勿过度保暖。

（3）饮食：忌辛辣刺激性饮食，避免鱼、虾等易致敏和不易消化的食物，多食蔬菜、水果，注意观察饮食与发病的关系。保持大便通畅。

（4）休息：注意劳逸结合，避免过度劳累和精神过度紧张，保证充足睡眠。

（5）皮损护理：①根据皮损特点选用适宜的外用药。②局部皮损增厚者局部封闭，或封包。

（6）瘙痒护理：酌情给抗组胺类药物，必要时选用镇静催眠药。顽固性瘙痒可用普鲁卡因静脉封闭，注意滴速缓慢。每分钟不超过 40 滴。

（7）继发感染者如发热、淋巴结肿大者，应通知医师，选用抗生素。

（8）反复发作者，选用免疫抑制剂，如环磷酰胺。应定期查血常规，肝、肾功能。

（9）增强机体免疫功能，选用免疫调节剂，如胸腺肽，左旋咪唑。

（10）心理护理：应同情、关心患者，多沟通，让其了解湿疹的病因和预防方法，解释精神因素对治疗效果的直接影响，树立信心，积极配合治疗护理。

（11）健康教育：①加强锻炼，增强机体抵抗力。②保持心情舒畅，生活规律化。

19. 药物性皮炎的分类及护理

（1）分类：①固定型药疹；②荨麻疹型药疹；③麻疹型或猩红热型药疹；④湿疹型药疹；⑤紫癜型药疹；⑥多形红斑型药疹；⑦大疱性表皮松解型药疹；⑧剥脱性皮炎型或红皮病型药疹；⑨痤疮型药疹；⑩光感性药疹；⑪药物超敏反应综合征。

（2）护理：①讲解易致敏的药物，明确致敏药物，并告知患者，避免再次使用。在病历显著位置标明致敏药物名称，出院后给患者易致敏药物详细名称。②多饮水或静脉输液，促进药物排泄。③皮疹瘙痒，可外用止痒药物或口服，避免热水洗烫、剧烈搔抓，防止皮肤破溃继发感染。④高热患者卧床休息，观察体温变化，物理降温禁用酒精擦浴。皮肤保持清洁干燥，被汗液浸湿的衣服、床单、被褥及时更换。⑤重症药疹角膜、口腔黏膜、外阴黏膜损害明显。角膜护理：用滴眼液清洁眼部减少分泌物聚积，眼药膏涂抹防眼睑粘连。口腔黏膜护理：勤漱口，疼痛明显者，可在漱口液中加 2% 利多卡因，用油纱或油膏涂于口唇周围，防止干裂和粘连。皮肤糜烂面护理：仅有表皮松解及大疱的，用无菌注射器抽吸疱液；皮疹表面扑撒消毒滑石粉，有皮肤糜烂、渗出，创面大的，用 1：2000 的小檗碱溶液换药，动作要迅速，减少暴露面的时间，避免着凉，减少感染发生率（同日疱疮糜烂面换药）。⑥床单、被罩应严格消毒灭菌，室内紫外线照射，每日 30～60 分钟，定时通风换气。⑦必须卧床休息，保持呼吸道通畅，鼓励患者勤翻身，协助叩背，促进咳嗽、排出痰液及脱落的呼吸道黏膜。⑧出现严重全身中毒症状（如躁动）的患者，床边加护栏，防止摔伤，必要时给予约束，严密观察病情变化及时通知医师。详细记录，准确记录 24 小时出入量。⑨加强药物观察，避免药物交叉过敏。大量激素应用，观察有无并发症及不良反应，做好各种护理措施。⑩做好心理护理，消除顾虑：形象的变化只是暂时的，使用激素药物有助于疾病恢复。⑪减少探视，避免交叉感染。⑫饮食易高热量、高蛋白、多种维生素摄入，给予易消化的流食、半流食，温度适中。

20.荨麻疹的概念及分类

(1) 概念：荨麻疹俗称"风疹块"，原发损害为风团，是多种原因引起的血管通透性增加导致的局部组织间水肿。一般情况发生和消退较快，单一风团一般可在24小时内消退。一般病程在6周之内的是急性荨麻疹，而反复发作长于6周的是慢性荨麻疹。

(2) 分类

1) 急性荨麻疹。

2) 慢性荨麻疹。

3) 物理性荨麻疹：①皮肤划痕症（人工荨麻疹）；②寒冷性荨麻疹；③日光性荨麻疹；④压迫性荨麻疹；⑤热性荨麻疹；⑥震颤性荨麻疹（血管性水肿）。

4) 特殊类型荨麻疹：①胆碱能性荨麻疹；②接触性荨麻疹；③水源性荨麻疹；④运动性荨麻疹。

21.荨麻疹的护理要点

(1) 寻找并消除病因，对花粉、尘螨过敏者室内禁止养花草、宠物，接触不知名植物。多饮水或静脉输液，促使致敏物质排泄，保持大便通畅。

(2) 饮食宜清淡，忌鱼虾及辛辣食物，忌暴饮暴食、饮酒。

(3) 避免用力搔抓使皮肤破损，防止继发感染，幼儿患者应包手，夜间加以约束。

(4) 对有消化道、呼吸道症状患者密切观察病情变化，做好急救准备。发现喉头水肿、呼吸困难者及时通知医师，低流量吸氧，准备气管切开。观察血压情况，防止过敏性休克出现。

(5) 操作时动作轻稳慢，以防灰尘加重过敏。

(6) 有发热、感染者，做好对症护理，警惕发生败血症，注意观察病情。

(7) 向患者提供疾病知识、了解瘙痒程度并增加耐受性，采取分散注意力的方法：听音乐、看有兴趣的书籍及与患友交谈。对于慢性患者尽力避免各种诱发加重因素。

(8) 避免冷热环境刺激、剧烈运动，保持情绪稳定，心情舒畅。

22.银屑病分型、护理措施

(1) 分型：寻常型银屑病、脓疱型银屑病、关节病型银屑病、红皮病型银屑病。

(2) 护理措施

1) 耐心向患者讲解疾病知识，应避免精神紧张、生气、劳累等诱发因素。

2) 给予低脂、高热量、高蛋白、高维生素饮食。忌食辛辣等刺激食物。戒烟，戒酒。

3) 每日淋浴或泡浴1~2次，淋浴时不宜用力搓洗，泡浴后再涂擦外用药，使用外用药时要反复揉擦，利于药物吸收。

4) 急性期不宜使用刺激性药物，可使用单软膏保护皮肤。

5) 水杨酸、氯化氨基汞等应由低浓度开始逐渐增加，卡泊三醇软膏、皮质类固醇激素类软膏等不宜全身大面积涂抹。注意用药后反应，如果发现刺激反应，如皮损加重、出现红肿渗液等立即报告医师。

6) 对于光疗患者，如紫外线照射时应戴紫外线防护镜。要遮盖面部及会阴部。外用甲氧沙林时不要涂到正常皮肤，口服甲氧沙林后外出时戴防护镜24小时，以防长期应用引发白内障，并注意防晒如穿长袖衣服等。

7) 瘙痒多数在夜间加重，可在睡前加服抗组胺药，并涂抹止痒的外用药。避免搔抓，必要时夜间可戴手套。

8) 使用封包治疗时，封包时间不宜过长，一般在12小时内。

23.银屑病患者的健康指导

(1) 注意劳逸结合，避免过度紧张和疲劳，预防上呼吸道感染。感染可加重本病，应及时治疗，控制感染。复发时应及早治疗平时应坚持治疗。

(2) 嘱患者不要乱投医乱吃药，不要听信非法媒体的宣传，不服用不正规偏方。要到正规的医院诊治。

(3) 本病急性期可发生同形反应，应尽量避免外伤及剧烈搔抓。

(4) 避免诱发因素，保持情绪稳定，正确处理人际关系。

(5) 合理饮食，因本病不是过敏性疾病，没有必要严格限制海鲜、牛羊肉等，只有在皮损泛发或加重时适当忌口。

(6) 本病不具有传染性，患者不必自我隔离。家属也没有必要过度紧张，应与医师配合为患者提供良好的环境，正确对待疾病，积极治疗。

(7) 到目前为止不能彻底治愈，易反复发作，告诉患者善待本病，做长期治疗的思想准备。

24.试述皮科常见的结缔组织病及简要临床表现

皮科常见的结缔组织病有红斑狼疮、皮肌炎、硬皮病。

临床表现如下。

(1) 红斑狼疮：多见于 15～40 岁女性、临床上有多种表现、可累及全身任何脏器的自身免疫性疾病。红斑狼疮是一个疾病谱性疾病，一端为盘状红斑狼疮，另一端为系统性红斑狼疮。中间有很多亚型如亚急性皮肤红斑狼疮。

(2) 皮肌炎：一种累及皮肤和肌肉的弥漫性炎症性疾病，主要表现为面部红斑、肌痛、肌无力。多见于 40～60 岁，病因不明。

(3) 硬皮病：是以皮肤及内脏器官的结缔组织纤维化或硬化，最终发生萎缩为特点的疾病。分为局限性和系统性两大类。

(4) 白塞病：又称眼、口、生殖器综合征，本病是口、外生殖器溃疡和虹膜炎三联综合征，也可出现多系统病变，累及心血管、胃肠道、中枢神经系统等多个脏器。

25. 需避免日晒的结缔组织病

红斑狼疮、皮肌炎需尽量避免日晒。

26. 天疱疮的分型

(1) 寻常型天疱疮。

(2) 增生型天疱疮。

(3) 落叶型天疱疮。

(4) 红斑型天疱疮。

(5) 特殊类型天疱疮：副肿瘤性天疱疮、药物性天疱疮、IgA 型天疱疮、疱疹样天疱疮。

27. 副肿瘤性天疱疮的概念及最早出现的症状

副肿瘤性天疱疮 (PNP) 是一种少见的自身免疫性大疱性皮肤病，是天疱疮的一种特殊类型。该疾病在临床表现、组织病理、免疫学方面具有特征性的改变，并存在潜在的肿瘤。

临床上 PNP 最早出现的症状是难以治愈的口腔黏膜严重的糜烂、溃疡、出血伴明显疼痛，也常累及其他的黏膜。

28. 简述大疱性皮肤病皮疹的护理

(1) 眼部黏膜护理：请示眼科医师意见，合理使用滴眼液，明确其使用方法。角膜受损用滴眼液清洁眼部，眼药膏涂眼睑防粘连，周围有糜烂面的外用 1：2000 的小檗碱纱布外贴，周围涂抗生素软膏。

(2) 口腔黏膜护理：每日做好口腔护理，根据分泌物培养结果合理选用漱口液，勤漱口，吞咽困难者，食用易消化流食或半流食，温度避免过热和过冷，减少口腔黏膜刺激，无法进食者可以加用静脉营养。

(3) 头部护理：结痂较厚可用液状石蜡或红霉素软膏外涂，将痂皮变软后慢慢清除，渗出明显的加强局部清洁换药，睡觉时尽量避开头部皮损处，防止受压处疼痛。

(4) 外阴部护理：大面积皮损有渗出时每日局部换药，腹股沟处糜烂面小檗碱纱布不容易贴住，可以换药后暴露在空气中，小面积无渗出的勤清洁外阴分泌物，穿宽松内裤，减少摩擦。

(5) 皮肤糜烂者应加强疱病清疮换药，选用 1：2000 的小檗碱液，根据糜烂面大小剪裁纱布，纱布盖过创面即可，每日观察创面情况。

(6) 换药时要注意保暖，动作要轻盈、迅速，纱布浸湿创面充分后，方可揭下，耐受力差的可外喷局部麻醉药。

(7) 换药后及时更换床单及衣物，用物应严格消毒，使用支被架保护创面、减少摩擦。

(8) 重症患者必须卧床休息，加强生活护理，每日疱病清创换药，保护皮肤清洁，勤翻身，防止压疮发生。

29. 痤疮的病因、临床表现及护理

(1) 病因：本病发生是多因素的综合作用，包括皮脂分泌过多；毛囊皮脂腺导管角化过度；痤疮丙酸杆菌大量繁殖和过度的免疫反应。其他因素如遗传、饮食、紫外线及心理因素等也参与痤疮的发病。总之，它是多种因素综合作用所致的毛囊皮脂腺慢性炎症性疾病，好发于面部、胸背上部等皮脂分泌旺盛的部位。

(2) 临床表现：白头和黑头粉刺、丘疹、脓疱、结节、囊肿及瘢痕等，常伴有皮脂溢出。

(3) 护理

1) 心理护理：精神因素是痤疮发生的重要诱因，压力会加速肾上腺素的分泌，使皮脂分泌增加而阻塞毛孔，诱发痤疮生成。痤疮治疗随着治疗方法的增多、治疗的规范疗效也有很大提高，所以患者要保持乐观的心态积极治疗。

2) 药物治疗

A. 局部可使用维 A 酸、抗微生物药物。

B. 系统治疗可选择米诺环素、多西环素、阿奇霉素口服治疗。

C. 物理治疗可选择红光 (660nm)、蓝光 (415nm)、光动力治疗等。

3) 饮食护理：需要限制的食物如下。

A. 高脂肪食品及脂质食品，如肥肉、乳酪、香肠、牛奶、腊肉、油煎食品、巧克力等。

B. 高糖类食品，如糖果、面包、甜味点心等。

C. 异种蛋白，如鱼、虾、水生贝壳等。

D. 禁食酒（尤其是白酒）、辣椒，少用胡椒、芥末等佐料。

选择下列食品有利于痤疮的康复。

A. 能改善微循环的食品，如山楂、香蕉、蜂蜜、麦芽、黑木耳等。

B. 增强皮肤抵抗力的食物，如花生、百合、薏苡仁等。

C. 抑制皮肤出油的高维生素食物，如各类新鲜果汁、萝卜、番茄、黄瓜、芹菜等各种蔬菜。

D. 具备抗感染力的食物，如冬瓜、丝瓜、绿豆、赤小豆、葡萄等。

4）日常护理

A. 不要随意用手挤捏粉刺，以免加重感染或遗留瘢痕。应有规范医疗机构的美容医师清理、治疗。

B. 防止便秘，保持大便通畅。

C. 保持情绪稳定和睡眠充足。

D. 痤疮患者应有选择性地使用化妆品。

E. 夏天要减少日晒，因过量的阳光会令汗腺和皮脂分泌活跃，从而堵塞毛孔，加剧痤疮。

5）皮肤清洁

A. 应选择温水、中性的肥皂和松软的毛巾洗脸，次数不宜过勤，2～3次／日。

B. 选择合理的皮肤清洁剂，如含硫黄的肥皂或洗面奶等非碱性的清洁剂，理想的清洁剂是无刺激、不过敏。

C. 避免过于用力搓洗刺激皮肤，勿用磨砂膏和收敛水。

30. 常见的皮肤良性肿瘤

粟丘疹、脂溢性角化病、汗管瘤、先天性血管瘤、瘢痕疙瘩、皮肤纤维瘤、色素痣、皮脂腺痣。

31. 常见的皮肤癌前病变

日光角化病、皮角。

32. 常见的皮肤恶性肿瘤

Bowen 病、Paget 病、基底细胞癌、鳞状细胞癌、原发性皮肤 T 细胞淋巴瘤、黑素瘤。

第8章　眼　　科

1. 人体视觉器官的组成和功能

人体视觉器官包括眼球、视路、眼附属器。其中眼球接受来自外界的光刺激，形成的神经冲动经视路传导至大脑，完成视觉功能。眼的附属器具有保护眼球和转动眼球的重要生理功能。

2. 视网膜感觉细胞的种类、功能及其分布区域

视网膜感觉细胞有两种：锥体细胞，司明觉及色觉，主要分布于黄斑区；杆体细胞，司暗视觉，主要分布于视网膜周边部。

3. 角膜的组织学分层

角膜从组织学上共分 5 层，如下所示。

（1）上皮细胞层。

（2）前弹力层。

（3）基质层。

（4）后弹力层。

（5）内皮细胞层。

4. 眼的屈光间质的组成

屈光间质由角膜、房水、晶状体和玻璃体组成。

5. 房水的功能

房水具有营养晶状体、玻璃体和维持眼压的功能，其产生和排出处于平衡状态。当某些因素打破平衡后，可致眼压增高或降低，对眼组织和视功能造成损害。

6. 房水循环的途径

房水由睫状突上皮细胞产生，由后房经瞳孔进入前房，再经前房角的小梁网而流入巩膜静脉窦（Schlemm 管），最后经睫状前静脉归入血液循环。

7. 眼压的正常范围和正常眼压的生理意义

眼压正常范围为 1.3～2.8kPa（10～21mmHg），正常眼压的生理意义在于维持眼球稳定的球形，提供良好的屈光状态，并保持眼内组织的正常代谢。

8. 泪道的组成部分

泪道由上下泪小点、上下泪小管、泪总管、泪囊及鼻泪管组成。

9. 眼科的急诊范围

（1）外伤史在 24 小时内，未经治疗的各种眼

外伤。

（2）急性闭角型青光眼。

（3）电光性眼炎。

（4）发病 1 日以内的急性结膜炎和药物过敏。

（5）发病 1 日以内的急性视力障碍。

（6）凡老弱病残和特殊情况者，在可能的情况下酌情照顾。

10. 眼科暗室的原理

眼科暗室是眼科独特的检查室，需要暗室的原理：因为在黑暗的条件下，瞳孔会自然散大，同时，在暗光的环境下，检查所见的影像才能清楚可见，有利于医师对患者进行眼底、裂隙灯和视功能等全面、充分检查。

11. 散瞳验光的注意事项

（1）12 岁以下的儿童验光一般须用阿托品散瞳，验光前 3 日用 1% 的硫酸阿托品眼膏点眼，早晚各一次。因瞳孔需 3 周方能恢复，故复验必须在 3 周后。

（2）12 ~ 40 岁的患者在一般情况下，可用快速散瞳剂，如复方托吡卡胺滴眼液，患者不需要提前上药，验光前每 5 ~ 10 分钟滴一次，共点 3 ~ 4 次，30 分钟后瞳孔即可散大，5 ~ 10 小时后即可恢复正常，故次日即可复验。

（3）40 岁以上患者可不用散瞳验光。

12. 眼科手术前洗眼的消毒范围

消毒范围上至眉弓，下至脸颊（鼻唇沟），内至鼻中线，外至耳突前。

13. 眼部手术显微器械的保养原则

（1）显微器械头端极为纤细和精细，应单独分别存放或固定存放于专用的盒、架内，避免碰撞，尤不应与常规器械混同存放，以防损伤。

（2）器械使用完毕后应及时彻底清洁，可用软毛刷子刷洗，洗净后用软布拭干、收存。

14. 眼前段检查的项目内容

①角膜；②巩膜；③前房；④虹膜；⑤瞳孔；⑥晶状体等。

15. 睑腺炎的治疗原则

（1）早期热敷或理疗。

（2）眼部应用抗生素滴眼液和眼膏，必要时全身应用抗生素。

（3）脓肿形成后，外睑腺炎需选取体位最低点且波动最强处，沿皮肤纹理切开排脓并引流；内睑腺炎选取体位最低点且波动最强处，沿睑板腺管平行方向切开，自然让脓液流出，勿挤压，

放置引流条进行引流。

16. 弱视的定义

凡眼部无明显器质性病变，以功能性因素为主所引起的远视力低于 0.9（不含 0.9），且不能矫正者规定为弱视。

17. 弱视的临床分度

（1）轻度弱视：矫正视力 0.6 ~ 0.8。

（2）中度弱视：矫正视力 0.2 ~ 0.5。

（3）重度弱视：矫正视力 ≤ 0.1。

18. 临床上常见的弱视类型

临床上常见的弱视分 5 型。

（1）斜视性弱视。

（2）屈光参差性弱视。

（3）屈光不正性弱视。

（4）先天性弱视。

（5）形觉剥夺性弱视。

19. 青光眼患者护理中如何控制患者的眼压

（1）患者生活要有规律，保持情绪愉快，避免情绪激动，注意劳逸结合。

（2）不宜在暗室内停留过久，以免瞳孔散大，眼压升高。衣领腰带勿束过紧。避免长时间低头、弯腰，以免引起眼压升高。

（3）注意饮食，多吃蔬菜，禁烟酒、浓茶、咖啡、辣椒等刺激食物。

（4）保持大便通畅，限制饮水量，一次饮水不要超过 300ml，可多次少饮。

20. 急性闭角型青光眼的临床分期和急救处理原则

急性闭角型青光眼临床表现按病程不同分为 6 期：①临床前期；②前驱期；③急性发作期；④间歇期；⑤慢性期；⑥绝对期。

急救处理原则如下。

（1）缩瞳剂：1% ~ 2% 毛果芸香碱局部点眼。

（2）碳酸酐酶抑制药：乙酰唑胺，首次量 500mg，以后每次 250 mg，每日 2 次口服。

（3）高渗脱水药：50% 甘油盐水、20% 甘露醇。

（4）对症处理：如镇静、镇痛、通便等。

21. 青光眼患者降眼压使用静脉滴注甘露醇的注意事项

（1）必须快速滴入，以增加血液的渗透压，降低眼压。应选用 9 号或 8 号针头，每分钟 120 滴左右（500ml 在 1 小时内滴入）。

（2）对年老体弱和有心血管病的患者要注意脉搏、呼吸的变化，以防发生意外。

（3）甘露醇药物若呈结晶状，须加热溶解并冷却后方可使用。

22. 青光眼患者口服乙酰唑胺的观察要点

使用乙酰唑胺要观察患者有无毒性反应，如知觉异常、四肢颜面麻木、针刺感、尿少、血尿、排尿困难、腹痛、肾区痛等泌尿系统症状。如出现以上不良反应，嘱患者少量多次饮水，并报告医师。因药物在体内积蓄，可出现尿路结石，所以肾功能不全者不宜使用。

23. 青光眼患者口服甘油盐水的注意事项

冬天口服甘油盐水药液应加温以易于入口，减少恶心、呕吐、口干和上腹部、头部不适的感觉。服药后 24 小时内不可多饮水，以免稀释药液，降低疗效。

24. 青光眼患者频繁滴用缩瞳剂的注意事项

对年老体弱、恶心、呕吐、进食量少者频繁滴用缩瞳剂后，偶有出现眩晕、气喘、脉速、流涎、多汗等毛果芸香碱中毒的症状。此时应注意保暖，及时擦汗更衣，以免受凉。注意滴眼药后压迫泪囊区 2 ~ 3 分钟，减少药物通过鼻黏膜的吸收。

25. 青光眼患者的健康指导

（1）注意保护眼睛：不要在暗处长时间停留，不宜过久阅读，避免情绪激动等因素诱发青光眼。

（2）40 岁以上的中老年人，使用阿托品等药时，必须遵医嘱使用，并注意用药的反应。

（3）指导青光眼患者及家属进行自我监测，如有眼胀痛、视物模糊、虹视、视力急剧下降、视野缺损等改变，马上到医院诊治。

（4）指导行滤过手术患者，术后 1 个月，应经常自我按摩眼球，以保持滤过通畅，按摩时用力不宜过猛。

（5）对视力明显下降者，指导其生活自理的方法，使其适应视力现状。

（6）患有内眼疾病者，应积极治疗，防止其眼压增高而导致继发性青光眼。

（7）积极宣传预防青光眼的意义，指导可疑人群（40 岁以上有青光眼家族史者）进行定期检查，争取更多的患者能早发现、早诊断和早治疗，以减少致盲率。

26. 青光眼三联征的临床表现，常出现在青光眼病的哪一期

青光眼三联征，即角膜后色素沉着、虹膜节段性萎缩、晶体前囊下乳白色混浊点（青光眼斑）。青光眼三联征出现在青光眼急性发作期。

27. 白内障定义及临床上的主要分类

（1）定义：晶体部分或全部混浊时称为白内障。

（2）临床上常见的分类有老年性白内障、先天性白内障、外伤性白内障、代谢性白内障、并发性白内障、中毒性白内障、药物性白内障、继发性白内障。

28. 白内障手术前的眼部准备

（1）视功能检查（包括视力、视野、色觉等）、眼压、泪道及眼科超声检查等。

（2）术前 3 日滴抗生素滴眼液或涂眼药膏，每日 3 ~ 6 次。

（3）术前冲洗结膜囊、泪道等，以预防手术感染。

（4）按医嘱给散瞳药充分扩大瞳孔（达 6mm）。

29. 白内障手术后的护理要点

（1）手术当日尽量多休息，避免低头、咳嗽。

（2）术后饮食无特殊要求，少吃辛辣等刺激性食物。

（3）术后保持大便通畅，避免用力排便，避免过度用力抬重物。

（4）部分患者术后有眼花、轻度异物感、眼眶淤血属正常现象，如明显眼痛、恶心、呕吐时不要紧张，立即到医院就诊。

（5）术后有眼红、畏光、流泪等不适时，及时到医院检查，早期处理。

（6）术后 2 周至 1 个月不要让脏水或肥皂水进入手术眼内。1 个月内不要对手术眼施加压力（揉眼），并预防外伤。

30. 急性细菌性结膜炎的隔离原则

（1）对患者进行隔离治疗，实行一人一瓶滴眼液，禁忌互用。单眼患病者，实行一眼一瓶滴眼液滴眼，滴药前应洗净双手，先滴健眼再滴患眼。

（2）接触患眼之后应立即洗手消毒，患者的毛巾、手帕、脸盆等用物准备应专用，防止交叉感染，患者用过的物品应彻底消毒。

（3）加强传染源管理。患者在患病期间不要到公共场所活动，以免传染他人。

31. 沙眼的预防知识

（1）宣传沙眼的危害，加强对理发店、浴室、游泳场的卫生管理，做到水源清洁，面巾消毒。

（2）养成良好的个人卫生习惯，不用手揉眼，不与他人共巾同盆。提倡流动水洗漱，毛巾应挂在通风处晾干。

（3）患者用过的毛巾、手帕及接触过的物品，应煮沸消毒，以免传染他人。

32.眼部化学性伤的处理原则

（1）眼化学伤后，立即就地取水，现场急救，用大量净水反复冲洗结膜囊；冲洗时要翻转上下眼睑，并令患者做眼球上下、左右转动，充分暴露上下穹窿，彻底冲洗，至少冲洗 30 分钟。

（2）碱性烧伤严重者，做球结膜放射状切开或行前房穿刺，但应在伤后 8 小时内进行。

（3）结膜下注射中和剂、血管扩张药及抗生素类药物，改善局部营养及消炎。

（4）结膜下注射自体血可增加抗体，改善角膜营养。

（5）局部滴用抗生素及胶原酶抑制剂，防止角膜溃疡。充分散瞳防止虹膜后粘连。

（6）每日用玻璃棒分离睑球粘连区，或用环状睑球隔离器隔离创面，并涂大量抗生素眼膏，防治睑球粘连。

（7）晚期对症治疗。

33.叙述眼挫伤的救护原则

（1）迅速判断受伤部位及伤情，要注意视力受损程度。

（2）严重眼球挫伤应双眼包扎，严禁压迫眼球，卧床休息。

（3）24 小时内给予冷敷防止再出血，24 小时以后热敷可促进出血吸收。

（4）根据需要，及时用镇静、镇痛、止血、抗感染药及维生素类、糖皮质激素类药等。有创口者应注射破伤风抗毒素。

（5）撕裂伤应及时缝合创口。

34.电光性眼炎的临床表现及治疗原则

临床表现如下。

（1）电焊弧光、紫外线灯光等紫外线接触史。

（2）潜伏期 4 ~ 8 小时。

（3）强烈刺激征，如异物感、刺痛、畏光、流泪等。

（4）眼睑水肿、结膜充血水肿、角膜上皮点状脱落，荧光素点状着色明显。

（5）病程 1 ~ 3 日，上皮细胞增生修复，症状消失。

治疗原则如下。

（1）滴用表面麻醉药，可立即缓解疼痛和眼睑痉挛。

（2）滴用滴眼液消炎抗菌，预防感染。

35.视神经炎的临床表现及防治原则

临床表现如下。

（1）发病年龄多在 15 ~ 45 岁，女性多见。

（2）通常表现为单眼患病，双眼可相隔数月或数年交替发作。少部分患者尤其青少年和儿童可双眼同时或 1 周内先后发作。

（3）表现为急剧的视力下降，视力损害可从仅有视野中暗点至无光感。视力损害前和视力下降过程中均可有眼球疼痛，并随眼球活动而加重。

防治原则如下。

（1）部分患者不治疗可自行恢复。

（2）足量应用糖皮质激素类药，以减轻炎症反应，保护视神经纤维。

（3）维生素 B_1、维生素 B_2、ATP、辅酶 A、细胞色素 C 等全身应用，以增加营养，提高视神经代谢水平，增强抗病能力。

（4）血管扩张药，改善局部血液供应。

（5）寻找并治疗全身相关性疾病。

36.近视眼的健康宣教

（1）用眼卫生：养成良好的用眼习惯，姿势端正，眼与读物的距离保持 25 ~ 30cm，乘车、走路或卧床情况下不应看书，勿在阳光照射或暗光下阅读、写字，用眼 1 小时后应休息 10 分钟并远眺，使眼肌得以松弛。

（2）阅读时光线明亮：照明应无眩光或闪烁，黑板无反光，印刷品字迹清楚，图示对比鲜明，桌椅高度合适，使眼与读物保持适当的距离。

（3）定期检查视力：成人每年 1 次，学生每学期 2 次，学龄前儿童每半年 1 次，如有异常应及时诊治；屈光不正者，应配戴合适眼镜以保持良好视力；假性近视可使用睫状肌麻痹药（如 1% 阿托品）或雾视疗法，使睫状肌松弛，防止发展成为真性近视。

（4）合理营养，加强锻炼，增强体质，使眼和全身功能正常发育。

（5）如发现视力改变，及时诊治。

37.急性虹膜睫状体炎的患者使用散瞳剂的原理

急性虹膜睫状体炎的患者应局部使用散瞳剂，散瞳剂有防止虹膜后粘连、减轻或解除瞳孔括约肌和睫状肌痉挛、减轻虹膜睫状体充血、抑制炎症渗出的作用。应用时应注意阿托品中毒反应及警惕诱发青光眼发生。

38.眼内炎的预防原则

（1）预防眼外伤：强化安全生产意识，完善劳动保障措施；对儿童应加强教育，避免玩耍刀、针、剪、笔等锐物；医疗部门严格管理一次性注射器、输液器等。

（2）注意围术期的各项操作，从各个环节加以防范，避免手术后并发症的发生。

（3）对患有全身疾病和免疫功能低下的眼科患者加强支持治疗。

39. 视网膜中央动脉阻塞的临床表现

视网膜中央动脉阻塞为一极严重的突发眼病，由于视网膜中央动脉阻塞，其所供应区发生急性缺血，引起视网膜内层缺氧坏死，可造成难逆性视功能严重损害。处理不及时可致完全失明。

（1）单眼无痛性急剧的视力下降。患者可在数秒钟内视力下降至数指或手动，甚至只有光感。发病前可有一过性眼前黑蒙病史。瞳孔散大，直接对光反射消失。

（2）外眼检查正常，患眼瞳孔直接对光反射消失，间接反射正常。

（3）眼底检查所见：视网膜呈灰白色，黄斑中心凹呈暗红色斑点，称为樱桃红点。有睫状视网膜动脉存在者，该支供应的视网膜呈舌状红色区。

40. 视网膜中央动脉阻塞的急救处理

眼球按摩或前房穿刺，使眼压降低，加强视网膜动脉扩张程度。

（1）急救处理，吸入95%氧及5%二氧化碳混合气体10分钟，每小时吸氧一次。也可吸入亚硝酸异戊酯或硝酸甘油片含于舌下。球后注射妥拉苏林、乙酰胆碱或罂粟碱，扩张血管。同时，立即对患者进行眼球按摩或前房穿刺，其目的是降低眼压，使视网膜血管扩张。

（2）急救后可全身应用扩血管、维生素及神经营养剂。

（3）消除焦虑心情，防止精神过度紧张，配合治疗。

41. 糖尿病视网膜病变患者的观察与护理要点

（1）采用药物及饮食积极控制血糖。

（2）监测血糖变化、糖化血红蛋白和糖耐量等，注意调整药物用量和用法。

（3）遵医嘱按时服药，注意药物服用及胰岛素使用时间。

（4）对于双眼视功能极差的患者，注意患者的心理护理和生活护理。

（5）患者每3～6个月复诊行散瞳眼底检查。

42. 视网膜脱离患者的治疗原则

视网膜脱离患者的治疗原则是手术封闭裂孔。术式可采用激光光凝、巩膜外冷凝，使裂孔周围产生炎症反应以封闭裂孔，再根据视网膜脱离情况，选择巩膜外顶压术、巩膜环扎术。复杂的视网膜脱离选择玻璃体切除、气体或硅油玻璃体腔充填等术式，使视网膜复位。

43. 视网膜脱离患者的护理要点

（1）手术前嘱患者卧床休息，以免加大视网膜脱离的范围，必要时包扎双眼。

（2）遵医嘱术前给消炎及散瞳眼药点眼。做好患者的心理护理，消除其焦虑紧张情绪，配合手术。

（3）玻璃体注气或硅油填充术后，指导并协助患者保持正确的卧位，并讲解卧位的重要性。

（4）注气患者一般保持卧位7～10日，直至气体在眼内完全吸收，硅油填充患者一般要保持卧位3个月左右，直至硅油取出。

（5）嘱患者出院后，半年内避免剧烈运动或从事体力劳动，按时用药，按时复查，发现异常随时来诊。

44. 视网膜脱离术后体位要求

一般情况，单纯视网膜复位术后，患者可自由体位，以不压迫术眼为好，如果做玻璃体切割加硅油或膨胀气体填充者，术后有严格体位要求。硅油注入术后，第1个月内患者要坚持持续俯卧位，直至术后3～6个月。惰性气体填充者，可在气体全部吸收以后，由俯卧位改为自由体位，一般为术后1周左右，但一定要在主管医师检查同意后方可改变体位。

45. 视网膜脱离术后采取俯卧位的目的

在常规护理的基础上，体位是手术成功的关键，视网膜脱离术后采取俯卧位时，由于注入的硅油和膨胀气体比重轻，根据重力作用在眼内上浮，以推顶封闭视网膜裂孔，帮助视网膜复位及视网膜下液体的吸收，以巩固手术疗效。

第9章　耳鼻咽喉头颈外科

1. 耳的生理功能

听觉和平衡觉。

2. 中耳的组成

鼓室、咽鼓管、鼓窦、乳突4部分。

3. 传导性耳聋的纯音听力曲线的主要表现

骨导在上、气导在下，两者之间有距离，骨导在正常范围。

4. 颞骨的组成

颞骨由5部分组成，即鳞部、鼓部、乳突部、岩部、茎突。

5. 听力学检测的方法

（1）主观听阈测试：音叉法检查、纯音听阈测试、小儿行为反应听阈测试等。

（2）客观听阈测试：声阻抗、脑干听觉诱发电位（BAEP）、耳声发射等。

6. 耳源性颅内并发症的感染途径

通过缺损的骨壁、血液循环、解剖途径。

7. 慢性化脓性中耳炎的临床分型

单纯型、骨疡型、胆脂瘤型。

8. 耳科患者常见的症状

耳痛、耳鸣、耳聋、耳漏、眩晕。

9. 器质性耳聋的分类

按病变部位分为传导性耳聋、神经性耳聋、混合型耳聋。

10. 能引起中毒性耳聋的氨基糖苷类药物

硫酸链霉素；卡那霉素；阿米卡星（丁胺卡那霉素）；妥布霉素；庆大霉素；新霉素。

11. 外耳道疖的定义

外耳道疖是外耳道皮肤毛囊或皮脂腺的局限性化脓性炎症。

12. 梅尼埃病的主要临床表现

眩晕、耳鸣、耳聋、耳胀满感。

13. 声音传入内耳的两条途径

空气传导；骨传导。

14. 电子耳蜗植入术手术进路

面神经隐窝进路；外耳道后壁进路。

15. 人工电子耳蜗的工作原理

电子耳蜗是一种特殊的声 - 电转换电子装置，其工作原理是将环境中的声音信号传至言语处理器，言语处理器将信号放大、过滤、数字化，并选择有用的信息进行编码，传至发射线圈，后者经皮肤以发射方式或插座式传输方式将信号输入体内，由接收器接收转换为电脉冲传送至耳蜗内的电极，电极直接刺激听神经纤维，最后大脑将电信号识别为声音而产生听觉。

16. 电子耳蜗植入术术后并发症

术后感染；外淋巴瘘及脑脊液漏；面瘫；皮瓣坏死；耳鸣；眩晕；埋植部件障碍。

17. 耳硬化的概念

耳硬化是病因不明的原发于骨迷路的局灶性病变，在骨迷路包囊内形成一个或数个局限性的富于血管的海绵状新骨，此后新骨再骨化变硬。

18. 小耳畸形术后耳部负压引流的目的及保留时间

促使术腔渗液排出，否则形成血培养基，易发生感染。使皮肤贴紧软骨，塑形好。一般根据引流情况保留7～10日。

19. 突发性耳聋的定义

突发性耳聋指突发的感音神经性听力损失，故又称突发性感音神经性聋。

20. 耳硬化的典型临床表现

耳聋；耳鸣；眩晕。

21. 耳源性颅外并发症

迷路炎，颈部贝佐尔德脓肿和颈深部脓肿，耳后骨膜下脓肿。

22. 耳源性颅内并发症

乙状窦血栓性静脉炎，耳源性脑膜炎，硬脑膜外脓肿，耳源性脑脓肿。

23. 鼻的组成及特点

鼻是嗅觉器官，也是呼吸门户，由外鼻、鼻腔、鼻窦3部分组成。

24. 鼻窦的组成及开口特点

鼻窦共有4对：上颌窦、筛窦、额窦、蝶窦。

前组鼻窦包括上颌窦、前组筛窦和额窦，窦口均位于中鼻道。

后组鼻窦包括后组筛窦，窦口位于上鼻道。

蝶窦：窦口位于上鼻道后上方的蝶筛隐窝。

25.鼻腔的生理功能

呼吸、保护（或反射）、嗅觉、共鸣。

26.慢性鼻窦炎的主要发病原因

细菌感染；鼻腔或鼻窦解剖结构异常；变态反应。

27.鼻窦炎最常见的局部典型症状

鼻塞，流涕，嗅觉障碍，局部疼痛和头疼。

28.各种急性鼻窦炎引起疼痛的特点

（1）急性上颌窦炎：眶上额部疼，可伴有同侧额面部痛或上列磨牙痛，晨起轻、午后重。

（2）急性筛窦炎：一般头疼较轻，局限于内眦或鼻根部，也可能放射至头顶部。

（3）急性额窦炎：前额部疼具有周期性，即晨起即感头疼，且逐渐加重，午后开始减轻，至晚间完全消失，次日又重复发作。

（4）急性蝶窦炎：颅底或眼球深处钝痛，可放射至头顶、耳后，也可引起枕部痛，早晨轻、午后重。

29.鼻内镜手术治疗慢性鼻窦炎、鼻息肉后强调术后复查的原因

（1）避免手术后恢复过程中极易出现的窦口粘连、术腔粘连。

（2）及时清理干痂，治疗黏膜水肿、囊肿，防止进一步演变为息肉组织。

（3）纠正术中不当及欠缺处，并针对性地局部或全身用药，提高治愈率。

30.鼻内镜手术后的患者进行鼻腔冲洗的原因

手术后的鼻腔冲洗非常有利于鼻腔的清洁，可减少术腔内的结痂，促进鼻腔、鼻窦内分泌物的排出，有利于黏膜炎性水肿的消退，从而可大大缩短术后的治疗时间。

31.鼻息肉患者术前应用类固醇制剂的原因

其可以减轻黏膜肿胀，促进鼻窦引流，有助于鼻息肉的收缩或消退，利于手术。

32.鼻息肉主要发病原因

鼻窦慢性炎症，变态反应。

33.慢性鼻窦炎、鼻息肉的临床分型，分期及疗效评定标准

（1）临床分型、分期

1）1型：单纯性鼻窦炎。1期：单发鼻窦炎；2期：多发鼻窦炎；3期：全鼻窦炎。

2）2型：慢性鼻窦炎伴鼻息肉。1期：单发鼻窦炎伴单发息肉；2期：多发鼻窦炎伴多发鼻

息肉；3期：全组鼻窦炎伴多发鼻息肉。

3）3型：多发性鼻窦炎或全组鼻窦炎伴多发性复发性鼻息肉和筛窦骨质增生。

（2）疗效评定标准（以鼻内镜检查为准）

1）治愈：症状消失，内镜检查窦口开放良好，窦腔黏膜上皮化无脓性分泌物。

2）好转：症状明显改善，内镜检查见窦腔黏膜部分区域水肿、肥厚或肉芽组织形成，有少量脓性分泌物。

3）无效：症状无改善，内镜检查见术腔粘连，窦口狭窄或闭锁，息肉形成，有脓性分泌物。

34.变应性鼻炎的定义

变态性鼻炎又称过敏性鼻炎，是特异性个体接触变应原后引起的鼻黏膜慢性炎症反应性疾病。

35.变应性鼻炎的典型症状

大量清涕，鼻痒，多次阵发性喷嚏、鼻塞。

36.挤压外鼻或上唇疖肿时，引起海绵窦血栓性静脉炎的原因

外鼻的静脉主要经内眦静脉和面静脉汇入颈内静脉，但内眦静脉又可经眼上、下静脉与海绵窦相通。面部静脉无瓣膜，血液可正逆向流动，故在鼻或上唇患疖肿时，严禁挤压，以防引起海绵窦血栓性静脉炎。

37.鼻疖的定义

鼻疖是鼻前庭毛囊及皮脂腺或汗腺的局限性化脓性炎症，偶尔可以发生在鼻尖或鼻翼。

38.窦口鼻道复合体的概念

中鼻甲、中鼻道及其附近区域的解剖结构。

39.鼻出血的局部病因

外伤为最常见原因，其次为解剖异常，炎症疾病，异物，肿瘤，动脉瘤。

40.鼻出血的全身因素

心血管疾病、血液成分异常、遗传性出血性毛细血管扩张症，以及酒精滥用、发热性传染病、毒性药物、内分泌失调等。

41.脑脊液鼻漏的定义

脑脊液经破裂或缺损的蛛网膜、硬脑膜和颅底骨板流入鼻腔或鼻窦，再经前鼻孔或鼻咽流出称脑脊液鼻漏。

42.真菌性鼻窦炎的概念

真菌性鼻窦炎是指由真菌引起的一组鼻腔鼻窦黏膜组织或骨质感染性疾病的组合。

43.真菌性鼻窦炎的临床分型

非侵袭型：分真菌球型鼻窦炎和变应性真菌

性鼻窦炎两种。

侵袭型：分急性暴发性侵袭型鼻窦炎和慢性侵袭型鼻窦炎两种。

44. 喉的生理功能

呼吸、发声、保护、屏气功能。

45. 咽的分部

鼻咽、口咽、喉咽。

46. 咽的生理功能

呼吸、吞咽、言语的形成、防御和保护、调节中耳气压、免疫功能。

47. 喉的支架组成

喉的支架是由软骨构成，即会厌软骨、甲状软骨、环状软骨、杓状软骨、小角软骨、楔状软骨。

48. 喉腔分区

喉腔内部由于声带的分隔，可分为声门上区、声门区、声门下区。

49. 支配喉的神经及损伤后出现的症状

(1) 喉上神经、喉返神经，两者均为迷走神经的分支。

(2) 喉上神经损伤的症状有损伤外支引起声带松弛，音调降低；损伤内支引起喉黏膜感觉丧失，进食时，特别是饮水时发生呛咳、误咽。

(3) 喉返神经损伤有单侧损伤导致不同程度的声音嘶哑或失声；损伤双侧喉返神经将导致双侧声带麻痹，引起失音或严重呼吸困难。

50. 咽鼓管的主要功能

保持中耳内外压力的平衡；引流作用；防声作用；防止逆行性感染。

51. 食管的四个生理狭窄

第 1 狭窄：食管入口处。第 2 狭窄：主动脉弓压迫食管左侧壁处。第 3 狭窄：左侧主支气管压迫食管前壁处。第 4 狭窄：食管通过横膈裂口处。

52. 气管异物时，异物易落进哪侧主支气管

右侧主支气管较粗短，约长 2.5cm，与气管纵轴的延长线约成 25°，因此异物易落进右侧主支气管。

53. 扁桃体术后并发出血的时间及常见原因

(1) 原发性出血：术后 24 小时内发生，原因主要为手术欠细致、止血不彻底或遗有残体，其次为术后咽部活动过甚，如咳嗽、吞咽活动等。

(2) 继发性出血：术后 5 ~ 6 日发生，原因为那时白膜开始脱落，由于进食不慎擦伤创面出血。

54. 腺样体面容的定义

腺样体肥大儿童由于长期张口呼吸，致使面骨发育发生障碍，上颌骨变长，腭骨高拱，牙列不齐，上切牙突出，唇厚，缺乏表情。

55. 阻塞性睡眠呼吸暂停综合征从上气道解剖结构方面容易发生狭窄的部位

鼻腔和鼻咽部、口咽腔、喉咽和喉腔。

56. 腭垂 - 腭 - 咽成形术（UPPP）后常见并发症

术后出血；鼻咽狭窄；鼻咽闭锁不全；急性呼吸道梗阻；发音改变及饮水反流。

57. 阻塞性睡眠呼吸暂停低通气综合征的定义

阻塞性睡眠呼吸暂停低通气综合征（OSAHS）是指睡眠时上气道塌陷阻塞引起的睡眠时呼吸暂停和通气不足，伴有打鼾、睡眠结构紊乱，频繁发生血氧饱和度下降、白天嗜睡等病征。多导睡眠监测夜间 7 小时的睡眠监测中呼吸暂停 + 低通气反复发作 30 次以上，即 AHI ≥ 5。呼吸暂停以阻塞性为主。

58. 腭垂 - 腭 - 咽成形术（UPPP）后 24 小时内进冷流食的目的

(1) 止血：因为冷可以使局部小血管收缩。

(2) 镇痛：冷可以降低神经末梢的敏感性，减轻疼痛。

59. 小儿咽部感染容易引起中耳炎的原因

成人咽鼓管的鼓室口高于咽口 2 ~ 2.5cm，小儿的咽鼓管接近水平，且管腔较短，内径较宽，所以小儿咽部感染容易引起中耳炎。

60. 急性会厌炎的概念

由于急性感染或变态反应性因素引起以会厌为主的声门上区的喉部黏膜急性非特异性炎症。

61. 急性会厌炎出现呼吸困难的原因

因为会厌软骨分为舌面和喉面，舌面组织疏松，发炎时容易肿胀，严重后会厌呈球形，阻塞呼吸道，而出现呼吸困难。

62. 急性会厌炎的治疗原则

(1) 全身足量应用抗生素和糖皮质激素。

(2) 给予氧气吸入。

(3) 床旁准备好气管切开包和吸引器等抢救设备，做好气管切开的准备，随时行气管切开术。

(4) 如会厌脓肿形成，应及时切开排脓。

63. 小儿急性喉炎容易发生喉阻塞的原因

由于小儿喉部解剖特点，喉腔狭小，喉软骨柔软，会厌软骨舌面、杓状软骨、杓状会厌襞、室带和声门下区黏膜下组织松弛，黏膜淋巴管丰富，发炎后容易肿胀发生喉阻塞。

64. 喉阻塞的定义

喉阻塞是喉部或其邻近组织的病变，使喉部通道发生阻塞而出现呼吸困难，其生理功能发生障碍。

65. 喉阻塞的病因

(1) 喉、气管、支气管或邻近组织急性炎症。

(2) 喉外伤，喉、气管或食管异物。

(3) 喉及甲状腺肿瘤、喉部畸形。

(4) 喉水肿、喉痉挛、双侧性声带麻痹、麻醉意外等。

66. 气管切开术后并发症

(1) 皮下气肿。

(2) 纵隔气肿。

(3) 气胸、出血。

(4) 拔管困难。

(5) 感染及气管食管瘘。

67. 小儿喉乳头状瘤的病因及治疗原则

(1) 与人类乳头状瘤病毒（HPV）感染有关。

(2) 治疗原则是反复手术切除和免疫治疗。

68. Ⅱ、Ⅲ度喉源性呼吸困难的临床表现

(1) Ⅱ度喉源性呼吸困难者安静时有轻度的吸气性呼吸困难，活动和哭闹后加重，但不影响睡眠和进食，脉搏正常，无烦躁不安等缺氧症状。

(2) Ⅲ度喉源性呼吸困难的临床表现：吸气性呼吸困难明显，喘鸣音重，四凹征明显，有发绀，烦躁不安，脉搏加快，不易入睡等表现。

69. 气管切开术的定义

气管切开术是一种抢救呼吸道梗阻危重患者的急救手术，也是一种辅助手术，系将颈段气管前壁切开，通过 3 ～ 4 气管环将适当大小的套管插入气管，患者可以直接经套管呼吸。

70. 气管异物的并发症

窒息；严重阻塞性吸气性呼吸困难；肺不张；肺气肿；气胸；肺部感染。

71. UPPP 及扁桃体摘除术后的饮食护理

术后 4 小时后给予冷流食，术后 1 ～ 3 日给予温凉流食，3 ～ 7 日给予半流食，7 ～ 14 日给予软食，14 日后可根据患者恢复情况给予普食。

72. 声门裂的定义

声带张开时，出现一个等腰三角形的裂隙，称声门裂，又称声门，是喉的最狭窄处。

73. 声带息肉的病因

声带息肉主要与长期滥用发音引起外伤性反应或过度用声后血管脆性增加有关。

74. 声带息肉的临床表现

声音嘶哑，音域改变，发音疲劳，喉部不适。

75. 食管异物的临床表现

(1) 吞咽困难，吞咽疼痛。

(2) 呼吸道症状：异物较大，压迫气管或异物未完全进入食管内，外露部分压迫喉部，均可出现呼吸困难。

(3) 异物穿破气管及支气管，形成气管食管瘘，常引起呛咳。

76. 食管异物的并发症

(1) 颈部皮下气肿或纵隔气肿。

(2) 食管周围炎。

(3) 纵隔炎与脓肿。

(4) 食管血管溃破。

(5) 气管食管瘘及食管狭窄。

(6) 下呼吸道感染。

77. 头颈部游离皮瓣修复术的体位护理

由于手术需要在颈部进行动静脉吻合，为防止术后血管蒂扭转、血栓形成，故术后 5 ～ 7 日取头颈部正中制动，3 日后可抬高床头 15° ～ 30°，必要时头部两侧放置沙袋固定。颈部勿受压、勿扭曲，保持颈部舒展，以免影响皮瓣的血运和成活。如需翻身，头和躯干应平行移动。同时抬高供区患肢 2 周，以利于静脉回流。

78. 头颈部游离皮瓣术后对受区的观察要点

(1) 皮瓣的颜色、温度。

(2) 皮瓣的皮纹、质地。

(3) 皮瓣的毛细血管充盈实验、针刺出血实验。

79. 皮瓣移植术后毛细血管充盈实验的观察方法

用无菌棉签或压舌板轻压皮瓣 3 秒，松开后可见变白区域再度泛红，泛红过程越快，说明微循环状况越好，如时间大于 5 秒，多提示微循环障碍。

80. 喉癌的三种扩散转移方式

直接扩散；淋巴转移；血液转移。

81. 喉癌的 TNM 分期

国际抗癌协会（UICC）1997 年制订喉癌的TNM 分期方案：T 指喉癌的原发位置，N 指有无淋巴转移，M 指有无远处转移。

82. 水平半喉切除术的适用范围

水平半喉切除术适用于声门上喉癌，累及会厌、室带、喉室、杓状会厌襞等区，而声带尚完整者。

83. 颈部淋巴结清扫术后并发症

出血，感染，空气栓塞，乳糜漏，腮腺漏，

颈总动脉破裂，神经损伤，气胸和纵隔气肿。

84. 声门型喉癌的典型临床表现

早期症状是声音嘶哑，随病情发展甚至失声。

85. 全喉切除术后容易发生的并发症

出血、咽瘘形成、气管瘘口狭窄、肺部并发症、呃逆。

第10章 口 腔 科

1. 口腔的表面标志

口腔是消化管道的开始部分，具有重要的生理意义。口腔被上下牙列、牙龈及牙弓分为两部分，以牙列为齐，外侧为口腔前庭，内侧为固有口腔。口腔前庭包括唇和颊；固有口腔包括腭（硬腭和软腭）、舌和口底。

2. 牙齿的数目、名称和符号及萌出时间

人的一生共有两套牙齿，即乳牙和恒牙。乳牙共20颗，恒牙一般有28～32颗。牙齿按形态和功能分为切牙、尖牙、双尖牙、前磨牙和磨牙。乳牙牙位用罗马数字Ⅰ～Ⅴ记录，恒牙牙位用阿拉伯数字记录，乳牙及恒牙萌出时间及顺序如下。

6岁	$\frac{}{Ⅰ	Ⅰ}$	脱落	$\frac{6	6}{6	16}$	萌出
7岁	$Ⅰ	Ⅰ$	脱落	$1	1$	萌出
8岁	$\frac{Ⅱ	Ⅱ}{}$	脱落	$\frac{}{2	2}$	萌出
9岁	$Ⅱ	Ⅱ$	脱落	$2	2$	萌出
9～10岁	$\frac{Ⅳ	Ⅳ}{Ⅳ Ⅲ	Ⅲ Ⅳ}$	脱落	$\frac{4	4}{43	34}$	萌出
10～11岁	$Ⅲ	Ⅲ$	脱落	$3	3$	萌出
11～12岁	$\frac{Ⅴ	Ⅴ}{Ⅴ	Ⅴ}$	脱落	$\frac{5	5}{5	5}$	萌出
13～14岁	$\frac{8	8}{8	8}$	萌出		
18～24岁	$\frac{8	8}{8	8}$	萌出		

3. 牙体组织和牙周组织的构成

牙体硬组织由牙釉质、牙本质和牙骨质构成。牙釉质是包被在牙冠的最外层的釉质。牙骨质包被在牙根的最外层。牙本质构成牙体的大部分，外有釉质及骨质包围，内为空腔充有牙髓，腔内的牙冠部分为髓室腔，牙根部分为根管。

牙周组织为牙齿的支持组织，由牙槽骨、牙周膜和牙龈组成。牙槽骨是上下颌骨的牙槽突，

牙根埋于牙槽骨内，骨质较疏松，内有血管和神经走行。牙周膜介于牙槽骨和牙骨质之间，牙龈是覆盖在牙槽骨表面的致密黏膜，充斥在两邻牙之间的牙龈称为龈乳头。

4. 龋病的定义、临床分度及表现

龋病是口腔的常见病和多发病，是牙齿在多种因素影响下，牙釉质、牙本质或牙骨质逐渐被破坏消失的一种疾病。

临床分为三度。一度为牙釉质龋坏即浅龋，二度为牙本质浅龋即中龋，三度即牙本质深龋但未引起牙髓炎。

5. 牙髓病的概念

牙髓病是指牙髓组织由于感染、理化刺激、温度刺激、机械刺激和创伤引起的疾病，包括牙髓充血、牙髓炎、牙髓坏死和牙髓变性，其中以牙髓炎最为常见。

6. 急性牙髓炎和慢性牙髓炎的临床表现及护理要点

由于牙髓充血处理不当，可以迅速或逐渐转变为急性牙髓炎。急性牙髓炎临床表现为剧烈疼痛，其特点为自发性、阵发性剧痛，常在夜间发作，疼痛不能定位可放射至头面部，冷热刺激疼痛加剧。

慢性牙髓炎临床表现轻重不一，一般有轻度、中度自发痛，疼痛性质为隐痛、钝痛或麻木胀痛，对温度和食物嵌塞反应有的不明显，有的疼痛较重，个体差异较大。慢性牙髓炎可以转变为急性牙髓炎。

患有牙髓炎应及时进行根管治疗，一般经过2～3次复诊可达到痊愈，炎症严重者会增加复诊次数。治疗过程中尽量避免用患牙咬硬物或吃热和黏的食物，注意保持口腔清洁。

7. 牙本质过敏症及其临床表现和治疗原则

当牙釉质缺损，牙本质暴露时，牙齿对外界的冷热酸甜刺激异常酸痛，主要因为重度磨耗、

楔状缺损、牙龈萎缩、牙外伤和酸的侵蚀所致。

牙本质过敏没有自发性疼痛，当刺激去除后症状立即消失。一般发生在牙颈部位的较为敏感。

牙本质过敏的治疗方法很多，但疗效不十分肯定。多用脱敏疗法，原则是用药物使牙本质细管内和牙本质表面的蛋白沉积，将细管封闭，断绝神经通路。

8. 楔状缺损的定义、治疗原则及护理要点

楔状缺损是一种发生在牙齿颈部的牙体硬组织逐渐磨耗而形成的缺损，常见原因有不良横向刷牙方法，牙颈部的牙釉质较薄，被酸性物质附着后易发生牙颈部楔状缺损。防止楔状缺损应选用软毛保健牙刷；轻度缺损可以到口腔医院做脱敏治疗，防止缺损继续发展，尽量减少不必要的机械磨耗；已引起牙髓病变的应做牙髓治疗后再进行缺损修复。

9. 常见牙周疾病及其临床表现和护理要点

牙周疾病是发生在牙周组织的慢性、非特异性、感染性的疾病。根据部位可分为牙龈炎和牙周炎。牙龈炎是病变局限在牙龈组织而不侵犯其他牙周组织的炎症，常见有边缘性龈炎、牙龈肥大、妊娠期龈炎等。牙龈颜色鲜红或暗红，刷牙或进食时有出血，去除刺激因素经过治疗后，多数可恢复。

牙周炎是病变除发生在牙龈外，还破坏牙周深层组织牙槽骨、牙周膜及牙骨质。常见有成人牙周炎、青少年牙周炎、快速进展性牙周炎等，表现为牙龈肿胀、触之出血、牙周袋形成，内有脓性分泌物，口腔有臭味，牙槽骨吸收，牙齿松动，对冷热较敏感，咀嚼功能降低或丧失，严重者可在颊侧或舌侧形成瘘管。

预防牙周疾病的最好办法是保持口腔卫生，掌握正确的刷牙方法，饭后刷牙，合理均衡营养，保持良好的生活习惯，定期到医院进行口腔检查。

10. 口腔黏膜病的定义及常见口腔黏膜病的治疗原则

口腔黏膜病是发生在口腔黏膜及口腔软组织的疾病。除局部刺激因素外，大多与机体抵抗力下降有关。较为常见的有口炎、溃疡、念珠菌病、白斑及扁平苔藓等。口腔黏膜病一般采取局部去除刺激因素对症治疗，全身给予抗生素支持，补充维生素，提高机体免疫力。

11. 儿童龋病的特点

儿童在婴幼儿时期患有龋齿即乳牙龋，由于乳牙钙化程度低；乳磨牙表面有许多狭窄而较深的窝沟和裂隙，容易积存食物残渣，有些因为牙列不齐造成食物嵌塞，都会造成龋齿。儿童龋病在临床上较为常见多发，并经常伴有并发症。乳牙龋发病进展很快，在数月或数周内即可造成牙体较大的破坏。

12. 窝沟封闭的定义、适应年龄及护理

窝沟是牙釉质发育结构的缺陷，后牙的颌面、颊面、舌面多见，窝沟封闭是单纯地从形态学上对窝沟起一个封闭的作用，防止牙齿点隙裂沟内食物及菌斑在内堆积而发生窝沟龋。

窝沟封闭应在乳磨牙、恒磨牙萌出后的一二年内进行，封闭效果最好。

窝沟封闭后每半年或一年进行复检，指导家长检查患儿口腔是否有龋坏的发生，如发生封闭物脱落或龋坏应及时就诊。

13. 口腔修复及其分类

口腔修复是利用人工修复体或矫治器，以恢复或重建缺损部位的原有解剖形态，从而恢复颌系正常的生理功能。

口腔修复分为牙体缺损修复、牙列缺损修复、牙列缺失修复、颌面部缺损修复等。

14. 局部义齿的定义

可摘局部义齿是利用口内天然牙和黏膜作为支持和固位的一种修复体，可自行取戴，由人工牙、基托、固位体和连接体等部件组成。按照其功能可分为修复缺失部分、固位稳定部分和连接传力部分。

15. 固定义齿的定义

固定义齿是牙列缺损的一种修复方法，利用缺牙间隙两端或一端的天然牙作为桥基，在其上制作嵌体或冠作为义齿的固位体，以连接桥体来恢复失牙的解剖形态和生理功能的一种修复体。固定义齿是由基牙、固位体、桥体和连接体组成，不能自行摘戴。

16. 种植义齿的定义，种植义齿手术的适应证和禁忌证

种植义齿（implant denture）是在牙种植体的支持、固位基础上完成的缺失牙修复体。牙种植体是指用人工材料制成植入颌骨内或颌骨表面，并以此为基础完成义齿修复的装置。

（1）适应证：随着口腔种植学的理论和实践的快速发展、种植新技术的日益完善，种植义齿修复的适用范围不断扩大，几乎可以适用于所有

分类的牙列缺损和牙列缺失，包括游离端缺失的修复、重度牙槽骨萎缩、无牙颌的牙列修复等传统修复学领域里难以解决的问题。除此以外，种植义齿修复还可适用于肿瘤手术上下颌骨切除后的功能性颌骨重建、面部器官缺失后的赝复体修复等。在一般情况下只要患者自愿并能定期复查，全身状态条件许可，缺牙区软硬组织无严重病变和不良咬合习惯，或者骨量不足的问题能够通过特殊外科手术解决都可以考虑种植义齿修复，对于患者年龄没有限制。

（2）禁忌证：患有糖尿病、骨质疏松症、高血压、甲状腺功能亢进、心肌梗死等；未控制的牙周病和口腔内有急性炎症；颌骨位置异常；有磨牙症和心理状态不稳定者。

17. 口腔正畸学

儿童在生长发育过程中，由于遗传疾病营养不良、口腔不良习惯、乳牙滞留等原因造成牙颌面畸形称为错𬌗畸形，如牙齿排列不齐、上下牙弓关系异常、颌骨发育异常等，口腔正畸学是研究错𬌗畸形的发病原因、症状、诊断和预防的口腔医学。

18. 错𬌗畸形的临床表现、早期预防及护理

错𬌗畸形表现在个别牙偏离牙弓的正常位置，如唇侧移位、扭转、倾斜；也有牙弓形态和牙齿排列异常，常见牙列拥挤；还有上下牙弓、上下颌骨与颅面关系异常，如前牙反𬌗、前牙深覆盖、锁𬌗、开𬌗等。

护理原则如下。

（1）错𬌗畸形是可以早期预防及矫治的，可采取预防性矫治措施。

（2）去除可能造成错𬌗畸形的因素，阻断已发现的或正在发生中的畸形。

（3）加强口腔卫生宣教，改正口腔不良习惯，做到早检查、早发现、早治疗就可以最大限度地预防错𬌗畸形。

（4）口腔正畸的最佳年龄，女性 11 ～ 12 岁，男性 12 ～ 13 岁。

19. 配戴口腔正畸矫正器的护理原则

口腔正畸治疗的全过程必须使用矫正器。矫正器是用以矫正错𬌗畸形的一种装置，通过矫治力的实施对错位牙进行推拉、扭转等，从而达到矫治的目的。矫正器按固位方式可分为固定和活动两种。在进行口腔正畸治疗的过程中，会出现因佩戴矫正器出现的疼痛和不适，患者须全力合作配合；尽量不吃坚硬、黏度高的食物，保持良好的口腔卫生，防止在治疗过程中发生牙龈炎、牙周炎和龋齿等。戴矫正器过程中如出现矫正器贴片、挂钩脱落要及时复诊。

20. 智齿冠周炎的预防及护理

智齿冠周炎是由于下颌智齿的萌出不全，牙冠表面覆盖有龈瓣，一旦遇有感染而引发的炎症，多发于 18 ～ 25 岁的青年。炎症早期牙周红肿、疼痛，轻压龈瓣会有脓分泌物溢出，咀嚼困难，伴有张口受限、淋巴结肿大，严重者可出现全身反应，感染向周围组织扩散时，可引起间隙感染或下颌骨骨髓炎。

护理原则如下。

（1）不能完全萌出的智齿应在炎症期过后立即拔除。

（2）因各种原因不能拔除的智齿，应保持口腔卫生，饭后刷牙、漱口，减少食物嵌塞在牙周袋内。

（3）避免咬伤刺激；避免过度疲劳，增强机体抵抗力等。

21. 心电监护拔牙的适应证及护理原则

在心电监护下拔牙的患者一般是心脏病心功能代偿在 Ⅱ 级以下，心电图轻度缺血性 ST-T 改变，无明显自觉症状者；冠状动脉供血不足，但近期没有心绞痛发作者；心肌梗死半年以上但无急性损伤性 ST-T 改变者；心脏无瓣膜病者，但还要根据患者的身体状况慎重手术。

术中监护护理主要观察患者心电变化，及时准确测量记录血压、脉搏、呼吸，认真仔细观察患者神志、面色、瞳孔等变化，询问患者有无头晕、头痛、胸闷、恶心等自觉症状，发现异常及时报告医师，做好患者的心理护理，诊室内可以放一些轻音乐，减缓患者的紧张感，拔牙术后嘱患者拔牙后的注意事项。

22. 拔牙的适应证及手术后注意事项

当牙体或牙周疾病严重而无法通过保守治疗保存的牙齿；影响正常咬合关系的多生牙、错位牙和移位牙；因正畸治疗、修复治疗或放射治疗必须拔除的牙；多次反复引起冠周炎的阻生牙；已影响恒牙正常萌出的乳牙；已成为风湿病、眼虹膜炎、肾炎等病灶牙。

拔牙后口里咬的纱卷应在 1 小时后吐掉，拔牙当日不能漱口，不要用舌舔和吮吸伤口，要吃凉的、软的食物，术后 24 小时内唾液中混有淡

红色的血水是正常现象，如出现特殊不适请随时复诊。

23.颌骨骨髓炎的概念及其临床表现

颌骨骨髓炎是由于细菌感染及理化因素使颌骨骨组织发生的炎性病变，一般以牙源性化脓性骨髓炎最为常见。

临床分为急性颌骨骨髓炎和慢性颌骨骨髓炎，急性期常伴有全身症状、寒战、高热、头痛、病牙剧痛、口腔颊部黏膜充血肿胀等。慢性骨髓炎一般病程较缓慢，因长期消耗，患者全身出现消瘦、贫血、营养不良等症状，伤口局部有瘘管、溢脓、死骨排出、张口受限、面部畸形、咬合关系混乱等。

24.三叉神经痛临床表现和治疗原则

原发性三叉神经痛病因不十分确定，临床表现为阵发性、针刺、刀割、电击样剧痛，疼痛可持续数秒或 1～2 分钟或几小时，在三叉神经的第 2、3 支分布区域内，常见单侧痛。当洗脸、吃饭、刷牙时应触动疼痛诱发部位（扳机点）时，引起疼痛发作。

临床治疗一般做三叉神经撕脱手术，也有保守治疗做三叉神经封闭。

25.唇裂、唇裂的分类及护理原则

在胎儿发育前 12 周，若受到某种因素的影响而使各胚突的正常发育及融合受到阻碍时，如一侧或双侧上颌突未能与内侧鼻突融合，造成胎儿单侧或双侧唇裂。唇裂分单侧和双侧唇裂，正中唇裂很少见。单侧唇裂又分完全型和不完全型；双侧唇裂分完全型、不完全型和混合型。

护理原则如下。

（1）术后按全身麻醉术后护理。

（2）避免患儿啼哭防止伤口渗血，保持伤口局部干燥清洁，避免患儿搔抓碰撞伤口。

（3）遵医嘱使用抗生素预防伤口感染。

（4）术前患儿应停止吮吸母乳和奶瓶，改用汤匙喂养，以免手术后进食影响伤口愈合，引起伤口感染和重新开裂。

26.腭裂、腭裂的分类及治疗和护理原则

在胎儿发育前 12 周，如果原发腭突未能在一侧或两侧与继发腭突融合，则形成单侧或双侧腭裂；如在前颌部分未能融合，则形成牙槽突裂。

腭裂分软腭裂、不完全腭裂、单侧完全性腭裂、双侧完全性腭裂。

腭裂的治疗是一个既复杂又需较长时间的过程，需多个科室相互合作，也需患者和其家属的良好配合。除手术修复腭裂外，还需正畸治疗、缺牙修复、语音校正和心理治疗等序列治疗，才能获得较为理想的治疗效果。

护理原则如下。

（1）腭裂手术后未清醒前实施全身麻醉术后护理。

（2）清醒后应保持呼吸道通畅，避免患者大声哭闹，避免咳嗽。

（3）严密观察伤口渗血情况。

（4）遵医嘱使用抗生素预防感染。

（5）2 周内进流食，逐渐进半流食和软食。

（6）术后 3 个月可进行序列治疗。

27.正颌外科及护理原则

正颌外科是研究和诊治牙颌面畸形的外科新兴的综合性边缘学科，牙颌面畸形是因颌骨发育异常引起的颌骨体积形态，以及上下颌骨之间及其与颅面其他骨骼之间的关系异常，并伴随的牙咬合关系系统功能异常与颜面形态异常。

正颌手术术后护理应按照全身麻醉术后护理，注意保持呼吸道通畅，及时清除口鼻腔分泌物，特别是对颌间固定的患者应更加严密观察生命体征及伤口出血情况，床旁备气切包。遵医嘱按时给患者做雾化吸入，保持口腔清洁，预防感染。做好患者的心理护理。

28.口腔常见囊肿、治疗原则及护理

口腔颌面部常见囊肿包括软组织囊肿和颌骨囊肿，软组织囊肿有唾液腺囊肿、皮质腺囊肿、皮样囊肿、甲状舌管囊肿等。其中以黏液囊肿、舌下腺囊肿较为多见。颌骨囊肿包括牙源性颌骨囊肿和非牙源性颌骨囊肿。

治疗原则：根据囊肿的部位和囊肿大小可以进行激光冷冻和手术治疗。

护理原则：术后注意观察伤口有无渗血、保持呼吸道通畅，尤其舌下囊肿，手术 2～3 日限制说话，减少舌体运动，术后 1 周进流食或半流食。

29.颌面部常见肿瘤及临床表现

颌面部常见肿瘤有良性肿瘤，包括色素瘤、纤维瘤、牙龈瘤、骨源性肿瘤等。恶性肿瘤包括癌、软组织肉瘤、骨源性肉瘤、恶性淋巴瘤和黑素瘤等。还有介乎于良性和恶性之间的"临界瘤"如唾液腺多形性腺瘤、成釉细胞瘤等。有的良性肿瘤在一定条件下可以转变成恶性肿瘤，如乳头状瘤等，因此对良性肿瘤特别是对临界瘤应及早治疗。

良性肿瘤一般生长缓慢，多为膨胀性生长，随着体积的增大，挤压和压迫邻近的组织瘤体，有包膜与周围正常组织分界清楚且能够移动；恶性肿瘤生长较快，一般无包膜，边界不清，肿块固定与周围正常组织粘连。恶性肿瘤由于生长速度较快，并带有较大的破坏性，常发生表面坏死、溃烂出血，并带有恶臭、疼痛。当浸润周围组织时，可破坏邻近组织器官而发生功能障碍。

良性肿瘤治疗原则一般是手术治疗，及早切除肿瘤并做病理检查。

恶性肿瘤的治疗原则是对肿瘤采取完全彻底的切除，对有可能转移的恶性肿瘤还应该行淋巴清扫；对不能进行根治手术的患者，应采取姑息性手术，以解除并发症。放射治疗、化学药物治疗是临床上常用的方法。生物治疗、激光治疗、冷冻治疗、高温治疗、营养治疗和综合序列治疗也是治疗恶性肿瘤的方法和手段。

颌面部肿瘤手术后护理主要是按照颌面外科术后护理原则，严密观察生命体征，局部观察手术伤口情况，做好患者的基础护理及心理护理，随时观察治疗过程中的病情变化。

30. 上、下颌骨切除术的护理原则

由于肿瘤侵袭颌骨，造成骨质破坏，须将部分或一侧上、下颌骨截除。因手术将破坏患者正常的面颌外形和生理功能，因此，在实施手术前要耐心做好患者的解释工作，最大限度降低患者的心理痛苦，鼓励其战胜疾病的信心。手术后按照口腔颌面外科术后护理原则操作：保持呼吸道通畅，注意观察切口出血情况，保持口腔卫生，高营养饮食，全身应用抗生素，做好患者的基础护理，切口愈合后进行功能训练和语言训练。

31. 腮腺肿物及腮腺切除术的术后护理

腮腺部可发生良性肿瘤和恶性肿瘤，其中以腮腺混合瘤较为常见。

腮腺混合瘤手术后按照口腔颌面外科术后护理，进流食或半流食，禁止吃酸性和刺激性食物，局部加压包扎，严密观察加压包扎后患者呼吸情况。观察切口渗血情况。有些患者会出暂时性面瘫，轻者 3 个月，重者半年即可恢复。

第11章 急 诊 科

1. 急诊科的分诊依据

(1) 根据急诊患者病情的严重程度决定患者就诊及处置的优先次序。

1 级：濒危患者。

病情可能随时危及患者生命，需立即采取挽救生命的干预措施，急诊科应合理分配人力和医疗资源进行抢救。

临床上出现下列情况要考虑为濒危患者：气管插管患者，无呼吸 / 无脉搏患者，急性意识障碍患者，以及其他需要采取挽救生命干预措施患者，这类患者应立即送入急诊抢救室。

2 级：危重患者。

病情有可能在短时间内进展至 1 级，或可能导致严重致残者，应尽快安排接诊，并给予患者相应处置及治疗。

患者来诊时呼吸循环状况尚稳定，但其症状的严重性需要很早就引起重视，患者有可能发展为 1 级，如急性意识模糊 / 定向力障碍、复合伤、心绞痛等。急诊科需要立即给这类患者提供平车

和必要的监护设备。严重影响患者自身舒适感的主诉，如严重疼痛（疼痛评分 ≥ 7/10），也属于该级别。

3 级：急症患者。

患者目前明确没有在短时间内危及生命或严重致残的征象，应在一定的时间段内安排患者就诊。

患者病情进展为严重疾病和出现严重并发症的可能性很低，也无严重影响患者舒适性的不适，但需要急诊处理缓解患者症状。在留院观察和候诊过程中出现生命体征异常者，病情分级应考虑上调一级。

4 级：非急症患者。

患者目前没有急性发病症状，无或很少不适主诉，且临床判断需要很少急诊医疗资源（≤ 1 个）的患者。如需要急诊医疗资源 ≥ 2 个，病情分级上调 1 级，定为 3 级。

(2) 根据急诊患者占用急诊医疗资源多少决定患者就诊及处置的优先次序。

"需要急诊医疗资源数量"是急诊患者病情分级补充依据。如临床判断患者为"非急症患者"(4级),但患者病情复杂,需要占用2个或2个以上急诊医疗资源,则患者病情分级定为3级。即3级患者包括急症患者和需要急诊医疗资源≥2个的"非急症患者"。

列入急诊分级的资源见表11-1。

表11-1　列入急诊分级的资源

➢ 实验室检查(血和尿)
➢ ECG、X线
➢ CT/MRI/超声
➢ 血管造影
➢ 建立静脉通路补液
➢ 静脉注射、肌内注射、雾化治疗
➢ 专科会诊
➢ 简单操作(n=1),如导尿、撕裂伤修补
➢ 复杂操作(n=2),如镇静镇痛

2. 成批伤的检伤分类及标记

分类:根据患者的伤情可分为4类,用红、黄、绿、黑不同颜色将患者区分。

(1)重度——红色,患者随时有生命危险,即危及呼吸、循环、意识者,如窒息、大出血、严重中毒、休克、心室纤颤等。

(2)中度——黄色,病情介于轻伤与重伤之间,只要短时间内得到及时处理,一般不危及生命,否则伤情很快恶化。

(3)轻度——绿色,病情较轻,患者意识清醒,对检查能积极配合,生命体征正常,一般对症处理即可,如一般挫伤、擦伤。

(4)死亡——黑色,患者意识丧失、颈动脉搏动消失、呼吸停止、瞳孔散大。

3. 心肺脑复苏的概念

完整的心肺脑复苏(cardio-pulmonary-cerebral resuscitation, CPCR)是指对心搏骤停患者采取的早期恢复自主循环和自主呼吸,并尽早加强脑保护措施的紧急医疗救治措施。

4. 心肺脑复苏的步骤和措施

(1)基础生命支持(basic life support, BLS)是由一系列连续性评估和急救(包括检查和治疗的一切行动)组成的。

1)识别心搏骤停:检查患者有无反应,无呼吸或仅是喘息(即呼吸不正常),不能在10秒内明确感觉到脉搏(10秒内可同时检查呼吸和脉搏)。

2)启动应急反应系统:如独自一人,且没有手机,则离开患者启动应急反应系统并取得自动体外除颤器(AED),然后开始心肺复苏。或者请他人去,自己则立即开始心肺复苏,在AED可用后尽快进行除颤。

3)胸外按压:没有高级气道的按压-通气比为30:2;有高级气道的按压-通气比:以100~120次/分的速度持续按压,每6秒钟给予一次呼吸(每分钟10次)。

4)开放气道。

5)人工通气:吹气2次,每次历时1秒,使胸廓抬举。

6)除颤1次后立即开始从胸外按压开始的5个循环CPR。

(2)高级生命支持(advanced life support, ALS)在BLS基础上应用辅助设备及特殊技术,建立和维持有效的通气和血液循环,识别和治疗心律失常,包括建立静脉输液通路,气管插管,机械辅助呼吸,升压药、抗心律失常药物治疗,监护与辅助循环等措施。

5. 死亡的分类

(1)濒死期:又称临终期,是人在临死前挣扎的最后阶段,各种迹象显示生命即将终结。

(2)临床死亡期:又称"躯体死亡期"或"个体死亡期",此期中枢神经系统的抑制过程由大脑皮质扩散至皮质下部位,延髓处于深度抑制状态。临床表现为心跳、呼吸停止,各种反射消失,瞳孔散大。

(3)生物学死亡期:又称"全脑死亡""细胞死亡",是死亡过程的最后阶段。此期整个中枢神经系统及机体各个器官的新陈代谢相继停止,出现不可逆的变化,整个机体已不可能复活,相继出现尸冷、尸斑、尸僵及尸体腐败等现象。

6. 心肺复苏的原则

(1)早心肺脑复苏、早除颤。

(2)心脏按压时用力快压,尽可能减少按压中的停顿,胸廓完全反弹;人工呼吸时防止过度通气。

(3)时间要求:2分钟完成5个循环CPR;每隔2分钟替换人员一次;每隔2分钟检查心律一次。

(4)按压-通气配合:按压-通气比为30:2;人员替换中断<5秒。

7. 心搏骤停的定义

心搏骤停是指各种原因引起的心脏突然停止

搏动,泵血功能丧失,导致全身各组织缺血、缺氧,若不及时处理会造成脑及全身脏器组织的不可逆性损害而导致死亡,是临床上最危急的情况。

8. 心搏骤停的临床表现

心搏骤停以神经系统和循环系统的症状最为显著,症状和体征依次出现:心音消失;脉搏触不到,血压测不出;意识突然丧失或伴有短阵抽搐;呼吸断续,呈叹息样;昏迷;瞳孔散大。

9. 心搏骤停心电图的表现形式

(1)心室纤颤(VF):ECG 示 P-QRS-T 波群消失,代之形状不同、大小不一、极不均匀的颤动波,频率为 150 ~ 500 次 / 分。若振幅< 0.5mV 为细颤,> 0.5mV 为粗颤。

(2)无脉性室速(VT):无脉搏的室性心动过速。

(3)无脉搏电活动(PEA):是指无脉搏伴有除心室纤颤 / 无脉性室性心动过速以外的电活动,包括心电机械分离、假性心电机械分离、室性自主心律、室性逸搏、除颤后室性自主心律、缓慢收缩心律。

(4)心室停搏:心室完全丧失电活动,而处于静止状态。ECG 示 P-QRS-T 波群消失,基线稳定呈一直线状。

10. 复苏体位

患者平卧在平地或硬板上,如果患者面朝下时,应将患者轴线翻转。即头、肩、躯干同时转动,避免躯干扭曲,头颈部应与躯干始终保持在同一个轴面上,将双上肢放置于身体两侧。

11. 颈动脉搏动消失的判定

(1)1 岁以上的患者:急救人员一手按住前额,用另一手的示指、中指找到气管,两指下滑到气管与颈侧肌肉之间的沟内即可触及颈动脉(图 11-1)。

(2)1 岁以下的婴儿:肱动脉搏检查法,中指、示指于小儿上臂内侧中间部位触摸肱动脉搏动(图 11-2)。

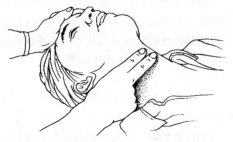

图 11-1 1 岁以上患者颈动脉搏动检查法

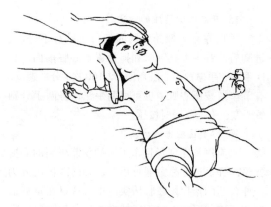

图 11-2 1 岁以下患儿肱动脉脉搏检查法

12. 闭胸心脏按压的部位、频率及与人工呼吸的比例

(1)按压部位:简便方法是两乳头之间胸骨下半部。

(2)按压频率:100 ~ 120 次 / 分。

(3)闭胸心脏按压与人工呼吸的比例:30 : 2。

13. 闭胸心脏按压的方法

双臂绷直,肘关节不得弯曲,用上半身的重量垂直往下压,使胸骨下陷至少 5cm,但不超过 6cm,每次按压后使胸廓充分回弹,不可在每次按压后倚靠在胸壁上,中断时间限制在 10 秒以内(图 11-3)。

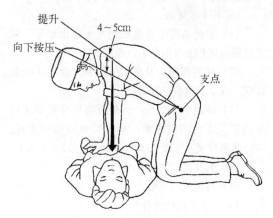

图 11-3 闭胸心脏按压的方法

14. 开胸心脏按压的适应证

(1)胸廓畸形或严重肺气肿、心脏压塞者。

(2)经常规闭胸心脏按压 10 ~ 15 分钟(最多不超过 20 分钟)无效者。

(3)动脉内测压条件下,闭胸心脏按压时的舒张压小于 40mmHg(5.332kPa)。

15. 开胸心脏按压的方法

采用左前外侧第 4 肋间切口，以右手进胸。进胸后，右手大鱼际肌和拇指置于心脏前面，另四手指和手掌放在心脏后面，以 100 次 / 分的速度，有节律地按压心脏；也可用两手法，将两手分别置于左、右心室同时按压。

16. 心前区捶击的方法

只有医师在现场目击了监护仪监测到的心搏骤停，且手边无除颤器可用时，心前区捶击方为一种合适的治疗。在临床实践中，这仅在重症监护的环境中可行。右手紧握拳头，小鱼际肌侧朝向患者胸壁，以距离胸壁 5 ~ 40cm 高度，垂直向下捶击心前区，即胸骨下段。捶击 1 ~ 2 次，每次 1 ~ 2 秒，观察心电图变化，如无变化，应立即行闭胸心脏按压和人工呼吸。

17. 心肺脑复苏时建立给药通道的途径

（1）静脉给药：为首选给药途径，以上腔静脉系统给药为宜。最好的途径为中心静脉插管。

（2）骨髓内（intraosseous, IO）给药：可达到足够的血浆浓度，是一种安全、有效的液体复苏，适用于各种年龄，作为第二选择的给药途径。

（3）气管给药：如血管内（IV）或骨髓内（IO）途径延迟或不能达到，则应通过气管导管给药，用注射用水稀释能使药物吸收更好。

18. 脑复苏措施

（1）维持血压于正常或稍高于正常水平，以恢复脑循环和改善周身组织灌注。

（2）呼吸管理：及早加压给氧，以纠正低氧血症，保证脑组织充分供氧。

（3）降温：复苏后，体温升高可导致脑组织氧供需关系的明显失衡，从而影响到脑的康复。应将体温降至亚冬眠（35℃）或冬眠（32℃）水平。

（4）脑复苏药物的应用。

（5）高压氧的应用。

19. 开放气道的操作手法

（1）仰面举颏法：把一只手放在患者前额，用手掌把患者额头用力向后推，使头部向后仰，另一只手的手指放在靠近颏部的下颌骨下方，向上抬颏，使牙关紧闭，下颏向上抬动（图 11-4）。

（2）托颌法：把手放置在患者头部两侧，肘部支撑在患者躺的平面上，握紧下颌角，用力向上托下颌（图 11-5）。

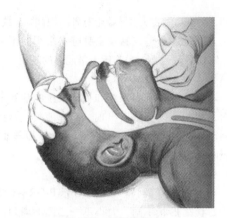

图 11-4 仰面举颏法

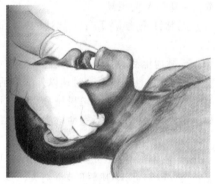

图 11-5 托颌法

20. 呼吸的判定方法

面颊靠近患者口鼻听有无呼吸音；观察胸廓有无起伏；感觉有无气流通过。

21. 人工吹气的方法及注意事项

吹气前救治者无须深吸气（防止过度通气使胸腔压力过高），但吹气须持续＞1 秒。要进气充足，达到肉眼可见的胸廓抬举。

22. 心肺复苏的有效指征

自主呼吸恢复；可触及大动脉搏动；瞳孔缩小，光反应恢复；意识恢复，刺激眼睑有反应；面色、口唇、甲床及皮肤色泽红润。

23. 电除颤的目的

心脏电复律是治疗心律失常的一种方法，利用除颤器发出高能量短时限脉冲电流通过心肌，使所有心肌纤维瞬间同时除极，因而消除折返激动，抑制异位心律，恢复窦性心律。

24. 电除颤能量的选择

在心搏骤停时，需要除颤的心电图示波为心室纤颤、无脉性室性心动过速。

双相波除颤器：运用各种波形的双相波进行

电击除颤，其首次电击能量不应低于 150J。

单相波除颤器：一次能量给予 360J。

26. 电击除颤电极板放置的位置

心底部：胸部的前右上位（即锁骨下）。

心尖部：左乳房外侧腋前线。

26. 电击除颤的注意事项

（1）电击时，任何人不得接触患者及病床。

（2）对于细颤型心室纤颤者，应先进行心脏按压、氧疗及药物等处理后，使之变为粗颤，再进行电击。

（3）避开埋藏式起搏器。

（4）除颤的部位不应有心电图的电极或硝酸甘油贴膜。

（5）两个电极板之间应大于 10cm，必须注意在两个电极板之间的皮肤应保持干燥。

（6）肥胖患者宜用导电糊，体瘦患者肋间隙凹陷明显则宜用盐水纱布，并且应多加几层，使肋间凹陷处填平。

27. 电击除颤的并发症

心律失常；心肌损伤；低血压；急性肺水肿或心脏扩大；栓塞；皮肤灼伤。

28. 出血的临床表现

正常成人全身血量占体重的 7% ~ 8%。

若失血量≤ 10%（约 400ml），可有轻度头昏、交感神经兴奋症状或无任何反应。失血量达 20% 左右（约 800ml），出现失血性休克的症状，如血压下降、脉搏细速、肢端厥冷、意识模糊等。失血量≥ 30%，患者将发生严重失血性休克。

29. 外出血的种类

动脉出血；静脉出血；毛细血管出血。

30. 止血方法

一般止血法、指压止血法、填塞止血法、加压包扎止血法、抬高肢体止血法、止血带止血法。

31. 止血带止血法的操作方法及注意事项

（1）部位要准确：止血带应扎在伤口近心端，尽量靠近伤口。

（2）压力要适当：止血带的标准压力，上肢为 250 ~ 300mmHg，下肢为 300 ~ 500mmHg，无压力表时以刚好使远端动脉搏动消失为宜。

（3）衬垫要垫平：止血带不能直接扎在皮肤上，应先用棉垫、三角巾、毛巾或衣服等平整地垫好，避免止血带勒伤皮肤。

（4）时间要缩短：上止血带的时间不能超过 5 小时。

（5）标记要明显：上止血带的患者要在手腕或胸前衣服上做明显标记，注明上止血带时间、部位，以便后续救护人员继续处理。

（6）定时要放松：应每隔 1 小时放松一次，放松时可用手压迫出血点上部血管临时止血，每次松开 10 分钟，再在稍高的平面扎上止血带，不可在同一平面反复缚扎。

32. 低血容量性休克的处理原则

（1）及时补充血容量。补充血容量，并不需要全部补充血液，而应及时增加静脉血流，可首先静脉快速输入平衡盐溶液和胶体液。

（2）积极处理原发病。

（3）制止继续失血、失液是治疗的关键。

33. 过敏性休克的处理原则

（1）立即以 0.1% 肾上腺素 0.5 ~ 1.0ml，皮下注射。根据情况，可在 5 ~ 10 分钟重复给药。必要时可用 0.1% 肾上腺素 0.1 ~ 0.2ml，以生理盐水稀释到 5 ~ 10ml 静脉注射。

（2）迅速开放静脉进行扩容，注意补充胶体液。静脉滴注去甲肾上腺素可升高血压，应使收缩压保持在 80mmHg 以上。

（3）可给予肾上腺素皮质激素，如地塞米松 10 ~ 20mg，静脉小壶内滴入，或氢化可的松 500mg 静脉滴入。应用抗过敏药物，如苯海拉明 20mg，异丙嗪 12.5 ~ 25mg，肌内注射。

（4）保持呼吸道通畅，必要时行气管插管机械通气，注意给患者吸氧。

（5）心搏骤停者，立即行心肺复苏。

34. 感染性休克的处理原则

（1）休克未纠正前，着重治疗休克，同时治疗感染。

（2）休克纠正后，着重治疗感染。控制感染的主要措施是应用抗生素和处理原发灶。对病原菌不明的患者，可依据临床判断最可能的致病菌应用抗生素，或选用广谱抗生素。已知致病菌时，可选用敏感抗生素。

（3）纠正酸碱失衡，可短期、大量使用肾上腺皮质激素。

35. 心源性休克的处理原则

（1）治疗目的是重建冠状动脉血液，恢复梗死区心肌血氧供给，减轻受累心肌负荷。

（2）给氧。

（3）补充血容量。

（4）纠正酸中毒。

(5) 合理应用血管活性药物、强心药和利尿药。

(6) 运用机械辅助循环（如主动脉内球囊反搏术等）及在此基础上实施冠状动脉血运重建术，包括早期溶栓、经皮腔内冠状动脉成形术（PTCA）和冠状动脉旁路移植术。

36. 神经源性休克的处理原则

(1) 首先纠正休克，再仔细询问病史，查清病因进行治疗。

(2) 判断为休克者应立即使用升压药。

(3) 了解有无颅脑和脊髓外伤史，使精神紧张者保持安静，必要时给予地西泮、巴比妥类镇静药。

(4) 对功能性神经源性休克经常发作者，可给予神经营养药，如谷氨酸、能量合剂、维生素及胞磷胆碱和脑活素等；也可予神经调节药谷维素。

37. 多发伤的概念

多发伤指在同一致伤因素作用下，人体同时或相继有两个以上的解剖部位或器官受到创伤，且其中至少有一处是可以危及生命的严重创伤，或并发创伤性休克者。

38. 多发伤的特点

(1) 不同器官可以相互影响，加重损伤反应。

(2) 伤情较单一损伤严重、复杂；伤情变化快，病死率高。

(3) 休克发生率高；低氧血症发生率高。

(4) 容易漏诊和误诊；并发症发生率高。

(5) 在抢救时各部位伤的治疗方法往往发生矛盾。

39. 多处伤、复合伤、联合伤的区别

(1) 多处伤是指同一解剖部位或脏器有两处以上的损伤。

(2) 复合伤是指两种以上的致伤因素同时或相继作用于人体所造成的损伤。

(3) 联合伤是指创伤造成膈肌破裂，既有胸部伤，又有腹部伤，或称胸腹联合伤。

40. 解除呼吸道梗阻的方法

(1) 对颅脑损伤而有深昏迷和舌后坠的伤员，可牵出后坠的舌，下颌向前托起。

(2) 对下颌骨骨折而无颈椎损伤的伤员可将颈项部托起，头后仰，使气道开放。

(3) 对喉部损伤所致呼吸不畅者，可用大号针头做环甲膜穿刺或环甲膜切开。

(4) 心搏骤停伤员做心肺复苏的同时应尽快做气管插管，以保证呼吸道通畅及充分供氧，有利于循环复苏。

41. 活动性出血的处理要点

(1) 最有效的紧急止血法是加压于出血处，压住出血伤口或肢体近端的主要血管，然后在伤口处用敷料加压包扎，并将伤部抬高，以控制出血。

(2) 慎用止血带，但对出血不止的四肢大血管破裂，则可用橡皮止血带或充气止血带，须衬以布料。

(3) 记录扎止血带时间，每30分钟至1小时松解一次。解开止血带时不可突然松开，同时应压住出血伤口以防大出血造成休克。

42. 创伤性气胸的处理要点

(1) 对张力性气胸患者，应尽快于伤侧锁骨中线第2肋间插入带有活瓣的穿刺针排气减压，能迅速改善危象。

(2) 对于胸口有创口造成的开放性气胸患者，要尽快使用无菌敷料垫封闭开放伤口。

(3) 对血气胸要行闭式引流；对胸壁软化伴有反常呼吸者应固定浮动胸壁等。

在上述紧急处理过程中，应同时进行抗休克综合性治疗。

43. 急性中毒的概念

毒物的毒性较剧或短时间内大量、突然地进入人体内，迅速引起症状甚至危及生命称为急性中毒（acute poisoning）。

44. 毒物进入人体的途径

毒物主要经消化道、呼吸道、皮肤黏膜3条途径进入人体。

45. 中毒的机制

局部刺激、腐蚀作用；缺氧；麻醉作用；抑制酶的活力；干扰细胞膜或细胞器的生理功能；竞争受体。

46. 中毒的治疗原则

(1) 立即终止接触毒物：迅速脱离有毒环境；维持基本生命。

(2) 清除尚未吸收的毒物：催吐，洗胃，导泻，灌肠，合理应用吸附剂。

(3) 促进已吸收毒物的排出：常用方法包括利尿、吸氧和血液净化疗法。

(4) 特效解毒药的应用：金属中毒解毒药；高铁血红蛋白血症解毒药；氰化物中毒解毒药；有机磷农药中毒解毒药；中枢神经抑制剂解毒药。

(5) 对症治疗。

47. 有机磷农药中毒的机制及临床表现

（1）机制：主要抑制体内胆碱酯酶的活性。

（2）临床表现

1）烟碱样症状：又称 N 样症状，患者常有肌束颤动、牙关紧闭、抽搐、全身紧束压迫感，而后发生肌力减退和瘫痪，呼吸肌麻痹引起周围性呼吸衰竭，这类症状不能用阿托品对抗。

2）毒蕈碱样症状：又称 M 样症状，表现为平滑肌痉挛和腺体分泌增加。临床表现先有恶心、呕吐、腹泻、多汗、流涎、腹泻、尿频、大小便失禁、心率减慢和瞳孔缩小。可有支气管痉挛和分泌物增加、咳嗽、气促，严重患者出现肺水肿，可用阿托品对抗。

3）中枢神经系统症状：头晕、头痛、疲乏、共济失调、烦躁不安、谵妄、抽搐和昏迷等表现。中毒后"反跳"、迟发性多神经病和中间型综合征。

48. 防止有机磷中毒后"反跳"与发生猝死的观察要点

（1）反跳和猝死一般多发生在中毒后 2～7 日，其死亡率占急性有机磷中毒者的 7%～8%。

（2）应严密观察反跳的先兆症状，如胸闷、流涎、出汗、言语不清、吞咽困难等，若出现上述症状，应迅速通知医师进行处理。

49. 一氧化碳中毒的发病机制

一氧化碳（CO）与血红蛋白（Hb）的亲和力比氧与 Hb 的亲和力大 240 倍，COHb 不能携带氧，且不易解离，是氧合血红蛋白（O_2Hb）解离度的 1/3600。

50. 一氧化碳中毒患者的护理要点

（1）病情观察：观察生命体征、瞳孔大小、出入液量、液体滴速、神经功能等。

（2）高热和抽搐者应防止坠床和自伤。

（3）氧气吸入的护理：注意鼻导管固定牢固，勿扭曲，给高浓度氧，流量 8～10L/min.

（4）一般护理：降温、解痉、保暖，防止自伤和坠伤。

（5）准确记录出入量，注意液体的选择与滴速。

（6）观察患者神经系统的表现及皮肤、肢体受压部位损害情况，如有无急性痴呆性木僵、癫痫、失语、惊厥、肢体瘫痪等。

51. 强酸、强碱中毒患者的抢救原则

（1）禁止洗胃。

（2）有吞咽功能的患者给予口服牛奶、蛋清。

（3）有喉头水肿的患者给予气管切开。

（4）遵医嘱给予镇痛药。

第二篇

专科护理基本技能

第12章 内科护理基本技能

第一节 呼吸内科专科技能

一、空气压缩泵雾化吸入法

【目的】

1. 消炎、祛痰、解痉、平喘，改善通气功能。

2. 吸入利多卡因，达到表面麻醉的作用。

【用物准备】

空气压缩雾化泵、管路及雾化器，遵医嘱准备吸入的药物、5ml 注射器、治疗巾或患者毛巾。

【操作程序与方法】

1. 检查雾化泵各部件完好，接电源开机，机器工作正常可以使用。

2. 将药液抽吸后，放进雾化器的药皿中。

3. 安装喷雾器，将进气活瓣盖在喷雾器顶端，连接口含器或面罩。

4. 携用物到患者床前，核对患者姓名，向患者解释目的及使用方法。

5. 为患者选择舒适体位，最好采取坐位或半坐位，颌下垫治疗巾或毛巾。

6. 打开电源开关。

7. 指导患者用嘴唇包紧口含器，缓慢地深吸气，屏息片刻，再慢慢地轻轻呼气。

8. 观察患者在雾化过程中有无不适症状。

9. 吸入 6～15 分钟，待药液吸完后，关掉机器电源。

10. 擦干患者面部。

11. 治疗结束后，拆开雾化器所接触患者口腔和雾状药液的部分，用洗涤剂和温水冲洗干净、消毒、晾干备用。

【注意事项】

1. 雾化前评估患者能否配合及接受雾化吸入治疗。

2. 雾化器的选择：治疗下呼吸道疾病时，使用口含器，以确保更多的药物进入肺部沉积；治疗上呼吸道疾病时，如鼻炎，应该配合鼻塞和面罩，以使大部分药物雾粒沉积在上呼吸道。

3. 吸入较凉的药液受到刺激会引起咳嗽时，可使用加温装置。

4. 初次接受雾化治疗的患者，不易掌握正确的呼吸节律，呼吸过快导致眩晕或恶心。此时可先让患者暂停吸入，用鼻部轻松呼吸几次，待不适感缓解后再治疗。

5. 及时清除气道内分泌物以免影响药物的吸收。

二、结核菌素试验

【目的】

检测有无结核分枝杆菌感染，为结核病诊断提供参考。

【用物准备】

注射盘、75% 乙醇（生理盐水）、1ml 注射器、结核菌素药液。

【操作程序与方法】

选择前臂屈侧中下 1/3 处，皮内注射 0.1ml（5U），注射后应能产生凸起的皮丘。

注射后 48 ～ 72 小时观察和记录结果，手指轻摸硬结边缘，测量硬结的横径和纵径，得出平均直径 =（横径 + 纵径）/2，而不是测量红晕直径。硬结直径 ≤ 4mm 为阴性，5 ～ 9mm 为弱阳性，10 ～ 19mm 为阳性，≥ 20mm 或虽小于 20mm 但局部出现水疱和淋巴结炎为强阳性。

【注意事项】

1. 怀疑患有活动性结核病者，遵医嘱宜用低浓度开始或不做本试验，以免诱发严重的过敏反应致病情加重。

2. 高热患者不宜做此试验。

3. 抽吸结核菌素试液前，应轻轻摇均如有混浊、沉淀、变质、不应使用。

4. 稀释后的结核菌素在冰箱内可保存 6 周，室内放置可使用 24 小时。

5. 注射部位、方法、浓度、剂量、时间、结核菌素的种类、生产单位、批号与反应情况应详细记录在病历中。

三、动脉血气分析标本的采集

【目的】

评估呼吸功能和酸碱平衡状态，为诊断和治疗提供可靠依据。

【用物准备】

治疗盘、一次性动脉采血针、冰盒（必要时）。

【操作程序与方法】

1. 携用物至床旁，核对患者信息，向患者解释检查目的，以取得合作。

2. 协助患者摆好体位，暴露穿刺部位，常用穿刺部位为桡动脉、股动脉、肱动脉、足背动脉等。

3. 先用手指摸清动脉搏动、走向、深度，选择动脉搏动最明显处为中心，消毒穿刺部位，消毒范围直径应大于 5cm。

4. 操作者戴无菌手套或消毒左手示指及中指待干，再次核对患者信息，触到动脉搏动最明显处，用左手示指及中指固定动脉，右手持针在两指间垂直或者与动脉走向成 30° ～ 45° 刺入动脉，采血 0.5 ～ 2ml。

5. 采血完毕后拔出针头，一手用无菌棉签按压针眼处，一手将针头刺入橡胶塞内，或者启用

防针刺伤保护帽。按压时应顺着血管走向按压，压迫穿刺点 5 ～ 10 分钟，穿刺处不出血为止。不要用力揉针眼处，以免造成局部血肿。

6. 观察针筒内有无气泡，如有气泡，将气泡排除，用密封帽密封针筒。

7. 用手轻轻揉搓及上下翻转针筒数次，使血液与肝素充分混匀，以防凝血。

8. 再次核对患者信息及化验单，注明采血时间、吸氧方法及浓度、机械通气参数等。

9. 混匀完毕后应立即送检。

【注意事项】

1. 如桡动脉采血，进行 Allen 试验，检查侧支循环是否良好。

2. 患者饮热水、洗澡、运动后需休息 30 分钟再取血，吸痰后待血氧饱和度升至正常再取血，避免影响检查结果。

3. 患者体温过高或者过低时，应在化验单上标注体温。

4. 采血时要记录给氧浓度。当改变吸氧浓度时，要经过 15 分钟以上的稳定时间再采血。同样，机械通气患者取血前 30 分钟呼吸机设置应保持不变。

5. 如采到静脉血，或者动静脉混合血，应重新抽取动脉血。

6. 抽取样本后，气泡应尽早排除，再进行混匀。

7. 由于气体的不稳定性和血液新陈代谢，储存时间应尽量减少——室温下少于 30 分钟。如样本需储存超过 30 分钟，应冷却（0 ～ 4℃）来降低新陈代谢，最长不超过 1 小时。

8. 消毒皮肤范围要大，操作者手指消毒要彻底，严格无菌操作，预防感染。

9. 凝血功能障碍者，穿刺后应延长按压时间，至少 10 分钟。

四、人工气道内吸痰

【目的】

1. 保持气道通畅。

2. 清除气道内分泌物。

3. 留取痰标本。

【用物准备】

负压吸引器或中心负压吸引装置、无菌治疗盘内放置无菌治疗碗、适当型号及适量吸痰管、无菌手套、无菌生理盐水、注射器、纱布、遵医嘱备稀释痰液的药液。

【操作程序与方法】

1. 评估患者神志，呼吸状况，对吸痰的认识程度、合作程度。

2. 判断患者痰液黏稠度、咳痰能力。

3. 了解患者的血压、心率、血氧饱和度和血气分析值。

4. 了解呼吸机参数设定：潮气量、气道压力、氧浓度等。

5. 查对患者床号、姓名，并解释吸痰目的，取舒适安全卧位。

6. 检查负压吸引器压力情况，管道有无漏气。

7. 检查负压吸引器压力情况，调节合适的负压，成人：-120～-80mmHg（1mmHg= 0.133kPa）；儿童：-100～-80mmHg；幼儿-80～-60mmHg。对于痰液黏稠的患者，可适当增加负压，以达到清除痰液的目的。

8. 吸痰时，将吸痰管准确地送入气道内，左右旋转，向上提拉，吸净痰液，吸引时间控制在15秒以内。

9. 用无菌生理盐水或蒸馏水冲洗吸痰管道，将吸痰管扔至黄色污物袋内，如需再次吸痰，应重新更换吸痰管。

10. 将呼吸机与气管套管连接好，1～2分钟后，待血氧饱和度升至正常水平后，再将氧流量调至原来水平。

11. 将吸痰用物、吸引器整理好备用，物品按垃圾分类处理。

12. 洗手，记录吸痰量、颜色、性状等。

【注意事项】

1. 严格无菌操作。

2. 吸痰前后应常规给予纯氧吸入30～60秒。

3. 选择吸痰管时，其管径不宜超过人工气道内径的50%。

4. 操作中观察患者生命体征变化，有无憋气、发绀、呼吸困难的症状。

5. 将吸痰管送入气管插管深部拔出时再给负压。

6. 鼓励患者自主咳痰。

五、胸腔穿刺术的配合

【目的】

1. 抽取胸腔内液体或胸膜组织送病理检查及生化检查，协助诊断。

2. 抽出胸腔内积液或气体，以减轻症状。

3. 向胸腔内注射药物，以达到治疗目的。

【用物准备】

治疗盘内放无菌胸腔包（弯盘、孔巾、纱布、试管、5ml 和20ml 注射器各1 支、胸腔穿刺针）、无菌手套、2% 利多卡因、胶布、量杯、靠背椅、需注射药物者按医嘱备药。

【操作程序与方法】

1. 核对患者床号、姓名，向患者解释穿刺目的和配合注意事项。

2. 嘱患者排大小便，关闭门窗，室温适宜，协助患者摆好体位。

3. 体位：抽液时取坐位，协助患者反坐于靠背椅上，胸前放一软枕，双手平放在椅背上缘，头枕臂上；取坐位，使用床旁桌支托；如患者不能坐直，亦可取侧卧位，床头抬高30°。抽气时，取坐位或半坐位。

4. 穿刺点：抽液时，取肩胛下第7～9肋间隙或腋中线第6～7肋间隙；抽气时，取锁骨中线第2肋间隙或腋前线第4～5肋间隙。

5. 协助医师消毒皮肤，打开穿刺包，固定好孔巾。

6. 协助医师抽取2% 利多卡因。

7. 穿刺前应先用止血钳夹闭与穿刺针相接的橡胶管，穿刺后接上注射器，放开止血钳即可抽液。护士用止血钳协助固定穿刺针，当术者弃去注射器内抽出的积液时，应立即夹闭胶管以防空气进入胸腔。

8. 穿刺针进入胸腔后，嘱患者切勿深呼吸和咳嗽。

9. 协助医师留取标本。

10. 治疗气胸时，护士协助连接人工气胸器。

11. 操作完毕拔出穿刺针后，护士协助用无菌纱布覆盖穿刺点并用胶布固定。

12. 整理用物，记录液、气量及性状，标本及时送检。

【注意事项】

1. 严格执行无菌操作，避免胸腔感染。

2. 术中观察患者反应，如发生剧咳，出现头晕、胸部压迫感、面色苍白、出汗及疼痛或出现休克，应立即停止抽液，患者平卧，必要时按医嘱给予吸氧或皮下注射肾上腺素。

3. 抽取胸腔积液的患者应观察有无胸痛、憋气等症状，及时发现有无气胸发生。

4. 胸腔穿刺后，嘱患者静卧至少2小时，按时测量脉搏、血压并记录。

5. 注入药物者可嘱患者稍活动，以使药物在胸腔内混匀并观察药物反应如发热、胸痛等。

6. 抽液（气）速度不宜过快，量不宜过多，一般第 1 次抽液（气）不超过 800ml，以后每次不宜超过 1000ml。

第二节　心内科专科技能

心包腔穿刺术配合

【目的】

1. 明确心包积液的病因。

2. 抽取心包积液，以解除填塞症状。

3. 心包内注入药物。

【用物准备】

治疗盘内放心包穿刺包（心包穿刺导管、穿刺针、导丝、止血钳、纱布、孔巾、弯盘），无菌治疗巾，无菌手套，50ml、5ml、2ml、10ml 注射器各 1 支，皮肤消毒剂，无菌治疗碗，量杯，试管，心电监护仪，心肺复苏仪器及药物，2% 利多卡因，胶布等。

【操作程序与方法】

1. 查对患者床号、姓名，解释操作目的及注意事项，以取得合作。

2. 携用物推车至患者床旁，环境安静、整洁、舒适。

3. 接好心电监护仪，协助患者取坐位或半卧位。

4. 协助术者确定穿刺部位（穿刺点：通常在剑突与左肋弓缘夹角处或心尖部），常规消毒皮肤，铺孔巾，局部麻醉。

5. 术者持穿刺针并用止血钳夹紧胶管，按选定部位及所需方向缓慢推进。当刺入心包腔时，感到阻力突然消失，并有心脏搏动感，即固定针头，助手协助抽液。

6. 抽液完毕，若需注入药物，将事先准备好的药物注入后拔出穿刺针，局部盖以纱布，用胶布固定。

7. 记取液体量、颜色，留标本送检。

8. 协助患者恢复体位，将呼叫器置于患者易取处。

9. 洗手，推车回处置室，妥善处理用物。

【注意事项】

1. 严格无菌操作，预防感染。

2. 术中观察心电图及血压的变化。

3. 嘱患者在穿刺过程中切勿咳嗽或深呼吸。

4. 首次抽液量不宜超过 200 ～ 300ml，重复抽液可逐渐增至 300 ～ 500ml。抽液速度要慢，如过快、过多，短期内使大量血液回心可能导致肺水肿。

5. 如抽出鲜血，应立即停止抽液，并严密观察有无心脏压塞症状出现。

6. 取下空针前夹闭橡皮管，以防空气进入。

7. 如需短时间内反复抽液时，可留置一根中心静脉导管，平时夹闭，抽液时开放。

第三节　消化内科专科技能

一、胃酸分泌功能检查术的配合

【目的】

1. 抽取胃液，测定基础酸排出量（basal acid output，BAO）、最大酸排出量（maximal acid output，MAO）和高峰酸排出量（peak acid output，PAO）。

2. 测定胃液中有关成分的含量及在单位时间内的排出量。

【用物准备】

胃液分析盘内有胃管、弯盘、治疗碗、止血钳、50ml 注射器、治疗巾、胶布、棉签、清洁小瓶或试管、1% 普鲁卡因。

【操作程序与方法】

1. 核对患者姓名，讲明检查目的、方法及注意事项，取得患者配合。

2. 患者取下义齿，取半卧位或坐位，铺垫治疗巾，将弯盘置于患者颌下。用液状石蜡润滑胃管至所需刻度，放入治疗碗中备用。

3. 经鼻或经口插入胃管。一般经口腔插至 50cm，经鼻插至 56cm，证实胃管已到达胃腔，用胶布将胃管固定于患者面部。

4. 将空腹胃液全部抽出，记录总量，标记为 0，取 10ml 送检，以测定总酸度。

5. 继续抽吸 1 小时胃液量，每 15 分钟采集 1 次，共计 4 份，测定 BAO。

6. 给予五肽促胃液素 6μg/kg 肌内注射后，每 15 分钟采集 1 次胃液，如此采集 4 次，测定 MAO 和 PAO。

7. 操作完毕，拔出胃管，嘱患者以温水漱口并可进食。标本及时送检。

【注意事项】

1. 抽胃液前 3 日停用任何影响胃液分泌的药物。禁食 12 小时以上。有胃潴留的患者应待潴留解除后再行胃酸测定。

2. 五肽促胃液素大多无不良反应，偶有轻度反应，如面部潮红、恶心、头晕、腹部不适等，严重者可出现大汗淋漓、面色苍白，以上情况不需做特殊处理，一般在 10～15 分钟消失。

3. 插胃管时动作要轻柔，抽胃液时负压勿过大，以免损伤食管黏膜及胃黏膜，引起破溃出血，影响检查结果。

4. 标本采集必须在要求时间内，连续收集全部标本，有条件者可用专用胃液抽吸机。

5. 拔管后，仍有食管不适或疼痛者，嘱其多饮水，休息后可好转。注射五肽促胃液素者，胃酸分泌增多，胃黏膜受到刺激感到不适，可遵医嘱服用抗酸药。

6. 正常基础胃液量为 10～100ml，总酸度为 10～15U，游离酸度为 0～30U，试验后胃液总量为 50～100ml，总酸度为 40～60U，游离酸度为 20～40U。BAO 为（3.9±1.98）mmol/h（一般不超过 5mmol/h），MAO 为 3～23mmol/h，女性略低，PAO 为（20.26±8.77）mmol/h。

二、腹腔穿刺术配合

【目的】

抽取腹水进行化验检查，明确腹水性状，协助诊断。

适量放腹水，以缓解胸闷、气短等压迫症状。

腹腔内注射药物达到治疗作用。

【用物准备】

治疗盘、无菌腹腔穿刺包、无菌手套、注射器、无菌敷料、无菌培养瓶、试管、量杯、腹带、中单、卷尺、2% 利多卡因注射液，按医嘱准备药物。

【操作程序与方法】

1. 查对床号、姓名，向患者解释操作目的及注意事项，以取得患者配合。

2. 嘱患者排尿，以免穿刺时损伤膀胱。协助患者取半卧位或平卧位，少量腹水者取左侧卧位，垫中单，腰背部铺好腹带，测量腹围、脉搏、血压并记录。

3. 协助术者定位，选择适宜穿刺点。一般常选择左下腹部脐与髂前上棘连线中外 1/3 交点处，

也有取脐与耻骨联合中点上 1cm，偏左或右 1.5cm 处，或侧卧位脐水平线与腋前线或腋中线的交点。对少量或包裹性腹水，需在 B 超定位下穿刺。常规皮肤消毒，铺无菌孔巾，配合局部麻醉。

4. 术者穿刺成功后，抽取腹水。助手协助留取标本并送检。如需注入药物者，协助将药物注入腹腔内。

5. 操作完毕，术者拔出穿刺针，按压穿刺点，用无菌敷料覆盖穿刺点。测量腹围、脉搏、血压并记录，束好腹带。

6. 术后嘱患者卧床休息 8～12 小时。

【注意事项】

1. 严格无菌技术操作，防止腹腔感染。

2. 术中、术后注意观察患者生命体征。

3. 大量放腹水可引起休克、水电解质平衡紊乱、血浆蛋白丢失等严重并发症，因此放液速度不宜过快，放液量不宜过多，除特殊情况外，一次放腹水量不宜超过 3000ml。记录腹水颜色、性状和量。

4. 术中如患者出现面色苍白、心慌、头晕、出汗、血压下降、腹痛症状，应停止放液，将患者平卧，并予输液、扩容等对症处理。

5. 如放液引流不畅，协助患者变换体位，促进液体流出通畅。

6. 腹带不宜过紧，以防造成呼吸困难。

7. 腹腔穿刺放液术后，嘱患者暂时卧床休息至少 12 小时。

8. 术后穿刺处如有腹水渗出，及时更换敷料，防止穿刺处感染。按照控感要求，正确处理废弃的腹水及盛装腹水的量杯。

三、上消化道内镜检查术配合

【目的】

1. 诊断食管、胃、十二指肠疾病。

2. 进行治疗，如上消化道息肉摘除、取异物、胃镜下止血、食管胃底静脉曲张硬化术/套扎术、食管狭窄扩张术等。

【用物准备】

1. 物品准备：内镜台车、治疗车、内镜、冷光源、吸引器、管道清洁刷、基础治疗盘、注射器、弯盘、牙垫、活检钳、标本固定瓶、黏膜染色剂、喷洒导管、手套、纱布、纸巾、小毛巾、含酶洗涤剂、高水平消毒液。

2. 药品准备：镇静药、解痉药、消泡剂、咽

喉麻醉药、生理盐水、快速尿素酶试剂。

【操作程序与方法】

1. 查对床号、姓名，解释操作目的以取得合作。

2. 准备仪器设备。

3. 检查前10分钟行咽喉麻醉。

4. 患者取左侧卧位，去掉活动义齿、眼镜，解开衣领、腰带，双下肢自然弯曲，嘱患者咬住牙垫。

5. 插镜过程中密切观察患者的反应，保持患者头部位置不动。当胃镜插入15cm到达咽喉部时，嘱患者做吞咽动作，但不可将唾液咽下以免呛咳，让患者唾液流入弯盘或吸引出。发现患者面色苍白、心率异常等情况及时报告医师，并遵医嘱做出相应处理。

6. 取活检时，协助术者取出受检组织并放入中性福尔马林溶液中。

7. 根据检查及病情需要，使用活检钳在内镜下钳取组织放入快速尿素酶试剂内，在10～30℃下等待5分钟，观察结果。

【注意事项】

1. 检查前禁食至少6小时，禁水至少2小时，有幽门梗阻者，在检查前2～3日进食流质饮食。凡做钡餐检查者，需隔3日方能行胃镜检查。

2. 一般检查后1小时，麻醉作用消失，可先少量饮水，如无呛咳，再进食。

3. 检查后少数患者出现咽痛、咽喉部异物感，嘱患者不要用力咳嗽，以免损伤咽喉部黏膜。

4. 息肉切除术后患者，卧床1周，进食无渣半流饮食9～14日，注意观察其大便颜色，有无腹痛、腹胀等症状，有异常及时就诊。

四、结肠镜检查术配合

【目的】

1. 协助诊断结直肠疾病，如息肉、肿瘤、下消化道出血、低位肠梗阻等。

2. 结直肠疾病的内镜治疗，如息肉切除、结直肠早癌的内镜黏膜下剥离（ESD）、止血、狭窄扩张与支架置入等。

【用物准备】

内镜主机及配件、结肠镜、负压吸引器及连接管、内镜诊床、内镜推车、结肠镜活检钳、注射器、西甲硅油乳剂、0.9%氯化钠注射液、内镜用润滑剂、治疗巾、治疗碗、纱布、盛有清洗剂溶液的清洗桶、

盛有10%中性福尔马林溶液的病理瓶、病理瓶托架、纸巾、检查手套、手术帽、隔离衣、速干手消毒剂、医疗垃圾桶、生活垃圾桶、利器盒。

【操作程序与方法】

1. 协助患者更换后裆开口的特制长裤，取左侧卧位，并嘱其放松。全身麻醉患儿应将其固定于检查床上，以免坠床。

2. 术者及助手戴上无菌手套，术者用硅油润滑手指后为患者做肛门检查。

3. 将患者肛门周围及结肠镜先端部表面涂抹内镜用润滑剂，嘱患者检查过程中深呼吸、全身放松。医师进镜过程中，护士可配合按压腹部以协助解袢及缓解腹壁紧张。

4. 乙状结肠过长、横结肠低垂及肠粘连的患者，可协助/指导患者变换成仰卧位以协助进镜。一般可采用的体位：①通过乙状结肠或乙状结肠与降结肠交界处时可采取仰卧位；②通过结肠脾曲可采取右侧卧位；③通过结肠肝曲可采取左侧卧位。指导患者变换体位过程中注意患者保暖，保护隐私并防止坠床。

5. 根据病情，在内镜医师指导下进行镜下冲洗及取活检。①镜下冲洗：将0.9%氯化钠注射液倒入治疗碗中，用50ml注射器抽吸；如肠道内泡沫较多，可将5ml西甲硅油乳剂加入100ml 0.9%氯化钠注射液中混合均匀，经内镜活检孔注入。②取活检：根据检查及病情需要，使用活检钳在内镜下钳取组织，立即放入盛有10%中性福尔马林溶液的病理瓶中固定，检查结束后送病理检查。

6. 检查过程中观察患者面色、呼吸，若发现患者面色苍白、出冷汗，立即报告内镜医师，遵医嘱给予处理。

7. 检查结束退镜时，尽量抽尽气体以减轻腹胀。

8. 检查毕，患者稍事休息，观察15～30分钟后再离去。

【注意事项】

1. 饮食准备：检查前1日开始低纤维饮食，以提高肠道准备的清洁度。检查当日禁食4～6小时，无痛结肠镜检查者至少2小时禁水。

2. 肠道准备：结肠镜肠道准备以口服泻药为主，可选择的泻药有复方聚乙二醇（PEG）电解质、硫酸镁、磷酸钠、甘露醇等。理想的泻药应该能短时间内排空结肠的粪便；不引起结肠黏膜的改变；不会引起患者不适；不导致水、电解质的紊乱；价格适中。国内较多推荐服用2～3L PEG等

渗溶液进行肠镜检查前的肠道准备。在内镜检查前 4～6 小时，服用 PEG 溶液 2～3L，每 10 分钟服用 250ml，2 小时内服完。服药期间可适当走动，并轻柔腹部加快排泄。

3. 未行麻醉检查的患者检查后如无异常情况即可进食。

4. 无痛结肠镜检查后的患者 24 小时内不得驾驶车辆和进行机械性操作，不得进行精密操作，2 小时后可进温软饮食，离开检查室须有家属陪伴。

5. 检查后注意观察患者有无腹痛、便血等情况，腹胀明显者，可行内镜下排气，如有不适及时报告医师进行处理。

五、肝穿刺活组织检查术配合

【目的】

1. 通过肝活体组织学、细胞学检查，明确肝脏病变的性质、诊断与鉴别诊断。

2. 了解肝病演变过程，观察治疗效果及判断预后。

【用物准备】

治疗盘、无菌肝脏穿刺包、穿刺针、无菌手套、注射器、沙袋、腹带、无菌敷料、10% 甲醛溶液、2% 利多卡因注射液、无菌生理盐水、95% 乙醇。

【操作程序与方法】

1. 查对床号、姓名，向患者解释操作目的及注意事项，以取得患者配合。指导患者练习深吸气然后于呼气后屏气。

2. 遵医嘱完善术前检验，必要时备血。

3. 有咳嗽的患者，遵医嘱给予止咳镇静药或延期检查。

4. 术前凝血功能异常者应遵医嘱用药，待相关化验指标接近正常后，方可进行穿刺。

5. 协助患者取仰卧位或稍向左倾，身体右侧靠近床沿，并将右手置于枕后，保持固定的体位。

6. 术者根据 B 超定位确定穿刺点、穿刺方向和穿刺深度，一般取右侧腋中线第 8～9 肋间肝实音处穿刺。常规皮肤消毒，铺无菌孔巾，配合局部麻醉。

7. 术者穿刺成功后，抽取肝组织标本，助手协助将标本制成涂片，或注入 95% 乙醇或 10% 甲醛固定液中送检。

8. 术者操作完毕，拔出穿刺针，按压穿刺点 5～10 分钟，用无菌敷料覆盖穿刺点，以腹带束紧 12 小时，压上沙袋 4 小时。

【注意事项】

1. 患者穿刺前训练呼气后屏气动作，以配合操作。

2. 穿刺针进入肝脏后绝对不能搅动，进行穿刺或拔针一定要在患者暂停呼吸的情况下进行，以免针尖划破肝表面，引起出血。重复进行穿刺，不得超过 3 次。

3. 穿刺后患者绝对卧床 24 小时。

4. 术后 4 小时内，每 15～30 分钟测量患者血压、脉搏 1 次，如有脉搏细速、血压下降、烦躁不安、面色苍白、出冷汗等内出血征象，应立即通知医师紧急处理。

5. 穿刺后 24 小时内局部有轻微疼痛属正常现象，如 24 小时后仍有疼痛，需汇报医师，查找原因及时处理。

6. 严密观察有无气胸、胸膜性休克、胆汁性腹膜炎等并发症。

六、三腔双囊管压迫术

【目的】

治疗门静脉高压引起的食管静脉、胃底静脉曲张破裂出血。

【用物准备】

三腔双囊管、滑轮牵引架、胃肠减压器、血压计、0.5kg 重物、止血钳、弯盘、治疗巾、治疗碗、口服药杯、一次性医用检查手套、一次性小垫、纱布、棉签、注射器、绷带、液状石蜡、胶布。

【操作程序与方法】

1. 查对床号、姓名，向患者解释操作目的及注意事项，以取得患者配合。

2. 插管前测试气囊的注气量及压力，一般胃气囊注气量为 150～200ml，压力为 50～70mmHg，食管气囊注气量为 80～100ml，压力为 30～40mmHg。检查三腔双囊管气囊是否漏气，管腔是否通畅，试好后将胃气囊、食管气囊气体抽尽，分别用止血钳夹紧导管开口处，并标记 3 个管腔。

3. 戴一次性医用检查手套，将一次性小垫铺于患者头部下方，将治疗巾铺于患者颌下，将盛装三腔双囊管及注射器的弯盘，依次置于患者颌下治疗巾上。

4. 用棉签蘸温水清洁患者鼻腔。

5. 将液状石蜡 20～30ml 倒入口服药杯中，协助患者口服。

6. 将液状石蜡倒入纱布中，从三腔双囊管头端至食管气囊充分润滑。

7. 测量置管长度，以胃气囊与食管气囊交界处为起点平发际至剑突的距离，用止血钳钳夹管身做标记。

8. 嘱患者侧卧位，将三腔双囊管的头端从患者鼻腔插入，到达咽部时，嘱患者做吞咽动作，以利顺利插入。当插至标记的长度后，能通过注射器从胃管腔抽出胃液。

9. 用注射器按原预测好的气量，分别向双气囊内注气。向胃气囊内注气后向外牵拉，直至感觉有弹性阻力，表明胃气囊已经压迫胃底贲门部。之后可根据患者情况，确定是否向食管气囊内注气。气囊注气后需再次测压，测压后分别向气囊内补气 5 ～ 10ml，以弥补测压过程中损失的气体量，并用止血钳夹紧导管开口处。

10. 将绷带一端连接三腔双囊管尾端分叉处，另一端连接 0.5kg 重物（500ml 盐水瓶加水 250ml）上，通过床尾滑轮装置牵引固定三腔双囊管，牵引角度应为 45°，在三腔双囊管与鼻部皮肤接触部位垫棉球，以避免发生压力性溃疡。

11. 将胃肠减压器与胃管腔连接，观察吸出的胃内容物。

12. 在胶布上注明导管名称、置管日期、时间，粘贴于三腔双囊管尾端，做好管路标识。

13. 整理并收拾用物，卫生手消毒。

【注意事项】

1. 注射空气时，必须先向胃囊注气，再向食管囊充气，以免向外牵引时滑出。

2. 胃气囊充气要足，防止由于胃气囊充气少，而致胃气囊进入食管，压迫气管，引起窒息。若发生窒息，应立即拔除三腔双囊管。

3. 食管气囊压力不宜过高，防止压迫食管黏膜发生溃疡。

4. 每隔 12 ～ 24 小时放气或缓解牵引一次，放气前口服液状石蜡 20ml，以免发生缺血坏死。一般每次放气 30 分钟。

5. 每 4 小时测量胃内压力一次，每 2 小时抽吸胃液一次，观察是否有出血。

6. 三腔管压迫期限为 72 小时，如有继续出血，可适当延长压迫时间。

7. 出血停止 24 小时后，放气状态下再观察 24 小时，如无再出血方可拔管。

8. 拔管时，依次将食管气囊及胃气囊内的气体抽尽，分别用止血钳夹紧导管开口处，协助患者口服液状石蜡 20 ～ 30ml，嘱患者深吸气后屏住呼吸，随后将管缓慢拔出，防止损伤黏膜。

第四节　血液内科专科技能

一、骨髓穿刺术的配合

【目的】

1. 观察骨髓内细胞形态及分类，以协助诊断血液系统疾病。

2. 骨髓细菌培养或涂片，检查某些寄生虫病。

3. 骨髓移植时骨髓采集。

【用物准备】

基础治疗盘 1 套、骨髓穿刺包、无菌手套、5ml 注射器和 20ml 注射器各 1 支、治疗巾、纱布、清洁干燥玻片 6 ～ 8 张、推片 1 张；如做骨髓培养另备细菌培养瓶、酒精灯、火柴、局部麻醉药。

【操作程序与方法】

1. 查对床号、姓名，向患者解释操作目的，以取得合作。

2. 根据穿刺部位，协助患者取适当体位，如在胸骨及髂前上棘穿刺者，取仰卧位；在髂后上棘及棘突穿刺者，取俯卧位或侧卧位；在腓骨穿刺者取侧卧位。

3. 暴露穿刺部位，打开骨穿包，戴无菌手套，协助术者消毒皮肤，铺无菌孔巾。

4. 协助术者抽取麻醉药，进行表面麻醉。

5. 术者将骨髓穿刺针固定器固定在一定长度，右手持针向骨面垂直刺入，当穿刺针达骨膜后则将穿刺针左右旋转，缓慢钻刺骨质，刺入骨髓腔时有落空感，即拔出针芯，接上 20ml 无菌干燥注射器，抽取骨髓 0.2ml 左右滴于载玻片上，迅速送检，做涂片检查。如需做培养骨髓液细菌检查，再抽吸骨髓 3 ～ 5ml。

6. 术毕拔针，用无菌纱布按压穿刺点，胶布固定。

7. 告知患者适当卧床休息。

8. 整理用物。

【注意事项】

1. 严格无菌操作，防止感染。

2. 穿刺时嘱患者保持固定的姿势，避免移动。

3. 术后嘱患者平卧休息 1 ～ 2 小时，48 ～ 72 小时保持穿刺处干燥，防止伤口感染。

4. 术后 24 小时观察穿刺部位有无红肿、出血及感染征象，如有渗血，应立即更换无菌纱布压迫伤口直至渗血停止为止。

二、超声引导 PICC 置管技术

【目的】

1. 规范护士为患者进行超声引导经外周静脉置入中心静脉导管（PICC）置管时应遵循的操作程序，以保证 PICC 顺利置入。

2. 降低导管相关并发症。

【用物准备】

基础治疗盘 1 套、无菌手套（无粉）、一次性使用无菌注射器 20ml（螺口）、一次性使用无菌注射器 1ml、输液接头、速干手消毒剂、利器盒、配有超声仪的治疗车、0.9% 氯化钠注射液 250ml、肝素稀释液 50U/ml、局部麻醉药（遵医嘱）、PICC 穿刺包、经外周插管的中心静脉导管套件及附件、超声血管导引穿刺套件 / 一次性使用防护套、一次性无菌手术衣、无菌透明敷料、藻酸盐敷料、无菌免缝胶带、2% 葡萄糖酸氯己定醇、自粘弹性压力绷带、耦合剂、面巾纸、砂轮、小垫、帽子、口罩、皮尺、记号笔。

【操作程序与方法】

1. 查对床号、姓名，向患者解释操作目的，以取得配合并评估。

（1）患者神志、合作程度。

（2）询问患者既往置管史、手术外伤史及过敏史。

（3）询问并查看患者有无其他血管通路装置。

（4）穿刺部位皮肤，避开瘢痕、硬结、破损及感染。

（5）避免在接受放射治疗侧、接受乳房根治术或腋下淋巴结清扫侧、锁骨下淋巴结肿大或有肿块侧、安装起搏器侧、脑血管意外后患侧的肢体穿刺。

（6）上腔静脉压迫综合征的患者，禁忌进行置管；有血栓史、血管手术史的静脉和放疗部位不宜进行置管。

2. 查看病历了解患者全血细胞分析、凝血功能、过敏史、心脏病史。

3. 推车携物至患者床旁，再次核对患者信息。

4. 将超声仪连接电源，打开开关。

5. 取平卧位，手臂下垫小垫，将一次性 PE 手套套于超声探头上，探查并选择预穿刺静脉，用记号笔做标记。

6. 测量臂围及置管长度并记录。

7. 卫生手消毒，打开 PICC 穿刺包，戴无菌手套，取出治疗碗，配合护士倒 2% 葡萄糖酸氯己定。

8. 由内向外消毒整个手臂皮肤待干，脱手套，卫生手消毒。

9. 穿一次性无菌手术衣，戴无菌手套。

10. 操作者铺无菌治疗巾于手臂下，手臂下垫止血带，与配合护士按无菌原则铺大单及孔巾。

11. 配合护士将无菌物品外包装打开，操作者将无菌物品分别置于无菌区内。

12. 双人共同核对药品，操作者抽取 0.9% 氯化钠注射液、肝素稀释液、局部麻醉药。

13. 用肝素稀释液预冲 PICC 及附件。配合护士将耦合剂涂抹在探头上，并与操作者一起给探头套上无菌防护套。

14. 系止血带，嘱患者握拳，一手将套一次性防护套的探头垂直靶向血管，另一手进行局部麻醉。

15. 如应用导针架，先将灭菌耦合剂涂于预穿刺点皮肤上，然后安装导针架在超声探头上，再将穿刺针插入导针架中，根据超声屏幕显示缓慢穿刺，见回血后分离导针架，将探头放置在肢体外侧，将导丝送入血管 5 ~ 10cm，松止血带、松拳。

16. 穿刺过程中，若患者主诉指尖麻木或见回血后，发现血液呈鲜红色或血液喷出，撤出穿刺针重新穿刺。

17. 固定导丝，撤出穿刺针，手术刀扩皮，系止血带，嘱握拳，将穿刺鞘扩皮器组件通过导丝送入血管，松止血带、松拳。

18. 撤出扩皮器与导丝，拇指固定穿刺鞘，穿刺鞘下垫无菌纱布，将 PICC 通过穿刺鞘缓慢送入血管，抬起按压手指，待送至 10 ~ 15cm 时，嘱配合护士协助患者去枕，送至测量长度。若遇送管困难，经调整患者体位后无效，拔除导管，重新选择血管穿刺。

19. 左手固定 PICC，右手撤出穿刺鞘并撕裂。

20. 扫描颈静脉并确认 PICC 未进入颈静脉，取面巾纸擦净患者颈部皮肤上耦合剂。

21. 撤出 PICC 内支撑导丝，修剪 PICC 套上减压套筒，安装带延长管的连接器。

22. 用抽有 0.9% 氯化钠注射液的注射器抽吸回血，脉冲式冲管；用抽有肝素稀释液的注射器连接输液接头排气后，连接于 PICC 上，正压封管。

23. 撤孔巾，0.9% 氯化钠注射液浸湿的纱布清理穿刺点，待干。

24. 将 PICC 呈 "U" 形摆放，无张力覆盖无菌透明敷料并贴合紧密，弹性绷带包扎。

25. 脱手套、卫生手消毒，协助患者穿衣，取舒适体位，给予患者宣教和记录。

26. 整理用物。

【注意事项】

1. 严格无菌操作，防止感染。

2. 评估患者要全面。

3. X 线检查或其他技术确认 PICC 尖端位于上腔静脉下 1/3 处或上腔静脉与右心房交界处，方可进行输液。

4. 使用 10ml 及以上的一次性注射器进行推注。

5. 2% 葡萄糖酸氯己定醇消毒皮肤不宜用于小于 2 个月的婴儿。

6. PICC 送入过程中出现送管困难，应避免强行送入，以免造成导管损伤及导管异位。

三、PICC、CVC 冲管技术

【目的】

制定本规章与流程的目的是规范护士为患者进行 PICC/ 中心静脉导管（CVC）使用时应遵循的操作程序，以保证导管的通畅。

【用物准备】

基础治疗盘 1 套、无菌注射盒、无菌手套（无粉）、酒精棉片、一次性使用无菌注射器 20ml（螺口）、输液接头、治疗巾、0.9% 氯化钠注射液 10ml、速干手消毒剂、利器盒。

【操作程序与方法】

1. 查对床号、姓名，向患者解释操作目的，以取得配合并评估。

（1）无菌透明敷料。

（2）穿刺点无红肿、渗血及渗液。

（3）PICC/CVC 无移位、脱出。

（4）PICC/CVC 预冲容积。

2. 双人核对，检查用物，遵医嘱配药，抽吸药液后更换一次性针头，放入无菌注射盒内。

3. 推车携物至患者床旁，再次核对患者信息。

4. 协助患者取舒适体位，暴露 PICC/CVC 输液接头，垫治疗巾。

5. 持酒精棉片消毒输液接头 15 秒，待干。

6. 脉冲冲管：注射器抽取 0.9% 氯化钠 10ml，连接输液接头，抽取回血（血液不可进入输液接

头），见回血后脉冲式冲管，剩余少许液体时，分离注射器与输液接头。

7. 继续输液患者需将输液与输液接头连接，调节输液速度。

8. 撤治疗巾，协助患者取舒适体位。

9. 协助患者取舒适体位，给予患者宣教并记录。

10. 整理用物。

【注意事项】

1. 严格无菌操作，防止感染。

2. 消毒接头时应多方位用力擦拭 15 秒。

3. 抽吸回血不可进入输液接头，避免污染输液接头。

四、PICC、CVC 封管技术

【目的】

制定本规章与流程的目的是规范护士为患者进行 PICC/CVC 封管时应遵循的操作程序，以降低 PICC/CVC 导管堵塞发生率。

【用物准备】

基础治疗盘 1 套、无菌注射盒、无菌手套（无粉）、酒精棉片、一次性使用无菌注射器 20ml（螺口）、输液接头、治疗巾、0.9% 氯化钠注射液、速干手消毒剂、利器盒、肝素稀释液、一次性注射针头。

【操作程序与方法】

1. 查对床号、姓名，向患者解释操作目的，以取得配合并评估。

（1）无菌透明敷料。

（2）穿刺点无红肿、渗血及渗液。

（3）PICC/CVC 无移位、脱出。

（4）PICC/CVC 预充容积。

（5）输注的药液。

2. 双人核对，检查用物，遵医嘱配药，抽吸药液后更换一次性针头，放入无菌注射盒内。

3. 推车携物至患者床旁，再次核对患者信息。

4. 协助患者取舒适体位，暴露 PICC/CVC 输液接头，垫治疗巾。

5. 持酒精棉片消毒输液接头 15 秒，待干。

6. 抽取 0.9% 氯化钠注射液，连接输液接头，脉冲式冲管，剩余少许液体时分离注射器与输液接头。

7. 取出肝素稀释液注射器正压封管：缓慢持续推注肝素稀释液，剩余 0.5 ～ 1ml 液体时，夹闭延长管。

8. 协助患者取舒适体位，给予患者宣教并记录。

9. 整理用物。

【注意事项】

1. 严格无菌操作，防止感染。

2. 消毒接头时应多方位用力擦拭 15 秒。

3. 正压封管：缓慢持续推注肝素稀释液，剩余 0.5 ~ 1ml 液体时，夹闭延长管。

五、输液接头更换技术

【目的】

制定本规章与流程的目的是规范护士为患者更换输液接头时应遵循的操作程序，以降低导管相关的并发症。

【用物准备】

基础治疗盘 1 套、无菌注射盒、无菌手套（无粉）、酒精棉片、一次性使用无菌注射器 20ml（螺口）、输液接头、治疗巾、0.9% 氯化钠注射液 10ml、速干手消毒剂、利器盒。

【操作程序与方法】

1. 查对床号、姓名，向患者解释操作目的，以取得配合。

2. 评估输液接头，存在以下情况时需要更换。

（1）脱落或被移除。

（2）从导管里抽取血培养标本之前。

（3）有血液或者残留物。

（4）被污染的时候。

3. 双人核对，检查用物，遵医嘱配药，抽吸药液后更换一次性针头，放入无菌注射盒内。

4. 推车携物至患者床旁，再次核对患者信息。

5. 协助患者取舒适体位，暴露输液接头，垫治疗巾。

6. 将新输液接头与注射器相连并排气，放于治疗巾上。

7. 夹闭延长管，拧下输液接头，打开酒精棉片外包装备用，戴手套，酒精棉片消毒延长管接口 15 秒，待干，将新输液接头与延长管接口相连并旋紧。

8. 一手固定输液接头，另一手持注射器连接输液接头，打开夹子，回抽血液（血液不可进入输液接头）。

9. 按照 PICC/CVC 冲管、封管技术进行冲封管。

10. 协助患者取舒适体位,给予患者宣教并记录。

11. 整理用物。

【注意事项】

1. 严格无菌操作，防止感染。

2. 消毒接头时应多方位用力擦拭 15 秒。

3. 使用 10ml 及以上的注射器进行推注。

4. 若不能抽出回血，遵医嘱进行导管再通技术。

5. PICC、CVC 附加输液接头应至少每 7 日更换 1 次。

6. 输液接头内有血液残留、完整性受损或取下后，应立即更换。

7. 若敷料和输液接头需同时更换时，应先更换输液接头再更换敷料。

六、PICC 敷料更换技术

【目的】

制定本规章与流程的目的是规范护士为留置 PICC 的患者更换敷料时应遵循的操作程序，确保操作安全，预防并发症。

【用物准备】

基础治疗盘 1 套、PICC 换药包、无菌持物钳、无菌透明敷料、无菌免缝胶带、75% 乙醇、2% 葡萄糖酸氯己定醇皮肤消毒液、治疗巾、皮尺、伤口敷料保易网、无菌手套（无粉）、速干手消毒剂、利器盒。

【操作程序与方法】

1. 查对床号、姓名，向患者解释操作目的，以取得配合并评估。

（1）查看 PICC 维护手册中置管日期、置管深度、置管时臂围及日常维护记录。

（2）无菌透明敷料情况。

（3）局部皮肤及穿刺点无红肿，穿刺点无渗血、渗液。

（4）PICC 无移位、脱出。

2. 双人核对、检查物品、再次核对患者信息。

3. 协助患者取平卧位，暴露 PICC 穿刺部位，在手臂下垫治疗巾，准确测量臂围（自肘横线以上 10cm 处测量周径）。

4. 固定穿刺点，水平向外牵拉敷料，松解后，以 0° 或 180° 自下而上揭除。

5. 打开 PICC 换药包，用无菌持物钳夹出 2 个小量杯，置于包布左下角，分别将 75% 乙醇、2% 葡萄糖酸氯己定醇皮肤消毒液倒入量杯内。

6. 用无菌持物钳夹取无菌透明敷料、无菌免缝胶带，放入换药包内。

7. 戴无菌手套，垫治疗巾，用无菌纱布包裹输液接头提起 PICC。

8. 75% 乙醇消毒 3 遍：穿刺点 1cm 外皮肤，范围以穿刺点为中心直径 20cm，两侧至臂缘，由内向外擦拭（第 1 个棉球顺时针，第 2 个棉球逆时针，第 3 个棉球再顺时针）。

9. 葡萄糖酸氯己定醇棉球消毒 3 遍：范围以穿刺点为中心直径 20cm，两侧至臂缘，由内向外顺时针擦拭。

（1）第 1 个棉球按压穿刺点 15 秒后，顺时针擦拭，范围不超过第一遍。

（2）第 2 个棉球按压穿刺点 15 秒后，逆时针擦拭，范围不超过第一遍。

（3）第 3 个棉球自穿刺点向下消毒 PICC 及连接器正面。

（4）第 4 个棉球自穿刺点向下消毒 PICC 及连接器背面。

（5）第 5 个棉球按压穿刺点 15 秒后以穿刺点为中心顺时针擦拭，范围不超过第一遍。

10. 确认 PICC 置管深度。

11. PICC 固定

（1）第 1 条高举平台法将 PICC 连接器的固定翼固定在皮肤上。

（2）无张力覆盖无菌透明敷料并贴合紧密。

（3）第 2 条自连接器下蝶形交叉向上固定在透明敷料上。

（4）第 3 条固定在连接器端透明敷料与皮肤连接处。

（5）第 4 条和第 5 条依次固定在输液接头下的皮肤上。

（6）第 6 条固定在第 3 条与第 4 条的连接处。

12. 脱无菌手套，记录换药日期及换药人姓名，戴伤口敷料保易网。

13. 协助患者穿衣，取舒适体位，整理床单位。

14. 给予患者宣教并在 PICC 维护手册上记录。

15. 整理用物。

【注意事项】

1. 严格无菌操作，防止感染。

2. 揭除敷料时以 0°或 180°自下而上揭除敷料。

3. 无张力覆盖透明敷料并贴合紧密。

七、PICC 拔管技术

【目的】

制定本规章与流程的目的是规范护士为患者

进行 PICC 拔管时应遵循的操作程序，以保证 PICC 顺利拔出。

【用物准备】

基础治疗盘 1 套、PICC 换药包、无菌持物钳、无菌手套（无粉）、75% 乙醇、2% 葡萄糖酸氯己定醇、无菌敷料、医用胶带、小垫、皮尺、治疗巾、速干手消毒剂、利器盒。

【操作程序与方法】

1. 查对床号、姓名，向患者解释操作目的，以取得配合并评估。

2. 双人核对、检查物品、再次核对患者信息。

3. 协助患者暴露 PICC，穿刺部位下垫治疗巾。

4. 固定穿刺点，水平向外牵拉敷料，松解后，以 0°或 180°自下而上揭除。

5. 打开 PICC 换药包，用无菌持物钳夹出 2 个小量杯，置于包布左下角，分别倒入 75% 乙醇、2% 葡萄糖酸氯己定醇。

6. 用无菌持物钳夹无菌敷料置入换药包内。

7. 戴无菌手套，垫治疗巾，用无菌纱布包裹输液接头提起 PICC。

8. 75% 乙醇消毒 3 遍：穿刺点 1cm 外皮肤，范围以穿刺点为中心直径 20cm，两侧至臂缘，由内向外擦拭（第 1 个棉球顺时针，第 2 个棉球逆时针，第 3 个棉球再顺时针）。

9. 葡萄糖酸氯己定醇棉球消毒 3 遍：范围以穿刺点为中心直径 20cm，两侧至臂缘，由内向外顺时针擦拭。

（1）第 1 个棉球按压穿刺点 15 秒后，顺时针擦拭，范围不超过第一遍。

（2）第 2 个棉球按压穿刺点 15 秒后，逆时针擦拭，范围不超过第一遍。

（3）第 3 个棉球自穿刺点向下消毒 PICC 及连接器正面。

（4）第 4 个棉球自穿刺点向下消毒 PICC 及连接器背面。

（5）第 5 个棉球按压穿刺点 15 秒后以穿刺点为中心顺时针擦拭，范围不超过第一遍。

10. 再次核对患者信息，一手持无菌纱布，置于穿刺点上方，另一手持纱布捏住近穿刺点处 PICC，平行静脉方向拔出，待 PICC 全部拔出后，用纱布立即按压穿刺点，若 PICC 拔出时遇有阻力，应告知患者旋转手臂或改变体位后再缓慢拔出；若怀疑与导管相关的血流感染时，遵医嘱进行导管培养。

11. 检查 PICC 完整性。

12. 无菌敷料贴于穿刺点，脱手套，记录拔管时间及日期。

13. 协助患者穿衣，取舒适体位，给予患者宣教。

14. 整理用物。

【注意事项】

1. 严格无菌操作，防止感染。

2. 揭除敷料时以 0° 或 180° 自下而上揭除敷料。

3. 无张力覆盖透明敷料并贴合紧密。

4. 检查 PICC 完整性。

第五节　内分泌科专科技能

一、腰围、腹围、臀围的测量方法

【目的】

了解腰围、腹围、臀围之间的关系，评价与标准围度的差异。

【用物准备】

软尺。

【操作程序与方法】

1. 腰围：以腰部最凹处即髂前上棘最高点与肋弓下缘连线的中点，水平测量一周。

2. 腹围：绕脐一周。

3. 臀围：以大转子为测点，用软皮尺水平测量一周。

【注意事项】

1. 受试者平静呼吸，站立。

2. 单位为厘米。

二、胰岛素注射笔的应用方法

【目的】

准确注射胰岛素。

【用物准备】

治疗盘(内放 75% 乙醇,棉签)、胰岛素注射笔、胰岛素注射笔用针头、治疗单。

【操作程序与方法】

1. 洗手，戴口罩。

2. 拔下笔帽，顺时针将笔芯架与笔杆分开，将回弹装置完全退回原位。

3. 将新的胰岛素笔芯装入笔芯架内，再将笔芯架与笔杆拧紧，装上针头。

4. 进行排气，调节剂量为 2 单位，推动注射键，看到针尖处有一滴胰岛素出现（如针头上没有胰岛素药液滴出，可以反复操作此步骤，直至看到胰岛素滴出为止）。

5. 携药物至患者床旁，查对床号、姓名，做好解释取得合作。

6. 协助患者充分暴露注射部位，取舒适的体位。

7. 取出胰岛素注射笔，将胰岛注射素笔平放于手心中，水平滚动 10 次，然后双手夹住胰岛素注射笔，通过肘关节和前臂的上下摆动，上下翻动 10 次。

8. 常规消毒皮肤，直握胰岛素注射笔，捏起皮肤垂直进针，儿童及消瘦的成人成 45° 进针，推动注射键将药物注入，停留 10 秒，用棉签压住穿刺点快速拔针。

【注意事项】

1. 做好注射前的心理准备，评估患者的注射部位。

2. 注射餐前胰岛素前先确定患者用餐时间，根据胰岛素剂型选择注射时间。短效胰岛素在餐前 30 分钟注射，速效胰岛素在餐前 10 分钟内注射。

3. 放在冰箱中的胰岛素应提前 30 分钟取出以防注射时感到疼痛。

4. 须交替轮换注射部位，原则为同一穿刺点需间隔 2 周以上方可重复注射。注射部位选择为上臂外侧、腹部、大腿外侧、臀部。

5. 捏起皮肤注射时，应在注射完药液后，方可松开捏起的皮肤。

6. 杜绝重复使用针头，避免断针及避免感染。

7. 注射前应充分摇匀药液，以免影响药效。

三、振动觉、压力觉的检查手法

【目的】

了解末梢神经病变的程度。

【用物准备】

尼龙丝（10g 压力的单丝）、音叉（振动频率为 128MHz）

【操作程序与方法】

1. 振动觉

（1）检查者振动音叉，将音叉放在患者足部蹬趾背侧趾骨关节的突出部位。

（2）嘱患者感觉到音叉的振动时告知检查者，并在感觉到音叉停止振动时，再次告知检查者。

检查者将音叉放在自己手部虎口位置感知音叉振动情况，并测量音叉停止振动的时间。

（3）患者感觉与检查者感觉的时间相差在 10 秒钟内为正常。

2. 压力觉 尼龙丝与皮肤垂直，使尼龙丝接触检查部位 1～2 秒钟，用力刚好使尼龙丝弯曲成 90°。足部有 10 个区域可以采用尼龙丝进行检查。10 个点中有 8 个以上的点有感觉为正常。

【注意事项】

1. 患者闭目平卧，充分暴露双下肢，检查时应避免患者看到所检查的部位。

2. 让患者感受音叉和尼龙丝的振动和感觉。

第六节 肾内科专科技能

一、肾脏活体组织检查的护理

【目的】

协助疾病的诊断，明确病理分型，对指导治疗及判断预后有重要意义。

【用物准备】

一次性换药盘 1 个、无菌手套 2 副、半自动穿刺针 1 个、孔巾 1 个、10ml 注射器 1 支、无菌刀片 1 个、无菌纱布若干、无菌敷料 1 片、2% 盐酸利多卡因 10ml、酒精 50ml、安尔碘 50ml、消毒液状石蜡 50ml、显微镜、载玻片等病理用物。

【操作程序与方法】

1. 患者排空大小便，去除后背衣物，松开裤带后俯卧于检查台上，腹部垫一枕头，将肾推向背侧固定，双臂前伸，头偏向一侧。

2. 选择右肾下极为穿刺点，以穿刺点为中心，消毒背部皮肤，铺无菌巾。

3. 用无菌 B 超探头成像定位，用 1%～2% 利多卡因局部麻醉后，无菌刀片划开 0.5cm 切口。

4. 使用一次性半自动穿刺针垂直进入皮肤，寻找最佳穿刺点。嘱患者吸气后憋住，在患者憋气过程中，快速将穿刺针刺入肾脏，再拔出穿刺针。

5. 由病理医师检查穿刺出的组织，在显微镜下观察有无有效肾组织。

6. 如无有效肾组织可重复以上步骤，一般 2～3 次，并以 B 超影像下未发现肾周出血为宜。

【注意事项】

1. 术前准备

（1）告知患者肾活检术的目的，嘱患者肾穿刺时不要紧张，全身放松。

（2）指导患者练习憋气：练习憋气时，患者俯卧在床上，腹部下面垫一个枕头，使腰部呈水平，胸及肩膀贴近床上，头侧放在床上，双手放在头的两边。护士将一只手放在患者的腰部，然后嘱患者慢慢吸气，直至吸到最大量，护士感到患者的背部已抬高，然后立即嘱患者屏气，坚持 15～20 秒后再呼气、放松、正常呼吸，然后再重复练习。

（3）术前 3 日指导患者练习床上排小便，防止术后因卧床休息、不习惯排便姿势的改变而导致的排尿困难。

（4）术前洗澡清洁全身，注意保暖勿受凉。

（5）术前保持大便通畅，素食为主，减少豆类、肉类、奶类等产气食物的摄入，便秘者可遵医嘱服通便药。

（6）术前充分休息，必要时可遵医嘱服用催眠药。

（7）术前 1 周停用抗血小板药物，术前 3 日停用华法林，术前 1 日停用低分子肝素等抗凝药物。

（8）术前遵医嘱完善各项检查，查血型、备血。

（9）检查当天准备：①当日清晨留取尿常规；②当日不吃早饭；③当日清晨用少量的水服下降压药，避免血压过高；④当日可为患者骶尾部粘贴减压贴；⑤肾活检前排空大小便，空身穿病号服，长发者将头发梳起；⑥准备尿壶，床上铺好尿垫，晾好白开水。

2. 术中

（1）指导患者全身尽量放松，告知患者术前先消毒皮肤，然后局部注射麻醉药，在 B 超引导下行肾穿刺术，避免紧张。

（2）指导患者服从医师的指示，配合医师的口令进行吸气、憋气及呼气。在吸气憋气过程中一定不要随便说话或活动，如果有事或感觉不适（如想要咳嗽等），可以用右手拍床，经医师允许时再说话或咳嗽。

3. 术后

（1）协助患者由俯卧位变为仰卧位。

（2）立即通知医师查看患者，为患者测量生命体征，填写肾活检术后记录单。护士于术后 30 分钟、1 小时、2 小时测量生命体征及观察患者一般情况，穿刺伤口有无出血、感染等，记录在肾活检术后记录单上。

（3）患者卧床期间责任护士需协助患者进食、

洗漱等日常生活护理，在病情允许的情况下协助患者采取舒适的卧位。

（4）肾活检术后立即进行肾穿刺术后健康教育：嘱患者少量多次饮水（限制进水的患者除外）；肾穿刺术后少吃甜食及粗纤维类的蔬菜等食物；指导并协助患者术后 6 小时内严格平卧，可以活动头部和上肢，下肢可以支起，但不可以侧卧及翻身，术后 6～24 小时可以自由活动头部、上肢和下肢，可以协助患者侧卧及自主翻身，不可以坐起及下床。24 小时后协助患者第一次下床、第一次如厕，避免发生跌倒。

（5）术后遵医嘱给予患者下肢驱动泵治疗，促进下肢血液循环，预防深静脉血栓。

（6）指导术后排尿困难的患者进行热敷和按摩，听流水声音，无效时遵医嘱给予导尿。

（7）患者如有头晕、心慌、剧烈的腹痛、腰痛、口渴、血压下降、尿色加深等病情变化，应立即通知医师并协助处理。

（8）术后 3 日可以取下局部敷料，1 周后可以洗澡。

（9）术后 1 个月内禁止剧烈活动，如跑步、提重物等。

二、腹膜透析相关技术

（一）持续不卧床腹膜透析技术

【目的】

1. 清除体内潴留的水分及代谢废物。

2. 调节电解质及酸碱平衡。

【用物准备】

加热好的透析液（按医嘱准备相应的浓度）、一次性碘伏帽、口罩、帽子、蓝夹子 2 个、电子秤、浅色盆、剪刀、记录本、笔、生活垃圾桶、医疗垃圾桶。

【操作程序与方法】

1. 洗手，戴口罩，做好解释工作。

2. 检查

（1）检查所有一次性物品的有效期及包装密闭性。

（2）检查透析液：浓度、温度、性状、有效期、透析液包装袋是否渗漏。

（3）称量透析液。

3. 连接

（1）先用蓝夹子夹住入液管路，再将透析液袋的绿塞子折断，并将透析液袋挂在架子上，引流袋放入浅色盆。

（2）协助患者取出外接短管。

（3）拉开透析液管路拉环，取下外接短管上的一次性碘伏帽，将外接短管与透析液管路快速对接拧紧，保持无菌状态。

4. 排气：打开入液管路蓝夹子，见透析液流入废液袋中，立即夹闭入液管路。

5. 排液：打开透析短管开关，排出腹腔中的透析液，观察各部位有无漏液，待液体排空，关闭短管开关。

6. 冲管：将入液管路的蓝夹子打开，冲洗"Y"形接头后，迅速用蓝夹子夹闭排液管路。

7. 灌液：打开外接短管开关，透析液进入腹腔。待灌液完毕，关闭外接短管开关，用蓝夹子夹闭排液管路，检查外接短管有无裂缝及开关有无脱扣。

8. 分离：撕开碘伏帽包装，取下透析液管路，取出并检查一次性碘伏帽表面有无裂纹，内部有无碘伏海绵，海绵是否湿润。将一次性碘伏帽戴在外接短管接口处拧紧，妥善固定。

9. 整理用物。

10. 称量排出量并记录。

【注意事项】

1. 操作间密闭性好，关闭门窗。

2. 室内用紫外线消毒，每次 40 分钟，每日 2 次。若居家透析环境没有单独的操作间，每次透析之前进行紫外线消毒。

3. 严格无菌操作。

4. 观察引流液颜色、性状和量。

5. 不得用过氧化氢、碘伏及乙醇等化学制剂擦拭短管，以免短管受损。

6. 准确称重并记录排液量。

（二）腹膜透析患者外出口护理

【目的】

观察外出口的生长情况，对外出口及周围皮肤进行清洁。

【用物准备】

0.9% 氯化钠 10ml、0.5% 碘伏、棉签、胶布、无菌纱布或敷料、砂轮、手电、放大镜。

【操作程序与方法】

1. 洗手、戴帽子和口罩。

2. 观察敷料表面清洁度、是否有分泌物；胶布是否脱落，管路保护是否妥当。

3. 揭下敷料及胶布，查看敷料内面是否有分泌物，查看外出口有无红肿、结痂及肉芽，管路清洁度。询问外出口及隧道有无疼痛。

4. 沿隧道由切口处向外出口处按压。询问有无压痛，观察有无分泌物。用手提起管路沿隧道方向挤压，观察外出口内面分泌物及周围组织生长情况。

5. 评估外涤纶袖套与可视外口边缘的距离。

6. 用生理盐水以出口为中心由里向外环形擦洗（半径1～2cm），待干后用0.5%碘伏溶液由内向外环形擦洗（半径约5cm），待干。注意勿使碘伏溶液进入导管出口中心，中心处可用生理盐水擦洗。

7. 出口处涂抹莫匹罗星软膏预防出口感染。

8. 用自粘性外科敷料覆盖、胶布妥善固定导管，避免过度牵拉。顺应导管自然走行贴自粘性外科敷料，距离出口6cm以外再调转管方向。经评估，外口愈合良好后可不用自粘性外科敷料。

9. 将外接短管放入腰带中固定。

【注意事项】

1. 护理频率

（1）术后1周敷料完好，无明显分泌物，可不换药，敷料渗血渗液或敷料脱落应及时更换。

（2）患者新出口经专业护士评估长好后，方可在一次性肛门袋的保护下洗澡。淋浴或掉拉后立即换药。

（3）每日观察出口处情况，每周换药2～3次。

2. 如出口出现痂皮，可用无菌棉签蘸取生理盐水浸湿泡软后慢慢取下，不要强行撕扯。

3. 管路、外出口及周围避免使用油性清洁剂及乙醇制剂，避免使用利器。

4. 禁止使用过期或被污染的消毒剂。

（三）更换腹膜透析外接短管的护理

【目的】

定期更换腹膜透析外接短管，保证外接短管完整及无菌，避免管路老化。

【用物准备】

腹膜透析外接短管、碘液微型盖、无菌纱布2包、换药盘、无菌治疗巾、碘伏、止血钳3把、无菌手套、胶布。检查无菌物品是否在有效期之内、包装是否完好。检查短管有效期、有无裂隙、包装是否完好及开关灵活度。

【操作程序与方法】

1. 护士和患者洗手，戴帽子、口罩，更换拖鞋后进入换管室。

2. 查看腹透管有无老化、磨损，管路保护是否合理。检查管路有无破损、渗漏及清洁度。评估管路的长度。

3. 打开换药盘置于治疗桌上，打开无菌巾垫于患者腿上。将无菌纱布打开，用止血钳垫纱布夹闭近腹端约1/3处。打开碘伏溶液，将一次性短管从钛接头处取下并丢弃，迅速将钛接头完全浸泡在0.5%碘伏溶液中约10分钟。

4. 打开短管及无菌纱布包装待用。

5. 戴无菌手套，取出短管，关闭短管开关。

6. 取无菌纱布包裹并保护钛接头部分，取出无菌短管将帽环拉下迅速与钛接头连接并拧紧，用无菌纱布将碘伏溶液擦净。

7. 打开碘液微型盖，观察盖内有无碘伏棉球，棉球是否湿润，将碘液微型盖戴在新的短管上并拧紧。

8. 取下止血钳，妥善固定管路。

9. 整理用物，洗手，登记新外接短管的批号及换管日期。

【注意事项】

1. 严格无菌操作。

2. 外接短管至少每半年更换一次。

3. 碘伏浸泡后必须将短管及直管擦干净，避免碘伏残留。

4. 注意同时观察直管及外出口皮肤情况。观察直管有无老化、磨损，观察外出口皮肤有无红肿，有无肉芽组织生长等。

5. 使用的止血钳做到一人一用，避免交叉污染。

6. 外接短管及导管不能接触碘伏、碘酊、乙醇等化学制剂，若外接短管及导管有污物，可以用棉签蘸取生理盐水进行擦拭。

三、血液透析相关技术

（一）血液透析技术

【目的】

清除患者体内过多的水分和毒素、代谢废物，纠正水、电解质失调。

【用物准备】

透析器、透析管路、穿刺针、无菌治疗巾、生理盐水、氯己定和棉签等消毒物品、止血带、手套、透析液。检查所有物品是否在有效期内，外包装是否完好无破损并核对透析器型号、透析液浓度。

【操作程序与方法】

1. 机器准备：机器消毒完毕后，连接 A、B 透析浓缩液（或安装透析干粉），完成机器自检。

2. 操作前评估

（1）评估环境：环境宽敞明亮、干净整洁。

（2）评估患者：了解患者一般情况，如神志、生命体征、睡眠情况；有无胸闷憋气、水肿及询问体重增长情况；评估患者有无出血倾向（包括有无磕碰、全身各部位有无出血、便中是否带血或黑粪、女性患者是否在月经期），以便及时告知医生，调整透析方案。

（3）评估血管通路：评估血管通路的类型；评估内瘘是否通畅，穿刺部位皮肤情况有无红肿、溃烂、分泌物等；中心静脉导管患者评估导管是否妥善固定，伤口敷料有无渗血、渗液。

（4）评估机器是否处于备用状态。

3. 安装管路及透析器：按照体外循环的血流方向依次安装，废液收集袋放于机器液体架，袋口朝上。

4. 密闭式管路预冲

（1）采用密闭式管路预冲方法，生理盐水冲洗管与动脉管路相连，开血泵，泵速调至 100ml/min，排净透析管路和透析器膜内气体。

（2）当生理盐水预冲至动脉壶 2/3 时，将动脉壶直立。

（3）当生理盐水预冲至静脉壶时，连接透析液接头与透析器旁路，排净透析器膜外气体，泵速调至 200～300ml/min 继续预冲。

（4）当生理盐水剩余 250～300ml 时停血泵，同时夹闭静脉管路，夹闭废液收集袋。

（5）检查预冲是否达标，管路中无气泡。

5. 设置透析机参数。

6. 血管通路准备。

7. 连接动静脉管路。

8. 上机前核对：核对患者身份、核对医嘱及机器各项参数。核对管路各环节连接是否紧密，连接方式是否正确。

9. 开始治疗。

10. 用 10‰ 含氯消毒剂浸泡的小毛巾擦拭透析机，整理用物，并将垃圾分类处理。

11. 双人再次核对。

12. 定期巡视做好记录，发现异常情况后及时通知医师，并做出相应处理。

13. 密闭式回血下机

（1）治疗结束，透析机提示回血，确认治疗完成。为患者测量血压、心率。

（2）按要求用盐水将血液回输至患者体内。

（3）动静脉内瘘患者拔针压迫止血；透析导管患者按照操作规程进行消毒封管。

（4）评估透析器凝血级别并记录。

14. 废液排空。

15. 撤下管路及透析器，整理用物，用 10‰ 含氯消毒剂浸泡的小毛巾擦拭透析机。

16. 为患者测量血压、心率并记录。

【注意事项】

1. 操作时严格遵守无菌原则，避免污染。

2. 安装管路时按照体外循环的血流方向安装，废液袋口不得朝下。

3. 管路预冲应按照血流方向，不得逆向预冲。

4. 回血时双手揉搓透析器，不得用手挤压静脉端管路。

5. 回血时全程生理盐水回血，严禁空气回血。

（二）血液透析滤过技术

【目的】

清除患者体内过多的水分和毒素、代谢废物，纠正水、电解质失调。

【用物准备】

透析器、透析管路、穿刺针、无菌治疗巾、生理盐水、氯己定和棉签等消毒物品、止血带、一次性手套、透析液。检查所有物品是否在有效期内，外包装是否完好无破损并核对透析器型号、透析液浓度。

【操作程序与方法】

操作程序同血液透析技术，操作要点如下。

1. 安装管路的操作要点：按照体外循环的血流方向依次安装动静脉管路。置换液连接管与动脉管路连接。将静脉管路与废液收集袋断开，连接静脉管路与冲洗接头。

2. 密闭式管路预冲的操作要点

（1）连接透析液接头与旁路。

（2）按照机器提示，将置换液连接管的接头插入置换液端口并复位，再把透析管路的静脉端连接接头插入冲洗端口并复位。

（3）按照机器提示，在线冲洗血液管路。

3. 上机操作要点

（1）移出静脉管路，将冲洗端口复位，连接患者静脉端。

（2）将置换液连接管与动脉管路断开，连接至静脉壶（后稀释）或动脉壶（前稀释）上的分支，打开分支及置换液连接管的夹子。核对无误后，方可开启血泵。

（3）遵医嘱并根据患者血流速设定置换液补液量，进入治疗状态后开启置换液泵。

4. 下机操作要点

（1）治疗目标完成后开始回血，降低血流速至 100ml/min。

（2）将置换液连接管与静脉壶或动脉壶上的分支夹闭并断开连接，连接至动脉管路的第一个分支，并打开夹子，开始在线回水。

【注意事项】

1. 操作时严格遵守无菌原则，避免污染。

2. 安装管路时按照体外循环的血流方向安装。

3. 回血时双手揉搓透析器，不得用手挤压静脉端管路。

4. 由于血液透析滤过治疗过程中，大量的置换液进入人体血液，所以要保证透析用水的高度洁净，严格执行反渗水监测与机器的消毒。

（三）血液灌流技术

【目的】

将溶解在血中的物质吸附到由活性炭或树脂等物质制成的灌流器内，从而达到清除血液中毒性物质的目的。

【用物准备】

透析器、灌流器、透析管路、穿刺针、无菌治疗巾、生理盐水、氯己定和棉签等消毒物品、止血带、一次性手套、透析液。检查所有物品是否在有效期内，外包装是否完好无破损并核对透析器型号、透析液浓度。

【操作程序与方法】

操作程序同血液透析技术，操作要点如下。

1. 管路预冲的操作要点

（1）动脉末端管路充满生理盐水后，立即关闭血泵，打开灌流器外包装，旋开灌流器的端帽，按照血流方向，将灌流器的动脉端与管路的动脉端相连接，用连接管分别将灌流器的静脉端与透析器的动脉端连接。将灌流器动脉端朝下、静脉端向上，串联在透析器之前，垂直固定于支架上。

（2）待管路全部连接好后，用 1000ml 生理盐水预冲，血泵调至 50 ~ 100ml/min，同时轻轻搓动灌流器，排净灌流器中的气体。

（3）1000ml 生理盐水预冲完后再用 500ml 浓肝素盐水（500ml 生理盐水 +2ml 肝素钠注射液）预冲，血泵速度在 50 ~ 100ml/min，同时继续排灌流器及透析器中的气体。

（4）最后再用 1000ml 生理盐水预冲，剩余500ml 生理盐水时，关闭血泵。同时夹闭静脉管路及废液收集袋。

2. 撤下灌流器的操作要点：根据灌流器产品说明书，一般认为灌流时间 120 ~ 150 分钟灌流器即达饱和状态，不能继续吸附毒性物质，应该撤下灌流器后继续行血液透析治疗。

（1）备齐用物，洗手、戴口罩，并向患者解释。

（2）降低血流速至 100ml/min，进行回水。

（3）当灌流器两端颜色变浅，关闭血泵，夹闭管路，快速撤下灌流器，将动脉管路末端连接至透析器动脉端。

（4）夹闭生理盐水冲洗管与动脉管路第一个分支连接处的夹子，打开动脉管路的夹子，开启血泵，调整至正常血流速。继续透析治疗。

（5）记录撤下灌流器的时间。

【注意事项】

1. 巡视过程中，注意观察灌流器内血色有无变暗，动脉壶和静脉壶内有无凝块；观察有无炭粒脱落的发生；活性炭可以吸附血小板、白细胞和纤维蛋白原，易导致血压下降、发热、出血等，所以要严密监测生命体征。

2. 血液灌流与血液透析联合应用时，撤下罐流器时需要回水，所以设定超滤目标时要在原有基础上多加 200ml；另外，抗凝血药的剂量较单纯血液透析要大，所以要遵医嘱调整肝素剂量。

（四）自体动静脉内瘘成形术

【目的】

通过外科手术的方式，吻合外周动脉和表浅静脉，使动脉血液流向表浅静脉，保证血液透析所需的血流量，便于护士穿刺，从而建立血液透析的体外循环。

【用物准备】

器械包、手术铺巾、手消毒液、碘伏、乙醇、10ml 注射器 2 支、5ml 注射器 2 支、无菌手套、生理盐水 500ml、肝素钠 2 支、利多卡因 2 支、不同尺寸的缝合线、可吸收线、手术刀片。

【操作程序与方法】

1. 术前评估与检查

（1）上肢血管保护：慢性肾脏病 4 期和 5 期患者，如果前臂或上臂血管能建立自体动静脉内瘘，则不要行上肢静脉穿刺、静脉置管、锁骨下静脉置管或经外周静脉置入中心静脉导管等。内瘘血管选择应遵循的原则为先上肢后下肢、先非惯用侧后惯用侧、先远端肢体后近端肢体、先自身血管后移植血管。

（2）患者评估：为准备接受血液透析的患者选择合适的血管通路，尽可能延长其使用的寿命，在选择前应评估患者的血管情况，搜集相关病史和资料，了解相关的问题以便建立一条有效的血管通路。

（3）物理检查

1）动脉系统：双上肢血压、动脉弹性、动脉搏动、Allen 试验等。

2）静脉系统：静脉走行、流出静脉的连续性和可扩张性；中心静脉水肿情况、侧支循环、既往中心或外周静脉置管瘢痕。

（4）辅助检查

1）彩色多普勒超声（color doppler ultra-sound，CDU）：动静脉直径、通畅性、静脉可扩张性、静脉距皮距离，建议手术医师参与检查。

2）血管造影：必要时进行血管造影。动脉及中心静脉检查，血管造影优于 CDU，对于存在病变者可进行（腔内）治疗。

3）心脏系统检查：通过相关检查评估心脏功能，左室射血分数小于 30% 的情况下，暂不建议进行内瘘手术。

2. 手术侧上肢皮肤清洁，必要时备皮。

3. 常规消毒铺巾，严格无菌操作。

4. 根据动静脉位置选择皮肤切口，局部麻醉后，切开皮肤及皮下组织，切口长度应使动静脉能充分暴露。

5. 钝器分离暴露并游离血管，术者应注意动作轻柔，勿损伤血管内膜及血管周围神经，结扎切断血管吻合处周围所有小血管分支。

6. 游离好的血管分别用缝线和血管夹阻断血流。头静脉切断后，将远心端结扎，近心端以肝素盐水用无损伤针头冲洗管腔。

7. 吻合血管，开放血流，触摸切口近心端头静脉如有震颤，说明内瘘通畅。

8. 缝合皮肤，包扎伤口。

【注意事项】

1. 手术前：向患者介绍内瘘的目的及意义，缓解患者焦虑情绪。告知患者术中配合的注意事项。协助患者清洁皮肤，必要时备皮。

2. 手术中：护士备好手术用物，配合医师进

行操作，术中密切观察患者的情况，及时满足患者需求，做好心理护理。

3. 手术后

（1）术后嘱患者将内瘘肢体抬高至与水平面成 30° 以上，以利于静脉回流，减轻手臂肿胀。

（2）术后 24 小时内密切观察患者全身情况、手术局部情况及内瘘通畅情况。触摸有无震颤，听诊有无血管杂音，如果触摸不到杂音，应检查是否敷料包扎过紧、袖口过紧等瘘管受压情况，并马上通知医师。

（3）遵医嘱进行抗凝血药物注射，预防管路堵塞。

（4）内瘘吻合口应术后第 2 日换药 1 次，然后每 2～3 日换药一次至拆线，更换敷料时要严格执行无菌操作，敷料不宜覆盖过多，包扎不宜过紧，以能触摸到震颤为宜。

（5）一般手术后 14 日拆线，拆线前手指关节、腕关节禁止做剧烈运动，以防止出血，禁止伤口沾水，拆线后方可进行功能锻炼。

（6）为患者做好健康宣教。

（五）动静脉内瘘的护理

【目的】

规范地对内瘘进行使用与维护，避免并发症的发生，提高患者透析质量。

【用物准备】

无菌治疗巾、穿刺针、碘伏、棉签、清洁手套、免洗手消毒液、胶布、无菌棉球。

【操作程序与方法】

1. 动静脉内瘘上机操作步骤

（1）评估：①视诊。观察内瘘皮肤是否清洁，有无红肿热痛等感染症状。②触诊。触摸瘘口搏动强度，并与前一次对比。③听诊。听诊内瘘，检查有无狭窄。

（2）洗手、戴口罩、戴清洁手套，嘱患者肥皂水洗净瘘侧上肢。

（3）在穿刺侧肢体下铺无菌治疗巾。

（4）用 5% 碘伏消毒皮肤 2 遍，消毒范围直径大于 5cm。穿刺内瘘静脉端，穿刺针与皮肤成 20°～30°，穿刺有落空感或见回血后，再轻轻送入针头少许，勿使针梗全部进入血管。固定针翼，穿刺针眼处以无菌棉球覆盖，再将穿刺针导管用胶布顺势固定于前臂上，避免直接牵拉针头。

（5）动脉端穿刺步骤同上。

2. 动静脉内瘘下机操作步骤

（1）下机回水结束后，去除粘贴的胶布，保留穿刺针眼处的棉球。

（2）拔针前将穿刺针与皮肤角度成穿刺时角度，以避免针梗损伤血管壁。

（3）先拔针，穿刺针拔出的瞬间按压针眼及上方位置。

（4）使用止血绷带压迫 15 ~ 20 分钟后松开，观察 5 ~ 10 分钟，确定无出血后方可让患者离开。

【注意事项】

1. 内瘘使用最初阶段，建议使用小号（17 ~ 18G）穿刺针，较低的血流量（180 ~ 200ml/min）。

2. 穿刺点的选择：远心端到近心端进行阶梯式或纽扣式穿刺，避免吻合口附近穿刺。穿刺针与皮肤成 20° ~ 30°，推荐动脉针向近心方向穿刺，尤其是当穿刺点接近动静脉内瘘口时。

3. 首次穿刺后护士协助患者压迫止血，拔针前护士观察针眼位置，保证棉球压在针眼上方，嘱患者体会压迫的力度，同时教会患者解开绷带及正确的止血方法。嘱患者回家的路上应注意观察穿刺的部位，以防出血。

4. 嘱患者在透析结束当日，无菌敷料（棉球）覆盖穿刺针眼 24 小时以上，穿刺部位避免接触水，防止感染。如因渗血粘住，不能强行揭去无菌敷料（棉球），以免出血。

5. 如果穿刺处发生血肿，可压迫止血，并用冰袋冷敷，24 小时以后可热敷，并涂搽多磺酸黏多糖乳膏消肿、软化血管。也可以用洗净的生土豆片外敷，促进淤血的吸收，要避开穿刺点，注意土豆颜色变黑要及时更换。内瘘处如有硬结，可每日用多磺酸黏多糖乳膏涂搽按摩。挤出多磺酸黏多糖膏体 3 ~ 5cm，沿静脉走向抹匀，轻拍至吸收，每日 2 ~ 3 次。

6. 嘱患者保持皮肤清洁，可用对皮肤刺激性小的浴液擦拭后用温水洗净。如洗澡，应在透析 24 小时穿刺针眼完全愈合后进行。

7. 移植物内瘘应注意以下几点。

（1）明确血流方向，判断内瘘的动静脉。

（2）选择正确的穿刺点：穿刺点距离应为 0.5 ~ 1cm，动静脉穿刺点应距吻合口至少 3cm 以上，吻合口、狭窄处、弯曲部位不宜进针。

（3）穿刺针的方向：静脉针方向始终顺血流方向，即向心方向；动脉针可顺血流方向，也可逆血流方向。

（4）穿刺角度：针尖斜面向上，穿刺角度以 40° ~ 50° 为宜，可使人造血管穿刺部位产生"皮片"效应，即穿刺针拔出时发挥类似瓣膜的功能，减少穿刺点出血。

（5）采用指压止血法：拔除穿刺针后，拇指加压止血 5 ~ 10 分钟，指压力度以既能维持搏动又能控制止血为宜，再用弹性绷带包扎。

（6）移植物内瘘建议术后 6 ~ 8 周待血清肿基本消退后进行人造内瘘穿刺为宜。

（六）透析用中心静脉导管置管术

【目的】

为紧急、临时的患者及不能进行内瘘手术的患者建立体外循环透析通路。

【用物准备】

导管 1 个、静切包 1 个、10ml 注射器 2 个、5ml 注射器 2 个、2% 利多卡因 10ml、100mg 肝素钠 2 支、生理盐水 500ml、肝素帽、无菌纱布、无菌手套、无菌治疗巾 2 包、刀片、胶布若干、免洗手消毒液。

【操作程序与方法】

1. 无隧道无涤纶套导管置管步骤如下。

（1）定位与消毒。

（2）局部浸润麻醉，静脉穿刺。

（3）放入导引钢丝，扩张器扩张周围组织及静脉。

（4）沿导丝插入导管，抽出导丝夹闭夹子。

（5）检查导管通畅性。不通畅时及时调整导管位置，必要时重新穿刺。

（6）导管腔内注入肝素盐水，盖上肝素帽。

（7）缝合固定，无菌敷料覆盖穿刺点。

（8）妥善固定导管。

2. 带隧道带涤纶套导管置管步骤如下。

（1）定位与消毒。

（2）局部浸润麻醉，局部麻醉针试穿刺。

（3）拔针后沿试穿刺方向和角度穿刺静脉。

（4）送入导丝，拔出穿刺针。

（5）标记体表导管出口位置，切开标记处皮肤 2cm 切口，分离皮下组织至导丝出口处形成皮下隧道。

（6）导丝出口处切开 2cm 切口，用隧道针从皮肤出口处沿皮下隧道引出至导丝处，调整长期管套囊的位置。

（7）扩张器扩张周围组织，沿导丝置入带芯的撕脱鞘。

（8）拔出导丝及撕脱鞘芯并堵住撕脱鞘口。

（9）沿撕脱鞘腔置入长期导管。

（10）检查导管通畅性，如不通畅，调整位置，寻找原因，必要时重新穿刺。

（11）X 线胸片确定导管位置，管腔内注入肝素盐水，夹闭静脉夹子，盖上保护帽。

（12）缝合固定，无菌敷料覆盖穿刺点，妥善固定导管。

【注意事项】

1. 严格无菌操作，避免污染。

2. 术前向患者解释置管目的并指导患者术中配合的体位，评估患者配合程度，告知可能出现的并发症，征得患者及家属的同意并签署知情同意书。

3. 术前评估穿刺部位皮肤情况，嘱患者置管前清洁皮肤及头发，必要时协助备皮。

4. 护士备好手术用物，配合医师进行操作，术中密切观察患者的情况，及时满足患者需求，做好心理护理。

5. 颈内静脉置管术后应进行 X 线胸片检查以确定导管位置。

（七）透析用中心静脉导管的护理

【目的】

规范地对透析导管进行使用与维护，预防导管相关并发症，提高患者透析质量。

【用物准备】

上机连接：清洁手套、免洗手消毒液、酒精（或碘伏、氯己定）棉片、无菌治疗巾 1 包、10ml 无菌生理盐水 2 支、5ml 注射器 2～4 支、20ml 注射器 2 支、无菌纱布 1 包、外用消毒剂。

下机封管：清洁手套、免洗手消毒液、酒精（或碘伏、氯己定）棉片、无菌盘、10ml 无菌生理盐水 2 支、封管液（根据患者病情选择适合的封管液如肝素钠、枸橼酸钠、抗生素等）、安全帽、无菌纱布、胶布、消毒纸巾，检查各物品有效期。

【操作程序与方法】

1. 血液透析用中心静脉导管的上机连接

（1）洗手，戴口罩，并嘱患者戴口罩。

（2）打开包裹在导管外面的纱布，确定导管动静脉夹子处于夹闭状态。

（3）手消毒液消毒双手，戴清洁手套。

（4）打开治疗巾包，取出一块治疗巾，对折置于导管下，将剩余治疗巾包裹好。

（5）分别消毒动静脉导管外部各 2 遍，将消毒好的导管置于治疗巾内层。

（6）打开导管保护帽，消毒静脉端口 2 遍，用 5ml 注射器抽出肝素各 2ml，检查有无血块，如无血块，用 10ml 生理盐水脉冲式冲管；如有血栓，再抽 1ml 进行确认。

（7）动脉端操作同上。

（8）连接透析管路并排气。

2. 透析治疗结束后的封管

（1）回水结束后，消毒导管动脉端 2 遍，将透析管路与导管的动脉端分离，再次由导管动脉端的中心向外侧消毒 2 遍，清除血痂污垢。

（2）取 10ml 生理盐水注射器脉冲式冲洗动脉导管。按照导管刻度进行弹丸式正压封管，拧上导管保护帽。

（3）静脉端操作同动脉端。

（4）用无菌纱布包裹中心静脉导管并妥善固定。

【注意事项】

1. 操作过程严格无菌，避免污染。

2. 透析后导管末端使用抗凝血药进行封管，如遇透析间隔较长的患者，责任护士应定期为患者重新封管，封管时必须严格按照导管标记的导管腔容量推注封管溶液。

3. 封管时根据患者的情况遵医嘱选择相应的封管液。

（八）透析用中心静脉导管的换药操作

【目的】

观察透析导管伤口有无红肿、渗血、血痂及脓性分泌物，观察无隧道无涤纶套导管的固定缝线是否与皮肤紧密缝合，预防导管脱出及减少导管相关性感染。

【用物准备】

换药包、无菌手套、无菌治疗巾、免洗手消毒液。如果伤口渗血严重有大量血痂，可以再准备无菌换药盘（棉球需单独准备），氯己定消毒液、碘伏、75% 乙醇，检查物品有效期。

【操作程序与方法】

1. 评估：①评估患者精神状况、生命体征。②评估导管。询问患者置管处有无不适；观察患者敷料有无渗血、渗液。③评估环境。评估换药环境，禁止扬尘操作，减少人员走动。

2. 手消毒液消毒双手，戴清洁手套。

3. 移除需更换的敷料，观察穿刺点周围皮肤有无红、肿、热、痛、分泌物或其他皮肤反应，导管缝合处有无脱线，导管有无脱出，如有问题及时通知医师做出处理。

4. 摘手套，手消毒，准备所需用物，处于备用状态。

5. 铺无菌巾，建立无菌区；遮蔽易污染区域，便于操作。打开换药包外包装放置在无菌区内。

6. 戴无菌手套，消毒穿刺点周围皮肤：①以穿刺点为中心，先使用 75% 乙醇棉球由内向外擦拭消毒穿刺点周围皮肤及清洁周围皮肤污渍，至少 3 遍，待干，注意不要消毒穿刺点。②使用氯己定或碘伏棉球消毒穿刺点及周围皮肤至少 3 遍，待干。消毒范围应大于敷料的尺寸，约 15cm 直径，每遍擦拭时间大于 15 秒，消毒后应充分待干方能覆盖敷料。

7. 按照无张力性粘贴的方法将无菌敷料妥善固定。

8. 注明更换敷料的日期。

【注意事项】

1. 严格无菌操作，避免污染。

2. 换药时患者与换药操作者都需要佩戴口罩，避免感染的发生。

3. 揭开敷料的过程护士动作要轻柔，防止损伤患者皮肤。撕敷贴时，注意应顺着穿刺方向，切勿沿导管反向撕除，以免导管移位。如有必要可用生理盐水使敷料湿润，易于撕除。

4. 换药时注意清除穿刺口内的分泌物，如果伤口渗血严重，有大量血痂，需再另准备一个无菌换药盘，将血痂清洁干净。

5. 伤口敷料应以穿刺点为中心覆盖，伤口消毒后要待消毒剂彻底干燥后方能粘贴敷料。

6. 换药时应根据患者自身情况和各种敷料不同的特点选择适合的敷料。

第七节 风湿免疫科专科技能

一、眼干试验配合

【目的】

眼干试验为干燥性角膜炎的阳性指征，用于确诊原发性干燥综合征。

【用物准备】

滤纸条：长 35mm、宽 5mm。

【操作程序与方法】

1. 让患者采取坐位或平卧位，准备测试。

2. 将备好的滤纸一端折叠 5mm，并将折叠端置入患者下眼睑结膜囊，闭合双眼 5 分钟后测定滤纸被泪液浸湿的长度。

成年人滤纸浸湿长度 ≥ 15mm 为正常，≤ 15mm 为异常，老年人 ≤ 5mm 为异常。

二、口干试验配合

【目的】

作为诊断干燥综合征的初筛试验包括唾液腺超声、唾液腺核素检查、唇腺活检。

【操作程序与方法】

1. 唾液腺核素检查（由核医学科协助完成）。弹丸式静脉注射 $^{99m}TcO_4^-$ 即刻以每分钟一帧的速度行唾液腺动态采集，于 20 分钟时口服维生素 C 注射液进行酸刺激，继续采集 30 分钟。结果：双侧腮腺及颌下腺无显影，提示无功能。

2. 唾液腺超声（由超声科完成）。

3. 唇腺活检（由口腔科协助完成）。一个淋巴细胞浸润灶至少超过 50 个淋巴细胞 $/4mm^2$ 为阳性。

三、关节腔穿刺术

【目的】

1. 抽取腔内滑液，为临床诊断提供依据。

2. 向关节腔内注射药物治疗关节疾病。

【用物准备】

治疗车，治疗盘（内有常规消毒用品），膝关节穿刺包，5ml 注射器及 10ml 注射器，无菌手套，胶布，40% 盐酸利多卡因。

【操作程序与方法】

1. 术前给予穿刺处皮肤清洁并根据情况备皮。

2. 常用的穿刺部位：掌指关节或近端指间关节、第 1 腕掌关节、颞颌关节、腕关节、肘关节、肩关节、踝关节、膝关节、髋关节。

3. 选择关节穿刺点：穿刺点应避开血管、神经、肌腱或皮肤破损等处。可通过活动关节并触摸关节间隙来证实穿刺点。穿刺部位选定后，以结晶紫做一标志。

4. 关节腔穿刺：打开膝关节穿刺包，戴无菌手套，手术配合者协助对穿刺部位皮肤行安尔碘皮肤消毒液常规消毒，然后取出穿刺包内的洞巾覆盖穿刺点。手术配合者协助进行局部麻醉，关节腔穿刺。

5. 穿刺完毕，拔除针头，以安尔碘皮肤消毒液消毒穿刺点，整理用物。

【注意事项】

1. 关节腔穿刺要点：为了便于关节内容物重

新悬浮，操作前应使患者的关节做主动或被动的全方位运动。

2.关节腔穿刺的全程应遵守无菌操作原则。

3.患者应消除紧张情绪，否则可使关节内的压力增高（可达 49kPa 以上），很难顺利穿刺。

4.穿刺如遇骨性阻挡宜略退针少许并稍改换穿刺方向，再边抽吸边进针。

5.对于负重关节如膝关节，术后尽可能休息 1～2 日，尤其是接受抗凝治疗的患者，应制动 1～2 日。

6.关节腔内注射皮质类固醇的患者，1 日内注射的关节数量只限于 2 个以内，1 年内同一关节注射的次数最好不超过 3 次。

第八节 神经内科专科技能

一、腰椎穿刺术配合

【目的】

1.检查脑脊液的性质，对诊断脑膜炎、脑血管病变、脑瘤等神经系统疾病有重要意义。

2.鞘内注射药物或注入空气行气脑造影检查。

3.测定颅内压和了解蛛网膜下腔是否阻塞、出血。

【用物准备】

治疗盘、腰穿包、皮肤消毒剂、无菌纱布、胶布、无菌手套、2% 利多卡因、无菌小瓶等。

【操作程序与方法】

1.着装整齐，洗手，戴口罩。

2.携用物至床旁，核对并解释，以取得患者合作，嘱患者排尿。

3.对过度紧张和躁动不安者，术前半小时给予镇静药。

4.协助患者侧卧位，患者背部与床沿垂直，头屈曲于胸部，两手抱膝紧贴腹部，使躯干呈弓形，暴露穿刺部位。一名护士双手分别放于患者头和双下肢腘窝处。

5.另一名护士打开无菌包，协助医师消毒局部皮肤，固定孔巾。

6.与医师核对麻醉药物，配合其抽取药液做局部麻醉，嘱患者保持体位，根据病情需要配合医师做如下操作。

（1）需测压：在放液前将测压管接在穿刺针的乳头器上。

（2）需送检：提供无菌瓶，使脑脊液 3～5ml 缓慢流入无菌瓶内。

（3）如可疑梗阻：做脑脊液动力学检查，在医师的指导下压迫颈静脉 15～30 秒后观察压力的升降情况。

7.术毕，护士提供无菌纱布，医师拔出穿刺针，穿刺点覆盖消毒纱布，用胶布固定。

8.协助患者取舒适卧位，去枕平卧 4～6 小时，嘱多饮水。

9.整理用物，洗手，送检标本。

【注意事项】

1.穿刺过程中注意观察患者的意识、面色、呼吸、心率，如患者出现异常症状时，告知医师并立即停止操作，并做相应处理。

2.术中嘱患者避免咳嗽，尽量放松。

3.穿刺部位要充分暴露，保持正确体位，可使穿刺顺利。

4.术后去枕平卧 4～6 小时，注意倾听患者的主诉，如有头晕、头痛，及时报告医师。

5.颅内压低时嘱患者多饮水或静脉输生理盐水。

6.颅内压增高的患者，腰穿后要警惕脑疝的发生。

二、神经活组织检查术的配合

【目的】

1.可发现某些特异性改变，是目前其他检查不能取代的。

2.协助诊断血管炎及某些遗传代谢性周围神经病。

3.鉴别各种周围神经病。

【用物准备】

神经活检包、2% 利多卡因、消毒用物、盐水纱布。

【操作程序与方法】

1.着装整齐，戴口罩，洗手。携用物至床旁，核对并解释，以取得患者合作。

2.清洁局部皮肤，备皮。

3.根据活检部位，协助患者暴露活检处，医师消毒皮肤。

4.核对麻醉药药名和剂量，配合医师抽取药液做局部麻醉，嘱患者保持体位。

5.医师在局部麻醉下切开皮肤钝性分离，取周围神经时须切开皮肤 2～3cm，取神经标本 1cm

放在标本盒内。

6. 伤口缝合处纱布覆盖。

7. 整理用物，洗手，活检组织送检。

【注意事项】

1. 抬高患肢，3 日内尽量减少活动，以免牵拉跟腱部位造成出血，延长愈合时间。

2. 观察伤口敷料有无渗血及伤口疼痛、麻木。

3. 保持局部清洁干燥，无潮湿。

4. 根据医嘱给予抗生素，预防感染。

三、肌肉活组织检查术的配合

【目的】

明确病变的性质，鉴别神经源性与肌源性肌萎缩。

【用物准备】

肌肉活检包、2% 利多卡因、消毒用物、盐水纱布。

【操作程序与方法】

1. 着装整齐，戴口罩，洗手。携用物至床旁，

核对并解释，以取得患者合作。

2. 清洁局部皮肤，备皮。

3. 根据活检部位，协助患者暴露活检处，医师消毒皮肤。

4. 核对麻醉药药名和剂量，配合医师抽取药液做局部麻醉，嘱患者保持体位。

5. 医师在局部麻醉下切开皮肤钝性分离，取肌肉活检时须切开皮肤 10cm 左右，取肌肉标本 0.5cm × 0.5cm × 1cm 放在标本盒内。

6. 伤口缝合处纱布覆盖。

7. 整理用物，洗手，活检组织送检。

【注意事项】

1. 抬高患肢，避免静脉回流不畅，适当活动，避免牵拉。

2. 观察伤口敷料有无渗血及伤口疼痛、麻木。

3. 保持局部清洁干燥，无潮湿。

4. 根据医嘱给予抗生素，预防感染。

5. 做好生活护理，满足生活需要。

第13章　外科护理基本技能

第一节　普通外科专科技能

一、换药

【目的】

观察伤口损伤及感染的情况，清除分泌物，控制感染，通畅引流，促使伤口早日愈合，恢复生理功能。

【用物准备】

1. 换药要求光线充足、温度适宜，换药前半小时停止室内清扫。

2. 换药前应了解患者的伤口情况，如部位大小、深浅、有无引流等，以便准备用物。

3. 用物：换药车，75% 乙醇，0.9% 氯化钠，换药包或一次性无菌弯盘，无菌纱布，无菌棉球，根据伤口情况选择适当规格及材质的敷料及消毒液，胶布，黄色、黑色垃圾袋，手消毒液。

【操作程序与方法】

1. 给患者做好解释工作，消除恐惧心理，取

得合作。

2. 根据伤口的部位，协助患者摆好体位。

3. 操作者应衣帽整齐，戴口罩，洗手。

4. 松解敷料，揭去胶布，取下污染敷料，放置弯盘内。

5. 2 把无菌镊子进行操作，1 把与无菌物品接触，1 把与伤口接触。

6. 用 75% 乙醇棉球消毒伤口周围皮肤，由内向外轻擦 2 遍。清洁伤口一般自上而下，从里向外清洁。污染伤口：周边皮肤从伤口边缘向外清洁。感染伤口：周边从外向里清洁。

7. 清除伤口的分泌物。用无菌镊子夹住盐水棉球，自上而下擦拭伤口，如脓液较多时，可用生理盐水冲洗，有引流条时更换引流条。

8. 如渗出物较多或流出刺激性强的消化液时，要保护好伤口周围皮肤，以免形成腐蚀性皮炎。

9. 根据伤口深浅、大小、引流情况，选择适宜的敷料，包扎固定。

【注意事项】

1. 严格无菌操作，先换无菌伤口，后换感染

伤口。

2. 操作中，要始终保持无菌物品及伤口不受污染。

3. 动作轻柔，放入引流条时不宜过紧，以便于引流，减少患者疼痛。

4. 特殊感染或不易愈合的伤口取分泌物做细菌培养及药敏试验。

5. 根据伤口感染及生长的情况，决定换药次数。

6. 特殊伤口用过的器械要二次消毒灭菌。

7. 换下的敷料进行焚烧。

二、T 形管引流

【目的】

适用于胆总管切开探查的患者如胆管结石、梗阻性黄疸患者等。

【用物准备】

向患者说明术后放置的目的及注意事项，取得患者配合。备无菌引流袋及固定用别针。

【操作程序与方法】

患者胆道手术毕，将 T 形管插入胆总管。T 形管上端水平线，一端通肝管，一端通十二指肠，下面垂直部分经腹壁戳口引出，缝线固定于腹壁，外接无菌引流袋。

【注意事项】

1. T 形管接无菌引流袋并妥善固定于床旁，嘱患者活动时避免引流管因牵拉而脱出，下床活动时引流袋应低于腹部切口高度，防止胆汁反流而逆行感染，引流袋下端关闭，防止漏液和污染。

2. 保持引流通畅，防止管道扭曲和受压。严密观察引流液的性状、颜色变化并记录引流量。引流袋每日更换 1 次，注意无菌操作。

3. 一般术后 2 周可考虑拔管，拔管前先夹管 2 ~ 3 日，患者无症状，体温正常，经 T 形管胆道造影证实胆管通畅无残余结石、狭窄，造影后立即接引流袋 1 ~ 2 日，如夹管后患者有恶心、右上腹胀痛，伴有发热等情况，则仍继续引流。如无异常，则可拔除 T 形管。

4. 拔管后，伤口以无菌凡士林纱布覆盖，如有渗出及时更换敷料。

三、胃肠减压

【目的】

吸出胃肠道的内容物及气体，降低胃肠道的压力，减轻症状或达到治疗目的，以利于术后吻合口愈合。

【用物准备】

护理车，胃管，胃肠减压装置，负压引流管，玻璃接头，20ml 注射器，冲洗碗，0.9% 氯化钠，治疗巾，大别针。

【操作程序与方法】

1. 向患者说明行胃肠减压的目的及注意事项，取得患者合作。

2. 患者取半坐位或仰卧位，头稍后仰，清洁鼻腔。清水或液状石蜡润滑胃管，在胃管的前半段涂液状石蜡，由一侧鼻孔插入至咽部 10 ~ 12cm，嘱患者做吞咽动作，随吞咽缓慢插入。如有呛咳，应退至咽部重插。

3. 胃管置入 50 ~ 65cm 时，用注射器抽吸，如有胃液抽出，即说明深度适宜。如无胃液抽出，也可用注射器注入空气，用听诊器听诊检验如有气过水声说明在胃内。用胶布将胃管固定于鼻翼处，并用别针固定床头，然后连接胃肠减压。

【注意事项】

1. 妥善固定胃管，勿脱出。

2. 保持胃肠减压通畅，可用少量盐水冲洗胃管，对有胃内吻合口者，压力不宜过大。若使用中心负压时，各管道连接准确，压力宜维持在 5 ~ 6kPa，现多用一次性引流袋压力为 5kPa。

3. 密切观察并记录引流液的颜色、性状及引流量。做好口腔护理。

4. 经胃管注入药物后，应夹管 2 小时，避免药物被吸出。

5. 拔胃管后，擦净鼻腔，然后将胃管及胃肠减压器清洁，消毒后备用。

四、负压引流

【目的】

负压引流是利用负压的原理将创面的渗液或腔内积液吸出，以减少感染。

【用物准备】

负压吸引装置，负压引流管，玻璃接头，手消毒液。

【操作程序与方法】

1. 护士向患者及家属讲述引流管的重要性及注意事项。

2. 手术医师在术中放置引流管，经腹壁戳口引出，缝线固定，以无菌纱布包裹。

3. 回病房后，由护士连接引流管，注意无菌操作，并妥善固定防止脱出。

【注意事项】

1. 物品使用前，应检查灭菌日期、包装是否完好，有无潮湿及破损，检查墙壁负压和负压表能否正常使用。

2. 负压吸引管如有漏气及时更换。

3. 负压吸引应维持在 2.37 ~ 5kPa，保持负压引流管通畅。防止引流管扭曲及受压。

4. 观察引流管的量、颜色及性状，准确记录引流量。

5. 观察生命体征及腹部体征，如有异常及时告之医师，给予处理。

6. 保持引流管周围皮肤的清洁干燥。

7. 一般术后 2 ~ 4 日拔管，或根据情况更换引流袋。

第二节 神经外科专科技能

一、更换脑室引流袋技术

【目的】

预防颅内感染，留取脑脊液标本做生化检查，测量脑脊液的量。

【用物准备】

治疗车上层：无菌弯盘包、盘内放消毒碘酊、酒精棉球、无菌引流袋、无菌标本瓶、量杯、治疗巾、无菌手套、快速手消毒剂。

治疗车下层：黄色垃圾桶。

【操作程序与方法】

1. 评估患者的病情、神志是否清楚、合作程度。携用物到床旁再次核对患者的姓名、床号、医嘱内容。

2. 向患者解释取得合作，告诉患者操作的目的、过程所需要的时间，如何配合。

3. 评估穿刺部位的固定情况，脑室引流是否通畅，了解引流管放置时间。协助患者摆好体位一般平卧位，放下床档。

4. 用手消毒剂消毒双手。

5. 引流管下铺无菌治疗巾。

6. 打开无菌弯盘用无菌镊子夹取碘酊棉球消毒引流管，自接口处上下 5cm 范围。

7. 用酒精同上方法消毒两遍。

8. 打开引流袋开口备用。

9. 戴无菌手套将引流袋更换并固定在合适的高度。

10. 根据需要留取脑脊液和用量杯测量脑脊液的量。

11. 协助患者摆平卧位，向患者讲解注意事项。

12. 垃圾分类处理，洗手。

13. 记录脑脊液情况并书写护理病历。

【注意事项】

1. 操作时严格执行无菌技术，防止感染。

2. 根据患者的引流情况，选择合适的用物。

3. 对躁动不安患者，操作完及时加床档，必要时约束。

4. 保持引流通畅，定时用手挤压引流管观察引流管是否有波动。

5. 防止引流管受压或扭曲，固定好引流袋防止脱落。

6. 对不配合的患者应做好家属宣教并约束患者，防止患者将引流管拔出。

7. 定时床旁巡视观察管路是否通畅，每班床头交接班。

8. 记录好引流液的性状、颜色、透明程度、量。

9. 保持周围环境的清洁，定时紫外线消毒房间，有条件放单独房间，防止交叉感染。

二、硬膜外及残腔引流管拔管技术

【目的】

1. 利于伤口愈合，防止伤口感染。

2. 观察引流液的量、性状、颜色。

3. 头部钻孔引流的患者，拔管前行 CT 检查以了解血肿液的引流情况。

【用物准备】

治疗车上层：换药弯盘包、盘内放消毒碘酊、酒精棉球、无菌剪刀包、缝合包、快速手消毒剂。

治疗车下层：黄色垃圾桶。

【操作程序与方法】

1. 携用物到床旁再次核对患者的姓名、床号、医嘱内容。

2. 评估患者的病情、意识状态、配合程度、置管的时间、引流液的量。

3. 向患者解释以取得合作，向患者解释操作的目的、过程、方法，消除患者的顾虑。

4. 评估患者头部、脸部和眼睑水肿情况，协助患者摆好体位，一般取侧卧位，放下床档。

5. 用手消毒剂消毒双手。

6. 将伤口敷料取下，暴露伤口引流管，观察伤口敷料是否有渗出、渗液及周围皮肤的情况。

7. 打开弯盘取出一把无菌镊子夹碘酊棉球消毒伤口周围。

8. 再取出你一把无菌镊子夹酒精棉球消毒伤口重复两次。

9. 打开无菌剪刀，将引流管缝合线剪断，然后将引流管缓慢拔出。

10. 将引流袋直接放入治疗车下层医用垃圾桶内。

11. 观察伤口局部情况，是否有漏液再视情况缝合。

12. 再次用酒精消毒暴露伤口，然后纱布覆盖，绷带包扎伤口。

13. 整理用物，协助患者摆好舒适的体位，观察伤口敷料。

14. 告诉患者引流管已拔出，向患者讲解注意事项。

15. 垃圾分类处理，洗手。

16. 记录引流液情况并书写护理病历。

【注意事项】

1. 操作时严格执行无菌技术，防止感染。

2. 打开伤口敷料时，动作要轻，以免引起患者的疼痛，产生恐惧心理。

3. 拔管前要做好解释工作，让患者理解目的、必要性。

4. 对躁动不安患者，操作结束后及时加床档，必要时约束。

5. 拔出引流管时动作要轻柔，慢慢拔出引流管，同时观察伤口的情况。

6. 拔出引流前要了解置管的时间，观察引流液量及颜色。

7. 拔管后要定时观察患者伤口的渗出情况、伤口愈合情况。

8. 及时更换敷料，要早期暴露伤口，以利于伤口愈合。

9. 对不配合的患者应做好家属宣教，防止患者手抓伤口。

10. 记录拔引流管的日期，做好交接班。

11. 将血性引流液放置医疗垃圾桶，防止交叉感染。

三、脑室穿刺术

【目的】

1. 用于脑室测量、脑室造影、脑室注入染料后从脑池穿刺或腰椎穿刺，以了解脑脊液循环梗阻的部位及程度等。

2. 收集脑脊液做细胞学、生化、细菌学、病理学检查。

3. 留置引流管，降低颅内压力，用于脑疝的急救。

4. 通过脑室穿刺给予药物注入，以达到治疗目的。

【用物准备】

治疗车上层：无菌换药盘（内放安尔碘棉球）、缝合包、静切包、治疗巾、无菌剪刀、消毒骨锥、无菌手套 2 副、纱布、一次性无菌引流袋或脑室引流器、快速手消毒剂、别针、血压计、急救用品。

治疗车下层：黄色医用垃圾袋。

【操作程序与方法】

1. 评估患者的病情、生命体征、神志是否清楚、能否合作，了解穿刺部位皮肤情况，选择合适用品。

2. 评估患者生命体征，急救患者监测生命体征，以便术中观察病情变化。核对医嘱，备齐用物，推车携物至患者床旁，核对姓名。向患者讲述此治疗的目的、过程、方法，以消除顾虑。

3. 协助患者摆好去枕仰卧位。

4. 用快速手消毒剂消毒双手。

5. 协助医师定位进行穿刺部位消毒。

6. 协助医师用 2% 普鲁卡因局部麻醉后进行穿刺。

7. 穿刺过程中观察患者神志、病情变化。

8. 医师穿刺成功后，以贴有标签的无菌试管收集脑脊液。将引流袋与脑室引流管连接后，将引流袋固定好，高度为穿刺点上方 10 ~ 20cm，并在引流袋上注明日期及时间。

9. 遵医嘱决定是否夹闭引流袋。

10. 收拾用物，整理床单位，协助患者摆平卧位。

11. 观察患者穿刺后的反应，测量患者的生命体征。

12. 向患者或家属讲解穿刺后的注意事项。

13. 消毒双手，推车返回治疗室，并送出标本。

14. 整理用物，洗手。

15. 记录穿刺时间，过程及脑脊液情况并书写护理病历。

16. 遵医嘱随时观察并记录引流的颜色、量，管路是否通畅，做好交接班。

【注意事项】

1. 严格遵守操作规程。

2. 与患者有效沟通。对过度紧张、躁动、有精神症状的患者及小儿操作前按医嘱给予镇静药。

3. 术中注意患者的面色、脉搏、呼吸等情况，如有异常及时报告操作者。

4. 脑脊液标本应及时送检，以免影响检查结果。

5. 引流袋不可过高或过低，防止引流液逆流或引流过度。

6. 保持引流管通畅，引流管不可受压、扭曲、成角，以免造成脑脊液流通受阻，出现急性颅内压增高。

7. 引流袋及时更换。引流量过多时（每日超过 500ml）要及时通知医师。

四、介入治疗后拆除绷带技术

【目的】

1. 观察局部穿刺点的皮肤情况及并发症。

2. 防止时间过长皮下淤血皮肤破损坏死。

3. 保证患者的安全舒适。

【用物准备】

治疗车上层：无菌剪刀、无菌纱布、胶布、安尔碘、棉签、汽油。

治疗车上层：黄色医用垃圾袋。

【操作程序与方法】

1. 洗手，戴口罩。屏风遮挡，关闭门窗。

2. 推用物至床旁，讲解操作过程和给患者带来不适，取得配合。向患者讲解拆除弹性绷带的过程，消除患者顾虑，取得患者配合。

3. 评估患者的年龄、耐受情况、皮肤情况，协助患者取舒适卧位，脱下裤子至膝部以下。

4. 了解介入治疗后拆除的时间，评估弹性绷带的松紧度，用剪刀剪开弹性绷带，按照弹性绷带缠绕方向撕开。

5. 操作过程中观察患者询问患者情况。

6. 拆除完毕用汽油清理胶布痕迹。

7. 穿刺处用安尔碘棉签消毒，无菌纱布覆盖胶布固定。

8. 协助患者穿好裤子，整理床单位。

9. 向患者讲解拆除绷带后的注意事项。

10. 整理用物，垃圾分类处理。

11. 记录拆除时间，做好护理记录和交接班。

【注意事项】

1. 注意观察询问患者反应。

2. 动作轻柔，防止损伤皮肤。

3. 观察患者局部皮肤情况有无血肿，皮肤淤血。

4. 嘱患者局部穿刺点保持干燥，48 小时内不可以洗澡。

5. 拆除绷带后嘱不能立即下地活动，1 小时后方可下地活动。

五、小儿脊膜膨出术后伤口换药技术

【目的】

1. 保持伤口清洁，预防感染。

2. 去除伤口创面异物、分泌物，保持伤口引流通畅，充分引流，促进伤口愈合。

3. 包扎固定，以保护伤口，减轻疼痛。

4. 观察伤口情况及时给予必要处理。

【用物准备】

治疗车上层：清洁盘内放换药盘 2 个，分别盛放酒精棉球及无菌盐水棉球。治疗盘内放无菌纱布、绷带、弹性绷带、胶布。

治疗车下层：污物盘或医用垃圾袋。

【操作程序与方法】

1. 评估患儿的配合情况，根据伤口的情况，选择合适的用物。

2. 洗手戴口罩，将治疗车推至诊床或病床前。

3. 给患儿安排合适体位，关好门窗。评估换药室的环境是否宽敞。

4. 在换药的部位下铺一棉垫，充分暴露换药部位。

5. 随时观察并安抚好患儿，给予必要的帮助。

6. 协助固定体位，打开换药包。

7. 准备好弹性绷带，胶布。

8. 弹性绷带固定包扎好。

9. 摆好舒适体位，协助患儿穿好衣服，整理床单位，撤除棉垫，开窗通风。

10. 整理用物，做好医疗垃圾的处理。

11. 洗手，做好护理记录。

【注意事项】

1. 严格掌握无菌操作，以免增加感染概率。

2. 换药应先换无菌伤口后再换感染伤口。

3. 病房清洁，晨间护理时不得换药。

4. 换药前应对所用器械及敷料数量做出估计和计划，注意节约，物品一经取出，不得放回。

5. 换药动作应力求轻巧，尽可能避免造成患儿疼痛。

6. 定期观察局部伤口情况。

7. 做好患儿家长的心理护理。

六、腰椎穿刺技术

【目的】

1. 采集脑脊液标本，有助于诊断中枢神经系统感染性疾病，脑血管疾病等。

2. 测量颅内压，进行脑脊液动力学检查。

3. 注入抗生素或其他药物（鞘内治疗）。

【用物准备】

治疗车上层：一次性腰穿包、治疗巾、无菌换药盘（内放消毒用 2.5% 碘酊棉球、75% 乙醇棉球）、无菌手套 2 副、纱布数块、快速手消毒剂、血压计、急救用物。

治疗车下层：黄色医用垃圾袋。

【操作程序与方法】

1. 评估患者神志、生命体征情况、穿刺部位的皮肤情况。评估操作的环境是否宽敞、清洁、干燥。

2. 核对医嘱，推车携物品至患者床旁，核对床号姓名。评估患者心理反应，合作程度，向患者解释操作的目的、方法，讲述如有不适感觉及时表达出来。

3. 测量血压，协助患者摆好腰椎穿刺所需体位，暴露好穿刺部位。

4. 用快速手消毒剂消毒双手。协助医师消毒穿刺部位，铺好孔巾。

5. 协助医师局部麻醉（2% 普鲁卡因）后穿刺。穿刺过程中注意观察患者神志及病情变化。

6. 穿刺成功后，用脑室测压器测颅内压，观察脑脊液的颜色、性状，并用贴有标签的无菌试管收集脑脊液。

7. 穿刺结束后，纱布、胶布固定。

8. 收拾用物，整理床单位，协助患者摆好体位：去枕平卧 6 小时。

9. 观察患者穿刺后反应，测量患者生命体征，向患者及家属讲解穿刺后注意事项。

10. 消毒手，推车回治疗室，送检标本。

11. 整理用物，洗手，记录穿刺时间、脑脊液情况及患者穿刺后情况并书写护理病历。

12. 定时观察患者，做好交接班。

【注意事项】

1. 严格遵守操作规程进行操作。

2. 躁动不安或难以配合的患者暂且不做。

3. 术中注意观察患者的生命体征、面色，如有异常及时报告医师。

4. 标本及时送检，以免影响结果。

5. 操作完毕，嘱患者要去枕平卧 6 小时，以减少头痛等并发症的发生。

第三节　胸外科专科技能

胸腔闭式引流术

【目的】

胸部损伤或开胸手术后，放置胸腔闭式引流管，及时排除胸膜腔内的气体和液体，重建胸膜腔负压，使肺复张，消灭残腔，预防感染。通过引流物了解胸腔内的情况。对急慢性脓胸行胸腔引流是一项有效的治疗方法。

【用物准备】

无菌胸腔穿刺包或小手术包，无菌胸腔引流瓶和引流管，治疗盘内放碘酊、酒精、无菌手套、洞巾、无菌纱布、棉球、胶布、局部麻醉药、生理盐水、注射器等。

【操作程序与方法】

1. 依病情采取坐位或半卧位。取半卧位时患者宜靠近床头，头转向健侧。

2. 根据 X 线片或 CT 确定引流部位。常规引流部位是，排液引流为第 6 ～ 7 肋间腋后（中）线部位。排气引流为第 2 肋间锁骨中线部位。排脓引流为脓腔的最低点置管常规消毒铺无菌巾，以 1% ～ 2% 普鲁卡因做局部浸润麻醉。

3. 用注射器做胸腔穿刺，抽出气体或液体后，确定引流部位。穿刺针头进入胸腔后，嘱患者切勿深呼吸和咳嗽，以免针头刺伤肺组织。在皮肤上做约 3cm 长的小切口，以中号弯止血钳深入切口，贴近肋骨上缘向深部逐层分离，戳开肋间肌，进入胸膜腔。

4. 用止血钳夹住胸腔引流管末端，另一止血钳纵行夹持引流管的前端或将钳尖插在引流管的侧孔内，经胸壁切口插入胸腔，退出止血钳，同时将胸腔引流管往前送，使侧孔全部进入胸膜腔。

5. 插管深度以管端在胸腔内 3 ～ 4cm 为宜。

6. 缝合切口 1 ～ 2 针，利用缝线将引流管固定于胸壁，引流管末端连接水封瓶长玻璃管。

【注意事项】

1. 引流瓶的位置要正确：引流瓶应置于患者胸部引流口平面下 60～100cm，引流管长管要适宜，过短会影响患者活动，且易造成引流管滑脱；过长易扭曲、折叠且增大无效腔，均不利于引流，在夹闭引流管之前任何情况下引流瓶都不应高于患者胸部水平。

2. 整个引流系统应保持密闭，为避免空气进入胸腔，水封瓶的长管应在液面下 3～4cm，搬运患者或更换引流瓶时，应将引流管近端夹闭。如引流管接头松脱，应立即夹闭近胸端引流管并消毒两端管口接上，连接紧密用胶布固定，严防引流管脱出。如水封瓶被打破，应立即夹闭引流管，然后更换水封瓶。一旦引流系统的密闭性遭到如上破坏，排除故障后，均应嘱患者咳嗽及深呼吸以排出进入胸膜腔内的气体。

3. 保持引流装置无菌，预防感染。在水封瓶内加入适量无菌生理盐水。对于长期引流者，每周更换引流装置 2 次。

4. 患者应采取半卧位，护士经常协助患者翻身，以便充分引流。

5. 保持引流通畅。每 30～60 分钟向水封瓶方向挤压引流管一次，引流管要避免受压、折叠、扭曲、滑脱及堵塞。检查引流管是否通畅，可通过观察长玻璃管中水柱波动情况。通常水柱随呼吸运动上下波动。平静呼吸时，波动在 4～6cm，咳嗽或深呼吸时，可达 8～12cm。若水柱波动过弱或无波动，在排除该拔管情况后应考虑引流管堵塞或滑脱等情况，应及时查明原因并积极采取措施纠正。若水柱波动过大，则为胸腔内有较大残腔，应鼓励患者做深呼吸及有效咳嗽。

6. 注意观察引流液的颜色、性状及量并记录，以便及时发现异常，尽早处理。如引流量每小时＞200ml，连续 3 个小时，呈鲜红色，脉搏快、血压下降，应警惕活动性出血。一般术后第 1 个 5 小时引流量应＜500ml，以后引流液的颜色由深变浅，引流量逐渐减少。

7. 拔管指征：胸腔引流管安置 48～72 小时后，24 小时引流量少于 100ml，无气体排出，患者无呼吸困难，经查体或胸片证实肺完全复张，即可拔管。拔管时嘱患者深吸气、屏气，迅速拔出引流管并立刻用油纱布覆盖引流管口，用无菌纱布加压包扎，以防空气进入胸膜腔。拔管后，观察患者是否有呼吸困难、气胸及伤口周围皮下气肿，

检查伤口有无渗出，保持敷料干燥。

第四节　泌尿外科专科技能

一、膀胱冲洗

【目的】

1. 预防和减少泌尿系统手术前后血凝块的形成。

2. 解除尿道阻塞，保持尿管通畅。

【用物和人员准备】

1. *人员准备*　仪表整洁，符合要求。洗手，戴口罩。

2. *物品准备*　治疗车上层放置清洁治疗盘，内备无菌换药盘 2 个（镊子 1 把、0.5‰碘伏棉球 3 个）、止血钳 1 把，根据医嘱配置冲洗液（或 3000ml 生理盐水），膀胱冲洗器（输液器）2 个，快速手消毒剂，无菌镊子罐，消毒治疗盘。以上物品符合要求，均在有效期内。治疗车下层放置医疗废物桶，生活垃圾桶。

【操作程序与方法】

1. 评估环境：安静整洁，宽敞明亮，可采取适当遮蔽。

2. 双人核对医嘱。

3. 核对床号、姓名、病历号和腕带（请患者自己说出床号和姓名）。

4. 患者的病情、自理能力和心理状态。

5. 讲解冲洗的目的和方法，取得患者的合作。

6. 携用物推车至患者床旁，核对床号、姓名、病历号和腕带（请患者自己说出床号和姓名）。关好门窗，隔离帘遮挡。

7. 协助患者取合适体位，暴露患者已留置的三腔尿管的衔接部位。

8. 快速手消毒剂消毒双手。

9. 将膀胱冲洗液挂于输液架上，并常规消毒，连接冲洗器。

10. 将膀胱冲洗器管内气体排出并夹闭。

11. 打开治疗巾及换药盘。

12. 取弯盘放于患者身旁，注意保暖和遮挡。

13. 用止血钳夹闭三腔尿管末端或反折尿管，将三腔尿管的冲洗口与引流袋断开，将引流袋放置在医疗废物桶，用镊子分别夹取碘伏棉球依次消毒三腔尿管冲洗口接口的内壁、三腔尿管冲洗口接口外壁和三腔尿管冲洗口接口的内壁

14. 将膀胱冲洗器与三腔尿管冲洗口连接，松开止血钳观察冲洗是否通畅及冲洗液的颜色，询问和观察患者的反应。

15. 根据引流液的颜色调节冲洗速度，一般冲洗液面距床面约 60cm，冲洗速度为 80～100 滴 / 分，冲洗液温度为室温即可或遵医嘱。

16. 再次核对患者床号和姓名。

17. 收拾用物，整理床单位。

18. 快速手消毒剂消毒双手，拉开隔帘，推车返回。

19. 整理用物，洗手。

20. 按要求书写护理记录。

【注意事项】

1. 操作时严格执行无菌操作。

2. 冲洗液的温度保持在室温。

3. 冲洗时，冲洗液面距床面约 60cm，以便产生一定的压力，利于液体流入，冲洗速度根据流出液的颜色进行调节或遵医嘱，一般为 80～100 滴 / 分。

4. 冲洗时密切观察冲洗速度，引流液的颜色、性状和量，确保冲洗速度与引流速度一致。

5. 冲洗过程中，如引流不畅或阻塞，冲洗液流出减慢或停止时应立即关闭冲洗液，及时处理并通知医师。引流液在达引流袋 2/3 时及时倾倒，防止反流。

二、泌尿造口护理

【目的】

1. 收集排泄物，观察其性状、量和颜色。

2. 清洗造口周围皮肤，减轻异味，以增加患者的舒适。

3. 保持造口周围皮肤的完整性。

【用物和人员准备】

1. 人员准备　仪表整洁，符合要求。洗手，戴口罩。

2. 物品准备　治疗车上层放置一个清洁治疗盘，治疗盘内放一套无菌换药盘（盘内放生理盐水棉球若干个、镊子 2 把），无菌纱布若干，无菌镊子罐，一次性抗反流尿袋 2 个，两件式尿路造口袋 2 套，剪刀 1 把，造口尺 1 把，快速手消毒剂，别针 1 个，一次性中单 1 个。以上物品符合要求，均在有效期内。治疗车下层放置 1000ml 量杯一个，生活垃圾桶，医疗废物桶。

【操作程序与方法】

1. 评估患者

（1）双人核对医嘱。

（2）核对患者：核对床号、姓名、病历号和腕带（请患者自己说出床号和姓名）。

（3）病情、年龄、意识、合作程度、心理反应和自理能力。

（4）解释操作目的和方法，指导患者配合。

（5）造口袋的稳固性。

（6）造口袋内尿液的量、性状，如颜色、性状和气味。

（7）造口袋的种类（如品牌、型号等）。

2. 评估环境：安静整洁，宽敞明亮。

3. 携用物推车至患者床旁，核对床号、姓名、病历号和腕带（请患者自己说出床号和姓名）。

4. 关好门窗，隔离帘遮挡。

5. 松开床尾。

6. 护士站于右侧。

7. 合理暴露造口部位，铺一次性中单，注意保暖。

8. 打开治疗巾及换药盘，将打开的两个换药盘放于患者身旁。

9. 分离佩戴原来的造口底盘及造口袋，并撕除造口底盘（撕除时一手按压造口周围皮肤，一手由上往下分离造口底盘）。将原来的造口底盘及造口袋弃置医用垃圾桶中。

10. 用镊子夹取盐水棉球清洗造口及周围皮肤。

11. 清洗完毕，用纱布蘸干造口周围皮肤。

12. 评估造口及其周围皮肤是否出现并发症，如有应及时对症处理。

13. 测量造口的大小。

14. 泌尿造口底盘裁剪的大小一般比造口大 1～2mm（太大会造成粪水性皮炎，太小会造成黏膜受损或缺血）。

15. 粘贴造口底盘，安装造口袋，连接床边尿袋。

16. 快速消毒手液消毒双手，整理床单位，开窗通风。

17. 如需记录尿量，准确测量。

18. 再次核对患者床号和姓名。

19. 快速消毒手液消毒双手，整理车上用物。

20. 回治疗室处理用物，六步洗手法，记录。

【注意事项】

1. 泌尿造口患者睡觉时需要连接床边尿袋，防止尿液过满而逆流引起感染及影响肾功能，也可保证造口袋粘贴的牢固性。

2. 更换造口产品最好选择在清晨未进食、水之前，避免更换过程中尿液频繁流出影响底盘的粘贴及稳固性。

3. 粘贴造口底盘前一定要确保造口周围的皮肤已经擦干。

4. 排泄物超过造口袋 1/3 ~ 1/2 容量时，应及时倾倒。

5. 泌尿造口患者不需要忌口，只要均衡饮食即可。指导患者多饮水，1500 ~ 2000ml/d，预防尿路感染。

第五节　血管外科专科技能

动脉造影的围术期管理

【目的】

动脉造影是利用导管、导丝进入靶血管内进行诊疗的一种介入技术。其目的在于显示血管的解剖情况、病变血管的病变部位及程度，从而为诊断血管病变提供可靠的解剖学和功能学信息，为介入治疗方案的选择奠定科学依据。

【用物准备】

1. 患者准备

（1）向患者解释造影的目的和需要配合事项。

（2）核对必要的实验室检查是否完善，包括血常规、凝血功能、生化、感染疾病筛查等。

（3）根据医嘱开放静脉通路留置套管针，遵医嘱进行水化治疗。

2. 器械准备

（1）血管造影机及其附属设备。

（2）造影器械消毒包。

（3）器械，如穿刺针、导管鞘、导管和导丝等。

（4）高压注射器及其连接管。

3. 准备抢救物品及药品　心电监护仪、除颤仪、吸氧装置、负压吸引装置，并检查各种设施及药物是否完好。

【造影后护理】

1. 观察生命体征　常规测量血压，与造影前做对比；观察患者的神志、肢体活动度。

2. 穿刺部位的观察　嘱患者穿刺患肢伸直并制动 12 小时，定时观察动脉穿刺部位有无出血、渗血及血肿；穿刺患肢末梢动脉搏动是否良好，双侧肢体皮肤颜色、温度、感知觉有无异常。

3. 观察伤口　定时巡视观察伤口，如有出血、渗血等血管并发症发生时，护士在给予伤口加压止血的同时及时通知主管医师。严格观察穿刺侧肢体情况，如发生肿胀，及时通知主管医生，给予局部加压包扎，并嘱患者穿刺肢体制动，随时观察肿胀程度有无缓解。

4. 给予患者进行造影后指导

（1）饮水指导：动脉造影的患者返回病房后，少量多次饮水，必要时记录尿量。

（2）活动指导：返回病房，穿刺侧肢体即可进行小范围的活动，以免静脉回流障碍、肢体肿胀。

【注意事项】

1. 注意药物的过敏反应，表现为皮肤荨麻疹或斑丘疹、眼睑水肿、胸部憋闷感、呼吸困难，严重的可出现喉头水肿、过敏性休克甚至是心脏停搏。

2. 发生对比剂肾病的高危患者（如慢性肾功能不全、糖尿病、高龄患者），围术期应尽量避免使用肾毒性药物，尤需注意造影剂用量。

3. 准备好各种抢救物品和药品，确保所有仪器处于完好备用状态。

第六节　骨科专科技能

一、小夹板外固定技术

【目的】

骨折复位后，使用特定夹板固定骨折端，防止骨折移位。

【用物准备】

各种小夹板、棉垫、衬垫物、布带、绷带、胶布。

【操作程序与方法】

1. 术前准备

（1）评估

1）评估患者的病情、自理程度、合作程度。

2）评估患者的全身情况。

3）评估患者的局部情况：患肢皮肤的感觉、运动、皮温、血运、肿胀，有无破溃等情况。

（2）向患者和家属解释小夹板固定的作用，并告知固定后的注意事项。

（3）根据患者骨折部位及体型，选择合适的小夹板、衬垫物、布带及绷带。

（4）用清水或肥皂水清洗患肢。如皮肤有擦伤或水疱，应先换药或抽空水疱后，无菌包扎。

2. 夹板固定

（1）将衬垫物紧贴皮肤，放在骨折肢体的相应部位，用胶布固定于绷带外，以免滑动。

（2）按顺序安放夹板。放妥后，协助者用双手把持夹板，术者用布带或绷带捆扎夹板。捆扎时，先捆扎骨折端中断部位，再向两端等距离捆扎 2～3 条，绕夹板 2 周后，应在肢体外侧打外科结，所有外科结需打在同一条线上，以便调整。

（3）捆夹板布带的松紧度，以能上下移动 1cm 为宜。

【注意事项】

1. 对于夹板固定的患者应抬高患肢，维持肢体的功能位置，利于肿胀的消退。

2. 密切观察患肢末梢血运情况。如果发现肢端发冷、青紫、麻木、剧痛、手指或足趾不能主动活动等情况，说明血运障碍。应检查布带松紧度，及时调整并报告医师处理。

3. 防止骨折面的移位。①上肢固定后用三角巾托起，悬挂于胸前，肘关节屈曲 90°，卧床时自然伸肘将前臂高于心脏水平。②下肢固定后，将患肢抬高略高于心脏水平，膝关节屈曲 10°，跟腱部垫小枕将足跟悬空。③在搬动时，应予以双手平托患肢，不可抬起肢体远端移动。

4. 随时调整夹板布带的松紧度，同时应注意保持夹板的清洁。

5. 指导患者功能锻炼。鼓励患者活动肢端手指或足趾，以及肌肉的纵向功能锻炼，以促进全身和患肢的血液循环，改善骨折部位的营养代谢，预防并发症，加快骨折愈合和肢体的功能恢复。

二、石膏固定法

【目的】

维持固定，保持患肢的特殊体位；保护患部，减轻或消除患部的负重；封闭伤口，做患部的牵引或伸展；矫正肢体畸形。

【用物准备】

合适规格的石膏绷带、温水、衬垫物（棉垫、棉衬、袜套）、石膏刀、剪刀、红蓝色记号笔等。

【操作程序与方法】

1. 术前准备

（1）评估

1）评估患者的病情、自理程度、合作程度。

2）评估患者的全身情况。

3）评估患者的局部情况：患肢皮肤的感觉、运动、皮温、血运、肿胀，有无破溃等情况。

（2）宣教：向患者及家属说明石膏固定的必要性，并简要说明操作过程及注意事项。

（3）皮肤准备：非急诊情况下，应用肥皂水清洗患肢，有伤口者应先换药。

（4）体位：正确摆放患者体位，并注意患者的舒适、安全及保暖。

2. 操作流程

（1）摆放体位：将肢体或躯干置于功能位，或特殊要求的体位，中途不能随意变动。

（2）保护骨突部：在骨突部垫棉垫或棉衬。

（3）浸泡石膏卷：将适量石膏卷（一般不超过 3 卷）浸泡于 35～40℃的水中，待石膏卷停止冒气泡时，双手持石膏卷两头取出，并向中央轻轻挤压，挤出多余水分。

（4）做石膏条，放置石膏托，固定石膏，捏塑。

（5）包边，表面整理，修整石膏。

（6）标记：用红色记号笔在石膏外侧写上打石膏的日期及诊断，画出骨折的部位。

【注意事项】

1. 刚施行石膏固定的患者应列入交接班项目，进行床头交接班。

2. 石膏边缘应修理整齐、光滑，使患者舒适，避免卡压和摩擦肢体。

3. 如肢体肿胀，出现血管、神经压迫症状，需要切开石膏时，应将石膏从头到尾全层切开，防止局部压力减轻，产生肿胀消退的假象。

4. 如因肿胀消退致使石膏松动，应及时更换石膏。

5. 拆除石膏后，患者可能产生一种变轻的感觉，活动时产生一些新的不适或疼痛，此时要鼓励患者不要害怕活动，给予必要的心理支持。

三、皮牵引的配合

【目的】

皮肤牵引是将牵引力直接作用于皮肤，间接牵拉肌肉骨骼，不穿破骨组织。对肢体损伤小，可起到患肢制动，保持肢体功能位，减轻疼痛的作用，但皮牵引不能承受太大的重量。以下肢皮牵引多见（下面以下肢皮牵引为例）。

【用物准备】

牵引套 1 副（根据肢体周径选择大小号），包括牵引套、扩张板、牵引绳 1m；牵引架包括滑轮、重锤等；质地柔软长毛巾 2 条、棉垫或棉花。

【操作程序与方法】

1. 术前准备

(1) 评估

1) 评估患者的病情、意识状态、心理状态、自理程度、合作程度。

2) 评估患者的全身情况。

3) 评估患肢局部皮肤情况、手术部位、伤口情况、患肢感觉、运动、皮温、血运的情况。

(2) 心理护理：向患者宣教牵引的目的及注意事项，消除患者顾虑，取得患者配合。

(3) 患肢保持清洁，无污迹。

2. 操作步骤

(1) 一人用双手牵拉固定患肢轻轻抬离床面约 10cm，另一人迅速将皮牵引套平铺于床上，调节好长度，暴露膝关节。牵引套上缘位于大腿中上 1/3 处，下缘至踝关节上 3 横指，暴露踝关节。

(2) 用 2 条毛巾包裹牵引肢体，轻轻放下患肢，骨突部位用棉垫或棉花包绕、垫好。再系皮牵引套上的尼龙扣，松紧度以能够伸进 1 ~ 2 指为宜。

(3) 安装牵引架，系好牵引绳，挂上重锤，悬离地面。

(4) 牵引重量一般为 2 ~ 2.5kg，体型偏胖者可用 3kg。

(5) 全面检查牵引情况，包括牵引架的位置、角度、高度及牵引绳有无阻力等，确保牵引符合要求，牵引有效。

【注意事项】

1. 避免压迫腓总神经。因膝关节外侧腓骨小头下有腓总神经通过，位置表浅，极易受压，受伤后导致足背伸肌无力，发生垂足畸形。因此护士要严密观察，认真倾听患者主诉，发现异常积极采取措施，报告医师；对重症患者、老年患者定时巡视，检查有无受压，观察足背伸跖屈功能，积极防范。

2. 防止皮肤完整性受损。牵引重量一般不超过 5kg。足后跟应悬空或垫软垫。每日检查皮肤完整性，定时翻身，预防压力性损伤。

3. 牵引过程中，嘱患者及家属不能擅自改变体位，不能随便增减牵引重量。

4. 牵引期间，每日检查牵引装置及效果，如牵引位置、力线是否正确；包扎松紧是否合适；牵引绳与滑轮是否合槽；牵引锤是否触地等。

5. 指导患者进行肌肉收缩运动、关节活动，促进血液循环，防止肌肉和关节僵硬。

四、骨牵引的配合

【目的】

1. 牵拉关节或骨骼，使脱位的关节或错位的骨折复位，并维持复位后的位置。

2. 牵拉及固定关节，以减轻关节面所承受的压力，缓解疼痛，使局部休息。

3. 需要矫正和预防因肌肉挛缩所致的关节畸形。

【用物准备】

1. 骨牵引器械包 1 个，包括克氏针数枚。

2. 切开包 1 个。

3. 牵引弓 1 个；牵引绳 1.5m；牵引重锤。

4. 局部麻醉药品：包括 10ml、20ml 注射器 1 ~ 2 个，0.5% ~ 1% 普鲁卡因 10 ~ 20 ml 或 2% 盐酸利多卡因 10 ~ 20ml。

5. 皮肤消毒盘：包括 2% 碘酊、75% 乙醇、棉签等用物。

6. 无菌手套 2 副。

【操作程序与方法】

1. 术前准备

评估

1) 评估患者的病情、意识状态、心理状态、自理程度、合作程度。

2) 评估患者的全身情况。

3) 评估患肢局部皮肤情况、手术部位、伤口情况、患肢感觉、运动、皮温、血运的情况。

2. 操作方法

(1) 选取穿刺部位，一般选取胫骨结节或股骨髁上骨牵引。

(2) 常规消毒、铺巾，创造无菌区。

(3) 消毒进针点，并进行局部麻醉。

(4) 麻醉成功后，穿克氏针，待克氏针穿出对面骨膜时麻醉相应的出针点，穿出克氏针。

(5) 将牵引弓固定于克氏针上，牵引绳一端固定于牵引弓上，另一端固定牵引锤。

【注意事项】

1. 对于新上牵引的患者，应进行床头交接班，密切观察患者的血液循环及活动功能。

2. 牵引重量根据病情决定，不可随意变动，否则可影响肢体畸形的矫正或骨折复位。

3. 注意牵引绳有无受阻，牵引重量是否合适，牵引绳方向应与肢体保持纵轴一致。

4. 保持针孔处不污染，如发现牵引针向一侧偏移，应及时报告医师，及时处理，切不可随手将牵引针推送回去。

5. 防止垂足畸形，压迫腓总神经。同皮牵引。

6. 指导患者进行肌肉收缩运动、关节活动，促进血液循环，防止肌肉和关节僵硬。

五、关节持续被动活动器技术

【目的】

1. 防止关节粘连和周围肌肉、软组织挛缩，促进关节活动。

2. 促进患肢血液循环，防止静脉血栓形成。

3. 改善关节活动角度。

【用物准备】

关节持续被动活动器（CPM）1 台，接线板，防护套。

【操作程序与方法】

1. 检查 CPM 是否处于备用状态，将 CPM 妥善放置在病床上。

2. 接通 CPM 的电源。

3. 一人将患者患肢抬高，另一人将 CPM 放入患肢上，调节活动器轴心与关节位置一致，将患肢固定稳妥。

4. 遵医嘱选择活动时间和活动角度。

【注意事项】

1. 患者在训练开始时，疼痛较明显，经几次伸屈活动后，疼痛明显减轻。在操作前应向患者做好解释，消除其紧张心理。

2. 患肢放在 CPM 上后，上好固定带，防止肢体离开机器支架，达不到活动要求的角度。

3. CPM 的操作速度应先慢后快，角度由小至大，循序渐进，不可操之过急，以患者能忍受为宜。

4. 若患者出现以下情况应立即停止，及时报告医师。

（1）患者疼痛评分 ≥ 4 分。

（2）伤口出现渗血、渗液或渗血、渗液持续增多。

（3）患肢明显肿胀。

5. 观察病情变化，遵医嘱应用镇痛药。

6. 加强 CPM 装置的维修保养。

第14章　妇产科护理基本技能

一、会阴冲洗

【目的】

1. 保证患者会阴和肛门部的清洁。

2. 预防会阴部手术患者的术后感染。

3. 预防生殖系统、泌尿系统的逆行感染。

【适应证】

1. 生活不能自理的女性。

2. 妇产科手术后保留导尿管及引流管的患者。

3. 会阴、阴道手术前后。

4. 产后 1 周内的产妇。

【用物准备】

1. 冲洗壶、消毒冲洗钳、消毒弯盘、纱球、纱布、污物袋、会阴垫、便盆消毒、手消毒液、一次性手套、一次性防水垫、擦洗液。

2. 溶液配制：0.02% 聚维酮碘溶液；1：5000 高锰酸钾溶液；0.1% 苯扎溴铵（新洁尔灭）等。

【操作程序与方法】

1. 推护理车，带用物到患者床旁。

2. 环境清洁舒适，关闭门窗，注意保暖，遮挡患者。

3. 向患者解释操作的目的及方法。

4. 嘱患者屈膝仰卧于床上，脱去一侧裤腿，向外侧分开双腿，臀下垫好看护垫，将便盆放在看护垫上。

5. 助产前会阴冲洗：用蘸有络合碘原液的纱球进行会阴擦拭，第一遍，由上而下，由外到内；第二遍，由上而下，由内到外，如外阴有伤口（如侧切）产妇，以伤口为中心向外擦拭，之后再用温开水冲净；第三遍顺序同第二遍，最后擦净肛门。以纱布擦干。

6. 擦洗会阴，收拾用物。

7. 如做会阴冲洗，应先将便盆置于防水垫上，消毒冲洗钳夹住消毒棉球，边冲边擦洗，顺序同会阴部擦洗。冲完后将便盆撤掉。

【注意事项】

1. 行会阴冲洗（擦洗）时，须注意观察患者会阴部有无水肿、伤口有无红肿及其他异常情况。

2. 动作轻柔，冲洗会阴部的血迹、分泌物，若患者带有尿管、阴道引流管，也要同时擦净管道上的血迹及分泌物。

3. 会阴冲洗（擦洗）顺序：以会阴清洁为目的时，顺序为由外向内；以会阴消毒为目的时，顺序为由内向外；若会阴伤口冲洗（擦洗）顺序为从伤口处向外。

4. 会阴部有伤口的患者须行会阴冲洗2次，有阴道引流管及尿管的患者须行会阴冲洗（擦洗）每日2次至拔管；其他患者根据自理情况决定会阴冲洗（擦洗）的天数及次数。

5. 集体操作时，每完成一次擦洗后均应注意消毒双手，然后再护理下一位患者。并注意将有伤口感染者安排在最后擦洗，预防交叉感染。

二、阴道冲洗

【目的】

1. 经腹部行全子宫切除术、阴式及会阴部手术及刮宫术前的阴道准备，以减少手术区域污染的机会。

2. 减少阴道分泌物，缓解局部充血。

【适应证】

1. 宫颈炎、阴道炎、宫颈癌术前消炎治疗。

2. 全子宫切除术、阴式手术的术前准备；腔内放疗后常规清洁冲洗。

【用物准备】

1. 阴道冲洗用物　冲洗筒、橡胶管、阴道冲洗头、长棉签、阴道窥器、阴道止血钳2把、消毒大棉球、消毒会阴垫。

2. 冲洗液　温生理盐水、络合碘原液或配制的1：40络合碘原液，1：5000高锰酸钾溶液、0.02%聚维酮碘溶液、4%硼酸溶液、0.1%苯扎溴铵（新洁尔灭）等。

【操作程序与方法】

1. 将患者带入治疗室，膀胱截石位躺在妇科检查床上，脱去一侧裤腿，将消毒会阴垫垫于臀下，拉出检查床下面的接水盆，冲洗桶挂在距离床面60～70cm的支架上，排空膀胱。

2. 根据医嘱按需要配制灌洗液500～1000ml，将灌洗筒挂于距床沿60～70cm的支架上，先排

出管内空气，调节水温41～43℃后备用。

3. 操作者戴一次性手套，先冲洗外阴部，然后分开小阴唇，将灌洗头沿阴道侧壁方向插入阴道至后穹窿处，边冲洗边在阴道内左右上下移动灌洗头，或用阴道窥器暴露子宫颈后再冲洗，冲洗时转动阴道窥器，待整个穹窿和阴道四周冲洗干净后，再将阴道窥器向下按压，以便阴道内残留的液体全部流出。

4. 冲洗液将近流完时，夹紧皮管，取出灌洗头和阴道窥器，再冲洗一遍外阴部。

5. 用干纱布擦干外阴，协助患者整理衣物及床单位，处理用物，洗手。

【注意事项】

1. 未婚妇女可用导尿管冲洗，不能使用阴道窥器。月经期、产后42日内及阴道出血者禁止灌洗。宫颈癌患者有活动性出血时，禁止灌洗。

2. 灌洗过程中动作要轻柔，灌洗头的弯头应向上，避免刺激后穹窿引起不适或损伤局部组织引起出血。

3. 灌洗液的温度以41～43℃为宜，避免温度过低引起患者不适，或温度过高烫伤阴道黏膜。

4. 灌洗筒至床沿的距离不应超过70cm，以免压力过大，水流过快使液体或污物进入子宫腔，或灌洗液与局部作用的时间过短。

5. 有些分娩10日后或妇产科手术2周后的患者，因合并阴道分泌物混浊，伴臭味、阴道伤口愈合不良、黏膜感染坏死等，可以进行低位阴道灌洗，灌洗筒的高度距床沿不超过30cm，避免污物进入子宫腔或损伤阴道残端伤口。

6. 灌洗溶液应根据不同的灌洗目的选择。滴虫阴道炎的患者，应用酸性溶液灌洗，念珠菌感染患者，则用碱性溶液灌洗；而非特异性阴道炎者，用一般消毒液或生理盐水灌洗；术前患者阴道灌洗可选用聚维酮碘溶液。

三、阴道、子宫颈上药

【目的】

通过对阴道及子宫颈涂抹药物达到局部治疗的目的。

【适应证】

1. 各种阴道炎、慢性宫颈炎。

2. 阴道残端炎。

3. 宫颈锥切术后创面出血。

【用物准备】

1. 阴道灌洗用物、阴道窥器、长镊子、长棉签、防水垫、无菌纱布、弯盘、手消毒液、一次性手套。

2. 药物：20% ~ 50% 硝酸银溶液、20% 或 100% 铬酸、0.5% 聚维酮碘溶液、喷雾剂和阴道栓等。

【操作程序与方法】

1. 核对患者信息，向其说明阴道或子宫颈上药的目的、方法、效果及预后，取得患者配合。

2. 遮挡患者，协助患者取膀胱截石位，臀下垫防水垫。

3. 上药前先行阴道灌洗或擦洗，用消毒干棉球擦干子宫颈及阴道后穹隆阴道壁黏性分泌物。

4. 局部涂擦法：宫颈炎及阴道炎需要上药时，用长棉签蘸取药物均匀涂抹于子宫颈及阴道病变处。妇科手术前做阴道准备时，备 0.5% 聚维酮碘纱布于弯盘内，阴道灌洗后擦干冲洗液，暴露子宫颈，用长镊子夹取 0.5% 聚维酮碘纱布，涂于子宫颈及阴道后穹隆。

5. 喷雾上药：阴道用药为粉剂时，可用喷雾器将药物均匀喷于炎性组织表面。

6. 药物纳入法：凡栓剂、片剂、丸剂，可直接放入阴道后穹隆，如制霉菌素、甲硝唑等药物可用此法。各种阴道炎和慢性宫颈炎患者常用此法上药。具体做法：①行阴道灌洗法，去除子宫颈黏液或炎性分泌物；②采取蹲位或膀胱截石位，暴露阴道；③戴一次性手套，用示指将适量药物沿阴道后壁推进，直至手指完全深入为止。

一般在临睡前将药物塞入阴道内，避免药片脱落，以保证药物的局部作用时间。此方法可以在门诊教会患者使用。指导患者上药前洗净双手，戴手套，左手分开大小阴唇，右手示指将药片塞入阴道深处。

7. 子宫颈棉球上药法：适用于宫颈炎出血者及宫颈锥切除术后有出血者，常用药物有止血粉剂、抗生素、碘仿纱布等。先将带线尾的棉球浸蘸药物后塞至子宫颈，线尾留于阴道外，并用胶布将线尾固定于阴阜上方，嘱患者 12 ~ 24 小时后自行牵引线尾将棉球取出。

【注意事项】

1. 应用腐蚀性药物时要注意保护阴道壁和正常组织。

2. 尽量均匀涂布非腐蚀性药物于局部。

3. 月经期及子宫出血者不宜采用阴道给药。

4. 用药过程中禁止性生活。

5. 使用阴道栓剂者最好晚上或休息时上药，以免活动后脱出，影响治疗效果。

6. 未婚妇女用药时不要使用阴道窥器，用长棉签涂抹或用手指将药物推入阴道。

四、会阴湿热敷

【目的】

应用热原理和药物化学反应促进血液循环，增强局部白细胞的吞噬作用和组织活力，可使血肿局限，有利于外阴伤口的愈合。

【适应证】

1. 会阴部水肿、陈旧性血肿、伤口硬结的患者。

2. 早期感染的患者。

【用物准备】

1. 消毒弯盘 2 个、镊子 2 把、消毒纱布数块、防水垫、治疗巾、手消毒液。

2. 溶液的配制：50% 硫酸镁溶液、95% 乙醇。

【操作程序与方法】

1. 推护理车到床旁，向患者说明会阴湿热敷的目的、方法。遮挡患者。

2. 协助患者排空膀胱，脱下一条裤腿，取屈膝仰卧位，臀下垫防水垫，暴露外阴部，注意保暖。首先行会阴擦洗，清洁局部。

3. 将需要的溶液倒入消毒盘内，将纱布浸透，拧至不滴水，然后用镊子将纱布放于热敷部位，外面再盖以棉垫。

4. 每 3 ~ 5 分钟更换热敷垫 1 次，也可将热水袋放于棉垫外，延长更换热敷料的时间，1 次热敷可持续 15 ~ 30 分钟。

5. 热敷完毕，观察热敷部位皮肤，更换清洁会阴垫并整理床单位。

【注意事项】

1. 热敷面积应是病损面积的 2 倍。

2. 湿热敷的温度一般为 41 ~ 48℃，注意防止烫伤，对休克、虚脱、昏迷及术后感觉不灵敏者特别注意观察。

3. 在湿热敷过程中，护士应随时评价湿热敷效果，并提供患者一切生活护理。

4. 如会阴有伤口，操作应按无菌技术原则进行。

五、新生儿抚触法

【目的】

1. 促进母婴情感交流，促进乳汁分泌。

2. 刺激婴儿淋巴系统，增加抵抗力。

3. 增加并改善婴儿睡眠质量，减少哭闹。

4. 刺激促胃液素和胰岛素的分泌，有利于婴儿生长发育，体重增加。

5. 促进新生儿免疫系统的发育，提高免疫力。

【操作程序与方法】

1. 评估并解释

（1）评估

1）精神状态，是否安静，有无发热。

2）皮肤情况。

3）进食时间。

（2）解释：向新生儿母亲讲解抚触的目的、方法及注意事项。

2. 护士准备　衣帽整洁。修剪指甲，洗净并温暖双手。

3. 环境准备　室温 26 ~ 28℃，室内清洁明亮，关闭门窗。

4. 用物准备　一次性尿裤、润肤油、湿纸巾、包被、大浴巾。

5. 操作步骤

（1）准备用物与核对，至少用 2 种方法核对。

（2）操作台上铺清洁毛巾。

（3）将新生儿取安全、舒适卧位，裸露放于操作台上，保护新生儿安全，防止摔伤，注意保暖。

（4）双手涂润肤油，揉搓至温暖再接触新生儿，油量适中。

（5）抚触顺序及部位：头面部—胸部—腹部—上肢—下肢—背部—臀部。

（6）头面部：两拇指指腹从眉间向两侧推；两拇指从下颌部中央向两侧以上滑行，让上下唇形成微笑状；一手托头，用另一只手的指腹从前额发际抚向脑后，最后示指、中指分别在耳后乳突部轻压一下；换手，同法抚触另半部。

（7）胸部：两手分别从胸部的外下方（两侧肋下缘）向对侧上方交叉推进至两侧肩部，在胸部画一个大的交叉，避开新生儿的乳房。

（8）腹部：示指、中指依次从新生儿的右下腹至上腹然后向下腹移动，呈顺时针方向画半圆，避开新生儿的脐部和膀胱。

（9）四肢：两手交替抓住婴儿的另一侧上肢，从上臂至手腕轻轻滑行，在滑行的过程中从近端向远端分段挤捏。对侧及双下肢方法相同。

（10）手和足：用拇指指腹从婴儿掌面、足跟向手指、足趾方向推进，并抚触每个手指、足趾。

（11）背部：以脊椎为中分线，双手分别平行放在脊椎两侧，往相反方向重复移动双手；从背部上端开始逐步向下渐至臀部，最后由头顶沿脊椎摸至骶部、臀部。

（12）包裹新生儿：①检查新生儿皮肤；②更换尿裤；③新生儿包裹松紧适宜。

（13）核对新生儿及母亲信息，操作后核查，保证安全。

（14）协助新生儿取安全、舒适卧位，整理床单位。

（15）整理用物。

（16）洗手，签字，记录新生儿抚触时间等。

【注意事项】

1. 出生后 24 小时开始给新生儿抚触，时间在沐浴后、两次哺乳之间进行。

2. 饥饿或进食后 1 小时内不宜进行抚触，最好在沐浴后。

3. 抚触者在操作前要洗净双手，用婴儿润肤油揉搓双手温暖，再进行抚触。

4. 每个部位的动作重复 4 ~ 6 次抚触整个过程 10 ~ 15 分钟，操作过程中与母亲及新生儿有语言及目光的交流，抚触方向正确，力度适宜，头面部避开囟门，胸部避开乳房部位，腹部避开脐部和膀胱部。

5. 抚触时可播放柔和的音乐，抚触过程中要与婴儿进行语言和情感交流。

6. 抚触时要注意婴儿反应，如有哭闹、肌张力提高、神经质、活动兴奋性增加、肤色出现变化或呕吐等，应立即停止对该部位的抚触，如持续 1 分钟以上，应完全停止抚触。

六、新生儿沐浴法

【目的】

1. 清洁皮肤，使婴儿舒适。

2. 观察肢体活动和脐带有无渗血等异常情况。

【用物准备】

磅秤、沐浴露、清洁衣服、清洁尿裤、包被、毛巾、梳子、温热水、无菌纱布、无菌棉签、75%乙醇、温度计、植物油。

【操作程序与方法】

1. 评估并解释

（1）评估

1）反应、面色、呼吸、肌张力。

2）全身皮肤清洁度、完整情况，有无感染。

3）脐部干燥情况。

4）四肢活动情况。

（2）解释：新生儿家属解释沐浴的目的、方法及注意事项。

2.护士准备：帽整洁、修剪指甲、取下手表、洗手、系围裙。

3.新生儿准备：浴于喂奶前或喂奶后 1 小时进行，以防呕吐和溢奶。

4.环境准备：调节室温 26 ～ 28℃，水温 39 ～ 41℃，湿度适宜，关闭门窗，光线明亮，浴台铺隔水垫，铺清洁大毛巾。

5.操作步骤

（1）准备用物与核对

1）调节室温至 26 ～ 28℃，水温 39 ～ 41℃。

2）物品按需摆放。

3）核对床号、胸牌、腕（脚）带、性别、日龄、新生儿母亲姓名等信息。

4）新生儿准备：沐浴前 1 小时避免喂奶。

（2）称重：在浴台上脱去新生儿衣服，检查全身情况，测体重并记录。

（3）测水温：沐浴前操作者需用自己的前臂掌侧测试水温。

（4）用温水湿棉球清洁眼睛，由内向外，擦拭双眼，然后用毛巾清洁脸部。

（5）用左臂夹住婴儿身体，并托住头部，用拇指和中指捏住婴儿两侧的耳翼，避免洗澡水进入婴儿耳道。右手抹上浴液，柔和按摩头部，然后冲洗、抹干。

6.浴盆中倒入 5 ～ 10ml 浴液并搅拌后，将婴儿轻轻放入水中，但左手及左臂仍扶持婴儿，使他有安全感，右手用毛巾清洁皮肤。顺序为颈部—腋窝—前胸—腹部—上肢—腹股沟—会阴—臀部—下肢—背部，温水清洗，将泡沫冲洗干净。

7.包裹、擦干新生儿全身皮肤：用大毛巾将新生儿包裹，擦干全身皮肤并检查。

8.沐浴后抹干全身，用乙醇消毒脐带，臀部涂护臀霜，身体褶皱处涂抹爽身粉（避开腹股沟及阴道）。

9.检查腕（足）带，穿好衣服，裹好包被，干棉签清洁耳、鼻。

10.整理床单位，与新生儿母亲交接，并协助新生儿取安全、舒适卧位。

11.整理用物，医疗垃圾与生活垃圾分类处理。

12.洗手、记录、签字。

【注意事项】

1.观察新生儿反应和面色、呼吸等情况，动作轻柔，注意保暖。

2.操作者沐浴过程中关注水温变化，防止烫伤新生儿。

3.勿使水及泡沫进入耳道、眼内。

4.洗净、擦干皮肤褶皱处。

5.沐浴操作全过程≤ 10 分钟。

七、乳房护理操作技术

【目的】

促进乳汁分泌，预防及治疗乳房胀痛。

【用物准备】

收集乳汁容器 1 个、毛巾、脸盆。

【操作程序与方法】

1.评估及解释

（1）评估

1）病情、年龄、意识状态、合作程度、自理能力、心理反应。

2）双侧乳房是否对称，有无红、肿、热、痛。

3）双侧乳房有无肿块及乳胀程度。

4）体温变化。

5）患者对乳房护理的了解程度。

（2）解释

1）乳房护理目的、方法、注意事项及配合要点。

2）询问患者有无特殊需要。

2.护士准备　衣帽整洁，修剪指甲，洗手。

3.环境准备　病室整洁、安静，注意遮挡。

4.用物准备　医嘱执行单、治疗车、脸盆 1 个、毛巾 2 块、热水 50 ～ 60℃、温度计、手消毒液。

5.操作步骤

（1）准备用物与核对。

（2）协助产妇取舒适卧位，保护隐私，保暖。

（3）观察双侧乳房是否对称，有无红、肿、热、痛，评估乳胀程度。

（4）左手拇指与其余四指分开，于乳房下端托住乳房，右手检查双侧乳房有无肿块。

（5）协助产妇测试热敷毛巾的温度，可依产妇耐受程度酌情增减。

（6）将温毛巾覆盖在两个乳房上，避开乳头部分，各敷 5 分钟，去除毛巾，观察局部皮肤情况。

（7）乳房按摩：左手拇指与示指分开，环抱产妇乳房基底部，抖动乳房，放松乳房肌肉。

（8）按摩乳腺小叶腺泡：一手托住乳房，另一手在乳房上方周围进行360°旋转按摩，遇乳房硬结，增加按摩力度。

（9）按摩乳腺导管：一手托住乳房，另一手顺乳腺管纵向从乳房根部向乳头方向按摩。

（10）用拇指和示指分别在乳晕上垂直向胸壁按压，将乳汁挤出，观察乳汁分泌情况。

（11）观察乳房变化：乳汁排出顺畅，乳房变软，胀痛缓解。

（12）协助产妇取舒适卧位，必要时更换清洁衣服，整理床单位及用物。

（13）洗手、记录、签字。

【注意事项】

1. 热敷前协助产妇测试水温，注意皮肤颜色，避免烫伤。

2. 热敷时避开乳头。

3. 按摩乳房时，手法正确，动作轻柔，力度适宜。

4. 挤奶手法正确。

八、四步触诊

【目的】

通过腹部四步触诊法检查子宫大小、胎产式、胎方位、胎先露及胎先露是否衔接。

【用物和人员准备】

1. 用物准备　检查床、幕帘或屏风。

2. 人员准备

（1）孕妇：排空膀胱，取仰卧屈膝位。

（2）操作者：着装规范，洗手，冬天检查前手预热。操作前评估孕妇情况，核实孕周。

【操作程序与方法】

1. 核对孕妇及腕带上信息。

2. 向孕妇解释操作目的，取得配合。注意保护隐私，必要时幕帘或屏风遮挡。

3. 协助孕妇取仰卧屈膝位，头部稍垫高，暴露腹部，双腿略屈稍分开，腹肌放松。

4. 四步触诊：前三步检查者面向孕妇头部，第四步面向孕妇足部。

第一步：检查者站在孕妇右侧，两手置于宫底部，手摸宫底高度，了解子宫外形，估计胎儿大小与妊娠周数是否相符。然后以两手指腹在宫底部相对交替轻推，判断宫底部的胎儿部分。若为胎头则硬且有浮球感，若为胎臀则柔软而宽且形态不规则。

第二步：检查者两手分别置于腹部左右两侧，一手固定，另一手轻轻深按检查，两手交替。分辨胎背位置，平坦饱满的部分为胎背，并确定胎背方向；凹凸不平的部分为胎儿肢体，有时可感到胎儿肢体活动。

第三步：检查者右手拇指与其余四指分开，置于耻骨联合上方握住先露部，进一步查清是胎头或是胎臀；然后左右推动以确定是否衔接。若先露部仍浮动，表示尚未衔接入盆，若已衔接，胎先露不能被推动。

第四步：检查者面向孕妇足端，两手分别置于胎先露部的两侧，向骨盆入口方向往下深按，进一步确诊胎先露及胎先露入盆的程度。

5. 协助孕妇起床，整理衣裤。

6. 洗手，做检查记录。

【注意事项】

1. 触诊前应视诊孕妇的腹形及大小，腹部有无妊娠纹、手术瘢痕及水肿。

2. 触诊过程中，注意腹壁肌紧张度、有无腹直肌分离、羊水量及子宫肌敏感度。

3. 每步手法触诊时间不宜过长，避免刺激宫缩及引起仰卧位低血压。注意动作轻柔，保护隐私；冬季注意保暖。

4. 在触诊时应注意腹部过大者，应考虑双胎、羊水过多、巨大儿的可能；腹部过小、子宫底过低者，应考虑胎儿生长发育受限、孕周推算错误等；若孕妇腹部向前突出（尖腹，多见于初产妇）或向下悬垂（悬垂腹，多见于经产妇）应考虑有骨盆狭窄的可能；若腹部宽，子宫横轴直径较纵轴长，多为肩先露（横位）。

九、坐浴

【目的】

坐浴是将患者的外阴部直接浸泡于一定的温度的药液内，达到辅助治疗或清洁作用的一项护理技术，是妇产科临床上常用的治疗各种外阴、阴道炎症的辅助手段，也可作为某些经阴道手术的术前准备方法之一。

1. 清洁作用　外阴、阴道手术及经阴道各类手术前，通过坐浴以达到局部清洁目的。

2. 治疗作用　当患者有外阴、阴道非特异性炎或特异性炎症时，根据不同原因配制溶液，通过水温和药液的作用，促进会阴局部血液循环，减轻炎症和疼痛，促使局部创面组织修复，以提高治疗效果。

【适应证】

1. 非特异性外阴炎、前庭大腺炎、萎缩性阴道炎。

2. 特异性炎症：临床上常用此法的有滴虫、念珠菌外阴、阴道炎症。

3. 阴道及经阴道的手术前准备。

【禁忌证】

月经期、阴道出血、孕妇、产后 7 日内不能坐浴。

【用物准备】

1. 坐浴盆 1 个、41 ~ 43℃溶液 2000 ~ 3000ml；坐浴架 1 个；无菌纱布 1 块。

2. 溶液的配制

（1）滴虫阴道炎：临床上常用 0.5% 乙酸溶液、1% 乳酸溶液或 1 ∶ 5000 的高锰酸钾溶液。

（2）外阴阴道念珠菌病：一般用 2% ~ 4% 碳酸氢钠溶液。

（3）萎缩性阴道炎：常用 0.5% ~ 1% 乳酸溶液。

（4）外阴炎及其他特异性阴道炎、外阴阴道手术准备：1 ∶ 5000 高锰酸钾溶液，0.05% 聚维酮碘溶液（碘伏），可根据病情选用清热解毒的中药如金银花、连翘等。

【操作程序与方法】

护士配制所需溶液 2000 ~ 3000ml，将坐浴盆置于坐浴架上，患者排空膀胱后外阴部浸泡于溶液中，持续时间 20 分钟左右。结束后用无菌纱布蘸干外阴部。整理用物。根据水温不同可将坐浴分为两种。①热浴：水温在 41 ~ 43℃，适用于炎症、有渗出的病变者，可先熏后坐浴。②温浴：水温在 35 ~ 37℃，适用于术前准备。护士教会患者操作方法，便于居家实用。

【注意事项】

1. 患者坐浴前洗净外阴、肛门周围皮肤，或护士为患者进行会阴冲洗。

2. 坐浴液严格按比例配制，浓度过高容易造成皮肤黏膜灼伤；浓度太低影响治疗效果。

3. 冬季注意保暖，随时调节坐浴水温，水温过高容易烫伤皮肤黏膜，尤其是子宫脱垂患者。对老年患者、皮肤感知不良者，护士要亲自测量水温以保证操作的安全性。

十、按摩子宫

【目的】

刺激产后子宫收缩，预防和减少产后出血。

【用物和人员准备】

1. 物品准备　无菌手套 1 副，消毒垫巾 1 块，屏风或隔帘。

2. 人员准备

（1）产妇：排空膀胱，取仰卧膀胱截石位。

（2）操作者：着装规范，洗手，戴口罩。

【操作步骤】

1. 向产妇解释操作目的，取得产妇配合。

2. 按摩子宫

（1）单手按摩：操作者用一手置于产妇腹部，拇指在子宫前壁，其余四指在子宫后壁，握住子宫底部，均匀而有节奏地按摩子宫，促进子宫收缩。单手按摩是常用的方法。

（2）双手按摩：操作者一手在产妇耻骨联合上缘按压下腹中部，将子宫底向上托起，另一手握住宫体，使其高出盆腔，在子宫底部有节律地按摩子宫。同时，双手配合，间断地用力挤压子宫，使积存在子宫腔内的血块及时排出。

（3）双合按摩

1）常规消毒产妇会阴部，铺无菌巾，戴无菌手套。

2）操作者一手进入产妇阴道，握举置于阴道前穹隆，顶住子宫前壁，另一手在腹部按压子宫后壁，使宫体前屈，两手相对紧压并均匀有节律地按摩子宫，不仅可刺激子宫收缩，还可以压迫子宫血窦，减少出血。

3）至子宫恢复有效收缩，出血减少时停止。

4）安置好产妇，清理用物，分类处理。

5）脱手套，洗手，记录。

3. 正确评估阴道出血量、颜色及性状。

4. 洗手，记录。

【注意事项】

1. 按摩子宫的手法应正确，用力均匀，同时，应严密观察生命体征、子宫收缩、阴道出血情况。

2. 行按摩子宫前，应协助产妇排空膀胱，必要时行导尿术。

3. 按摩持续时间，视子宫收缩情况而定。

4. 按摩的同时，应明确子宫收缩不良及产后出血的原因，不可盲目按压，延误病情处理。

【可能引起的并发症及处理】

1. *按摩无效*　尽快明确子宫收缩不良及产后出血的原因，对症处理。同时密切观察产妇生命体征，及时发现问题。

2. *会阴伤口延伸*　进阴道操作时，动作应轻柔，忌粗暴；操作结束，及时修复。

十一、胎心监护

【目的】

通过胎心基线率水平、胎心基线变异、周期性胎心改变来综合判断胎儿储备能力，评估胎儿宫内安危情况。

【用物和人员准备】

1. 物品准备　胎心监护仪，耦合剂，腹带，纸巾。

2. 人员准备

（1）孕妇：排空膀胱，取舒适体位。

（2）操作者：着装规范，洗手。操作前评估，如孕周、宫高、腹围、孕妇自理能力、理解情况和合作程度、局部皮肤情况、胎方位、胎动情况（如临产，还要评估产程进展等）。

【操作程序与方法】

1. 携用物至床旁，核对孕妇姓名及腕带信息。

2. 向孕妇解释操作目的，取得合作。

3. 协助孕妇取合适的体位（半卧位、低半卧位或侧卧位、坐位）。

4. 接通电源，打开监护仪开关，核对时间。

5. 适当暴露孕妇腹部，注意保暖和保护孕妇隐私，触诊确定胎背位置。

6. 涂耦合剂，用胎心探头找到胎心最强处，固定。

7. 如为无应激反应，将胎动计数钮交予孕妇，嘱其自觉胎动时按动按钮。

8. 如为宫缩应激试验，将宫缩压力探头置于子宫底部，固定。

9. 在无宫缩时将宫缩压力调整到基线起始状态。

10. 打开描记开关，观察胎心显示，以及胎心、宫缩曲线描记情况。

11. 监测 20 分钟，视胎心、胎动及监测情况决定是否延长监测时间。

12. 监测完毕，取下监护探头，擦净孕妇腹部的耦合剂，协助孕妇取舒适卧位。

13. 取下监护记录纸，关闭监护仪开关，拔去电源，胎心监护仪归位放置。

14. 洗手、分析记录。

15. 告知孕妇监护结果。

【注意事项】

1. 监测前检查监护仪运行是否正常，时间是否准确。

2. 操作时注意孕妇保暖和保护隐私。

3. 教会孕妇自觉胎动时手按胎动机钮的方法，注意孕妇是否及时记录胎动。

4. 监护过程中应关注胎心率的变化，注意仪器走纸是否正常，图纸描记线是否连续。

5. 注意孕妇有无不适主诉，有无翻身，探头是否脱落及腹带松紧如何等。

【胎儿监护判读】

1. 胎心基线率水平

（1）正常胎心基线范围：110 ～ 160 次 / 分。

（2）胎儿心动过速：胎心基线 > 160 次 / 分，持续 ≥ 10 分钟。

（3）胎儿心动过缓：胎心基线 < 110 次 / 分，持续 ≥ 10 分钟。

2. 基线变异

（1）变异缺失：指振幅波动消失。

（2）缩小变异：指振幅波动 ≤ 5 次 / 分。

（3）正常变异：指振幅波动 6 ～ 25 次 / 分。

（4）显著变异：指振幅波动 > 25 次 / 分。

3. 三种基本典型图形

（1）早期减速：胎心减速几乎与宫缩同时开始，胎心率最低点在宫缩的高峰，下降幅度 < 50 次 / 分，持续时间短，恢复快。一般发生在第一产程后期，宫缩时胎头受压引起。

（2）晚期减速：胎心率减速多在宫缩高峰后开始出现，下降缓慢，下降幅度 < 50 次 / 分，持续时间长，恢复缓慢。一般认为是胎盘功能不良、胎儿缺氧的表现。

（3）变异减速：胎心率变异形态不规则，减速与宫缩无恒定关系，持续时间长短不一，下降幅度 > 70 次 / 分恢复迅速。一般认为是宫缩时脐带受压，兴奋迷走神经所致。

十二、听诊胎心

【目的】

了解胎儿心节律、频率，监测胎儿在子宫内情况。

【用物和人员准备】

1. 用物准备　胎心音听诊器或胎心音多普勒仪、耦合剂、秒表、纸巾。

2. 人员准备

（1）孕妇：排空膀胱，取仰卧位屈膝位。

（2）操作者：着装规范，洗手，冬天应将手预热。评估孕妇情况，如孕周、孕期检查资料及产程进展等。

【操作程序与方法】

1. 携用物至床旁，核对孕妇腕带上信息。

2. 向孕妇解释操作目的，取得配合，主要保护隐私，必要时拉好幕帘或屏风遮挡。

3. 协助孕妇取仰卧屈膝位，头部稍垫高，暴露腹部，双腿放平，腹肌放松。

4. 用四步触诊法确定胎背位置，靠近胎背上方的孕妇腹壁处听诊 1 分钟（正常范围 110 ~ 160 次 / 分，节律整齐）。

5. 听诊完毕，用纸巾擦净孕妇腹部及探头上的耦合剂。

6. 协助孕妇整理衣物，告诉孕妇胎心率数值。

7. 洗手，及时做好记录。

【注意事项】

1. 听诊部位选择：妊娠 24 周前，胎心音听诊部位多在脐下正中或稍偏左、右；妊娠 24 周后，听诊部位：①枕先露，听诊部位在脐左（右）下方。②臀先露，听诊部位在脐左（右）上方。③肩先露，听诊部位在脐周围。

2. 保持环境安静，注意保护隐私，冬季注意保暖。

3. 听诊时应注意胎心音的节律及速率，应与子宫杂音、腹主动脉音及脐带杂音相鉴别。

4. 告知产妇胎心音的正常值范围，测得胎心＞ 160 次 / 分或＜ 110 次 / 分，应立即报告医师及时处理。

5. 若有宫缩，应在宫缩间歇时听诊。

第15章　儿科护理基本技能

一、约束法

【目的】

防止患儿过于活动，以便诊疗操作顺利进行或防止碰伤肢体。

【用物准备】

大毛巾、毛毯、大单、手足约束带或纱布、绷带、棉垫。

【操作程序与方法】

1. 全身约束法

（1）将大单折成自患儿肩部至踝部的长度，将患儿放于中间。

（2）将大单一侧紧紧包裹患儿的手足，至对侧腋下，多余部分压至身下。再将大单的另一侧包裹手臂及身体后，紧压于患儿身下。如患儿过分活动，可用绷带系好。

2. 手足约束法

（1）用手足约束带时，将一端系于手腕或足踝部，另一端系于床屉空隙处。

（2）使用绷带卷及棉垫时，用四层绷带打成双套结，再以棉垫包裹手腕或足踝，将绷带结套在棉垫外稍稍拉紧，使手足不易脱出，又不影响血液循环为限，然后将绷带末端系在床屉的栏杆上。

3. 特制手足固定带法

（1）使患儿平卧，姿势舒服。

（2）将固定带横铺在床上相当于患儿手腕足踝处，将两端紧系于床屉的栏杆上。

【注意事项】

1. 约束带捆扎松紧要适宜，定时松解。

2. 定时观察局部皮肤血液循环状况。

3. 避免皮肤损伤，必要时局部按摩或加厚棉垫。

二、婴儿淋浴法

【目的】

使患儿清洁舒适；促进血液循环及皮肤排泄、散热；活动肌肉和肢体；观察病情。

【用物准备】

大毛巾、小毛巾、婴儿襁褓、婴儿肥皂、洁净衣服、尿布、护理篮（内置：婴儿爽身粉、液状石蜡、5% 鞣酸软膏、碘伏、消毒植物油、棉球、棉签等）。

【操作程序与方法】

1. 携用物至沐浴室，关闭门窗，室温调至 25℃左右，水温 38 ~ 40℃，擦浴台上铺好棉垫及清洁被单。

2. 操作者系上围裙，洗手，将新生儿置于擦浴台上，解开包被，核对姓名、床号、腕带，脱去衣服，除去尿布。

3. 将新生儿抱至沐浴垫上，用小毛巾洗净脸部，用拇指及中指按住耳郭，然后湿润头发和全身,操作者将肥皂涂于手上清洗新生儿全身。顺序:头、颈、上肢、腋下、躯干、腹股沟、臀部和下肢。注意洗净皮肤皱褶处,冲洗时防止水误入鼻及沾湿脐部。

4. 洗毕,将新生儿抱至擦浴台,用大毛巾擦干全身,测量体重并记录。脐部用碘伏轻拭,臀红时臀部涂 5% 鞣酸软膏,穿衣,更换清洁尿布,检查手圈字迹是否清晰,耳、眼、鼻有无异常,如有分泌物用棉签拭去。

5. 整理用物,用消毒液擦拭台面。

【注意事项】

1. 避免水流入耳、鼻、眼、口腔内。

2. 选择刺激性小的肥皂。

3. 仔细核对床号、姓名、腕带,避免抱错婴儿。

4. 调节适宜的水温,防止烫伤。

5. 操作时动作轻柔、敏捷。

6. 观察患儿全身情况,发现异常及时处理。

三、婴儿盆浴法

【目的】【用物准备】

同婴儿淋浴法。

【操作程序与方法】

1. 关好门窗,调节室温在 25℃ 左右。

2. 携用物至床旁,把用物按顺序摆好,浴盆放在床旁凳上(有条件放在操作台),盆内放 2/3 热水,水温 38 ~ 40℃。

3. 将盖被三折至床尾,脱去衣服,用大毛巾包裹全身。

4. 洗面部:用毛巾擦眼(由内眦向外)、擦耳、洗面。

5. 抱起患儿,左手托着患儿枕部,将躯干挟于护士腋下,左手拇指和中指分别将耳郭向前折,堵住外耳道口。

6. 右手将肥皂涂于手上,洗头、颈、耳后,用清水冲洗干净。

7. 盆底铺一块浴巾,解开大毛巾,护士左手握住患儿左臂及肩部,使其颈枕于护士手腕处,右手托住双腿,轻轻放入盆内。

8. 用手抹肥皂,按顺序洗颈下、前胸、臂、手、腹、背、腿、足、会阴、臀部。随洗随用清水冲洗干净。

9. 洗毕,迅速将患儿抱出,用大毛巾包裹全身,并蘸干水分,测量体重并记录。

10. 检查全身各部位,用棉签清洁鼻孔,必要

时用液状石蜡棉签擦净女婴大阴唇及男婴包皮处污垢。

11. 穿好衣服、垫上尿布,必要时剪指甲、换床单等。

12. 整理床单位,物归原处,洗手、记录。

【注意事项】

1. 脐带脱落干燥后方可盆浴。

2. 动作轻快,注意保暖,减少暴露。

3. 避免水进入耳、眼内。

4. 口唇干裂可涂液状石蜡,脐部有渗出可涂 2.5% 碘酊或碘伏。如有臀红可根据程度遵医嘱处理。

5. 头部有皮脂结痂时,可涂液状石蜡浸润,次日轻轻梳去结痂,再清洗。

6. 注意观察皮肤及全身状况,发现异常及时与医师联系。

四、婴儿人工喂养法

【目的】

当母乳不足或禁忌母乳喂养时,供给婴儿足够的营养及液体。

【用物准备】

乳品、奶瓶、奶头、尿布、大毛巾、小毛巾。

【操作程序与方法】

1. 洗手戴口罩。

2. 核对床号、姓名、腕带、乳量、乳液的种类。

3. 选择大小合适的消毒奶头。

4. 将用物带至床旁,给患儿更换尿布后用大毛巾包裹好。洗手。

5. 护士抱起患儿坐在凳子上,使患儿头部枕在护士左臂上成半卧位,不宜抱起者应将头部垫高、侧卧,围好小毛巾。

6. 右手取奶瓶,使奶头中充满乳液,先滴 1 ~ 2 滴于手腕内侧,试乳液的温度及检查奶眼大小是否合适,然后给患儿吸吮。

7. 哺乳完毕,轻拍患儿背部,排除胃内空气。

8. 整理用物及床单位,记录出入量。

【注意事项】

1. 哺喂前保持患儿鼻腔通畅,必要时吸痰。

2. 哺喂时乳液要始终充满奶瓶的前半部,奶瓶颈避免压在患儿唇上。

3. 奶眼堵塞时,应重新更换消毒奶头。

4. 患儿有呛咳时应暂时停止哺喂,轻轻拍后背,休息片刻再喂。

5. 注意观察病情,如有腹胀可适当减量。如

有口周发绀可给予吸氧。

6. 母乳不足而加牛乳或配方乳者，应先喂母乳再喂配方乳。

五、鼻饲喂养法

【目的】

对有口腔或食管疾病吞咽困难或不能吞咽、口腔手术后须保持口腔内清洁干燥或昏迷患儿，以及吃奶呛咳严重者，需由鼻饲供给水分、营养和药物。

【用物准备】

弯盘、鼻饲管、无菌液状石蜡、棉签、镊子、小方纱、胶布条、小夹子、听诊器、治疗碗、注射器。

【操作程序与方法】

1. 检查鼻饲管是否通畅。

2. 用蘸温开水的棉签清洁鼻腔。

3. 用液状石蜡润滑鼻饲管，量好插管深度（自鼻尖到耳垂至剑突的长度）。

4. 使患儿头向后仰，插入鼻饲管，如有呛咳、发绀应立即拔出。

5. 用注射器抽取少量胃液，确定鼻饲管在胃内；也可用注射器吸少许气体从管内注入胃，把听诊器放在胃部，如听到气过水声可确定在胃内。用胶布固定鼻饲管于上唇。

6. 将准备好的流食、药物缓慢推进，最后注入少量温开水以保持鼻饲管清洁通畅。

7. 将鼻饲管开口端关闭或夹紧，用纱布包好。

8. 整理并清洁用物，记录。

【注意事项】

1. 长期鼻饲患儿，每周更换一次鼻饲管，注射器每日更换一次。

2. 每次鼻饲量不超过 200ml。

3. 每次喂食前应检查胃管是否在胃内。

4. 润滑鼻饲管的液状石蜡不宜过多，以免在插入过程中误吸入呼吸道。

5. 注入药物或流食后，再注入少量温开水以保持鼻饲管清洁通畅。

六、婴幼儿服药法

【目的】

药物经口服后被胃肠道吸收和利用，达到治疗的目的。

【用物准备】

水杯内盛有温开水、小勺、药杯、小毛巾。

【操作程序与方法】

1. 将用物携至床旁，放在桌上，为患儿围上小毛巾。

2. 护士抱起患儿坐在凳上，用左臂固定患儿的双臂及头部，如不宜抱起，则须抬高头部，头偏向一侧。

3. 用小勺盛药液从嘴角顺颊部方向慢慢喂入，待患儿将药液咽下去后才将药勺拿开，以防患儿将药液吐出。

【注意事项】

1. 喂药应在喂奶前或两次喂奶间进行。

2. 如有呛咳、恶心，应暂时停止喂药，轻拍后背或转移注意力，待好转后再喂，如有呕吐，应将头偏向一侧。

3. 中、西药不能同时服下，须间隔 30～60 分钟，任何中、西药均不可混于乳汁中同时哺喂。

4. 喂药时应按药物的不同性质使用不同的服药方法。

5. 训练和鼓励患儿自愿服药。

6. 因某种原因暂时不能服药时，应将药取回保管并交班。

七、婴幼儿灌肠法

【目的】

1. 刺激肠蠕动，软化和清除粪便，排出肠内积气，减轻腹胀。

2. 清洁肠道，为手术、检查做准备。

3. 清除肠道内有害物质，减轻中毒。

4. 降温。

【用物准备】

1. 治疗盘、灌肠筒、弯盘 1 个、肛管 2 根、止血钳 1 把、肥皂液、棉签、一次性尿垫、手纸、便盆和便盆布、输液架、水温计、毛毯。

2. 常用溶液：0.1%～0.2% 肥皂水、等渗盐水。

3. 液量：按年龄遵医嘱而定。

4. 温度：40～41℃。

【操作程序与方法】

1. 携用物至床旁，核对床号、姓名及灌肠液，向患儿或家长解释取得合作，关闭门窗，年长儿嘱患儿排尿，将灌肠筒挂在输液架上，液面距肛门 30～40cm。

2. 患儿取左侧位，双膝屈曲。脱裤至膝部，使臀部移至床沿，将尿垫垫于臀下，弯盘置于臀边。如肛门括约肌失去控制时，可取仰卧位，两腿外展屈曲，将一次性尿垫垫于患儿的腰背及臀下，臀下放便盆，勿暴露患儿的肢体。

3. 不合作患儿适当给予约束。

4. 连接肛管，排尽肛管内气体，润滑肛管后自肛门插入 5～7cm，婴幼儿 2.5～4cm，用尿布覆盖患儿两腿间及便盆上，以防污湿床单。

5. 固定肛管，打开止血钳，使药液缓缓流入，同时观察患儿一般情况及灌肠液下降速度，如溶液流入受阻，可稍移动肛管，必要时检查有无粪块阻塞，如患儿有便意，应将灌肠筒适当放低，嘱患儿深呼吸。

6. 待溶液将要流尽时，夹住橡皮管，右手拔管后，打开止血钳，排尽液体，分离肛管用手纸包住肛管头，放在弯盘内，嘱患儿平卧，尽可能保留 5～10 分钟以上，以使粪便软化。

7. 擦净臀部取出便盆，系好尿布，包裹好患儿，使其舒适。

8. 整理用物及床单位，通风。

9. 洗手，记录。

【注意事项】

1. 掌握液体温度、浓度、速度和用量，伤寒患儿灌肠溶液不大于 500ml，压力要低，肝性脑病患儿禁止肥皂水灌肠，以减少对氨的吸收。

2. 灌肠过程中要注意尽量少暴露，避免着凉。

3. 降温灌肠时，于便后半小时测量体温并记录。

4. 灌肠过程中注意病情观察，如发现脉搏加快、面色苍白、出冷汗、剧烈腹痛、剧烈哭闹等情况，应立即停止灌肠并与医师联系。

八、巨结肠灌肠法

【目的】

1. 促进肠蠕动，扩张狭窄段，清除积存粪便，减轻腹胀，促进食欲，改善营养状况。

2. 减轻炎症对肠黏膜的刺激及水肿。

3. 防止手术污染，减少术后并发症。

【用物准备】

灌肠器、肛管（20～22 号）1 根、凡士林油膏、生理盐水、灌肠专用治疗碗 2 个、200ml 量杯 1 个、尿垫、手纸。

【操作程序与方法】

1. 向患儿或家长说明目的和注意事项，以取得配合。

2. 一般应两人操作，遵医嘱备适量生理盐水。

3. 患儿取截石位，略抬高臀部。

4. 了解结肠病变位置的高低及痉挛段的长短，以掌握肛管插入的深度。

5. 选择合适的肛管，润滑后轻轻插入，肛管插入要求动作缓慢、轻柔，遇阻力时应后退再向前，切忌粗暴操作，如发现肛管上带有血迹或灌出液中带有血丝，提示有穿孔的可能，应立即停止操作。

6. 肛管必须插至扩张的结肠内，有气体和粪便排出时才达到要求。

7. 灌洗时要用灌肠器，每次遵医嘱灌入 37～38℃的生理盐水 100～150ml，随即让粪液由肛管排出，同时做腹部按摩，休息片刻后，反复灌洗。并要求每次排出量不少于灌入量。

8. 粪便干硬灌洗困难时，可遵医嘱用等渗盐水和甘油混合注入结肠保留 2～3 小时，再用等渗盐水灌洗。

【注意事项】

1. 做好核对工作。

2. 注意保暖，防止受凉。

3. 插入肛管长短适度，缓慢推注药液。

4. 观察患儿的面色、腹痛、脉搏等情况，如有异常立即停止灌洗，及时与医师联系。注意观察排出粪便的颜色、量，并做记录。

5. 每次灌洗切忌用清水，根据医嘱每日定时灌肠 1 次，腹胀未改善者应保留肛管。

九、小儿吸氧法

【目的】

纠正缺氧。

【用物准备】

湿化瓶、治疗盘内放治疗碗 1 个（内盛清水）、氧气头罩或面罩 1 个、棉签、尿布。

【操作程序与方法】

1. 头罩吸氧法

（1）携带用物至床旁，给患儿换好尿布，做好约束后洗手。

（2）蘸湿棉签清洁鼻孔。

（3）连接湿化瓶，打开氧气管道开关，检查氧气是否通畅。

（4）将头罩罩于患儿头部，头罩边缘勿触及患儿下颌及面部。

（5）调节氧气所需流量，连接头罩。

（6）整理床单位及用物，观察患儿情况。

（7）记录用氧时间。

2. 面罩吸氧法

（1）用面罩将患儿鼻孔及口盖住，用松紧带套在头上固定。

（2）调节氧气至所需流量。

（3）其他与头罩吸氧法等同。

【注意事项】

1. 严格遵守操作规程，注意用氧安全。

2. 使用氧气时，应先调节流量而后使用，停用氧气时，应先除去连接患儿的导管，再关闭氧气。

3. 用氧过程中应观察氧气装置有无漏气，管道是否通畅，氧气流量、湿化瓶内蒸馏水是否符合要求，如面罩用氧时防止面罩移位。

4. 面罩或头罩大小型号要适宜患儿。

5. 氧气头罩拱形开口处要保持一定空隙，以便二氧化碳排出。

十、小儿头皮静脉输液法

【目的】

1. 输入液体、电解质、药物等，达到治疗的目的。

2. 静脉供给营养。

【用物准备】

注射盘：皮肤消毒液、2% 肥皂水、棉签、治疗碗、剃刀、一次性输液器、无菌静脉贴、头皮针、药液。

【操作程序与方法】

1. 核对医嘱、姓名、床号、腕带。

2. 向患儿解释。询问患儿是否小便（婴幼儿更换尿布），约束患儿。评估静脉情况。

3. 洗手、戴口罩。

4. 准备注射盘，备好输液贴。

5. 检查药物、药名、浓度、剂量、性质、有效期等。

6. 严格无菌操作，按医嘱加入药物，将输液器针头插入输液瓶内，关闭调节器。

7. 将液体挂在输液架上，排尽输液器内气体。

8. 如选择穿刺部位在发际内，应先用肥皂水涂擦后剃净毛发。

9. 消毒注射部位，取出头皮针与输液器衔接后排气。

10. 以左手拇指、示指分别固定静脉两端皮肤，右手持针在距静脉穿刺最清晰点向后移 0.3cm，将针头近似平行刺入头皮，沿血管方向慢慢进针，当针头刺入静脉时阻力减小，有滑空感，同时有

回血。确定进入血管后松开调节器。确定液体滴入通畅后，以无菌静脉贴覆盖针孔处，以胶布条固定。

11. 遵医嘱及病情调节输液速度。

12. 使患儿体位舒适，必要时给予约束，整理床单位，拉好床栏。

13. 整理用物、洗手、做记录。

【注意事项】

1. 对于穿刺难度较大的患儿因血管细小或充盈不全无回血者，可用注射器接头皮针进行穿刺，可推入少量液体，局部无隆起现象，周围组织不变白，推之通畅无阻，连接输液管后点滴顺利，即证明穿刺成功。

2. 注意药物的配伍禁忌，刺激性强及特殊药物应确认针头在静脉内时再加药。

3. 严格掌握输液速度，以防发生循环负荷加重。必要时用输液泵控制滴速。

4. 长期输液者计划使用静脉，一般从远端小静脉开始。

5. 输液过程中应加强巡视，严密观察输液是否渗出或堵塞、脱管，局部皮肤有无红肿、疼痛，有无输液反应，发现问题应及时处理。

6. 防止空气栓塞。

7. 持续输液者，须每天更换输液器。

十一、温箱使用法

【目的】

维持体温稳定，创造一个温度和湿度相适宜的环境。

【用物准备】

温箱。

【操作程序与方法】

1. 入箱前准备

（1）暖箱需先用消毒液擦拭消毒。

（2）接通电源，检查暖箱各项显示是否正常。

（3）将水槽内加入适量的蒸馏水。

（4）将暖箱调温至所需的温度预热。根据早产儿出生体重与出生天数决定暖箱温度（表 15-1），相对湿度为 55% ~ 65%。

2. 入箱后护理

（1）密切观察患儿面色、呼吸、心率、体温变化，随体温变化调节暖箱温度。

（2）各种操作集中进行，动作要轻柔、熟练、准确。

表 15-1　不同出生体重早产儿温箱温、湿度参考数

出生体重（g）	温度				相对湿度
	35℃	34℃	33℃	32℃	
1000	初生 10 日内	10 日后	3 周后	5 周后	
1500	—	初生 10 日内	10 日后	4 周后	60% ~ 80%
2000	—	初生 2 日内	2 日后	3 周后	
> 2500	—	—	初生 2 日内	2 日以上	

（3）每日固定时间测体重 1 次。

（4）交、接班时各班应交接暖箱使用情况。

（5）患儿需要暂时出暖箱接受治疗，检查时要注意保暖。

（6）水槽内蒸馏水每日更换 1 次，每周消毒暖箱 1 次。

（7）对出生体重低于 1000g 的早产儿，箱内用物均需经过消毒后使用。

3. 出温箱条件

（1）体重达 2000g 左右或以上，体温正常者。

（2）在不加温的温箱内，室温维持在 24 ~ 26℃时，患儿体温能保持正常者。

（3）患儿在温箱中生活 1 个月以上，体重虽不到 2000g，但一般情况良好者。

【注意事项】

1. 使用温箱应随时观察使用效果，如温箱发出警报信号，应及时查找原因妥善处理。

2. 温箱不宜放在阳光直射、有对流风及取暖设备附近，以免影响箱内温度的控制。

3. 要掌握温箱的性能，严格执行操作规程，并要定期检查有无故障、失灵现象，如有漏电应立即拔除电源进行检修，保证绝对安全使用。

4. 严禁骤然提高温箱温度，以免患儿体温突然上升造成不良后果。

5. 若为新生儿硬肿病，体温低于 33℃及受冷时间超过 1 小时者，则必须遵循逐渐复温原则。并应加蒸馏水于湿化器水箱中，以达到所需的相对湿度。

十二、光照疗法

【目的】

光照治疗（简称光疗）是一种通过荧光灯照射治疗新生儿高胆红素血症的辅助疗法。其主要作用是使 (4Z, 15Z) - 胆红素转变成 (4Z, 15E) - 胆红素异构体（C_{15} 处双键旋转 180°）和光红素 (lumirubin)，从而易于从胆汁和尿液中排出体外。

【用物准备】

光疗箱：一般采用波长 420 ~ 470nm 的蓝色荧光灯最为有效，还可用绿光或白光照射，光亮度 160 ~ 320W 为宜。它分单面和双面光疗箱，单面光疗可用 20W 灯管 6 ~ 8 支，平列或排列成弧形，双面光疗时，上下各装 20W 灯管 5 ~ 6 支，灯管与皮肤距离为 33 ~ 50cm。

遮光眼罩：用不透光的布或纸制成。

其他：长条尿布、尿布带、胶布等。

【操作程序与方法】

1. 了解患儿诊断、日龄、体重、黄疸的范围和程度、胆红素检查结果、生命体征、精神反应等资料。

2. 清洁光疗箱，箱内湿化器水箱加水至 2/3 满，接通电源，检查线路及光管亮度。使箱温升至患儿适中温度，相对湿度 55% ~ 65%。

3. 清洁患儿皮肤，禁忌在皮肤上涂粉或油类；剪短指甲、防止抓破皮肤；双眼佩戴遮光眼罩，避免光线损伤视网膜；脱去患儿衣裤，全身裸露，只用长条尿布遮盖会阴部，男婴注意保护阴囊。

4. 戴墨镜，将患儿裸体放入已预热好的光疗箱中，记录开始照射时间。

5. 一般采用光照 12 ~ 24 小时才能使血清胆红素下降，光疗总时间按医嘱执行，一般情况下，血清胆红素 < 172μmol/L（10mg/dl）时可停止光疗。停止光疗时给患儿穿好衣服，除去眼罩，抱回病床，并做好各项记录。

6. 关闭电源，将湿化器水箱内水倒尽，整机清洗、消毒，将光疗箱应放置在干净，温、湿度变化较小，无阳光直射的场所。

【注意事项】

1. 应使患儿的皮肤均匀受光，并尽量使身体广泛照射，禁止在箱上放置杂物以遮挡光线。若使用单面光疗箱一般每 2 小时更换体位 1 次，俯卧照射时要有专人巡视，以免口鼻受压而影响呼吸。

2. 每 2 ~ 4 小时测体温 1 次或根据病情、体温情况随时测量，使体温保持在 36 ~ 37℃为宜，根据体温调节箱温。冬天要特别注意保暖，夏天则要防止过热，若光疗时体温上升超过 38.5℃时，要暂停光疗，经处理体温恢复正常后再继续进行。

3. 保证水分及营养供给：光疗过程中，应按医嘱静脉输液，按需喂奶，因光疗时患儿不显性失水比正常小儿高 2 ~ 3 倍，故应多喂水，观察出入量。

4. 严密观察病情：监测血清胆红素变化，以判断疗效。光疗过程中要观察患儿精神反应及生命体征。注意黄疸的部位、程度的变化；大小便的颜色与性状；皮肤有无发红、干燥、皮疹；有无呼吸暂停、烦躁、嗜睡、发热、腹胀、呕吐、惊厥等；注意吸吮能力、哭声变化。若有异常须及时与医师联系。

5. 保持灯管及反射板清洁，并定时更换灯管，如有灰尘会影响照射效果，每日应清洁灯箱及反射板，灯管使用 300 小时后其灯光能量输出减弱 20%，900 小时后减弱 35%，因此灯管使用 1000 小时必须更换。

第16章　传染科护理基本技能

一、人工肝血浆置换术的配合

【目的】

将患者含有毒性物质与致病因子的血浆分离出去，补充等量新鲜冷冻血浆并回输入体内。

【治疗前的准备】

1. 治疗前一日测定血型、凝血项和血常规。

2. 血管的准备，治疗前一日进行深静脉置管，目的在于确保人工肝治疗中血液循环的畅通。

3. 根据医师制订的治疗方式选择相应的管路和分离器。

4. 核对知情同意书签署情况。

5. 与病区护士核对血浆。

6. 药品与抢救器材的准备。有针对性的准备人工肝治疗中所需的药品及抢救器材。

7. 安装管路并进行预冲。

【操作程序与方法】

1. 核对患者身份。

2. 向患者说明血浆置换操作的过程。

3. 连接心电监护，测血压。

4. 遵医嘱进行治疗参数设定。

5. 遵医嘱进行治疗前用药。

6. 深静脉置管通管。

7. 患者连接体外循环，低速运转血液泵。

8. 遵医嘱给予首剂抗凝血药推注。

9. 治疗开始前采血。

10. 体外循环进行 3 ~ 5 分钟后，患者无不适主诉，治疗仪器及监护仪器显示数值正常可以适当调节血液泵速度至治疗速度，开始进行治疗。

11. 治疗中注意定时监测和观察仪器指标并做好记录。

12. 完成治疗量后，患者结束治疗。

13. 整理用物，交接患者，做好治疗室消毒。

【注意事项】

1. 心电监护仪严密观察生命体征及设定参数的变化，发现问题及时处理。如血压下降可能与血流过快、过敏、血容量不足、出血、心功能不全及回血温度参数设定过高有关，针对不同情况要严密观察、妥善处理。

2. 若突然停电，应使用手动血泵（一般机器备有手动摇柄）把体外血液驱回体内。

3. 及时、准确记录使用的物品、术中情况。

4. 治疗结束时治疗室护士与病区护士做好交接班，重点交接生命体征、使用药物情况等。

二、血液滤过

【目的】

滤出储存于体内的有毒物质，同时补充与细胞外液相似的电解质溶液（即置换液），达到血液净化的目的。

【用物准备】

1. 血液滤过机的调试

（1）血液滤过机待命状态。

（2）血液滤过器与回路的冲洗。

2. 其他准备　心电监护仪、血压计、吸引器、呼吸机、供氧系统应保持完好状态。

【操作程序与方法】

1. 核对患者身份。

2. 开机和设置参数。

3. 连接心电监护，测血压。

4. 遵医嘱进行治疗参数设定。

5. 遵医嘱进行治疗前用药。

6. 深静脉置管通管。

7. 患者连接体外循环，低速运转血液泵。

8. 遵医嘱给予首剂抗凝血药推注。

9. 治疗开始前采血。

10. 体外循环进行 3 ~ 5 分钟后，患者无不适

主诉，治疗仪器及监护仪器显示数值正常可以适当调节血液泵速度至治疗速度，开始进行治疗。

11. 治疗中注意定时监测和观察仪器指标并做好记录。

12. 完成治疗量后，患者结束治疗。

【注意事项】

1. 严格无菌操作。

2. 患者和（或）患者家属同意并签署血液滤过治疗知情同意书。

3. 配合医师做好术前检查，如凝血功能测定、血小板计数、心电图检查等。

第17章　精神科护理基本技能

一、保护性约束法

【目的】

当患者发生或者将要发生伤害自身、危害他人安全或扰乱医疗秩序的行为时，在没有其他可替代措施的情况下，护理人员应遵医嘱对其实施保护性约束医疗措施，以保障患者自身或他人、周围环境的安全。

【用物准备】

约束带 2 ~ 4 根，棉垫或软毛巾。

【操作程序与方法】

1. 评估:患者的意识清晰度、病情、合作程度、四肢及皮肤情况、工作人员人力、环境情况。

2. 查对保护性约束医嘱及知情同意书。

3. 准备保护性约束的房间及床单位。

4. 告知患者约束目的，鼓励患者配合。

5. 护士站于床位两侧，有利于进退，以保证患者及护士安全。

6. 协助患者取安全、舒适体位。

7. 约束患者双上肢手腕处和（或）双下肢足踝处，约束部位垫软毛巾或棉垫。

8. 约束过程中保持与患者的沟通，安抚患者情绪，观察患者病情变化。

9. 协助患者取安全舒适卧位，整理衣物，确保环境安全，安慰患者。

10. 洗手，完整记录约束时间、约束原因、约束带数目、肢体和皮肤情况及为患者提供的护理措施，签字。

【注意事项】

1. 遵医嘱约束。

2. 四肢约束后患者应取较舒适卧位，四肢伸展，肢体处于功能位置。

3. 松紧适宜，以能伸进一横指为宜，注意约束部位的保护。

4. 定时巡视，观察约束部位血液循环及局部皮肤情况，2 小时松解约束带一次。

5. 保证患者的安全，不发生意外损伤和并发症。

6. 做好约束后患者的生活护理，保证入量，协助患者排便。

7. 患者情绪激动时，应做好安抚、解释工作，避免激惹因素。

8. 制动措施只能短期使用，待患者情绪平稳，在医护指导下能够控制其伤害自身、危害他人安全或扰乱医疗秩序的行为时，即应解除保护。

9. 实施保护性约束后及时告知患者家属。

二、噎食的紧急处理

【目的】

恢复患者气道通畅，缓解呼吸困难。

【用物准备】

环甲膜穿刺针、氧气、吸氧管、电动吸引器、吸痰用物、急救车。

【操作程序与方法】

1. 评估患者气道梗阻情况及意识状态。

2. 噎食初期，患者口腔前部积存大量食物阻

塞气道，面部涨红并有呛咳反射。立即掏出堵塞在患者口腔及咽部的食物，同时呼叫医师；如无缓解立即行腹拳式冲击法，即护士站在患者身后，让患者背靠在自己胸前，双手从背后环抱患者，一手握拳，拳眼顶在患者的剑突下，另一手的手掌按压在拳头上，连续、快速地向内、向上反复推压冲击，利用胸腔内气流的压力将阻塞在咽喉和器官内的食物冲击出来。

3. 噎食窒息出现意识障碍时，可采用：①卧位腹部冲击法，即患者仰卧位，救治者面对患者，取跪姿跨于患者髋部，一只手置于另一只手上，将下面那只手的掌跟放于患者胸廓下、脐上的腹部，快速冲击压迫患者腹部，促使食物排出；②环甲膜穿刺术，方法是配合医师协助患者仰卧位，肩胛下方垫高，颈部伸直；定位于甲状软骨上缘的中间部位（喉结最突出的正下方）；救治者用手固定患者甲状软骨，穿刺针与喉部皮肤成 30°～40° 方向进针于气管内，进行通气，同时做好气管切开的准备。

4. 开放静脉，心肺复苏，继续生命支持。

5. 将患者移至重症室，设专人护理，密切观察救治后的病情变化，做好各项护理记录。

6. 患者如处于昏迷状态，应送重症监护治疗病房（ICU）继续救治。

【注意事项】

1. 及时发现病情变化，争分夺秒，就地抢救。

2. 护士用手指清除患者口中食物时，注意不要被患者反射性咬合动作咬伤手指。

三、自缢的紧急处理

【目的】

挽救患者生命。

【用物准备】

简易呼吸器、氧气、急救车。

【操作程序与方法】

1. 发现患者悬挂自缢，立即将其身体向上托起，使自缢绳松弛，减轻对颈部血管的压迫，并迅速切断和解除自缢绳（如患者在低处自缢，立即切断自缢绳），使患者就地平卧，就地抢救，同时通知医师。

2. 患者保持仰卧位，颈部伸直，解开领扣和裤带，检查患者有无呼吸、心跳，若无即果断进行人工呼吸和胸外心脏按压术。

3. 给氧，开放静脉通道，遵医嘱给药，进一步生命支持。

4. 复苏成功后，移动患者，继续生命支持。

5. 设 24 小时专人看护，严密观察病情变化。

6. 复苏后患者仍然昏迷应送 ICU 监护。

7. 护士应记录抢救的全过程。

【注意事项】

1. 发现患者自缢时，护士不可惊慌失措，应就地抢救，动作迅速，措施到位。

2. 保护环境，尽可能减少惊动其他患者。

四、无抽搐性电休克治疗的护理

【目的】

无抽搐性电休克治疗（nonconvulsive electric shock therapy），又称改良电休克治疗，是利用短暂适量的电流刺激大脑，引起患者脑细胞同步放电，产生一次癫痫大发作，从而脑内的神经递质代谢也会产生相应改变，达到治疗精神障碍目的的一种方法。

【用物准备】

电休克治疗仪、氧气、电动吸引器、简易人工呼吸机、心电监护仪、牙垫、电极、抢救药品、治疗床、约束带。

【操作程序与方法】

1. 治疗前详细查体，完成必要的常规检查，包括心电图、脑电图、胸片等，以帮助确定有无禁忌证。

2. 家属及患者的知情同意，尤其治疗前应向患者做好解释，消除其紧张恐惧心理。

3. 首次治疗前测体重，每次治疗前测生命体征。

4. 治疗前 6 小时禁食、禁水。治疗开始前排空大小便，取下活动义齿、发卡、眼镜，解开领扣及腰带。

5. 再次核对患者姓名、术前禁食禁水、用药、排空大小便情况，取下活动义齿、发卡、眼镜，解开领扣及腰带，安抚患者情绪。

6. 患者仰卧于治疗床上，四肢自然伸展。

7. 连接监护仪，放置牙垫，嘱患者用上、下白齿咬紧。

8. 遵医嘱安全、顺序静脉给药，同时吸氧。

9. 麻醉后期，医师连接电极，停止吸氧，紧托患者下颌进行通电治疗。护士对整个治疗过程密切观察。

10. 治疗结束、患者自主呼吸恢复后，将患者送到恢复室，继续观察生命体征及意识恢复情况；意识模糊、躁动不安患者应有专人看护，防止意外发生。

11. 待患者意识恢复并无明显不适，护士送患者返回病区，协助患者卧床休息。

12. 治疗后 2 小时内禁食禁水，2 小时后在看护下进食进水，以软食为主，以免因吞咽功能未完全恢复进食时引起噎食。

13. 观察治疗后反应，必要时报告医师，做好患者心理护理。

【注意事项】

1. 无抽搐性电休克治疗前 6 小时禁食禁水，4 小时内避免使用强效镇静药，否则当日暂停治疗。

2. 术前嘱患者排空大小便情况，取下活动义齿、发卡、眼镜，解开领扣及腰带。

3. 静脉输液时严防药液外漏造成局部组织坏死。

4. 严格查对制度，防止差错。

第18章　皮肤与性病科护理基本技能

一、冷湿敷法

【目的】

1. 湿敷法具有清洁、消炎、收敛和止痒的功用。皮肤经湿敷后，由于液体蒸发，使血管收缩，体表温度降低，渗出减少，水肿消退。

2. 可使皮肤局部温度降低，镇静末梢神经，达到止痒作用。

3. 湿敷法适用于急性渗出性皮损，如急性湿疹、皮炎及小片糜烂等；也可用于渗出少、红肿明显、皮肤感染、糜烂及溃疡者。

【用物准备】

1. 换药车上层　湿敷盆或小碗 1 个（内装湿敷液、纱布若干、棉球若干）、湿敷垫、无菌换药盘（内装镊子 2 把、弯盘 2 个）、手套 1 副、一次性棉垫若干、橡皮中单、清洁床单、病号服。

2. 换药车下层　医用垃圾袋。

3. 湿敷液的配制　根据评估将适量药物，放入容器中，用相应比例开水浸泡药物，并使药粉充分溶解，自然冷却。

常用湿敷液如下。

(1) 3% ~ 4% 硼酸液。

(2) 1：2000 小檗碱液。

(3) 生理盐水。

(4) 1：8000 高锰酸钾溶液。

(5) 自制中药溶液。

【操作程序与方法】

1. 备齐用物携至患者处，核对解释，以取得配合。

2. 患者取舒适体位，在冷敷部位下面垫橡胶单及治疗巾，局部涂以凡士林，上面盖一层纱布。

3. 将敷布浸于冰水或冷水中，用长钳拧敷布至不滴水为度，抖开折好，敷于患处。

4. 及时更换敷布，每 2 ~ 3 分钟一次，冷敷时间为 15 ~ 20 分钟。

5. 冷敷完毕，用纱布擦净患处，整理用物。

6. 安置患者，整理床单位。

7. 洗手，记录冷敷的部位、时间及冷敷的效果和反应。

【注意事项】

1. 湿敷药液应当日配制，不得使用陈旧药液。

2. 湿敷一般采用冷湿敷，故而面积不宜过大，不能超过身体表面积的 1/3，以免感染或药物中毒。

3. 湿敷垫必须与皮肤紧密接触。

4. 湿敷垫要保持清洁，部位分开。

5. 非一次性用物使用后必须清洁并高压消毒。

二、清疮换药术

【目的】

1. 减少鳞屑、尘埃、脓痂等污物对皮肤的刺激，减少病菌滋生。

2. 减少抗原物质及毒素的吸收，防止感染的扩散。

3. 抽吸疱液，防止皮肤剥脱缺损，利于恢复。

4. 有利于药物的吸收并充分发挥其治疗作用，促进皮损的消退。

【用物准备】

1. 换药车上层

（1）1：2000 小檗碱溶液浸泡的无菌纱布、棉球。

（2）换药盘（内有无菌弯盘 2 个、镊子 2 把）剪刀、无菌手套、30ml 注射器、10ml 注射器、干纱布、棉签、安尔碘或 75% 乙醇等。

（3）生理盐水、庆大霉素 5 支、利多卡因 5 支。

（4）清洁床单、病号服。

（5）必要时需根据医嘱带药（如双氧水、表皮生长因子等）。

2.换药车下层：医用垃圾袋。

3.湿敷液的配制

（1）根据评估将适量小檗碱，放入容器中，用相应比例开水浸泡药物，并使药粉充分溶解，自然冷却，放入适量无菌纱布、棉球。

（2）生理盐水内加入庆大霉素 5 支及利多卡因 5 支。

【操作程序与方法】

1.清洁皮肤患者一般情况较好时，可用温水淋浴或 1：8000 高锰酸钾浸浴。

2.抽吸水疱：先用安尔碘棉签消毒水疱，用无菌 10ml 注射器在疱体下方边缘处将疱液抽出，尽量不破坏疱壁，防止创面暴露，以利病情控制后原皮肤还可以恢复。

3.脓性分泌物皮损：此时应用镊子将表皮夹起，沿正常皮肤的边缘将坏死表皮剪掉，祛除脓痂，暴露出新鲜创面，然后用 1：2000 小檗碱湿棉球擦洗创面。

4.贴邮票法：将 1：2000 小檗碱纱布剪成与创面大小相等的纱布贴于创面上；对于创面面积较大的部位应将纱布剪成数块邮票大小相等湿贴。

5.用 30ml 注射器外喷以加入庆大霉素等药液的生理盐水，将贴好的小檗碱纱布浸湿。

6.头皮皮损换药

（1）剪短头发。损害较轻、创面分泌物多时，清洁头皮后，用小檗碱纱布湿敷，时间应比一般湿敷时间长，且纱布厚（温度不宜过低）；尽量清除结痂，暴露新鲜创面。

（2）痂皮不易脱落时不可强行撕扯，可用剪刀剪掉。

（3）外涂软膏制剂，可在睡觉时戴上一次性帽子。

7.更换床单、病号服。

【注意事项】

1.淋浴时水温不宜过高，时间不宜过长，避免使用香皂、洗剂等刺激物质，更不应搓洗。浸浴时间不宜超过 30 分钟。

2.病室的温度应在 20℃以上，采用暴露疗法时室温应保持在 26 ~ 28℃，湿度为 50% ~ 60%，保持病室空气新鲜，注意保暖，防止受凉感冒。伴高热时可根据病情适当减少换药次数。

3.密切观察病情变化，防止并发症的发生：如大剂量激素引起消化道出血、高血压、精神异常、感染等，发现病情变化及时通知医师。

4.物品消毒：凡直接与创面接触的物品，如敷料、床单、枕套、衣服、换药用具、滑石粉等必须严格消毒。

5.患者皮损创面大不宜直接接触床单，最好使用支被架，防止被单与皮肤粘连。

6.预防压疮的发生，床单勤更换，保持平整清洁干燥，定时为患者翻身。

7.换药前应做好患者心理护理，安抚、鼓励患者，取得患者的配合；护士操作应轻、稳、准，皮损面积大可两人同时换药，以减轻患者的疼痛。

三、封包法

【目的】

软化皮损，有利于药物的吸收，促进皮损的愈合。

【用物准备】

1.换药车、保鲜膜、胶布、剪刀、止血钳、纱布、外用药。

2.用止血钳夹住折叠好的纱布（以止血钳前端不易划伤皮肤为宜）。

【操作程序与方法】

1.使用止血钳将外用药涂擦在封包部位的皮损上。

2.用保鲜膜包裹 2 圈。

3.用胶布粘好。

【注意事项】

1.封包在每晚睡觉前并于次日晨打开。

2.外用药物（大多数为激素类药膏或与其他药物混合）药量比平时稍多，稍加揉擦。

3.此方法在使用时应注意封包时间不宜过长，特别在夏季。

第19章 眼科护理基本技能

一、滴眼液的用法

【目的】

1. 预防、治疗眼部疾病。

2. 散瞳或缩瞳。

3. 眼部表面麻醉。

【用物准备】

1. 点眼盘。

2. 眼药瓶。

3. 消毒棉签。

4. 洗手消毒液。

5. 无菌眼垫。

【操作程序与方法】

1. 备齐物品，做好解释。

2. 再次核对药液、姓名、眼别。

3. 嘱患者取坐位或仰卧位，头稍后仰，棉签擦净眼周分泌物，眼睑放松勿紧张，眼向上看。

4. 操作者左手将患者下睑轻轻向下方牵拉，右手持滴管或眼药瓶。

5. 操作者于距眼 1～2cm 处将药液 1～2 滴滴入患眼下部结膜囊内。

6. 然后轻提上睑，使药液均匀扩散于眼球表面，以棉签拭干流出的药液，并嘱患者轻闭眼 2～3 分钟。

7. 协助患者恢复舒适体位，交代注意事项，整理用物，洗手（快速手消毒液擦拭）。

【注意事项】

1. 用药前擦净患眼的分泌物，传染性眼病用物单独消毒处理。

2. 眼药一人一药（专眼专用），防止交叉感染。

3. 角膜感觉灵敏，滴药时不宜滴在角膜表面。

4. 滴药时滴管至少距眼睑 2～3cm，勿使滴管末端触及睫毛或眼睑缘部，以防污染。

5. 必要时用棉球紧压泪囊部 2～3 分钟，以免药物经泪道流入泪囊和鼻腔后经黏膜吸收而引起全身中毒反应。

6. 易沉淀的混悬液在滴用前应充分摇匀。

7. 瓶口与眼睑保持 2～3cm 的距离，避免污染眼药瓶口。

8. 点药时头偏向用药一侧，以免药物流入另一只眼，引起不良反应。

9. 同时滴用数种滴眼液时，先滴刺激性弱，后滴刺激性强的药物。滴眼液与眼药膏同时使用时，应先滴滴眼液后涂药膏，同时滴用多种滴眼液时需交替使用，每次每种眼药之间应间隔 3～5 分钟。

二、结膜囊冲洗法

【目的】

1. 清除结膜囊内大量分泌物、异物。

2. 特殊检查前洗眼及化学性烧伤后紧急冲洗。

3. 眼科手术的术前常规准备。

【用物准备】

1. 玻璃洗眼壶或冲洗用吊瓶。

2. 受水器。

3. 表面麻醉药（1% 丁卡因或盐酸丙美卡因）。

4. 干消毒棉球及冲洗液（生理盐水、3% 硼酸液、2% 碳酸氢钠液等）。

【操作程序与方法】

1. 备齐物品，做好解释及心理护理，说明治疗的目的，使之密切合作。

2. 患者取仰卧位或坐位，患眼点表面麻醉药 1 次，头向冲洗侧倾斜，将受水器紧贴待洗眼一侧的面颊部，由患者自持。

3. 操作者右手持洗眼壶，距眼球 3～4cm，嘱患者轻闭双眼，先冲洗患眼眼睑及周围皮肤，然后再移至眼部，进行结膜冲洗。

4. 冲洗时，嘱患者将眼球向各方向转动，并将上、下眼睑翻开，使结膜囊各部分充分暴露，彻底冲洗。

5. 冲洗后用消毒干棉球擦净眼睑及面部的残余冲洗液，取下患者自持的受水器。

6. 整理物品、消毒处理，洗手。

【注意事项】

1. 冲洗前应先擦净眼部药膏或分泌物后再冲洗。

2. 洗眼时，要防止洗眼壶触及眼睑、睫毛，以免污染洗眼壶。

3.洗眼壶冲洗时不宜过高或过低。一般冲洗,冲眼器距眼 3～4cm 为宜,如为化学伤冲洗,冲力宜大,冲眼器距眼 10cm 左右,冲洗时间不少于 15 分钟,如有大块异物不易冲洗,可用消毒棉签擦去,再行冲洗,冲洗液根据化学成分而定,中和降低化学浓度,减轻眼部受伤程度。

4.冲洗液应保持适宜的温度,一般以 32～37℃为宜。

5.对角膜裂伤或角膜溃疡的眼球,冲洗时勿施加压力,以防眼内容物脱出。

6.角膜的感觉极为敏感,切勿直接用水流冲于其上。

7.眼内异物合并眼球穿通伤者严禁冲洗结膜囊。

8.冲洗传染性眼病时,注意勿让冲洗液流向健眼,以防交叉感染,其用具用后应彻底消毒。

三、结膜下注射法

【目的】

将药物注射在球结膜或穹窿结膜下,可使药物在房水、前血管膜、晶体及玻璃体的前部获得较高的浓度,增强并延长药物作用时间。其常用于治疗眼前部炎症,化学性烧伤早期,角膜炎和角膜溃疡等各种眼病,也用于眼球手术的局部浸润麻醉。

【用物准备】

1.一次性 TB 注射器。

2.表面麻醉药(1% 丁卡因或盐酸丙美卡因)、抗生素滴眼液。

3.TB 针头。

4.消毒棉签、眼垫、胶布。

【操作程序与方法】

1.向患者做好解释工作,消除恐惧心理,以取得患者的合作。

2.核对检查药物,患者取仰卧位。

3.患眼结膜囊内滴用表面麻醉药 2 次。

4.冲洗结膜囊。

5.操作者将患者上睑或下睑轻轻固定在相应眶缘处,嘱患者眼球向注射部位的相反方向注视。

6.选择充血较轻,血管较少的部位进针注射,注射针与眼球壁成 15°～30° 进针,切忌垂直,针尖应背离角膜方向,以免误伤。药物宜徐徐推注,可见药液小泡形成。

7.注射完毕,按医嘱用药,覆盖消毒眼垫,

嘱患者闭眼,用同侧手掌轻压迫眼球数分钟。

8.协助患者恢复舒适体位,整理用物,洗手,记录。

【注意事项】

1.注射时不要用力过猛,尽量避开血管,避免损伤巩膜。

2.注射时针头与角膜平行,避免伤及角膜。如多次注射,可更换注射部位,以免形成瘢痕或影响药物的吸收。

3.药液大于 1ml,可选用 2ml 注射器,但应更换 TB 注射针头。

4.注射部位通常选择球结膜和下穹窿结膜,注射时避开大血管及手术切口,以免引起出血。

5.注药后观察有无结膜下出血、结膜脱垂至眼睑外等。

四、球后注射法

【目的】

1.眼内手术的睫状神经节阻滞麻醉。

2.眼后部的炎症如球后视神经炎、脉络膜炎、视网膜炎和视网膜中央动脉阻塞的治疗。

3.青光眼剧痛者亦可作为局部治疗的给药途径。

【用物准备】

1.一次性 2ml/5ml 注射器或一次性球后注射器。

2.球后注射针头(3.5～4cm 长 5 号针头)。

3.2% 利多卡因、注射用药、安尔碘。

4.消毒棉签、消毒棉块(棉球)、胶布。

【操作程序与方法】

1.备齐物品,核对准确,做好患者心理护理,消除其恐惧心理,以配合治疗。

2.核对检查药物,抽吸药液。

3.患者取仰卧位,放松闭眼,消毒患眼(安尔碘)2 遍(消毒范围:在外下眶缘,上至下睑睫毛根部,下至颧骨,外至外眦,内至内侧鼻梁部)。

4.嘱患者向内鼻上方注视,并保持眼球不动。

5.操作者左手用消毒棉签固定消毒区域皮肤,右手持球后注射器于眶下缘中外 1/3 交界处进针,针头沿眶缘垂直于皮肤刺入 1～1.5cm 后,再将针头转向鼻上方倾斜,向眶尖方向进针,总长 3～3.5cm,即可达到肌肉圆锥内,抽吸无回血,未刺入眼球内(眼球转动,针头不随之转动)后,方可注入药物。

6. 注射完毕，消毒棉球压迫局部 3 ~ 5 分钟，胶布贴盖注射部位。

7. 协助患者恢复舒适体位，整理用物（并再次核对），洗手，记录。

【注意事项】

1. 注意与患者沟通，消除恐惧、紧张感。

2. 进针时如有阻力，不可强行进针，以防刺伤眼球。

3. 进针深度应小于 3.5cm，不可过深，以防刺入颅内。

4. 注射时嘱患者固定注视，注射右眼往左上方注视，注射左眼往右上方注视。

5. 进针后抽吸，如有回血，应立刻拔出针头按压注射部位。

6. 出现眼睑水肿、眶压增高、肿胀、眼球突出、眼剧痛、视力突然丧失现象，应立即停止注射，并积极对症处理。

五、睑板腺按摩术

【目的】

使用物理挤压的方式，排出由于睑缘炎、慢性结膜炎引起的睑板腺管分泌物的阻塞。

【用物准备】

表面麻醉药、棉棒、生理盐水、抗生素滴眼液。

【操作程序与方法】

1. 备齐用物。做好患者的心理护理，说明治疗目的，使之能够密切配合。

2. 嘱患者仰卧位，滴表面麻醉药 2 ~ 3 次。

3. 使用生理盐水浸润棉棒。

4. 嘱患者向所按睑板相反方向注视，将盐水棉棒一根轻轻放入所按睑板结膜面起支撑作用，另一根棉棒在睑板的皮肤面沿睑板腺管开口方向，从睑板腺根部向开口处用力均匀地进行按压，排出其中淤阻的分泌物。

5. 按摩后，取出支撑作用的盐水棉棒，在结膜囊内滴入抗生素滴眼液。

【注意事项】

患者半小时之内不要揉眼，以免引起角膜内皮擦伤。

六、结石剔除术

【目的】

在睑结膜面上（及睑板上缘）有质硬的黄白色小突起为结石，当其突出结膜面时，摩擦角膜，有异物感症状者，可行结石剔出术。

【用物准备】

1. 眼睑钩 1 个。

2. 无菌棉棒。

3. TB 注射器。

4. 抗生素滴眼液或抗生素眼膏。

【操作程序与方法】

1. 备齐用物。做好患者的心理护理，说明治疗目的，使之能够密切配合。

2. 滴表面麻醉药 2 ~ 3 次，患者取仰卧位。

3. 操作者一手持眼钩，一手持棉棒翻转上睑或下睑，暴露睑结膜面。

4. 嘱患者向手术眼睑相反的方向注视，以注射器针头剔出突出结膜面的结石。

5. 术毕滴抗生素滴眼液或抗生素眼膏，并以眼垫遮盖，嘱患者用手掌稍用力压迫 2 ~ 5 分钟，以压迫止血。

6. 协助患者恢复舒适体位，嘱其翌日将眼垫取下，自滴抗生素滴眼液或抗生素眼膏。

7. 整理用物，洗手，记录。

【注意事项】

1. TB 注射器斜面向上，纵行挑开结石上的结膜，以减少出血。

2. 结石取出后避免掉入结膜囊内。

3. 操作中严格执行无菌操作，避开血管并注意保护患者眼球，避免误伤。

4. 结石多而成堆时，只剔出大而突出的，且不可一次取净，尽量减少结膜的损伤。

七、巴氏异物定位法

【目的】

推测异物在眼球内的位置。

【用物准备】

1. 巴氏定位器。

2. 无菌平台镊。

3. 表面麻醉药（1% 丁卡因或盐酸奥布卡因）。

4. 抗生素滴眼液。

【操作程序与方法】

1. 操作前洗净双手，核对无误后，向患者做好解释工作，以取得患者合作。

2. 患者取坐位或仰卧位，为患眼滴表面麻醉药 2 ~ 3 次，每次间隔 3 ~ 5 分钟。

3. 将患眼上眼睑向上牵拉，嘱患者患眼向下方注视，暴露上穹窿部，将巴氏定位器上部放入上穹窿部，松开上眼睑，同时将下眼睑向下牵拉，嘱患者患眼向上注视，暴露下穹窿部，再将巴氏定位器下部放入下穹窿部。使整个定位器完全进入眼内，定位器的内环与角膜缘相吻合，调整定位器上四个点的位置，使之位于 3 点、6 点、9 点、12 点。

4. 嘱患者勿转动眼球，勿用力闭眼、挤眼、揉眼，立即前往放射科拍片。

5. 患者拍片完毕后，患眼滴入表面麻醉药一次。

6. 嘱患者向下注视，用拇指或示指向上牵拉上眼睑并固定于上眼眶，将巴氏定位器上部暴露，用无菌平台镊夹住巴氏定位器上部，同时嘱患者向上注视，随着眼球转动的力量将定位器取出。

7. 为患者滴抗生素滴眼液。

8. 协助患者恢复舒适体位，整理用物，洗手，记录。

【注意事项】

1. 嘱患者 30 分钟内勿揉眼，以免引起角膜上皮擦伤。

2. 操作过程中动作要轻柔，避免损伤角膜。

3. 定位器上的四个点定位一定要准确，分别为 3 点、6 点、9 点、12 点。

八、眼部绷带包扎法

【目的】

1. 保护患眼，杜绝外界光线进入眼内，减轻患眼的刺激和细菌侵袭，使患眼得到充分的休息。

2. 手术、外伤后保持局部清洁，避免感染，并使伤口平整，促进愈合。

3. 加压包扎，为了止血及治疗虹膜脱出。

4. 青光眼滤过术后，预防和治疗术后无前房。

5. 角膜溃疡软化，预防穿孔，角膜知觉麻痹和兔眼症，避免眼球组织暴露和外伤。

6. 新鲜视网膜脱离术前包扎，促使视网膜部分复位。

【用物准备】

1. 眼科用 5 列绷带。

2. 医用胶布。

3. 抗生素眼膏。

4. 眼垫。

【操作程序与方法】

1. 单眼包扎法　向患者做好解释工作，以取

得患者合作；患者取坐位；遵医嘱涂抗生素眼膏后覆盖眼垫，用医用胶布固定；以绷带卷从健侧耳上在前额缠绕 1 ~ 2 圈后，拉紧至患侧耳上，斜经后头枕部，由患侧耳下经患眼斜至健侧前额缠绕 2 ~ 4 圈；再经前额水平缠绕；如此重复至绷带将尽时，做水平缠绕、胶布固定；交代注意事项，整理用物，洗手。

2. 双眼包扎法　向患者做好解释工作，以取得患者合作；患者取坐位；遵医嘱涂抗生素眼膏后覆盖眼垫，用医用胶布固定；以绷带卷从右侧耳上开始，在前额绕 1 圈后，向下斜至对侧耳下，水平绕经颈部，由右侧耳下向上斜过前额水平缠绕 1 圈，再向下斜至对侧耳下，如此重复斜绕数次，最后在前额水平缠绕、胶布固定；交代注意事项，整理用物，洗手。

3. 加压包扎法　向患者做好解释工作，以取得患者合作；患者取坐位；遵医嘱涂抗生素眼膏后，盖双层眼垫。绷带缠绕时适当把绷带绷紧，其顺序同单眼（或双眼）包扎法。

【注意事项】

1. 单眼包扎法

(1) 单眼包扎时，应将患眼完全包住。

(2) 斜至健侧前额时，不可将健眼遮盖，以防患者行动不便。

(3) 如系儿童，应嘱其注意保持头部相对稳定，防止绷带脱落。

(4) 绷带包扎时避免压迫耳郭、鼻孔引起不适。

(5) 选择在前额部位胶布固定，不宜在脑后打结固定，以免引起枕后不适及绷带脱落。

2. 双眼包扎法

(1) 加强生活护理，避免外伤。

(2) 绷带包扎时避免压迫耳郭、鼻孔引起不适。

(3) 选择在前额部位胶布固定，不宜在脑后打结固定，以免引起枕后不适及绷带脱落。

3. 加压包扎法

(1) 虽为加压包扎，也不可过紧，以免局部循环障碍，引起头痛、头晕等不适。

(2) 绷带勿加压于耳。

(3) 层次要分明，绕至后头部一定要固定在枕骨结节之上，以免滑脱。

(4) 选择在前额部位胶布固定，不宜在脑后打结固定，以免引起枕后不适及绷带脱落。

九、泪道冲洗术

从泪点到泪小管与泪囊交界处的导管管径很窄，直径仅 0.5mm，且位置表浅，并与结膜囊沟通，易受严整和外伤等因素的影响发生狭窄或阻塞。

【目的】

1. 用于检查泪道是否通畅，协助疾病诊断。

2. 内眼或泪道手术前常规准备。

3. 用于泪道注入抗生素治疗有手术禁忌证的慢性泪囊炎。

【用物准备】

1. 一次性泪道冲洗针（或冲洗针头、一次性注射器）、泪点扩张器。

2. 冲洗液（生理盐水）、抗生素滴眼液、表面麻醉药（1% 丁卡因或盐酸奥布卡因）。

3. 消毒棉签。

【操作程序与方法】

1. 操作前须向患者做好解释，说明注意的事项，以取得合作。

2. 患者取靠坐位或仰卧位，以手指或棉棒挤压泪囊部位，排出泪囊内积液、脓液。

3. 滴表面麻醉药 2 次于泪点处或以棉棒浸表面麻醉液后夹于上、下泪点间数分钟。

4. 取一次性泪道冲洗针，内盛生理盐水或抗生素溶液。

在良好的照明下，嘱患者头部微向后仰固定不动，向上注视。操作者左手持棉签，将下睑向外下方牵拉，暴露下泪小点，右手持泪道冲洗针将冲洗针头垂直插入泪点 1 ~ 2mm，然后转为水平方向向鼻侧进入泪小管内 3 ~ 5mm，缓慢注入药液后仔细观察泪点溢出情况，并询问患者咽部是否有水，如有水嘱患者咽下，缓慢退出针头（用同一方法冲洗另一只眼）。

5. 协助患者恢复体位，整理用物，洗手，记录。

【结果意义】

1. 泪道通畅时，药液从鼻前孔流出或经后鼻孔流入咽部。

2. 泪点狭窄者，则只有少量溶液流入咽部，大部分则从上（或下）泪点返出。

3. 若上冲下溢或下冲上溢，则表明鼻泪管阻塞或泪囊完全闭锁（记录为下冲上返或上冲下返）。

4. 若药液由原泪点溢出，表明该泪小管阻塞，再自上泪点进行冲洗（记录为上、下冲均原返，或下冲原返，上冲通畅）。

5. 患慢性泪囊炎者，可见脓液或黏液反流，并予以记录。

【注意事项】

1. 冲洗泪道不通畅或阻力很大时，应询问患者病情，如无流泪史，应将针头轻轻转动冲洗，因有时针头被泪小管黏膜皱褶所阻塞，而产生不通的假象。

2. 泪点狭窄冲洗针头不能进入时，可先用泪点扩张器扩张泪点。

3. 操作时要谨慎、细心，冲洗针头前进时，不宜施以暴力，动作轻柔，避免损伤泪道黏膜。

4. 急性泪囊炎时，严禁冲洗泪道。

第20章　耳鼻咽喉头颈外科护理基本技能

一、耳部滴药法

【目的】

软化耵聍，消炎、镇痛。

【用物准备】

消毒长棉签、无菌小棉球或棉块、滴耳药液、3% H_2O_2、生理盐水。

【操作程序与方法】

1. 操作前应洗净双手，戴口罩。

2. 告知患者耳内点药的目的、方法、注意事项、药物名称、作用、不良反应。

3. 协助患者摆好体位，取坐位或卧位，头偏向健侧，患耳朝上。

4. 以棉签轻拭耳道内的分泌物，必要时用生理盐水或 3%H_2O_2 反复清洗至清洁为止，使耳道保持通畅。

5. 轻轻牵拉耳郭，充分暴露外耳道。

6. 滴入药液 2 ~ 3 滴，轻压耳屏，使药液流入中耳并充分与耳道黏膜接触后，将小棉球或棉块塞入外耳道口，以免药液流出。

7. 嘱患者保持原体位 1 ~ 2 分钟，以免药液流出。

【注意事项】

1. 药液不可过凉或过热，否则可刺激内耳引起眩晕、耳鸣等不适。

2. 滴药时，小儿应将耳郭向下牵拉，成人则向后上牵拉。

3. 耳内点药应谨遵医嘱。患者鼓膜外伤性穿孔，耳内禁止点药。

二、耳道冲洗法

【目的】

清除耵聍栓塞，清除耳道异物。

【用物准备】

洗耳器 1 个、受水器 1 个、消毒长棉签、无菌小棉球、温生理盐水适量。

【操作程序与方法】

1. 协助患者取坐位，头偏向健侧，将受水器紧贴于患者患侧耳垂下方。

2. 操作者左手向后轻拉患耳，用右手将装有温生理盐水的洗耳器，沿外耳道后壁，轻轻推入，反复冲洗，直至将耵聍或异物冲净为止。

3. 用棉签轻拭耳道。

4. 观察有无内耳刺激症状。

【注意事项】

1. 冲洗液温度不可过凉或过热。

2. 动作轻柔，冲洗时切勿直射鼓膜，避免造成鼓膜损伤。

3. 操作前先确定患者有无鼓膜穿孔，如有穿孔则不能进行冲洗。

三、全耳再造 I 期术后负压引流

【目的】

1. 将再造耳皮下渗血、渗液及时引出，防止术后感染，有利于塑形。

2. 注射器始终保持负压状态，使皮肤与软骨紧贴，保持塑形。

【用物准备】

无菌换药盘内备有止血钳 1 把、镊子 1 把、酒精棉数块、无菌药杯 1 个（内备生理盐水 20ml 左右）、污物盘 1 个。

【操作程序与方法】

1. 操作前应洗净双手，戴口罩。

2. 用止血钳夹闭引流管，取下注射器（从针乳头或针头处断开）。

3. 将针管内渗血或渗液推出至污物盘内。

4. 用生理盐水反复冲洗注射器，并保持注射器的通畅，清洁。

5. 再用镊子夹取酒精棉擦拭注射器乳头及与引流管相连接处，并将注射器与引流管接头连接紧密。松开止血钳，将针栓拉至 15ml 刻度，将针头穿过小孔固定针栓，避免针栓向前滑行。

6. 负压装置用胶布固定于患者的头部。

7. 观察负压的通畅情况。

【注意事项】

1. 保持耳部负压吸引装置的通畅，若引流管堵塞，随时处理。

2. 观察并记录渗液的量、性状及颜色。

3. 负压装置每日冲洗 4 次，引流液较多时应随时冲洗。

4. 告知家属耳部负压的重要性，协助患者活动时宜慢，注意妥善固定防止脱出。

四、鼻腔滴药法

【目的】

收缩或湿润鼻腔黏膜，改善鼻腔鼻窦黏膜状况，达到促进引流、消除炎症、减轻水肿、改善通气等作用。

【用物准备】

棉签数根，滴鼻药物。

【操作程序与方法】

1. 操作前应洗净双手，戴口罩。

2. 告知患者鼻腔点药的目的、方法、注意事项、药物名称、作用、不良反应。

3. 患者擤鼻，解开领口。

4. 协助患者取垂头仰卧位或侧卧位，肩下垫枕或头伸出床沿下垂。

5. 以棉签为患者清洁鼻腔。

6. 左手轻推患者鼻尖，充分暴露鼻腔，右手持滴鼻药物，在距患者鼻孔约 2cm 处，滴入药液 2~3 滴。

7. 轻捏鼻翼两侧，使药液均匀分布于鼻腔和鼻窦黏膜。

8. 嘱患者保持原位（2~3 分钟），方能坐起或行患侧卧位使药液能进入患侧患侧鼻腔，有利于鼻窦黏膜吸收。

【注意事项】

1. 操作前要洗手，避免交叉感染。

2. 认真查对药液，检查药液有无沉淀变质，是否在有效期内。

3. 滴药时患者的鼻孔应尽量与身体垂直。

4. 冬天注意药物温度不要过凉，以免引起不适。

五、鼻腔冲洗

【目的】

手术后的鼻腔冲洗非常有利于鼻腔的清洁，可减少术腔内的结痂，促进鼻腔、鼻窦内分泌物的排出，有利于黏膜炎水肿的消退，从而可大大缩短术后的治疗时间。

【用物准备】

鼻腔冲洗液（A 液 1000ml、B 液 100ml）或遵医嘱，鼻腔冲洗器 1 个，毛巾 1 条，脸盆 1 个。

【操作程序与方法】

1. 告知患者鼻腔冲洗的目的、方法、注意事项、药物名称及作用。

2. 每次冲洗前先将鼻腔冲洗器用清水冲洗干净。

3. 患者擤鼻，取坐位或立位，下接一脸盆。

4. 将鼻腔冲洗器橄榄头一端塞入一侧前鼻孔内，另一端放入 A 液瓶中。

5. 挤压冲洗器的橡胶负压球，反复进行鼻腔清洗（每侧鼻腔使用 500ml A 液）。

6. 冲洗时，低头前倾 30°，张口，勿做吞咽动作，出水端应低于入水端。

7. 同样方法冲洗对侧鼻腔。

8. A 液清洗完毕，再按上述方法冲洗 B 液（每侧鼻腔使用 50ml B 液）。

9. 鼻腔冲洗完毕，用清水把鼻腔冲洗器冲洗干净，悬挂风干备用。

10. 鼻腔冲洗后患者需平卧数分钟以利于药物吸收。

【注意事项】

1. 上呼吸道急性炎症及中耳急性感染不宜冲洗。

2. 冬天注意药物温度，应将冲洗液瓶放在温水中加热至与体温接近，冲洗药液温度不宜过高或过低。

3. 冲洗时压力不宜过大，不宜做吞咽动作，否则易使液体冲入咽鼓管，导致中耳炎。

4. 冲洗过程中如耳朵出现耳闷或其他不适，应停止冲洗并通知医护人员。

5. 一般连续使用时每两周更换 1 个冲洗器。

6. 一般术后鼻腔冲洗半个月至一个月或遵医嘱。

六、鼻窦阴压置换疗法

【目的】

用于儿童慢性鼻窦炎及急性鼻窦炎的全身症状消退期，吸引鼻腔内分泌物，促进鼻窦内分泌物引流，利用负压使药液进入鼻窦以达到治疗目的。

【用物准备】

盘内放阴压头、麻黄碱、阴压液、负压吸引装置、滴瓶、滴管、棉签、面巾纸。

【操作程序与方法】

1. 操作前应洗净双手，戴口罩。

2. 向患者说明置换疗法的作用及步骤，以取得合作。

3. 协助患者取仰卧位，肩下垫枕，头尽量后垂或头低垂位，使下颌部与两外耳道口连线与水平线（即床面）垂直。

4. 操作者左手轻推鼻尖，右手持滴管，沿两侧前鼻孔贴壁徐徐滴入麻黄碱 3～5 滴，以利于窦口打开，2～3 分钟之后嘱患者擤尽鼻涕（萎缩性鼻炎禁用麻黄碱），保持卧位同前，每侧鼻腔均滴入 2～3ml 阴压液，嘱其张口呼吸。用连接吸引器（负压＜24kPa）的阴压头紧塞一侧鼻孔，1～2 秒后急速移开，同时指压另一侧鼻翼以封闭该侧前鼻孔，吸引期间嘱患者连续发“开、开、开”音，使软腭上举以关闭咽腔，随即进行间断吸引，如此重复 6～8 次，双鼻孔交替进行，将鼻窦内分泌物吸出的同时，药液进入鼻窦。

5. 幼儿不能合作者，其哭泣时软腭已自动上举，封闭鼻咽部，即使不发“开、开”音，也可达到治疗要求。根据病情，1～2 日治疗一次。

6. 阴压结束后用纸巾将患者口鼻擦拭干净。

【注意事项】

1. 抽吸时间不可过长，负压不可过大，以免损伤鼻腔黏膜；若出现头痛、耳痛及鼻出血时应立即停止吸引，给予相应处理。

2. 每次吸引的过程中，应注意变换阴压头的位置，避免总是接触鼻中隔，而引起出血。

3. 在急性鼻窦炎或慢性鼻窦炎急性发作期，不宜用此法，以免加重出血或使感染扩散。

4. 高血压患者不宜用此法，因治疗中应用麻黄碱、所取头位和鼻内的真空状态可使患者血压升高、头痛加重。

七、气管切开术后换药

【目的】

1. 观察伤口恢复情况。

2. 使创面清洁，清除造瘘口周围的分泌物，减少细菌及分泌物的刺激。

3. 促进创面愈合，使患者舒适。

【用物准备】

护理车、无菌换药盘（内有弯盘 1 个、止血钳 1 把、枪状镊 1 把、剪口纱布 1 块、75% 乙醇棉块若干、生理盐水棉块 2 ~ 3 块）。另备治疗巾 1 块、胶布、棉签。下层备污物袋 1 个、泡手桶(0.05% 84 消毒液) 或快速手消毒液，以及擦手毛巾 1 条。

【操作程序与方法】

1. 评估患者（痰液的性状、颜色、量，患者的安全）。

2. 推车至患者床旁，做好解释工作，取得患者的配合。环境应安静、整洁、舒适。

3. 协助患者摆好正确体位，取坐位或仰卧位，仰卧位时应协助患者肩下垫枕，充分暴露颈部伤口，使颈部舒展。

4. 为患者吸净套管内分泌物后取下喉垫，观察喉垫分泌物的颜色，放于污物袋内。取下内套管至污物袋内。

5. 操作者洗净双手。

6. 患者胸前铺治疗巾，先用止血钳夹取酒精棉块由外向内依次消毒皮肤，直至套管柄周围，消毒面积为切口周围 15cm。

7. 用生理盐水棉块擦净套管柄上的分泌物，将擦拭过的污染棉球放入污物袋内。

8. 用枪状镊夹取清洁的剪口纱布垫于套管柄下，动作要轻柔，以免引起呛咳反应，并用胶布固定。

9. 调节套管系带松紧度，以伸进一手指为宜。

10. 整理敷料，取下治疗巾，将污物放置于治疗车下层，协助患者摆好体位，整理床单位。

11. 操作者洗净双手。整理用物，内套管进行刷洗消毒，医用垃圾放入焚烧桶内进行焚烧消毒，器械冲洗干净，消毒处理。

【注意事项】

1. 用物要备齐，按使用顺序放置。

2. 操作过程中注意无菌操作，避免跨越无菌区，接触患者的止血钳不可直接进入换药盘内夹取消毒棉块，应由镊子进行传递，镊子不可触及止血钳。

3. 气管套管周围消毒皮肤时，应遵循先高侧、远侧，再近侧、下侧的原则，避免跨越无菌区。

4. 消毒过程中每块酒精棉块只用于消毒一次，不可反复消毒。套管柄下不可反复擦洗。

5. 观察敷料及伤口分泌物的颜色、性状，若有异常应及时送检做分泌物培养及药敏试验。

6. 操作宜轻，避免套管活动引起咳嗽。

7. 随时观察患者的面色表情变化。

8. 铜绿假单胞菌感染伤口者最后给予换药，非一次性用物应单独放置或处置。

八、消毒气管内套管

【目的】

1. 防止痰液黏稠堵塞套管，引起呼吸不畅。

2. 防止痰液积聚，引起感染。

【用物准备】

护理车、套筒刷、一次性手套 1 副、生理盐水 1 瓶、含 2000ppm（0.2%）的 84 消毒液罐 1 个。

【操作程序与方法】

1. 戴手套摘下内套管，浸泡在 2000ppm(0.2%) 的 84 消毒液罐内（喉癌与喉狭窄的套管要分开放置），浸泡 10 分钟。

2. 用清水及毛刷将套管内外刷洗干净。刷好后，浸泡在含氯消毒液中，10 ~ 15 分钟。

3. 消毒后，先用生理盐水冲洗套管再为患者佩戴，弧度向下戴管。固定内套管。

【注意事项】

1. 摘管时要一手按住外套管，一手顺其弧度取下内管。

2. 戴管时要卡住外套管，以免内管脱出。

3. 消毒完毕后，应及时为患者戴好内管，不宜取出时间过长，否则外管内分泌物干结，内管不易再放入。

4. 内套管每日消毒 2 次，当日手术及小儿夜间 12 点再消毒一次。

5. 堵管的患者每日消毒内套管一次。

九、颈部负压吸引

【目的】

1. 引流出颈部伤口的渗血及渗液。

2. 促进颈部伤口愈合。

3. 利于观察伤口渗血情况。

【用物准备】

止血钳 1 把、一次性负压吸引器 1 个。

【操作程序与方法】

1. 操作前应洗净双手，戴口罩。

2. 告知患者，取得其配合。

3. 操作前应先检查一次性吸引器有无破损、漏气，是否在有效期内，检查完好后携至患者床旁。

4. 用止血钳将留置于患者颈部的引流管夹闭。

5. 将新负压吸引器入口端的塞子拔开，负压状态与引流管连接。

6. 更换负压时，用酒精棉球消毒引流管接头后，与负压吸引器入口端连接牢固，同时检查出口端是否封闭，有无漏气。松开止血钳，有引流液缓缓流入吸引器内。注意连接时双手不要污染引流管口及吸引器出入口。

7. 用胶布将负压吸引器固定于身体的妥善部位即可，但应注意负压吸引器要低于患者身体，以防引流液倒流污染伤口。

8. 注意观察引流液的量、性状，注意保持引流管通畅。

【注意事项】

1. 待全身麻醉患者清醒后，可抬高床头或取半卧位，有利于颈部负压引流。

2. 保持引流管通畅，勿打折、挤压、脱落，注意观察引流量，总量每日以不超过 200ml 为宜。若有活动性出血或引流不畅应及时通知医师。

3. 局部要加压包扎敷料，务必保持服贴勿松散，以免皮瓣浮起出现无效腔，渗液积留而导致感染。

4. 负压吸引器应每 24 小时更换一次。

5. 止血钳夹闭引流管时，注意有无漏气。

6. 引流液较多时应随时为患者更换吸引器，先用止血钳将引流管夹住，用酒精棉块消毒出口端后接清洁的负压吸引器，最后松开止血钳即可。

7. 负压吸引器应始终保持负压状态。

十、穴位封闭及穴位注射法

【目的】

镇静、镇痛、扩张血管、改善神经组织的营养。

【常用穴位及部位】

翳风：乳突前下方小窝。

听宫：耳屏为界前 0.5cm 处。

以上穴位封闭用于治疗神经性耳聋、耳鸣等症。

人迎：甲状软骨大角外上方。

水突：环状软骨旁开 1 寸。

以上穴位封闭用于治疗咽异物感、慢性咽炎、慢性喉炎、声带麻痹等。

【用物准备】

注射药物、注射器、TB 针头、棉签、安尔碘、棉块。

【操作程序与方法】

1. 操作前应洗净双手，戴口罩。

2. 告知患者注射的目的、方法、注意事项、药物名称及作用。

3. 患者取坐位。

4. 常规皮肤消毒。

5. 取 2ml 或 5ml 注射器抽取药液换 TB 针头沿穴位垂直进针约 0.5cm。

6. 轻轻移动针头，询问患者所刺部位是否有酸胀感，如有即可推入药液的半量，用同法换对侧（如需注射多个穴位，可将药液均匀分开）。

7. 推药完毕后，拔针，以棉块按压片刻即可。

【注意事项】

1. 注射部位要准确。

2. 注射听宫时嘱患者张口。

3. 询问患者有无不良反应。

十一、留置胃管法

【目的】

供给营养、水分和药物，用于昏迷、口腔疾病、手术及其他不能由口进食的患者。

【用物准备】

治疗碗 1 个、消毒胃管 1 根、镊子 1 把、弯盘 1 个、60ml 注射器 1 个、纱布 2 块、液状石蜡、压舌板 1 根、棉签、治疗巾 1 块、小线 2 根、听诊器，另备温开水适量（38～40℃）。

【操作程序与方法】

1. 操作前应洗净双手，戴口罩。

2. 备齐用物，携至患者床边。对神志清醒者应说明插管目的，取得患者的配合。

3. 患者取坐位或平卧位，颌下铺治疗巾，用棉签蘸取清水给患者清洁鼻腔。

4. 用液状石蜡纱布润滑胃管前段，左手持纱布托住胃管，右手持镊子夹住胃管前端，沿患者一侧鼻孔轻缓插入。插入咽喉部（胃管 14～16cm）时指导患者头前倾，做深呼吸及吞咽动作，同时将胃管送下，插入深度为 45～55cm。插管中，若患者出现恶心，应暂停片刻，嘱其做深呼吸或吞咽动作，随后迅速将胃管插入。插入不畅时应检查胃管是否盘在口中；若出现呛咳、呼吸困难、发绀等情况，表示误入气管，应立即拔出，休息片刻后从另一侧鼻孔重新插入。

5. 检查胃管是否在胃内，可用以下方法证实。

（1）回抽注射器，有胃液抽出。

将胃管末端放入盛水的碗内，无气体逸出。如有大量气体逸出，表示误入气管。

（2）置听诊器于胃部，用注射器从胃管注入10ml 气体，听诊胃部有气过水声。

6. 用小线固定胃管于患者头部，将胃管开口端抬高反折，用纱布固定并用小线系紧。

7. 整理床单位，清理用物。

8. 拔管

（1）向鼻饲患者解释以取得配合。

（2）用纱布包裹近鼻孔处的胃管缓慢拔出，拔到咽喉处时应反折胃管快速拔出，以免胃管内液体滴入气管。

（3）清洁患者口鼻、面部，协助患者漱口，给予舒适卧位。

【注意事项】

1. 插管动作应轻、稳，特别是在通过食管三个狭窄处时，避免损伤食管黏膜。

2. 每次灌食前应检查胃管是否在胃内。

3. 须经鼻饲管使用药物时，应将药片研碎、溶解后再灌入。

4. 长期鼻饲者应每日进行口腔护理。

5. 每次进食前后应用温开水冲洗胃管，保持通畅。

十二、经气管套管吸痰法

【目的】

1. 观察分泌物颜色、性状、量。

2. 防止痰液堵塞套管。

3. 缓解患者的呼吸困难。

4. 保持患者的清洁。

5. 防止感染。

【用物准备】

负压吸引装置 1 套，可调压吸痰管，生理盐水，手套及快速手消毒液。

【操作程序与方法】

1. 操作前洗净双手，戴口罩、手套。

2. 告知患者与之配合，患者取坐位或仰卧位。

3. 吸痰前先检查吸痰装置是否连接紧密，打开吸痰器开关阀。

4. 使用生理盐水冲洗吸痰管湿润管壁，同时确认吸痰压力是否适宜（常规 150mmHg）。

5. 用手拿住距离吸痰管前端 5cm 的地方，沿着套管壁弧度插入套管内，吸痰管插入深度以越过套管口为宜。

6. 用拇指压住吸痰管压力调节孔，开始吸痰，吸痰时在向上提拉的同时左右旋转吸痰管。

7. 每次吸痰时间不应超过 15 秒，吸痰不宜太频繁，以免刺激伤口。

8. 如痰液黏稠，可先为患者叩背，并加强套管内点药（或生理盐水）；常规每 4 小时滴一次生理盐水。

9. 吸痰完毕后，拇指松开压力调节孔，迅速抽出吸痰管，用生理盐水冲洗连接管。

10. 关闭吸痰器的开关阀，摘手套，洗手。

第21章　口腔科护理基本技能

一、磷酸锌黏固粉调和技术

【目的】

窝洞充填时垫底，黏接修复体的材料。

【用物准备】

洗手，戴手套，备物。磷酸锌黏固粉和正磷酸水溶液、消毒干燥的调板、调刀。

【操作程序与方法】

1. 查对物品。

2. 取适量磷酸锌黏固粉和正磷酸溶液置于调板上。

3. 左手持调板，右手持调刀，将粉分成两等份，取一份加入到液中向一个方向研磨，使调刀与调板完全接触调和均匀。

4. 根据治疗需要将剩余粉分次少量徐徐加入，30 ～ 60 秒完成递给医师。

5. 整理用物。

【注意事项】

1. 消毒后调板、调刀应干燥。调和完毕的调板及调刀要清洁。

2. 用于窝洞垫底时调成有黏性的稠糊状，用于粘着修复体则调成富有黏性的稀薄糊状或拉丝状。

3. 温度高可加速其材料凝固。

4. 30 ～ 60 秒完成。

5. 拿取材料后及时盖好瓶盖，避免液体挥发、粉末潮解。

二、玻璃离子黏固剂的调和技术

【目的】

暂时性封药；乳牙所有洞形的修复；恒牙三、五类洞形的修复；深龋的垫底衬洞。

【用物准备】

洗手，戴口罩；准备物品包括无菌镊、干棉球、酒精棉球、调拌刀、调拌纸、手套、小铺巾、玻璃离子黏固粉和液。

【操作程序与方法】

1. 查对用物。

2. 取玻璃离子水门汀粉和液分别置于调板上，比例为 2 ∶ 1，左手持调板，右手持调刀，用调刀充分调和。

3. 将调好的玻璃离子水门汀材料递给医师。

4. 整理用物。

【注意事项】

1. 消毒的调板、调刀应清洁干燥。

2. 粉液比例为 2 ∶ 1，调拌时将粉分次均匀加入液中研磨，无气泡。时间为 30 ～ 60 秒完成。

三、根管充填技术及配合

【目的】

用充填剂将根管堵塞、封闭，防止再感染。

【用物准备】

1. 洗手（或用消毒毛巾擦手）备物。

2. 治疗器械盘 1 份、口杯、纸巾、水门汀充填器 1 个、光滑髓针（洗涤针）数支、剔刮器、冲洗器、消毒干燥的调板、调刀、吸唾器、酒精灯、火柴。根充糊剂、丁香油、牙胶尖、磷酸锌黏固粉和液。

【操作程序与方法】

1. 将根充糊剂与丁香油按比例 2.8 ∶ 1 分别放置在玻璃板上。

2. 使根充糊剂与丁香油充分研磨调和成糊状。

3. 为医师准备冲洗器，待医师清洗完根管后将糊剂及牙胶尖递给医师。

4. 医师将根管充满后，护士立即点燃酒精灯将剔刮器烤热递给医师，医师将多余的牙胶尖去除。

5. 护士将调和好的磷酸锌黏固粉递给医师用作窝洞垫底或做永久充填（磷酸锌黏固粉的调和方法同前）。

【注意事项】

1. 消毒的调板、调刀要干燥。

2. 调和根充的糊剂要均匀、无颗粒。

3. 30 ～ 60 秒完成。

四、光固化树脂修复技术及配合

【目的】

修复缺损的牙齿。

【用物准备】

洗手（或用消毒毛巾擦手），备物。治疗器械 1 份、口杯、纸巾、充填器、吸唾器、刨光钻头、酸蚀液、小海绵粒、黏合剂、玻璃纸、光敏材料、比色板、镜子、砂条、光敏治疗车（检查好电源设备）。

【操作程序与方法】

1. 护士为患者围好胸巾，调好椅位。

2. 医师治疗过程中，护士用吸唾器吸出口腔中的唾液和水。协助医师隔湿。

3. 当医师用光敏灯照射牙面时，护士嘱患者闭眼。

4. 治疗完毕后，向患者讲解注意事项。

5. 整理用物。

【注意事项】

1. 物品准备齐全，查电源接头完好。

2. 治疗完毕后嘱患者不要咬过硬的食品。

五、印模材调和技术

【目的】

修复缺失和缺损的牙齿、正畸治疗取印模的材料。

【用物准备】

1. 洗手（或用消毒毛巾擦手），备物。

2. 选择托盘（根据修复体的位置）。橡皮碗 1 个、石膏、印模材、纸巾。

【操作程序与方法】

1. 将印模材与水按 1：1 的比例放入橡皮碗内。

2. 左手持橡皮碗，右手持调刀，将印模材与水充分调和均匀，逐渐增加调和速度。

3. 将调和好的材料收拢于碗一侧，反复挤压排出气泡，使印模材均匀细腻。

4. 取上颌模型：一次性把调和好的印模材放入托盘内，材料适度，递给医师。

5. 取下颌模型：分两次把调和好的印模材放入托盘内，呈条形状递给医师。

6. 取印模后，嘱患者漱口，协助患者擦净口周，清理用物。护士洗手后填写印模通知单，将印模送至模型室。

【注意事项】

1. 印模材与水的比例为 1：1。

2. 调好的印模材无气泡、无颗粒。

3. 调拌时间为 30 ～ 45 秒。

4. 操作完毕，保持橡皮碗及调刀的清洁。

第22章　急诊科护理基本技能

一、电动洗胃机洗胃术

【目的】

清除患者体内毒物。

【用物准备】

治疗车上层：治疗盘内放治疗巾、洗胃管、洗胃机、液状石蜡、纱布、弯盘、洗胃溶液、橡皮单、开口器、压舌板、棉签、胶布、听诊器、20ml 注射器、止血钳 1 把。

治疗车下层：污物桶。

【操作程序与方法】

1. 神志清楚者向其解释，并取得患者配合；询问病情以正确判断洗胃液体。

2. 如服毒患者拒绝治疗应给予适当的约束。

3. 洗手、戴口罩。按使用顺序备齐用物，放于治疗车。

4. 接电源，查看洗胃机性能，检查洗胃瓶是否密闭，管道是否通畅，调节洗胃机压力，正确连接管道。

5. 加洗胃液到洗胃机内，试运转洗胃机待用。

6. 患者取左侧卧位，昏迷者取去枕平卧位，头偏向一侧。取一纸一膜围在患者颈下，有活动义齿者取下，置弯盘及纱布于口角。

7. 将消毒胃管前端涂抹液状石蜡，一手用纱布捏住胃管，另一只手固定患者头部，从患者口腔或鼻腔送入，深度为 45 ～ 55cm，不可勉强用力，防止损伤。证实胃管确在胃内，先抽取胃液以备送检，连接洗胃机连接管。

8. 固定好洗胃管并观察患者面色、呼吸等生命体征。观察洗胃液体出入量及洗出液性状。

9. 洗胃完毕，拔除胃管；协助患者漱口、洗脸及整理用物；洗手，记录胃液的种类、量及洗出液的性状。

【注意事项】

1. 洗胃机性能处于备用状态。

2. 管道连接正确。

3. 洗胃瓶内的洗胃溶液不能走空。

4. 证实胃管确在胃内，方可洗胃。

5. 注意观察患者面色、呼吸、瞳孔等生命体征。

6. 观察洗胃液体出入量相等及洗出液性状。

二、心肺复苏术（双人法）

【目的】

恢复患者的自主呼吸及循环。

【用物准备】

抢救车、简易呼吸器、心肺复苏板、除颤仪、吸氧管及装置。

【操作程序与方法】

1. A 判断意识：双手轻拍患者双肩，同时在双侧耳旁大声呼叫患者姓名，确定患者意识丧失，呼吸不正常。判断颈动脉搏动：右手示指和中指并拢，沿患者的下颌骨、气管，下滑至甲状软骨（喉结处），向内侧旁开滑行（术者一侧）2 ～ 3cm 触摸颈动脉搏动，计时＜ 10 秒，判断颈动脉搏动"患者无大动脉搏动"。立即大声呼救，记录准确时间，几点几分。

2. A+B 摆体位：移开床旁桌、病床、椅子，将患者置于复苏体位；去枕，将枕头放在椅子上、垫复苏板，打开衣服，暴露胸部，松开裤带。

3. A 立即给予胸外按压：术者将一手掌根部紧贴在患者胸骨的下半部，另一手掌根部重叠放于其手背上，双臂伸直，垂直按压，使胸骨下陷至少 5cm，但不超过 6cm，每次按压后使胸廓完全回弹，放松时手掌不倚靠胸壁，按压频率 100 ～ 120 次 / 分；按压应确保适宜的速度与深度，尽量减少中断，如需给予人工气道或除颤操作时，中断时间不应超过 10 秒。

4. B 与 3. 同步进行，检查简易呼吸器处于备用状态，将简易呼吸器连接紧密，连接氧源，"氧流量 10 ～ 12L/min"；清除患者口鼻腔分泌物，取下活动义齿。

5. A 完成 30 次按压后，角色 B 立即给予人工通气 2 次（EC 手法），同时观察胸廓有无起伏。

6. 胸外按压与呼吸配合，比例为 30：2，进行 5 个循环的 CPR 最后以通气结束；角色 B 将呼吸器放置患者头侧，移至患者右侧，准备继续按压。

7. A 评估：评估颈动脉搏动及呼吸，时间少于 10 秒；A 发出按压指令"患者无大动脉搏动、无自主呼吸，继续给予胸外按压"。

8. B 双手定位，给予胸外按压。

9. A+B 进行 5 个循环心肺复苏，最后以呼吸结束。

10. B 评估：5 个循环后再次判断患者颈动脉搏动及呼吸情况。

11. A 将呼吸器放置患者头侧，移至患者胸侧，双手定位，准备胸外按压。

12. B "患者自主呼吸恢复、大动脉搏动恢复，暂停心肺复苏，"查看口唇、手指甲床发绀减退，复苏成功，记录时间，几点几分。

13. A "遵医嘱给予患者吸氧"：将呼吸器放置治疗车下层，按医嘱要求给予患者吸氧。

14. A+B 安慰患者，恢复患者舒适体位，整理患者床单位，撤复苏板，将床旁桌、椅放回原处。

15. A+B 处理用物，"简易呼吸器消毒备用"，洗手，在特护记录单上完善护理记录。

三、非同步除颤

【目的】

消除异位心律。

【用物准备】

除颤仪、抢救车。

【操作程序与方法】

1. 评估患者的异常心律（心室纤颤、无脉室性心动过速）、意识状态、同时立即呼叫医师。

2. 除颤器推至患者处。

3. 给患者摆好体位（去枕平卧），解开患者衣服，评估患者胸部皮肤（完好无破损）。

4. 放置电极片，原有心电监护电极的更换电极片至两肩、上腹部，以充分暴露除颤部位。

5. 取下除颤电极板，均匀涂抹导电糊（将导电糊环形涂于电极板上，放置到患者身上涂匀），两电极板分别放于患者心尖、心底部。

6. 按医嘱选择能量充电，单相波：360J；双相波：200J。

7. 充电完毕后，嘱相关人员离床，放电除颤。除颤后立即给予 5 组 CPR。

8. 观察心电示波，如患者的心律转为窦性心律，停止除颤。患者的心律未转为窦性心律，继续 CPR。

9. 除颤完毕，整理患者衣物、床单位，整理用物；洗手，做好抢救记录。

【注意事项】

1. 放电时嘱相关人员离床。

2. 注意电极板心尖部与心底部的标识，放置正确位置，并与患者皮肤接触良好。

3. 每次除颤后需对除颤效果进行评估（转为窦性心律，除颤有效）。

4. 用生理盐水将电极板擦拭干净，用 75% 乙醇消毒。将仪器放回原位，充电备用。

四、简易呼吸器的使用

【目的】

人工通气。

【用物准备】

简易呼吸器、面罩、抢救车、氧气、负压吸引器。

【操作程序与方法】

1. 准确判断患者的病情，观察患者意识和呼吸，观察颈动脉搏动方法正确（5 ～ 10 秒）；记时准确；确认简易呼吸器性能良好可以使用。

2. 简易呼吸器放置患者处。

3. 护士站在患者床头，患者采取去枕平卧位。

4. 清除口、鼻腔分泌物。

5. 仰头举颏法打开气道。

6. 连接简易呼吸器

（1）正确连接简易呼吸器，连接氧气。

（2）固定面罩手法正确（EC 手法）。

（3）单手对掌挤压球囊（观察胸廓可见明显

起伏）。

　　（4）与胸外按压比例 2 ∶ 30。

　　7. 整理患者及用物，简易呼吸器清洁消毒。

　　8. 洗手，做好抢救记录。

【注意事项】

　　1. 使用简易呼吸器通气前需清除气道分泌物。保持呼吸道通畅。

　　2. 如无呼吸立即给予人工呼吸 2 次（EC 手法）。

　　3. 挤压球囊，胸廓可见明显起伏。

　　4. 操作过程中注意观察患者病情，如有病情变化立即报告医师。

　　5. 消毒核查简易呼吸器性能，处于备用状态。

五、呼吸机的使用

【目的】

　　人工通气。

【用物准备】

　　气管插管人工气道建立、呼吸机、负压吸引、吸痰管、床旁监护仪（带血氧饱和度）。

【操作程序与方法】

　　1. 核对患者，准确判断患者的病情，观察患者意识和呼吸，患者已建立人工气道。确认呼吸机性能良好，备用状态。

　　2. 呼吸机放置患者床头，湿化罐内加水。

　　3. 连接管路及其附件。

　　4. 连接好电源、氧气、压缩空气气源。

　　5. 打开电源和湿化器开关，呼吸机进行自检。

　　6. 由医师调节呼吸机参数。

　　7. 连接模拟肺，检测呼吸机通气状态，确定无误后将呼吸机与患者连接。

　　8. 设置报警界限和气道安全阀。

　　9. 整理用物，洗手，做好抢救记录。

【注意事项】

　　1. 呼吸机与患者气道连接前，须用模拟肺调适各参数。完成患者设置前请勿将呼吸机与患者连接，否则呼吸机会进入安全通气模式。

　　2. 每日清水擦拭呼吸机外壳，包括触摸屏和支架。

　　3. 使用后的患者管路、积水瓶、接头、集液瓶等，拆下后用清水冲洗，并用含氯消毒液浸泡30 分钟，清水冲洗晾干后环氧乙烷消毒备用。

　　4. 集液瓶中如有积水须及时排水。

　　5. 空气压缩机过滤器，需每日用清水冲洗，晾干后装回。

六、气管插管配合

【目的】

　　建立高级人工气道，协助患者通气。

【用物准备】

　　喉镜、气管导管（带气囊的硅胶管）和管芯，负压吸引装置、口咽通气道（或牙垫）、胶布，简易呼吸器，10ml 注射器，气囊压力表，吸痰管。

【操作程序与方法】

　　经口明视插管术操作程序与方法如下。

　　1. 患者仰卧位，头、颈、肩相应垫高，使头后仰并抬高 8 ~ 10cm。撤下床头。

　　2. 操作者位于患者头侧，用右手拇指推开患者的下唇和下颌，示指抵住上门齿，以二指为开口器，使嘴张开。

　　3. 吸出口腔内分泌物，充分暴露会厌部。简易呼吸器面罩给氧。

　　4. 连接喉镜柄和喉镜片交予麻醉科医师，麻醉科医师打开声门后，将管芯插入气管导管并交予医师（气管导管前端保持无菌），并注意配合吸痰。

　　5. 气管导管插入气管后，立即放入口咽通气道或牙垫，退出喉镜。气管导管外端连接简易呼吸器，挤压呼吸器气囊，观察患者胸部有无起伏运动，并用听诊器听两肺呼吸音是否对称，确认气管导管在气管内后，插入导管至适宜深度（气管导管距门齿 22 ~ 24cm）。

　　6. 妥善固定导管和牙垫。

　　7. 向导管前端的气囊内注入适量空气（5 ~ 8ml），注气量不宜过大，以气囊恰好封闭气道不漏气为准。用气囊压力表测气囊压力，在 20 ~ 25cmH$_2$O。

　　8. 用吸痰管吸引气道分泌物，保持呼吸道通畅。

【注意事项】

　　1. 对呼吸困难或呼吸停止者，插管前应先行简易呼吸器面罩吸氧。

　　2. 插管前检查插管用具是否齐全适用，根据患者选择型号合适的导管。检查喉镜性能是否良好、气管导管气囊有无漏气。

　　3. 注意吸入气体的湿化，防止气管内分泌物黏稠结痂，影响呼吸道通畅。

　　4. 吸痰时必须严格无菌操作，每次吸痰时间不超过 15 秒。

第三篇

自 测 题

第23章　内科自测题

一、呼吸内科自测题

【A₁型题】

1. 呼吸系统疾病常见症状为

A. 呼吸困难

B. 水肿

C. 杵状指

D. 发绀

E. 三凹征

答案：A

2. 护士为患者进行体位引流，不正确的是

A. 确定肺部病变部位

B. 确定引流体位

C. 每日可引流 1～3 次

D. 每次引流时间可持续 20 分钟

E. 被引流气管的开口向上

答案：E

3. 缩唇呼气的作用，不正确的是

A. 防止呼气时小气道过早塌陷

B. 降低支气管内压

C. 有利于肺泡气排出

D. 主要适用于阻塞性肺疾病患者

E. 与腹式呼吸结合训练，更好调动通气潜力

答案：B

4. 气管插管后需确定位置是否正确，听诊应先检查

A. 肺尖

B. 两侧肺底部

C. 两侧乳头处

D. 胃部

E. 颈部

答案：D

5. 胸廓两侧呼吸运动减弱见于

A. 肺气肿

B. 肺不张

C. 胸膜粘连

D. 气胸

E. 连枷胸

答案：A

6. 关于急性呼吸窘迫综合征（ARDS）说法错误的是

A. 进行性呼吸困难

B. 一般起病急

C. 一般氧疗可以纠正缺氧

D. 病情进展快

E. 正位胸片可见双侧肺浸润

答案：C

7. 呼气末正压通气（PEEP）过大时有可能引起

A. 胸腔压降低，肺血管受压，静脉回流减少，心排血量下降

B. 胸腔压升高

C. 肺血管扩张

D. 呼吸困难

E. 颅内压降低

答案：B

8. 呼气末二氧化碳浓度的正常值为

A. 4% ～ 5%

B. 5% ～ 6%

C. 6% ～ 7%

D. 7% ～ 8%

E. 8% ～ 9%

答案：A

9. 雾化吸入治疗时，沉积于小气道内的雾滴直径是

A. 小于 1μm

B. 2 ～ 5μm

C. 5 ～ 10μm

D. 大于 10 ～ 15μm

E. 1 ～ 2μm

答案：B

10. 肺栓塞的初步筛选指标是

A. 肺动脉造影

B. 放射性核素肺扫描

C. 动脉血气分析

D. 血浆 D- 二聚体

E. 超声心动图

答案：D

11. 无创通气与有创通气的根本区别在于

A. 所用的通气模式不同

B. 是否建立人工气道

C. 无创通气无呼气阀

D. 有创呼吸机无漏气补偿功能

E. 监测功能不同

答案：B

12. 使用简易呼吸器错误的是

A. 保证呼吸道通畅是人工呼吸成败的关键

B. 进行操作时，姿势要正确，力量要适当，节律要均匀

C. 人工呼吸与胸外按压的比例单人法为 2：30

D. 患者出现自主呼吸时，可与快速的呼吸频率相一致

E. 为保证较高的氧浓度，应使用贮气囊

答案：D

13. 对于拔除气管插管后即刻或延迟出现的并发症，不正确的是

A. 喉痉挛

B. 气管扩张

C. 胃内容物反流

D. 声带麻痹

E. 呛咳

答案：B

14. 对于文丘里面罩，错误的说法是

A. 当氧流量及侧孔大小一定时，面罩中氧浓度也是基本恒定的

B. 吸入氧浓度在 24% ～ 100% 可调

C. 适用于Ⅰ型及轻度 CO_2 潴留的Ⅱ型呼吸衰竭患者

D. 氧浓度基本不受患者呼出气影响

E. 应保证良好的湿化

答案：B

15. 机械通气时，对于呼吸和肺动脉压的关系，说法正确的是

A. 呼吸对肺动脉压无影响

B. 吸气时呈正压，此时的肺动脉压会明显高于呼气相时的压力

C. 无论何种状态，肺动脉压均应以呼气末数值为准

D. 无论何种状态，肺动脉压均应以呼气初数值为准

E. 无论何种状态，肺动脉压均应以吸气末数值为准

答案：C

16. 动脉血气分析采集的注意事项中错误的是

A. 如桡动脉采血，进行 Allen 试验，检查侧支循环是否良好

B. 患者饮热水、洗澡、运动后需休息 10 分钟再取血

C. 由于气体的不稳定性和血液新陈代谢，储存时间应尽量减少——室温下少于 30 分钟

D. 如样本需储存超过 30 分钟，应冷却 0 ～ 4℃ 来降低新陈代谢，最长不超过 1 小时

E. 当改变吸氧浓度时，要经过 15 分钟以上的稳定时间再采血。同样，机械通气患者取血前 30 分钟呼吸机设置应保持不变

答案：B

17. 动脉血气分析操作程序及方法中正确的是

A. 常用穿刺部位为桡动脉、股动脉、肱动脉、足背动脉等

B.持针在两指间垂直或者与动脉走向成 15°～25°刺入动脉,采血 0.5～2ml

C.按压时按压穿刺点局部,压迫穿刺点 5～10 分钟,穿刺处不出血为止。

D.抽取样本后,用手轻轻揉搓及上下翻转针筒数次,以防凝血,混匀后观察如有气泡应尽早排除

E.化验单不需要注明采血时间、吸氧方法及浓度、机械通气参数等

答案:A

18.关于支气管肺癌的治疗原则正确的是

A.根据患者机体状况、肿瘤的病理组织学类型、侵及范围和发展趋向,采取化疗、放疗和分子靶向治疗等以达到完全消灭肿瘤组织的目的

B.小细胞肺癌 I 期患者放、化疗联合,达到疾病控制者,建议进行 PCI

C.小细胞肺癌 II、III 期患者手术 + 辅助化疗;术后建议进行 PCI

D.小细胞肺癌 IV 期患者:放疗为主的综合治疗;放疗有效者,建议进行 PCI。

E.非小细胞肺癌 I 期、II 期首选外科手术治疗,辅以放、化疗

答案:E

19.支气管肺癌的预防、观察、处置化疗用药不良反应中正确的是

A.建议空腹接受化疗,避免化疗前 2 小时进食

B.使用顺铂化疗,避免患者多饮水,并遵医嘱给予利尿药,减少肾毒性

C.使用伊立替康化疗,需嘱患者避免生冷饮食,并遵医嘱备止泻药

D.不需要监测血象,直接给予升血治疗

E.呕吐明显者,不需要进行特殊处理,仍需按疗程完成化疗

答案:C

20.可弯曲支气管镜检查术术前准备不正确的是

A.嘱患者术前禁食 8 小时

B.签署知情同意书,检查患者术前需要提供的乙肝五项、肝功能、HIV 抗体、凝血四项的检查结果

C.向患者讲解配合检查的有关注意事项

D.备好吸引器,用于术中气道分泌物的吸引

E.备好吸引器和复苏设备用于术中患者可能出现喉痉挛和呼吸窘迫的救治

答案:A

21.可弯曲支气管镜检查术注意事项中哪一项不正确

A.术后观察患者有无发热、胸痛、呼吸困难,观察分泌物的颜色和特征

B.术后 2 小时内禁食水

C.术后数小时内避免吸烟、谈话和咳嗽,减少咽喉部刺激,以免声音嘶哑和咽喉部疼痛

D.术后有呼吸困难及缺氧者给予吸氧

E.拟行活检的患者,在检查前根据抗凝血药物的特点可以不停用

答案:E

【A₂ 型题】

1.患者,男性,55 岁,因哮喘突然发作,呼吸困难,不能活动,首要处理措施是

A.让患者平卧休息

B.给予 β₂ 受体激动药吸入

C.给予激素吸入

D.给予患者饮水

E.吸氧

答案:B

2.患者,女性,35 岁,诊断为支气管哮喘 3 年,护士在给患者做健康宣教时,错误的是

A.告知患者哮喘可以根治,使其树立战胜疾病的信心

B.按照医嘱合理用药

C.正确使用定量吸入器吸入治疗

D.动员家人或好朋友参与哮喘患者管理

E.做到自我监测病情

答案:A

【A₃ 型题】

患者,男性,45 岁,干咳,偶有痰中带血,痰涂片找到结核分枝杆菌,诊断为肺结核。

1.对患者痰液的处理正确的是

A.将痰杯内的痰液直接倒入污物间下水道

B.用纸巾包裹痰液,直接扔入生活垃圾桶

C.痰杯内的痰液用含氯消毒剂消毒后倒入污物间下水道

D.手与痰液接触后不用立即洗手

E.痰液污染餐具后不用消毒

答案:C

2.对该患者采取的护理措施中不正确的是

A.接触痰液的手要用流动水清洗

B. 督促密切接触者去医院检查治疗

C. 患者咳嗽时应用纸巾遮住口鼻

D. 护理未进行规则化疗患者时戴口罩

E. 对各型肺结核患者都应进行严密隔离

答案：E

3. 肺结核最主要的传播途径是

A. 肺结核患者使用过的注射器

B. 带菌的飞沫通过呼吸道侵入

C. 经尿道侵入人体

D. 与肺结核患者同时进餐

E. 饮用消毒不彻底的牛奶

答案：B

患者，男性，56岁，支气管扩张，反复大量咳痰、多次咯血，今晨咯鲜血约500ml，立即来医院就诊，收住院治疗。

4. 患者最危险、最常见的并发症是

A. 严重贫血

B. 休克

C. 窒息

D. 继发感染

E. 肺不张

答案：C

5. 支气管扩张患者痰液特点为

A. 咳白色泡沫痰

B. 咳黄色黏痰

C. 咳黄绿色黏痰

D. 痰液收集静置后分三层

E. 咳粉红色痰

答案：D

【B 型题】

A. 镇静药

B. 祛痰药

C. 解痉平喘药

D. 呼吸兴奋药

E. 抗感染药物

1. 慢性肺源性心脏病患者急性加重期，患者应慎用

答案：A

2. 慢性肺源性心脏病患者急性加重期，应首先应用

答案：E

A. 吸入性糖皮质激素

B. 酮替芬

C. 沙丁胺醇

D. 抗生素

E. 茶碱控释片

3. 哮喘发作时，最适宜应用的药物是

答案：C

4. 预防哮喘发作，应首选的药物是

答案：A

【X 型题】

1. 肺炎链球菌肺炎患者可能出现的临床表现是

A. 寒战

B. 高热

C. 胸痛

D. 气急

E. 咳红棕色胶冻样痰

答案：ABCD

2. 关于 COPD 氧疗，正确的是

A. 给予氧疗，使氧分压 > 60mmHg

B. 低流量吸氧

C. 缓解期患者 PaO_2 < 55mmHg 可长期氧疗

D. 高流量吸氧

E. 长期氧疗可延长伴慢性呼吸衰竭患者的生存时间

答案：ABCE

3. 肺栓塞所致肺动脉高压易引起

A. 低氧血症

B. 高碳酸血症

C. 低碳酸血症

D. 低钾血症

E. 高钾血症

答案：AC

4. 气道内吸引方法不当可引起的并发症有

A. 感染

B. 气道黏膜损伤

C. 加重缺氧

D. 颅内压降低

E. 肺不张

答案：ABCE

5. 影响无创通气治疗效果的是

A. 呼吸模式的选择

B. 通气参数的调节

C. 氧流量及浓度的调节

D. 家属对无创通气知识的掌握程度

E. 面罩型号及固定方法

答案：ABCE

6.引起 ARDS 严重低氧血症和呼吸窘迫的主要病理生理改变为

A.通气功能下降

B.分流增加

C.弥散功能下降

D.耗氧量增加

E.肺动脉高压

答案：BCD

7.肺栓塞患者的临床表现有

A.咳嗽、咯血

B.呼吸困难

C.血压升高

D.晕厥

E.胸痛

答案：ABDE

8.属于溶栓治疗的措施有

A.手术摘取肺动脉内血栓

B.肺动脉导管碎解和抽吸血栓

C.静脉给予纤溶酶原激活剂

D.静脉给予肝素

E.静脉给予尿激酶

答案：CE

9.急性非大面积肺栓塞时，血压 120/80mmHg，心功能正常，呼吸急促，应采取正确的护理措施有

A.立即给予吸氧

B.监测呼吸、心率、血压及血气的变化

C.鼓励患者下地活动，避免新血栓形成

D.监测 APTT

E.患者胸痛严重时按医嘱给予镇痛药

答案：ABDE

【概念题】

1.慢性肺源性心脏病

答：慢性肺源性心脏病，简称慢性肺心病，是由肺组织、肺血管或胸廓的慢性病变引起肺组织结构和（或）功能异常，产生肺血管阻力增加，肺动脉压力增高，使右心室扩张和（或）肥厚，伴或不伴右心功能衰竭的心脏病，并排除先天性心脏病和左心病变引起者。

2.呼吸衰竭

答：呼吸衰竭指各种原因引起的肺通气和换气功能严重障碍，以致在静息状态下亦不能维持足够的气体交换，导致低氧血症伴高碳酸血症，进而引起一系列病理生理改变和相应临床表现的

综合征。

3.急性呼吸窘迫综合征

答：急性呼吸窘迫综合征指原心肺功能正常，由于严重感染、创伤、休克等肺外或肺内严重疾病侵袭后，引起广泛性毛细血管炎症性损伤，通透性增加，继发急性高通透性肺水肿和进行性缺氧型呼吸困难，属于急性肺损伤的严重阶段。

4.阻塞性睡眠呼吸暂停低通气综合征

答：阻塞性睡眠呼吸暂停低通气综合征（obstructive sleep apnea-hypopnea syndrome, OSAHS）是睡眠过程中反复上气道狭窄塌陷引起的呼吸暂停或通气不足，伴有睡眠时打鼾，反复发作的动态血氧饱和度下降，高碳酸血症，睡眠结构紊乱，白天嗜睡，生活质量下降等病症，是并发高血压、糖尿病、脑血管意外及心肌梗死等疾病的危险因素。

【简答题】

1.简述慢性支气管炎的诊断标准。

答：慢性支气管炎（简称慢支）是指支气管壁的慢性、非特异性炎症。如患者每年咳嗽、咳痰达 3 个月以上，连续 2 年或以上，并排除其他已知原因的慢性咳嗽，即可诊为慢性支气管炎。

2.简述呼吸衰竭的处理原则。

答：呼吸衰竭的处理原则是在保持呼吸道通畅条件下，迅速纠正缺 O_2、CO_2 潴留，酸碱失衡和代谢紊乱，防治多脏器功能受损，积极治疗原发病，消除诱因，预防和治疗并发症。

3.简述应用呼吸机的适应证。

答：(1) 严重呼吸衰竭和急性呼吸窘迫综合征患者经积极治疗，情况无改善甚至恶化者。

(2) 呼吸形态严重异常，呼吸不规则或自主呼吸微弱或消失。

(3) 意识障碍。

(4) 严重低氧血症。

(5) $PaCO_2$ 进行性升高，pH 动态下降。

二、心内科自测题

【A_1 型题】

1.肺水肿患者吸入经 20%～30% 乙醇湿化的氧气的目的是

A.降低肺泡表面张力

B.消毒吸入的氧气

C.使患者呼吸道湿润

D.使痰稀薄，易咳出

E. 减低肺泡泡沫表面张力

答案：E

2. 脉搏短绌可见于

A. 房室传导阻滞

B. 心室纤颤

C. 窦性心律不齐

D. 心房颤动

E. 阵发性心动过速

答案：D

3. 心绞痛发作时疼痛的部位主要在

A. 心尖部

B. 胸骨后或心前区

C. 咽、下颌部

D. 剑突下

E. 背部

答案：B

4. 发生左心衰竭的患者最常见症状是

A. 便秘

B. 呼吸困难

C. 腹胀

D. 体重下降

E. 肌肉酸痛

答案：B

5. 心肌的营养供应主要来自

A. 静动脉

B. 胸廓内动脉

C. 冠状动脉

D. 头臂干

E. 肱动脉

答案：C

6. 右心衰竭患者常有食欲缺乏、恶心、呕吐、腹痛等，是由于

A. 肺循环淤血

B. 胃肠道淤血

C. 迷走神经反射增强

D. 交感神经反射增强

E. 左心室扩大压迫膈肌

答案：B

7. 心搏、呼吸骤停初期有效的抢救措施是

A. 心内注射急救药物

B. 开胸心脏按压

C. 电击除颤

D. 口对口呼吸加胸外按压

E. 低温疗法

答案：D

8. 急性心肌梗死发生心律失常最多见于

A. 发病后 24 小时内

B. 发病后 30 小时左右

C. 发病后 36 小时左右

D. 发病后 48 小时

E. 发病后 72 小时

答案：A

9. 慢性风湿性心脏瓣膜病主要致死原因是

A. 脑出血

B. 心律失常

C. 心力衰竭

D. 心源性休克

E. 尿毒症

答案：C

10. 关于高血压急症，错误的是

A. 恶性高血压

B. 高血压脑病

C. 高血压危象

D. 高血压脑病表现严重头痛、呕吐甚至抽搐

E. 高血压病 I 期

答案：E

11. 电复律治疗术后护理中不恰当的是

A. 持续 24 小时心电监护

B. 按医嘱服用抗心律失常药

C. 常规低流量吸氧

D. 禁食至清醒后 2 小时

E. 术后应立即下床活动

答案：E

12. 对病毒性心肌炎最有诊断价值的检查是

A. 超声心动图

B. 血清病毒中和抗体滴度

C. 心电图

D. 心音图

E. 胸片

答案：B

13. 可以同时扩张小动脉和静脉的血管扩张药是

A. 硝普钠

B. 酚妥拉明

C. 硝酸甘油

D. 多巴胺

E. 多巴酚丁胺

答案：A

14. 急性心肌梗死与心绞痛的疼痛主要区别是

A. 持续时间

B. 体位

C. 部位

D. 性质

E. 放射部位

答案：A

15. 长期卧床的心力衰竭患者，形成下肢静脉血栓时，当下床活动，易栓塞的脏器是

A. 心脏

B. 脑组织

C. 肺组织

D. 肾脏

E. 脾脏

答案：C

16. 慢性肺源性心脏病急性加重期的常见诱因是

A. 过劳

B. 大量利尿

C. 使用镇静药

D. 呼吸道感染

E. 使用支气管扩张药

答案：D

17. 心源性呼吸困难的主要原因是

A. 肺循环淤血

B. 体循环淤血

C. 气道痉挛狭窄

D. 呼吸中枢兴奋

E. 极度紧张、恐慌

答案：A

18. 需避光使用的药物是

A. 呋塞米

B. 硝酸异山梨酯

C. 卡托普利

D. 硝普钠

E. 毛花苷丙

答案：D

19. 1999 年世界卫生组织规定的高血压标准是

A. 血压≥ 140/90mmHg

B. 血压≥ 160/95mmHg

C. 收缩压＞ 140mmHg

D. 舒张压＞ 90mmHg

E. 收缩压≥ 160mmHg

答案：A

20. 长期卧床的心力衰竭患者，进行皮肤护理的重点部位是

A. 胫前

B. 踝部

C. 腹部

D. 双下肢

E. 骶尾部

答案：E

21. 由于心排血量突然下降出现的晕厥称为

A. 心搏骤停

B. 阿 - 斯综合征

C. 脑卒中

D. 低血糖综合征

E. 急性心肌梗死

答案：B

22. 心功能Ⅲ级的判断标准是

A. 体力活动不受限。日常活动不引起乏力、心悸、呼吸困难或心绞痛等症状

B. 应充分休息，可增加午睡时间及夜间睡眠时间，有利于下肢水肿的消退

C. 以卧床休息为主，不允许患者下床进行排尿、排便等活动

D. 体力活动明显受限。休息时无症状，轻微的活动即可引起乏力、心悸、呼吸困难或心绞痛等症状

E. 不能从事任何体力活动。休息时宜有症状，体力活动后加重

答案：D

23. 心绞痛发作时疼痛持续时间一般为

A. 3 ～ 5 分钟

B. 15 ～ 20 分钟

C. 30 分钟内

D. 1 小时内

E. 2 小时内

答案：A

24. 急性心肌梗死患者中 50% ～ 80% 发病前有先兆，其最常见表现为

A. 新发生心绞痛，原有心绞痛加重

B. 自发性心绞痛，逐渐心绞痛加重

C. 稳定型心绞痛，逐渐心绞痛加重

D. 变异型心绞痛，持续心绞痛加重

E. 混合性心绞痛，持续心绞痛加重

答案：A

25. 急性心肌梗死后冠状动脉再通（再灌注）的最佳时间不超过起病后

A. 1 小时

B. 3 小时

C. 6 小时

D. 12 小时

E. 24 小时

答案：C

26. 冠状动脉发生粥样硬化易患因素（或危险因素）中不包括

A. 高血压

B. 高脂血症

C. 吸烟

D. 糖尿病

E. 与苯接触

答案：E

27. 冠心病心绞痛发作常见诱因不正确的是

A. 劳累当时

B. 情绪激动当时

C. 饱餐当时

D. 受寒当时

E. 发生在一天劳累之后

答案：E

28. 预防慢性风湿性心脏瓣膜病患者风湿活动复发的根本措施是

A. 积极锻炼身体

B. 较长时间的卧床休息

C. 积极预防与治疗链球菌感染

D. 积极治疗心功能不全

E. 合理饮食，保持良好的情绪

答案：C

29. 急性心肌梗死临床上最常见的心电图改变是

A. ST 段弓背向上抬高

B. 异常高大两肢不对称的 T 波

C. 高大的 R 波

D. ST 段压低

E. T 波倒置

答案：A

30. 急性前壁心肌梗死患者突然发生心室纤颤时护士首先采取的措施是

A. 在等待医师到来前应密切观察患者

B. 立即准备静脉注射利多卡因

C. 立即准备除颤器选择同步电复律

D. 立即准备除颤器选择非同步电复律

E. 立即准备临时起搏治疗

答案：D

31. 不易发生窦性心动过缓的是

A. 病态窦房结综合征

B. 甲状腺功能亢进

C. 运动员

D. 洋地黄中毒

E. 甲状腺功能减退

答案：B

32. 冠心病最常见的病因是

A. 重度主动脉瓣病变

B. 冠状动脉栓塞

C. 冠状动脉粥样硬化

D. 肥厚型心肌病

E. 冠脉痉挛

答案：C

33. 心绞痛发作的特点不包括

A. 心前区部位疼痛

B. 压迫、发闷或紧缩性

C. 持续 30 分钟以上

D. 劳累后发生

E. 舌下含服硝酸甘油数分钟缓解

答案：C

34. 最严重的心律失常是

A. 室性期间收缩

B. 房性期间收缩

C. 心房颤动

D. 室性心动过速

E. 心室纤颤

答案：E

35. 原发性高血压最严重的并发症是

A. 脑出血

B. 充血性心力衰竭

C. 肾衰竭

D. 冠心病

E. 糖尿病

答案：A

36. 右心衰竭与肝硬化水肿的鉴别要点是

A. 下肢水肿

B. 中心静脉压升高

C. 腹水形成

D. 肝大

E. 体重增加

答案：B

37. 心力衰竭患者的饮食，不妥的是

A. 低盐

B. 高热量

C. 富含维生素

D. 适量纤维素

E. 少量，多餐

答案：B

38. 人工心脏起搏术后患者的卧位应为

A. 左侧卧或平卧

B. 右侧卧

C. 右侧卧或平卧

D. 头低足高位

E. 头高足低位

答案：A

39. 应用硝酸甘油缓解心绞痛，正确的护理是

A. 药物用温开水送服

B. 药物置口中，立即咽下

C. 舌下含化，药物被唾液溶解使吸收减少

D. 口含药物时宜平卧以防低血压

E. 观察头昏，血压偏高表现

答案：D

40. 急性心肌梗死患者入院第一周，护理措施不当的是

A. 安抚患者紧张的情绪

B. 不能在床上做肢体活动

C. 可搬入普通病房

D. 协助洗漱，床上排便

E. 可进半流质饮食

答案：C

41. 心房颤动患者主要应观察

A. P 波的频率

B. 患者的主诉

C. 血压的变化

D. 心室率的改变

E. 脉搏的改变

答案：D

42. 护理高血压的患者，不正确的措施是

A. 协助用药尽快将血压降至较低水平

B. 改变体位时动作宜缓慢

C. 沐浴时水温不宜过高

D. 头晕、恶心时协助其平卧并抬高下肢

E. 保持大便通畅

答案：A

43. 不能用心电图检查直接做出诊断的是

A. 心律失常

B. 心室肥大

C. 心功能级别

D. 血钾水平

E. 心肌损害情况

答案：C

44. 原发性高血压最常见的死亡原因是

A. 心力衰竭

B. 尿毒症

C. 高血压危象

D. 脑血管意外

E. 心律失常

答案：A

【A₂ 型题】

1. 患者，男性，75 岁，患冠心病、全心衰竭，治疗期间出现恶心、视物模糊、黄绿视，应及时向医师报告，并考虑原因是

A. 心力衰竭加重，胃肠道淤血

B. 脑血管意外

C. 扩血管药物引起的低血压

D. 利尿药物引起的电解质紊乱

E. 洋地黄药物中毒

答案：E

2. 患者，女性，65 岁，头晕、头痛、耳鸣多年，医师已确诊高血压，近 1 周头痛加重入院。查体：血压 180/130mmHg，神志清楚，心界扩大，心功能正常。该患者属于

A. 高血压病 I 期

B. 高血压病 II 期

C. 高血压病 III 期

D. 恶性高血压

E. 高血压危象

答案：B

3. 患者，女性，78 岁，3 小时前突发心悸、喘憋、不能平卧，既往高血压病史 30 余年，医师确诊为高血压心脏病，急性左心衰竭，给予患者强心、利尿、扩血管药物治疗，关于护理不正确的是

A. 严格记录出入量

B. 注意电解质是否紊乱

C. 硝普钠应每 4 小时重新配制一次

D. 加快输液速度以防止扩血管后发生低血压

E. 观察患者有无恶心、呕吐、心悸、头痛等反应

答案：D

4. 患者，男性，50 岁，饱餐后突然出现胸骨后压榨性疼痛，持续 20 分钟不缓解，伴大汗、恶心、呕吐。急诊护士应首先采取的检查方法是

A. 腹部 B 超

B. 化验血常规

C. 腹部 X 线

D. 心电图

E. 血尿淀粉酶

答案：D

5. 患者，男性，68 岁，患冠心病 14 年，因心前区疼痛症状加重来医院就诊，在诊室门口护士见到该患者突然晕倒，意识丧失，颈动脉搏动消失，呼吸停止，瞳孔散大，此时护士应该立即采取的抢救措施是

A. 吸氧

B. 心脏按压

C. 人工呼吸

D. 静脉输液

E. 胸外按压

答案：E

6. 患儿，2 岁半，生后 3 个月出现青紫，哭闹、活动后，青紫明显加重，该患儿生长发育落后，喜蹲踞，有杵状指，心前区有明显杂音，患儿出现了

A. 室间隔缺损

B. 房间隔缺损

C. 动脉导管未闭

D. 肺动脉狭窄

E. 法洛四联症

答案：E

7. 患者，女性，56 岁。10 小时前因持续胸闷、气短入院。血压 150/90mmHg，心率 102 次 / 分，心尖部闻及舒张期奔马律，肺底细小湿啰音，心电图示 $V_5 \sim V_6$ST 段弓背向上抬高 0.3mV，可见病理性 Q 波。以下处理不恰当的是

A. 吸氧，高枕卧位

B. 静脉滴注硝酸甘油

C. 静脉滴注硝普钠

D. 毛花苷丙 0.4mg 缓慢静脉注射

E. 呋塞米静脉推注

答案：D

【A₃ 型题】

患者，男性，58 岁，高血压 10 余年，间歇发作胸闷、胸痛 2 年，医师确诊为高血压、冠心病。此次上厕所后，突然出现胸闷、气短、咳粉红色泡沫痰。查体：端坐体位，心率 110 次 / 分，双肺可闻及水泡音，双下肢无水肿。

1. 该患者目前最可能的诊断是

A. 急性支气管炎

B. 急性左心衰竭

C. 全心衰竭

D. 急性心肌梗死

E. 劳力性心绞痛

答案：B

2. 此次发病的诱因是

A. 急性呼吸道感染

B. 心动过速

C. 心肌耗氧量增加

D. 电解质紊乱

E. 情绪激动

答案：C

3. 对该患者不宜的护理是

A. 心电监护

B. 给予鼻导管吸氧

C. 取平卧位，头向一侧

D. 记录 24 小时尿量

E. 注意保暖，避免受凉

答案：C

患者，女性，27 岁，患风湿性心脏病二尖瓣狭窄 6 余年，近日上呼吸道感染后出现心力衰竭表现，即乏力，稍事活动就心慌、憋气，伴有食欲缺乏，肝区胀痛，双下肢轻度水肿，双肺底湿啰音，心率 128 次 / 分。

4. 护士应如何指导患者休息

A. 活动不受限制

B. 从事轻体力活动

C. 增加睡眠时间，可起床做轻微活动

D. 卧床休息，限制活动量

E. 严格卧床休息，采取半卧位

答案：D

5. 地高辛治疗后，患者出现食欲明显减退、恶心、呕吐、视物模糊，心率为 50 次 / 分，心律不齐。应考虑患者出现的情况是

A. 心力衰竭加重

B. 颅内压升高

C. 洋地黄中毒

D. 心源性休克

E. 低钾血症

答案：C

患者，女性，58 岁，身高 158cm，体重 40kg。因二尖瓣狭窄和关闭不全，为行二尖瓣置

换术入院。

6. 护士首次评估时，很可能从她的健康史中了解到其童年时曾患过

A. 猩红热

B. 脊髓灰质炎

C. 风湿热

D. 肺炎

E. 脑膜炎

答案：C

7. 护士进行体检时，同时测量心尖及桡动脉脉搏，主要是为了确定

A. 短绌脉

B. 脉搏节律

C. 脉压

D. 脉搏的强度

E. 血管弹性

答案：A

8. 置换的是机械瓣膜，需终身应用抗凝血药，护士应告诉患者可能会出现的并发症是

A. 呼吸衰竭

B. 心力衰竭

C. 肾衰竭

D. 出血

E. 肝衰竭

答案：D

患者，男性，63 岁，心绞痛病史 2 年，1 日前骑车上桥时又出现胸骨后压榨样疼痛，即原地休息，含服硝酸甘油 3 片无效，出冷汗，路人将患者送到急诊室。经心电图检查，诊断为急性前壁心肌梗死，转入冠心病监护病房（CCU）进行链激酶治疗。

9. 链激酶治疗的作用是

A. 消除疼痛

B. 解除冠状动脉痉挛

C. 抑制血小板的聚集

D. 防止冠状动脉内血栓形成

E. 溶解冠状动脉内血栓

答案：E

10. 指导患者避免用力排便的原因是预防

A. 用力过度引起虚脱反应

B. 腹压增加导致呕吐加剧

C. 血压陡升导致脑出血

D. 氧耗增加致梗死面积扩大

E. 血流加速致脑栓塞

答案：D

11. 治疗后第 3 日患者的饮食应

A. 进食高脂饮食

B. 按自己的需求进食

C. 少量流质饮食，每日 2 次

D. 少食多餐

E. 进食高蛋白饮食

答案：D

患者，女性，35 岁，风湿性心脏病合并心力衰竭，应用洋地黄和利尿药后，出现恶心、呕吐，心电图示室性期前收缩呈二联律及三联律。

12. 首先应采取的护理措施是

A. 卧床休息，给氧

B. 补充钾、钠盐

C. 应用血管扩张药

D. 立即停用洋地黄

E. 静脉注射高渗葡萄糖液

答案：D

13. 应注意补充

A. 硫酸镁

B. 钾盐

C. 氯化钙

D. 碘剂

E. 高渗葡萄糖

答案：B

14. 该患者的饮食护理不妥的是

A. 低盐

B. 富含维生素

C. 适量纤维素

D. 高热量

E. 少量、多餐

答案：D

患者，男性，46 岁。近几年出现阵发性心悸，发作时自觉脉搏增快，可达 160～180 次 / 分，发作停止后做心电图正常。

15. 该患者的诊断是

A. 快速性心律失常

B. 心房颤动

C. 扩张型心肌病

D. 充血性心力衰竭

E. 心绞痛

答案：A

16. 为明确诊断还需做的检查是

A. 发作时心电图

B. 血常规

C. 胸片

D. 阿托品试验

E. 冠状动脉造影

答案：A

患者，女性，65岁，肥胖、有高血脂史，血压 24/13.3kPa（180/100mmHg），近日心前区发生疼痛。考虑为心绞痛。

17. 胸痛性质应是

A. 隐痛持续整日

B. 锻炼后可减轻

C. 阵发针刺样痛

D. 刀割样痛

E. 压迫、发闷或紧缩感

答案：E

18. 疼痛部位多发生在

A. 胸骨体下段或中段之后

B. 胸骨体下段

C. 整个左胸

D. 心尖区

E. 剑突下区

答案：A

19. 疼痛持续时间应是

A.1 ～ 2 分钟

B.3 ～ 5 分钟

C.5 ～ 10 分钟

D.10 ～ 20 分钟

E. 超过 30 分钟

答案：B

【B 型题】

A. 同步直流电复律

B. 非同步直流电复律

C. 体外反搏术

D. 起搏器临时起搏

E. 迅速静脉给药

1. 急性心肌梗死时发生心室纤颤尽快应用

答案：B

2. 急性心肌梗死时发生三度房室传导阻滞宜用

答案：D

A. 高流量吸氧

B. 绝对卧床休息，遵医嘱给予哌替啶

C. 舌下含服硝酸甘油制剂

D. 降低颅内压制止抽搐

E. 限制钠盐的摄入

3. 高血压脑病紧急处理中最关键的是

答案：D

4. 心绞痛发作时的首要处理措施是

答案：C

A. 急性非特异性心包炎

B. 肿瘤性心包炎

C. 化脓性心包炎

D. 心脏损伤后综合征

E. 结核性心包炎

5. 心包渗液并有摩擦音，渗液抽出后又迅速产生，其疾病是

答案：B

6. 心前区呈剧烈的刀割样痛，有发热、呼吸困难及心包摩擦音，其疾病是

答案：A

7. 心包穿刺渗液呈脓性，临床有高热、毒血症，其疾病是

答案：C

A. 利多卡因

B. 维拉帕米

C. 硝普钠

D. 阿替洛尔

E. 普罗帕酮

8. 急性心肌梗死后 2 日，心电图示完全右束支传导阻滞，频发室性期前收缩，最适宜的药物是

答案：A

9. 急性心肌梗死后 1 日，呼吸困难，双肺底可闻湿啰音，血压 21.3/12.7kPa（160/95mmHg），最适宜的药物是

答案：C

A. 窦房结

B. 心房肌

C. 浦肯野纤维

D. 房室交界区

E. 心室肌

10. 自律性最高的是

答案：A

11. 自律性最低的是

答案：D

12. 传导速度最快的是

答案：C

A. 胸痛可于平卧时缓解

B. 胸痛因劳累而诱发

C. 胸痛部位非常局限

D. 胸痛于蹲位时缓解

E. 胸痛时 ST 段抬高

13. 胸痛特点为二尖瓣脱垂综合征的是

答案：A

14. 属于不稳定型心绞痛的是

答案：E

A. 体力活动不受限。日常活动不引起乏力、心悸、呼吸困难或心绞痛等症状

B. 应充分休息，可增加午睡时间及夜间睡眠时间，有利于下肢水肿的消退

C. 以卧床休息为主，但允许患者慢慢下床进行排尿、排便等活动

D. 体力活动轻度受限。休息时无症状，日常的活动即可引起乏力、心悸、呼吸困难等症状

E. 不能从事任何体力活动。休息时宜有症状，体力活动后加重

15. 心功能 II 级者可表现为

答案：D

16. 心功能 I 级者可表现为

答案：A

【X 型题】

1. 体循环淤血可出现的症状是

A. 肝大

B. 少尿

C. 呼吸困难伴咳粉红泡沫痰

D. 恶心、食欲缺乏

E. 血便

答案：ABD

2. 判断心搏骤停的临床表现是

A. 意识丧失

B. 无自主呼吸

C. 瞳孔散大

D. 大动脉消失

E. 心电图直线

答案：ABCD

3. 产生阿 - 斯综合征的病因为

A. 病态窦房结综合征

B. 心室纤颤

C. 急性呼吸窘迫综合征

D. 脑血栓偏瘫

E. 糖尿病酮症酸中毒

答案：AB

4. 室性期前收缩的心电图表现为

A. 提前出现的 P 波

B. 提前出现的宽大畸形的 QRS 波

C. 提前出现的形态正常的 QRS 波

D. T 波与 QRS 波群主波方向相反

E. 多有完全代偿周期

答案：BDE

5. 急性前壁心肌梗死溶栓治疗的适应证是

A. 近期有缺血性脑卒中病史

B. 持续性胸痛 > 30 分钟硝酸甘油不易缓解

C. 相邻 2 个或 2 个以上导联有 ST 抬高

D. 不能除外主动脉夹层动脉瘤

E. 肌酸激酶（CK）及其同工酶（CK-MB）升高

答案：BCE

6. 对服用洋地黄的患儿，正确的护理是

A. 服用药物前，数脉搏 1 分钟

B. 学龄儿童脉搏低于 60 次 / 分应停药

C. 婴儿脉搏大于 160 次 / 分应停药

D. 避免与其他药物同时服用

E. 服用前，做心电图检查

答案：ABD

【概念题】

1. 急性心力衰竭

答：急性心力衰竭是指由于急性心脏病变引起心排血量显著、急骤降低导致组织器官灌注不足和急性淤血综合征。

2. 冠状动脉粥样硬化性心脏病

答：冠状动脉粥样硬化性心脏病，简称冠心病，也称缺血性心脏病，是由于冠状动脉粥样硬化，使血管腔狭窄、阻塞，导致心肌缺血缺氧甚至坏死而引起的心脏病。

3. 急性心肌梗死

答：急性心肌梗死是争性心肌缺血性坏死，为在冠状动脉病变的基础上，发生冠状动脉血供急剧减少或中断，使相应的心肌严重而持久地急性缺血所致。

4. 心瓣膜病

答：心脏瓣膜病是由于炎症、黏液性变性、退行性改变、先天性畸形、缺血性坏死、创伤等原因引起的单个或多个瓣膜结构（包括瓣叶、瓣环、腱索或乳头肌）的功能或结构异常，导致瓣口狭窄和（或）关闭不全。

【简答题】

1. 简述心功能的分级。

答：目前通用的是美国纽约心脏病学会（NYHA）1928 年提出的一项分级方案，主要是根据患者自觉的活动能力划分为四级。

Ⅰ级：心脏病患者日常活动量不受影响。

Ⅱ级：心脏病患者的体力活动受到轻度的限制，休息时无自觉症状，但平时一般活动下可出现疲乏、心悸、呼吸困难或心绞痛。

Ⅲ级：心脏病患者体力活动明显受限，小于平时一般活动即引起上述的症状。

Ⅳ级：心脏病患者不能从事任何体力活动。休息状态下也出现心力衰竭的症状，体力活动后加重。

2. 简述左心衰竭的临床表现。

答：以肺淤血及心排血量降低表现为主。

（1）症状

1）程度不同的呼吸困难：劳力性呼吸困难；端坐呼吸；夜间阵发性呼吸困难；急性肺水肿。

2）咳嗽、咳痰、咯血。

3）乏力、疲倦、头昏、心悸。

4）少尿及肾功能损害症状。

（2）体征

1）肺部湿啰音。

2）心脏体征：除基础心脏病的固有体征外，慢性左心衰竭的患者一般均有心脏扩大（单纯舒张性心力衰竭除外）、肺动脉瓣区第二心音亢进及舒张期奔马律。

3. 简述人工心脏起搏器术后的护理要点。

答：（1）休息与活动：植入式起搏者需保持平卧位或略向左侧卧位 8 ~ 12 小时，避免右侧卧位。术侧肢体不宜过度活动，勿用力咳嗽，以防电极脱位。安置临时起搏器患者需绝对卧床，术侧肢体避免屈曲或活动过度。

（2）监测：监测脉搏、心率、心律、心电变化及患者自觉症状，及时发现有无电极导线移位或起搏器起搏、感知障碍。

（3）伤口护理与观察：植入式起搏者伤口局部以沙袋加压 6 小时。观察起搏器囊袋有无肿胀，观察伤口有无渗血、红、肿，及时发现出血、感染等并发症。

（4）监测体温变化，常规应用抗生素 2 ~ 3 日，预防感染。

4. 简述心绞痛和急性心肌梗死的鉴别诊断要点。

答：二者的鉴别诊断要点见表 23-1。

表 23-1 心绞痛和急性心肌梗死的鉴别诊断要点

项目	心绞痛	急性心肌梗死
疼痛		
部位	胸骨中下段之后	相同，但可在较低位置或上腹部
性质	压榨性或窒息性	相似，但更剧烈
诱因	劳力、情绪激动、受寒、饱食等	不常有
时限	短，1 ~ 5 分钟或 15 分钟以内	长，数小时或 1 ~ 2 日
频率	频繁发作	不频繁
硝酸甘油疗效	显著缓解	作用较差
气喘或肺水肿	极少	常有
血压	升高或无显著改变	常降低，甚至发生休克
心包摩擦音	无	可有
坏死物质吸收的表现		
发热	无	常有
血白细胞增加	无	常有
（嗜酸粒细胞减少）		
红细胞沉降率增快	无	常有
血清心肌酶升高	无	有
心电图变化	无变化或暂时性 ST 段和 T 波变化	有特征性和动态性变化

三、消化内科自测题

【A₁型题】

1. 出现黑粪提示出血量至少是

A. 200ml

B. 150ml

C. 100ml

D. 50ml

E. 10ml

答案：D

2. 上消化道大出血伴休克的首要护理措施是

A. 去枕平卧

B. 安定情绪

C. 迅速配血

D. 准备三腔双囊管

E. 建立静脉输液途径

答案：E

3. 消化性溃疡最常见的并发症是

A. 上消化道出血

B. 急性穿孔

C. 慢性穿孔

D. 幽门梗阻

E. 癌变

答案：A

4. 胃溃疡的疼痛节律为

A. 餐后即开始，持续2小时缓解

B. 餐前30分钟出现，进餐缓解

C. 餐后2小时出现，进餐缓解

D. 餐后1/2～1小时出现，至下餐前缓解

E. 餐后3～4小时出现，进餐缓解

答案：D

5. 肠结核最常见的部位是

A. 横结肠

B. 回盲部

C. 升结肠

D. 空肠

E. 直肠

答案：B

6. 腹泻患者的饮食宜给予

A. 高热量、高蛋白、高脂肪

B. 低脂肪、易消化、少纤维素

C. 低热量、低脂肪、低盐

D. 高脂肪、高维生素、多纤维素

E. 禁食

答案：B

7. 急性上消化道出血伴休克时，去枕平卧的主要意义是

A. 有利于止血

B. 防止窒息

C. 减少出血

D. 改善脑血供

E. 降低脑耗氧

答案：D

8. 肝硬化并发上消化道出血的诱因为

A. 饮食过饱

B. 营养障碍

C. 大量放腹水

D. 电解质紊乱

E. 食物粗糙

答案：E

9. 易引起胃炎的药物是

A. 乙醇

B. 铁剂

C. 硫糖铝

D. 阿司匹林

E. 氯化钾口服液

答案：D

10. 与幽门螺杆菌无关的疾病是

A. 胃炎

B. 反流性食管炎

C. 胃溃疡

D. 十二指肠溃疡

E. 胃癌

答案：B

11. 有关呕血与黑粪的叙述正确的是

A. 下消化道出血仅有黑粪

B. 呕血一般不伴黑粪

C. 上消化道出血只有呕血

D. 出血量至少在5ml以上才会有黑粪

E. 黑粪一定伴呕血

答案：A

12. 肝硬化伴大量腹水取半卧位的原因是

A. 增加回心血量

B. 有利于腹水消退

C. 降低腹内压力

D. 减轻呼吸困难

E. 减轻心脏负荷

答案：D

13. 原发性肝癌典型的临床表现为

A. 食欲减退，消瘦

B. 黄疸进行性加深

C. 肝硬化表现

D. 肝区持续性疼痛

E. 发热

答案：D

14. 原发性肝癌最常见的转移方式是

A. 肝内血行转移

B. 淋巴转移

C. 肝外肺转移

D. 直接蔓延

E. 种植转移

答案：A

15. 上消化道出血患者的饮食护理不正确的是

A. 严重呕血者要暂时禁食 8 ~ 24 小时

B. 溃疡伴小量出血一般不需禁食

C. 食管静脉曲张破裂出血要禁食

D. 一般溃疡出血可进牛奶等流质

E. 大便隐血试验持续阳性，应暂时禁食

答案：E

16. 急性胰腺炎病程早期，最早出现异常的实验室检查结果是

A. 血清淀粉酶升高

B. 尿淀粉酶升高

C. 血清脂肪酶升高

D. 血清钙升高

E. 红细胞计数降低

答案：A

17. 急性水肿型胰腺炎的临床表现不包括

A. 恶心、呕吐

B. 腹痛持续 3 ~ 5 日

C. 中高度发热

D. 脱水

E. 腰腹部皮肤呈暗灰蓝色

答案：E

18. 使用三腔双囊管压迫止血时，若出现恶心、频繁期前收缩，应考虑

A. 牵引过紧

B. 出血量增加

C. 使用三腔管不适

D. 胃气囊进入食管下端挤压心脏所致

E. 局部受压过久，导致局部黏膜糜烂坏死而致

答案：D

19. 肝性脑病的主要表现是

A. 血氨升高

B. 肝功能异常

C. 黄疸

D. 大量腹水

E. 意识障碍和昏迷

答案：E

20. 为肝性脑病患者灌肠时，应选用的溶液是

A. 温水

B. 生理盐水或弱酸性溶液

C. 2%碳酸氢钠溶液

D. 肥皂水

E. 苏打水

答案：B

21. 不符合急性胰腺炎的腹痛特征是

A. 进食后疼痛缓解

B. 疼痛位于中上腹

C. 疼痛剧烈而持久

D. 饱餐或饮酒后发作

E. 疼痛向腰背部放射

答案：A

22. 肝性脑病昏迷前期的突出表现是

A. 多语、兴奋

B. 肝臭

C. 意识模糊，扑翼样震颤

D. 性格及行为异常

E. 昏睡及精神错乱

答案：C

23. 使用三腔双囊管压迫止血，不正确的护理措施是

A. 先向胃气囊充气，充气量足够

B. 经常抽吸胃内容物

C. 放置 6 小时后应间断放气

D. 放气囊同时，应放松牵引

E. 拔管前吞服 20 ~ 30ml 液状石蜡

答案：C

24. 胰腺所分泌的消化酶进入十二指肠后，在肠肽酶作用下首先激活

A. 胰蛋白酶原

B. 糜蛋白酶原

C. 弹力蛋白酶原

D. 磷脂酶原

E. 激肽酶原

答案：A

25. 肝硬化门静脉高压的表现是

A. 恶心、呕吐

B. 上消化道出血

C. 男性乳房发育

D. 肝掌

E. 鼻出血

答案：B

26. 肝硬化腹水产生的机制不包括

A. 门静脉内压升高

B. 血清白蛋白减少

C. 肾小球滤过减少

D. 醛固酮分泌增多

E. 脾功能亢进

答案：E

27. 急性胰腺炎行胃肠减压治疗的目的是

A. 解除胃痉挛

B. 解除胰管痉挛

C. 以免胃酸进入十二指肠刺激胰液分泌

D. 解除肠梗阻症状

E. 减轻弥漫性腹膜炎的症状

答案：C

28. 肝硬化的出血倾向主要是由于

A. 脾功能亢进及凝血因子的合成减少

B. 毛细血管脆性增加

C. 凝血因子消耗过多

D. 毒素对凝血因子破坏增多

E. 以上各原因均是

答案：A

29. 原发性肝癌患者的疼痛牵涉右肩提示

A. 癌块生长迅速

B. 癌块压迫肝管

C. 肿瘤侵犯横膈

D. 肿瘤液化，坏死

E. 肿瘤胸膜转移

答案：C

30. 肝硬化最显著的临床表现是

A. 脾大

B. 腹水

C. 血浆蛋白下降

D. 肝功能异常

E. 蜘蛛痣

答案：B

31. 肝硬化晚期发生肝肾综合征的主要原因是

A. 尿路感染

B. 脾功能亢进

C. 肾脏有效血容量不足

D. 肾单位坏死

E. 机体免疫力下降

答案：C

32. 肝性脑病患者进行清洁灌肠，其溶液最好选用

A. 0.1% ～ 0.2% 肥皂水

B. 甘油稀释液

C. 50% 硫酸镁溶液

D. 高渗盐水

E. 生理盐水 100ml 加白醋 10ml

答案：E

33. 在我国急性胰腺炎的重要病因是

A. 暴饮暴食

B. 酗酒

C. 胰管梗阻

D. 胆道疾病

E. 感染

答案：C

34. 确诊急性胰腺炎患者的早期检查是

A. 血清淀粉酶测定

B. 尿淀粉酶测定

C. 血清脂肪酶测定

D. 血常规及血钙检查

E. B 超检查

答案：A

35. 消化道出血应用三腔气囊管压迫止血，放气的时间是术后

A. 12 ～ 24 小时

B. 24 ～ 36 小时

C. 48 ～ 72 小时

D. 72 ～ 96 小时

E. 96 小时

答案：A

36. 原发性肝癌病情稳定后应给予的饮食是

A. 低蛋白，高维生素，高脂肪

B. 高蛋白，高维生素，低脂肪

C. 低蛋白，高维生素，低脂肪

D. 高蛋白，高维生素，高脂肪

E. 高蛋白，高维生素，低盐

答案：B

37. 最能提示急性出血坏死型胰腺炎诊断的化验是

A. 低血钙

B. 血清淀粉酶显著升高

C. 持久空腹血糖高于 10mmol/L

D. 血清脂肪酶显著升高

E. 白细胞计数明显升高

答案：C

38. 肝性脑病患者禁用的饮食是

A. 低蛋白饮食

B. 低脂肪饮食

C. 高蛋白饮食

D. 高维生素饮食

E. 高热量饮食

答案：C

39. 我国引起肝硬化最常见的病因是

A. 病毒性肝炎

B. 酒精中毒

C. 营养失调

D. 慢性药物中毒

E. 循环障碍

答案：A

40. 溃疡病患者发生穿孔时可见

A. 饮量突然减少

B. 嗳气反酸加重

C. 恶心、腹胀明显

D. 上腹剧痛、腹肌紧张

E. "午夜痛"

答案：D

41. 肝硬化患者一次放腹水量一般不超过

A. 3000ml

B. 2000ml

C. 1000ml

D. 500ml

E. 100ml

答案：A

42. 结核性腹膜炎最常见的并发症是

A. 肠瘘

B. 肠梗阻

C. 腹腔脓肿

D. 肠道出血

E. 肠穿孔

答案：B

43. 肝硬化患者出现"蜘蛛痣"的病理机制为

A. 门静脉高压

B. 侧支循环建立

C. 内分泌失调

D. 凝血功能障碍

E. 有效循环血量减少

答案：C

44. 根除幽门螺杆菌感染规范的药物治疗为

A. 埃索美拉唑 + 枸橼酸铋钾 + 两种抗生素，用药 10 ～ 14 日

B. 奥美拉唑 + 胶体果胶铋 + 两种抗生素，用药 5 ～ 7 日

C. 西咪替丁 + 奥美拉唑 + 枸橼酸铋钾，用药 10 ～ 14 日

D. 雷尼替丁 + 枸橼酸铋钾 + 两种抗生素，用药 10 ～ 14 日

E. 雷贝拉唑 + 甲硝唑，用药 5 ～ 7 日

答案：A

45. 克罗恩病最常见的并发症是

A. 腹腔内脓肿

B. 急性穿孔

C. 便血

D. 癌变

E. 肠梗阻

答案：E

46. 三腔双囊管胃囊注气量和压力分别为

A. 80 ～ 100ml，30 ～ 40mmHg

B. 150 ～ 200ml，50 ～ 70mmHg

C. 200 ～ 250ml，50 ～ 70mmHg

D. 100 ～ 150ml，30 ～ 40mmHg

E. 80 ～ 100ml，50 ～ 70mmHg

答案：B

47. 一般建议行胃镜检查的患者禁食时间为

A. 2 小时

B. 4 小时

C. 6 小时

D. 12 小时

E. 24 小时

答案：C

【A₂ 型题】

1. 患者，男性，60 岁，患有胃溃疡 10 年，突然感到剧烈腹痛，腹肌强直，有明显的压痛和反跳痛，此时患者出现的并发症是

A. 出血

B. 癌变

C. 梗阻

D. 痉挛

E. 穿孔

答案：E

2. 患者，男性，45 岁，反复上腹部不规律疼痛 5 年，X 线饮食检查未发现明显异常，进一步处理首选是

A. 手术探查

B. B 超

C. 胃镜及活检

D. 胃液分析

E. 治疗后复查

答案：C

3. 患者，男性，50 岁，肝硬化病史 5 年，近 3 个月有黑粪和少量呕血，前天突然呕血 1500ml，现意识不清，脑电图不正常，诊断为肝性脑病，为减少血氨形成，最好选用

A. 弱碱性溶液灌肠

B. 中性溶液灌肠

C. 50% 硫酸铁溶液灌肠

D. 弱酸性溶液灌肠

E. 肥皂水灌肠

答案：D

4. 患者，男性，48 岁，肝硬化病史 5 年，近 2 日来患者行为异常，兴奋多语，且有扑翼样震颤，为抑制肠菌生长可给予

A. 精氨酸

B. 新霉素

C. 硫酸镁

D. 维生素 K_1

E. 谷氨酸钠

答案：B

5. 患者，男性，30 岁，饭后突然上腹部刀割样疼痛 8 小时，查体:体温 38℃，上腹部明显触痛，肌紧张，腹部透视未见异常，血清淀粉酶 680U/L，应诊断为

A. 消化性溃疡穿孔

B. 急性胆囊炎

C. 急性胰腺炎

D. 急性胃炎

E. 肾结石

答案：C

6. 患者，男性，28 岁，反复上腹部疼痛 5 年，多在餐前发作，食后缓解，近 2 日来有柏油样便，伴反酸、嗳气症状，腹软，上腹压痛，肝脾未触及，初步诊断为

A. 门静脉性肝硬化

B. 十二指肠球部溃疡

C. 慢性胃炎

D. 胃癌

E. 胃溃疡

答案：B

7. 患者，男性，46 岁，肝区疼痛 5 个月，查体肝肋下 2cm，有触痛，AFP > 500mg/L，HBsAg（+），可诊断为

A. 肝囊肿

B. 肝脏多发血管瘤

C. 原发性肝癌

D. 肝硬化

E. 病毒性肝炎

答案：C

8. 患者，女性，30 岁，急性腹痛发作 10 小时入院，考虑急性胰腺炎，对诊断有意义的检查是

A. 血清淀粉酶测定

B. 血清脂肪酶测定

C. 尿淀粉酶测定

D. 血糖测定

E. 血清谷丙转氨酶测定

答案：A

【A_3 型题】

患者，男性，55 岁，患肝硬化 10 余年，今日因饮食不当突然出现大量呕血，并伴神志恍惚、脉搏 130 次 / 分，血压 80/50mmHg，四肢湿冷、尿少。

1. 对患者首先采取的护理措施是

A. 备血

B. 吸氧

C. 建立静脉通道

D. 三腔双囊管压迫止血

E. 四肢保暖

答案：C

2. 根据患者的临床表现，判断其出血量为

A. > 1500ml

B. 1000 ~ 1500ml

C. 500 ~ 800ml

D. 500ml

E. 300 ~ 500ml

答案：A

3. 患者大出血后可诱发

A.心力衰竭

B.肝性脑病

C.肾衰竭

D.感染

E.腹水

答案：B

　　患者，女性，50岁，患十二指肠球部溃疡10年，最近疼痛规律性改变，经常餐后腹痛，近2日来呕吐大量隔夜宿食。

　　4.通过上述症状可以判定患者并发了

A.胃癌

B.胃溃疡

C.幽门梗阻

D.胃出血

E.穿孔

答案：C

　　5.为明确诊断，应进行的检查的是

A.X线钡餐

B.全血细胞计数

C.腹平片

D.腹部B超

E.胃镜及活检

答案：E

　　6.给予患者最佳的洗胃时间是

A.睡前

B.中午

C.下午

D.半夜

E.上午

答案：A

　　7.对患者的健康指导不正确的是

A.保证充足睡眠，劳逸结合

B.每日可少量饮酒，通过活血营养胃黏膜

C.饮食要合理，少量多餐

D.避免使用使溃疡加重的药物

E.发生剧烈腹痛时及时就医

答案：B

　　患者，男性，60岁，幽门梗阻，主诉进食后上腹饱胀不适，呕吐后腹胀减轻，呕吐量大，查体可见患者慢性病容，皮肤弹性差，眼眶凹陷，呼吸平稳，脉搏100次/分，血压120/70mmHg。

　　8.该患者目前最重要的护理措施是

A.胃肠减压

B.大量饮水

C.建立静脉通路补液

D.安慰患者鼓励进食

E.预防压疮

答案：C

　　9.患者在行胃镜检查时感恶心、难受，此时应该

A.让患者做深呼吸以减轻不适

B.拔出胃镜重做

C.告知患者不适合此项检查

D.让患者改变体位

E.让患者喝水

答案：A

　　患者，男性，30岁，饭后出现上腹部持续性刀割样疼痛，伴恶心、呕吐，血清淀粉酶1000U，患者体温38℃。

　　10.该患者可能的诊断是

A.急性阑尾炎

B.消化性溃疡穿孔

C.急性胰腺炎

D.肠细膜上动脉栓塞

E.急性胆囊炎

答案：C

　　11.此时患者的饮食医嘱为

A.禁食

B.流质饮食

C.低脂饮食

D.低盐饮食

E.软质饮食

答案：A

　　12.经过治疗患者病情已稳定，待出院，此时最重要的健康指导为

A.避免暴饮暴食

B.注意饮食卫生

C.戒烟限酒

D.预防感冒

E.加强体育锻炼

答案：A

　　患者，男性，58岁，肝硬化病史5年，现呈嗜睡状态，脑电图有异常波形。

　　13.该患者目前处于

A.肝性脑病一期

B.肝性脑病二期

C.肝性脑病三期

D.肝性脑病四期

E. 正常

答案：B

14. 此时患者的饮食为

A. 严禁蛋白质摄入

B. 低热量饮食

C. 低脂饮食

D. 少渣饮食

E. 高蛋白饮食

答案：A

15. 为促进有毒物质的代谢清除，纠正氨基酸代谢紊乱，可使用

A. 谷氨酸钾

B. 氯霉素

C. 葡萄糖

D. 乳酸钠林格溶液

E. 碳酸氢钠

答案：A

【B 型题】

A. 胃底和食管静脉曲张

B. 扑翼样震颤

C. 血性腹水

D. 中上腹部刀割样疼痛，向腰背部呈带状放射

E. 上腹部 "夜间痛"

1. 肝性脑病的表现是

答案：B

2. 肝癌的表现是

答案：C

3. 急性胰腺炎的表现是

答案：D

A. 中和胃酸

B. 抑制迷走神经而减少胃酸分泌

C. 降低胃蛋白酶活性

D. 组胺竞争 H_2 受体从而消除组胺抑制胃酸分泌作用

E. 抑制基础胃酸和胃泌素所引起的胃酸分泌

4. 氢氧化铝凝胶的作用是

答案：A

5. 法莫替丁的作用是

答案：D

A. 胃溃疡

B. 十二指肠球部溃疡

C. 慢性胃炎

D. 胃癌

E. 胃神经官能症

6. 腹痛在饭后 0.5 ～ 1 小时发生，持续至下餐前缓解的疾病是

答案：A

7. 腹痛多发生于进食后 3 ～ 4 小时，持续至下餐进食后缓解的疾病是

答案：B

A. 高蛋白、适量脂肪

B. 高维生素、高蛋白、低脂肪

C. 高热量

D. 低脂、低糖

E. 低蛋白

8. 急性胰腺炎缓解期的饮食是

答案：D

9. 肝性脑病缓解期的饮食是

答案：E

A. 进行性咽下困难

B. 上腹痛呈慢性、周期性、节律性

C. 大量呕吐隔夜食物

D. 进食污染食物后急性呕吐，上腹部不适伴腹痛

E. 右下腹痛常在进食后诱发，大便后缓解

10. 消化性溃疡表现为

答案：B

11. 幽门梗阻的表现为

答案：C

12. 急性胃炎的表现为

答案：D

A.5ml

B.50ml

C.100ml

D.200ml

E.500ml

13. 粪便隐血试验阳性，每日出血量最少为

答案：A

14. 严重黑粪，每日出血量为最少为

答案：B

15. 导致呕血，胃内潴留血量最少为

答案：E

A. 胃穿孔

B. 上消化道出血

C. 缺铁性贫血

D. 高血糖

E. 幽门梗阻

16. 慢性萎缩性胃炎易并发

答案：C

17.肝硬化门静脉高压易并发

答案：B

18.急性胰腺炎易并发

答案：D

A.黄疸伴有肝区胀痛或隐痛

B.黄疸伴有右上腹阵发性绞痛

C.黄疸伴有上腹急性持续性剧痛并波及全腹

D.黄疸伴有酱油色尿

E.黄疸伴有恶病质

19.肝癌患者的特点为

答案：E

20.溶血性黄疸的特点为

答案：D

【X 型题】

1.门静脉高压的表现为

A.腹水

B.脾大及脾功能亢进

C.侧支循环形成

D.下肢静脉曲张

E.呕吐

答案：ABC

2.上消化道大出血者应用冰盐水洗胃的目的是

A.引起内脏血管收缩

B.降低纤溶酶的活性

C.延缓胃的排空

D.减少胃液的分泌

E.保护胃黏膜

答案：ABD

3.黄疸患者出现皮肤瘙痒，护理措施是

A.注意皮肤清洁，睡前行温水擦浴

B.经常用酒精擦浴，起止痒作用

C.局部用止痒剂

D.经常更换内衣

E.经常用肥皂水擦洗，起止痒作用

答案：AC

4.对消化性溃疡患者的保健指导应包括

A.禁饮浓茶及咖啡

B.避免生冷刺激性食物

C.注意劳逸结合

D.保持心情愉快

E.坚持用药，黏膜保护药硫糖铝宜饭后 1 小时服

答案：ABCD

5.溃疡性结肠炎患者常见的肠外表现有

A.虹膜睫状体

B.口腔溃疡

C.胃溃疡

D.坏疽性脓皮病

E.结节性红斑

答案：ABDE

6.结核性腹膜炎的病理分型包括

A.渗出型

B.粘连型

C.增生型

D.干酪型

E.混合型

答案：ABDE

7.急性胰腺炎常见的局部并发症为

A.腹腔脓肿

B.胰腺脓肿

C.假性囊肿

D.消化道出血

E.胰性脑病

答案：BC

【概念题】

1.胃炎

答：胃炎是指不同病因所致的胃黏膜炎症，常伴有上皮损伤和细胞再生，是最常见的消化道疾病之一。临床上一般分为急性和慢性两大类型。

2.溃疡性结肠炎

答：溃疡性结肠炎是一种原因不明的直肠和结肠的慢性非特异性炎症性疾病。病变主要在大肠的黏膜和黏膜下层。其主要症状有腹泻、黏液脓血便和腹痛，病程漫长，病情轻重不一，常反复发作。

3.肝性脑病

答：肝性脑病是严重肝病引起的、以代谢紊乱为基础的中枢神经系统功能失调的综合征，其主要临床表现是意识障碍、行为失常和昏迷。

4.急性胰腺炎

答：急性胰腺是指胰腺分泌的消化酶引起胰腺组织自身消化的化学性炎症。临床表现为急性上腹痛、发热、恶心、呕吐、血和尿淀粉酶升高，重症伴腹膜炎、休克等并发症。

【简答题】

1.简述消化系统疾病常见的临床症状。

答：恶心与呕吐、腹痛、腹泻、吞咽困难、嗳气、反酸、灼热感或烧心感、食欲缺乏、腹胀、便秘、

黄疸、呕血与黑粪。

2. 简述消化性溃疡的临床表现。

答：上腹部疼痛是本病的主要症状，多位于上腹中部、偏右或偏左。十二指肠溃疡的疼痛多为空腹痛，进餐后缓解，胃溃疡的疼痛多在餐后 1/2 ~ 1 小时出现，至下次餐前自行消失。除疼痛外还可有反酸、嗳气、恶心、呕吐、食欲减退等消化不良症状。体征上活动期可有上腹部固定而局限的轻压痛，缓解期则无明显体征。

3. 简述急性胰腺炎的主要护理措施。

答：(1) 患者绝对卧床休息，促进组织修复和体力恢复。协助患者取弯腰、屈膝侧卧位，以减轻疼痛。

(2) 禁食及胃肠减压：多数患者需禁食 1 ~ 3 日，腹胀明显者需行胃肠减压。

(3) 用药护理：腹痛剧烈者，可遵医嘱给予哌替啶等镇痛药，但禁用吗啡，因其可引起 Oddi 括约肌痉挛。

(4) 观察呕吐物的量及性质，行胃肠减压者，记录引流液的量及性状，严密观察生命体征变化，定时留取标本。

(5) 维持水、电解质平衡：禁食患者每日补液常达到 3000ml 以上，根据患者脱水程度、年龄和心肺功能合理调节输液速度。

(6) 防治低血容量性休克：严密观察患者血压、神志及尿量变化，出现低血容量性休克表现时，积极配合医师进行抢救。

4. 简述上消化道大量出血的急救护理措施。

答：(1) 做好患者心理护理，嘱患者安静卧床休息，取平卧位并将下肢略抬高，呕吐时头偏向一侧，保持呼吸道通畅，必要时吸氧。

(2) 呕血患者应禁食，仅有少量柏油便者，可进温凉、清淡流质，出血停止后改为易消化、无刺激性半流质饮食。

(3) 遵医嘱做交叉配血。

(4) 快速静脉输液，补充血容量，必要时测定中心静脉压作为调整输液量和速度的依据，防止因输液、输血过多、过快引起急性肺水肿。

(5) 严密观察生命体征、精神和意识状态、皮肤和甲床色泽，以及呕吐物和粪便的性状、颜色及量。

(6) 记录每小时尿量，准确记录 24 小时出入量。

(7) 定期复查红细胞计数、血红蛋白、血细胞比容等。

(8) 根据呕血及黑粪情况估计出血量和速度：大便隐血试验阳性提示每日出血量 > 5 ~ 10ml；出现黑粪表明出血量在 50 ~ 70ml 以上；胃内积血量达 250 ~ 300ml 时可引起呕血；1 次出血量在 400ml 以下时，一般不会出现全身症状；出血量超过 400 ~ 500ml，可出现头晕、心悸、乏力等症状；出血量超过 1000ml 时，临床即出现急性周围循环衰竭的表现。

(9) 继续或再次出血的判断：有下列迹象时，提示有活动性出血或再次出血，①反复呕血，甚至呕吐物由咖啡色转为鲜红色；②黑粪次数增多色泽转为暗红色，伴肠鸣音亢进；经补液、输血后，周围循环衰竭的表现未改善，或好转后又恶化，血压、中心静脉压不平稳；③红细胞计数、血细胞比容、血红蛋白不断下降，网织红细胞计数持续升高；④补液足够、尿量正常的情况下，血尿素氮持续或再次升高；⑤门静脉高压的患者原有脾大，出血后脾常暂时缩小，如脾未恢复肿大，则亦提示继续出血。

(10) 胃出血可用冰盐水行胃灌洗，对食管静脉曲张破裂出血者用三腔或四腔气囊管压迫止血等。

(11) 加强口腔护理。

5. 简述肝硬化腹水患者的主要护理措施。

答：少量腹水患者可取平卧位，有利于增加肝、肾血流量，改善肝细胞的营养，提高肾小球滤过率，可抬高下肢，以减轻水肿。阴囊水肿者可用拖带托起阴囊，以利于水肿消退。大量腹水者卧床时可取半卧位，以使膈肌下降，有利于呼吸运动，减轻呼吸困难和心悸。大量腹水时应避免使腹内压突然剧增的因素，如剧烈咳嗽、打喷嚏、用力排便等。使用利尿药时应特别注意维持水、电解质和酸碱平衡。利尿速度不宜过快，每日体重减轻一般不超过 0.5kg，有下肢水肿者每日体重减轻不超过 1kg。腹腔穿刺放腹水前应测量患者的体重、腹围、生命体征，排空膀胱以免误伤，术中及术后监测生命体征，观察有无不适反应，术毕用无菌敷料覆盖穿刺部位，束紧腹带，以免腹内压骤降，记录抽出的腹水的量、性状和颜色，标本及时送检。观察腹水和下肢水肿的消长，准确记录出入量，测量腹围、体重，并教会患者正确的测量和记录方法。监测血清电解质和酸碱度的变化，以及时发现并纠正水、电解质、酸碱平衡紊乱，防止肝性脑病、肝肾综合征的发生。

四、血液内科自测题

【A₁型题】

1. 再生障碍性贫血患者应选用
A. 铁剂
B. 叶酸
C. 丙酸睾酮
D. 硫酸亚铁
E. 维生素 B₆
答案：C

2. 特发性血小板减少性紫癜主要的临床症状是
A. 反复感染
B. 进行性贫血
C. 皮肤黏膜出血
D. 内脏出血
E. 脾大
答案：C

3. 急性白血病患者行化疗期间，为抑制尿酸合成，应给予
A. 碳酸氢钠
B. 别嘌醇
C. 呋塞米
D. 甘露醇
E. 四氢叶酸钙
答案：B

4. 铁剂应在饭后服用是因为
A. 可促进铁剂吸收
B. 可减少对胃肠道刺激
C. 可防止过敏反应
D. 可防止铁剂中毒
E. 有助于提高疗效
答案：B

5. 慢性粒细胞白血病化疗时，首选药物为
A. 羟基脲
B. 环磷酰胺
C. 白消安
D. 氮芥
E. 甲氨蝶呤
答案：C

6. 不能兴奋骨髓的药物是
A. 丙酸睾酮
B. 泼尼松
C. 山莨菪碱
D. 碳酸锂

E. 环磷酰胺
答案：E

7. 区别急性与慢性白血病的主要依据是
A. 病程长短
B. 贫血的程度
C. 有无肝大、脾大、淋巴结肿大
D. 血白细胞剧增程度
E. 骨髓幼稚细胞成熟程度
答案：E

8. 自身免疫性溶血性贫血根据自身抗体血清学特点分为
A. 自身免疫性溶血性贫血
B. 继发性自身免疫性溶血性贫血
C. 温抗体型自身免疫性溶血性贫血，冷抗体型自身免疫性溶血性贫血
D. 冷凝集素综合征
E. 阵发性冷性血红蛋白尿症
答案：C

9. 自身免疫性溶血性贫血输血，遵医嘱复温温度应为
A. 35℃
B. 36℃
C. 37℃
D. 38℃
E. 39℃
答案：C

10. 再生障碍性贫血最理想的治疗是
A. 雄激素
B. 泼尼松
C. 脾切除
D. 免疫抑制剂
E. 同卵孪生兄弟骨髓移植
答案：E

11. 与慢性特发性血小板减少性紫癜的特征不符合的是
A. 反复皮肤瘀点
B. 无脾大及贫血
C. 多见于女性，无明显诱因
D. 血小板 $50 \times 10^9/L$ 左右
E. 预后良好
答案：B

12. 再生障碍性贫血经雄激素治疗后首先可升高
A. 红细胞数
B. 血红蛋白量

C. 粒细胞数

D. 血小板数

E. 淋巴细胞数

答案：A

13. 应用铁剂治疗缺铁性贫血时，症状消失后，应继续服用小剂量铁剂的时间是

A.1～2 个月

B.2～3 个月

C.3～6 个月

D.6～9 个月

E.12 个月

答案：C

14. 再生障碍性贫血不正确的治疗是

A. 贫血严重者可小量输新鲜血

B. 并发肺部感染者给予氯霉素抗感染

C. 可给予糖皮质激素治疗

D. 内科治疗效果不佳可行脾切除

E. 可给予胎肝细胞输注

答案：B

15. 脾功能亢进的表现不包括

A. 贫血

B. 白细胞减少

C. 血小板减少

D. 出血倾向

E. 骨髓造血功能抑制

答案：E

16. 特发性血小板减少性紫癜做骨髓穿刺的目的是

A. 了解骨髓增生程度

B. 证明有血小板减少

C. 证明有血小板抗体存在

D. 了解巨核细胞数量及形态

E. 了解有无合并急性白血病

答案：D

17. 预防脑膜或中枢神经系统白血病的主要措施是

A. 放射治疗

B. 联合化疗

C. 骨髓移植

D. 缓解巩固期鞘内注射化疗药物

E. 激素治疗

答案：D

18. 白血病患者行骨髓移植最适当的时机是

A. 缓解诱导治疗前

B. 缓解期任何时机

C. 第一次完全缓解时

D. 合并严重感染时

E. 多次缓解之后

答案：C

19. 贫血的临床表现不包括

A. 头晕

B. 乏力

C. 心悸

D. 气促

E. 血栓

答案：E

20. 铁剂可用于治疗

A. 巨幼细胞贫血

B. 溶血性贫血

C. 小细胞低色素性贫血

D. 自身免疫性贫血

E. 再生障碍性贫血

答案：C

21. 急性再生障碍性贫血早期最突出表现是

A. 出血

B. 贫血

C. 出血和感染

D. 肝脾大

E. 感染

答案：C

22. 可确诊再生障碍性贫血的是

A. 进行性贫血、出血、感染、脾不肿大

B. 网织红细胞减少

C. 有氯霉素服药史

D. 骨髓象见巨核细胞明显减少

E. 服用抗贫血药物无效

答案：D

23. 警惕白血病患者颅内出血的血小板值为

A.$100×10^9$/L

B.$80×10^9$/L

C.$50×10^9$/L

D.$20×10^9$/L

E.$10×10^9$/L

答案：D

24. 脑膜及中枢神经系统白血病的叙述不正确的是

A. 是由于白血病细胞浸润至脑膜或中枢神经系统所致

B. 可出现头痛、恶心、呕吐

C. 症状出现较晚，主要是因为化疗药物不易
透过血脑屏障

D. 起病急，多发作于急性期

E. 重者有呕吐、颈项强直等症状

答案：D

25. 护理白血病患者时，应特别注意及时发现

A. 颅脑出血

B. 过敏反应

C. 视力障碍

D. 白细胞减少

E. 口腔溃疡

答案：A

26. 过敏性紫癜不同于血小板减少性紫癜的表
现是

A. 毛细血管脆性试验阳性

B. 血小板正常

C. 紫癜呈对称分布

D. 下肢皮肤有紫癜

E. 有过敏史

答案：B

27. 哪种药物是靶向 BCR/ABL 融合基因的酪
氨酸激酶抑制剂，是慢性粒细胞白血病的一线药物

A. 伊马替尼

B. 来那度胺

C. 沙利度胺

D. 达沙替尼

E. 卡非佐米

答案：A

28. 易引起再生障碍性贫血的药物是

A. 氯霉素

B. 青霉素

C. 阿奇霉素

D. 红霉素

E. 头孢菌素

答案：A

29. 再生障碍性贫血最主要的原因是

A. 骨髓造血功能障碍

B. 严重感染

C. 急性出血

D. 红细胞大量破坏

E. 机体免疫力降低

答案：A

30. 慢性粒细胞白血病最突出的表现是

A. 贫血、消瘦

B. 出血

C. 骨关节疼痛

D. 脾明显肿大

E. 淋巴结肿大

答案：D

31. 哪种方法是当前所有白血病唯一的根治
手段

A. 异基因造血干细胞移植

B. 放射治疗

C. 手术治疗

D. 靶向治疗

E. 化学治疗

答案：A

32. 临床上不出现发绀的疾病是

A. 急性肺炎

B. 慢性阻塞性肺气肿

C. 自发性气胸

D. 严重贫血

E. 右心衰竭

答案：D

33. 特发性血小板减少性紫癜患者禁用

A. 酚磺乙胺

B. 阿司匹林

C. 泼尼松

D. 氯丙嗪

E. 维生素 K

答案：B

34. 贫血的诊断步骤不包括

A. 了解贫血程度

B. 判断贫血类型

C. 了解贫血原因

D. 试验性铁剂治疗

E. 查明原发病

答案：D

35. 引起缺铁性贫血最常见的病因是

A. 铁吸收不良

B. 铁利用不良

C. 铁的需要量增加，相对摄入不足

D. 慢性失血

E. 食物中铁的摄入不足

答案：D

36. 考虑缺铁性贫血患者输血的情况是

A. 口服铁剂无效

B. 口服铁剂不能耐受

C. 肌内注射铁剂过敏者

D.Hb ＜ 50g/L

E. 铁剂中毒者

答案：D

37. 服用伊马替尼期间禁吃什么水果？因为会干扰身体对药物的吸收和血药浓度

A. 葡萄柚

B. 香蕉

C. 哈密瓜

D. 西瓜

E. 梨

答案：A

38. 各类贫血的共同临床表现是

A. 白细胞减少

B. 血红蛋白下降

C. 机体免疫力下降

D. 骨髓造血功能抑制

E. 营养不足

答案：B

39. 应用免疫抑制剂治疗特发性血小板减少性紫癜常选用

A. 长春新碱

B. 甲氨蝶呤

C. 多柔比星

D. 丝裂霉素

E. 阿糖胞苷

答案：A

40. 为预防中枢神经系统白血病可行鞘内注射何种药物

A. 长春新碱

B. 环磷酰胺

C. 甲氨蝶呤

D. 泼尼松

E. 多柔比星

答案：C

41. 慢性特发性血小板减少性紫癜一般不宜输血治疗的原因是

A. 症状轻不需输血治疗

B. 以免产生同种抗血小板抗体

C. 加重出血

D. 加重脾脏对血小板破坏

E. 以免产生同种抗血小板抗原

答案：B

42. 慢性再生障碍性贫血易发生感染的部位是

A. 口腔

B. 皮肤

C. 呼吸道

D. 泌尿系统

E. 颅内

答案：C

43. 造血干细胞移植是将自体或异体造血干细胞经血管输注患者体内，使患者重建何种功能，从而达到治疗目的

A. 免疫功能

B. 造血功能

C. 免疫和造血功能

D. 清除患者体内的异常细胞

E. 自身

答案：C

44. 以下关于造血干细胞移植患者进入层流室药物淋浴的护理方法不正确的是

A. 药物淋浴时应避免消毒液入眼、入耳，如不慎入眼，应即刻用流动清水清洗

B. 药物淋浴时应使用浴刷辅助沐浴来有效清洁皮肤，避免使用手指强力摩擦等形成皮肤抓痕

C. 药物淋浴所使用的皮肤清洁消毒液的主要成分为葡萄糖酸氯己定，具有相当强的广谱抑菌、杀菌作用，对革兰阳性菌及革兰阴性菌均有效

D. 药物淋浴时护士指导患者使用无菌棉签清洗鼻腔、外耳道、肚脐及外阴（每个部位使用3根无菌棉签）

E. 洗浴时使用蘸有皮肤清洁消毒液的无菌纱布清洗头部、颜面部、前胸、后背、四肢及全身

答案：B

45. 患者在进行药物淋浴过程中出现晕厥和虚脱时，以下护理方法错误的是

A. 立即停止药物淋浴

B. 协助患者半坐卧位

C. 用手指掐压人中、内关、合谷等穴位

D. 并立即通知医师，遵医嘱进行处理

E. 待患者休息精神好转后继续药浴

答案：B

46. 造血干细胞移植患者进行中心静脉导管穿刺后应使用自粘弹性绷带对伤口进行局部加压包扎几小时

A.8

B.12

C.24

D.30

E.48

答案：C

47. 以下有关造血干细胞移植患者中心静脉穿刺置管术中出现气胸的急救措施中错误的是

A. 立即停止插管，吸氧

B. 伤口加压包扎，患者取平卧位

C. 遵医嘱给予镇静药、镇痛药

D. 密切观察生命体征，胸闷情况，并详细记录特护记录

E. 配合医师为患者进行床旁胸片的检查

答案：B

48. 锁骨下双腔中心静脉导管穿刺后伤口 24 小时换药一次，之后每几日维护一次

A. 2

B. 3

C. 5

D. 7

E. 8

答案：D

49. 中心静脉导管会出现堵塞时可用何种浓度的尿激酶进行通管

A. 1 : 2000

B. 1 : 3000

C. 1 : 4000

D. 1 : 5000

E. 1 : 6000

答案：D

50. 造血干细胞移植患者每日用 0.5% 左氧氟沙星滴眼液滴眼 1 次，以预防细菌引起

A. 细菌性结膜炎

B. 细菌性角膜炎

C. 细菌性结膜炎和细菌性角膜炎

D. 沙眼

E. 巩膜炎

答案：C

51. 造血干细胞移植患者进行日常口腔护理的时间是

A. 进食后 30 分钟后

B. 进食后 1 小时后

C. 进食后 30 分钟内

D. 进食后 1 小时内

E. 进食后 2 小时内

答案：C

52. 造血干细胞移植患者出现口腔黏膜炎给予冷热阴极短波紫外线治疗仪照射治疗，初次照射为几秒？每日递增几秒？

A.16、4

B.12、3

C.16、3

D.12、4

E.15、4

答案：A

53. 为对抗移植术后应用免疫抑制剂甲氨蝶呤对口腔黏膜的毒副作用，从骨髓血回输后第 2 日开始需用亚叶酸钙漱口水含漱，亚叶酸钙漱口水的配制方法为

A. 将生理盐水 500ml 加 12mg 亚叶酸钙配制成漱口水

B. 将生理盐水 500ml 加 6mg 亚叶酸钙配制成漱口水

C. 将 5% 葡萄糖 500ml 加 12mg 亚叶酸钙配制成漱口水

D. 将 5% 葡萄糖 500ml 加 126mg 亚叶酸钙配制成漱口水

E. 将生理盐水 500ml 加 10mg 亚叶酸钙配制成漱口水

答案：A

54. 造血干细胞移植患者鼻腔出血不止时，请耳鼻喉科医师使用明胶海绵或凡士林纱条进行鼻腔填塞，压迫止血。常规压迫止血为几小时

A. 12

B. 24

C. 36

D. 48

E. > 48

答案：D

55. 造血干细胞移植患者肛周疼痛使用紫外线照射治疗时，初次照射时间为几秒，每日递增几秒，连续照射几天

A.9、1、3

B.9、1、5

C.9、3、3

D.16、1、5

E.16、2、3

答案：B

56. 移植前化疗期间患者的饮食护理要点错误

的是

A. 移植前化疗阶段应进食含高蛋白、高维生素的饮食，如瘦肉、牛肉、剔刺的鱼肉、剔骨的排骨等，还要多吃新鲜的蔬菜

B. 有恶心症状时可少量进食，注意少食多餐。两餐之间可以吃不易引起恶心的辅助食物，如面包干、饼干等

C. 进餐与服药间隔应小于半小时

D. 不能食用腌制类、发酵类、罐头类、烧烤类、油炸类食物

E. 选择自己喜好的食物，特别注意的是所有的食物需要经过微波高温消毒 3 ~ 5 分钟

答案：C

57. 骨髓血输注的护理要点错误的是

A. 骨髓细胞可以在室温（20 ~ 24℃）中保存

B. 输入大量的骨髓细胞需要大于 4 小时以上

C. 回输前将骨髓血倒挂 30 分钟，使脂肪颗粒析出，以防输入患者输注体内造成脂肪栓塞

D. 骨髓血应尽可能快地输注，最好在离体后 6 小时内输完，越快越好，以免时间过长干细胞损失过多

E. 用生理盐水建立输液通路，由中心静脉导管输入骨髓血

答案：D

58. 自体造血干细胞输注时，每袋自体造血干细胞从解冻到完全输入患者体内不超过多少分钟

A. 5

B. 10

C. 15

D. 20

E. 25

答案：B

59. 下列有关肝窦阻塞综合征描述错误的是

A. 肝窦阻塞综合征是一种累及细胞毒性、免疫、炎症和凝血机制诸多因素异常的病理生理过程

B. 肝窦阻塞综合征可导致多器官功能衰竭可涉及肾、心脏和肺，是异基因造血干细胞移植晚期严重的肝脏并发症

C. 出现右侧肝区疼痛时应立即通知医师，并注意观察疼痛性质、频率及部位

D. 给予患者易消化、高热量、高维生素、低盐饮食，忌生冷、刺激食物

E. 典型症状为肝大、体重增加和黄疸

答案：B

【A₂ 型题】

1. 患者，男性，13 岁，因发热 1 月余就诊，查血常规提示全血细胞减少，肝脾大，多处触及淋巴结，首先考虑

A. 再生障碍性贫血

B. 缺铁性贫血

C. 脾功能亢进

D. 急性白血病

E. 慢性粒细胞白血病

答案：D

2. 患者，男性，50 岁，诊断为缺铁性贫血，需口服硫酸亚铁治疗，护士应指导患者的服药方法是

A. 每间隔 8 小时服药一次

B. 三餐前服用

C. 三餐后服用

D. 10 时、15 时、晚睡前服用

E. 任选时间服用

答案：C

3. 患者，男性，40 岁，因慢性结肠炎多次使用氯霉素治疗，近来出现皮肤黏膜多处出血点，血象提示白细胞计数轻度增高，血小板计数正常，脾不肿大，应考虑

A. 缺铁性贫血

B. 再生障碍性贫血

C. 急性白血病

D. 过敏性紫癜

E. 特发性血小板减少性紫癜

答案：D

4. 患者，女性，25 岁，血小板减少，下肢有紫癜，无出血，应首先做的检查是

A. 抗核抗体

B. 出血时间

C. 骨髓穿刺

D. 凝血时间

E. 凝血酶原时间

答案：C

5. 患者，女性，35 岁，诊断为缺铁性贫血，使用山梨醇、枸橼酸铁治疗后出现排尿刺激征，应采取的处理措施是

A. 减量至症状消失

B. 停药改为口服铁剂

C. 加服碳酸氢钠，以减轻症状

D. 嘱多饮水

E. 多进食物

答案：D

6. 患者，女性，30岁，诊断为特发性血小板减少性紫癜，经常出血不止，经泼尼松治疗6个月后症状无好转。最近出血更为严重，应选择的治疗措施是

A. 输血小板悬液

B. 改用地塞米松治疗

C. 脾切除

D. 血浆置换术

E. 应用免疫抑制剂

答案：C

7. 患者，女性，22岁，急性白血病住院一周后，护士在夜间巡视病区时，发现患者突然出现烦躁不安、呕吐，此时护士应立即采取的措施是

A. 高流量吸氧

B. 通知医师，备齐抢救物品

C. 镇静、止吐

D. 补液输血

E. 给予止血药物

答案：B

8. 患者，女性，40岁，诊断为再生障碍性贫血，患者突然出现头痛、头晕、视物模糊、呼吸急促，患者发生了

A. 高血压危象

B. 脑动脉痉挛

C. 颅内出血

D. 高血压脑病

E. 脑梗死

答案：C

【A₃型题】

患者，女性，18岁，诊断为特发性血小板减少性紫癜，贫血貌，月经过多，肝脾未扪及。血红蛋白100g/L，血小板20×10^9/L。

1. 易发生的出血部位是

A. 消化道

B. 皮肤黏膜

C. 尿道

D. 生殖道

E. 颅内

答案：B

2. 对患者首先采取的治疗方法是

A. 雄激素

B. 脾切除

C. 肾上腺皮质激素

D. 免疫抑制剂

E. 丙酸睾酮

答案：C

3. 治疗1年后，血小板升为30×10^9/L，仍有月经过多、鼻出血及牙龈出血症状，^{51}Cr标记血小板扫描脾区与肝区的放射指数比值较高，进一步治疗应选用

A. 脾切除

B. 免疫抑制剂

C. 输血小板

D. 抗纤溶药物

E. 糖皮质激素治疗

答案：A

患者，女性，25岁，主诉发热、鼻出血，皮肤紫癜2周。体检：体温39℃，面色苍白，浅表淋巴结不肿大，双下肢可见瘀斑，肝脾肋下未触及。血红蛋白50g/L，白细胞19×10^9/L，血小板20×10^9/L，网织红细胞0.001，胸部X线示右下肺炎。

4. 根据病历资料判断患者的诊断是

A. 脾功能亢进

B. 再生障碍性贫血

C. 淋巴瘤

D. 多发性骨髓瘤

E. 过敏性紫癜

答案：B

5. 如需明确诊断，应首先做的检查是

A. B超

B. CT检查

C. 骨髓检查

D. 同位素骨扫描

E. 磁共振成像

答案：C

6. 对患者的治疗不妥的是

A. 干扰素

B. 雄激素

C. 环孢素

D. 输血

E. 抗淋巴细胞球蛋白

答案：A

患者，男性，35岁，于3年前因胃溃疡做过"胃切除术"，近半年来经常头晕、心悸，体力逐渐下降，诊断为缺铁性贫血。

7. 患者贫血的原因是

A.铁摄入不足

B.铁吸收不良

C.铁需要量增加

D.铁消耗过多

E.铁不能利用

答案：B

8.下列检查结果对诊断最有意义的是

A.血清铁减低

B.血清铁蛋白减低

C.骨髓铁染色检查见细胞外铁减少

D.血清总铁结合力增加

E.血涂片见红细胞大小不等

答案：C

9.给患者口服铁剂治疗中不正确的护理措施为

A.如有消化道反应，可与牛奶同服

B.禁饮茶

C.需用吸管服用

D.血红蛋白恢复正常后，仍需继续治疗数月

E.宜于进餐时或进餐后服用

答案：A

患者，女性，15 岁，诊断为急性淋巴细胞白血病，查体：体温 39℃，面色苍白，贫血貌，双下肢皮肤瘀斑。

10.急性淋巴细胞白血病的细胞浸润多发生在

A.皮肤

B.肾脏

C.肺

D.脑

E.肝脾

答案：E

11.导致患者感染的主要原因为

A.贫血致抵抗力低下

B.成熟粒细胞缺如

C.选用抗生素不当

D.毒素

E.白血病细胞浸润

答案：B

12.确诊白血病的主要依据是

A.骨髓穿刺检查

B.血常规检查

C.细胞化学检查

D.免疫学检查

E.基因检查

答案：A

【B 型题】

A.铁剂

B.叶酸、维生素 B_{12}

C.泼尼松

D.丙酸睾酮

E.输血

1.消化道出血治疗首选

答案：E

2.缺铁性贫血治疗首选

答案：A

3.特发性血小板减少性紫癜治疗首选

答案：C

A.长春新碱＋泼尼松

B.长春新碱＋泼尼松＋阿糖胞苷＋三尖杉酯碱

C.白消安

D.甲氨蝶呤

E.苯丁酸氮芥

4.急性粒细胞白血病首选

答案：B

5.慢性粒细胞白血病首选

答案：C

A.贫血重而出血轻

B.贫血与出血相一致

C.有贫血而无出血

D.无贫血而有皮下出血

E.贫血轻而出血重

6.原发性血小板减少性紫癜的症状特征是

答案：E

7.溶血性贫血的症状特征是

答案：C

A.缺铁性贫血

B.再生障碍性贫血

C.急性白血病

D.慢性粒细胞白血病

E.特发性血小板减少性紫癜

8.骨髓象中见较多原始与早期幼稚白细胞多见于

答案：C

9.粒细胞中见 Ph1 染体色体异常多见于

答案：D

A.贫血

B.继发感染

C.出血

D.心悸

E. 晕厥

10. 血小板减少或功能异常可导致

答案：C

11. 白细胞数量及质量异常可导致

答案：B

12. 红细胞生成减少，红细胞破坏，过度出血
可导致

答案：A

A. 缺铁性贫血

B. 再生障碍性贫血

C. 急性白血病

D. 慢性粒细胞白血病

E. 特发性血小板减少性紫癜

13. 血小板减少并有形态改变常见于

答案：E

14. 全血细胞及网织红细胞均减少常见于

答案：B

15. 血象示：小细胞低色素常见于

答案：A

A. 凝血功能异常

B. 脾脏破坏血小板增加

C. 自身免疫引起

D. 微血管的变态反应性炎症

E. 血小板功能异常

16. 过敏性紫癜的主要发病机制为

答案：D

17. 特发性血小板减少性紫癜主要的发病机制为

答案：C

A. 周围神经炎

B. 口腔溃疡

C. 心肌损害

D. 出血性膀胱炎

E. 再生障碍性贫血

18. 长春新碱不良反应是

答案：A

19. 环磷酰胺不良反应是

答案：D

20. 甲氨蝶呤不良反应是

答案：B

【X 型题】

1. 缺铁性贫血发病的常见因素是

A. 月经过多

B. 铁损失过多

C. 铁吸收障碍

D. 需铁量增加而摄入不足

E. 食物加热过度

答案：ABCD

2. 护理缺铁性贫血的护理措施包括

A. 重度贫血可在床边活动

B. 服用铁剂应避免与牙齿接触

C. 注射铁剂应宜深部肌内注射

D. 给予高蛋白、含铁丰富及富维生素的食物

E. 注射铁剂后应嘱患者多饮水

答案：BCDE

3. 需特别注意防止交叉感染的血液疾病是

A. 缺血性贫血

B. 再生障碍性贫血

C. 过敏性紫癜

D. 白血病

E. 原发性血小板减少性紫癜

答案：BD

4. 急性白血病患者出现感染的原因多见于

A. 缺乏正常的白细胞

B. 肝脾大

C. 机体免疫力减退

D. 严重贫血

E. 化疗效果差

答案：AC

5. 锁骨下双腔中心静脉导管伤口出现炎性反
应时的护理措施包括

A. 锁骨下双腔中心静脉管穿刺点处出现皮肤
硬结、红斑时，每日使用 0.5% 碘伏进行伤口换药

B. 给予紫外线治疗仪照射，初始剂量为 9 秒，
以后每日递增 3 秒，连续照射 5 日

C. 使用中草药紫草制成紫草油外敷治疗，每
4 小时外敷患处一次

D. 应立即拔除中心静脉导管同时做管端培养
送检

E. 使用中草药紫草制成紫草油外敷治疗，每
2 小时外敷患处一次

答案：ABC

6. 造血干细胞移植患者日常鼻腔护理的方法
正确的为

A. 每日用氯霉素滴眼液为患者滴鼻 2 次，每
个鼻孔滴 1 滴，滴后让患者用肺部的力量深吸气，
以防止肺部感染

B. 每日用 2% 碘仿油膏涂抹鼻腔 2 次，每个
鼻孔用一根棉签，防止鼻腔感染及鼻腔脓肿形成

C. 如鼻腔中有血痂，切勿用手挖鼻腔以免引起鼻出血

D. 如鼻腔中有血痂，应及时清除

E. 如鼻腔中有血痂，用手挖鼻腔及时清除

答案：ABCD

7. 造血干细胞移植患者进行日常肛周护理的方法正确的是

A. 0.005‰碘伏水坐浴 20 ～ 30 分钟，每日 2 次

B. 碘伏水的配制方法为 1000ml 水加 1ml 碘伏

C. 便后坐浴是预防肛周感染的最好方法

D. 碘伏水坐浴的水温 39 ～ 41℃

E. 患者大便次数增多，每次便后无须使用碘伏水清洗

答案：BCD

8. 以下有关造血干细胞移植预处理的目的正确的是

A. 清除受者体内的肿瘤细胞或异常细胞

B. 抑制或摧毁患者的免疫系统以免植入物被排斥

C. 为骨髓干细胞植入创造必要的"空间"

D. 降低异常基因水平

E. 使患者免疫系统重建

答案：ABCD

9. 以下关于造血干细胞移植后移植物抗宿主病（GVHD）的说法正确的是

A. 根据 GVHD 的发病机制、临床表现等综合因素，将 GVHD 分为超急性、急性和慢性

B. 超急性 GVHD 发病于异体造血干细胞移植 10 日以内，急性 GVHD 发病于异体造血干细胞移植 100 日以内，主要表现为皮疹、腹泻、黄疸

C. 慢性 GVHD 于 100 日以后发病，但部分典型慢性 GVHD 可自 70 ～ 80 日开始发病

D. 慢性 GVHD 主要表现为眼部损害、肝脏损害、皮肤损害

E. 慢性 GVHD 于 60 日以后发病，但部分典型慢性 GVHD 可自 70 ～ 80 日开始发病

答案：ABCD

10. 关于造血干细胞移植后患者出现皮疹的护理要点描述正确的是

A. 移植后患者皮疹往往出现在手心、脚心、耳后、面颊和颈部，也可发生于躯干和四肢

B. 皮肤呈红斑和细小的斑丘疹，色泽暗红略高于皮肤，压之不褪色，严重的出现皮肤脱屑和破溃

C. 皮疹的出现会伴随着皮肤干燥、瘙痒

D. 每日用温水进行皮肤擦浴，保持皮肤的清洁。擦浴时动作轻柔，防止损伤皮肤

E. 皮肤瘙痒时用手挠抓皮肤，减轻痒感

答案：ACD

11. 关于造血干细胞移植患者发生出血性膀胱炎的护理方法中正确的是

A. 预处理期间输注环磷酰胺时，鼓励患者每日饮水 2000 ～ 3000ml，进行自我膀胱冲洗，使化疗代谢产物不在膀胱内停留过久，从而促进膀胱内毒素排出

B. 化疗期间液体 24 小时匀速输入，不可日间过慢或夜间过快，以致泌尿系统上皮细胞不能充分水化，引起泌尿系统的损伤

C. 要向患者讲解出血性膀胱炎病程较长的原因，建立患者治愈疾病的信心

D. 工作人员使用后的隔离服、手套、腿套一律单独放置，患者使用后的床上物品、包布等物品单独放置

E. 患者使用后的口腔护理盒、便器等均要用 500mg/L 含氯消毒液浸泡，再进行高压蒸汽灭菌消毒

答案：ABCD

12. 有关造血干细胞移植患者恢复下肢肌力的方法正确的是

A. 深呼吸及床上伸展四肢运动

B. 移植后患者应按照先室内后室外，循序渐进的原则进行活动

C. 当患者白细胞 ≥ $3.0×10^9$/L、血小板 ≥ $20×10^9$/L、移植后 2 个月，可逐步增加户外活动时间以恢复体力，增强抵抗力

D. 患者可进行爬楼运动

E. 当患者白细胞 ≥ $2.0×10^9$/L、血小板 ≥ $10×10^9$/L、移植后 1 个月，可逐步增加户外活动时间以恢复体力，增强抵抗力

答案：ABCD

13. 以下关于造血干细胞移植预处理期间的临床表现正确的是

A. 不含放疗的预处理方案的临床表现为发热、恶心、呕吐、腮腺肿大、皮肤发红且有灼烧感，同时可伴有腹泻

B. 含放疗的预处理方案的临床表现为发热、恶心、呕吐

C. 黏膜炎通常发生在大剂量放化疗后

48～72小时，累及范围包括口腔、食管及胃肠道系统

D. 预处理期因使用环磷酰胺，可发生出血性膀胱炎，表现为尿急、尿频、尿痛、镜下或肉眼血尿

E. 患者会出现皮肤的色素沉着及肝功能异常

答案：CD

【概念题】

1. 贫血

答：贫血是指单位容积周围血液中血红蛋白（Hb）浓度、红细胞计数（RBC）和（或）血细胞比容（HCT）低于相同年龄、性别和地区正常值低限的一种常见的临床症状。

2. 弥散性血管内凝血（DIC）

答：弥散性血管内凝血（DIC）是发生于许多疾病或临床情况的一种临床综合征，以广泛性血管内凝血引起纤维蛋白形成和血栓栓塞，进而继发出血和脏器功能衰竭为特征。起病急，进展快，病死率高，是临床急重症之一。

3. 血友病

答：血友病是因遗传性凝血因子缺乏而引起的一组出血性疾病，分为血友病A、血友病B、遗传性凝血因子XI缺乏症。

4. 淋巴瘤

答：淋巴瘤起源于淋巴结和淋巴组织，其发生大多与免疫应答过程中淋巴细胞增殖分化产生的某种免疫细胞恶变有关，是免疫系统的恶性肿瘤。

5. 造血干细胞移植

答：造血干细胞移植（hematopoietic stem cell transplantation, HSCT）是指对患者进行全身照射、化疗和免疫抑制预处理后，将正常供体或自体的造血干细胞经血管输注给患者，使之重建正常的造血和免疫功能。

【简答题】

1. 简述血液系统疾病的常见症状。

出血或出血倾向，发热，骨、关节疼痛，贫血。

2. 简述白血病的主要护理措施。

答：（1）做好心理护理。

（2）注意休息和保暖。

（3）给予高热量、高蛋白、高维生素、易消化清淡饮食。

（4）注意出血倾向，尤其是颅内出血。拔针时针眼多按压，注意有无中枢神经系统白血病浸润表现。

（5）观察化疗药物的作用和不良反应，注意有无脱发、口腔溃疡、恶心呕吐、白细胞减少、尿液异常，以及心肌毒性反应所致的心率变化和心律失常。

（6）做好化疗期的护理：特别要注意预防感染，如口腔黏膜感染、肛周感染和肺部感染等。鼓励患者多喝水。

3. 简述多发性骨髓瘤的临床表现。

答：（1）骨骼症状：骨痛、局部肿块、病理性骨折。

（2）免疫力下降：反复感染。

（3）贫血。

（4）高钙血症。

（5）肾功能损害。

（6）高黏滞综合征：可有头昏、眼花、耳鸣等。

（7）其他：淀粉样变性等，晚期患者还可有出血倾向。

五、内分泌科自测题

【A₁型题】

1. 糖尿病患者常合并视网膜病变及肾衰竭是因为

A. 小动脉病变

B. 大动脉病变

C. 微血管病变

D. 小静脉病变

E. 大静脉病变

答案：C

2. 长期注射短效胰岛素的糖尿病患者出院，护士在健康指导中不妥的是

A. 每日饭前30分钟注射

B. 不能在发炎、化脓、硬结处注射

C. 注射部位固定在三角肌下缘

D. 严格做好皮肤消毒

E. 针头与皮肤成30°～40°进针

答案：C

3. 糖尿病多尿是由于

A. 肾小管吸收障碍

B. 原尿渗透压高

C. 饮水过多

D. 醛固酮分泌减少

E. 抗利尿激素分泌不足

答案：B

4. 糖尿病酮症酸中毒昏迷患者经胰岛素治疗后意识恢复，之后突然感到心悸、饥饿、出汗，随即又意识不清，应立即

A. 加大胰岛素剂量

B. 加用格列本脲

C. 静脉滴注碳酸氢钠

D. 测指尖血糖

E. 应用呼吸兴奋剂

答案：D

5. 应告知使用胰岛素治疗的患者需警惕

A. 低血糖的发生

B. 酮症酸中毒的发生

C. 过敏反应

D. 消化道的反应

E. 肝肾功能的损害

答案：A

6. 糖化血红蛋白的正常值为

A. < 6%

B. < 7%

C. < 8%

D. < 9%

E. < 10%

答案：A

7. 低血糖患者发生无意识障碍时应立即采取的措施是

A. 立即给予吸氧

B. 口服糖果

C. 开放静脉

D. 卧床休息

E. 向家属交代病情

答案：B

8. 人体内生成能量的原料是

A. 糖类、脂肪、蛋白质

B. 水

C. 纤维素、维生素

D. 微量元素

E. 常量元素

答案：A

9. 不是糖尿病酮症酸中毒的诱因是

A. 感染

B. 外伤和手术

C. 妊娠和分娩

D. 饮食不当

E. 胰岛素过量

答案：E

【A₂ 型题】

1. 患者，女性，56 岁，患 1 型糖尿病合并酮症酸中毒，经治疗后意识恢复，短时间后突然感到心悸、饥饿、出汗，随即又发生意识障碍，应如何处理

A. 加大胰岛素量

B. 加用格列本脲

C. 静脉滴注碳酸氢钠

D. 静脉注射 50% 葡萄糖溶液

E. 应用呼吸兴奋剂

答案：D

2. 患者，女性，49 岁，患有糖尿病酮症酸中毒，尿糖阳性。患者呼吸气味呈

A. 芳香味

B. 氨臭味

C. 大蒜味

D. 烂苹果味

E. 腐臭味

答案：D

3. 患者，男性，50 岁，糖尿病史 5 年，口服降糖药效果不佳，现改为注射短效胰岛素治疗，操作中错误的是

A. 在饭前 30 分钟注射

B. 用 1ml 注射器，5 号针头

C. 注射部位可以在股外侧

D. 75% 乙醇常规消毒皮肤

E. 取 20° 角进针，无回血后注射

答案：E

4. 患者，女性，49 岁，糖尿病史 10 年，伴有白内障。皮下注射胰岛素时，最好选用

A. 1ml 一次性无菌注射器

B. 1ml 胰岛素注射器

C. 2ml 一次性无菌注射器

D. 胰岛素注射笔

E. 5ml 一次性无菌注射器

答案：D

5. 患者，女性，42 岁，患甲状腺功能亢进 3 年，查体甲状腺可触及，颈部充分伸展时，在胸锁乳突肌以内可见，该甲状腺肿的程度是

A. 正常

B. 0 度

C. Ⅰ 度

D. Ⅱ 度

E. Ⅲ度

答案：D

【A₃型题】

患者，女性，76岁，糖尿病病史20年，长期应用格列本脲5mg，一日3次，口服治疗。此次，因感冒不思饮食2日，随后患者出现大汗、烦躁、意识不清，立即测快速血糖为2.1mmol/L，立即给予50%葡萄糖溶液20ml静脉注射，患者意识恢复。

1. 该患者可诊断为

A. 脑血管意外

B. 低血糖反应

C. 心肌梗死

D. 冠心病

E. 脑卒中

答案：B

2. 此患者使用的降糖药属于

A. 双胍类

B. α- 糖苷酶抑制药

C. 胰岛素

D. 磺脲类

E. 噻唑烷二酮类

答案：D

【B型题】

A. 空腹血糖 ≥ 7.0mmol/L（126mg/dl）或餐后血糖 ≥ 11.1mmol/L（200mg/dl）

B. 空腹血糖在6.1 ~ 7.0mmol/L

C. 空腹血糖为11.1mmol/L，餐后血糖为7.0mmol/L

D. 餐后血糖 ≥ 7.8mmol/L，但 ≤ 11.1mmol/L

E. 空腹血糖为7.0mmol/L，餐后血糖为7.8mmol/L

1. 诊断糖尿病的指标是

答案：A

2. 诊断葡萄糖耐量减低的指标是

答案：D

3. 诊断空腹血糖受损的指标是

答案：B

A. 出汗、手抖、心慌、饥饿感、头痛、视物不清

B. 怕热、多汗、心悸

C. 多饮、多食、多尿、体重下降加重

D. 怕冷、疲倦、无力、表情淡漠、反应迟缓

E. 咽痛、胸痛

4. 低血糖可出现的症状是

答案：A

5. 糖尿病加重可出现的症状是

答案：C

A. 格列本脲（优降糖）、格列齐特（达美康）、格列吡嗪（美吡达、瑞易宁）、格列喹酮（糖适平）

B. 二甲双胍（格华止、美迪康、迪华糖锭）

C. 阿卡波糖（拜糖平）、伏格列波糖（倍欣）

D. 瑞格列奈（诺和龙）

E. 罗格列酮（文迪雅）

6. 属于磺脲类的药物是

答案：A

7. 属于非磺脲类胰岛素促成剂的药物是

答案：D

8. 属于 α- 糖苷酶抑制药的是

答案：C

A. 患者在天亮时出现高血糖

B. 患者在正餐后出现的高血糖

C. 低血糖后出现高血糖的现象

D. 饥饿状态下的低血糖

E. 胰岛素注射后的低血糖

9. 称为黎明现象的是

答案：A

10. 称为苏木杰现象的是

答案：C

【X型题】

1. 糖尿病酮症酸中毒的主要化验依据是

A. 血胆固醇过多

B. 尿糖、尿酮体强阳性

C. 血三酰甘油过多

D. 血糖达 16.7 ~ 33.3mmol/L

E. 血酮 3.0mmol/L

答案：BDE

2. 中效胰岛素包括

A. 普通胰岛素

B. 甘精胰岛素

C. 中性鱼精蛋白锌胰岛素

D. 赖脯胰岛素

E. NPH 重组人胰岛素注射液

答案：CE

3. 2型糖尿病综合控制目标为

A. 糖化血红蛋白（HbA1c）< 7.0%

B. 空腹血糖 4.4 ~ 7.0mmol/L，非空腹血糖 4.4 ~ 10.0mmol/L

C. 血压 < 140/80mmHg

D. 体重指数：男性≥ 27，女性≥ 26

E. 高密度脂蛋白胆固醇（HDL-C）< 0.9mmol/L

答案：ABC

4. 酮体包括的物质是

A. 丙酮

B. 乙酰乙酸

C. β- 羟丁酸

D. 脂肪

E. 脂肪酸

答案：ABC

【概念题】

1. 糖尿病足

答：糖尿病足是在 DM 周围神经病变、外周血管病变基础上，由于足外伤、感染引起的严重下肢病变的总称。

2. 黎明现象

答：糖尿病患者在黎明时出现高血糖，表现为血糖升高开始于凌晨 3 时左右，持续至上午 8 ～ 9 时。其主要是血中拮抗胰岛素的激素升高，使血糖升高，需要较多的胰岛素来维持血糖在正常范围内。

3. 苏木杰现象

答：苏木杰现象是指低血糖后出现高血糖的现象。有时严重的低血糖导致反应性高血糖，可持续数日。其主要是低血糖时体内胰高血糖素、生长激素、肾上腺皮质激素及肾上腺素均显著分泌增加，使血糖反应性升高。

4. 空腹血糖受损

答：空腹血糖在 6.1 ～ 7.0mmol/L 称空腹血糖受损，要求凌晨抽血前空腹 8 ～ 14 小时。

5. 低血糖反应

答：正常人血糖下降至 2.8 ～ 3.0mmol/L（50 ～ 55mg/dl）时，患者出现有中枢神经系统症状及交感神经兴奋症状。利用葡萄糖治疗后症状缓解。

【简答题】

1. 简述低血糖的临床表现及救治措施。

答：临床表现：交感神经兴奋症状，包括出汗、手抖、心慌、饥饿感、烦躁等；中枢神经功能不全的症状，包括头痛、视物不清、精神病样改变、痴呆、昏迷等。

急救措施：轻者及重者无意识障碍能口服的可以口服高糖食品；重者有意识障碍无法口服者则采取静脉补充治疗。一般口服果汁、可乐、雪碧等，约 150ml；馒头、饼干等，约 25g；水果糖、巧克力等，约 2 块；一般静脉用 50% 葡萄糖溶液 15 ～ 20ml 静脉注射。15 分钟症状不缓解、血糖仍低于正常可以重复一次。

2. 简述高尿酸血症的饮食指导。

答：(1) 限制含嘌呤的食物：嘌呤摄入每日不应超过 150 mg，急性期控制在 100mg 以下。

(2) 适量蛋白和脂肪：急性期控制在 0.8g/（kg·d），缓解期控制在 1.0g/（kg·d），以植物蛋白为主，动物蛋白可选择牛奶、鸡蛋，脂肪控制在每日 30 ～ 50g。

(3) 低盐饮食：病情严重者每日不能超过 5g。

(4) 多吃新鲜蔬菜和水果维生素。

(5) 多饮水：每日饮水应在 2000ml 以上，最好能达到 3000ml，以保证尿量，促进尿酸的排泄。

(6) 其他：应避免浓茶、浓咖啡，以避免痛风石的生成，酸奶因含乳酸较多，对痛风患者不利，故不宜食用；尽量少食蜂蜜、蔗糖或甜菜糖，因果糖能增加尿酸生成，不宜食用。

(7) 另外要注意食物烹调方法：合理的烹调方法即肉煮熟后去汤再行烹调。辣椒、胡椒、芥末、咖喱、生姜等调料均能兴奋自主神经，诱使痛风急性发作，应尽量避免使用。

3. 简述糖尿病的诱发因素。

答：(1) 感染：1 型糖尿病与病毒感染有显著关系。

(2) 肥胖：肥胖是诱发 2 型糖尿病的最重要因素之一。肥胖者的胰岛素受体减少，对胰岛素的敏感性减弱。

(3) 食物：进食过多易引起肥胖，有学者认为高脂肪、高糖饮食可能诱发糖尿病。

(4) 体力活动：体力活动少者易发生糖尿病。

(5) 妊娠：有学者发现妊娠次数与糖尿病的发生有关，多次妊娠与糖尿病的发生有相关性。

(6) 年龄：随着年龄增长，糖耐量有降低倾向，故 45 岁以上者易发生 2 型糖尿病。

4. 简述注射胰岛素的注意事项。

答：(1) 做好注射前的心理准备，评估患者的注射部位。

(2) 确定患者吃饭的时间，饭前 30 分钟注射（也可以根据餐前血糖确定注射时间）。

(3) 准备好用物，检查药品是否合格（包装、外观、有效期）。

(4) 放在冰箱中的胰岛素应提前 30 分取出以

防注射时感到疼痛。

（5）注射部位的轮换方法。注射部位为上臂外侧、腹部、大腿外侧、臀部。左右对称轮换，每次注射点间隔至少1cm。如果吃饭时间提前，则选腹部；如果吃饭时间推迟，则选臀部。

（6）捏起皮肤注射时，应在注射完药液后，方可松开捏起的皮肤。

（7）杜绝重复使用，避免组织微创伤，避免感染。

（8）充分摇匀药液，注射时充分暴露注射部位以防造成局部的污染。

六、肾内科自测题

【A₁型题】

1.尿毒症患者高血压最主要的原因是

A.肾素增多

B.红细胞生成素减少

C.水钠潴留

D.血管升压素增多

E.交感神经兴奋

答案：C

2.环磷酰胺的毒性作用是

A.骨髓抑制、恶心呕吐、脱发、出血性膀胱炎、肝损害

B.胃肠道反应、口腔溃疡、骨髓抑制、巨幼红样变

C.骨髓抑制、心脏毒性、胃肠道反应、口腔黏膜炎、脱发

D.骨髓抑制、恶心呕吐、黏膜炎、肝功能损害

E.过敏反应、高尿酸血症、低血浆蛋白、出血、白细胞减少、氮质血症

答案：A

3.关于紫癜型过敏性紫癜的临床表现中，描述正确的是

A.可有黏膜下水肿、出血

B.血管壁可有灶性坏死及血小板血栓形成

C.脐周围或下腹部呈阵发性绞痛或持续性钝痛

D.蛋白尿、血尿、管型尿

E.关节肿胀、疼痛

答案：B

4.属于肾功能不全衰竭期的指标是

A.GFR > 50ml/min，Cr > 445μmol/L，BUN < 9mmol/L

B.GFR 25 ～ 50ml/min，Cr > 178μmol/L，BUN < 9mmol/L

C.GFR < 25ml/min，Cr > 178μmol/L，BUN > 20mmol/L

D.GFR 25 ～ 50ml/min，Cr > 445μmol/L，BUN > 20mmol/L

E.GFR < 25ml/min，Cr > 445μmol/L，BUN > 2mmol/L

答案：E

5.在原发性肾病综合征中，关于微小病变肾病的特点，叙述不正确的是

A.光镜下肾小球基本正常，可见近曲小管上皮严重脂肪变性

B.免疫荧光检查阴性

C.电镜下于系膜区及皮下可见电子致密物

D.镜下血尿发生率低，不出现肉眼血尿

E.对激素治疗敏感，并可自发缓解，但却易复发

答案：C

6.急性肾小球肾炎患儿出现严重循环充血时，首选的治疗药物是

A.强心药

B.降压药

C.抗感染药

D.利尿药

E.血管扩张药

答案：D

7.肾病综合征的主要临床表现是

A.尿蛋白多于3.5g/d，血浆的蛋白低于30g/L

B.尿蛋白多于3.5g/d，血脂升高，高血压

C.尿蛋白多于3.5g/d，血浆白蛋白低于30g/L，血尿

D.尿蛋白多于3.5g/d，水肿与血脂升高

E.血浆的蛋白低于30g/L，血脂升高和高血压

答案：A

8.不属于原发性肾小球疾病的病理分类的是

A.轻微肾小球病变

B.硬化性肾小球肾炎

C.肾病综合征

D.膜性肾病

E.增生性肾炎

答案：C

9.肾病综合征的最主要并发症是

A.血栓及栓塞

B. 肾功能不全

C. 动脉粥样硬化

D. 感染

E. 左心衰竭

答案：D

10. 肾性骨病的主要原因是缺乏

A. 肾素

B. 激肽释放酶

C. 前列腺素

D. 活性维生素 D_3

E. 钙离子

答案：D

11. 肾脏疾病患者少尿期，水盐摄入原则为

A. 不必过分限水，低盐

B. 不必过分限水，无盐

C. 每日摄水量小于 1000ml，低盐

D. 每日摄水量小于 1000ml，无盐

E. 每日摄水量小于 1000ml，不限盐

答案：C

12. 尿路感染最常见的致病菌为

A. 葡萄球菌

B. 铜绿假单胞菌

C. 大肠杆菌

D. 克雷伯杆菌

E. 粪链球菌

答案：C

13. 急性肾小球肾炎前驱感染史通常为

A. 链球菌感染后 3～4 日

B. 链球菌感染后 1～3 周

C. 链球菌感染后 1 个月

D. 链球菌感染后 6 个月

E. 链球菌感染后 1 年

答案：B

14. 慢性肾小球肾炎发病的主要因素为

A. 急性肾小球肾炎迁延不愈所致

B. 溶血性链球菌感染所致

C. 病毒感染所致

D. 免疫介导炎症

E. 遗传因素

答案：D

15. 急性肾衰竭少尿期患者早期死亡的最常见原因是

A. 感染

B. 水中毒

C. 尿毒症

D. 高钾血症

E. 代谢性酸中毒

答案：D

16. 容易引起急性肾衰竭的外伤是

A. 挫伤

B. 扭伤

C. 穿通伤

D. 挤压伤

E. 切割伤

答案：D

17. 慢性肾炎治疗的主要目的为

A. 消除蛋白尿

B. 消除血尿

C. 防止或延缓肾功能进行性减退

D. 改善消化道症状

E. 消除水肿

答案：C

18. 红斑狼疮患者治疗首选药物是

A. 泼尼松

B. 阿司匹林

C. 氯喹

D. 硫唑嘌呤

E. 环磷酰胺

答案：A

19. 弥漫性腹膜炎最重要的体征是

A. 肝浊音界消失

B. 腹部叩诊鼓音

C. 腹膜刺激征阳性

D. 移动性浊音阳性

E. 腹部立位平片有多个小液平面

答案：C

20. 静脉补充钾离子时，要求尿量每小时不得少于

A. 10ml

B. 20ml

C. 30ml

D. 40ml

E. 50ml

答案：C

21. 急性肾衰竭少尿期 3 日内患者的饮食要求是

A. 高脂、高糖、高蛋白

B. 高蛋白、高糖、多维生素

C. 低蛋白、高脂、低维生素

D. 低蛋白、低糖、多维生素

E. 无蛋白、高糖、多维生素

答案：D

22. 肾炎性肾病的特点是

A. 没有高血压和氮质血症

B. 蛋白尿定性多为（++）~（+++）

C. 镜检红细胞小于 3 个 /HP

D. 多于 2 ~ 7 岁起病

E. 免疫学检查出现补体下降

答案：E

23. 尿液的 pH 属于

A. 中性

B. 弱酸性

C. 弱碱性

D. 强酸性

E. 强碱性

答案：B

24. 急性肾盂肾炎的典型临床表现为

A. 发热，膀胱刺激征，蛋白尿

B. 发热，膀胱刺激征，肾区叩痛，尿中白细胞增高

C. 发热，膀胱刺激征，水肿，尿中白细胞增高

D. 发热，膀胱刺激征，水肿，尿中白蛋白增高

E. 高血压，水肿，膀胱刺激征，尿中白细胞增高

答案：B

25. 对Ⅰ型和Ⅱ型 RPGN 患者哪种方式治疗效果好

A. 血液净化

B. 免疫抑制剂

C. 血浆置换

D. 激素和细胞毒性药物联合使用

E. 血浆置换联合使用激素和细胞毒性药物

答案：E

26. 下列关于持续不卧床腹膜透析技术的描述中不正确的是

A. 操作间应密闭性良好，门窗关闭

B. 居家透析环境没有单独的操作间时应每日紫外线消毒 1 次

C. 擦拭短管时不可以使用碘伏或乙醇等化学制剂

D. 严格无菌操作

E. 观察引流液颜色、性状和量

答案：B

27. 下列关于更换腹膜透析外接短管的注意事项不正确的是

A. 外接短管至少每年更换一次

B. 若外接短管及导管有污物，可用棉签蘸取生理盐水进行擦拭

C. 碘伏浸泡后必须将短管及直管擦干净，避免碘伏残留

D. 止血钳做到一人一用

E. 注意同时观察直管及外出口皮肤情况

答案：A

28. 下列关于血液透析的相关操作中描述正确的是

A. 安装管路时将动静脉管路同时拿出，先装动脉管路，再装静脉管路

B. 安装管路时按照体外循环的血流方向安装，废液袋口朝下

C. 管路预冲应按照血流方向，不得逆向预冲

D. 回血时双手揉搓透析器，用手挤压静脉端管路

E. 回血时为减少患者水负荷，可以采用空气回血

答案：C

29. 下列关于血液灌流的注意事项不正确的是

A. 灌流器应串联在透析器之前，垂直固定于支架上

B. 巡视过程中注意观察灌流器内血色有无变暗，动静脉壶内有无凝血块

C. 严格执行无菌操作，避免感染

D. 治疗 3 小时灌流器将达到饱和，应及时撤下灌流器

E. 血液灌流与血液透析联合应用时，抗凝血药用量较单纯血液透析时要大

答案：D

30. 关于动静脉内瘘的描述不正确的是

A. 内瘘血管选择应遵循的原则为先上肢后下肢、先非惯用侧后惯用侧

B. 建立动静脉内瘘前应进行血管的保护，并对血管进行充分评估

C. 术前遵医嘱停用抗凝血药物

D. 术后 24 小时内密切观察患者全身情况、手术局部情况及内瘘通畅情况

E. 术后伤口敷料不宜覆盖过多，包扎不宜过紧

答案：C

31. 下列关于动静脉内瘘使用的描述中不正确

的是

A. 每次使用前应认真评估内瘘的情况

B. 穿刺成功后应妥善固定穿刺针，避免脱出

C. 内瘘使用初期应使用 16G 穿刺针，血流量 > 250ml/min

D. 从远心端到近心端进行阶梯式或纽扣式穿刺，避免吻合口附近穿刺

E. 穿刺处如发生血肿，可压迫止血，并用冰袋冷敷，24 小时以后可热敷

答案：C

32. 下列有关内瘘术后的说法错误的是

A. 适当抬高患肢，以利减轻水肿

B. 保持袖口宽松，避免受压

C. 术侧禁止测量血压

D. 可在术侧输液、抽血

E. 手术密切观察患者全身状况，手术局部情况及内瘘通畅情况

答案：D

33. 穿刺人工血管内瘘适宜的角度为

A. 15°

B. 30°

C. 45°

D. 60°

E. 任意角度

答案：C

34. 下列关于透析导管的描述不正确的是

A. 颈内静脉置管术后不需进行 X 线胸片检查

B. 消毒导管时要严格遵守无菌原则，避免感染

C. 上机前检查导管腔内有无凝血块，并用 10ml 生理盐水脉冲式冲管

D. 封管时根据患者的情况遵医嘱选择相应的封管液

E. 透析间隔较长的患者，护士应定期为患者重新封管

答案：A

【A₂ 型题】

1. 患者，女性，30 岁，尿常规检查发现异常 1 年，近 3 个月出现夜尿增多现象，因而来院就诊，查体发现血压 20/13kPa，建议行肾活检，其病变部位为

A. 双侧肾的血管

B. 双侧肾的肾间质

C. 双侧肾的肾小管和肾间质

D. 双侧肾的肾小管

E. 双侧肾的肾小球

答案：E

2. 患者女性，35 岁，尿频、尿急、尿痛 3 日来就诊，体温 38℃，化验检查：WBC 12.9×10⁹/L，中性粒细胞 0.85，尿液不清，尿蛋白阳性，镜检白细胞满视野，其诊断是

A. 急性肾小球肾炎

B. 急性肾盂肾炎

C. 肾病综合征

D. 急性膀胱炎

E. 急性输尿管炎

答案：B

3. 患者，男性，21 岁，以双侧凹陷性水肿 1 月余而入院，血浆蛋白 50g/L（A:28g/L,G:22g/L），尿蛋白（++++），其诊断是

A. 急性肾炎

B. 肾病综合征

C. 慢性肾盂肾炎

D. 急性肾盂肾炎

E. 慢性肾小球肾炎

答案：B

4. 患者，女性，30 岁，乏力，腰痛，夜尿增多 2 年，查 BP 20/12kPa（150/90mmHg），尿常规：蛋白（+），红细胞管型 3～4 个 /HP，尿素氮 7mmol/L，肾盂静脉造影显示两侧肾脏大小不一，表面凹凸不平，其诊断是

A. 急性肾炎

B. 慢性肾炎高血压型

C. 慢性肾盂肾炎

D. 慢性膀胱炎

E. 高血压肾小动脉硬化

答案：C

5. 患者，男性，35 岁，水肿 10 年，近 10 日头晕，乏力，呕吐，尿少，BP 20/14kPa（150/105mmHg），SCr 600μmol/L，目前应首选的治疗是

A. 应用糖皮质激素

B. 输新鲜血浆

C. 氢氯噻嗪利尿

D. 进行透析疗法

E. 复方降压片降压

答案：D

6. 患者，女性，40 岁，反复发生尿频、尿急、尿痛 3 年，低热，BP 14/10kPa（105/75mmHg），尿蛋白（+），脓细胞（+++），红细胞（+++），尿抗

酸杆菌（+），普通尿培养（−），首选的治疗是

 A. 静脉滴注抗球菌药物

 B. 静脉滴注抗杆菌药物

 C. 小剂量抗生素，联合交替使用

 D. 抗结核治疗

 E. 使用止血药

 答案：D

7. 患者，女性，32岁，因双侧腰背酸痛，尿频，尿急，尿痛7日就诊，T：39℃，双肾叩击痛（+），尿检：蛋白（+），脓细胞（+++），红细胞（+），其诊断是

 A. 急性肾炎

 B. 急性膀胱炎

 C. 肾结核

 D. 急性肾盂肾炎

 E. 慢性肾盂肾炎

 答案：D

8. 患者，女性，56岁，厌食，精神萎靡，嗜睡，水肿。血压22.7/14.7kPa（170/110mmHg），血红蛋白60g/L，二氧化碳结合力10mmol/L，血浆总蛋白40g/L，尿渗透压400mmol/L，肌酐清除率5ml/（min·1.73m²）。应慎重考虑的治疗是

 A. 饮食疗法

 B. 血液净化疗法

 C. 袢利尿药利尿

 D. 地高辛强心

 E. 红细胞生成素纠正贫血

 答案：D

9. 患者，女性，65岁，反复尿频，尿急，尿痛10余年，清洁中段尿培养菌落数 $> 10^5$/ml，经系统抗炎治疗效果不明显，对于进一步诊治最有价值的是

 A. 支持治疗

 B. 卧床休息

 C. 中西结合治疗

 D. 查清并除去尿路梗阻等因素

 E. 试验性抗肺结核治疗

 答案：D

【B型题】

 A. 内生肌酐清除率

 B. 酚红排泄试验

 C. 浓缩稀释试验

 D. 对氨基马尿酸清除率

 E. 放射性核素肾图

1. 反映肾脏远曲小管功能的检查是

 答案：C

2. 反映肾小球功能的检查是

 答案：A

【X型题】

1. 肾穿刺术前患者应做的准备包括

 A. 做好个人卫生

 B. 保证大便通畅

 C. 保证血压在正常范围内

 D. 练习排尿

 E. 练习憋气

 答案：ABCDE

2. 肾穿刺术后的注意事项正确的是

 A. 多饮水，多排尿

 B. 观察尿液颜色变化

 C. 避免剧烈活动

 D. 起床时预防直立性低血压的发生

 E. 勤洗澡

 答案：ABCD

3. 记录患者液体入量时应记录

 A. 饮水量

 B. 输液量

 C. 食物中的含水量

 D. 输血量

 E. 皮内注射量

 答案：ABCD

4. 肾脏的生理功能包括

 A. 肾小球的滤过功能

 B. 肾小管重吸收和分泌功能

 C. 肾脏的内分泌功能

 D. 调节水和电解质及酸碱平衡

 E. 调节血容量

 答案：ABCD

5. 急性肾盂肾炎患者治愈出院时，护士应给予保健指导时正确的是

 A. 多饮水，勤排尿

 B. 禁止盆浴

 C. 无盐饮食

 D. 避免劳累

 E. 坚持体育锻炼，增强机体抵抗力

 答案：ABDE

6. 关于慢性肾炎患者饮食原则的叙述正确的是

 A. 应选择高蛋白、低磷饮食

 B. 应选择优质蛋白食物

C. 限制蛋白质每日每千克体重 0.5 ~ 0.8g

D. 该饮食原则应减轻肾小球内高压、高滤过、高灌注状态

E. 该饮食原则应延缓肾小球硬化和肾功能减退

答案：BCDE

【概念题】

1. 尿路刺激征

答：尿频、尿急、尿痛、排尿不尽感及下腹坠痛感等称为尿路刺激征。

2. 肾病综合征

答：肾病综合征（nephrotic syndrome）由多种肾脏疾病引起的以大量蛋白尿（尿蛋白定量大于 3.5g/d）、低蛋白血症（血浆白蛋白小于 30g/L）、水肿、高脂血症为共同临床表现的一组综合征。

3. 慢性肾衰竭

答：慢性肾衰竭（chronic renal failure）是由于肾功能缓慢进行性减退，最终出现以代谢产物潴留，水、电解质紊乱，酸碱平衡失调和全身各系统症状为主要表现的临床综合征。

4. 腹膜透析

答：腹膜透析（peritoneal dialysis）是利用腹膜作为透析膜，向腹腔内注入透析液，膜一侧的毛细血管内血浆和另一侧腹腔内透析液借助其溶质浓度梯度和渗透梯度，通过弥散和对流超滤的原理，达到清除体内潴留的代谢废物和过多的水分，纠正酸中毒和电解质紊乱的治疗目的。

5. 血液透析

答：血液透析（hemodialysis，HD）是指血液经过半透膜，利用弥散、对流等原理清除血液中的溶质与水分，并向体内补充溶质的方法，以达到清除体内代谢废物或毒素，纠正水、电解质与酸碱失衡的目的。血液透析治疗的基本原理包括弥散、对流和吸附等。

6. 血浆置换

答：血浆置换（plasma exchange，PE）又称为治疗性血浆置换（therapeutic plasma exchange，TPE）是一种用来清除血液中大分子物质的血液净化疗法。其基本过程是将患者血液引出体外，经过血浆分离器，分离血浆和细胞成分，去除致病性血浆或选择性地去除血浆中的某些致病因子，然后将细胞成分、净化后血浆及所需补充的置换液输回体内。

【简答题】

1. 简述急性肾小球肾炎与慢性肾小球肾炎的区别。

答：急性肾小球肾炎多发生在链球菌感染后，常为上呼吸道感染或皮肤感染，其他细菌病毒感染也可以引起急性肾小球肾炎，急性肾炎链球菌感染后 7 ~ 20 日出现临床症状，潜伏期少为 4 ~ 7 日，多约 3 周，本病有自愈倾向，多在数月内临床自愈。大多数慢性肾炎病因不清，大多数慢性肾炎起病即为慢性肾炎，与急性肾炎无关，发病起始因素是免疫反应，多数病例肾小球内有免疫复合物沉积，此病预后较差，持续肾功能减退为本病主要特征。

2. 简述肾病综合征的诊断标准。

答：肾病综合征的诊断标准包括四条。

（1）大量蛋白尿（> 3.5g/d）。

（2）低白蛋白血症（血浆白蛋白< 30g/L）。

（3）高脂血症。

（4）水肿。

前两条必备，存在三条或四条时，肾病综合征诊断即成立。

3. 简述急进性肾小球肾炎治疗要点。

答：对症治疗及针对肾小球免疫介导炎性损伤的强化免疫抑制治疗。

（1）对症治疗：利尿，降压，控制感染，纠正水、电解质、酸碱平衡紊乱等。

（2）免疫抑制治疗：肾上腺皮质激素联合细胞毒性药物。首选甲泼尼龙冲击治疗，再以口服泼尼松与环磷酰胺联合治疗。

（3）血浆置换：血浆置换需持续治疗至血清抗体 [如抗肾小球基膜（GBM）抗体、抗中性粒细胞胞质抗体（ANCA）] 或免疫复合物转阴为止，同时联合使用激素和细胞毒性药物。

（4）肾脏替代治疗。

4. 简述急性肾损伤的病因。

答：急性肾损伤（AKI）是由多种病因引起的急性肾脏损伤性病变，根据病因作用于肾脏部位的不同进行分类，可分为肾前性、肾性及肾后性三类。

（1）肾前性：血容量不足和心脏泵血功能明显降低导致的肾脏灌注不足。

（2）肾性：直接损害肾实质发生的急性病变，如①急性肾小管损伤或坏死；②急性肾小球及肾微血管疾病；③急性肾间质性疾病；④肾血管性疾病。

（3）肾后性：尿路梗阻或排尿功能障碍（如肿瘤、结石、前列腺增生等）所致的 AKI。

5. 简述慢性肾脏病分期。

答：G1：肾损害伴 GFR 正常或升高，GFR ≥ 90ml/（min·1.73m^2）。

G2：肾损害伴 GFR 轻度下降，GFR ≥ 60 ~ 89ml/（min·1.73m^2）。

G3A：GFR 轻度至中度下降，GFR ≥ 45 ~ 59ml/（min·1.73m^2）。

G3B：GFR 中度至重度下降，GFR ≥ 30 ~ 44ml/（min·1.73m^2）。

G4：GFR 重度下降，GFR ≥ 15 ~ 29ml/（min·1.73m^2）。

G5：肾衰竭，GFR < 15ml/（min·1.73m^2）。

6. 简述如何做好慢性肾衰竭患者的皮肤护理。

答：做好慢性肾衰竭的皮肤护理，是预防皮肤感染及其他并发症的一项重要工作。

由于慢性肾衰竭患者的肾脏不能把体内的有毒物质排泄出去，易引起皮肤瘙痒、皮肤干燥、脱屑、低蛋白血症，可引起渗透压下降，组织水肿，皮肤弹性降低，阻碍细胞间的物质交换使皮肤修复缓慢。

护理时，应嘱患者避免用力抓挠，防止皮肤破损，注意个人卫生，皮肤干燥时可涂擦润肤露，洗澡时尽量将浴液冲净，以免刺激皮肤，水温不宜过高。长期卧床患者应经常变换体位，一般每隔 2 小时翻身一次，并经常用热水擦洗局部按摩。

七、风湿免疫科自测题

【A$_1$ 型题】

1. 系统性红斑狼疮的特征性的皮肤改变是

A. 皮疹

B. 蝶形红斑

C. 皮肤紫斑

D. 关节变形

E. 口腔溃疡

答案：B

2. 类风湿关节炎急性期的治疗不宜采用

A. 水杨酸制剂

B. 吲哚美辛

C. 汞制剂

D. 糖皮质激素

E. 慢作用抗风湿药

答案：C

3. 红斑狼疮及类风湿关节炎治疗目的是

A. 减轻和缓解症状

B. 防止反复发作

C. 心理安慰

D. 康复

E. 防止并发症

答案：B

4. 类风湿关节炎最常受累的关节是

A. 髋关节

B. 四肢小关节

C. 脊柱小关节

D. 腕、踝、肘关节

E. 颈椎及肩关节

答案：B

5. 诊断类风湿关节炎有价值的检查是

A. 白细胞升高

B. 贫血

C. 红细胞沉降率加快

D. 类风湿因子阳性

E. 抗链球菌溶血素 O 测定

答案：D

6. 在系统性红斑狼疮的多系统损害中，损害发生率最高的部位是

A. 面部皮肤

B. 脾脏

C. 肝脏

D. 肾脏

E. 肌肉骨骼

答案：D

7. 类风湿关节炎的关节症状，具有特征性的是

A. 发热

B. 贫血

C. 晨僵

D. 关节畸形

E. 运动障碍

答案：C

8. 类风湿关节炎缓解期最重要的护理是

A. 观察病情变化

B. 给予营养丰富的饮食

C. 指导医疗体育锻炼

D. 避免疲劳

E. 避免精神刺激

答案：C

9. 反映风湿活动期的检查是

A. 白细胞计数降低

B. 血常规正常

C. 红细胞沉降率增快

D. 类风湿因子阳性

E. 补体 C3 增高

答案：C

10. 糖皮质激素治疗系统性红斑狼疮的作用机制是

A. 抗过敏

B. 抗休克

C. 抗内毒素作用

D. 控制感染

E. 控制炎症，抑制免疫反应

答案：E

11. 对系统性红斑狼疮患者不正确的健康指导是

A. 需终身治疗

B. 避免皮肤直接阳光照射

C. 病情缓解者可允许怀孕

D. 定期复查血、尿常规，遵医嘱服药

E. 忌用可能诱发本病的药物

答案：C

12. 关于系统性红斑狼疮描述正确的是

A. 1/3 患者肾脏受损

B. 几乎所有患者的肾组织均有病理改变

C. 早期可出现大量蛋白尿

D. 很少引起肾衰竭

E. 肾病综合征是死亡的常见原因

答案：B

13. 类风湿关节炎非特异性对症治疗常用药物是

A. 泼尼松

B. 阿司匹林

C. 青霉胺

D. 地塞米松

E. 甲氨蝶呤

答案：B

14. 类风湿关节炎 X 线检查的早期表现是

A. 关节腔融合

B. 关节腔消失

C. 骨质疏松

D. 关节畸形

E. 关节周围软组织肿胀

答案：E

15. 类风湿关节炎是一种

A. 与结节性多动脉炎有关的疾病

B. 与系统性红斑狼疮有关的疾病

C. 以多关节炎为主的自身免疫性疾病

D. 与 A 族 β 链球菌感染有关的疾病

E. 中老年退行性变，非炎症疾病

答案：C

16. 类风湿关节炎的处理中不正确的是

A. 急性期卧床休息

B. 抑制免疫反应

C. 给予消炎镇痛治疗

D. 大剂量抗生素治疗

E. 理疗及功能锻炼

答案：D

17. 类风湿关节炎的主要表现是

A. 持续性发热

B. 游走性关节炎

C. 皮肤环形红斑

D. 心包炎

E. 对称性多关节炎

答案：E

18. 系统性红斑狼疮的诱因不包括

A. 阳光照射

B. 过度疲劳

C. 精神创伤

D. 高蛋白饮食

E. 感染

答案：D

19. 诊断系统性红斑狼疮最有意义的实验室检查是

A. 免疫球蛋白增高

B. 红细胞沉降率增快

C. 狼疮细胞现象阳性

D. 抗核抗体阳性

E. 抗双链 DNA 抗体阳性

答案：E

20. 系统性红斑狼疮患者合并肾功能不全时，其饮食应为

A. 低盐、高蛋白

B. 高蛋白

C. 低钾、高蛋白

D. 高钾、高蛋白

E. 低盐、低蛋白

答案：E

21. 系统性红斑狼疮患者长期应用糖皮质激素治疗者可发生

A. 直立性低血压

B. 股骨头无菌性坏死

C. 关节畸形

D. 雷诺现象

E. 面部表情丧失呈假面具样

答案：B

22. 关于风湿性关节炎急性发作期的治疗错误的是

A. 吲哚美辛

B. 理疗

C. 免疫抑制剂

D. 糖皮质激素

E. 水杨酸制剂

答案：B

23. 类风湿关节炎的病因

A. 感染

B. 遗传因素

C. 免疫功能紊乱

D. 环境因素

E. 尚不清楚

答案：E

24. 类风湿关节炎最常见的起病方式是

A. 急性多关节炎

B. 慢性多关节炎

C. 急性单多关节炎

D. 慢性单关节炎

E. 低热、乏力及关节痛

答案：B

25. 对诊断类风湿关节炎最有意义的关节外表现是

A. 胸膜炎和（或）心包炎

B. 肺间质病变

C. 贫血

D. 皮肤血管炎及溃疡

E. 皮下结节

答案：E

26. 强直性脊柱炎的基本病理是

A. 外分泌腺体炎症

B. 肌腱附着点炎

C. 滑膜炎

D. 关节软骨退行性变

E. 皮下结缔组织增生

答案：B

27. 强直性脊柱炎的临床表现包括

A. 年轻女性多见

B. 双手指关节对称性肿胀为主

C. 腰部隐痛，休息不缓解，活动后可使症状改善

D. 以突发第 1 跖趾关节肿痛为主要特征

E. 大部分患者类风湿因子阳性

答案：C

28. 干燥综合征的标记性自身抗体是

A. 抗核抗体

B. 抗 SSA 抗体

C. 抗 SSB 抗体

D. 类风湿因子

E. 抗双链 DNA 抗体

答案：C

29. 干燥综合征中阳性率较高的自身抗体是

A. 抗心磷脂抗体（ACL）

B. 抗 SSA 抗体

C. 抗 SSB 抗体

D. 抗 RNP 抗体

E. 抗 Sm 抗体

答案：B

30. 干燥综合征累及肾脏时最常见的表现是

A. 间质性肾炎

B. Ⅰ 型肾小管酸中毒

C. Ⅱ 型肾小管酸中毒

D. Ⅲ 型肾小管酸中毒

E. Ⅳ 型肾小管酸中毒

答案：B

31. 系统性硬化病最常见的首发症状为

A. 关节疼痛

B. 吞咽困难

C. 发热

D. 雷诺现象

E. 活动后气短

答案：D

32. 下列哪些症状是系统性硬化病的特征性表现

A. 手指关节肿

B. 反流性食管炎

C. 肾危象

D. 面部蝶形红斑

E. 肺间质纤维化

答案：C

【A₂型题】

1. 患者，女性，30 岁，患系统性红斑狼疮，近来有双下肢水肿，查尿 24 小时蛋白 3.3g/d，首选的治疗方案为

A. 抗病毒药

B. 解热镇痛药

C. 糖皮质激素

D. 抗生素

E. 血浆置换

答案：C

2. 患者，女性，20 岁，主诉蛋白尿，关节痛，精神障碍，并伴有胸腔积液，应考虑诊断为

A. 肾小球肾炎

B. 肾病综合征

C. 精神分裂症

D. 系统性红斑狼疮

E. 类风湿关节炎

答案：D

3. 患者，男性，38 岁，自感晨起手指关节僵硬，并伴有低热、食欲缺乏，做哪项检查对诊断有帮助

A. 白细胞计数

B. 谷丙转氨酶

C. 手指 X 线检查

D. 红细胞沉降率

E. 蛋白电泳

答案：C

4. 患者，男性，38 岁，关节肿痛半年，体检可触及类风湿结节，关于类风湿结节描述正确的是

A. 压痛

B. 大小一致

C. 常发生在关节隆突部及经常受压部位

D. 质软

E. 好发于腹股沟处

答案：C

5. 患者，女性，48 岁。既往体健。2 年来面部、双手指皮肤肿胀，手指呈腊肠样改变，吞咽有哽噎感。1 周来尿少，恶心呕吐，视物模糊。查体：血压 210/140mmHg，面部表情呆板，双手皮肤增厚，皮纹少。化验：红细胞沉降率（ESR）45mm/h，尿蛋白（++），尿沉渣 RBC12 个 /HP。SCr 560μmol/L。B 超提示双肾增大。临床考虑最可能的诊断是

A. 急性肾炎

B. 急性肾小管坏死

C. 肾淀粉样变性

D. 硬皮病肾危象

E. 骨髓瘤肾

答案：D

6. 患者，女性，35 岁，双手关节肿痛半年，晨僵约 90 分钟，查双手第 2、3 近端指尖关节呈梭形肿胀，活动受限，首先考虑的诊断是

A. 强直性脊柱炎

B. 类风湿关节炎

C. 腱鞘炎

D. 滑膜炎

E. 干燥综合征

答案：B

7. 下列哪个病因与强直性脊柱炎的发病关系密切

A. HLA-DR4

B. HLA-B7

C. HLA-B5

D. HLA-B27

E. HLA-DR1

答案：D

8. 强直性脊柱炎的临床表现不包括

A. 青年男性多发

B. 肌腱附着点炎症

C. 腰部隐痛，休息不缓解，活动后症状改善

D. 以突发第 1 跖趾关节剧痛为主要特征

E. 可有反复虹膜炎等表现

答案：D

9. 典型的强直性脊柱炎的关节 X 线片可显示

A. 关节边缘骨侵蚀，骨质溶解增生，间隙狭窄及铅笔套样改变

B. 骨质增生

C. 骨端骨质疏松

D. 局限性骨质疏松，关节旁偏心性、虫蚀样骨质缺损

E. 椎体方形变，椎体前缘软组织骨化呈竹节样改变

答案：E

10. 患者，男性，22 岁，腰骶部疼痛 1 年，活动后症状可减轻，夜间翻身困难，有时伴足跟痛，2 个月前出现左膝关节疼痛，间断出现双眼结膜炎，最可能的诊断是

A. 痛风

B. 类风湿关节炎

C. 风湿性关节痛

D. 强直性脊柱炎

E. 反应性关节炎

答案：D

11. 患者，女性，41 岁。乏力、双眼干涩、多饮 2 年，近 1 个月加重伴大小关节痛，反复出现

双侧腮腺肿大伴疼痛。查体见多发龋齿，舌红无苔，双手近端指间关节肿大及压痛（+）。下述哪项化验检查对该患者的诊断最有提示意义

A. 免疫球蛋白

B. 抗 SSB 抗体

C. 蛋白电泳

D. 血常规

E. ESR

答案：B

12. 患者，女性，52 岁，低热 1 月余，双手小关节、膝关节、踝关节疼痛，无关节肿胀，晨僵约 10 分钟，近 1 年来无诱因反复出现双下肢皮肤紫癜。查体见口腔多个龋齿，关节无肿胀及压痛。化验血常规正常，ANA 1∶80 阳性，RF 1∶320 阳性，抗 SSA 抗体阳性，余自身抗体均阴性。蛋白电泳：γ 球蛋白 23%。该患者最可能的诊断是

A. 类风湿关节炎

B. 过敏性紫癜

C. 结核

D. 原发性干燥综合征

E. 系统性红斑狼疮

答案：D

13. 患者，女性，40 岁，乏力半年，伴间断低热，近 3 周自觉吞咽困难，化验 ANA 阴性，CK 及 LDH 明显升高，可能诊断是

A. 食管贲门失弛缓症

B. 多发性肌炎

C. 系统性红斑狼疮

D. 食管肿瘤

E. 重症肌无力

答案：B

14. 患者，男性，40 岁，乏力 3 个月，四肢肌肉疼痛，上肢上举、下蹲困难 2 周，颈部及前胸部出现弥漫性暗紫红色斑疹，最可能的诊断是

A. 重症肌无力

B. 皮肤过敏

C. 皮肌炎

D. 系统性红斑狼疮

E. 风湿性多肌痛

答案：C

【A₃ 型题】

患者，女性，55 岁，患类风湿关节炎 2 年，关节肿痛明显。

1. 类风湿关节炎最常侵犯

A. 膝关节

B. 髋关节

C. 手足小关节

D. 踝、肘关节

E. 脊柱各关节

答案：C

2. 类风湿关节炎患者体内最常见的自身抗体是

A. 类风湿因子

B. 抗核抗体

C. 抗单链 DNA 抗体

D. 抗双链 DNA 抗体

E. 抗 Sm 抗体

答案：A

3. 患者在疾病后期可能出现的特征性体征是

A. 脊柱强直

B. 手指尺侧偏斜畸形

C. 腕关节固定在屈位

D. 关节隆突处出现类风湿结节

E. 远端指间关节处皮下结节

答案：B

患者，女性，20 岁，全身多关节反复性、游走性疼痛 3 年，时有发热，为 38℃，并伴有头痛，查体可见右脸颊蝶形红斑，口腔黏膜内有两个小溃疡，实验室检查类风湿因子（－），红细胞沉降率 70mm/h，ANA（+），抗 Sm（+），抗双链 DNA（+），尿蛋白定量为 0.27g/24h。

4. 根据以上病历资料判断患者的诊断是

A. 皮肌炎

B. 风湿性关节炎

C. 系统性红斑狼疮

D. 硬皮病

E. 类风湿关节炎

答案：C

5. 给予的护理措施中不正确的是

A. 每日晒太阳 30 分钟

B. 卧床休息

C. 口腔溃疡处涂抹 1% 碘甘油

D. 避免服用苯妥英钠

E. 高热时给予物理降温

答案：A

6. 患者经治疗后病情控制可出院回家，护士对患者做如下指导，正确的是

A. 不生育者可口服雌性避孕药避孕

B. 长期用药，定期随访，不可擅自改变药物剂量或突然停药

C. 一旦怀孕即停服激素并以免疫抑制剂替代

D. 怀孕后停服糖皮质激素以外的一切药物，并每日晒太阳 30 分钟以上

E. 自觉不适，自行增加激素用量，症状缓解后自行减药

答案：B

患者，女性，46 岁。出现双手遇冷变白变紫及疼痛 5 年，1 年来进食发噎。1 周来血压 160/100mmHg。查体可见双手、腹部皮肤增厚和坚硬，颜面皮肤皱纹减少。化验：尿蛋白（++），尿 RBC 10 ～ 20 个 /HP，血 BUN 12mmol/L，SCr 245μmol/L，ANA 阳性，余抗体阴性。

7. 该患者可诊断为系统性硬化病，根据其特点，应考虑为哪种类型

A. 局限型

B. 重叠型

C. 弥漫型

D. 单一型

E. 混合型

答案：C

8. 对诊断最有帮助的临床表现为

A. 双手遇冷变白变紫及疼痛

B. 进食发噎

C. 双手皮肤增厚和坚硬

D. ANA 阳性

E. 尿蛋白（++）

答案：C

9. 该病累及肺脏时常见的临床表现为

A. 胸腔积液

B. 胸膜炎

C. 肺间质纤维化

D. 肺栓塞

E. 迁延性肺浸润影

答案：C

10. 下列哪项表现提示该患者的预后很差

A. 皮肤受累范围

B. 皮肤受累程度

C. 雷诺现象程度

D. 出现自身免疫性肝炎

E. 出现肾危象

答案：E

患者，女性，45 岁，近 3 个月来自觉全身肌痛，双肩发沉，上举无力，下蹲困难，化验红细胞沉降率 35mm/h。

11. 下列哪项检查对于多发性肌炎无诊断意义

A. 肌电图

B. 肌肉活检

C. 抗 Jo-1 抗体

D. 肌酶谱

E. 红细胞沉降率

答案：E

12. 多发性肌炎的典型临床表现是

A. 四肢近端及远端肌肉进行性肌力下降

B. 四肢近端肌肉进行性肌力下降

C. 四肢远端肌肉进行性肌力下降

D. 四肢无力伴有视力障碍

E. 四肢无力伴有体重明显下降

答案：B

13. 首先治疗方案是

A. 肾上腺皮质激素

B. 环磷酰胺

C. γ - 干扰素和肾上腺皮质激素联合应用

D. 肾上腺皮质激素和甲氨蝶呤联合应用

E. 甲氨蝶呤

答案：A

【B 型题】

A. 阿司匹林

B. 环磷酰胺

C. 泼尼松

D. 雷公藤

E. 环孢素

1. 系统性红斑狼疮症状轻而尚无显著内脏损害者用

答案：A

2. 系统性红斑狼疮症状重而有显著内脏损害者用

答案：C

A. 大关节疼痛消失不留畸形

B. 晚期有明显骨质破坏

C. 对称性关节增粗

D. 小关节疼痛不留畸形

E. 病理性骨折

3. 系统性红狼疮的临床症状是

答案：D

4. 类风湿关节炎的临床症状是

答案：B

A. 40%

B. 60%

C. 75%

D. 80%

E. 90%

5. 系统性红斑狼疮累及肾脏有临床表现达

答案：C

6. 系统性红斑狼疮累及皮肤黏膜达

答案：D

7. 系统性红斑狼疮累及肌肉引起肌痛达

答案：A

A. 皮肤黏膜病变

B. 关节肌肉病变

C. 肾脏病变

D. 心血管病变

E. 肺和胸膜病变

8. 系统性红斑狼疮最多累及的部位是

答案：C

9. 系统性红斑狼疮最多出现的临床表现是

答案：B

10. 系统性红斑狼疮引起死亡最多的病变是

答案：D

A. 盘状红斑

B. 皮革样皮肤改变

C. 紫癜样皮疹

D. 网状青斑

E. 眶周水肿性紫红色红斑

11. 皮肌炎的典型皮疹为

答案：E

12. 干燥综合征的特征性皮疹为

答案：C

13. 系统性硬化病的特征性皮疹为

答案：B

A. 丙种球蛋白

B. 糖皮质激素

C. 非甾体抗炎药

D. 柳氮磺吡啶

E. 甲氨蝶呤

14. 最常用于治疗多发性肌炎／皮肌炎的药物是

答案：B

15. 常用于治疗强直性脊柱炎的药物是

答案：D

【X 型题】

1. 系统性红斑狼疮的诱发因素有

A. 药物

B. 遗传

C. 阳光照射

D. 病毒感染

E. 妊娠、分娩

答案：ACE

2. 系统性红斑狼疮消化系统表现有

A. 恶心、呕吐

B. 腹痛

C. 腹泻

D. 便血

E. 黄疸

答案：ABCD

3. 以下对于皮肌炎描述正确的是

A. 对称性四肢近端肌无力

B. 可累及颈肌、咽肌、呼吸肌无力

C. 并发肺部损害有发热

D. 不会出现皮疹

E. 可出现"技工手"

答案：ABCE

4. 系统性硬化病的可能病因

A. 遗传因素

B. 性激素

C. 环境因素

D. 免疫功能异常

E. 感染因素

答案：ABCDE

【概念题】

1. 系统性红斑狼疮

答：系统性红斑狼疮（systemic lupus eryth-ematosus，SLE）是一种多因素参与的全身性自身免疫性疾病。血清中出现以抗核抗体为主的多种自身抗体和多系统受累是 SLE 的两个主要临床特征。肾衰竭、感染、中枢神经系统损伤是主要的死亡原因。

2. 类风湿关节炎

答：类风湿关节炎（rheumatoid arthritis，RA）是一个累及周围关节为主的多系统性炎症性的自身免疫病，其特征性的症状为对称性、周围性多个关节慢性炎性病变，临床表现为受累关节疼痛、肿胀、功能下降，病程呈持续、反复发作过程。其病理为慢性滑膜炎，侵及下层的软骨与骨，造成关节破坏，出现功能障碍和关节畸形。

3. 强直性脊柱炎的概念

答：强直性脊柱炎（AS）是一种慢性进行性炎性疾病，主要侵犯骶髂关节，脊柱骨突（滑膜关节）、脊柱旁软组织及外周关节，并可伴发关节外表现，严重可发生脊柱畸形和关节强直。我国的患病率 0.3%，发病年龄 15～30 岁，男女比例 3∶1。

4. 系统性硬化病

答：系统性硬化病（systemic sclerosis，SSc）是一种原因不明的临床上以局限性或弥漫性皮肤增厚和纤维化进而硬化和萎缩为特征的慢性全身性结缔组织病。除皮肤外，还可累及心、肺、肾及消化道等器官，引起多系统损害。一般以皮肤受累范围为主要指标将系统性硬化分为局限型、弥漫型、无皮肤硬化型、重叠型。

5. 多发性肌炎和皮肌炎

答：多发性肌炎（polymyositis，PM）和皮肌炎（dermatomyositis，DM）是炎性疾病中常见的一组以横纹肌慢性、非化脓性炎性病变为特征的自身免疫性疾病。PM 仅有骨骼肌炎性病变而无皮肤损害，DM 常具有特征性皮肤表现（向阳性紫红斑、皮疹、技工手、指端溃疡、雷诺现象、指甲变化等），又称异色性皮肌炎。

6. 干燥综合征

答：干燥综合征（sjogren syndrome，SS）是一种以侵犯外分泌腺尤其是泪腺和唾液腺为主的全身性自身免疫性疾病，分为原发性干燥综合征（pSS）和继发性干燥综合征（sSS）。该病的免疫性炎症反应主要表现在外分泌腺的上皮细胞，故又称为自身免疫性外分泌腺体上皮细胞炎或自身免疫性外分泌腺病。

【简答题】

1. 简述类风湿关节炎的主要护理措施。

答：（1）急性期关节疼痛肿胀明显且全身症状较重的患者应卧床休息，采取舒适体位，减轻疼痛。

（2）缓解期鼓励患者进行功能锻炼，主动或被动地进行肢体活动，如伸展运动等，但已有强直的关节禁止剧烈活动。

（3）晨僵使活动受限或活动前给予关节热敷，温水浸泡。进行关节周围皮肤和肌肉的按摩及关节功能锻炼操，增进血液循环，防止肌肉萎缩。也可采用理疗，如利用红外治疗仪、频谱仪等。

（4）注意关节的保暖，避免潮湿寒冷加重关节症状。

（5）出现关节畸形的患者，指导配合使用辅助工具。

（6）饮食指导：告知患者选择清淡、易消化，以富含优质蛋白质（牛奶、鸡蛋、瘦肉等）、维生素和矿物质的食物为主，多吃蔬菜、水果等富含纤维素的食物防止便秘，避免食用辛辣、刺激性强的食物，以诱发或加重消化道症状。

（7）用药护理

1）非甾体抗炎药可缓解关节症状，控制病情发展应尽早应用。注意观察药物的不良反应，若出现恶心、呕吐等胃肠道反应时，需加用胃黏膜保护药或抗酸药。

2）糖皮质激素及免疫抑制剂，需持续服药，切勿轻易停药。对于长时间使用激素的应注意补钙。

3）应用生物制剂可改善关节症状，注意有无过敏反应发生，如皮肤瘙痒、皮疹、头晕、恶心、低血压，甚至呼吸困难等严重过敏反应。

4）可用外用药控制局部症状，涂抹双氯芬酸二乙胺乳剂和青鹏软膏。

（8）心理护理：保持积极的心态。应对疾病，树立信心，配合治疗。

2. 简述系统性红斑狼疮的主要护理措施。

答：（1）保持病室温湿度适宜，避免阳光直接照射皮肤暴露部分。

（2）给予富含维生素和优质蛋白的平衡饮食，忌食芹菜、蘑菇、烟熏食物，避免辛辣刺激性食物。

（3）观察口腔黏膜情况，指导患者每日清洁口腔，漱口水漱口，预防感染。

（4）活动期患者卧床休息，减少消耗，注意保持关节功能位；缓解期及轻症患者可适当活动或工作，指导关节肌肉功能锻炼。

（5）清水洗脸，禁用碱性肥皂、化妆品及油膏，防止刺激皮肤或引起过敏，保持面部清洁；用 30℃温水湿敷红斑处，每日 3 次，每次 30 分钟；避免阳光直射，尽量避免在阳光较强的时间外出，禁止日光浴、滑冰、滑雪；夏季外出戴太阳镜、遮阳帽、打伞遮阳或穿长裤长袖外衣等，以免引起光过敏或使皮疹加重。

（6）遵医嘱给予脱水降颅压及镇静治疗；对于躁动、抽搐患者使用床档，必要时约束带约束，防止坠床；备好开口器，防止舌咬伤；昏迷患者定期翻身，防止压疮和肺炎。

（7）观察尿液颜色和泡沫情况；遵医嘱使用利尿药，并监测血清电解质浓度，严格记录 24 小时出入量；观察水肿情况，下肢水肿可抬高患肢；给予低盐、低脂饮食，选优质蛋白（瘦肉、牛奶）。

（8）狼疮肺严重者半卧位，吸氧；给予雾化吸入，协助翻身叩背排痰，预防肺部感染。

（9）白细胞降低患者，戴口罩，减少探视，防止交叉感染，做好空气消毒。血小板减少患者，根据出血部位不同，积极预防和实施止血措施。单纯贫血患者，指导患者活动，防止因头晕出现跌倒等不良情况，严重者卧床休息，必要时吸氧。

3. 系统性红斑狼疮患者出现口腔溃疡怎么办？

答：18%～54%的患者伴有口腔溃疡，可为SLE的首发症状，多发生于硬腭或软腭处、鼻黏膜甚至呼吸道黏膜处。溃疡通常是无痛的，也可从小而红逐渐发展至大而深有触痛的溃疡，个数不等。

（1）保持口腔清洁，症状较轻的患者早晚刷牙，进食后用生理盐水漱口，防止食物残渣在口腔内存留、发酵，使口腔溃疡加重或引起新的口腔溃疡。

（2）重症患者遵医嘱每日给予2次口腔护理，同时涂口腔溃疡散等药物，促进溃疡的愈合。

（3）口腔溃疡比较严重、疼痛剧烈的患者，进行口腔护理之前可以遵照医嘱给予利多卡因溶液涂抹患处，产生表面麻醉作用，减轻患者疼痛，操作时取得患者的合作。

（4）患者可以遵医嘱使用复方氯己定漱口液漱口，起到消炎作用，促进溃疡愈合。

（5）指导患者进食温、软食物，避免过热、坚硬食物，如热饮料、坚果类等，以避免触碰溃疡部位，引起疼痛或加重溃疡。

（6）加强营养，多食含维生素B、维生素C的食物。

4. 简述特发性炎症性肌病的主要护理措施。

答：（1）急性期患者有肌痛、肌肉肿胀和关节疼痛者，应绝对卧床休息，以减轻肌肉负荷与损伤。病情稳定后，指导患者进行锻炼，由被动到主动，活动量由小到大。

（2）对吞咽困难者给予半流质或流质饮食，少量缓慢进食，以免呛咳，引起误吸。

（3）注意评估患者肌力情况，观察疼痛肌肉的部位、关节症状，若伴有发热、呼吸困难、心律失常等变化，应做好急救准备。

（4）急性期患者皮肤红肿，局部保持干燥，避免擦伤。根据皮肤情况做相应的处理，如有水

疱时可涂用炉甘石洗剂。有渗出时可用3%硼酸溶液湿敷。

（5）避免一切诱因，如感染、寒冷刺激、创伤等，有皮肤损伤者，避免日光照射。

（6）育龄女性患者应避孕，以免加重病情。

5. 简述系统性硬化病的皮肤护理。

答：（1）评估皮肤受损的部位、范围、弹性变化。

（2）皮肤干燥、瘙痒者，可用温和润滑剂止痒，或涂油预防干裂，口腔、鼻腔干裂可涂油。

（3）避免过多洗澡以免皮肤干燥，温度要适宜，水温过高组织充血水肿加重，从而影响血液循环，禁止热水烫洗，水温过低易引起血管痉挛。

（4）注意保暖，穿着柔软、保暖性强的棉质衣物，冷天外出戴手套、穿厚袜，衣着宽松。

（5）经常按摩肢端、关节或骨隆突起处，避免外伤而导致营养性溃疡。

（6）避免阳光暴晒及冷热刺激，外出戴遮阳帽或打伞，保护手和手指，避免接触冷水。

6. 简述典型的皮肌炎的临床表现。

答：（1）向阳性紫红斑：上眼睑或眶周出现水肿伴暗紫红皮疹，见于60%～80%的DM患者，它是DM的特征性体征。这种皮疹可出现在前额、面颊部、鼻梁、耳前、颈前、上胸部（V形区）和颈后背上部（披肩状）。

（2）Gottron征：DM的特征性皮疹。皮疹位于关节的伸面，多见于肘、掌指、近端指间关节处，也可出现膝与内踝皮肤，表现为伴有鳞屑的红斑、皮肤萎缩、色素减退。

（3）甲周病变：甲根皱襞处可见毛细血管扩张性红斑或瘀点，甲根皱襞处及甲床有不规则增厚，甲周可有线状充血性红斑，局部出现色素沉着或色素脱失。

（4）技工手：部分患者双手外侧掌面皮肤出现角化、裂纹，皮肤粗糙脱屑，同技术工人的手相似，故称"技工手"。还可出现在足跟部及手指其他部位的皮肤增厚、粗糙和过度角化。尤其在抗Jo-1抗体阳性的PM/DM患者中多见。

（5）其他皮肤黏膜改变：雷诺现象、手指溃疡、口腔黏膜亦可出现红斑。部分患者还可出现肌肉硬结、皮下结节、皮下钙化等改变。

7. 干燥综合征的护理措施有哪些？

答：（1）改善症状

1）嘱患者应停止吸烟、饮酒及避免服用引起口干的药物如阿托品等。保持口腔清洁，勤漱口，

减少龋齿和口腔激发感染的可能。继发口腔感染者可用复方氯己定漱口水，真菌感染者用制霉菌素涂口腔。少量多次饮水缓解口腔干涩症状，咀嚼口香糖，按摩腮腺部、下颌部刺激腮腺分泌。

2) 干燥性角结膜炎可给予人工泪液滴眼以减轻眼干症状并预防角膜损伤。睡前涂眼膏保护角膜，避光避风，外出时戴防护眼镜。

3) 对于皮肤油性水分减少的患者应预防皮肤干裂，给予润肤剂外涂。冬季嘱患者减少洗澡次数。

（2）用药护理

1) 注意观察激素及免疫抑制剂的不良反应，定期监测血常规、肝肾功能，并告知患者用药注意事项。

2) 低钾血症的患者在补钾过程中，注意观察患者尿量的变化、尿 pH，准确记录出入量及分记日夜尿量。

（3）预防感染：合并肺间质性病变、呼吸道黏膜干燥明显者，注意补充水分，预防感冒及肺部感染，加强拍背咳痰。

（4）饮食指导：告知患者选择清淡易消化的饮食，多吃蔬菜、水果，避免进食油炸、辛辣刺激性食物，戒烟戒酒。每日进餐前或进餐中选择适量流食，增加舒适感。餐后用牙线或牙签清除牙缝中的食物残渣并漱口，使用含氟牙膏和软毛牙刷。

（5）心理护理多与患者交流，使患者了解本病的治疗原则本病预后良好，经恰当治疗后大多数可以控制病情达到缓解，因此要遵医嘱规律治疗。通过交流消除其焦虑心理，配合治疗。

八、神经内科自测题

【A₁型题】

1. 腰椎穿刺术后最常见的并发症是
A. 低颅压头痛
B. 恶心
C. 头晕
D. 烦躁
E. 呕吐
答案：A

2. 为防止窒息的发生，对呕吐的患者应采取的措施是
A. 头向后倾
B. 头偏向一侧
C. 保持头部水平位
D. 抬高头部 15°
E. 头向前倾
答案：B

3. 脑出血急性期患者，最首要的治疗是
A. 止血
B. 纠正缺氧
C. 降低血压
D. 降低颅内压
E. 维持水、电解质平衡
答案：D

4. 癫痫的概念是
A. 持续存在的神经系统症状
B. 发作性抽搐
C. 中枢神经系统存在的破坏性病变
D. 突发性暂时大脑异常放电及脑功能障碍
E. 突发性意识丧失
答案：D

5. 急性炎症性脱髓鞘性多发性神经病起病一周的体征是
A. 四肢松弛性瘫痪
B. 肌肉萎缩
C. 尿潴留
D. 四肢痉挛感觉障碍
E. 脑脊液蛋白 - 细胞分离
答案：A

6. 出现重症肌无力危象时，受累的肌肉是
A. 呼吸肌
B. 眼外肌
C. 咀嚼肌
D. 咽喉肌
E. 颈肌
答案：A

7. 重症肌无力的临床特征为
A. 全身骨骼肌均无力
B. 脑神经支配的肌肉无力多于脊神经支配的肌肉
C. 受累骨骼肌的极易疲劳性和短暂休息后好转
D. 病情波动
E. 感染后肌无力加重
答案：C

8. 急性炎症性脱髓鞘性多发性神经病出现呼吸麻痹时应用
A. 皮质类固醇
B. 血浆置换

C. 免疫球蛋白

D. 环磷酰胺

E. 气管插管或切开

答案：E

9. 强直阵挛性发作的临床特征是

A. 发作性头痛

B. 发作性意识障碍

C. 发作性强直阵挛及意识障碍

D. 发作性多动

E. 发作性偏瘫

答案：C

10. 急性脊髓炎药物治疗的主要药物为

A. 抗生素

B. 维生素

C. 糖皮质激素

D. 脱水药

E. 阿昔洛韦

答案：C

11. 帕金森病患者的典型步态是

A. 慌张步态

B. 醉酒步态

C. 蹒跚步态

D. 剪刀步态

E. 共济失调步态

答案：A

12. 抗癫痫药物治疗癫痫的原则是

A. 大量突击静脉用药

B. 按发作类型短期用药随时改变品种

C. 按发作类型长期规则用药

D. 长期规则用药，禁酒

E. 短期大剂量合并用药

答案：C

13. 多发性硬化是一种

A. 螺旋体感染病

B. 脱髓鞘疾病

C. 维生素 B_{12} 缺乏病

D. 脂类代谢病

E. 神经系统变性病

答案：B

14. 心源性脑栓塞最常见的心脏原因是

A. 风湿性心脏病合并心房颤动

B. 冠心病合并心房颤动

C. 心肌炎合并心律失常

D. 先天性心脏病

E. 肺心病

答案：A

15. 蛛网膜下腔出血最常见的原因是

A. 先天性动脉瘤

B. 高血压

C. 脑动脉炎

D. 颅脑损伤

E. 颅内肿瘤

答案：A

16. 高血压性脑出血急性期处理的最重要环节是

A. 立即使血压下降至正常以下，防止再出血

B. 立即使用止血药

C. 立即使用脱水药控制脑水肿，降低颅压

D. 用镇静药防止癫痫发作

E. 用抗生素防止继发感染

答案：C

17. 深昏迷和浅昏迷的主要区别为

A. 有无自主活动

B. 对声、光刺激的反应

C. 角膜和防御反应是否存在

D. 有无大小便失禁

E. 能否被唤醒

答案：C

18. 短暂性脑缺血发作的持续时间不会超过

A. 24 小时

B. 2 小时

C. 90 分钟

D. 60 分钟

E. 5 分钟

答案：A

19. 脑血栓形成患者发病时间常在

A. 用力排便时

B. 剧烈运动时

C. 情绪激动时

D. 睡眠或安静时

E. 血压剧烈上升时

答案：D

20. 瘫痪患者足部早期应用足部矫形器或支架的目的是

A. 预防肌萎缩

B. 防止畸形

C. 防止关节僵直

D. 患者舒适

E. 防止下肢水肿

答案：B

21. 蛛网膜下腔出血急性期应绝对卧床休息的时间是

A. 7 日

B. 48 小时

C. 2 周

D. 3 周

E. 4 周

答案：E

22. 脑电图检查前患者准备不包括

A. 洗头

B. 进食

C. 服抗癫痫药

D. 心理指导

E. 停服抗癫痫药

答案：C

23. 颅内动脉瘤出血的诱因不包括

A. 卧床休息

B. 情绪激动

C. 便秘

D. 高血压

E. 进食过量

答案：A

24. 角膜反射消失见于

A. 昏睡

B. 嗜睡

C. 谵妄

D. 妄想

E. 深昏迷

答案：E

25. 脑血栓形成最常见的病因是

A. 动脉粥样硬化

B. 血管损伤

C. 先天性脑动脉狭窄

D. 脑动脉炎

E. 真性红细胞增多症

答案：A

26. 不属于脑疝的临床症状为

A. 剧烈头痛

B. 喷射性呕吐

C. 血压升高

D. 脉搏加快

E. 瞳孔不等大

答案：D

27. 预防压疮最关键的措施是

A. 皮肤清洁

B. 肢体被动运动

C. 观察皮肤清洁

D. 避免局部长期受压

E. 改善营养

答案：D

28. 癫痫持续状态的首选药物是

A. 苯妥英钠

B. 地西泮

C. 苯巴比妥钠

D. 水合氯醛

E. 异戊巴比妥

答案：B

29. 神经系统常见疾病症状、体征不包括

A. 头痛

B. 呕吐

C. 咯血

D. 意识障碍

E. 颅内压升高

答案：C

30. 为患者吸痰时易导致缺氧加重，每次吸痰时间应

A. < 10 秒

B. < 15 秒

C. < 30 秒

D. < 1 分钟

E. < 2 分钟

答案：B

31. 应用血管扩张药主要观察

A. 血压

B. 心率

C. 神志

D. 呼吸

E. 脉搏

答案：A

32. 脑血栓形成患者多在睡眠或安静休息时发病是因为

A. 睡眠时头位低易淤血

B. 血流变慢易形成血栓

C. 血压降低脑缺血

D. 心排血量减少脑缺血

E. 下肢静脉血栓堵塞脑血管

答案：B

【A₂型题】

1.患者，男性，60岁，精神紧张后突然出现全身抽搐、口吐白沫，同时出现意识丧失，此时首要的急救的措施是

A.口对口人工呼吸

B.胸外心脏按压

C.挤压简易呼吸器

D.氧气吸入

E.清除呼吸道异物和分泌物

答案：E

2.患者，男性，61岁，有高血压病史5年，在与朋友共进午餐时，饮白酒半斤左右，回家后突感头痛剧烈，头晕，呕吐，左侧肢体活动不灵，站立、行走不稳，患者出现了

A.脑出血

B.脑血栓形成

C.脑栓塞

D.短暂性脑缺血发作

E.高血压危象

答案：A

3.患者，女性，28岁，3年来时有发作性神志丧失、四肢抽搐，当日凌晨发作后意识一直未恢复，来院后又有一次四肢抽搐发作。该患者属于

A.强直性发作

B.肌阵挛性发作

C.癫痫持续状态

D.癫痫强直阵挛发作

E.单纯部分发作继全面性发作

答案：C

4.患者，女性，38岁，情绪激动后，突然出现头痛剧烈，面色苍白、呕吐、出冷汗，一过性意识不清，颈抵抗（+），血压120/80mmHg，血性脑脊液，诊断应考虑

A.脑梗死

B.脑出血

C.低血糖

D.蛛网膜下腔出血

E.脑膜炎

答案：D

5.患者，男性，78岁，主因高血压、脑出血、昏迷、大小便失禁而入院。为防止压疮发生的不应该采取的护理措施是

A.每2小时协助患者翻身一次

B.及时更换床单、被罩

C.按摩受压部位的皮肤

D.保持会阴部清洁干燥

E.翻身时不拖拉患者

答案：C

6.患者，男性，46岁，突然出现四肢抽搐、角弓反张、牙关紧闭时，首先应采取的措施是

A.立即进行人工呼吸

B.立即给予氧气吸入

C.通知医师诊治

D.按压抽搐的肢体

E.纱布包裹压舌板，放于上、下白齿之间

答案：E

【A₃型题】

患者，45岁，因剧烈头痛3小时，主诉"头痛是一生中最剧烈的疼痛"，检查腰穿结果为脑脊液为血性，诊断为蛛网膜下腔出血入院。

1.患者的卧床时间应该为

A.1周

B.2周

C.3周

D.4～6周

E.3～4个月

答案：D

2.蛛网膜下腔出血的最常见的病因

A.高血压

B.冠心病

C.动脉瘤

D.动静脉畸形

E.脑血管炎

答案：C

3.蛛网膜下腔出血的诱因不包括

A.用力排便

B.咳嗽

C.情绪激动

D.腰椎穿刺

E.打喷嚏

答案：D

患者，男性，72岁，主因晨起用力排便后突发意识不清3小时收入院，现患者意识障碍，血压90/60mmHg，对各种强刺激无反应，且双瞳孔不等大。

4.患者的意识状态属于

A.谵妄

B.昏睡

C. 意识模糊

D. 浅昏迷

E. 深昏迷

答案：E

5. 该患者不宜应用的药物是

A. 醒脑静

B. 甘露醇

C. 呋塞米

D. 硝普钠

E. 甘油果糖

答案：D

6. 现患者处于

A. 脑疝

B. 高血压脑病

C. 癫痫

D. 低血糖昏迷

E. 有机磷中毒

答案：A

患者，男性，62 岁，主因突发右侧肢体活动不灵 7 小时收入院。现患者 T 37.5℃，BP 140/70mmHg。查血常规结果正常，右侧肢体只能产生收缩动作。

7. 现患者肢体肌力是

A. 0 级

B. 1 级

C. 2 级

D. 3 级

E. 4 级

答案：B

8. 患者体温高最常见原因

A. 吸收热

B. 中枢性高热

C. 细菌感染

D. 病毒感染

E. 炎症

答案：A

患者，女性，45 岁，住院期间突发全身抽搐，意识不清口吐白沫，呼吸增快，临床考虑为癫痫大发作。

9. 护理患者时不应该采取的措施是

A. 给予压舌板保护患者

B. 遵医嘱静脉给药

C. 用力搬开患者肢体

D. 保持呼吸道通畅

E. 注意输液速度

答案：C

10. 用药原则不包括

A. 用药应持续，不可随意停药

B. 应多种药联合用

C. 病情平稳也不可随意增减药量

D. 用药要有针对性取决于痫性发作类型

E. 口服用药剂量从小量开始

答案：B

患者，男性，40 岁，主因双下肢进行性无力 1 周以急性炎症性脱髓鞘性多发性神经病收入院。入院后患者神志清楚，呼吸 18 次 / 分，口唇甲床无发绀，双下肢肌力 0 级。

11. 急性炎症性脱髓鞘性多发性神经病的表现不包括

A. 肢体对称性松弛性瘫痪

B. 肢体感觉异常如麻木、刺痛

C. 病情危重，出现四肢完全瘫痪

D. 出现呼吸肌和吞咽困难

E. 起病 6 个月内无进展

答案：E

12. 急性炎症性脱髓鞘性多发性神经病的辅助检查不包括

A. 冠脉造影

B. 腓肠组织活检

C. 电生理检查

D. 脑脊液

E. 心电图

答案：A

患者，女性，24 岁。突然意识丧失，四肢抽搐，小便失禁，约 2 分钟后肢体抽动停止，意识逐渐清醒，清醒后对上述情况不能回忆。

13. 最可能的诊断是

A. 震颤麻痹

B. 癔症

C. 手足搐搦症

D. 癫痫

E. 舞蹈症

答案：D

14. 该患者发病时的护理措施不当的是

A. 解松领口和腰带

B. 将手边柔软物品垫在患者头下

C. 用牙垫或厚纱布垫在上下磨牙间

D. 头偏向一侧

E. 为防止患者受伤，用力按压抽搐肢体

答案：E

【B 型题】

A. 72 小时

B. 48 小时

C. 4～6 周

D. 24 小时

E. 4～6 小时

1. 腰椎穿刺术后卧床时间为

答案：E

2. 蛛网膜下腔出血的患者应卧床

答案：C

A. 昏睡

B. 嗜睡

C. 浅昏迷

D. 谵妄

E. 深昏迷

3. 神志不清，呼之不应对强烈疼痛刺激可有回避动作及痛苦表情，但不能觉醒，角膜反射，对光反射存在属于

答案：C

4. 神志不清，出现错觉、幻觉、躁动不安、言语杂乱，伴有定向力障碍属于

答案：D

A. 高血压动脉硬化

B. 高血脂

C. 糖尿病

D. 心房颤动

E. 血液高凝状态

5. 脑出血最主要的病因是

答案：A

6. 脑栓塞最主要的病因是

答案：D

A. 延髓

B. 脑桥

C. 中脑

D. 下丘脑

E. 脊髓

7. 基本生命中枢位于

答案：A

8. 体温中枢位于

答案：D

A. 一过性意识障碍

B. 进行性肌无力

C. 脑膜刺激征

D. 管状视野

E. 三偏征

9. 内囊出血的主要临床表现为

答案：E

10. TIA 的主要临床表现为

答案：A

【X 型题】

1. 蛛网膜下腔出血的并发症有

A. 再出血

B. 脑血管痉挛

C. 癫痫

D. 脑积水

E. 头痛

答案：ABCD

2. 震颤麻痹的主要临床表现有

A. 静止性震颤

B. 僵直

C. 少动

D. 姿势发射障碍

E. 四肢麻木

答案：ABCD

3. 腰穿术后患者应采取的护理措施有

A. 术后去枕平卧 4～6 小时

B. 术后 24 小时不能下床

C. 颅内压较高者宜多饮水

D. 密切观察意识、瞳孔的变化

E. 尽早发现脑疝前驱症状

答案：ADE

4. 对于癫痫大发作的患者应采取的护理措施有

A. 立即送抢救室

B. 解开衣领，头偏向一侧

C. 防止舌后坠

D. 垫牙垫

E. 发作时按压肢体

答案：BCD

5. 护理脑血栓形成的患者时，应采取的护理措施有

A. 密切观察生命体征、意识、瞳孔变化

B. 低盐低脂饮食

C. 保持大便通畅

D. 长期卧床患者抬高下肢，防止静脉血栓形成

E. 保持呼吸道通畅

答案：ABCDE

6. 脑卒中的危险因素有

A. 高血压

B. 糖尿病

C. 白血病

D. 慢性肾炎

E. 肥胖

答案：ABCE

【概念题】

1. 癫痫持续状态

答：癫痫持续状态是癫痫连续发作之间意识尚未完全恢复又频繁再发，或癫痫发作持续 30 分钟以上不能自行停止。

2. 颅内压增高

答：脑脊液的正常压力为 80 ～ 180mmH$_2$O，大于 200mmH$_2$O 为颅内压增高。

3. 嗜睡

答：嗜睡是意识障碍的早期表现，唤醒后定向力基本完整，能配合检查。

【简答题】

1. 简述蛛网膜下腔出血的护理要点。

答：（1）避免活动：绝对卧床休息 4 周，头部抬高 15°～ 30°。

（2）减少探视，防止情绪波动避免声光刺激，治疗和护理活动应集中进行。

（3）严密观察患者血压、呼吸、脉搏、瞳孔的变化。

（4）保持大便通畅，避免排便用力。

（5）及时翻身，防止发生压疮。

2. 简述瞳孔的正常值及意义。

答：正常瞳孔直径 2 ～ 5mm，为圆形、边缘整齐、位置居中。注意观察瞳孔的大小、形状、位置及是否对称，直径＜ 2mm 为瞳孔缩小，＞ 5mm 为瞳孔扩大。

3. 简述重症肌无力的临床表现。

答：临床特征为部分或全身骨骼肌易疲劳，活动后加重、休息后减轻和晨轻暮重等特点。90% 以上病例可见眼外肌麻痹，严重者可出现构音障碍、饮水呛咳、吞咽困难、呼吸困难等，重症可因呼吸肌麻痹或继发吸入性肺炎导致死亡。

第24章　外科自测题

一、普通外科自测题

【A$_1$ 型题】

1. 每日补钾量不宜超过

A. 100 ～ 200mmol/L

B. 201 ～ 300mmol/L

C. 301 ～ 400mmol/L

D. 401 ～ 500mmol/L

E. 501 ～ 600mmol/L

答案：A

2. 休克时补钾每小时尿量必须超过

A. 20ml

B. 30ml

C. 40ml

D. 50ml

E. 60ml

答案：C

3. 低钾血症最初表现是

A. 多尿、夜尿

B. 恶心、呕吐

C. 肌无力

D. 肠麻痹

E. 心电图出现 T 波降低、变宽、倒置等

答案：C

4. 甲状腺术后最危急的并发症是

A. 甲状腺危象

B. 手足抽搐

C. 喉返神经损伤

D. 喉上神经损伤

E. 术后呼吸困难和窒息

答案：E

5. 乳腺癌经血液转移最常至的部位

A. 肺、骨、肝

B. 骨、肾、肺

C. 肝、肺、脑

D. 肺、肾、骨

E. 肝、肾、肺

答案：A

6. 乳腺癌最常发生疾病的部位为

A. 乳头部位

B. 内上象限

C. 外上象限

D. 内下象限

E. 外下象限

答案：C

7. 腹部闭合性损伤患者诊断明确前，观察期间的处理不包括

A. 检测血压、脉率和呼吸变化

B. 监测血常规

C. 积极补充血容量，防止休克

D. 给予镇痛药，减轻疼痛

E. 应用广谱抗生素

答案：D

8. 胃十二指肠溃疡外科手术的绝对适应证

A. 应激性溃疡

B. 瘢痕性幽门梗阻

C. 溃疡病出血

D. 溃疡病穿孔

E. 消瘦

答案：B

9. 胃大部切除后出现倾倒综合征的临床表现不包括

A. 恶心、呕吐

B. 出汗

C. 腹泻

D. 乏力

E. 腹胀

答案：E

10. 外科急腹症中最常见的是

A. 急性胰腺炎

B. 急性胆囊炎

C. 急性肠梗阻

D. 急性阑尾炎

E. 急性胃十二指肠穿孔

答案：D

11. 急性阑尾炎早期症状是

A. 发热

B. 腹痛

C. 腹泻

D. 腹胀

E. 恶心呕吐

答案：B

12. 阑尾炎行阑尾切除术，术后最常见的并发症是

A. 腹膜炎或腹腔脓肿

B. 出血

C. 粪瘘

D. 阑尾残株炎

E. 伤口感染

答案：E

13. 急性穿孔性阑尾炎手术后，出现大便次数增多，里急后重感，发热，需要考虑

A. 急性胃肠炎

B. 细菌性痢疾

C. 盆腔脓肿

D. 结肠炎

E. 切口感染

答案：C

14. 幽门梗阻的患者，因长期呕吐常易发生

A. 低钾低氯性碱中毒

B. 低钾高氯性碱中毒

C. 高钾高氯性碱中毒

D. 高钾低氯性碱中毒

E. 高钾高氯性酸中毒

答案：A

15. 溃疡病致瘢痕性幽门梗阻的突出临床表现是

A. 腹胀

B. 呕吐

C. 消瘦

D. 贫血

E. 脱水

答案：B

16. 上消化道大出血最常见的原因是

A. 肝硬化食管静脉曲张破裂

B. 应激性溃疡

C. 消化性溃疡

D. 胃癌

E. 胆道感染出血

答案：C

17. 肛裂的主要症状是

A. 排便时、排便后疼痛

B. 大量便血

C. 排便时坠胀不适

D. 腹泻

E. 肛周皮肤瘙痒

答案：A

18. 肛裂 "三联症" 是指

A. 疼痛、便秘和出血

B. 肛裂、出血、前哨痔

C. 疼痛、出血、前哨痔

D. 便秘、出血、前哨痔

E. 肛裂、前哨痔、齿状线上相应的乳头肥大

答案：E

19. 直肠癌远处转移最常见的部位是

A. 脑

B. 纵隔

C. 肝

D. 肺

E. 脊柱

答案：C

20. 直肠癌的主要临床症状和体检不包括

A. 便血

B. 排便习惯的改变

C. 腹胀、腹痛等不全性肠梗阻症状

D. 直肠指检可发现病变

E. 腹部可触及包块

答案：E

21. 诊断原发性肝癌的特异性指标是

A. 超声检查

B. CT 检查

C. 血清甲胎蛋白测定

D. 肝动脉造影检查

E. 放射性核素扫描

答案：C

22. 门静脉高压手术治疗主要目的是

A. 止血或防止出血

B. 消除腹水

C. 消除脾功能亢进

D. 根除肝损害

E. 改善消化功能

答案：A

23. 门静脉高压最紧急的并发症是

A. 脾功能亢进

B. 腹水

C. 食管胃底静脉曲张破裂出血

D. 肝功能异常

E. 血细胞减少

答案：C

24. 外科治疗门静脉高压的主要目的是

A. 保护肝功能

B. 减缓腹水的产生

C. 防治肝性脑病

D. 防治食管胃底静脉曲张破裂出血

E. 防止肝功能进一步损害

答案：D

25. 门静脉高压的主要外科并发症不包括

A. 消化道出血

B. 腹水

C. 肺感染

D. 脾功能亢进

E. 血细胞减少

答案：C

26. 下列急性胆道感染常见的严重并发症中，应排除

A. 急性坏死性胰腺炎

B. 硬化性胆管炎

C. 胆道出血

D. 感染性休克

E. 肝脓肿

答案：B

27. 明显梗阻性黄疸，B 超检查胆总管及肝内胆管均不扩张，进一步诊断选择下列哪项检查最适宜

A. 同位素胰腺扫描

B. 十二指肠低张造影

C. 经皮肝穿刺胆道造影术

D. 逆行胰胆管造影

E. 腹腔镜检查

答案：D

28. 胆道感染最常见的致病菌是

A. 金黄色葡萄球菌

B. 链球菌

C. 大肠杆菌

D. 副大肠杆菌

E. 铜绿假单胞菌

答案：C

29. 正常成人每日肝脏分泌的胆汁量一般为

A. 200 ～ 300ml

B. 500 ～ 600ml

C. 800 ～ 1200ml

D. 1200 ～ 1500ml

E. 1500 ～ 2000ml

答案：C

30. 食管胃底静脉曲张大出血时，应用三腔双

囊管，如出血停止应

    A. 先排空胃底气囊，后排空食管气囊，再观察 24 ～ 48 小时

    B. 先排空食管气囊，后排空胃底气囊，再观察 12 ～ 24 小时

    C. 先排空胃底气囊，后排空食管气囊，再观察 36 ～ 48 小时

    D. 先排空胃底气囊，后排空食管气囊，再观察 12 ～ 24 小时

    E. 先排空食管气囊，后排空胃底气囊，拔除三腔双囊管

    答案：B

31. 上腹部绞痛，寒战，高热，黄疸，常见于

A. 先天性胆道闭锁

B. 胆总管囊肿

C. 胆道蛔虫

D. 急性胆囊炎

E. 胆总管结石合并感染

答案：E

32. 腹部外伤后发生出血性休克，正确的治疗原则是

A. 大量、快速补充液体

B. 输血，恢复血容量

C. 大量抗生素预防感染

D. 给予充足镇痛药物减少不利刺激

E. 积极抗休克，同时手术探查

答案：E

33. 急性化脓性腹膜炎的腹部体征，下列哪项是错误的

A. 腹肌紧张

B. 全腹压痛

C. 反跳痛

D. 肠鸣音亢进

E. 腹式呼吸减弱

答案：D

34. 急性出血性坏死性胰腺炎最常见的并发症是

A. DIC

B. ARDS

C. 急性肾衰竭

D. 休克

E. 化脓性感染

答案：D

35. 当急性胰腺炎累及全胰腺，临床表现的特点是

A. 呕吐加剧

B. 腹部压痛

C. 腹部剧痛并呈腰带状向两侧腰背部放射

D. 腹胀、肠鸣音减弱

E. 发热

答案：C

36. 下列脾破裂的处理中，哪项是错误的

A. 破裂严重时，可行脾切除术

B. 破裂较轻时，可行脾修补术

C. 待失血性休克好转后再行手术

D. 可收集腹腔内血液行自家输血

E. 输血及补平衡液，以纠正血容量不足

答案：C

37. 诊断外伤性脾破裂下列哪项最重要

A. 左上腹有外伤史

B. 有早期休克表现

C. 腹部有压痛反跳痛

D. 有进行性贫血

E. 诊断性腹腔穿刺有不凝血液

答案：E

38. 肛门坐浴的水温一般为

A. 35 ～ 40℃

B. 38 ～ 42℃

C. 39 ～ 41℃

D. 43 ～ 46℃

E. 41 ～ 48℃

答案：D

39. 直肠肛管手术后不宜

A. 便后高锰酸钾坐浴

B. 腹胀时肛管排气

C. 术后早期下床活动

D. 尿潴流时导尿

E. 便秘时口服液状石蜡

答案：B

40. 下列哪项是腹腔镜胆囊切除术后常见并发症

A. 出血

B. 高碳酸血症

C. 胆瘘

D. 肠梗阻

E. 感染

答案：B

41. 胆石症的患者出现胆绞痛禁用

A. 阿托品

B. 33% 硫酸镁

C.硝酸甘油

D.吗啡

E.亚硝酸异戊酯

答案：D

42.胰腺癌好发的部位

A.胰体、尾部

B.胰颈、体部

C.全胰腺

D.胰头、颈部

E.胰尾部

答案：D

43.甲状腺功能亢进术后危象的主要原因

A.术后出血

B.感染

C.精神紧张

D.术前准备不充分

E.术中补液不够

答案：D

44.胰头癌的最主要临床特点是

A.持续腹痛

B.腹部压痛

C.肝大

D.黄疸

E.食欲低下、消瘦

答案：D

【A₂型题】

1.患者，女性，45 岁因双下肢挤压伤 10 小时入院，血清钾 6.9 mmol/L，心电监测示心室纤颤，首选治疗措施是立即注射

A.5% 碳酸氢钠

B.10% 葡萄糖溶液加胰岛素

C.10% 葡萄糖酸钙

D.10% 氯化钠

E.10% 氯化钾

答案：C

2.患者，男性，50 岁，患小肠瘘，血钾 2.6mmol/L、血钠 140mmol/L、血氯 80mmol/L、血压 70/40mmHg、尿量 25ml/h。首选治疗措施为

A.立即静脉滴注氯化钾溶液

B.静脉滴注晶体或胶体溶液，补足血容量

C.口服钾盐

D.应用阳离子交换树脂

E.立即静脉滴注 5% 碳酸氢钠

答案：B

3.患者，男性，48 岁，继往有乙型肝炎病史，此次因食管静脉曲张、上消化道出血而入院。检查发现其肝功能轻度损害，如想既最小限度地影响肝功能，又预防食管曲张静脉再出血，宜选择下列哪种术式

A.脾 - 肾静脉分流术

B.肠系膜上、下腔静脉分流术

C.脾切除 + 贲门周围血管离断术

D.经颈由静脉肝内门体分流术

E.脾静脉分流术

答案：C

4.患者，男性，70 岁，胃溃疡病史 20 年，饭后突然出现全腹剧痛 3 小时，后有好转。查体：自主体位，左上腹压痛，反跳痛，腹肌紧张，肝浊音界消失，透视可见膈下游离气体，该患者首选的治疗方法是

A.胃肠减压，禁食、观察

B.急症手术治疗

C.静脉滴注西咪替丁

D.抗休克、抗感染

E.针灸、中药治疗

答案：B

5.患者，男性，15 岁。腹部跌伤，腹痛 8 小时。体检：一般情况好，血压 16/12kPa（120/90mmHg），脉搏 100 次 / 分，腹平坦，局部腹壁肿胀有擦伤痕迹，在肿胀部位腹部压痛明显，伴肌紧张，但无反跳痛。此时的处理原则为

A.腹壁局部涂外用药

B.入院急诊行剖腹探查

C.给予哌替啶镇痛

D.禁食，输液并留院观察

E.应用抗生素

答案：D

6.患者，男性，40 岁，因上消化道出血而急诊入院。体检：面色苍白，烦躁，血压 10/8kPa（75/60mmHg），心率 110 次 / 分，在准备手术前最主要的治疗措施是

A.头低位和吸氧

B.积极开放静脉，补充血容量

C.去甲肾上腺素胃管静脉滴注

D.应用升压药物静脉滴注

E.冰盐水洗胃

答案：B

7.患者，女性，38 岁，呕血 2 小时入院，共

出血约 800ml，行钡餐检查诊断为胃溃疡，经输血 600ml，仍有大量呕血，血压降压 7.3 ～ 10kPa（54.7/75mmHg），精神烦躁，此时应选择的首要治疗是

A. 应用止血药物

B. 胃肠减压

C. 钡餐检查

D. 手术探查

E. 输液

答案：B

8. 患者，男性，30 岁，前胸部被撞伤，X 线检查可见左第 9、10 肋骨骨折。3 日后突发休克最可能的原因是

A. 气胸

B. 脾破裂

C. 肝破裂

D. 胃破裂

E. 结肠破裂

答案：B

【A₃ 型题】

患者，女性，25 岁，胃溃疡大出血，输入库存血 2000ml 后，出现呼吸深快，有酮味，皮肤发冷，青紫，血压 90/70mmHg。实验室检查：血清钾 6mmol/L、钠 135 mmol/L、动脉血气 pH7.2、HCO_3^- 7mmol/L

1. 该患者酸碱失衡诊断为

A. 呼吸性酸中毒

B. 代谢性酸中毒

C. 呼吸性碱中毒

D. 代谢性碱中毒

E. 代谢性酸中毒合并呼吸性酸中毒

答案：B

2. 该患者水、电解质失衡诊断为

A. 低钾血症

B. 高钾血症

C. 低钠血症

D. 高钠血症

E. 高钙血症

答案：B

3. 该患者典型心电图早期改变为

A. T 波高尖、Q-T 间期延长

B. QRS 增宽

C. P-R 间期延长

D. U 波

E. T 波低平、变宽、双向或倒置

答案：A

患者，男性，20 岁，于 3 小时前被自行车撞伤右侧腹部，因腹部剧烈疼痛来院就诊。体格检查：脉搏 120 次 / 分、血压 80/40mmHg。全腹压痛、反跳痛，以左上腹为重，移动性浊音阳性，肠鸣音消失。

4. 为确诊，最有价值的检查是

A. 心电图

B. 腹腔穿刺

C. 静脉肾盂造影

D. 胸片

E. 测定肌酐、尿素氮

答案：B

5. 根据病史，体格检查及腹腔穿刺抽出不凝血拟诊为

A. 脾破裂

B. 肝破裂

C. 小肠破裂

D. 肠系膜血肿

E. 结肠破裂

答案：A

6. 首先考虑采取的措施是

A. 静脉输注血管收缩药物

B. 胸腔穿刺减压

C. 剖腹探查

D. 大剂量应用抗生素

E. 滴注利尿药改善肾功能

答案：C

患者，女性，40 岁，发现右乳房肿块 1 个月，伴右腋窝淋巴结肿大入院。体格检查：右乳房外上象限可扪及 5cm×6cm 的肿块，质硬，与皮肤广泛粘连，肿块与胸肌固定，尚可推动。锁骨上可扪及 1cm×1cm 肿大淋巴结，质硬。

7. 对该患者进行乳房查体的正确顺序是

A. 外上、外下、内下、内上、中央

B. 内上、外上、外下、内下、中央

C. 中央、外上、外下、内下、内上

D. 中央、内上、外上、外下、内下

E. 内上、内下、外下、内上、中央

答案：A

8. 根据病史及体格检查，最可能的诊断是

A. 乳房囊性增生病

B. 乳房纤维腺瘤

C. 乳腺癌

D. 乳管内乳头状瘤

E. 乳房结核

答案：C

9. 患者术后应采取下列哪种体位对患者的右臂最合适

　A. 将患肢横放在胸壁前

　B. 将患肢放在头后

　C. 将患肢放在身体同侧与身体平衡

　D. 将患肢放在身旁枕头上，使患肢抬高

　E. 将患肢放在患者舒适的位置

答案：D

10. 患者右胸部手术部位留置了伤口引流管，该引流管应该

　A. 接无菌引流袋

　B. 接无菌引流瓶

　C. 持续负压吸引

　D. 经常冲水以保持通畅

　E. 不接任何装置，保持封闭

答案：C

11. 引流管的作用是

　A. 减少胸腔的压力，促进呼吸

　B. 增加侧支淋巴液向手术区流动

　C. 促进手术区的血液循环

　D. 防止手术区皮肤与胸壁形成粘连

　E. 保持引流通畅，防止皮下积液、皮瓣坏死

答案：E

12. 患者出院时护士向患者进行出院指导，护士告诉患者日常生活中应避免下列哪项活动

　A. 饲养宠物

　B. 晚间散步

　C. 使用电脑

　D. 提取重物

　E. 从事家务

答案：D

【B 型题】

　A. 左侧卧位

　B. 膝胸位

　C. 截石位

　D. 蹲位

　E. 俯卧位

1. 最适用于肛管直肠手术的体位为

答案：C

2. 适用于体弱患者行直肠肛管检查的体位为

答案：A

　A. 直肠癌

　B. 内痔

　C. 血栓外痔

　D. 肛裂

　E. 肛瘘

3. 排便时有黏液血便的是

答案：A

4. 大便时有鲜血，不痛的是

答案：B

5. 大便时或大便后肛门剧痛，可带少量鲜血的是

答案：D

　A. 胃大部切除术后倾倒综合征

　B. 胃大部切除术后低血糖综合征

　C. 吻合口梗阻

　D. 胃大部切除术后倾倒综合征和低血糖综合征

　E. 以上都不是

6. 心慌、乏力，走路不稳，记忆力差

答案：A

7. 食后 2 ～ 3 小时出现乏力，出汗

答案：B

8. 食后 30 分钟至 2 小时出现上腹绞痛

答案：A

　A. 2 日以内

　B. 1 ～ 3 日

　C. 4 ～ 5 日

　D. 5 ～ 7 日

　E. 7 日以上

9. 甲状腺危象多发生于

答案：A

10. 手足搐搦多发生于

答案：B

11. 术后服碘需要时间

答案：E

　A. 剧烈腹痛

　B. 恶心呕吐

　C. 腹膜刺激征阳性

　D. 板状腹

　E. 高热、脉快、大汗

12. 急性腹膜炎的最主要的临床表现是

答案：A

13. 急性腹膜炎最重要的体征是

答案：C

14.急性腹膜炎感染性中毒症状是

答案：E

【X型题】多选题

1.经常有膈下游离气体的情况有

A.胃、十二指肠溃疡穿孔

B.腹部手术后2周内

C.肠道外伤穿孔

D.阑尾穿孔

E.脾破裂

答案：ABC

2.肠梗阻的主要表现

A.急性腹痛

B.肠鸣音亢进

C.腹部可见肠型和蠕动波

D.腹部有振水音

E.体温升高

答案：ABC

3.胃溃疡急性大出血的正确处理是

A.观察生命体征

B.观察有无休克

C.开放静脉

D.置三腔管压迫止血

E.记录呕吐量和便血量

答案：ABCE

4.左半结肠癌早期表现为

A.腹痛

B.腹胀

C.排血便或黏液便

D.频繁呕吐

E.排便习惯改变

答案：ABCE

5.肝移植适应证

A.先天性胆道闭锁

B.终末期肝硬化

C.黄疸性肝炎

D.中度脂肪肝

E.原发性肝癌不能做肝叶切除者

答案：ABE

6.肝移植术后服用免疫抑制剂的不良反应

A.白细胞减少

B.骨质疏松

C.应激性溃疡

D.肝功能损伤

E.肺栓塞

答案：ABCD

【概念题】

1.休克

答：休克是机体受到强烈的致病因素侵袭后，导致有效循环血量锐减，组织血液灌注不足引起的以微循环障碍、代谢障碍和细胞受损为特征的病理性综合征，是严重的全身性应激反应。

2.甲状腺危象

答：术后12～36小时出现高热（＞39℃）、脉快而弱（＞120次/分）、大汗、烦躁不安、谵妄甚至昏迷，常伴有呕吐、水泻。若不及时处理，可迅速发展至虚脱、休克、昏迷甚至死亡。

3.胰瘘

答：术后第3日或之后，出现可计量的液体引流，引流液淀粉酶含量高于正常血清淀粉酶含量上限的3倍，即诊断为胰瘘。

4.加速康复外科

答：加速康复外科（FTS）是指采用一系列有循证医学证据的围术期处理的优化措施，减少手术患者生理和心理的创伤应激，达到患者快速康复的目的。

【简答题】

1.试述倾倒综合征的观察和护理。

答：胃大部切除后，由于丧失幽门括约肌的控制，使含糖较多的食物过快地进入空肠。在短时间内使高渗食物变成等渗，将大量细胞外液吸入肠腔，刺激腹腔神经丛，血容量有一时性的减少。临床有上腹胀痛、心慌、出汗、头晕、无力、呕吐，有时患者面色苍白、腹泻。进食后平卧10～20分钟可控制或减轻症状。调节饮食，多进蛋白、脂肪类食物，控制糖类的摄入，使其逐渐适应。

2.简述急性重症胰腺炎腹内压监测方法及分级标准。

答：取仰卧位，放置Foley导尿管，排空膀胱，测压管与导尿管相连，通过三通向膀胱内注入25ml等渗盐水，连接水压计，以腋中线为零平面，测得水柱高度（cmH$_2$O）/1.36+5mmHg即为腹腔内压力（mmHg）。腹内压分为四级，Ⅰ级，IAP 12～15mmHg；Ⅱ级，IAP 16～20mmHg；Ⅲ级，IAP 21～25mmHg；Ⅳ级，IAP＞25mmHg。每日测腹压1～2次，观察腹压变化。

3.简述腹腔镜胆囊切除术后护理。

答：（1）饮食指导：术后禁食6小时。术后24小时内饮食以无脂流质、半流质为主，逐渐过渡至低脂饮食。

（2）高碳酸血症的护理：表现为呼吸浅慢、$PaCO_2$ 升高。为避免高碳酸血症的发生，术后给予低流量吸氧，鼓励患者深呼吸，有效咳嗽，促进机体内 CO_2 排出。

（3）肩背部酸痛的护理：腹腔中 CO_2 可聚集在膈下产生碳酸，刺激膈肌及胆囊床创面，引起术后腰背部、肩部不适或疼痛，无须特殊处理，可自行缓解。

（4）活动：术后早期下床活动，术后6小时即可下床活动，最晚不超过24小时。

4. 简述结肠造口患者更换造口袋注意事项。

答：（1）准备合适的造口用品，一件式或两件式造口袋、护肤粉、防漏膏等护理用品。

（2）每次更换造口袋时，都要测量造口大小。在底板上裁剪合适大小的开口，造口底板孔径大于造口直径0.2cm。

（3）不宜使用消毒剂、碱性用品等清洗皮肤，以避免皮肤干燥，造成皮肤损伤，影响造口袋粘贴效果。

（4）造口袋粘贴后按压10分钟左右。

（5）起身时应按住造口底盘。

（6）更换底盘时，动作轻柔，以免损伤皮肤。

（7）避免频繁更换造口袋，给皮肤再生机会。

二、神经外科自测题

【A₁型题】

1. 下列不属于意识障碍的是

A. 意识清醒

B. 意识清晰，回答问题正确

C. 能叫醒，但意识不清

D. 意识不清，对外界反应明显减弱

E. 意识不清，对外界刺激无反应

答案：A

2. 要求家属陪住的患者是

A. 精神症状

B. 开颅手术前

C. 新入院

D. 头痛，呕吐

E. 视盘水肿

答案：A

3. 护士操作和护理完一定及时拉上床档的患者是

A. 颅内压增高

B. 高热，腹泻

C. 脑积水，脑水肿

D. 癫痫，躁动不安

E. 椎管占位病变

答案：D

4. 全身麻醉手术患者床头应准备的物品是

A. 呼吸器

B. 急救车

C. 吸痰器，吸痰管吸氧设备

D. 充气式气垫床

E. 腰穿包

答案：C

5. 开颅手术前的准备不包括的是

A. 手术区的准备

B. 术前一日晚12时后禁食禁水

C. 术日晨测量体温如发热或女患者月经来潮时停做手术

D. 患者义齿、钱物要清点好，交家属保管

E. 每2小时测量生命体征一次

答案：E

6. 引起颅内压增高的常见原因不包括的是

A. 脑水肿

B. 脑积水

C. 各种原因引起的脑血流量增加

D. 脑萎缩

E. 颅内占位病变

答案：D

7. 颅内压增高引起的呕吐最典型表现是

A. 呕吐与进食无关

B. 呕吐与进食有关

C. 呕吐与高血压有关

D. 呕吐伴发热

E. 呕吐伴发热，腹泻

答案：A

8. 降低颅内压的首选高渗性脱水药是

A. 25% 山梨醇

B. 20% 甘露醇

C. 复方甘油盐水

D. 呋塞米

E. 10% 葡萄糖溶液

答案：B

9. 用 20% 甘露醇降低颅内压的正确用法是

A. 常速静脉滴注

B. 快速静脉滴注

C. 中速静脉滴注

D. 缓慢静脉滴注

E. 肌内注射

答案：B

10. 下列不符合脑疝的前驱症状是

A. 意识由清醒转为混乱或嗜睡

B. 一侧或双侧瞳孔散大，对光反应消失

C. 血压升高，呼吸慢而深，脉搏慢而有力

D. 血压降低，脉搏加快，呼吸加快

E. 一侧肢体进行性活动障碍

答案：D

11. 脑疝患者每日的输液量应是

A. 1500～2000ml

B. 1000～1500ml

C. 2000～2500ml

D. 2500～3000ml

E. 1000～2000ml

答案：A

12. 枕骨大孔疝的临床表现不包括的是

A. 后颈枕部疼痛，颈强直

B. 意识障碍，大、小便失禁

C. 深昏迷

D. 眼睑下垂

E. 双侧瞳孔散大，对光反应迟钝或消失

答案：D

13. 颅脑损伤不包括的是

A. 头皮损伤

B. 颅骨骨折

C. 原发性颅脑损伤

D. 脊髓损伤

E. 继发性颅脑损伤

答案：D

14. 颅前窝骨折的典型临床表现是

A. 颈部肌肉肿胀

B. 周围性面瘫

C. "熊猫眼"

D. 听力丧失

E. 眩晕或平衡障碍

答案：C

15. 脑挫裂伤是

A. 脑挫伤和脑裂伤的统称

B. 头皮损伤和头皮裂伤的统称

C. 脑实质破损和断裂

D. 脑实质和软脑膜仍保持完整

E. 脑震荡和脑挫伤的统称

答案：A

16. 脑挫裂伤引起的脑膜刺激征表现是

A. 头痛、头晕、恶心、呕吐

B. 瘫痪、失语、感觉障碍

C. 闭目畏光、卷曲而卧、颈强直

D. 意识障碍

E. 视力障碍

答案：C

17. 儿童易发生的颅内肿瘤是

A. 垂体瘤

B. 大脑的胶质瘤

C. 脑转移瘤

D. 听神经瘤

E. 髓母细胞瘤、颅咽管瘤及室管膜瘤

答案：E

18. 运动性失语是

A. 保留语言表达的能力，但不能理解语言

B. 保留理解语言的能力，但丧失语言表达的能力

C. 丧失语言表达能力也不能理解语言

D. 保留理解语言的能力，具有部分语言表达的能力

E. 只能理解一部分语言，保留语言表达的能力

答案：B

19. 颅中窝骨折的特征是

A. "熊猫眼"

B. 中间清醒期

C. 逆行性健忘

D. 库欣现象

E. 脑脊液耳漏

答案：E

20. 介入治疗穿刺点的并发症是

A. 低血压

B. 皮下血肿、下肢静脉血栓形成

C. 血管痉挛

D. 心律失常

E. 动脉穿孔

答案：B

21. 介入治疗术前准备是

A. 消除焦虑和紧张，针对不同的患者进行健康宣教

B. 协助患者，完成术前必要的检查

C. 评定和记录足背动脉搏动情况

D. 按医嘱给药

E. 按穿刺部位做好双侧腹股沟、腋部、腕部的皮肤处理

答案：E

22. 下列不属于脑出血术后健康指导的是

A. 戒烟酒，不饮浓茶、咖啡

B. 预防感染，选用合适抗生素

C. 保持情绪稳定，避免剧烈运动

D. 低盐饮食，避免加重脑水肿

E. 教授功能锻炼的方法

答案：B

【A₂型题】

1. 患者，女性，23 岁，从高处摔伤，CT 显示颅骨骨折伴有脑脊液鼻漏，入院后给予输液治疗，目前患者的护理要点是

A. 禁止鼻饲、鼻内滴药、鼻腔吸痰

B. 保持呼吸道通畅

C. 每日输液量应有所控制

D. 需要家属陪住

E. 观察患者出入量情况

答案：A

2. 患者，男性，36 岁，车祸造成脑内血肿，急诊行开颅血肿清除术，现为术后 10 日，患者失语，护士建立有效的沟通方法是

A. 加强心理护理

B. 保持周围环境的安静

C. 利用肢体语言、手势、书写等

D. 做好患者的生活需要

E. 经常巡视病房及时发现问题

答案：C

3. 患者，男性，48 岁，高血压 10 余年，头晕、头疼 2 年，并且进行性加重。MRI 和血管造影示右侧颈内静脉狭窄准备明日行介入手术治疗，护士术前向患者讲解的重点内容是

A. 手术的目的、意义、优点、操作过程，以往成功病例

B. 术前排空大小便

C. 术前一日洗澡

D. 建立融洽的护患关系

E. 检查手术野的皮肤

答案：A

4. 患者，女性，35 岁，停经 2 年，以垂体瘤收入院，全身麻醉下经口鼻蝶窦入路垂体瘤切除术，现术后第一日，出现尿崩症，目前护理要点是

A. 准确记录 24 小时出入量

B. 注意加床档

C. 注意伤口引流的情况

D. 保证患者的营养支持

E. 保持大小便通畅

答案：A

【A₃型题】

患者，男性，65 岁，头痛 1 年余，伴有癫痫发作，以额叶肿瘤入院，全身麻醉下行肿瘤全切术，现患者为术后第 2 日，生命体征平稳，神志清楚，多语。

1. 额叶肿瘤最常见的症状是

A. 尿崩症

B. 精神症状、癫痫发作

C. 视野改变

D. 听力下降

E. 感觉障碍

答案：B

2. 大脑半球肿瘤出现的癫痫和精神症状护理要点是

A. 定时给抗癫痫药物，精神症状者要求家属陪住

B. 注意口腔护理

C. 保持呼吸道通畅

D. 定时翻身，改善局部血液循环

E. 记录 24 小时出入量

答案：A

患者，女性，25 岁，半年前开始耳鸣、听力下降、眩晕近 1 个月症状进行性加重，CT 检查显示小脑脑桥占位病变，于昨天全身麻醉下行肿瘤全切除术，术后患者出先左侧面瘫，患者眼睑闭合不全

3. 目前的护理要点是

A. 注意口腔护理

B. 定时滴眼药，并用油纱或眼罩遮盖眼睑，必要时缝合

C. 做好交接班

D. 记录出入量

E. 协助患者做好各项检查

答案：B

4. 患者此时最可能出现的并发症是

A. 精神症状

B. 昏迷

C. 饮水呛咳

D. 偏瘫

E. 失语

答案：C

患者，男性，55 岁，滑倒后头部受伤半小时，急送医院途中患者昏迷。并发现左瞳孔扩大，来院后发现：深昏迷双侧瞳孔散大，对光反应消失。

5. 此时首选的急救措施是

A. 开放快速静脉通道，静脉滴注 20% 甘露醇，生命体征的监护

B. 耐心为患者服务，满足患者需求

C. 观察肢体活动情况

D. 有尿潴留的患者，留置导尿

E. 做家属的安抚工作

答案：A

6. 此时患者最可能的诊断是

A. 脑膜瘤

B. 脑水肿

C. 脑疝

D. 颅内压增高

E. 脑脓肿

答案：C

患者，男性，55 岁，头痛呕吐 3 日，CT 显示颅内占位性病变，于下午 5 时急诊平车入院，目前血压 120/80mmHg，脉搏 88 次 / 分，呼吸 20 次 / 分。

7. 护士协助患者应摆好的正确体位是

A. 半卧位，利于呼吸

B. 头部抬高 30°，以利于颅内静脉回流，降低颅内压

C. 半坐卧位

D. 平卧位

E. 侧卧位，防止误吸

答案：B

8. 目前最主要的治疗

A. 降低颅内压，应用激素

B. 应用抗生素

C. 对症治疗

D. 营养支持

E. 保持呼吸道通畅

答案：A

【B 型题】

A. 头低足高位

B. 仰卧位

C. 平卧位

D. 半卧位

E. 侧卧位

1. 颅脑外伤颅内压增高的患者宜采用

答案：D

2. 意识不清伴气道不畅患者宜采取

答案：E

3. 颅内压降低者宜取

答案：C

【X 型题】

1. 脑疝的急救护理是

A. 迅速降低颅内压

B. 呼吸骤停的枕大孔疝者，立即做好侧脑室穿刺

C. 生命体征的监测

D. 保持呼吸道通畅

E. 加强心理护理，保持周围环境安静

答案：ABCD

2. 采用格拉斯哥昏迷评分法判断患者的意识状态时了解的内容包括

A. 睁眼反应

B. 言语反应

C. 运动反应

D. 肌肉张力

E. 瞳孔对光反射

答案：ABC

【简答题】

神经外科常见的病情观察有哪些？

答：(1) 意识观察：意识状态是重点护理观察项目之一，反映病情的轻重。除意识清醒外，一般将意识障碍分为，嗜睡（唤醒后意识清晰，回答问题正确）、朦胧（能叫醒，但意识不清）、浅昏迷（意识不清，对外界反应明显减弱）、深昏迷（意识不清，对外界刺激无反应）等几种情况。

(2) 瞳孔变化：正常瞳孔直径 2 ~ 5mm，双侧瞳孔等大等圆，对光反应灵敏。严重颅内压增高时出现脑疝，表现为一侧瞳孔明显散大，对光反应消失，同时出现昏迷；当两侧瞳孔散大伴有病理呼吸和脑膜刺激征，表示为脑疝晚期。

(3) 生命体征：危重或手术后患者定时测血压、脉搏、呼吸和体温。颅内压增高常出现脉搏缓慢而洪大，呼吸慢而深，血压升高，此时要警惕脑疝的发生。丘脑下部损伤，体温常明显升高。

(4) 颅内压增高：头痛、呕吐和视盘水肿，为颅内压增高的三大主要症状。躁动不安也常是颅内压增高、脑疝发生前的症状。

(5) 肢体活动情况：如出现一侧肢体活动障

碍加重，往往表示占位病变扩大或为小脑幕切迹疝的一个症状。

三、心外科自测题

【A₁型题】

1. 二尖瓣开瓣音见于
A. 二尖瓣关闭不全
B. 二尖瓣狭窄
C. 主动脉瓣狭窄
D. 主动脉瓣关闭不全
E. 法洛四联症
答案：B

2. 关于体外循环后的生理变化，以下哪项不对
A. 代谢改变
B. 电解质失衡
C. 红细胞增多
D. 肾功能减退
E. 血液稀释
答案：C

3. 建立体外循环前，必须注射
A. 鱼精蛋白
B. 肝素
C. 华法林
D. 枸橼酸钠
E. 维生素 K₁
答案：B

4. 体外循环没有哪项作用
A. 泵血
B. 气体交换
C. 降低和升高血液温度
D. 酸碱平衡
E. 超滤
答案：D

5. 继发孔缺损合并二尖瓣脱垂是
A. 左室扩大
B. 室间隔左移
C. 二尖瓣环扩大
D. 乳突肌断裂
E. 室间隔右移
答案：B

6. 二尖瓣狭窄最常见的症状是
A. 气促
B. 咯血
C. 心绞痛

D. 晕厥
E. 乏力
答案：A

7. 导致心肌梗死的原因
A. 冠状动脉血栓形成
B. 内膜下出血
C. 冠状动脉长时间痉挛
D. 以上都是
E. 以上都不是
答案：D

8. 冠心病的危险因素是
A. 体力活动
B. 高血压
C. 低盐低胆固醇
D. 无烟酒史
E. 高维生素饮食
答案：B

9. 急性心肌梗死的正确护理措施
A. 绝对卧床休息
B. 高蛋白高脂肪饮食
C. 不必减少或停止探视
D. 出现心前区疼痛可以不处理
E. 预防压疮每 2 小时翻身一次
答案：A

10. 患者行体外反搏术时下列哪项护理配合是错误的
A. 安置患者于仰卧位
B. 四肢缚好 8 个气囊袋
C. 连接并观察胸导心电图
D. 心脏收缩期向气囊充气
E. 密切观察心率、心律、血压
答案：D

11. 二尖瓣狭窄患者反复出现劳累性气促、咳嗽，随病程发展，以上症状略有减轻，较可能的是
A. 内科治疗已控制病情发展
B. 二尖瓣狭窄程度减轻
C. 病变进入右心衰竭期
D. 合并主动脉瓣病变
E. 合并二尖瓣关闭不全
答案：C

12. 二尖瓣狭窄合并快速心房颤动使用洋地黄的目的在于
A. 增强心肌收缩力
B. 改善心肌供氧

C. 减少回心血量

D. 减慢心率

E. 减慢房室传导时间

答案：D

13. 主动脉瓣关闭不全出现周围血管征的原因是

A. 心排血量增大

B. 回心血量增加

C. 周围动脉硬化

D. 收缩压升高，舒张压降低

E. 心率加快

答案：D

14. 下列不属于缩窄性心包炎体征的是

A. 口唇发绀

B. 颈静脉怒张

C. 心尖冲动清晰可见

D. 心音遥远，有奇脉

E. 腹水，肝大，肢体水肿

答案：C

15. 为预防动脉粥样硬化，应限制的食物是

A. 无乙醇的饮料

B. 动物内脏

C. 豆制品

D. 蔬菜，水果

E. 瘦肉

答案：B

16. 下列不符合心脏压塞症状的是

A. 血压低

B. 颈静脉怒张

C. 中心静脉压降低

D. 心脏浊音界明显增大

E. 听诊心音遥远

答案：C

17. 对冠心病具有诊断价值的一项是

A. 动态心电图检查

B. 超声心动图

C. 选择性冠状动脉造影

D. 心肌酶谱

E. 劳累时胸骨后疼痛

答案：C

18. 房间隔缺损修补术较适宜的时期是

A. 婴儿期

B. 儿童期

C. 青春期

D. 成年期

E. 老年期

答案：B

19. 二尖瓣狭窄并发体循环栓塞，下列哪项最常见

A. 脑动脉栓塞

B. 下肢动脉栓塞

C. 下肢静脉栓塞

D. 肠系膜动脉栓塞

E. 视网膜中央动脉栓塞

答案：A

20. 下列哪项不是冠状动脉旁路移植术的适应证

A. 冠状动脉主干或主要分支明显狭窄

B. 左冠状动脉主干和前降支狭窄

C. 前降支和回旋支狭窄

D. 前降支和右冠状动脉狭窄

E. 冠状动脉单根单处狭窄

答案：E

21. 下列哪项是体外循环术后肾损伤肾功能不全的表现

A. 低血钾

B. 尿素氮降低

C. 血肌酐降低

D. 少尿或无尿

E. 膀胱刺激征

答案：D

22. 成人心脏手术后 3～4 小时，血性引流液超过哪项时应及时报告医师

A. 50ml/h

B. 100ml/h

C. 150ml/h

D. 200ml/h

E. 250ml/h

答案：B

【A₂型题】

1. 患者，男性，25 岁，心悸气短，反复咯血，心尖部闻及低调舒张期隆隆样杂音，肺底可闻舒张期隆隆样杂音，肺底可闻及啰音，现又大量咯血，血压 19.9/11.9kPa 诊断应是

A. 风湿性心脏病二尖瓣狭窄并肺水肿

B. 风湿性心脏病二尖瓣关闭不全并肺水肿

C. 风湿性心脏病主动脉瓣关闭不全并肺水肿

D. 高血压病并肺水肿

E. 慢性肾炎并肺水肿

答案：A

2. 患者，男性，58 岁，劳累后乏力、心悸 2 周。

查体：心率 82 次 / 分，律齐，心尖部闻及全收缩期吹风样杂音且向左腋下传导，应首先考虑

 A. 主动脉瓣狭窄

 B. 二尖瓣狭窄

 C. 二尖瓣关闭不全

 D. 主动脉瓣关闭不全

 E. 主动脉狭窄伴主动脉瓣关闭不全

 答案：C

【A₃ 型题】

患者，男性，28 岁，查体时发现心尖部舒张期隆隆样杂音，心界不大。

1. 该患者最可能的诊断是

 A. 二尖瓣狭窄

 B. 二尖瓣关闭不全

 C. 主动脉瓣关闭不全

 D. 主动脉瓣狭窄

 E. 二尖瓣狭窄合并二尖瓣关闭不全

 答案：A

2. 该患者可能出现的并发症，下列哪项少见

 A. 心房颤动

 B. 急性肺水肿

 C. 右心衰竭

 D. 感染性心内膜炎

 E. 肺部感染

 答案：D

【B 型题】

 A. 心尖部隆隆样舒张期杂音

 B. 胸骨左缘第 3、4 肋间连续性杂音

 C. 胸骨左缘第 2 肋间连续性杂音

 D. 胸骨左缘第 2 肋间收缩期杂音及固定性 P₂ 分裂

 E. 主动脉瓣区双期杂音

1. 房间隔缺损听诊特点是

 答案：D

2. 典型的二尖瓣狭窄的杂音是

 答案：A

3. 典型的动脉导管未闭的杂音是

 答案：C

 A. 动脉瓣狭窄

 B. 缩窄性心包炎

 C. 二尖瓣狭窄

 D. 左房黏液瘤

 E. 冠心病

4. 颈静脉怒张、肝大、腹水、心音遥远见

 答案：B

5. 症状和体征随着体位变动而改变见于

 答案：D

 A. 二尖瓣狭窄

 B. 二尖瓣关闭不全

 C. 三尖瓣狭窄

 D. 主动脉瓣狭窄

 E. 主动脉瓣关闭不全

6. 最易出现外周血管征的是

 答案：E

7. 最易发生咯血的是

 答案：A

【X 型题】

法洛四联症是指

 A. 肺动脉口狭窄

 B. 室间隔缺损

 C. 主动脉右跨

 D. 右心室肥大

 E. ASD

 答案：ABCD

【概念题】

1. 主动脉球囊反搏

答：主动脉球囊反搏（IABP）是一种机械性辅助循环。通过动脉系统将一根带有气囊的导管置入降主动脉内，在心脏舒张期气囊充气，在心脏收缩之前气囊放气，与心脏呈相反的搏动，使心脏舒张期增加冠脉血流，从而起到辅助心脏的作用。

2. 心脏压塞

答：心脏直视术后 1～2 小时，引流管排血量一般可明显减少。如此时仍有新鲜血液流出且量较多，或引流血多又突然中断，同时患者出现面色苍白、冷汗、烦躁不安、呼吸困难等休克表现，输血后不见好转；检查发现患者血压低、脉压窄、脉搏快、颈静脉怒张、中心静脉压增高、肝大、心尖冲动微弱、心脏浊音界明显增大，听诊心音遥远等征象，应高度怀疑有心脏压塞，此时，X 线检查可见心影明显增大。

【简答题】

1. 简述缩窄性心包炎的临床表现。

答：其临床表现主要是重度右心功能不全的表现。常见的症状为易倦、乏力、咳嗽、气促、腹部饱胀、胃纳不佳和消化功能失常等。气促发生于劳累后，但如有大量胸腔积液或因腹水使膈肌抬高，则静息时亦感气促。肺部明显淤血者，

可出现端坐呼吸。

2. 简述动脉导管在出生前后的变化。

答:(1) 胎儿时期,肺脏呈萎陷状,无呼吸运动,也无空气,不能进行静脉血的氧合作用。同时肺内的血液循环阻力很大,肺动脉压力高于主动脉,因此肺动脉的大部分血液经动脉导管流入主动脉,再经脐静脉达胎盘,在胎盘内与母体血液进行代谢交换。所以,动脉导管是胎儿时期肺动脉与主动脉间的生理性血流通道。

(2) 胎儿出生后,肺开始呼吸,肺血管阻力降低,流经动脉导管的血液大大减少。15～20小时后导管即功能性关闭。大多数婴儿在出生4周后,导管逐渐闭锁,退化为动脉导管韧带。

四、胸外科自测题

【A₁型题】

1. 关于气管和主支气管的描述,错误的是

A. 气管位于食管前方,上接环状软骨

B. 气管在胸骨角平面分为左、右主支气管

C. 右主支气管走行不如左主支气管垂直

D. 右主支气管长度比左主支气管短

E. 气管异物多坠入右主支气管

答:C

2. 下列各项中哪项不是肺癌的常见症状

A. 刺激性咳嗽

B. 大咯血

C. 咳脓痰

D. 痰中带血

E. 胸痛

答:B

3. 下列食管癌切除术后并发症中,哪一种危及生命的可能性最大

A. 吻合口瘘

B. 肺部感染

C. 脓胸

D. 乳糜胸

E. 切口感染

答:A

4. 下列哪一项不是食管癌的临床病理分型

A. 髓质型

B. 缩窄型

C. 菜花型

D. 蕈伞型

E. 溃疡型

答:C

5. 开放性气胸的病理生理变化是

A. 伤侧肺萎陷

B. 纵隔移位

C. 纵隔扑动

D. 含氧低气体在两侧肺内重复交换

E. 以上都是

答:E

6. 反常呼吸运动,首先的处理是

A. 强心药

B. 利尿药

C. 输液、输血、抗生素

D. 给氧

E. 保证呼吸道通畅

答:E

7. 张力性气胸的急救处理是

A. 胸穿抽气

B. 粗针头插入排气

C. 气管切开

D. 给氧

E. 输血、输液抗休克

答:B

8. 进行性血胸的常用判断指标是

A. 血压,脉搏

B. 中心静脉压

C. 血容量

D. 肺动脉压力

E. 胸腔闭式引流量

答:E

9. 支气管囊肿多发生于

A. 前上纵隔

B. 前纵隔

C. 后纵隔

D. 前下纵隔

E. 以上都不是

答:E

10. 影响肺癌预后主要取决于

A. 肿瘤大小

B. 肿瘤生长部位

C. 病程长短

D. 分期及组织学类型

E. 咯血量及阻塞支气管程度

答:D

11. 下列哪项不是食管癌的晚期症状

A. 咽下食物时胸骨后疼痛

B. 声音嘶哑

C. 进食呛咳

D. 持续性背痛

E. 刺激性干咳

答案：A

12. 食管的临床分段，下列哪项是错误的

A. 食管分为颈、胸、腹三部分

B. 胸部分为上、中、下三段

C. 胸部中段处于主动脉弓至肺下静脉水平

D. 胸部下段指肺下静脉平面以下

E. 腹段食管不包括在胸部下段内

答案：D

13. 胸外伤后产生连枷胸，见于

A. 张力性气胸

B. 开放性气胸

C. 进行性气胸

D. 第 1 ～ 4 肋骨骨折

E. 多根多处肋骨骨折

答案：E

14. 周围型肺癌是指癌肿位于

A. 主支气管以下

B. 细支气管，位置在肺的周围

C. 叶支气管以下

D. 肺门以外的肿瘤，位置在肺的周围

E. 肺段支气管开口以下位置在肺的周围

答案：E

15. 关于肺癌以下说法正确的是

A. 小细胞肺癌的癌细胞很小，仅比淋巴细胞大一点

B. 小细胞肺癌是肺癌中恶性程度最高的一种

C. 肺鳞癌主要通过淋巴系统向肺门或纵隔淋巴结转移

D. 大细胞癌是肺腺癌的一种变异，它是一种无鳞癌特征、腺癌特征或小细胞癌特征的未分化癌

E. 以上都正确

答案：E

16. 早期即可发生淋巴结转移最常见的肺癌是

A. 鳞癌

B. 腺癌

C. 鳞腺癌

D. 小细胞癌

E. 大细胞癌

答案：D

17. 闭合性气胸无明显症状，说明肺萎缩在

A. 15% 以下

B. 30% 以下

C. 45% 以下

D. 60% 以下

E. 75% 以下

答案：B

18. 肋骨骨折的好发部位是

A. 第 1 ～ 3 肋骨

B. 第 4 ～ 7 肋骨

C. 第 8 ～ 9 肋骨

D. 第 10 ～ 11 肋骨

E. 第 12 肋骨

答案：B

19. 肺癌治疗后预后最好的是

A. 鳞癌

B. 腺癌

C. 小细胞癌

D. 大细胞癌

E. 混合型癌

答案：A

20. 食管癌最多见的病理组织类型是

A. 腺癌

B. 鳞癌

C. 类癌

D. 腺鳞癌

E. 小细胞癌

答案：B

21. 常合并有重症肌无力的纵隔肿瘤是

A. 畸胎瘤

B. 心包囊肿

C. 神经源性肿瘤

D. 淋巴源性肿瘤

E. 胸腺瘤

答案：E

【A₂ 型题】

1. 患者，男性，40 岁，因外伤发生开放性气胸，急救时首先应

A. 抗生素治疗

B. 药物镇痛

C. 颈封

D. 手术治疗

E. 闭合伤口

答案：E

2. 患者，女性，46岁，2年来咽下不畅，时轻时重，1年来症状加重，造影见食管下端呈锥形狭窄。首先考虑哪一种食管疾病

A. 食管癌
B. 食管平滑肌瘤
C. 食管外压性狭窄
D. 贲门失弛缓症
E. 食管功能紊乱

答案：D

3. 患者，男性，30岁，车祸伤半小时。体格检查：发绀，烦躁不安，呼吸困难。左侧大块胸壁软化，两肺湿啰音。紧急处理措施是

A. 紧急剖胸手术
B. 吸氧及雾化吸入
C. 清除呼吸道分泌物
D. 软化胸壁牵引固定
E. 左侧胸膜腔闭式引流

答案：D

4. 患者，男性，19岁，寒战，发热，咳脓痰3日。体温40℃。X线胸片示右肺下叶大片致密影，右胸腔积液。不应该有的体征是

A. 气管移向健侧
B. 右胸叩诊浊音
C. 右胸呼吸动度小
D. 右胸肋间隙变窄
E. 右呼吸音减弱

答案：D

5. 患者，女性，72岁，昨日在全身麻醉下行右肺下叶切除术，术后留置两根胸腔闭式引流管，胸腔闭式引流护理中错误的是

A. 定时挤压引流管，避免血块堵塞
B. 胸闭引流瓶应每日更换
C. 观察水柱波动
D. 观察记录引流量及颜色
E. 更换胸闭引流瓶时应用两把止血钳夹紧胸腔导管

答案：B

6. 患者，男性，65岁，进行性吞咽困难半年。全面检查后确诊为晚期食管癌。作为晚期食管癌的诊断依据不包括

A. 声音嘶哑
B. 食管气管瘘
C. 完全性食管梗阻
D. 持续性胸背疼痛
E. 锁骨上淋巴结肿大，固定

答案：C

7. 患者，男性，55岁，咳嗽并痰中带血丝7个月，右肩痛伴右上肢水肿1周。胸片示右肺上叶不张。进一步检查确诊为肺癌。其血行转移不常见的部位是

A. 肝
B. 肾
C. 脑
D. 骨骼
E. 肾上腺

答案：B

8. 患者，男性，18岁，入学查体胸透，发现左侧胸腔第6胸椎旁有直径约6cm圆形肿块影。最可能的诊断是

A. 畸胎瘤
B. 胸腺瘤
C. 中央型肺癌
D. 神经源性肿瘤
E. 淋巴源性肿瘤

答案：D

9. 患者，女性，25岁，行胸腺瘤切除术后48小时，突然呼吸消失、发绀、血压升高、脉搏加快，患者最可能发生的情况是

A. 胆碱能危象
B. 肌无力危象
C. 肺不张
D. 肺炎
E. 窒息

答案：B

10. 患者，男性，50岁，左下肺叶切除术后15日，出现高热，刺激性咳嗽，憋不住气，痰量较多，向患侧胸腔注射亚甲蓝2ml，咳出蓝色的脓液痰。此时的处理错误的是

A. 应用有效的抗生素
B. 给予营养支持
C. 采取健侧卧位
D. 用甲硝唑进行胸腔冲洗
E. 行胸腔闭式引流

答案：C

【A₃型题】

患者，男性，65岁，低热，刺激性咳嗽并痰中带血丝3个月。胸片示左肺上叶不张，少量胸腔积液。

1. 为确诊，进一步检查首选

A. 胸 CT

B. 剖胸探查

C. 胸膜腔镜检查

D. 支气管镜检查

E. 经胸壁穿刺活组织检查

答案：D

2. 确诊为肺癌给予手术治疗，术后的护理重点是

A. 营养支持

B. 呼吸道管理

C. 维持循环

D. 预防感染

E. 镇静镇痛

答案：B

患者，男性，60 岁，在局部麻醉下经股动脉插管行冠状动脉造影术。

3. 术中发生窦性心动过缓时应用

A. 阿托品

B. 硝酸甘油

C. 多巴胺

D. 硝普钠

E. 肾上腺素

答案：A

4. 拔出动脉鞘管之前，需用下列哪种药物中和肝素，以防伤口出血

A. 凝血酶

B. 鱼精蛋白

C. 维生素 K₁

D. 血凝酶

E. 酚磺乙胺

答案：B

【B 型题】

A. 静脉压与血压均低

B. 静脉压与血压均高

C. 静脉压高血压低

D. 静脉压低血压高

E. 静脉压与血压均正常

1. 患者心内直视手术后监测，发现心包引流液突然减少，患者烦躁不安，经静脉充盈，疑急性心脏压塞，这时

答案：C

2. 全肺切除术后患者大量输液会造成血容量过荷，这时

答案：B

【X 型题】

1. 胸外伤患者急救处理原则是

A. 保持呼吸道通畅

B. 张力性气胸应立即剖胸探查

C. 立即给予氧气吸入

D. 肺裂伤后造成血胸者，立即行肺叶切除术

E. 迅速重建胸内负压

答案：ACE

2. 肺癌手术前护理措施有

A. 改善呼吸功能

B. 矫正患者营养状况

C. 减轻患者焦虑

D. 指导患者练习腹式呼吸

E. 指导患者进行腿部运动

答案：ABCDE

【概念题】

1. 贲门失弛缓症

答：贲门失弛缓症是一种食管动力学功能障碍性疾病。特点是下食管括约肌不能松弛，食管体缺乏正常的蠕动波，食管排空受阻造成食管腔内食物淤积而扩张。根据本病在 X 线上的解剖学改变又称巨食管症或贲门痉挛。

2. 乳糜胸

答：乳糜胸为胸膜腔内大量的淋巴液积聚，常为胸导管或其分支破裂导致大量淋巴液潴留于胸腔。

【简答题】

1. 胸腔闭式引流有哪些适应证？

答：(1) 各种开胸手术后，包括非开胸手术误入胸膜腔者。

(2) 急性脓胸，结核性脓胸合并急性化脓性感染。

(3) 血胸。

(4) 气胸。

(5) 支气管胸膜瘘，食管胃吻合口瘘，食管破裂。

2. 创伤性气胸的分类及其急救处理要点是什么？

答：创伤性气胸分为三类：闭合性气胸、开放性气胸、张力性气胸。

(1) 闭合性气胸：小量闭合性气胸，肺萎陷低于 30% 者，一般不需特殊处理，可自行吸收。肺萎陷大于 30%，应及早胸穿排气，严重者行胸腔闭式引流。

（2）开放性气胸：一经确诊，须紧急处理。首先迅速封闭伤口，用大块油纱布、无菌纱布或棉垫遮盖伤口包扎固定，同时抗休克控制感染。患者情况好转时施行清创术及胸腔闭式引流。

（3）张力性气胸：现场急救于伤侧胸部锁骨中线第 2 肋间刺入大号注射针头，迅速排气。入院后行闭式引流。

3. 简述胸腔闭式引流的护理要点

答：（1）保持管道的密闭：随时检查引流装置是否密闭及引流管有无脱落；水封瓶长玻璃管插入水面以下 3 ～ 4cm；引流盒垂直放置，不能倾斜；搬动患者或更换引流瓶时，须双重钳夹胸腔引流管；引流管连接处脱落、引流瓶损坏，应立即双重钳夹胸腔引流管，并更换引流装置。

（2）严格无菌操作，防止逆行感染：保持引流装置无菌；保持胸壁引流口处敷料清洁干燥，渗湿及时更换；引流瓶应低于胸壁引流口平面 40 ～ 60cm，移动引流瓶时不能从床面上跨越；按时更换引流瓶，2 次 / 周，严格无菌操作。

（3）保持引流管通畅：半坐卧位；定时挤压引流管，防止堵塞、扭曲、受压；观察水封盒长管内水柱是否随呼吸上下波动；引流管长短要适宜，鼓励咳嗽、深呼吸及变换体位，促进肺复张。

（4）观察记录：观察长玻璃管中水柱波动；一般波动 4 ～ 6cm，若无波动应挤捏或负压间断抽吸短玻璃管；每日观察记录引流液体的性状、数量、颜色；排气排液不要过快，以防纵隔摆动；引流液的量如果连续 3 小时＞ 200ml/h，表示可疑有胸腔内活动性出血。

五、泌尿外科自测题

【A₁ 型题】

1. 肾结核最开始的临床病状是

A. 发热

B. 血尿

C. 尿痛

D. 尿频

E. 疼痛

答案：D

2. 诊断肾结核最可靠的依据是

A. 尿中找到抗酸杆菌

B. 尿培养结核菌阳性

C. 尿中有大量脓细胞

D. 附睾扪及结节

E. 膀胱镜见到膀胱黏膜有溃疡炎症

答案：B

3. 以下对尿石症的何种认识是错误的

A. 尿石症有地区性，山区比平原地区多

B. 小儿膀胱结石常因营养不良引起，新中国成立后少见

C. 甲状旁腺瘤可引起尿石症和骨骼病变

D. 成年人结石以草酸钙最为常见

E. 结石、梗阻和感染三者可互为因果

答案：A

4. 碱化尿液治疗的尿石症效果最好的是

A. 草酸钙、磷酸钙

B. 草酸钙、尿酸

C. 磷酸镁铵、尿酸

D. 尿酸、胱氨酸

E. 胱氨酸、草酸钙

答案：D

5. 以下何种病状不是肾、输尿管结石常见的

A. 腰痛和镜下血尿

B. 肾绞痛伴有恶心、呕吐

C. 尿中有红细胞、白细胞

D. 肾绞痛时向下肢、外阴部和大腿内侧放射

E. 无痛肉眼可见的血尿伴有条状血块

答案：E

6. 输尿管末端结石常伴有的症状为

A. 无痛性全程肉眼血尿

B. 肾绞痛 + 镜下血尿

C. 腰痛、尿急、尿失禁

D. 排尿困难

E. 膀胱刺激征

答案：E

7. 膀胱结石的典型症状是

A. 血尿、伴腰部绞痛

B. 脓尿

C. 夜尿增多，排尿困难进行性加重

D. 排尿困难，尿流中断改变体位又可排尿

E. 尿频，尿急及尿痛

答案：D

8. 下列有关尿路结石的论述中，哪项是错误的

A. 贫困国家或地区的人群中，以上尿路结石为多见

B. 尿路结石不论用什么方法治疗，复发的概率都很大

C. 尿路结石发病多在 20 ～ 50 岁

D. 尿路的感染、梗阻及异物是结石发生的重要诱因

E. 水质的软硬及其中所含微量元素的多少不是影响结石形成的重要因素

答案：A

9. 关于泌尿生殖系统结核下列哪些是正确

A. 男性生殖系统结核全部继发于泌尿系统结核

B. 自截肾是肾切除术适应证

C. 在肾结核的病理发展过程中，由病理肾结核发展到临床肾结核是一个很快的过程

D. 肾结核行肾切除、术前需抗肺结核治疗 2 周才可手术

E. 肾结核患者行肾切除术后不用再继续服用抗结核药

答案：D

10. 中老年女性咳嗽、打喷嚏、大笑时尿道口漏尿，称为

A. 急迫性尿失禁

B. 压力性尿失禁

C. 真性尿失禁

D. 充溢性尿失禁

E. 麻痹性尿失禁

答案：B

11. 目前最常用的治疗前列腺增生的手术方式是

A. 耻骨上经膀胱前列腺摘除术

B. 耻骨后前列腺摘除术

C. 经会阴前列腺切除术

D. 经尿道前列腺电切术

E. 前列腺激光切除术

答案：D

12. 下列哪项不是泌尿系统结核的常见症状

A. 尿频

B. 血尿

C. 脓尿

D. 尿急

E. 肾绞痛

答案：E

13. 肾癌三联征是指

A. 血尿、发热、肿块

B. 腰痛、肿块、血尿

C. 尿急、尿频、尿痛

D. 腰痛、血尿、血压升高

E. 发热、红细胞沉降率快、血压升高

答案：B

14. 老年人全程无痛肉眼血尿最常见的肿瘤是

A. 肾盂癌

B. 肾癌

C. 膀胱癌

D. 输尿管癌

E. 前列腺癌

答案：C

15. 上尿路结石典型表现是

A. 肾绞痛伴活动后血尿

B. 夜尿增加伴血尿

C. 疼痛伴排尿困难

D. 尿频伴血尿

E. 膀胱刺激症状

答案：A

16. 老年人膀胱结石多见于

A. 前列腺增生患者

B. 膀胱癌患者

C. 肾盂癌患者

D. 尿道损伤患者

E. 肾癌患者

答案：A

17. 由于梗阻或神经性因素，患者感觉强烈尿意，忍不住排尿，称为

A. 真性尿失禁

B. 急迫性尿失禁

C. 压力性尿失禁

D. 充溢性尿失禁

E. 以上都不是

答案是：B

18. 下列肾损伤危害最大的是

A. 肾挫伤

B. 肾部分裂伤

C. 肾全层裂伤

D. 肾盂裂伤

E. 肾蒂血管断裂

答案：E

19. 急性尿潴留行导尿治疗时，不适用的是

A. 导尿应遵守无菌操作，避免细菌感染

B. 急性细菌性前列腺炎发生尿潴留时，应立即尿道插管

C. 导尿管插入膀胱后时应使尿液缓慢排出，导出尿量达到 400 ~ 500ml 时，应暂时夹闭导尿管一段时间后，再放出其余尿液

D. 当梗阻暂时不能解除或排尿功能一时难以

恢复时，应留置导尿管

E. 做好尿管护理，嘱其多饮水

答案：B

20.下列有关肾细胞癌的描述错误的是

A. 肾癌患者可以出现间歇或持续性低热

B. 肾癌患者可以发生低血钙

C. 肾癌患者可以出现高血压

D. 肾癌患者可以出现红细胞计数增多

E. 肾癌患者可以出现腰痛

答案：B

21.膀胱冲洗液面距床面约为

A. 60cm

B. 70cm

C. 80cm

D. 50cm

E. 100cm

答案：A

22.膀胱冲洗速度一般以多少为宜

A. 40～60 滴／分

B. 60～80 滴／分

C. 80～100 滴／分

D. 100～120 滴／分

E. 120～140 滴／分

答案：C

23. 尿路造口裁剪底盘时一般底盘开孔比造口

大多少为宜

A. 1～2mm

B. 2～3mm

C. 0～2mm

D. 0～1mm

E. 2～4mm

答案：A

24. 尿路造口袋中排泄物至袋子的多少时需要

倾倒

A. 1/3

B. 1/3～1/2

C. 1/2

D. 2/3

E. 1/2～2/3

答案：B

25.肾移植术后建议多久复查1次

A. 每周或每2周

B. 每月

C. 每3个月

D. 每半年

E. 每年

答案：A

26.肾移植术后常用的三联药是

A. 硫唑嘌呤＋环孢素 A＋醋酸泼尼松龙

B. 环孢素 A＋吗替麦考酚酯＋醋酸泼尼松龙

C. 环孢素 A＋吗替麦考酚酯

D. 环孢素 A＋醋酸泼尼松龙＋霉酚酸酯

E. 硫唑嘌呤＋环孢素 A＋阿奇霉素

答案：B

【A₂型题】

1. 患者，男性，72 岁，无痛性全程肉眼血尿 2 周余，体检发现左精索静脉曲张，平卧时不消失，首先就考虑的诊断是

A. 肾盂癌

B. 肾癌

C. 输尿管癌

D. 膀胱癌

E. 前列腺癌

答案：B

2.患者，男性，36 岁，半小时前不慎从二楼跌落，左腰疼痛，测血压：80/50mmHg，疑有"左肾损伤"。依据肾损伤的类型，哪一种对患者的危害最大

A. 肾挫伤

B. 肾部分裂伤

C. 肾全层裂伤

D. 肾盂、输尿管裂伤

E. 肾蒂血管断裂

答案：E

3. 患者，女性，42 岁，左腰酸痛 1 年，经 B 超、KUB（肾 - 输尿管 - 膀胱摄影）、IVP（静脉尿路造影）等检查，诊断"左输尿管结石，左肾积水"。住院拟行左输尿管切开取石术，术前（手术当日）必须要

A. 多饮水

B. 多活动

C. 服排石冲剂

D. 摄尿路 X 线腹平片（KUB）

E. 尿常规检查

答案：D

4. 患者，男性，34 岁，突发右肾区绞痛 2 小时，疼痛向右下腹放射，难以忍受，伴恶心，呕吐。查体：右下腹部深压痛。尿常规：RBC 10～15 个／HP。首先处理措施应该是

A. 输液抗炎治疗

B. 中药排石治疗

C. 解痉镇痛

D. KUB

E. 多饮水

答案：C

5. 患者，女性，28 岁。尿频、尿急、尿痛伴终末血尿 1 日。尿化验：WBC 50 ～ 80 个 /HP，RBC 30 ～ 50 个 /HP，诊断急性细菌性膀胱炎。本病最为常见的感染途径是

A. 血行感染

B. 上行感染

C. 直接感染

D. 淋巴感染

E. 医源性感染

答案：B

6. 患者，女性，42 岁，尿频、尿急、尿痛 3 个月，应首先进行的检查是

A. 尿常规

B. B 超

C. KUB

D. IVP

E. 膀胱镜检

答案：A

【A₃型题】

患者，女性，25 岁，婚后 6 日，突然出现尿频、尿急、尿痛，伴终末血尿来急诊就诊，测体温：37.4℃，查体：双肾区无压痛，无叩击痛，耻骨上区轻压痛。尿常规：脓细胞（+++），红细胞（+++）。

1. 最可能的诊断为

A. 急性肾盂肾炎

B. 急性阴道炎

C. 急性细菌性膀胱炎

D. 肾结核

E. 膀胱结核

答案：C

2. 女性患者本病感染途经，最常见的是

A. 血行感染

B. 淋巴感染

C. 直接蔓延

D. 上行感染

E. 医源性感染

答案：D

3. 最主要的治疗措施是

A. 完全休息，补充营养

B. 多饮水

C. 避免吃刺激性食物

D. 口服阿托品或黄酮哌酯

E. 选用敏感抗生素

答案：E

患者，女性，36 岁，患肾结核 6 个月。

4. 肾结核患者临床表现中最先表现是

A. 尿频

B. 尿失禁

C. 消瘦

D. 脓尿

E. 血尿

答案：A

5. 肾结核患者出现血尿的特点是

A. 初始血尿

B. 终末血尿

C. 全程血尿

D. 肉眼血尿

E. 镜下血尿

答案：B

6. 肾结核患者尿结核杆菌检查中，正确留取尿标本

A. 早晨尿液，连续检查 3 日

B. 新鲜尿液，检查 3 日

C. 早晨尿液，连续检查 5 日

D. 早晨第一次的新鲜尿液，检查 1 日

E. 早晨第一次的新鲜尿液，连续检查 3 日

答案：E

【B 型题】

A. 膀胱炎

B. 肾盂肾炎

C. 肾结核

D. 前列腺炎

E. 尿道炎

下列病例中最可能诊断是

1. 患者，男性，32 岁，1 年来尿频、尿急、尿痛，近 2 个月症状加重并伴终末血尿。

答案：C

2. 患者，男性，56 岁，1 年来排尿不畅，尿道内经常刺痛不适。查体：尿道外口狭小，为炎性瘢痕所致。既往史有过尿道流脓病史。10 年前做过"包皮环切术"。

答案：E

3. 患者，女性，26 岁，1 周来尿频、尿急、

尿痛伴下腰酸胀，耻骨上隐痛不适。2年来有多次类似发作史，经抗生素治疗症状可以很快消失。

答案：A

A.真性尿失禁

B.假性尿失禁

C.充溢性尿失禁

D.压力性尿失禁

E.急迫性尿失禁

下列定义中最可能的诊断是

4.突然的强烈尿意致尿液迫不及待地不自主流出

答案：E

5.膀胱过度充盈，引起尿液不自主流出

答案：C

6.腹压突然增加时，尿液不自主地流出

答案：D

【X型题】

1.肾与输尿管结石的治疗方法是

A.对症治疗

B.嘱其多饮水

C.留置尿管

D.保护肾功能

E.尽量清除结石

答案：BDE

2.前列腺增生发生急性尿潴留的原因是

A.多活动

B.气候变化

C.饮酒

D.多饮水，勤排尿

E.劳累

答案：BCE

3.急性尿潴留的治疗原则是

A.解除病因

B.恢复排尿

C.病因或梗阻一时难以解除时，应先引流尿液

D.嘱其多饮水

E.明确诊断

答案：ABC

【概念题】

肾肿瘤三联征

答：血尿、疼痛、肿块被称为肾细胞癌的三联征，是肾癌非早期表现。

【简答题】

1.简述急性尿潴留的护理要点。

答：(1) 积极配合查明病因做好解释工作，消除紧张心理。病因明确并有条件及时解除者，应立即配合医师解除病因，恢复排尿。

(2) 立即行导尿术，导尿是急性尿潴留最常用的治疗方法。

(3) 耻骨上膀胱造瘘：导尿管不能插入膀胱者，应行耻骨上膀胱穿刺造瘘术。

(4) 做好膀胱造瘘管的护理：一般情况下应先恢复尿道排尿后方可拔出膀胱造瘘管。对病因尚未明确者，进一步检查了解病因，治疗原发病，彻底解除梗阻，恢复排尿功能。

2.简述肾损伤的紧急处理措施。

答：有大出血、休克的患者需迅速建立静脉通路，观察生命体征变化，吸氧，进行输血，以及各种抢救措施，同时明确有无合并其他器官损伤，做好手术探查前准备。

3.根据血尿排出过程将其分为几类及其分别代表的病变部位是哪里？

答：根据血尿排出不同可分为，①初始血尿，血尿出现在排尿初期，以后尿色逐渐变清，提示病变多位于尿道或膀胱颈部；②终末血尿，排尿终了时出现血尿，病变多位于膀胱三角区、膀胱颈或后尿道；③全程血尿，血尿见于排尿全程，血尿多来源于膀胱及其以上部位的病变。

4.简述尿路结石的分类。

答：尿路结石按部位分为，上尿路结石包括肾脏和输尿管结石，下尿路结石包括膀胱和尿道结石，其中膀胱结石多于尿道结石；尿路结石按结石成分分为含钙结石、感染性结石、尿酸结石及胱氨酸结石。

六、血管外科自测题

【A₁型题】

1.血栓闭塞性脉管炎（Buerger病）发生最重要的因素是

A.吸烟

B.寒冷的工作环境

C.前列腺素失调

D.遗传基因异常

E.自身免疫功能紊乱

答案：A

2.下肢静脉曲张的主要并发症是

A.深静脉血栓形成

B.各静脉瓣功能不全

C. 溃疡

D. 小腿丹毒

E. 足部溃疡

答案：C

3. 下述哪种表现不是血栓闭塞性脉管炎的特点

A. 患者多为男性青壮年

B. 病变主要侵袭四肢中、小动静脉

C. 肢体缺血症状多是周期性发作

D. 反复发作游走性浅静脉炎

E. X 线检查显示动脉有钙化斑

答案：E

4. 下肢动脉硬化闭塞症高危因素不包括

A. 吸烟

B. 糖尿病

C. 高血压

D. 贫血

E. 炎性指标

答案：D

5. 血栓闭塞性脉管炎早期最主要的临床表现是

A. 患肢趾端发黑、干瘪

B. 患肢麻木、发凉，轻度间歇性跛行

C. 患肢发生坏疽、溃疡

D. 患肢皮肤出现紫斑、潮红

E. 患肢小腿肌萎缩，足背、胫后动脉搏动消失

答案：B

6. 血管间歇性跛行主要由于

A. 血栓静脉炎

B. 动脉供血不足

C. 动脉栓塞

D. 雷诺病

E. 肌无力

答案：B

7. 下肢静脉曲张的主要症状

A. 下肢沉重感

B. 溃疡形成

C. 曲张静脉破裂出血

D. 血栓性静脉炎

E. 静脉血栓形成

答案：A

8. 手术治疗深静脉血栓形成的时机

A. 发病后 1 日内

B. 发病后 3 日内

C. 发病后 5 日内

D. 发病后 10 日内

E. 越早越好

答案：E

9. 下肢静脉曲张手术后

A. 手术当日根据医嘱尽早下床活动

B. 术后第 1 日下床活动

C. 术后第 2 日下床活动

D. 术后第 3 日下床活动

E. 术后第 4 日下床活动

答案：A

10. 下列哪种不是血栓闭塞性脉管炎的病因

A. 寒冷

B. 吸烟

C. 性激素

D. 贫血

E. 血液流变学异常

答案：D

【A₂型题】

1. 患者，男性，35 岁，长期吸烟，右下肢反复发作静脉炎并有间歇性跛行，其可能的诊断是

A. 动脉栓塞

B. 血栓闭塞性脉管炎

C. 动脉硬化性闭塞症

D. 雷诺病

E. 大动脉炎

答案：B

2. 患者，女性，30 岁，产后 15 日，左下肢肿胀伴疼痛，其可能的诊断是

A. 下肢静脉曲张

B. 血栓闭塞性脉管炎

C. 深静脉血栓形成

D. 雷诺现象

E. 大动脉炎

答案：C

【A₃型题】

患者，女性，70 岁，患慢性冠状动脉供血不足 30 余年，伴心房颤动 10 年。3 小时前突然出现左下肢剧烈疼痛，开始时为大腿上部急袭性痛，触痛明显，足背动脉搏动消失。检查发现在大腿上部可触及一较明显变温带，趾活动困难。

1. 最可能的疾病为

A. 急性左下肢动脉栓塞

B. 左下肢深静脉血栓形成

C. 左下肢深静脉瓣膜功能不全

D. 动脉瘤

E. 血栓闭塞性脉管炎

答案：A

2. 最可能病变的部位在

A. 髂股静脉

B. 腹主动脉

C. 髂总动脉

D. 股总动脉

E. 股深静脉

答案：C

3. 进行最准确的诊断方法是

A. 静脉造影

B. 动脉造影

C. X 线平片

D. 皮肤测温试验

E. 多普勒超生检查

答案：B

患者，男性，60 岁，患高血压 20 年，晨起突发后背撕裂样疼痛，持续数分钟不缓解。

4. 最可能的疾病为

A. 腹主动脉瘤

B. 主动脉夹层

C. 颈动脉狭窄

D. 大动脉炎

E. 肾动脉狭窄

答案：B

5. 进行最准确的诊断方法为

A. 静脉造影

B. 动脉造影

C. X 线平片

D. 彩色多普勒

E. 皮肤测温试验

答案：B

【B 型题】

A. 好发于青壮年妇女

B. 好发于老年人

C. 好发于婴儿

D. 无明显年龄差别

E. 好发于男性

1. 雷诺综合征

答案：A

2. 动脉硬化性闭塞症

答案：C

3. Buerger 病

答案：B

A. 间歇性跛行

B. 静息痛

C. 肢端发黑、溃疡形成

D. "5P" 征

E. 苍白、发绀、潮红

4. Buerger 病营养障碍期

答案：B

5. Buerger 病局部缺血期

答案：A

6. 雷诺综合征典型临床表现

答案：E

【X 型题】

1. 动脉栓塞的临床表现

A. 疼痛

B. 感觉异常

C. 无脉

D. 间歇性跛行

E. 苍白

答案：ABCE

2. 腹主动脉瘤的临床表现

A. 搏动性包块

B. 腹痛、腹胀

C. 压迫症状

D. 瘤体破裂

E. 下肢动脉栓塞

答案：ABCDE

3. 下肢动脉硬化闭塞症的临床分期

A. 轻微症状期

B. 间歇性跛行期

C. 静息痛期

D. 溃疡和坏死期

E. "6P" 征

答案：ABCD

【概念题】

1. 雷诺病

答：雷诺病是一种遇冷或情绪刺激后，以阵发性肢端小动脉强烈收缩引起肢端缺血为特点的疾病。

2. 缺血性静息痛

答：患肢在静息状态下出现的持续性疼痛，是下肢动脉硬化闭塞症引起肢体严重缺血的主要临床表现之一，这种疼痛大多局限在趾或足远端，夜间尤甚，卧位时疼痛加剧，下肢垂下可有缓解。已有组织坏疽者往往伴有严重的静息痛。

【简答题】

1. 试述间歇性跛行。

答：间歇性跛行是一种运动性疼痛，是患肢慢性供血不全的症状。上肢的运动性疼痛主要表现为工作时感到患肢困乏、无力和（或）疼痛，下肢的运动性疼痛则主要表现为行走前无疼痛，当患者行走一段距离后患肢疼痛，休息几分钟后，疼痛缓解，可继续行走。在行走与前次行走的距离相近时，又出现疼痛。

2. 试述下肢动脉硬化闭塞症高危因素。

答：下肢动脉硬化闭塞症高危因素包括吸烟、糖尿病、高血压、高脂血症、高同型半胱氨酸血症、慢性肾功能不全、炎性指标等。其中吸烟与糖尿病的危害最大，二者均可使周围动脉疾病的发生率增高 3～4 倍，合并存在危险性更高。

3. 试述肾动脉狭窄的定义。

答：肾动脉狭窄是由多种病因引起的一种肾动脉狭窄或阻塞的肾血管疾病，临床上主要表现为肾血管性高血压和缺血性肾病。肾动脉狭窄常由动脉粥样硬化及纤维肌性发育不全引起，在我国及亚洲其他国家，还可由大动脉炎导致。

七、骨科自测题

【A₁ 型题】

1. 骨折刚达到临床愈合时，此时骨折的愈合过程正处于哪一阶段

A. 血肿炎症机化期

B. 骨折后 2 周以内

C. 原始骨痂形成期

D. 骨痂改造塑形期

E. 永久骨痂形成期

答案：C

2. 下列哪项不是骨折早期并发症

A. 休克

B. 重要内脏器官损伤

C. 神经损伤

D. 损伤性骨化

E. 脂肪栓塞综合征

答案：D

3. 疲劳性骨折常常发生在哪些部位

A. 髋骨上极

B. 尺骨鹰嘴

C. 第 2、3 跖骨

D. 第 1 耻骨

E. 尺骨下端

答案：C

4. 皮牵引的重量，一般不超过

A. 2.5kg

B. 3kg

C. 4kg

D. 5kg

E. 6kg

答案：D

5. 下列关于骨牵引的说法正确的是

A. 操作简便，患者痛苦少，对肢体损失小

B. 时间不迟久，效果不确实

C. 对于青壮年，肌力强大处及不稳定骨折等，收效不好

D. 牵引重量一般不超过 5kg

E. 对患者有一定痛苦和感染机会

答案：E

6. 浸泡石膏绷带最适宜水温是

A. 20～35℃

B. 35～40℃

C. 65～75℃

D. 80～90℃

E. 100℃

答案：B

7. 关于骨盆的构成，下列说法正确的是

A. 骨盆是由两侧髋骨及尾骨构成

B. 骨盆由两侧髂骨构成

C. 骨盆由骶尾骨及两侧髋骨构成

D. 骨盆由耻骨、耻骨联合、骶骨及双侧骶髂关节构成

E. 骨盆由骶尾骨及两侧髂骨构成

答案：C

8. 某患者用上肢做剧烈投掷动作时，造成肱骨内上髁骨折，其原因属

A. 直接暴力

B. 间接暴力

C. 牵拉暴力

D. 骨骼病变

E. 长期劳损

答案：C

9. 骨折的特殊表现是哪一项

A. 疼痛与压痛

B. 畸形

C. 肿胀

D. 功能障碍

E. 瘀斑、瘀点

答案：B

10. 骨折患者现场急救的次序，下列哪项最正确

A. 妥善固定、包扎伤口、抢救休克、迅速转运

B. 包扎伤口、妥善固定、抢救休克、迅速转运

C. 迅速转运、包扎伤口、妥善固定、抢救休克

D. 抢救休克、包扎伤口、妥善固定、迅速转运

E. 妥善固定、抢救休克、包扎伤口、迅速转运

答案：D

11. 腰椎间盘突出症中发病率最高的节段是

A. 腰 1～2 和腰 2～3

B. 腰 2～3 和腰 3～4

C. 腰 3～4 和腰 4～5

D. 腰 4～5 和腰 5 骶 1

E. 腰 5 骶 1 和骶 1～2

答案：D

12. 急性血源性骨髓炎最常见的致病菌是

A. 白色葡萄球菌

B. β 链球菌

C. 金黄色葡萄球菌

D. 大肠杆菌

E. 肺炎链球菌

答案：C

13. 急性化脓性骨髓炎早期手术的目的是

A. 切除病灶

B. 消灭无效腔

C. 清除死骨和窦道

D. 预防病理性骨折

E. 减压和引流

答案：A

14. 腰椎手术后护理，主要侧重哪一方面

A. 术后 24 小时平卧不翻身，以压迫伤口利止血

B. 观察下肢感觉运动情况，如有异常及时通知医师

C. 协助或指导患者家属解决日常生活问题

D. 协助床上使用便盆

E. 做好各项记录

答案：A

15. 新鲜脱位是指关节脱位后的时间未满

A. 1 周

B. 2 周

C. 3 周

D. 3 个月

E. 6 个月

答案：C

16. 关节脱位的专有体征是

A. 畸形、反常活动、关节空虚

B. 畸形、反常活动或骨擦感

C. 关节空虚、畸形、弹性固定

D. 弹性固定及反常活动

E. 畸形及弹性固定

答案：C

17. 腰椎间盘突出的诱因是

A. 腰椎间盘退行性变

B. 腰部损伤

C. 腰肌受凉

D. 腰部损伤，积累伤力

E. 腰部软组织感染

答案：D

18. 肩关节脱位的特有体征是

A. 疼痛

B. 肿胀

C. "方肩" 畸形

D. "锅铲" 畸形

E. 骨擦音

答案：C

19. "网球肘" 是指

A. 尺骨鹰嘴滑囊炎

B. 肱骨内上髁炎

C. 肱骨外上髁炎

D. 肘部骨折

E. 肘部急性损伤

答案：C

20. 脊柱结核的发病率在全身骨与关节结核中占

A. 第一位

B. 第二位

C. 第三位

D. 第四位

E. 第五位

答案：A

21. 有关急性化脓性骨髓炎，下列哪一项是正确的

A. 最常见的致病菌是 β 链球菌

B. 多发生在骨干

C. 主要的感染途径是经血液循环

D. 老年人抵抗力弱，最易发病

E. 主要的感染途径是淋巴系统

答案：C

22. 骨折晚期造成关节僵硬、肌肉萎缩的主要原因是
   A. 关节面对合不良
   B. 局部血供差
   C. 骨折程度重
   D. 局部神经损伤
   E. 缺乏有效的功能锻炼
   答案：E

23. 下列哪项不属于颈椎病的基本分型
   A. 脊髓型
   B. 神经根型
   C. 颈型
   D. 椎动脉型
   E. 交感神经型
   答案：C

24. 骶骨肿瘤术后并发脑脊液漏，下列哪项措施不正确
   A. 头高足低位
   B. 头低足高位
   C. 监测体温、血常规
   D. 观察引流液量、色、性状
   E. 观察有无恶心呕吐、头痛头晕、颈项强直等症状
   答案：A

25. 骶骨肿瘤患者术后的饮食护理正确的是
   A. 术后禁食水 6 小时改普食
   B. 术后 6 小时后半流食
   C. 术后禁食水—排气后流食—半流食—普食
   D. 免奶半流食
   E. 术后禁食水—6 小时后半流食—普食
   答案：C

26. 人工半骨盆置换术后，穿矫正鞋的目的是
   A. 防止足下垂畸形
   B. 保持肢体外展中立位，预防脱位
   C. 矫正畸形
   D. 预防血栓
   E. 限制肢体活动
   答案：B

27. 骨盆假体置换术后，卧床时间至少需
   A. 1 ～ 2 周
   B. 2 ～ 3 周
   C. 2 ～ 4 周
   D. 4 ～ 6 周

E. 3 ～ 5 周
   答案：D

28. 骨盆最常见的原发肿瘤是
   A. 软骨肉瘤
   B. 成骨肉瘤
   C. 骨巨细胞瘤
   D. 恶性纤维组织细胞瘤
   E. 脂肪肉瘤
   答案：A

29. "临时腹主动脉球囊置入＋骶骨肿瘤后路切除内固定术"后，患者置管侧肢体出现末梢皮温凉、皮肤花斑，足背动脉搏动不能触及，此时患者最可能为
   A. 出血
   B. 动脉血栓 / 栓塞
   C. 神经损伤
   D. 静脉血栓
   E. 骨筋膜室综合征
   答案：B

30. 人工半骨盆假体置换术后，必须保持肢体处于什么体位，以预防假体脱位
   A. 屈髋位
   B. 屈膝位
   C. 内旋位
   D. 外旋位
   E. 外展中立位
   答案：D

【A₂ 型题】

1. 患儿，3 岁，跑步摔倒后肩部疼痛，表现为患肩下沉，患肢有活动障碍，头向患侧倾斜，Dugas 征阴性，最有可能的诊断是
   A. 肩关节脱位
   B. 锁骨骨折
   C. 臂丛损伤
   D. 颈部假性动脉瘤
   E. 桡骨小头半脱位
   答案：B

2. 患者，男性，28 岁，自 8m 高处坠落 2 小时后送至医院。自述胸背部疼痛，双下肢不能活动。诊断时应首先考虑有以下哪种可能
   A. 颅脑损伤
   B. 脊柱损伤
   C. 双下肢骨折
   D. 骨盆骨折

E. 闭合性腹部损伤

答案：B

3. 患者，男性，33岁，因胫腓骨骨折，复位后石膏固定，肢体肿胀较明显。治疗中患者未能积极功能锻炼，2个月后去除石膏复查，见骨折已愈。经1个月关节活动练习，膝关节活动度仍很差，此现象称

A. 损伤性骨折

B. 创伤性骨折

C. 缺血性肌痉挛

D. 关节僵硬

E. 缺血性骨坏死

答案：D

4. 患者，女性，48岁，因左肩痛3个月渐加重，不能梳头，左肩外展、后伸受限，三角肌萎缩，无手臂麻木感，最可能的原因是

A. 颈椎病

B. 肩部肿瘤

C. 肩周炎

D. 肩关节结核

E. 风湿性关节炎

答案：C

5. 患者，女性，50岁，患左拇指狭窄性腱鞘炎2周，此时最简便、有效的治疗方法是

A. 制动

B. 理疗

C. 醋酸泼尼松局部封闭

D. 剑鞘切开术

E. 局部注射抗生素

答案：C

6. 患者，女性，63岁，右骨盆肿瘤切除人工半骨盆置换术后2个月，于家中和友人打牌，当右腿压于左腿膝上（跷二郎腿），突感髋部剧痛，伴髋部活动受限，此时应考虑为

A. 肿瘤复发

B. 神经损伤

C. 假体脱位

D. 肌肉痉挛

E. 骨折

答案：C

【A₃型题】

患者，女性，35岁，腰痛伴左下肢放射痛3个月，脊柱侧凸，左小腿肌肉萎缩，足背感觉下降，左直腿抬高试验(+)，X线平片 $L_5 \sim S_1$ 椎间隙狭窄。

1. 该患者最可能的诊断是

A. 腰椎管狭窄症

B. 腰椎间盘突出症

C. 慢性腰肌劳损

D. 马尾神经

E. 腰椎肿瘤

答案：B

2. 哪项治疗方法不合适

A. 腰围固定

B. 牵引

C. 理疗、推拿、按摩

D. 卧床休息

E. 腰背肌锻炼

答案：E

患者，男性，50岁，右髋部疼痛3年，加重2个月，伴跛行，酗酒史10年，查体直腿抬高试验阳性，右"4"字征阳性。

3. 该患者首先应做的检查是

A. 查红细胞沉降率

B. 摄双侧髋关节正位片

C. 髋关节穿刺＋细菌培养

D. 髋关节片＋活检

E. 摄腰椎正侧位片

答案：B

4. 初步诊断是

A. 强直性脊柱炎合并髋关节强直

B. 髋关节化脓性关节炎

C. 右髋关节结核

D. 右股骨头缺血性坏死

E. 右髋关节创伤性滑膜炎

答案：D

5. 为进一步明确诊断最有价值的检查是

A. 髋关节B超

B. 选择性髋关节血管造影

C. 查空腹血糖

D. 髋关节MRI检查

E. 肌电图检查

答案：D

6. 若该患者行全髋关节置换术，则最有利的康复措施是

A. 术后早期下地活动

B. 术后3个月下地活动

C. 采用膝关节功能康复器

D. 保护性负重、增强肌力训练

E. 术后石膏固定 3 个月

答案：D

【B 型题】

A. 缺血性肌痉挛

B. 压疮

C. 缺血性骨坏死

D. 膀胱、尿道损伤

E. 周围神经损伤

1. 耻骨、坐骨骨折常出现的并发症

答案：D

2. 股骨颈骨骨折常出现的并发症

答案：C

A. 急性化脓性骨髓炎

B. 类风湿关节炎

C. 化脓性关节炎

D. 股骨头缺血性坏死

E. 急性脓肿

3. 患者，男性，17 岁，左膝肿痛半个月，伴高热，左膝皮肤温度高，拒动，浮髌试验阳性，其可能的诊断是

答案：C

4. 患者，男性，48 岁，双髋痛 4 年，加重 5 个月，跛行，4 年前，因患角膜炎曾有长期服用激素史，其可能的诊断是

答案：D

【X 型题】

1. 骨折的早期并发症包括

A. 关节僵硬

B. 休克

C. 缺血性肌痉挛

D. 血管损伤

E. 坠积性肺炎

答案：BD

2. 发生脱位的原因可分为

A. 损伤性脱位

B. 病理性脱位

C. 陈旧性脱位

D. 先天性脱位

E. 习惯性脱位

答案：ABDE

3. 下列关于急性骨髓炎的说法正确的是

A. 多见于儿童，男性多于女性

B. 早期应用大剂量抗生素

C. 主要症状有体温 39℃、局部疼痛、全身不适、食欲减退

D. 局部不可制动，防止关节强直

E. 感染病灶主要发生在长骨的干骺端

答案：ABCE

4. 骶骨肿瘤术后常见的并发症有

A. 出血

B. 切口感染

C. 脑脊液漏

D. 直肠损伤

E. 脱位

答案：ABCD

5. 预防骶骨肿瘤术后切口感染的措施有

A. 有效抗生素治疗

B. 保持敷料清洁，避免粪便、经血污染

C. 严格无菌操作

D. 充分引流

E. 控制及减少术中出血

答案：ABCDE

6. 骶骨常见的良性肿瘤有

A. 骨巨细胞瘤

B. 神经纤维瘤

C. 骨肉瘤

D. 脊索瘤

E. 血管瘤

答案：AB

7. 骶骨常见的恶性肿瘤有

A. 脊索瘤

B. 脂肪肉瘤

C. 软骨肉瘤

D. 畸胎瘤

E. 骨肉瘤

答案：ACE

8. 人工半骨盆置换术后，下列预防脱位方法正确的是

A. 穿矫正鞋，保持外展中立位，避免患肢过度屈髋、内收及外旋

B. 翻身时两腿中间夹软垫，保持下肢与躯干、骨盆平行，轴向翻动

C. 禁止跷二郎腿

D. 禁止坐卧过软、过矮的床椅

E. 禁止盘腿、跪坐

答案：ABCDE

9. 恶性骨肿瘤患者疼痛的特点哪些是正确的

A. 疼痛是早期出现的主要症状，表现为持续

的剧烈疼痛

    B. 开始时轻，呈间歇性疼痛，逐步转为持续性

    C. 夜间疼痛明显

    D. 放射性疼痛

    E. 局部胀痛

    答案：BCDE

    10. 骨肉瘤常见的好发部位有哪些

    A. 胫骨近端

    B. 胫骨远端

    C. 股骨近端

    D. 股骨远端

    E. 肱骨近端

    答案：ADE

    11. 骨肉瘤典型 X 线表现有

    A. 长骨骨干溶骨性、成骨性或溶骨成骨混合性骨破坏

    B. 长骨干骺端溶骨性、成骨性或溶骨成骨混合性骨破坏

    C. 边缘不清，呈虫蚀状、斑片状骨皮质破坏

    D. 早期 X 线平片不典型

    E. 可见 Codman 三角、日光放射样等多种骨膜反应

    答案：BCDE

    12. 下列哪些是新辅助化疗的意义

    A. 早期全身化疗，消灭潜在的微小转移灶

    B. 评估术前化疗效果，指导术后化疗

    C. 缩小肿瘤及肿瘤周围的反应带，提高保肢手术率

    D. 减少手术中肿瘤播散的概率

    E. 早期识别高危病例

    答案：ABCDE

【概念题】

    1. 关节脱位

    答：关节脱位是指由于直接或间接暴力作用于关节，或关节有病理性改变，使骨与骨之间相对部分失去正常的对合关系称为半脱位。

    2. 颈椎病

    答：颈椎病是指颈椎间盘退行性变及其继发性椎间关节退行性变，所致脊髓、神经、血管损害而产生的相应临床症状和体征。颈椎病为 50 岁以上人群的常见病，男性多见，好发部位为第 5 ~ 6 颈椎，第 6 ~ 7 颈椎。

    3. 石膏综合征

    答：石膏背心固定术的患者，由于上腹部包

裹过紧，影响进食后胃的容纳和扩张，可导致患者出现腹痛、呕吐，呕吐物主要是胃内容物。胸部石膏包裹过紧，可出现呼吸窘迫、发绀等，称为石膏综合征。

【简答题】

    1. 简述骨折的急救原则。

    答：（1）抢救休克：快速检查患者全身情况，如处于休克状态，应注意保温，尽量减少搬动，有条件应立即输液、输血。合并颅脑损伤处于昏迷状态者应注意保持呼吸道通畅。

    （2）包扎伤口：开放性骨折，伤口出血绝大多数用加压包扎。大血管出血，不能加压止血时，最好用充气止血带止血，并应记录所用的压力和时间。创口用无菌敷料或清洁布类予以包扎减少再污染。若骨折端已戳出伤口，并已污染，又未压迫重要血管神经者，不应复位，以免将污染物带到伤口深处。医院清创处理后，再行复位。若包扎时骨折端自行回纳，应做好记录，以便清创时进一步处理。

    （3）妥善固定：可用夹板、木板或就地取材，用树枝、木棍、报纸等妥善固定受伤肢体，也可将伤肢固定于健侧肢体上。若患肢肿胀严重的患者，可用剪刀将患肢衣袖和裤脚剪开，减轻压迫，骨折畸形明显者，可适当牵引患肢再行固定，以免造成神经血管的损伤。

    （4）迅速转运：患者经上述处理后，应立即送往有治疗条件的医院。在现场搬运时，一定要遵循操作要领。上肢骨折者可自己行走；下肢骨折者固定后搬运；脊柱骨折者，搬运时应保持脊柱平直，平托移动或俯卧于担架上，严禁弯腰而加重脊髓损伤。

    2. 简述化脓性骨髓炎的感染途径。

    答：化脓性骨髓炎是由化脓性细菌感染引起的病变，包括骨膜、骨密质、骨松质及骨髓组织的炎症。感染途径有三种。

    （1）血源性感染：致病菌由身体其他部位的感染性病灶，如上呼吸道感染、皮肤疖肿、毛囊炎、泌尿生殖系统感染等部位，经血液循环播散至骨髓，称血源性骨髓炎。

    （2）创伤后感染：如开放性骨折或骨折手术后感染，称为创伤后骨髓炎。

    （3）邻近感染灶：邻近软组织感染直接蔓延至骨骼，如脓性指头炎引起指骨骨髓炎，慢性小腿溃疡引起胫骨骨髓炎，糖尿病引起的足部骨髓

炎，也称为外来性骨髓炎。

3. 简述腰椎管狭窄的临床表现。

答：(1) 神经源性间歇性跛行：多数患者步行一段距离后感到腰腿痛，稍休息或下蹲后即感症状减轻或消失，继续行走症状反复出现，且行走距离越来越短，而休息的时间越来越长。

(2) 腰腿痛：多数表现为腰腿均疼痛，腿痛可在单侧或双侧，腰痛常伴有一侧或双侧臀部及下肢胀痛，麻木感或下肢肌无力，行走或站立时症状加重，下蹲或卧床休息时症状缓解。

(3) 症状多、体征少：患者常诉有严重的腰腿痛，下肢麻木、无力或大、小便功能障碍，但在体格检查时，常无明显阳性体征发现，只有少数患者可有下肢轻度肌肉萎缩或腱反射减弱等。

第25章 妇产科自测题

一、妇科自测题

【A₁型题】

1. 宫颈癌与哪种病毒感染最具相关性

A. HIV

B. HPV

C. HBV

D. HCV

E. HCMV

答案：B

2. 慢性宫颈炎最常见的病变是

A. 宫颈糜烂

B. 宫颈肥大

C. 宫颈息肉

D. 宫颈腺囊肿

E. 宫颈黏膜炎

答案：A

3. 慢性盆腔炎患者的临床表现不包括

A. 下腹部坠胀、疼痛

B. 月经失调

C. 月经增多

D. 高热、寒战、头痛

E. 不育

答案：D

4. 功能失调性子宫出血（简称功血）最常见的类型是

A. 无排卵性功血

B. 排卵性功血

C. 排卵期功血

D. 黄体功能不全

E. 子宫内膜不规则出血

答案：A

5. 卵巢性闭经不包括

A. 卵巢早衰

B. 卵巢切除

C. 卵巢功能性肿瘤

D. 低促性腺激素性闭经

E. 多囊卵巢综合征

答案：D

6. 下列症状可能与绝经有关，但除外

A. 易于激动

B. 肢体疼痛

C. 尿频、尿急

D. 严重抑郁，多次自杀倾向

E. 外阴烧灼感，分泌物减少

答案：D

7. 绒毛膜癌患者最常见的转移部位依次是

A. 肺、脑、肝、阴道

B. 阴道、肺、肝、脑

C. 肝、脑、阴道、肺

D. 肝、肺、脑、阴道

E. 肺、阴道、脑、肝

答案：E

8. 葡萄胎患者术后最佳避孕方法是

A. 宫内节育器

B. 口服避孕药

C. 针剂避孕药

D. 避孕套、阴道隔膜

E. 皮下埋植法

答案：D

9. 发生率最高的女性生殖道肿瘤是

A. 宫颈癌

B. 子宫内膜癌

C. 卵巢癌

D. 输卵管癌

E. 外阴癌

答案：A

10. 黏膜下肌瘤最常见的症状是

A. 下腹包块

B. 痛经

C. 月经量过多

D. 白带过多

E. 下腹坠胀

答案：C

11. 浆膜下肌瘤最常见的

A. 下腹包块

B. 阴道排液量增多

C. 不孕

D. 下腹坠痛

E. 经量增多

答案：A

12. 确诊宫颈癌的最主要依据

A. 子宫颈刮片细胞学检查

B. 双合诊和窥阴器检查

C. 阴道镜检查

D. 子宫颈活体组织检查

E. B 超检查

答案：D

13. 预防宫颈癌不正确的内容是

A. 提倡晚婚晚育

B. 积极治疗宫颈疾病

C. 积极开展性健康教育工作

D. 30 岁以上妇女每 3～5 年普查一次

E. 重视接触性出血的症状

答案：D

14. 阴道内有大量脓性黄绿色呈泡沫状分泌物，最常见的疾病是

A. 细菌性阴道炎

B. 滴虫阴道炎

C. 老年性阴道炎

D. 宫颈糜烂

E. 白念珠菌性阴道炎

答案：B

15. 在阴道自净作用中，能将糖原分解为乳酸的细菌是

A. 乳酸杆菌

B. 葡萄球菌

C. 链球菌

D. 大肠杆菌

E. 加德纳菌

答案：A

16. 新婚夫妇欲半年后受孕，应选择最佳的避孕方法是

A. 避孕套

B. 安全期避孕

C. 口服避孕药

D. 宫内节育器

E. 皮下埋植避孕

答案：A

17. 宫内节育器避孕原理，正确的是

A. 抑制卵巢排卵

B. 阻止精子进入宫腔和输卵管

C. 干扰受精卵着床

D. 干扰下丘脑 - 垂体 - 卵巢轴

E. 改变宫腔黏液形状

答案：C

18. 卵巢肿瘤最常见的并发症是

A. 恶性变

B. 破裂

C. 感染

D. 蒂扭转

E. 与组织粘连

答案：D

19. 外阴恶性肿瘤中最常见的是

A. 外阴鳞状细胞癌

B. 外阴恶性黑色素瘤

C. 外阴基底细胞癌

D. 前庭大腺癌

E. 外阴鲍恩病

答案：A

20. 外阴鳞状细胞癌的主要症状

A. 外阴瘙痒及肿块

B. 外阴色素沉着

C. 外阴皮下巨大肿块

D. 无明显症状

E. 外阴溃疡

答案：A

21. 子宫脱垂是指子宫颈外口达

A. 坐骨结节水平以上

B. 坐骨结节水平以下

C. 坐骨棘水平以上

D. 坐骨棘水平以下

E. 骶尾骨以下

答案：D

22. Ⅲ度子宫脱垂是指

A. 子宫脱垂，直肠膀胱膨出

B. 子宫颈脱出于阴道，伴有直肠膀胱膨出

C. 子宫颈伴部分子宫体脱出阴道口

D. 子宫颈在坐骨棘水平以下

E. 子宫颈与子宫体完全脱出阴道口

答案：E

23. 在女性上生殖道感染的防御机制中，最重要的是

A. 双侧大阴唇自然闭合

B. 盆底肌肉的作用保持阴道口闭合，阴道前后壁紧贴

C. 阴道自净作用

D. 子宫颈黏液栓

E. 子宫内膜周期性脱落

答案：D

24. 关于念珠菌病的诱发因素，下列应除外

A. 糖尿病

B. 口服甲硝唑

C. 妊娠

D. 阴道局部免疫能力下降

E. 长期口服避孕药

答案：B

25. 以血行传播为主的引起盆腔炎的病原体是

A. 葡萄球菌

B. 淋病奈瑟球菌

C. 沙眼衣原体

D. 大肠杆菌

E. 结核分枝杆菌

答案：E

26. 糖尿病合并阴道炎最常见的是

A. 念珠菌性阴道炎

B. 滴虫阴道炎

C. 外阴炎

D. 前庭大腺脓肿

E. 外阴瘙痒

答案：A

27. 下列哪项结果表示卵巢无排卵

A. 双相型体温

B. 宫颈黏液呈现羊齿状结晶

C. 分泌期子宫内膜

D. 体内孕激素含量呈高值

E. 阴道脱落细胞受孕激影响

答案：B

28. 绒毛膜癌最常见的转移部位是

A. 肺

B. 脑

C. 阴道

D. 盆腔

E. 肝

答案：A

29. 下列诊断依据对葡萄胎最有意义的是

A. 子宫妊娠 5 个月大小，摸不到胎

B. B 超示落雪状图像

C. 血 HCG > 100kU/L

D. 阴道排出水泡状组织

E. 停经后阴道出血

答案：D

30. 侵蚀性葡萄胎与绒毛膜癌的鉴别要点是

A. 有无葡萄胎史

B. 阴道出血时间的长短

C. 有无转移灶的出现

D. 镜下是否有绒毛结构

E. 血 HCG 的浓度

答案：D

31. 最常见的子宫肌瘤是

A. 阔韧带肌瘤

B. 子宫颈肌瘤

C. 黏膜下肌瘤

D. 浆膜下肌瘤

E. 肌壁间肌瘤

答案：E

32. 子宫内膜癌最常见的转移途径是

A. 上行蔓延

B. 血行转移

C. 下行蔓延

D. 直接蔓延

E. 腹腔种植

答案：D

33. 下列哪项不符合子宫脱垂

A. 阴道外口可见子宫颈即可诊断为子宫脱垂

B. 子宫颈距阴道口以内为Ⅰ度脱垂

C. 子宫脱垂重度，必须与子宫内翻鉴别

D. 子宫脱垂常发生于产后过早参加重体力劳动的妇女

E. 子宫脱垂常伴发阴道后壁膨出

答案：B

34.尿瘘患者最主要的临床表现是

A.尿路感染

B.漏尿

C.阴道壁膨出

D.排便困难

E.闭经

答案：B

35.关于卵巢肿瘤并发症，错误的是

A.有时需与子宫肌瘤鉴别

B.蒂扭转

C.破裂

D.感染

E.腹水

答案：E

36.原发性不孕症的定义是

A.夫妇同居，性生活正常，未避孕，2年未孕者

B.夫妇同居，性生活正常，未避孕，1年未孕者

C.夫妇同居，性生活正常，虽第一次婚姻曾生育，此后未避孕，2年未孕者

D.夫妇同居，性生活正常，虽第一次婚姻曾生育，此后未避孕，1年未孕者

E.夫妇同居后1年未孕，一方有无法纠正的解剖生理缺陷者

答案：A

37.就精子数量而言，下列具有正常生育能力的指标是

A.精子数在2000万～3000万/ml

B.精子数在3000万～4000万/ml

C.精子数在4000万～5000万/ml

D.精子数在5000万～6000万/ml

E.精子数在＞6000万/ml

答案：E

38.计划生育包括

A.晚婚、晚育

B.晚婚、晚育、节育

C.晚婚、晚育、优生优育

D.晚婚、晚育、优生优育、绝育

E.晚婚、晚育、优生优育、节育

答案：E

39.下列不是口服避孕药禁忌证的是

A.急、慢性肝炎

B.血栓性疾病

C.哺乳期

D.慢性宫颈炎

E.乳腺癌术后

答案：D

【A₂型题】

1.患者，女性，25岁，12岁初潮，周期正常。现停经45日，阴道出血持续20日，时多时少，无腹痛。妇科检查：子宫颈光滑，颈管内有透明分泌物做涂片见羊齿状结晶，子宫前位正常大小，附件未及。可能的诊断是

A.异位妊娠

B.流产

C.子宫内膜不规则脱落

D.无排卵性功血

E.黄体功能不足

答案：D

2.患者，女性，35岁，孕3产1，主诉近1周有性交后少量出血。妇科检查：子宫轻度糜烂，有接触性出血，子宫正常大小，两侧附件阴性。子宫颈刮片细胞学检查为巴氏3级，其结果提示

A.轻度炎症

B.可疑癌症

C.高度可疑癌症

D.中毒炎症

E.癌症

答案：B

3.患者，女性，65岁，停经15年，现有阴道出血。妇科检查：宫颈表面光滑，子宫丰满、质软，双附件阴性，最有可能的诊断是

A.老年性阴道炎

B.子宫肌瘤

C.子宫内膜癌

D.宫颈癌

E.卵巢癌

答案：C

4.患者，女性，30岁，已婚未育，月经周期正常。急性右下腹疼痛，阵发性加剧5小时，伴恶心呕吐。妇科检查：子宫颈光滑，子宫正常大小；右附件可触及直径10cm大小肿物，部分囊性，部分实性，活动受限，压痛明显。最可能的诊断是

A.阑尾周围脓肿

B.急性附件炎

C.输卵管妊娠

D. 子宫内膜异位症

E. 卵巢囊肿蒂扭转

答案：E

5. 患者，女性，58岁，绝经9年，现出现阴道分泌物增多及外阴瘙痒、灼热感。阴道分泌物稀薄，呈淡黄色。妇检：子宫萎缩，附件阴性。护士主要怀疑的疾病是

A. 念珠菌性阴道炎

B. 滴虫阴道炎

C. 细菌性阴道病

D. 萎缩性阴道炎

E. 慢性子宫炎

答案：A

6. 患者，女性，29岁，结婚3年不孕，月经周期（3～5）/（24～25）日，盆腔检查正常，连测3个周期基础体温（BBT）双相，高温相持续9～10日，诊断为

A. 正常月经

B. 无排卵性功血

C. 黄体发育不足

D. 黄体萎缩不全

E. 子宫内膜炎

答案：C

7. 患者，女性，26岁，1年前足月妊娠分娩，由于难产所致产后出血，未哺乳，至今月经未复潮，雌激素试验阳性，应属于哪种闭经

A. 子宫性闭经

B. 卵巢性闭经

C. 垂体性闭经

D. 丘脑性闭经

E. 中枢性闭经

答案：C

8. 患者，女性，42岁，末次妊娠人工流产后8年，现停经3个月，阴道出血3日，子宫增大，但小于停经月份，血HCG＞100kU/L。最可能的诊断是

A. 先兆流产

B. 宫外孕

C. 葡萄胎

D. 侵蚀性葡萄胎

E. 绒毛膜癌

答案：E

9. 某患者，急诊入院，面色苍白。查：BP为70/50mmHg，腹部有明显移动性浊音，初步诊断

为异位妊娠，准备做剖腹探查术。根据患者情况，术前护理不妥的是

A. 保暖

B. 立即给氧吸入

C. 迅速输液

D. 做好输血准备

E. 按腹部手术常规按部就班做好准备

答案：E

10. 患者，女性，因外阴癌接受外阴根治术，术后应采取的体位是

A. 头高足低位

B. 半坐卧位

C. 侧卧位

D. 平卧、双腿外展屈膝位

E. 自由体位

答案：D

11. 患者，女性，30岁，婚后5年未孕。夫妇双方生殖器形态学检查未见异常，为监测有无排卵，不宜适用的项目是

A. 基础体温测定

B. 宫颈黏液结晶检查

C. 超声波检查

D. 经前诊断性刮宫

E. 腹腔镜检查

答案：E

12. 患者，女性，44岁，妇科检查发现子宫脱垂Ⅱ度重，既往曾患乙型肝炎，首选的避孕方法是

A. 宫内节育器

B. 口服避孕药

C. 注射长效针避孕

D. 皮下埋植避孕

E. 避孕套

答案：E

【A₃ 型题】

患者，女性，35岁，孕3产1，妇科普查发现子宫颈中度糜烂。患者无不适主诉。

1. 患者首选的处理方案是

A. 激光治疗

B. 冷冻治疗

C. 宫颈刮片检查

D. 宫颈组织活检

E. 手术治疗

答案：C

2. 需做物理治疗应选择在

A. 患者确诊后

B. 月经来潮前 3～7 日

C. 月经干净后 3～7 日

D. 排卵期

E. 任何时候

答案：A

患者，28 岁，阴道分泌物增多伴外阴瘙痒 1 周。自诉近 1 年曾先后 3 次出现上述症状，被诊断为念珠菌病，给予硝基咪康唑栓局部治疗后好转，妇科检查见阴道黏膜充血，阴道内大量块状分泌物，取分泌物查滴虫阴性，念珠菌阳性。

3. 取分泌物悬滴法查念珠菌时，最好使用

A. 生理盐水

B. 氢氧化钾

C. 过氧化氢

D. 蒸馏水

E. 小苏打

答案：B

4. 此患者应诊断为

A. 滴虫阴道炎

B. 念珠菌性阴道炎

C. 细菌性阴道炎

D. 复发性念珠菌阴道炎

E. 非特异性阴道炎

答案：D

5. 与其发病无关的是

A. 长期应用抗生素

B. 糖尿病

C. 口服、肠道、阴道念珠菌可交叉感染

D. 阴道乳酸杆菌数量的减少

E. 长期使用避孕套避孕

答案：E

6. 关于此病的治疗，不正确的是

A. 应查出诱发因素以消除诱因

B. 治疗以全身用药为主

C. 应选用广谱抗生素

D. 性伴侣需同时治疗

E. 治疗后应于月经前复查阴道分泌物

答案：C

患者，女性，人工流产术后出现下腹部明显压痛，白带增多，伴寒战、高热，体温 39.8℃，阴道内可见脓性有臭味的分泌物，后穹窿饱满、触痛，子宫颈抬举痛。

7. 此患者最可能的诊断是

A. 不全流产

B. 子宫颈炎

C. 淋病

D. 盆腔炎性疾病

E. 盆腔炎性疾病后遗症

答案：D

8. 下列哪种护理问题不成立

A. 体温过高

B. 焦虑

C. 失血

D. 疼痛

E. 活动无耐力

答案：C

9. 护士不需采取的护理措施为

A. 遵医嘱给予高效抗生素

B. 进行物理降温

C. 配合医师切开排脓

D. 纠正水、电解质紊乱

E. 协助医师定期做妇科检查了解病情

答案：E

患者，女性，53 岁，近 2～3 年来月经不调，表现为周期延长，经量增多且淋漓不净，此次停经 3 个月，阴道出血 10 余日，量多，给予诊断性刮宫（诊刮）止血，刮出物组织学检查为子宫内膜腺瘤样增生过长。

10. 其诊断考虑为

A. 无排卵性功血

B. 黄体功能不足

C. 子宫内膜不规则脱落

D. 子宫内膜炎

E. 排卵性功血

答案：A

11. 对该患者最佳治疗方案是

A. 诊刮后应用强效孕激素

B. 全子宫切除术

C. 诊刮后抗炎治疗

D. 子宫内膜电切术

E. 诊刮后观察随访

答案：B

患者，女性，结婚 3 年未孕，平时月经规则。因停经 3 个月就诊。妇科检查：宫颈光滑，宫口闭，子宫 5 个月妊娠大小，质软，左侧附件扪及约 6cm 直径囊性肿块。尿 HCG（＋）。拟诊为葡萄胎。

12. 最简便的确诊方法为
A. B 型超声检查
B. 测定血 HCG
C. 诊断性刮宫
D. 盆腔 X 线摄片
E. 腹腔镜检查
答案：A

13. 该患者左侧附件的囊性肿块考虑是
A. 妊娠黄体
B. 卵巢黄素囊肿
C. 卵巢巧克力囊肿
D. 输卵管卵巢囊肿
E. 浆膜下子宫肌瘤
答案：B

患者，53 岁，绝经 5 年，不规则阴道出血 20 日。妇科检查：宫颈表面光滑，子宫中位，正常大小，两侧附件增厚。4 年前曾行乳腺癌手术，腋窝淋巴结有转移灶，术后行化疗及放疗。

14. 为明确诊断首选的辅助检查是
A. 宫颈刮片细胞学检查
B. 阴道镜检查
C. 诊断性刮宫
D. B 型超声检查
E. 腹腔镜检查
答案：C

15. 最可能的诊断是
A. 宫颈癌
B. 卵泡膜细胞瘤
C. 子宫内膜癌
D. 卵巢 Krukenberg 瘤
E. 放射治疗的不良反应
答案：C

患者，女性，64 岁，近 2 年来发现左侧有一肿块，疼痛，2 个月前破溃，且有血性分泌物，查体见左侧大阴唇中段有一硬结，约 3cm×2cm×2cm，基底宽，不活动，腹股沟淋巴结未触及。

16. 其初步诊断考虑为
A. 鳞状上皮原位癌
B. 外阴癌 I 期
C. 外阴癌 II 期
D. 外阴癌 III 期
E. 外阴癌 IV 期
答案：C

17. 该患者应选择的治疗方案为
A. 单纯外阴切除
B. 外阴广泛切除及双侧腹股沟、盆腔淋巴结清扫术
C. 放射治疗
D. 单纯病灶切除辅以化疗
E. 化疗
答案：B

患者，女性，25 岁，婚后 3 年未孕，16 岁初潮，月经史：8～10 日、1～3 个月，量中等，无痛经，经夫妇双方检查，男方精液常规正常，女方阴道通畅。宫颈红呈颗粒状，宫颈口见透明分泌物，宫体后位，正常大小，活动，附件未及异常，基础体温测定单相。

18. 该妇女不孕可能的原因是
A. 子宫后位
B. 宫颈炎
C. 无排卵
D. 黄体萎缩不全
E. 黄体发育不全
答案：C

19. 应采取的治疗手段是
A. 月经后半期应用孕激素使内膜呈分泌期变化
B. 应用氯米芬促排卵治疗
C. 应用维生素 E 提高生育能力
D. 应用雌激素
E. 应用 E-P 序贯疗法
答案：B

患者，女性，30 岁，发育良好，婚后 2 年未孕，经检查基础体温双相，子宫内膜病理为分泌期改变。男方精液检查常规为正常。

20. 该患者需要做的进一步检查是
A. 阴道镜检查
B. 女性激素测定
C. 输卵管通畅检查
D. 腹腔镜检查
E. 超监测卵泡发育
答案：C

21. 上述检查发现有异常，应采用的治疗方案是
A. 异常部位活检送病理
B. 氯米芬促排卵
C. 抗炎治疗
D. 输卵管通液治疗
E. 服己烯雌酚

答案：D

22. 上述检查未发现异常，应继续进行的检查项目是

A. 宫腔镜检查

B. 性交后精子穿透力试验

C. 阴道脱落细胞涂片检查

D. 宫颈刮片

E. 子宫输卵管碘油造影

答案：B

患者，女性，30 岁，采用短效口服避孕药避孕，在服药第 9 日因漏服出现阴道出血，出血量少于月经量，第 2 日下午前来就诊。妇科检查阴道内有少量血液，余未发现异常。

23. 阴道出血的原因最可能是

A. 孕激素过多

B. 雌激素过多

C. 雌激素不足

D. 孕激素不足

E. 凝血功能障碍

答案：C

24. 医护人员应给予的正确指导

A. 需每晚加服炔雌醇 1 片（0.005mg），与避孕药同时服至 22 日

B. 需每晚增服短效口服避孕药 1/2 ~ 1 片至 22 日停药

C. 停药若阴道出血量如月经量，应停止用药，在出血第 5 日再开始按规定重新服药

D. 补服短效口服避孕药 1 片

E. 考虑出血量不多，继续按规定服药即可

答案：A

患者，女性，28 岁，孕产史为 1-0-2-1，曾患慢性肾炎，现停经 59 日，门诊检查诊断为早孕。

25. 应采取终止妊娠的方法是

A. 药物流产

B. 吸宫术

C. 钳刮术

D. 利凡诺引产

E. 水囊引产

答案：B

26. 终止妊娠后，护理人员给予其健康指导错误的是

A. 注意观察阴道出血情况

B. 注意观察腹痛情况

C. 保持外阴清洁，禁止性生活及盆浴 2 周

D. 休息 3 周

E. 嘱其采用安全可靠的避孕措施

答案：C

27. 建议其今后采取的最佳避孕措施是

A. 口服避孕药

B. 男用避孕套

C. 皮下埋植剂

D. 放置节育器

E. 安全期避孕

答案：D

【B 型题】

A. 滴虫阴道炎

B. 念珠菌性阴道炎

C. 细菌性阴道炎

D. 老年性阴道炎

E. 少女性阴道炎

1. 豆渣样白带

答案：B

2. 均匀稀薄白带

答案：C

3. 血性白带

答案：D

4. 黄绿色泡沫白带

答案：A

A. 用大量雌激素止血后人工周期 3 个月

B. 孕雄激素合并疗法减少月经量并调整月经周期

C. 用合成孕激素配合适量的雌激素口服

D. 孕激素长期应用

E. 于月经期前 8 ~ 12 日，肌内注射黄体酮 10 ~ 20mg 共 5 日

5. 治疗青春期功血

答案：A

6. 治疗育龄期妇女月经周期过短

答案：C

7. 治疗绝经过渡期功血

答案：B

8. 治疗育龄期妇女经期延长

答案：E

A. 早孕

B. 流产

C. 葡萄胎

D. 侵蚀性葡萄胎

E. 绒毛膜癌

9. 不规则阴道出血，子宫内容物组织学检查为成团的滋养细胞，未见绒毛结构，诊断为

答案：E

10. 葡萄胎清宫后 4 个月，HCG 持续阳性，咯血，其诊断首先考虑是

答案：D

A. 下腹剧痛

B. 月经量增多的原因

C. 接触性出血的原因

D. 不孕症的常见原因

E. 白带增多

11. 卵巢囊肿蒂扭转

答案：A

12. 宫颈癌的早期症状

答案：C

13. 输卵管炎

答案：D

14. 子宫肌瘤

答案：B

A. 子宫脱垂 I 度轻

B. 子宫脱垂 I 度重

C. 子宫脱垂 II 度轻

D. 子宫脱垂 II 度重

E. 子宫脱垂 III 度重

15. 宫颈达处女膜缘，但未超出该缘

答案：B

16. 宫颈及部分宫体脱出阴道口

答案：D

17. 宫颈及宫体全部脱出阴道口

答案：E

A. 阴道、宫颈病变

B. 黏膜下肌瘤

C. 浆膜下肌瘤

D. 不孕症

E. 卵巢癌

18. 腹腔镜检查适用于

答案：D

19. 宫腔镜检查适用于

答案：B

20. 阴道镜检查适用于

答案：A

A. 震惊

B. 悲伤

C. 愤怒

D. 内疚

E. 孤独

21. 不孕症妇女对不孕症诊断的第一反应是

答案：A

22. 在经历过一连串的不孕症检查而未得出异常的诊断结果之后出现的一种心理反应是

答案：C

23. 既往的婚前性行为、婚外性行为、使用过避孕措施或流产者，出现的一种心理反应是

答案：D

24. 不孕妇女往往不再和以往的有了孩子的朋友、亲戚交往，此时的情绪状态是

答案：E

A. 孕 6 周

B. 孕 9 周

C. 孕 12 周

D. 孕 20 周

E. 孕 29 周

25. 利凡诺引产

答案：D

26. 钳刮术

答案：C

27. 药物流产

答案：A

28. 负压吸引术

答案：B

【X 型题】

1. 选择性子宫动脉栓塞及插管化疗后护理要点包括

A. 教会患者轴向翻身的方法及床上解小便的方法

B. 每日交接班时观察足背动脉搏动情况及双下肢的温度、颜色

C. 注意观察臀红情况

D. 严格遵医嘱给化疗药，注意速度

E. 双下肢制动

答案：ABCDE

2. 葡萄胎清宫术护理要点

A. 建立有效的静脉通路

B. 小手术，不用配血

C. 术中观察患者有无面色苍白、出冷汗、口唇发绀

D. 术后观察阴道出血及腹痛情况

E. 出院指导应采用药物避孕

答案：ACD

3. 引起外阴炎的常见原因有

A. 营养不良

B. 外阴部外伤

C. 阴道分泌物少

D. 化纤内裤刺激

E. 长期尿液刺激

答案：ADE

4. 引起女性生殖系统炎症的常见病原体有

A. 细菌

B. 真菌

C. 原虫

D. 病毒

E. 螺旋体

答案：ABCDE

5. 无排卵型功血于宫内膜的病理变化包括

A. 增生期子宫内膜

B. 分泌期子宫内膜

C. 子宫内膜腺囊型增生过长

D. 子宫内膜腺瘤型增生过长

E. 萎缩型子宫内膜

答案：ACDE

6. 青春期无排卵性功血促进排卵的药物有

A. 大剂量雌激素

B. 小剂量雌激素

C. 大剂量孕激素

D. 枸橼酸氯米芬

E. 绒毛膜促性腺激素

答案：BDE

7. 葡萄胎临床表现有

A. 停经及阴道出血

B. 多有妊娠剧吐

C. 常伴消瘦

D. 子宫大于妊娠周数

E. 伴双卵巢囊性增大

答案：ABDE

8. 在给葡萄胎患者做会阴护理时发现小阴唇有一紫蓝色结节，正确的处理是

A. 无须处理

B. 用棉签或钳子夹掉

C. 报告医师

D. 注意结节长大情况

E. 注意观察结节有无活动性出血

答案：ACD

9. 良性畸胎瘤的特征是

A. 多见于青春期妇女

B. 易发生蒂扭转

C. 恶变率高

D. 瘤体直径为 5 ~ 10cm

E. 囊内含皮脂毛发

答案：ABDE

10. 阴道上药正确的指导是

A. 用药不影响性生活

B. 阴道栓剂在早晨用，利于充分吸收

C. 月经期不宜用药

D. 用药前阴道灌洗

E. 护士应教会患者自己用药

答案：CDE

11. 致男性不孕精液异常的诱因包括

A. 睾丸炎导致睾丸萎缩

B. 先天性睾丸发育不全

C. 过多接触化学物质

D. 进行化疗和放疗

E. 长期桑拿浴

答案：ABCDE

12. 下列属于供精人工授精（AID）适应证的有

A. 男方阳萎

B. 严重的精液量减少

C. 低精子计数

D. 免疫性不孕

E. 精子活动力低下

答案：BCDE

13. 宫内节育器的禁忌证是

A. 生殖器官慢性炎症

B. 子宫肌瘤

C. 慢性支气管炎

D. 重度子宫脱垂

E. 月经频发、经量较多

答案：ABDE

14. 输卵管结扎术的并发症有

A. 出血或血肿

B. 感染

C. 输卵管复通

D. 月经异常

E. 脏器损伤

答案：ABCE

【概念题】

1. 压力性尿失禁

答：国际尿控协会提出的压力性尿失禁定义为，腹压的突然增加导致尿液不自主流出，不是由逼尿肌收缩压或膀胱壁对尿液的张力压引起的。其特点为，正常状态下无遗尿，而腹压突然增高时尿液自动流出。

2. 我国法定报告的性病种类

答：目前我国法定报告性病为淋病、梅毒、艾滋病。

【简答题】

1. 简述外阴阴道炎患者的健康教育的主要内容。

答：(1) 向患者及家属讲解常见生殖器官炎症的病因、诱发因素、预防措施。

(2) 指导妇女穿棉制品内裤，以减少局部刺激。

(3) 告知炎症期间避免去公共浴池、游泳池，浴盆、浴巾应煮沸消毒，并禁止性生活。

(4) 耐心解释某些疾病夫妻双方同时接受治疗的必要性及坚持治疗的重要性。

(5) 注意经期、孕期、分娩期及产褥期卫生。

(6) 指导患者做到定期检查，及早发现异常并积极治疗。

2. 简述女性生殖器炎症的感染途径。

答：①上行蔓延；②血行播散；③淋巴扩散；④直接蔓延。

3. 简述列举 5 项功血患者的一般护理措施。

答：(1) 卧床休息，保证充足的睡眠，防止体力消耗，减少出血量。

(2) 鼓励患者多进食营养丰富、含铁量高的食物，根据患者的饮食习惯，协助制订饮食计划或食谱。

(3) 加强会阴部护理，保持局部清洁。

(4) 检查及手术操作过程应严格遵守无菌操作规程；严密观察与感染有关的征象。

(5) 禁止盆浴，可淋浴或擦浴；告诫患者禁止性生活。

(6) 按医嘱准确用药，在口服抗生素与激素类药物出现药物不良反应时，应及时与医师联系。

4. 简述葡萄胎患者出院指导的内容。

答：(1) HCG 定量测定：葡萄胎清宫后，每周随访 1 次血、尿 HCG，阴性后仍需每周复查 1 次；3 个月如一直阴性则改为每半年检查 1 次，共 3 个月，如连续阴性，则改为每个月检查 1 次，持续半年；第 2 年起每半年 1 次，共随访 2 年。

(2) 在随访血、尿 HCG 的同时，应注意有无阴道异常出血、咳嗽、咯血及其他转移灶症状，

定时做妇科检查、盆腔 B 超及胸部 X 线片检查。

(3) 在随访期间必须严格避孕，但避免选用宫内节育器方法。

5. 简述葡萄胎患者清宫术护理要点。

答：(1) 清宫术前建立有效的静脉通路，备血，准备好催产素、抢救药品及物品，以防大出血造成的休克。

(2) 术中严密观察血压、脉搏、呼吸、有无休克征象，注意观察有无肺栓塞的表现如呼吸困难、咳嗽等。

(3) 将刮出物送病理检查，注意挑选靠近宫壁的葡萄状组织送检以提高阳性检出率。

(4) 术后注意评估阴道出血量。

(5) 观察并评估腹痛程度及性质。

(6) 观察有无水泡状物排出。

6. 试述分段诊断性刮宫的步骤。

答：分段诊断性刮宫要求先用小刮匙环刮子宫颈管，再进子宫腔搔刮内膜，刮出物分瓶标记送病理检查。

7. 根据肌瘤与子宫肌层的关系简述子宫肌瘤的分类。

答：可分为 3 类。

(1) 浆膜下肌瘤——肌瘤向子宫体表面生长突起，由浆膜层覆盖。

(2) 肌壁间肌瘤——最常见，肌瘤位于子宫肌层内，周围均被肌层包绕。

(3) 黏膜下肌瘤——肌瘤向子宫腔方向突出，表面由黏膜层覆盖。

8. 简述尿瘘患者术后护理要点

答：(1) 根据患者瘘孔的位置决定体位，以减少尿液对修补伤口处的浸泡。

(2) 注意避免尿管脱落，保持尿管的通畅。

(3) 尿管一般留置 10～14 日后拔出。

(4) 积极预防咳嗽、便秘等增加腹压的动作。

9. 简述外阴阴道创伤的原因及处理原则。

答：原因：分娩、外伤或性生活。

处理原则：镇痛、止血、抗感染、抗休克。

10. 简述药物避孕原理。

答：药物避孕原理：①抑制排卵；②改变子宫颈黏液性状；③改变子宫内膜形态与功能；④输卵管蠕动变化。

11. 列举手术流产的并发症。

答：手术流产的并发症：①子宫穿孔；②人工流产综合征；③术中出血；④术后感染；

⑤栓塞；⑥吸宫不全；⑦漏吸；⑧月经失调；
⑨子宫颈或子宫腔粘连。

二、产科自测题

【A₁型题】

1. 重型胎盘早剥一旦确诊，其治疗原则是
A. 立即终止妊娠
B. 首选镇痛、止血药物对症治疗
C. 未足月者应积极保胎
D. 足月未临产者，应催产素静脉滴注引产
E. 足月已临产者，应加速产程进展
答案：A

2. 对于前置胎盘，目前最安全、有效的首选检查方法是
A. 产科检查
B. 超声波检查
C. 阴道检查
D. 放射检查
E. 血管造影
答案：B

3. 胎儿臀先露的指示点是
A. 尾骨
B. 骶骨
C. 坐骨
D. 耻骨
E. 髋骨
答案：B

4. 硫酸镁中毒时首先表现为
A. 全身肌张力减退
B. 膝反射减弱或消失
C. 尿量减少
D. 呼吸抑制
E. 心率加快
答案：B

5. 构成胎盘的母体部分是
A. 底蜕膜
B. 叶状绒毛膜
C. 真蜕膜
D. 包蜕膜
E. 羊膜
答案：A

6. 血性恶露持续时间是
A. 1～2日
B. 2～3日
C. 3～4日
D. 4～5日
E. 5～6日
答案：C

7. 胎儿宫内窘迫时，孕妇一般采取的卧位是
A. 仰卧位
B. 左侧卧位
C. 右侧卧位
D. 半坐卧位
E. 膝胸卧位
答案：B

8. 哺乳时，引起产妇乳头疼痛的原因是
A. 产前未做乳房护理
B. 婴儿含接姿势不正确
C. 乳房肿胀
D. 未做到按需哺乳
E. 婴儿吸吮时间过长
答案：B

9. 新生儿沐浴前，室温应调节在
A. 18～20℃
B. 20～22℃
C. 22～24℃
D. 24～26℃
E. 26～28℃
答案：E

10. 产后会阴水肿严重时，一般采用的护理措施是
A. 温水坐浴
B. 红外线照射治疗
C. 50%硫酸镁湿热敷
D. 生理盐水湿热敷
E. 碘伏纱布湿敷
答案：C

11. 胎儿监护时，提示胎盘功能不良，有胎儿缺氧表现的减速是
A. 早期减速
B. 变异减速
C. 可变减速
D. 中期减速
E. 晚期减速
答案：E

12. 妊娠期孕妇循环血容量平均增加为
A. 500ml
B. 1000ml

C. 1500ml

D. 2000ml

E. 2500ml

答案：C

13. 分娩的主要力量是

A. 腹肌收缩力

B. 膈肌收缩力

C. 肛提肌收缩力

D. 子宫收缩力

E. 臀大肌收缩力

答案：D

14. 临床上采用超声测量判断胎儿大小的径线是

A. 枕额径

B. 双顶径

C. 枕下前囟径

D. 枕颏径

E. 大斜径

答案：B

15. 判断产程进展的重要标志是

A. 有规律的子宫收缩

B. 胎头下降的程度

C. 胎膜破裂

D. 子宫颈管消失

E. 见红

答案：B

16. 胎盘剥离的征象是

A. 子宫底下降

B. 阴道有少量出血

C. 脐带自行延长

D. 轻压子宫下段脐带有回缩

E. 子宫收缩力加强

答案：C

17. 易发生产后出血的时间是产后

A. 半小时内

B. 1 小时内

C. 2 小时内

D. 3 小时内

E. 4 小时内

答案：C

18. 引起产后乳房肿胀的主要原因是

A. 产前未做乳房护理

B. 婴儿含接姿势不正确

C. 乳头疼痛所致

D. 产妇喝汤过多

E. 产妇乳头短小

答案：B

19. 产后胎盘附着处的子宫内膜修复所需时间是

A. 3 周

B. 4 周

C. 5 周

D. 6 周

E. 7 周

答案：D

20. 正常产后子宫降至骨盆腔内的时间是产后

A. 7 日

B. 10 日

C. 14 日

D. 21 日

E. 28 日

答案：B

21. 哺乳母亲采用的最佳避孕方法是

A. 口服避孕药

B. 注射避孕针

C. 工具避孕

D. 安全期避孕

E. 皮下埋植法

答案：C

22. 简单可靠诊断异位妊娠的方法是

A. 取血查 HCG

B. 超声检查

C. 腹腔镜检查

D. 盆腔检查

E. 阴道后穹窿穿刺

答案：E

【A_2 型题】

1. 宫内孕 9 周，主诉下腹阵痛，阴道流出水样液体，继之阴道有出血。检查：阴道有少量血液，宫口开，宫口内可触及组织，子宫 2^+ 月妊娠大小，软无压痛，附件（－）。可能的诊断是

A. 先兆流产

B. 难免流产

C. 不完全流产

D. 完全流产

E. 稽留流产

答案：B

2. 某孕妇平素月经周期规律，末次月经是 2006 年 8 月 6 日，其预产期应是

A. 2007 年 5 月 9 日

B. 2007 年 5 月 13 日

C. 2007 年 5 月 15 日

D. 2007 年 5 月 18 日

E. 2007 年 5 月 21 日

答案：B

3. 某孕妇妊娠 39 周，自然破膜，医师根据羊水性状判断为 Ⅱ 度污染，此时羊水是

A. 浅绿色

B. 绿色

C. 黄绿色并混浊

D. 黄色并混浊

E. 棕黄色并混浊

答案：C

4. 某新生儿出生时，呼吸表浅，心率 80 次 / 分，四肢肌张力好，但全身皮肤青紫，吸痰时有喉反射。该新生儿的 Apgar 评分是

A. 4 分

B. 5 分

C. 6 分

D. 7 分

E. 8 分

答案：D

【A₃ 型题】

某孕妇妊娠 35 周，5 小时前无诱因出现阴道出血，量不多。产科检查：子宫大小与妊娠周数一致，胎方位清楚，先露高浮，胎心正常，无宫缩。

1. 该孕妇目前的诊断为

A. 先兆早产

B. 前置胎盘

C. 胎盘早剥

D. 宫颈糜烂

E. 胎盘边缘窦破裂

答案：B

2. 为明确诊断，应采取的辅助检查是

A. 阴道检查

B. 超声检查

C. 阴道镜检查

D. 腹部触诊

E. 血管造影

答案：B

某孕妇妊娠 38 周，临产后行胎心监护出现变异减速。

3. 此孕妇目前情况应考虑为

A. 胎头受压所致

B. 脐带受压所致

C. 胎盘功能不良

D. 胎儿宫内窘迫

E. 脐带脱垂

答案：B

4. 以上情况应采取的措施是

A. 立即吸氧

B. 采取左侧卧位

C. 采取头低足高位

D. 立即输液，补充能量

E. 立即行剖宫取子术

答案：B

某孕妇妊娠 10 周，2 小时前出现阵发性腹痛且逐渐加重，阴道出血量增多。妇科检查：宫颈口已扩张，可见胎囊堵于宫口。

5. 该孕妇目前的诊断是

A. 先兆流产

B. 难免流产

C. 不全流产

D. 完全流产

E. 稽留流产

答案：B

6. 应采取的治疗原则是

A. 卧床休息，禁止性生活

B. 每日肌内注射黄体酮

C. 尽早使胚胎组织排出

D. 应用止血药物

E. 应用抗生素

答案：C

某孕妇因妊娠 42 周尚无宫缩入院待产。

7. 其主要的护理问题是

A. 营养失调

B. 有滞产的危险

C. 有产后出血的危险

D. 有产后感染的危险

E. 有新生儿窒息的危险

答案：E

8. 该孕妇分娩方式的选择应根据

A. 胎方位与胎产式

B. 羊水量与性质

C. 胎盘功能、胎儿大小与宫颈成熟度

D. 胎盘位置与先露高低

E. 孕妇全身状况的评估

答案：C

【B 型题】
A. 子宫底高度在脐耻之间
B. 子宫底高度在脐下一横指
C. 子宫底高度在脐上一横指
D. 子宫底高度在脐上二横指
E. 子宫底高度在脐上三横指
1. 妊娠满 20 周
答案：B
2. 妊娠满 28 周
答案：E
A. 维持子宫呈前倾位置
B. 维持子宫呈后倾位置
C. 限制子宫向两侧倾倒
D. 固定子宫颈位置
E. 固定子宫体位置
3. 圆韧带的作用是
答案：A
4. 主韧带的作用是
答案：D
A. 8.5 ～ 9.5cm
B. 12.5 ～ 13cm
C. 18 ～ 20cm
D. 23 ～ 26cm
E. 25 ～ 28cm
5. 髂棘间径的正常值是
答案：D
6. 坐骨结节间径的正常值是
答案：A
【X 型题】
1. 胎儿窘迫的主要表现是
A. 胎心音改变
B. 胎动异常
C. 胎位异常

D. 羊水混浊
E. 羊水过少
答案：ABDE
2. 腹部四步触诊检查包括
A. 子宫大小
B. 胎头大小
C. 胎产式
D. 胎先露
E. 胎方位及先露是否衔接
答案：ACDE
【概念题】
1. 胎儿生长受限
答：胎儿生长受限是指孕 37 周后，胎儿出生体重小于 2500g；或低于同孕龄平均体重的两个标准差；或低于同孕龄正常体重的第 10 百分位数；是围生期的重要并发症。
2. HELLP 综合征
答：HELLP 综合征是妊娠期高血压疾病的严重并发症，本病以溶血、肝酶升高及血小板减少为特点，常危及母儿生命。
【简答题】
1. 简述妊娠期高血压疾病子痫前期的治疗原则。
答：治疗原则是休息、镇静、解痉、降压、合理扩容和必要时利尿、密切监测母胎状态、适时终止妊娠。
2. 简述巨大儿对母儿的影响。
答：对胎儿的影响是手术助产概率增加，可引起胎儿臂丛神经损伤、锁骨骨折、颅内出血、肩难产、新生儿窒息甚至死亡。对母体的影响是可造成软产道裂伤，甚至子宫破裂、尿瘘、粪瘘等，增加手术助产概率，容易导致感染。由于子宫过度扩张、子宫收缩乏力、产程延长，容易导致产后出血。由于盆底组织损伤，以后易导致子宫脱垂。

第26章　儿科自测题

【A₁ 型题】
1. 反映骨骼发育最主要的指标是
A. 胸围
B. 体重
C. 牙齿
D. 身长

E. 囟门
答案：D
2. 小儿前囟闭合的时间是
A. 3 ～ 5 个月
B. 6 ～ 7 个月
C. 8 ～ 9 个月

D. 10 ～ 11 个月

E. 12 ～ 18 个月

答案：E

3. 小儿 1 岁时的头围是

A. 42cm

B. 44cm

C. 46cm

D. 48cm

E. 50cm

答案：C

4. 正常小儿 1 周岁时，体重约为出生体重的

A. 1.5 倍

B. 2 倍

C. 2.5 倍

D. 3 倍

E. 3.5 倍

答案：D

5. 我国规定麻疹免疫的起始年龄是

A. 8 月龄

B. 1 岁

C. 1.5 岁

D. 7 岁

E. 5 岁

答案：A

6. 婴儿开始添加淀粉类食物的年龄是

A. 2 个月

B. 3 个月

C. 4 个月

D. 5 个月

E. 6 个月

答案：C

7. 新生儿从母体中获得的免疫球蛋白为

A. IgM

B. IgA

C. IgG

D. IgE

E. SIgA

答案：C

8. 新生儿黄疸的高峰是生后

A. 1 ～ 2 日

B. 2 ～ 4 日

C. 4 ～ 6 日

D. 6 ～ 8 日

E. 8 ～ 10 日

答案：C

9. 新生儿黄疸患儿进行蓝光照射时注意保护

A. 皮肤

B. 眼睛

C. 头部

D. 四肢

E. 躯干

答案 B

10. 新生儿呼吸窘迫综合征发病时间一般为出生后

A. 1 ～ 2 小时

B. 8 ～ 12 小时

C. 12 ～ 24 小时

D. 2 ～ 6 小时

E. 48 ～ 72 小时

答案：D

11. 引起新生儿产后感染的途径多见于

A. 呼吸道

B. 皮肤黏膜

C. 脐部

D. 尿道

E. 口腔

答案：C

12. 新生儿硬肿病复温时的暖箱温度一般高出体温

A. 0.5 ～ 1℃

B. 1 ～ 2℃

C. 2 ～ 3℃

D. 3 ～ 4℃

E. 4 ～ 5℃

答案：B

13. 营养不良患儿的早期表现是

A. 低血糖

B. 精神不振

C. 体重不增

D. 血浆蛋白下降

E. 皮下脂肪减少

答案：C

14. 营养不良时皮下脂肪消失的顺序首先是

A. 颊部

B. 胸部

C. 臀部

D. 四肢

E. 腹部

答案：E

15. 佝偻病发生的主要原因是

A. 缺乏维生素 A

B. 甲状腺素缺乏

C. 食物中缺钙

D. 缺乏维生素 D

E. 食物中钙磷比例不当

答案：D

16. 诱发手足搐搦的血清钙浓度是

A. 血清钙浓度低于 11.0 ~ 11.5mg/dl

B. 血清钙浓度低于 10.0 ~ 10.5mg/dl

C. 血清钙浓度低于 9.0 ~ 9.5mg/dl

D. 血清钙浓度低于 8.0 ~ 8.5mg/dl

E. 血清钙浓度低于 7.0 ~ 7.5mg/dl

答案：E

17. 小儿补液原则是

A. 先慢后快，先浓后淡，见尿补钾

B. 先快后慢，先浓后淡，见尿补钾

C. 先快后慢，先淡后浓，见尿补钾

D. 先慢后快，先淡后浓，见尿补钾

E. 先慢后快，先浓后淡，及早补钾

答案：B

18. 慢性腹泻病程是

A. 病程在 1 周

B. 病程在 2 周

C. 病程在 3 周

D. 病程在 1 个月

E. 病程在 2 个月以上

答案：E

19. 中度脱水水分丢失占体重的

A. 5% ~ 10%

B. 10% ~ 15%

C. 15% ~ 20%

D. 20% ~ 25%

E. 25% ~ 30%

答案：A

20. 急性上呼吸道感染的治疗原则是

A. 早期使用足量抗生素

B. 以支持疗法及对症治疗为主，预防并发症

C. 确定为链球菌感染时，应用广谱抗生素

D. 发生并发症者，可对症处理

E. 鼻塞严重时可用 1% 麻黄碱滴鼻

答案：B

21. 疱疹性咽峡炎病原体为

A. 合胞病毒

B. 柯萨奇 A 组病毒

C. 流感病毒

D. 副流感病毒

E. 腺病毒

答案：B

22. 咽眼结合膜热病原体为

A. 腺病毒 3、7 型

B. 流感病毒

C. 副流感病毒

D. 细菌

E. 合胞病毒

答案：A

23. 链球菌引起的上呼吸道感染可诱发

A. 肠炎

B. 脑膜炎

C. 急性肾炎

D. 肺脓肿

E. 尿路感染

答案：C

24. 肺炎患儿发生严重腹胀、肠鸣音消失，最大可能是

A. 低钾血症

B. 低钠血症

C. 坏死性小肠炎

D. 消化功能紊乱

E. 中毒性肠麻痹

答案：E

25. 治疗病毒性肺炎首选药物是

A. 青霉素

B. 氨苄西林

C. 利巴韦林

D. 庆大霉素

E. 红霉素

答案：C

26. 法洛四联症出现明显青紫的时间是

A. 出生后即出现

B. 出生后 1 个月

C. 出生后 3 ~ 6 个月

D. 出生后 6 ~ 12 个月

E. 出生 12 个月后

答案：C

27. 病毒性心肌炎最常见的病毒感染是

A. 柯萨奇 B3 病毒

B. 埃可病毒

C. 腺病毒

D. 流感病毒

E. 麻疹病毒

答案：A

28. 小儿生理性贫血是指

A. 出生后至 2 ～ 3 个月时血红蛋白 110g/L

B. 出生后至 4 ～ 6 个月时血红蛋白 110g/L

C. 出生后至 7 ～ 8 个月时血红蛋白 110g/L

D. 出生后至 9 ～ 10 个月时血红蛋白 110g/L

E. 出生后至 11 ～ 12 个月时血红蛋白 110g/L

答案：A

29. 中性粒细胞和淋巴细胞第一次交叉和第二次交叉分别是在

A. 出生后 4 ～ 6 日和 4 ～ 6 岁

B. 出生后 8 ～ 9 日和 2 ～ 3 岁

C. 出生后 8 ～ 9 日和 4 ～ 6 岁

D. 出生后 4 ～ 6 日和 7 ～ 8 岁

E. 出生后 7 ～ 8 日和 4 ～ 6 岁

答案：A

30. 小儿贫血的诊断标准 6 个月至 6 岁血红蛋白值低限

A. 80g/L

B. 90g/L

C. 100g/L

D. 110g/L

E. 120g/L

答案：D

31. 小儿中度贫血

A. 血红蛋白 < 30g/L

B. 血红蛋白在 60 ～ 90g/L

C. 血红蛋白在 30 ～ 60g/L

D. 血红蛋白在 90 ～ 120g/L

E. 血红蛋白在 50 ～ 70g/L

答案：B

32. 小儿营养性缺铁性贫血属于

A. 小细胞低色素性贫血

B. 大细胞低色素性贫血

C. 小细胞正色素性贫血

D. 大细胞正色素性贫血

E. 混合型贫血

答案：A

33. 营养性巨幼细胞贫血是由于缺乏

A. 维生素 A

B. 维生素 B_{12} 和（或）叶酸

C. 维生素 D

D. 维生素 E

E. 缺铁

答案：B

34. 小儿发病率最高的白血病是

A. 急性淋巴细胞白血病

B. 急性粒细胞白血病

C. 急性非淋巴细胞白血病

D. 淋巴瘤

E. 慢性粒细胞白血病

答案：A

35. 急性肾小球肾炎并发症是

A. 高血压、低钠血症

B. 高血钾、高钠血症

C. 高钠血症、低血钾

D. 低钠血症、高血钾

E. 高血压脑病、急性肾衰竭

答案：E

36. 原发性肾病综合征大量蛋白尿是由于

A. 肾小管滤过膜对血浆蛋白通透性增高

B. 肾小球滤过膜对血浆蛋白通透性增高

C. 肾小管滤过膜对血浆蛋白通透性降低

D. 肾小球滤过膜对血浆蛋白通透性降低

E. 肾小管滤过膜对水的通透性降低

答案：B

37. 急性尿路感染常见致病菌是

A. 大肠杆菌

B. 葡萄球菌

C. 链球菌

D. 支原体

E. 肺炎链球菌

答案：A

38. 急性尿路感染最主要的护理措施

A. 急性期卧床休息

B. 多饮水，勤排尿

C. 注意外阴部清洁

D. 积极治疗蛲虫

E. 高蛋白饮食

答案：B

39. 麻疹的特征性表现是

A. 充血性斑丘疹

B. 出血性斑丘疹

C. 麻疹黏膜斑

D. 杨梅舌

E. 出血性红斑疹

答案：C

40. 对于麻疹患者的密切接触者，应医学观察

A. 5 日

B. 7 日

C. 14 日

D. 21 日

E. 28 日

答案：D

41. 水痘的潜伏期是

A. 1 ~ 3 日

B. 4 ~ 6 日

C. 7 ~ 10 日

D. 11 ~ 13 日

E. 14 ~ 16 日

答案：E

42. 水痘隔离期应为

A. 全部结痂或出疹后 7 日

B. 全部结痂或出疹后 6 日

C. 全部结痂或出疹后 5 日

D. 全部结痂或出疹后 4 日

E. 全部结痂或出疹后 3 日

答案：A

43. 猩红热患者传染性最强的时间是

A. 发病前 24 小时至疾病高峰期

B. 发病 24 小时以后

C. 疾病高峰期以后

D. 体温恢复以后

E. 皮疹脱皮后

答案：A

44. 猩红热的药物治疗有特效的是

A. 无特效药物

B. 磺胺类药物

C. 喹诺酮类药物

D. 青霉素及红霉素药物

E. 利巴韦林药物

答案：D

45. 以下哪项不是流行性腮腺炎的并发症

A. 脑膜炎

B. 卵巢炎

C. 胰腺炎

D. 结膜炎

E. 睾丸炎

答案：D

46. 对流行性腮腺炎的描述错误的是

A. 是一种急性呼吸道传染病

B. 通过空气飞沫呼吸道传播

C. 是丙类传染病

D. 临床表现为腮腺化脓性肿胀

E. 可累及其他腺体组织或脏器

答案：D

47. 不属于痢疾传染源的是

A. 急性患者

B. 慢性患者和带菌者

C. 来自流行区的人

D. 恢复期患者

E. 带菌者

答案：C

48. 预防细菌性痢疾（简称菌痢）最重要措施是

A. 切断传播途径

B. 隔离并治疗患者

C. 治疗慢性菌痢患者

D. 保护易感人群

E. 对带菌者进行定期访视管理

答案：A

49. 结核病的主要传染源是

A. PPD 试验（结核菌素试验）阳性者

B. 痰涂片阳性肺结核患者

C. 痰培养阳性肺结核患者

D. 肠结核患者

E. 结核性胸膜炎患者

答案：B

50. 下列哪种症状不是肺结核患者的典型症状

A. 倦怠、乏力

B. 低热

C. 打喷嚏

D. 夜间盗汗、食欲减退

E. 消瘦

答案：C

51. 肺结核最主要的传播途径是

A. 呼吸道

B. 消化道

C. 直接接触

D. 血液

E. 经胎盘或吸入羊水感染

答案：A

52. 新生儿进行心肺按压的指征是心率

A. 小于 90 次 / 分

B. 小于 80 次 / 分

C. 小于 70 次 / 分

D. 小于 60 次 / 分

E. 小于 50 次 / 分

答案 D

53.进行心肺复苏胸外心脏按压时，按压的深度至少为胸部前后径的

A. 1/2

B. 1/3

C. 2/3

D. 1/5

E. 2/5

答案：A

54.双人胸外心脏按压与人工呼吸比为

A. 15：1

B. 15：2

C. 30：1

D. 30：2

E. 4：1

答案：D

【A₂型题】

1.小儿，体重9.6kg，身长75cm，头围46cm，其年龄应为

A. 8 个月

B. 10 个月

C. 12 个月

D. 14 个月

E. 16 个月

答案：C

2.小儿，体重12 kg，身长84cm，头围48cm，其年龄应为

A. 12 个月

B. 14 个月

C. 18 个月

D. 22 个月

E. 24 个月

答案：E

3.5个月小儿接种百白破混合疫苗后，上臂外侧出现红、肿、热、痛，红肿直径在2cm，考虑是

A. 接种后异常反应

B. 接种后全身反应

C. 接种后过敏反应

D. 接种后局部弱反应

E. 接种后局部强反应

答案：D

4.患儿，8个月，呕吐腹泻3日，大便10次/日，有脱水症状，血清钠130mmol/L，考虑为

A. 婴儿腹泻轻型

B. 婴儿腹泻重型伴低渗性脱水

C. 婴儿腹泻轻型伴等渗性脱水

D. 婴儿腹泻重型伴等渗性脱水

E. 婴儿腹泻轻型伴低渗性脱水

答案：C

5.患儿，10个月，诊断营养不良，腹泻1个月余，近日大量口服凉白开水，患儿出现眼窝凹陷，皮肤弹性差，四肢厥冷，皮肤发花，血压下降，查血清钠120mmol/L，应考虑

A. 等渗性脱水伴休克

B. 高渗性脱水伴休克

C. 低渗性脱水伴休克

D. 等渗性脱水

E. 高渗性脱水

答案：C

6.患儿，男性，4岁，体温39℃，腹泻8次/日，口渴，烦躁不安，皮肤黏膜干燥，查血清钠155mmol/L，应考虑

A. 幼儿腹泻轻型伴等渗性脱水

B. 幼儿腹泻伴等渗性脱水

C. 幼儿腹泻伴低渗性脱水

D. 幼儿腹泻伴高渗性脱水

E. 幼儿腹泻轻型伴低渗性脱水

答案：D

7.患儿，女性，6日龄，喂奶时出现呛奶、面色口唇发青，皮肤发花，护士应立即采取的措施为

A. 吸氧

B. 清理呼吸道

C. 保暖

D. 静脉输液

E. 镇静

答案：B

8.患儿，女性，24日龄，患肺炎2日，体温35℃，吃奶尚可，目前最重要的护理措施为

A. 吸氧

B. 保暖

C. 止咳

D. 吸痰

E. 补液

答案：B

9. 患儿，6 个月，患支气管肺炎，入院 2 小时后，突然烦躁、面色苍白、喘憋加重，心率 170 次 / 分、心音低钝，双肺细湿啰音密集，叩诊正常，肝肋下 3cm，最可能发生的并发症是

A. 脓气胸

B. 心力衰竭

C. 脓胸

D. 肺不张

E. 肺大疱

答案：B

10. 患儿，男性，12 岁，因乏力、头晕、心电图异常收入院。入院后护士首先采取的措施是

A. 静脉输液

B. 口服药物

C. 卧床休息

D. 吸氧

E. 可以随便活动

答案：C

11. 患儿，女性，5 岁，诊断白血病 2 年，此时并发颅内出血急救首要步骤是

A. 平卧位

B. 高流量吸氧，保持呼吸道通畅

C. 应用止血药物及降低颅内压药物

D. 头部可给予冰袋或冰帽

E. 严密观察病情，及时记录

答案：C

12. 患儿，女性，3 岁，突然高热、惊厥，呈嗜睡状态，口唇及四肢末梢发绀，肛门采便有脓血，应考虑诊断为

A. 急性菌痢普通型

B. 非典型菌痢

C. 慢性菌痢急性发作

D. 中毒性痢疾

E. 慢性菌痢迁延型

答案：D

【A₃ 型题】

患儿，男性，5 个月，睡眠不安，夜啼，多汗，有枕秃，查血钙正常，血磷稍低。

1. 该患儿的正确诊断是

A. 佝偻病初期

B. 佝偻病激期

C. 佝偻病恢复期

D. 佝偻病后遗症期

E. 营养不良

答案：A

2. 该患儿合理治疗措施是

A. 给予预防量维生素 D 400U/d

B. 给予预防量维生素 D 800U/d

C. 给予治疗量维生素 D 5000U/d 口服 1 个月

D. 增加蛋白质的摄入量

E. 增加钙制剂的摄入量

答案：C

患儿，女性、2 岁，因咳嗽 2 日、喘憋半日入院，体检：体温 38.4℃，脉搏 96 次 / 分，呼吸 45 次 / 分，呈呼气性呼吸困难。听诊：两肺布满哮鸣音及少量粗湿啰音，诊断为哮喘性支气管炎。

3. 该患儿现存的首优护理问题是

A. 低效性呼吸形态

B. 体温过高

C. 焦虑

D. 营养不足

E. 活动无耐力

答案：A

4. 以下哪项护理措施不妥

A. 保持室内空气清新

B. 少量饮水

C. 定时为患儿拍背

D. 超声雾化吸入

E. 密切观察病情变化，必要时吸氧

答案：B

5. 对该患儿家长进行健康指导不正确的是

A. 介绍病因

B. 指导对该患儿护理方法

C. 解释超声雾化吸入的作用

D. 说明本病有反复发作的倾向

E. 患儿烦躁时，可应用镇静药物

答案：E

患儿，男性，6 岁。发热、咳嗽、咳痰 6 日。查体：体温 39.6℃，呼吸 24 次 / 分，肺部听诊有少量湿啰音。痰液黏稠，不易咳出。诊断为金黄色葡萄球菌肺炎。

6. 该患儿现存的最主要的护理问题是

A. 清理呼吸道无效

B. 咳嗽

C. 知识缺乏

D. 气体交换受损

E. 恐惧

答案：A

7. 以下哪项护理措施最不适于该患儿

A. 物理降温

B. 对家长及患儿进行健康指导

C. 室内湿度宜在 60% 左右

D. 保持呼吸道通畅，更换体位，定时雾化吸入

E. 给予镇咳药

答案：E

8. 对该患儿及家长进行健康指导下列哪项不妥

A. 介绍本病的原因

B. 指导有效的咳嗽技巧

C. 解释雾化吸入的作用

D. 指导补充合理的营养、水分

E. 指导吸痰的方法

答案：E

患儿，女性，7 岁，患肾病综合征入院 2 周，查体见精神好，颜面部水肿明显。

9. 患儿的首要护理问题是

A. 体液过多

B. 皮肤完整性受损

C. 清理呼吸道无效

D. 体液不足

E. 低效性呼吸困难

答案：A

10. 患儿的饮食为

A. 高蛋白饮食

B. 低盐饮食

C. 流食

D. 普食

E. 禁食

答案：B

11. 患儿的护理措施哪项是错误的

A. 休息

B. 低盐饮食

C. 预防感染，防止并发症

D. 随时服用激素

E. 合理营养，补充优质蛋白

答案：D

患儿，男性，8 个月，诊断上呼吸道感染，输液过程中出现烦躁、哭闹，查体：心率 160 次 / 分，呼吸 30 次 / 分，喘憋明显，皮肤发花，大汗，哭闹不停。

12. 护士首先应给予的处理为

A. 加快输液速度

B. 减慢输液速度

C. 减慢输液速度后立即通知医师

D. 告知患儿家长孩子因害怕而哭闹

E. 不予理睬

答案：C

13. 护士应考虑患儿可能出现的情况为

A. 因害怕而哭闹

B. 因输液速度过快导致左心衰竭

C. 输液反应

D. 因饥饿而哭闹

E. 因尿便不舒服而哭闹

答案：B

14. 遵医嘱给予药物治疗后，护士应重点观察患儿

A. 是否安静入睡

B. 皮肤颜色

C. 吃奶

D. 呼吸

E. 心率

答案：E

患儿、女性，10 个月，因重症肺炎，Ⅱ 型呼吸衰竭行机械通气 1 日。

15. 当患儿烦躁加重，心率增快，SpO_2 下降时，护士首先应考虑

A. 患儿发生了心力衰竭

B. 痰堵

C. 脱管

D. 输液过快

E. 患儿饿了

答案：B

16. 护士应立即给予的相应措施为

A. 叫医师

B. 调节输液速度

C. 鼻饲给奶

D. 吸痰

E. 检查管位

答案：D

17. 护士吸痰时不应

A. 戴无菌手套

B. 调节氧浓度

C. 拍背

D. 检查管位

E. 吸痰时间超过 15 秒

答案：E

【B 型题】

A. 颅内出血

B. 新生儿呼吸窘迫综合征（NRDS）

C. 生理性黄疸

D. 新生儿硬肿病

E. 新生儿败血症

1. 可因产前、产时和产后感染，而产后感染以脐部感染多见

答案：E

2. 是新生儿常见的一种脑损伤，常因围生期缺氧或产伤引起

答案：A

3. 由多种原因引起皮肤和皮下组织水肿、变硬，同时伴有低体温及多器官功能受损

答案：D

A. 1 ～ 2 个月

B. 3 ～ 4 个月

C. 6 ～ 10 个月

D. 1 ～ 2 岁

E. 3 岁以后

4. 佝偻病后遗症期多见于

答案：E

5. 患儿佝偻病的初期症状多出现在

答案：B

A. 40 ～ 50 次

B. 30 ～ 40 次

C. 25 ～ 30 次

D. 20 ～ 25 次

E. 18 ～ 20 次

6. 1 岁小儿每分钟呼吸次数是

答案：B

7. 5 岁小儿每分钟呼吸次数是

答案：D

A. 腺病毒肺炎

B. 金黄色葡萄球菌肺炎

C. 呼吸道合胞病毒肺炎

D. 支原体肺炎

E. 肺炎球菌性肺炎

8. 病情重，热型呈稽留热，其肺炎类型是

答案：A

9. 2 ～ 6 个月婴儿，起病急，喘憋重，其肺炎类型是

答案：C

10. 弛张热，易合并脓胸、脓气胸，其肺炎类型是

答案：B

A. 大量蛋白尿

B. 出血

C. 血尿

D. 皮疹

E. 咳嗽

11. 原发性肾病综合征表现有

答案：A

12. 急性肾小球肾炎临床表现有

答案：C

A. 看胸廓是否起伏

B. 感觉口鼻是否有气体流出

C. 轻拍患者

D. 听呼吸音

E. 颈动脉无搏动

13. 判断心跳停止的标准是

答案：E

14. 判断有无意识障碍的方法是

答案：C

15. 判断有无呼吸的方法是

答案：B

【X 型题】

1. 小儿生长发育的基本规律包括

A. 生长发育是一个连续过程

B. 各系统器官发育是不平衡的

C. 淋巴系统发育是先慢后快

D. 生长发育遵循着预期的特定顺序

E. 生长发育有个体差异性

答案：ABDE

2. 影响小儿生长发育的基本因素包括

A. 遗传特性

B. 生长发育的顺序

C. 各器官发育不平衡

D. 环境影响

E. 性别

答案：ADE

3. 小儿各期身长的指标，陈述正确的是

A. 出生时平均为 50cm

B. 1 岁内前半年平均每月增长 1.5cm

C. 1 周岁约为 75cm

D. 2 周岁约为 85 cm

E. 2 岁以后平均每年增长 5 ～ 7.5cm

答案：ACDE

4. 小儿各期体重的指标，陈述正确的是

A. 出生时平均为 3kg

B. 生后 1 周内，出现生理性体重下降

C. 3 个月时体重是出生时的 2 倍

D. 1 周岁时体重增至 3 倍

E. 后半年体重每月平均增加 600g

答案：ABCD

5. 新生儿期健康指导内容包括

A. 喂养

B. 教养

C. 保暖

D. 预防疾病和意外

E. 促进亲子间情感的连结

答案：ACDE

6. 主动免疫制剂包括

A. 布鲁氏菌菌苗

B. 丙种球蛋白

C. 卡介苗

D. 破伤风类毒素

E. 乙型脑炎疫苗

答案：ACDE

7. 新生儿特殊的神经反射包括

A. 拥抱反射

B. 觅食反射

C. 吸吮反射

D. 握持反射

E. 吞咽反射

答案：ABCDE

8. 常见的先天性心脏病有

A. 室间隔缺损

B. 房间隔缺损

C. 法洛四联症

D. 心肌炎

E. 动脉导管未闭

答案：ABCE

9. 法洛四联症由哪几种畸形组成

A. 肺动脉狭窄

B. 房间隔缺损

C. 主动脉骑跨

D. 右心室肥厚

E. 室间隔缺损

答案：ACDE

10. 肾病综合征护理包括

A. 休息

B. 预防感染，防止并发症

C. 低盐饮食

D. 随时口服激素

E. 补充各种蛋白

答案：ABC

第27章　传染科自测题

【A₁型题】

1.《中华人民共和国传染病防治法》修订于

A. 1989 年

B. 1999 年

C. 2003 年

D. 2004 年

E. 2005 年

答案：D

2. 没有皮肤改变的传染病不包括

A. 麻疹

B. 水痘

C. 百日咳

D. 猩红热

E. 流行性脑脊髓膜炎

答案：C

3. 流行性乙型脑炎的主要临床特征不包括

A. 皮疹

B. 高热

C. 惊厥

D. 呼吸衰竭

E. 肾衰竭

答案：A

4. 狂犬病的潜伏期

A. 一般为 1～3 小时

B. 一般为 1～3 日

C. 一般为 1～3 个月

D. 一般为 2～3 日

E. 一般为 2～3 周

答案：C

5. 乙肝病毒的英文缩写是

A. HAV

B. HBV

C. HIV

D. HCV

E. HDV

答案：B

6. 属于甲类传染病的是

A. 麻疹

B. 流行性脑脊髓膜炎

C. 霍乱

D. 禽流感

E. 传染性非典型性肺炎

答案：C

7. 通过呼吸道传播的疾病

A. 流行性乙型脑炎

B. 流行性脑脊髓膜炎

C. 伤寒

D. 流行性出血热

E. 细菌性痢疾

答案：B

8. 传染病病区内清洁区是

A. 走廊

B. 换药室

C. 治疗室

D. 处置室

E. 浴室

答案：E

9. 流行性出血热的"三痛"是指

A. 头痛、腰痛、眼眶痛

B. 头痛、腹痛、眼眶痛

C. 头痛、腰痛、眼睛痛

D. 颈痛、腰痛、眼眶痛

E. 头痛、胸痛、眼眶痛

答案：A

10. 流行出血热的"三红"是指

A. 颈部、胸部、腹部

B. 颜面、四肢、胸部

C. 颜面、胸部、腹部

D. 颜面、颈部、胸部

E. 颈部、背部、腹部

答案：D

11. 传染性非典型性肺炎的病原体是

A. 支原体

B. 衣原体

C. 冠状病毒

D. 新型冠状病毒

E. 螺旋体

答案：D

12. 对肝炎病毒最有效的消毒剂是

A. 碘酊

B. 乙醇

C. 含氯消毒剂

D. 苯扎溴铵

E. 氯己定

答案：C

13. 世界艾滋病日是每年的

A. 2 月 1 日

B. 3 月 1 日

C. 4 月 1 日

D. 9 月 1 日

E. 12 月 1 日

答案：E

14. 细菌性痢疾的传染源为

A. 蚊子

B. 苍蝇

C. 患者

D. 带菌者

E. 患者及带菌者

答案：E

15. 目前已确定的病毒性肝炎分几型

A. 三型

B. 四型

C. 五型

D. 六型

E. 七型

答案：C

16. 为肝硬化大量腹水患者放腹水时，一次最大量不超过

A. 1000ml

B. 2000ml

C. 3000ml

D. 4000ml

E. 5000ml

答案：C

17. 急性重型肝炎最突出、最具有诊断意义的症状为

A. 出血倾向

B. 黄疸迅速加深

C. 中枢神经系统症状

D. 腹水

E. 下肢水肿

答案：C

18. 上消化道大出血伴休克时的首要护理措施是

A. 迅速配血

B. 稳定患者情绪

C. 准备急救物品

D. 建立静脉通路

E. 吸氧

答案：D

19. 人高致病性禽流感的传播途径不包括

A. 经血液传播

B. 直接密切接触传播

C. 空气飞沫传播

D. 粪 - 饮水 - 口传播

E. 接触家禽类动物

答案：A

20. 下列哪项不是麻疹并发症

A. 肺炎

B. 喉炎

C. 中耳炎

D. 亚急性硬化性全脑炎

E. 肾炎

答案：C

21. 伤寒患者突然出现右下腹剧痛，压痛、反跳痛明显，应考虑最大的可能是

A. 肠出血

B. 肠穿孔

C. 阑尾炎

D. 肠炎

E. 肠梗阻

答案：B

22. 典型流行性脑脊髓膜炎的主要临床表现

A. 发热头痛、恶心呕吐、健忘失眠、呼吸困难

B. 突发高热、剧烈头痛、呕吐、皮肤划痕阳性、肌肉痉挛

C. 突发高热、恶心呕吐、肌肉酸痛、烦躁不安

D. 突发高热、剧烈头痛、呕吐、皮肤黏膜瘀点和瘀斑、脑膜刺激征

E. 高热、惊厥、呼吸衰竭、肝肾综合征

答案：D

23. 流行性脑脊髓膜炎特征性的表现是

A. 皮肤荨麻疹

B. 带状疱疹

C. 瘀点瘀斑

D. 皮肤瘙痒

E. 鸡皮样皮疹

答案：C

24. 对 HIV 易感性描述正确的是

A. 人群对 HIV 普遍易感

B. 已婚者易感

C. 只有高危人群易感

D. 只有性传播疾病患者易感

E. 青少年易感

答案：A

25. 当 HIV 侵入机体后，未进入发病期者称为

A. AIDS 患者

B. HIV 感染者

C. 窗口期患者

D. AIDS 期患者

E. 隐性感染者

答案：B

26. 伤寒患者经治疗后体温渐降，但未降至正常，体温再次升高，血培养阳性，属于

A. 重复感染

B. 混合感染

C. 复发

D. 再燃

E. 重叠感染

答案：D

27. 乙型肝炎的高危人群不包括

A. 重复感染

B. 混合感染

C. 复发

D. 再燃

E. 重叠感染

答案：D

28. 关于猩红热患者隔离问题，描述错误的是

A. 患者及带菌者应按呼吸道隔离

B. 对于确诊的猩红热患者隔离时间一般是 1 周

C. 咽拭子细菌培养 3 次阴性即可出院

D. 对咽拭子细菌培养持续阳性者应延长隔离期

E. 对接触者医学观察 1 周

答案：B

29.流行性出血热低血压休克期是因为

A. 血容量下降

B. 大出血

C. 继发感染

D. 心力衰竭

E. 发热

答案：A

30.隔离的种类有

A. 五种

B. 六种

C. 七种

D. 八种

E. 九种

答案：C

31.梅毒的病原体是

A. 螺旋体

B. 病毒

C. 细菌

D. 真菌

E. 衣原体

答案：A

32.狂犬病病毒最不可能感染的动物是

A. 犬

B. 猫

C. 蝙蝠

D. 家禽

E. 狼

答案：D

【A₂型题】

1.患者，男性，26岁，发热第3日，在皮肤出现斑丘疹，口腔颊黏膜可见灰白色小点，其疾病的诊断是

A. 麻疹

B. 水痘

C. 猩红热

D. 流行性脑脊髓膜炎

E. 伤寒

答案：A

2.患者，女性，18岁，发热第1日，腹痛、腹泻，大便5次，脓血便，其疾病的诊断是

A. 霍乱

B. 细菌性痢疾

C. 伤寒

D. 消化不良

E. 阿米巴痢疾

答案：B

3.患者，男性，56岁，发热1周，体温37.3℃，乏力、恶心、厌油，皮肤、巩膜发黄，应给予的饮食是

A. 高蛋白饮食

B. 高脂饮食

C. 清淡饮食

D. 高热量饮食

E. 普食

答案：C

4.患者，男性，45岁，梅毒二期住院治疗，但青霉素皮试阳性，此时应选用

A. 先锋霉素

B. 庆大霉素

C. 红霉素

D. 阿昔洛韦

E. 克林霉素

答案：C

【A₃型题】

患者，男性，21岁，被邻居家犬咬伤右手示指，立即来院就诊。

1.对伤口处理

A. 用清水冲洗

B. 用生理盐水冲洗

C. 用乙醇擦拭

D. 用肥皂水冲洗

E. 先用肥皂水冲洗再用碘酊乙醇擦拭

答案：E

2.注射狂犬病疫苗的次数应是

A. 1次

B. 2次

C. 3次

D. 4次

E. 5次

答案：E

【B型题】

A. 肺炎

B. 喉炎

C. 肝炎

D. 肾炎

E. 肠穿孔

1.麻疹最常见的并发症是

答案：A

2. 伤寒的并发症是

答案：E

3. 猩红热的并发症是

答案：D

A. 虫媒

B. 呼吸道

C. 血液

D. 接触

E. 消化道

4. 流行性腮腺炎的传播途径是通过

答案：B

5. 流行性乙型脑炎的传播途径是通过

答案：A

6. 细菌性痢疾的传播途径是通过

答案：E

【X 型题】

1. 传染病的预防原则包括

A. 管理传染源

B. 切断传播途径

C. 保护易感人群

D. 所有人注射疫苗

E. 服用抗生素

答案：ABC

2. 传染病病区分区包括

A. 清洁区

B. 污染区

C. 缓冲区

D. 工作区

E. 潜在污染区

答案：ABCE

3. 呼吸道传播的疾病有

A. 流行性腮腺炎

B. 流行性出血热

C. 流行性乙型脑炎

D. 流行性脑脊髓膜炎

E. 流行性感冒

答案：ADE

4. 细菌性痢疾的临床表现有

A. 腹痛、腹泻

B. 高热

C. 米泔水样便

D. 脓血便

E. 里急后重

答案：ABDE

5. 主要经肠道外的途径传播的肝炎病毒为

A. HAV

B. HBV

C. HDV

D. HCV

E. HEV

答案：BCD

6. 肝性脑病的诱发因素包括

A. 感染

B. 反复放腹水

C. 输液过多

D. 上消化道大出血

E. 食入过多蛋白质

答案：ABDE

7. 《中华人民共和国传染病防治法》规定，甲类管理的传染病为

A. 霍乱

B. 鼠疫

C. 传染性非典型性肺炎

D. 高致病性禽流感

E. 伤寒

答案：ABCD

8. 应用乙肝高效价免疫球蛋白的主要对象是

A. 母亲 HBsAg（+）者所分娩下的新生儿

B. 意外被 HBsAg（+）血感染

C. 抗 -HBs（+）者

D. 乙肝患者

E. HBsAg 携带

答案：AB

9. 流行性出血热可能的传播途径是

A. 血液传播

B. 消化道传播

C. 接触传播

D. 母婴传播

E. 虫媒传播

答案：BCDE

10. 人被携带狂犬病毒的犬或猫等动物咬伤后，正确的处理措施是

A. 立即用肥皂水反复冲洗伤口，继而大量清水冲洗

B. 冲洗伤口后局部用 70% 乙醇或碘酊消毒

C. 大面积伤口适当清创，并缝合包扎

D. 局部注射狂犬病免疫血清

E. 全程注射狂犬疫苗

答案：ABDE

11.传染病的病程发展具有一定的阶段性，一般可分为

A.潜伏期

B.前驱期

C.症状明显期

D.极期

E.治愈期

答案：ABCD

12.护士采集痢疾患者粪便标本时应注意

A.抗生素使用前采集新鲜标本

B.挑选脓血黏液部分

C.床边接种培养

D.晚期多次培养

E.勿与尿液相混

答案：ABCE

13.流行性乙型脑炎反复惊厥或抽搐的原因是

A.高热

B.痰阻及缺氧

C.脑实质损害

D.脑水肿、颅内高压

E.低血压、休克

答案：ABCD

14.关于麻疹皮疹特点描述正确的是

A.为充血性斑丘疹

B.有口腔黏膜斑

C.常见始于耳后、颈部

D.多见于头皮

E.常见始于手足心

答案：AC

15.对重型肝炎患者预防感染的护理措施是

A.保持室内空气流通，减少探视

B.做好室内环境消毒

C.进食无菌饮食

D.防止口腔、肺部及皮肤感染

E.观察感染的表现

答案：ABDE

16.可以灭活 HIV 的方法有

A.100℃，20 分钟

B.焚烧

C.紫外线照射 1 小时

D.75% 乙醇

E.56℃，30 分钟

答案：ABD

17.重型肝炎的并发症主要有

A.感染

B.出血

C.肝性脑病

D.肝肾综合征

E.病毒性心肌炎

答案：ABCD

18.《性病防治管理办法》中规定的性病包括

A.梅毒

B.淋病

C.阴道炎

D.艾滋病

E.性病性淋巴肉芽肿

答案：ABDE

19.梅毒的主要传播途径不包括

A.性传播

B.母婴传播

C.输血

D.医疗器械感染

E.接触日常用品造成间接传播

答案：DE

【概念题】

1.隐性感染

答：隐性感染是指病原体侵入人体后，仅诱导机体产生特异性的免疫应答，而不引起或只引起轻微的组织损伤，因而在临床上不显出任何症状、体征甚至生化改变，只能通过免疫学检查才能发现。

2.显性感染

答：显性感染是指病原体侵入人体后，不但诱导机体发生免疫应答，而且通过病原体本身的作用或机体的变态反应，导致组织损伤，引起病理改变和临床表现。

3.清洁区

答：进行呼吸道传染病诊治的病区中不易受到患者血液、体液和病原微生物等物质污染及传染病患者不应进入的区域，包括医务人员的值班室、卫生间、男女更衣室、浴室及储物间、配餐间等。

4.传染源

答：传染源是指体内有病原体生长、繁殖并能将病原体排出体外的人和动物。

5.缓冲区

答：进行呼吸道传染病诊治的病区中清洁区与潜在污染区之间、潜在污染区与污染区之间设

立的两侧均有门的小室，为医务人员的准备间。

【简答题】

1. 简述被犬咬伤后的处理原则。

答：（1）伤口处理：应用 20% 肥皂水或 0.1% 苯扎溴铵（新洁尔灭）彻底冲洗伤口至少半小时，力求去除犬涎，挤出污血。彻底冲洗后用碘酊或 75% 乙醇涂擦伤口，伤口一般不予缝合或包扎，以便排血引流。如有抗狂犬病免疫球蛋白或免疫血清，应在伤口底部和周围行局部浸润注射。

（2）暴露后疫苗预防：共接种 5 次，每次 2ml，肌内注射，于 0 日、3 日、7 日、14 日和 30 日进行。

2. 简述流行性脑脊髓膜炎的临床表现。

答：主要表现为突发高热、剧烈头痛、频繁呕吐、皮肤黏膜瘀点瘀斑和脑膜刺激征，严重者可有败血症休克及脑实质损害，脑脊液呈化脓性改变。临床分为前驱期、败血症期、脑膜炎期、恢复期。

3. 简述病毒性肝炎的常见并发症。

答：（1）肝内并发症多见于 HBV 和（或）HCV 感染，主要有肝硬化、肝细胞癌、脂肪肝。

（2）肝外并发症：包括胆道炎症、胰腺炎、糖尿病、甲状腺功能亢进、再生障碍性贫血、溶血性贫血、心肌炎、肾小球肾炎等。

（3）重型肝炎均可发生严重的并发症：肝性脑病、上消化道出血、肝肾综合征、感染。

第28章   精神科自测题

【A₁ 型题】

1. 错觉是指

A. 异常的感受

B. 感觉的综合性错误

C. 对客观事物歪曲的知觉

D. 对客观事物个别属性的歪曲

E. 思维的综合性错误

答：C

2. 幻觉是指

A. 鲜明生动的想象

B. 一种不正常的感觉

C. 知觉的综合性障碍

D. 对客观事物错误的感觉

E. 缺乏相应客观刺激时的知觉体验

答案：E

3. 诊断精神发育迟滞时，智商值低于

A. 50

B. 60

C. 70

D. 80

E. 90

答案：C

4. 妄想是指

A. 在意识障碍时出现的杂乱思维

B. 在有智力缺损时出现的离奇想法

C. 不能被说服的个人病理信念

D. 是一种可以被说服的不现实的想法

E. 是在意识障碍中占主导地位的错误的观念

答案：C

5. 精神分裂症的情感障碍是指

A. 情感淡漠

B. 焦虑

C. 情感高涨

D. 情绪不稳

E. 欣快

答案：A

6. 躁狂症的思维障碍是指

A. 思维破裂

B. 思维奔逸

C. 强制性思维

D. 象征性思维

E. 语词新作

答案：B

7. 思维贫乏常见的疾病是

A. 抑郁症

B. 强迫性神经症

C. 急性精神分裂症

D. 慢性精神分裂症

E. 神经衰弱

答案：D

8. 抑郁症患者常见的睡眠障碍特点是

A. 入睡困难

B. 易惊醒

C. 多梦

D. 早醒

E. 睡眠过多

答案：D

9. 焦虑症患者可出现的症状是

A. 脑力、体力容易疲劳

B. 关系妄想

C. 记忆力减退

D. 强迫症状

E. 焦虑不安并伴有自主神经功能紊乱症状

答案：E

10. 精神分裂症急性期的治疗方法是

A. 精神治疗

B. 抗精神病药物治疗

C. 镇静催眠药睡眠治疗

D. 胰岛素低血糖治疗

E. 工娱治疗

答案：B

11. 精神障碍的分类原则依据是

A. 发病

B. 病因学和症状学

C. 诱因

D. 家族史

E. 性格特点

答案：B

12. 被害妄想最常见的疾病是

A. 精神分裂症

B. 躁狂症

C. 抑郁症

D. 癔症

E. 神经衰弱

答案：A

13. 抑郁症患者抑郁情绪的特点是

A. 昼重夜轻

B. 上午重下午轻

C. 昼轻夜重

D. 中午重早上轻

E. 上午轻下午重

答案：A

14. 蜡样屈曲常见于

A. 神经衰弱

B. 脑动脉硬化性精神障碍

C. 精神分裂症

D. 躯体疾病所致精神障碍

E. 智能活动的全面衰退

答案：C

15. 精神分裂症特征性症状是

A. 关系妄想

B. 嫉妒妄想

C. 被害妄想

D. 被洞悉妄想

E. 以上都对

答案：D

16. 碳酸锂中毒的早期症状为

A. 胃肠道反应

B. 震颤、共济失调

C. 定向障碍

D. 癫痫发作

E. 下肢水肿、多尿

答案：A

17. 定向力障碍常出现在

A. 抑郁症

B. 神经症

C. 阿尔茨海默病

D. 精神分裂症

E. 普通醉酒

答案：C

18. 脑器质性精神障碍不包括

A. 麻痹性痴呆

B. 阿尔茨海默病

C. 心性脑病

D. 癫痫性精神障碍

E. 匹克病痴呆

答案：C

19. 精神分裂症常见的思维障碍是

A. 思维迟缓

B. 思维化声

C. 病理性象征性思维

D. 思维不连贯

E. 强迫思维

答案：C

20. 让患者解释"虎口拔牙"是什么意思，患者思考许久后回答："那就没命了。"其思维障碍属于

A. 思维松弛

B. 思维贫乏

C. 思维迟缓

D. 思维逻辑障碍

E. 思维奔逸

答案：D

21. 某精神分裂症患者认为电视播出的"评论美伊战争"是含沙射影地批评他，这种症状是

A. 被洞悉感

B. 关系妄想

C. 罪恶妄想

D. 被害妄想

E. 影响妄想

答案：B

22. 夸大观念和夸大妄想最多见于

A. 脑器质性精神障碍

B. 精神分裂症偏执型

C. 偏执性人格障碍

D. 躁狂症

E. 痴呆

答案：D

23. 自知力缺乏说明患者

A. 意识障碍

B. 现实检验能力缺乏

C. 理解力不好

D. 判断力不好

E. 智力下降

答案：B

24. 对患者行为影响最严重的症状是

A. 评论性幻听

B. 命令性幻听

C. 幻触

D. 幻嗅

E. 感觉减退

答案：B

25. 一位患者每日多次去洗漱间，反复洗手洗脸，认为自己的脸脏，总洗不干净，对旁人的劝说不听，明知没有必要还反复去洗，为此而感到痛苦、烦恼。这种症状是

A. 强迫行为

B. 矛盾意向

C. 主动违拗

D. 意向倒错

E. 被动违拗

答案：A

26. 关于谵妄患者的描述，正确的是

A. 会发生冲动行为但不会有自伤

B. 常有恐怖性的视幻觉但内容常模糊不清

C. 主要是意识内容障碍

D. 一日内病情有波动，昼重夜轻

E. 一般病程较长

答案：C

【A₂型题】

1. 患者，女性，20 岁，近半年来对家人不亲，对工作没兴趣，对家中和周围发生的事情表现无所谓，这种情感障碍表现

A. 情感脆弱

B. 情感低落

C. 情感淡漠

D. 情绪不稳

E. 情感迟钝

答案：C

2. 患者，男性，26 岁，突然感到脑中不由自主涌现出大量异己的、无现实意义的、漫无头绪的联想，不能控制，这种表现是

A. 强迫观念

B. 强制性思维

C. 被控制感

D. 思维奔逸

E. 思维破裂

答案：B

3. 患者，女性，35 岁，因精神分裂症进行氯丙嗪治疗，起床时突然跌倒，面色苍白，血压 80/50mmHg，脉搏 120 次 / 分，首先应

A. 注射肾上腺素

B. 注射高渗葡萄糖

C. 输液

D. 取头低足高位

E. 注射东莨菪碱

答案：D

【A₃型题】

患者，女性，45 岁，精神分裂症病史 5 年，近日患者兴奋，有幻觉妄想，肝功能异常。

1. 应选择的治疗药物是

A. 氟哌啶醇

B. 氯丙嗪

C. 舒必利

D. 利培酮

E. 奋乃静

答案：A

2. 癔症性肢体瘫痪时可出现

A. 病理反射

B. 肢体无力，失用性肌萎缩

C. 腱反射亢进

D. 常伴有括约肌障碍

E. 出现肌张力增高

答案：B

【B 型题】

A. 利培酮

B. 劳拉西泮

C. 氟西汀

D. 地西泮

E. 唑吡坦

1. 幻觉妄想患者应服用的药物是

答案：A

2. 抑郁症患者应服用的药物是

答案：C

3. 睡眠障碍患者应服用的药物是

答案：E

【X 型题】

1. 社会功能受损表现在

A. 不能胜任原工作

B. 学生不讲礼貌

C. 孤僻，不与他人交往

D. 衣着不整

E. 不遵守劳动纪律

答案：ACE

2. 精神病性症状是指

A. 幻觉

B. 妄想

C. 思维形式障碍

D. 情绪不稳

E. 紧张症行为

答案：AB

3. 知觉障碍是指

A. 错觉

B. 幻觉

C. 内感性不适

D. 感知综合障碍

E. 肢体麻木

答案：ABD

4. 精神分裂症思维障碍是指

A. 思维化声

B. 思维迟缓

C. 思维松弛

D. 病理性赘述

E. 思维贫乏

答案：CE

【概念题】

1. 急性应激障碍

答：在遭遇强烈的精神刺激后数分钟或数小时内发病，病程持续数小时至 1 周，个别患者症状存在时间略长，但不超过 1 个月。主要的临床表现为各种不同程度的意识障碍。

2. 儿童孤独症

答：儿童孤独症是发病于婴幼儿时期的心理发育障碍性疾病，以社会交往障碍、交流障碍、兴趣狭窄和行为方式的刻板、重复为基本特征。多数患者伴有不同程度的智力发育落后。

第29章　皮肤与性病科自测题

【A$_1$ 型题】

1. 特应性皮炎护理中错误的是

A. 应用温凉水洗浴

B. 瘙痒时用药物冷湿敷

C. 避免日晒及搔抓

D. 多用碱性清洗剂清洗皮肤

E. 勿接触花粉、香水、动物皮毛

答案：D

2. 下列不属于皮肤附属器的是

A. 皮脂腺

B. 小汗腺

C. 毛发

D. 皮下脂肪

E. 指甲

答案：D

3. 下列不是皮肤的功能的是

A. 感觉

B. 运动

C. 吸收

D. 代谢

E. 保护

答案：B

4. 下列是原发皮损的是

A. 鳞屑

B. 斑疹

C. 浸渍

D. 糜烂

E. 溃疡

答案：B

5. 下列是继发皮损的是

A. 风团

B. 水疱

C. 肿瘤

D. 丘疹

E. 结痂

答案：E

6. 皮疹为限局、实性、隆起于皮肤表面的损害，直径＜1.0cm 被称为

A. 斑疹

B. 丘疹

C. 风团

D. 结节

E. 小疱

答案：B

7. 下列疾病中皮疹的临床表现不是斑疹的是

A. 丹毒

B. 白癜风

C. 黄褐斑

D. 鲜红斑痣

E. 结节痒疹

答案：E

8. 皮肤斑贴试验强阳性反应是

A. 仅有轻微红斑

B. 红肿并有大疱及糜烂

C. 红斑、浸润、丘疹、水疱

D. 斑贴部位无反应

E. 红斑、浸润、可能有小丘疹

答案：C

9. 带状疱疹的病因是

A. 水痘 - 带状疱疹病毒

B. 带状病毒

C. 水痘病毒

D. 疱疹病毒

E. 痘状病毒

答案：A

10. 带状疱疹最突出的症状是

A. 发热

B. 烧灼感

C. 感觉麻木

D. 疼痛

E. 面瘫

答案：D

11. 下面不是接触性皮炎的诊断要点的是

A. 接触致敏物史

B. 瘙痒明显，反复发作

C. 皮损限于接触部位，界线清楚，伴瘙痒

D. 去除致敏物后，病情好转

E. 皮肤斑贴试验阳性

答案：B

12. 荨麻疹的基本损害是

A. 风团

B. 水疱

C. 肿瘤

D. 结节

E. 丘疹

答案：A

13. 慢性荨麻疹发作持续时间是

A. 2 周以上

B. 4 周以上

C. 6 周以上

D. 8 周以上

E. 10 周以上

答案：C

14. 下列不是银屑病的临床分类的是

A. 寻常型

B. 关节病型

C. 红皮病型

D. 发疹型

E. 脓疱型

答案：D

15. 护理中应注意防晒的疾病是

A. 银屑病

B. 湿疹

C. 头癣

D. 红斑狼疮

E. 斑秃

答案：D

16. 下列不是天疱疮分型的是

A. 寻常型天疱疮

B. 增殖型天疱疮

C. 落叶型天疱疮

D. 红斑型天疱疮

E. 糜烂型天疱疮

答案：E

17. 副肿瘤性天疱疮最早出现的症状是

A. 口腔黏膜严重的糜烂、溃疡

B. 躯干水疱、破溃

C. 口腔出血伴明显疼痛

D. 眼结膜充血

E. 发现腹部肿瘤

答案：A

18. 下列痤疮护理中错误的是

A. 应常用温水清洗

B. 使用中药面膜和冷膜倒膜

C. 多使用碱性的清洁剂清洗

D. 对于有黑头或白头粉刺可用粉刺挤压器常规消毒后挤出内含物质

E. 避免精神紧张、情绪激动

答案：C

19. 下列疾病中不是良性皮肤肿瘤的是

A. 粟丘疹

B. 汗管瘤

C. 色素痣

D. 日光角化

E. 脂溢性角化

答案：D

20. 下列疾病中不是恶性皮肤肿瘤的是

A. 黑色素瘤

B. 基底细胞癌

C. Bowen（鲍恩）病

D. 皮肤纤维瘤

E. Paget 病

答案：D

21. 下列溶液中常用于湿敷的是

A. 20% 硼酸液

B. 1∶2000 高锰酸钾

C. 1∶2000 小檗碱

D. 10% 盐水

E. 2% 碘伏

答案：C

22. 护理中应严格防晒的疾病是

A. 神经性皮炎

B. 接触性皮炎

C. 体癣

D. 银屑病

E. 多形性日光疹

答案：E

23. 保护皮肤的护理中错误的是

A. 避免外伤，皮肤有小创口时应及时治疗

B. 勿搔抓皮肤，勿用热水、盐水或碱性洗涤用品洗浴

C. 高热时，首选药物降温和酒精擦浴

D. 减少日晒，穿棉质宽松衣服

E. 使用脱敏胶布或绷带包扎，减少皮肤过敏的发生

答案：C

24. 丹毒护理中错误的是

A. 卧床休息，抬高患肢制动

B. 首选青霉素控制感染

C. 安排单间，限制患者相互接触，避免接触感染

D. 患处予以按摩，促进炎症消散

E. 保护皮肤，防止皮肤损伤

答案：D

25. 硬皮病护理中正确的是

A. 注意休息，同时也要进行关节功能的锻炼

B. 有关节、肌肉疼痛时予以冷敷

C. 有吞咽困难时，予以禁食

D. 症状缓解即可自行停药

E. 治疗首选抗病毒药

答案：A

【A₂ 型题】

1. 患者，男性，76 岁头面部三叉神经支配区域带状分布的群集水疱，绿豆大小，基底潮红伴明显疼痛。该患者最可能患的疾病是

A. 单纯疱疹

B. 带状疱疹

C. 寻常疣

D. 传染性软疣

E. 扁平疣

答案：B

2. 患者，女性，62 岁，足癣病史 2 年，反复发作，以下措施中正确的是

A. 共用拖鞋不会引起感染

B. 多用热水烫脚

C. 痒感消失、无皮疹时可停止使用外用药

D. 可采用内用抗真菌药

E. 伴感染时应先治癣在抗感染

答案：D

3. 患者，男性，63 岁，患重症药疹住院，下列护理中不正确的是

A. 眼睛用生理盐水定期清洗，然后用抗生素滴眼液，晚上临睡前用眼膏，闭眼困难的用油纱布遮盖眼睛

B. 口腔可以用 2% ~ 3% 小苏打水漱口，或用棉球擦拭，防止真菌感染

C. 口唇部位可以外用一些红霉素软膏，避免干裂

D. 患者全身外用红霉素软膏

E. 会阴部位用 0.1% 本扎溴铵棉球擦洗，保持创面干燥

答案：D

4. 患者，男性，45 岁，梅毒二期住院治疗，但青霉素皮试阳性，此时应选用

A. 头孢菌素

B. 庆大霉素

C. 红霉素

D. 阿昔洛韦

E. 克林霉素

答案：C

【A₃ 型题】

患者，男性，62 岁，右下肢丹毒收住院。

1. 护理中下列说法中正确的是

A. 多走路有利于下肢血液循环

B. 减少活动右下肢稍抬高

C. 丹毒不具有传染性，不必床旁隔离

D. 丹毒是由病毒感染引起的

E. 伴足癣者先治足癣再治丹毒

答案：B

2. 下列治疗错误的是

A. 首选青霉素

B. 有水疱破溃者可用 1 ：2000 小檗碱溶液湿敷

C. 可用紫外线照射

D. 使用热湿敷促进血液循环

E. 物理疗法可用紫外线

答案：D

患者，男性，37 岁，患二期梅毒住院。

3. 梅毒的主要传播途径不包括

A. 性接触

B. 母婴传播

C. 输血

D. 医疗器械感染致病

E. 接触日常用品造成的间接传播

答案：E

4. 治疗梅毒的首选药物是

A. 青霉素

B. 多西环素

C. 诺氟沙星

D. 大观霉素

E. 阿奇霉素

答案：A

【B 型题】

A. 金黄色葡萄球菌

B. 溶血性链球菌

C. 水痘 - 带状疱疹病毒

D. 单纯疱疹病毒

E. 大肠杆菌

1. 丹毒的常见病原菌是

答案：B

2. 毛囊炎的常见病原菌是

答案：A

3. 带状疱疹的常见病原菌是

答案：C

4. 脓疱疮的常见病原菌是

答案：A

【X 型题】

1. 下列疾病中是结缔组织病的是

A. 红斑狼疮

B. 天疱疮

C. 皮肌炎

D. 硬皮病

E. 银屑病

答案：ACD

2. 痤疮的病因包括

A. 皮脂分泌过多

B. 毛囊皮脂腺导管角化过度

C. 遗传

D. 饮食

E. 精神因素

答案：ABCDE

【概念题】

1. 斑疹

答：斑疹是局限皮肤颜色的改变，损害与皮肤表面平行，既不高起，也不凹陷。直径 > 2cm

的斑疹称"斑片"。

2. 性传播性疾病

答：性传播疾病（STD），是指一组通过性接触可传播的感染性疾病。传统的性病只包括梅毒、淋病、软下疳、腹股沟肉芽肿和性病性淋巴肉芽肿 5 种，称为经典性病。自 20 世纪 70 年代以来，性病的概念逐渐被性传播疾病代替，1975 年世界卫生组织（WHO）正式决定用 STD 命名。迄今，除上述经典性病外，WHO 还把非淋菌性尿道炎、尖锐湿疣、生殖器疱疹、艾滋病、外阴阴道念珠菌病、滴虫病、人巨细胞病毒感染、阴虱病、疥疮、乙型肝炎和股癣等也列入其中，已达 20 余种。

【简答题】

1. 简述湿疹的护理。

答：（1）寻找致病和诱发因素，生活起居规律，避免劳累、精神紧张，保持心情愉快。

严禁搔抓、热水刺激，以免发生感染，婴儿可用纱布裹手，夜间加以约束。

（2）避免潮湿环境，保持皮肤清洁，避免外界不良刺激，如热水洗烫、剧烈搔抓。尽量不穿化纤贴身内衣，皮毛制品。避免易敏和刺激性食物。

（3）瘙痒明显时，给予止痒药，口服或外用，也可肌内注射异丙嗪。

（4）渗液明显时可进行冷湿敷，铺好护垫。以防浸湿床单、被褥。湿敷面积大时，可分部位分次进行，注意保暖。湿敷选用 3% 的硼酸溶液或生理盐水。

（5）多与患者沟通谈心，介绍病情及治疗方法，消除焦虑感，让患者心情舒畅，乐观对待疾病。

（6）避免接触诱发加重因素，对花粉、尘螨过敏者，室内不宜放置鲜花。

2. 简述银屑病患者健康指导。

答：（1）注意劳逸结合，避免过度紧张和疲劳，预防上呼吸道感染。感染可加重本病，应及时治疗，控制感染。复发时应及早治疗平时应坚持治疗。

（2）嘱患者不要乱投医乱吃药，不要听信非法媒体的宣传，不服用不正规偏方。要到正规的医院诊治。

（3）本病急性期可发生同形反应，应尽量避免外伤。

（4）避免诱发因素，保持情绪稳定，正确处理人际关系。

（5）合理饮食，因本病不是过敏性疾病没有必要严格限制海鲜、牛羊肉等，只有在皮损泛发或加重时适当忌口。

（6）本病不具有传染性，患者不必自我隔离。家属也没有必要过度紧张，应与医师配合为患者提供良好的环境，正确对待疾病，积极治疗。

（7）到目前为止不能彻底治愈，易反复发作，告诉患者做好长期治疗的思想准备。

第30章　眼科自测题

【A₁ 型题】

1. 房水是由下列哪一部位产生的

A. 虹膜

B. 睫状体

C. 睫状体扁平部分

D. 睫状冠

E. 睫状突

答案：E

2. 眼的屈光间质不包括下列哪一项

A. 角膜

B. 房水

C. 瞳孔

D. 晶状体

E. 玻璃体

答案：C

3. 临床上常见的弱视分型中错误的是

A. 屈光参差性弱视

B. 屈光不正性弱视

C. 生理性弱视

D. 斜视性弱视

E. 先天性弱视

答案：C

4. 清洁眼外伤下列正确的是

A. 眼球破裂时即刻冲洗干净以免污染

B. 表面异物应冲洗清除

C. 化学伤应去医院急诊处理

D. 严重眼球挫伤应双眼包扎

E. 以上均正确

答案：D

5. 通常正常眼压定义在

A. (16±3) mmHg

B. 10～21mmHg

C. ≤21mmHg

D. ≥10mmHg

E. 13～24mmHg

答案：B

6. 视力丧失最快的眼底病变是

A. 视网膜中央动脉阻塞

B. 视网膜中央静脉阻塞

C. 球后视神经炎

D. 视盘炎

E. 视网膜脱离

答案：A

7. 急性闭角型青光眼禁用

A. 缩瞳剂

B. 镇静药

C. 碳酸酐酶抑制药

D. 高渗剂

E. 扩瞳剂

答案：E

8. 眼前段检查的项目不包括

A. 角膜

B. 巩膜

C. 虹膜

D. 玻璃体

E. 晶体

答案：D

9. 急性虹膜睫状体炎最主要的治疗措施是

A. 扩瞳

B. 免疫治疗

C. 皮质类固醇

D. 抗生素

E. 非皮质类固醇抗炎药

答案：A

10. 沙眼的预防工作中不正确的是

A. 加强对理发店、浴室、游泳场所等的卫生管理

B. 沙眼患者用过的毛巾应煮沸消毒

C. 养成良好的个人卫生习惯

D. 如果眼睛里进了沙粒等应尽快揉出，以免引起沙眼

E. 提倡流动水洗漱，毛巾要挂在通风处

答案：D

11. 视网膜脱离术后体位要求不正确的是

A. 硅油注入后，应该持续俯卧位直至术后3～6个月

B. 惰性气体填充术后患者，可采取自由体位

C. 单纯视网膜复位术患者，术后可采取自由体位

D. 视网膜脱离手术后体位的改变应遵照医师要求

E. 惰性气体填充术后患者，应该在气体完全吸收后更改体位

答案：B

【A₂型题】

1. 患者，25 岁，因化验室氨水爆裂烧伤眼部，此时急救的首要步骤是

A. 立即包扎眼部，送医院急救

B. 立即用大量清水冲洗眼部

C. 立即冷敷

D. 立即球结膜放射状切开

E. 大量使用抗生素眼膏

答案：B

2. 患者，视力显著下降，经眼底及视野检查等确诊为视神经炎，以下治疗不正确的是

A. 糖皮质激素类药

B. 维生素 B_1、维生素 B_2

C. 细胞色素 C

D. 血管扩张药

E. 缩瞳药

答案：E

【A₃型题】

患者，男性，50 岁，患急性细菌性结膜炎住院。

1. 患者的眼药管理中，以下叙述错误的是

A. 一人一眼一瓶滴眼液，禁忌互用

B. 滴药前应洗净双手，先滴健眼再滴患眼

C. 滴眼液开启后，为避免浪费，用完后再更换

D. 患者的滴眼液单独保存

E. 严格按医嘱用药，控制好点药时间

答案：C

2. 患者症状中，以下哪一项是错误的

A. 角膜很少受累

B. 结膜充血明显

C. 患眼有烧灼感

D. 耳前淋巴结常肿大、有压痛

E. 大量黏液脓性分泌物

答案：A

【B型题】

A. 眼睑

B. 结膜

C. 泪器

D. 眼外肌

E. 眼眶

1. 具有神经、血管通过者为

答案：B

2. 具有湿润眼球和清洁杀菌功能者为

答案：C

【X型题】

房水的生理功能

A. 维持眼压

B. 支撑角膜

C. 营养角膜与晶状体

D. 构成透明屈光间质

E. 营养巩膜、睫状体

答案：ACD

【简答题】

1. 简述急性虹膜睫状体炎的患者使用散瞳剂的原理。

答：急性虹膜睫状体炎的患者应局部使用散瞳剂，散瞳剂有防止虹膜后粘连、减轻或解除瞳孔括约肌和睫状肌痉挛、减轻虹膜睫状体充血、抑制炎症渗出的作用。应用时应注意阿托品中毒反应及警惕诱发青光眼发生。

2. 简述白内障定义及临床上的主要分类。

答：晶体部分或全部混浊时称为白内障。临床上常见有先天性白内障、外伤性白内障、代谢性白内障、并发性白内障、中毒性白内障、药物性白内障、继发性白内障、老年性白内障。

第31章　耳鼻咽喉头颈外科自测题

【A₁型题】

1. 下面哪个选项不是中耳的组成部分

A. 咽鼓管

B. 鼓膜

C. 鼓室

D. 鼓窦

E. 乳突

答案：B

2. 鼻内镜术后颅内并发症不包括以下哪项

A. 视神经损伤

B. 脑脊液鼻漏

C. 颅内血肿

D. 颅腔积气

E. 脑脓肿

答案：A

3. 请选择开口于下鼻道的是

A. 鼻泪管

B. 上颌窦

C. 额窦

D. 前组筛窦

E. 后组筛窦

答案：A

4. 早期症状是声音嘶哑，发展较慢。随病情发展可出现失声，是哪型喉癌的临床表现

A. 单纯型

B. 声门型

C. 声门上型

D. 混合型

E. 声门下型

答案：B

5. 鼻出血的局部病因不包括

A. 肿瘤

B. 异物

C. 凝血功能异常

D. 外伤

E. 解剖异常

答案：C

6. 急性额窦炎的疼痛特点

A. 前额部痛、晨起轻、午后重

B. 一般头痛较轻，局限于内眦或鼻根部，也可放射至头顶部

C. 鼻根部疼痛，伴额顶部疼痛

D. 前额部周期性疼痛

E. 颅底或眼球深部钝痛，可放射至头顶耳后

答案：D

7. 鼻息肉主要病因

A. 鼻黏膜水肿

B. 花粉过敏

C. 变态反应和鼻黏膜的慢性炎症

D. 长期慢性炎症刺激

E. 变态反应

答案：C

8. 喉的生理功能除外

A. 呼吸

B. 吞咽

C. 发声

D. 保护

E. 屏气功能

答案：B

9. 食管的第二狭窄

A. 左侧主支气管压迫食管前壁处

B. 主动脉弓压迫食管左前壁处

C. 食管入口

D. 食管穿过横膈裂孔处

E. 是食物最易存留部位，临床具有重要意义

答案：B

10. 喉的支架软骨最大的一块是

A. 会厌软骨

B. 环状软骨

C. 杓状软骨

D. 甲状软骨

E. 楔状软骨

答案：D

11. 扁桃体术后原发性出血原因不包括下面哪项

A. 术后咳嗽过甚

B. 术后白膜脱落

C. 术腔留有残体

D 手术欠细致，止血不彻底

E. 术后咽部活动过甚

答案：B

12. 变应性鼻炎典型症状除外

A. 鼻痒

B. 多次阵发性喷嚏

C. 鼻塞

D. 头痛

E. 大量清水涕

答案：D

13. 声带息肉的临床表现不包括以下哪项

A. 音域改变

B. 发音疲劳

C. 声音嘶哑

D. 喉部不适

E. 咽痛

答案：E

14. 耳源性颅内并发症除外

A. 耳源性脑膜炎

B. 硬脑膜外脓肿

C. 迷路炎

D. 乙状窦血栓性静脉炎

E. 脑脓肿

答案：C

15. 全喉切除术不包括以下哪些并发症

A. 出血

B. 咽瘘形成

C. 气管瘘狭窄

D. 肺部并发症

E. 拔管困难

答案：E

16. UPPP 术后并发症不含以下哪项

A. 咽干

B. 鼻咽狭窄

C. 急性呼吸道梗阻

D. 术后出血

E. 恶心呕吐

答案：E

17. 声门型喉癌早期的典型临床表现

A. 出血

B. 声音嘶哑

C. 失声

D. 呼吸困难

E. 咽异物感

答案：B

18. 以下哪项不是电子耳蜗植入术后并发症

A. 外淋巴漏

B. 面瘫

C. 耳鸣眩晕

D. 头痛

E. 埋植部件障碍

答案：D

19. 变应性鼻炎主要病理特点

A. 鼻黏膜反应性增高

B. 鼻堵

C. 流清水样涕

D. 喷嚏

E. 嗅觉障碍

答案：A

20. 喉腔最狭窄部位

A. 声门裂

B. 声门上区

C. 声门下区

D. 喉前庭

E. 室带和声带之间腔隙

答案：A

21. 喉上神经损伤后出现的症状不包括

A. 音调降低

B. 喉黏膜感觉丧失

C. 呛咳

D. 误咽

E. 呼吸困难

答案：E

22. 下面哪种临床表现不是胆脂瘤型中耳炎的特点

A. 分泌物呈"豆腐渣样"

B. 臭味

C. 鼓膜常有穿孔

D. 常对周围组织有破坏

E. 听力损失较轻

答案：E

【A₂型题】

1. 喉癌患者行气管切开术后突然出现呼吸困难，发绀，此时首要的处理措施是

A. 吸氧

B. 吸痰

C. 遵医嘱输液抗炎

D. 准备气切包

E. 备纤维喉镜进行原因查找

答案：B

2. 患者，男性，32岁，误食鱼骨2小时，急诊入院，入院后患者呼吸道通畅，主诉胸部疼痛，偶有咯血，给予首要处理措施是

A. 观察大便情况

B. 禁食水、卧床

C. 注意保暖

D. 监测生命体征

E. 急查术前化验

答案：B

3. 患者行鼻内镜术后第2日，双鼻腔纱条填塞，有少量渗血，主诉轻度头痛，给予患者护理措施

错误的是

A. 鼓励患者下床活动

B. 给予冰袋物理止痛止血

C. 防止上呼吸道感染

D. 给予温凉软食

E. 给予平卧位

答案：E

4. 患者，女性，72岁，行部分喉切除术后，颈部佩戴9mm金属套管，痰液黏稠，不易咳出，给予护理错误的是

A 加强雾化

B. 加强套管内吸痰

C. 嘱患者卧床休息

D. 加强气道湿化，勤点盐水

E. 每日换药

答案：C

【A₃型题】

患者，女性，30岁，甲状腺大部切除术后4小时，出现呼吸急促，伤口渗血，脉搏加快，出冷汗，血压下降等表现。

1. 你认为患者最有可能的原因是

A. 麻醉意外

B. 心脏功能障碍

C. 血肿压迫气管

D. 输液反应

E. 喉头水肿

答案：C

2. 此时紧急处理原则

A. 测血压

B. 遵医嘱使用止血药物

C. 局部冷敷

D. 立即通知医师，打开伤口清除血肿

E. 吸氧

答案：D

3. 患儿，3岁，以喉乳头状瘤收住院，入院后患者有明显的呼吸困难，医师决定立即进行手术。该患儿的护理要点错误的是

A. 观察病情

B. 禁食水

C. 吸氧

D. 遵医嘱用药

E. 迅速协助医师用纤维喉镜检查肿瘤分布情况

答案：E

4. 喉乳头状瘤的临床表现不包括

A. 声音嘶哑

B. 吞咽困难

C. 喘鸣音

D. 呼吸窘迫

E. 易复发

答案：B

5. 患者全身麻醉鼻内镜术后 2 小时，双鼻腔纱条填塞，主诉疼痛，右鼻腔少量血性分泌物此时立即给予患者处理的方法是

A. 通知医师

B. 补液

C. 局部冰袋冷敷

D. 防止感染

E. 嘱卧床休息

答案：C

6. 鼻内镜术后患者不会出现的不适有

A. 视力减退

B. 恶心呕吐

C. 头晕头痛

D. 畏光流泪

E. 鼻腔渗血

答案：A

7. 患儿 8 岁，全身麻醉下行扁桃体切除术后 1 小时，血压正常，未完全清醒，见患儿频繁做吞咽动作，此时术后护理的要点是

A. 通知医师

B. 叫醒患儿，协助其将口腔内分泌物吐出

C. 给予颈部持续冷敷

D. 使用止血药物

E. 观察生命体征的变化

答案：B

8. 扁桃体术后原发出血时间

A. 24 小时以后

B. 24 小时以内

C. 5 ～ 6 日

D. 1 周

E. 术后 1 个月

答案：B

【B 型题】

A. 3 日

B. 5 ～ 6 日

C. 1 日

D. 7 日

E. 14 日

1. 扁桃体术后继发出血时间是

答案：B

2. 耳科术后内耳换药时间为

答案：E

A. 腿皮

B. 腹皮

C. 颞肌筋膜

D. 胸皮

E. 鼻黏膜

3. 耳道修补术取皮部位

答案：A

4. 鼓室成型 I 型，取皮部位

答案：C

A. 3 ～ 4 环

B. 5 ～ 6 环

C. 6 ～ 8 肋

D. 7 ～ 9 肋

E. 环甲膜

5. 气管切开的位置

答案：A

6. 全耳再造 I 期术取材位置

答案：D

A. 粗、长、直

B. 粗、短、直

C. 细、长、斜

D. 宽、短、平

E. 窄、短、平

7. 右侧支气管解剖特点

答案：B

8. 小儿咽鼓管解剖特点

答案：D

【X 型题】

1. 咽鼓管的主要功能

A. 保持中耳内外压力平衡

B. 引流功能

C. 改善呼吸

D. 防声作用

E. 防止逆行感染

答案：ABDE

2. 食管异物的临床表现

A. 吞咽困难

B. 吞咽疼痛

C. 呼吸道症状

D. 阵发性呛咳

E. 偶有咯血

答案：ABC

【概念题】

1. 喉阻塞

答：是喉部或其邻近组织的病变，使喉部通道发生阻塞而出现呼吸困难等的严重后果。

2. 脑脊液鼻漏

答：脑脊液经破裂或缺损的蛛网膜、硬脑膜和颅底骨板流入鼻腔或鼻窦，再经前鼻孔或鼻咽流出称脑脊液鼻漏。

【简答题】

1. 急性会厌炎为什么会出现呼吸困难？

答：因为会厌软骨分为舌面和喉面，舌面组织疏松，发炎时容易肿胀，严重后会厌呈球形，阻塞呼吸道，而出现呼吸困难。

2. 鼻内镜术后为什么要强调术后复查？

答：避免手术后恢复过程中极易出现的窦口粘连、术腔粘连。

及时清理干痂，治疗黏膜水肿、囊肿，防止进一步演变为息肉组织。

纠正术中不当及欠缺处，并针对性的局部或全身用药，提高治愈率。

第32章　口腔科自测题

【A₁型题】

1. 口腔前庭包括

A. 唇和颊

B. 唇和舌

C. 舌和口底

D. 牙列内侧

E. 牙列周围

答案：A

2. 牙体组织的构成

A. 牙釉质

B. 牙本质

C. 牙釉质、牙本质和牙骨质

D. 牙本质和牙釉质

E. 牙骨质和牙本质

答案：C

3. 正常乳牙列有

A. 20颗牙

B. 21～25颗牙

C. 28颗牙

D. 32颗牙

E. 18颗牙

答案：A

4. 口腔正畸的最佳年龄为

A. 女性10～11岁

B. 男性11～12岁

C. 女性11～12岁

D. 男性10～11岁

E. 女性11～12岁、男性12～13岁

答案：E

5. 牙釉质缺损，牙本质暴露时牙齿对外界的冷热酸甜刺激异常酸痛称

A. 楔状缺损

B. 浅龋

C. 牙釉质龋

D. 牙本质过敏

E. 牙神经外露

答案：D

6. 唇裂是因受到某种因素影响而使各胚突的正常发育及融合受到阻碍，一般发生在胎儿发育前

A. 8周

B. 14周

C. 20周

D. 半年

E. 12周

答案：E

【A₂型题】

1. 患儿，女性，6岁，家长带女儿来院就诊，主诉左下第五乳牙后面牙槽嵴红肿、疼痛，不敢吃硬物，其症状是

A. 乳牙龋坏

B. 第一恒磨牙萌出

C. 乳牙滞留

D. 恒牙阻生

E. 牙齿倾斜

答案：B

2.患者，男性，31岁，主诉常有夜间牙齿疼痛，不能定位并放射至头面部，冷热刺激疼痛加剧，其症状是

A.牙龋坏

B.慢性牙髓炎

C.颌骨骨髓炎

D.急性牙髓炎

E.三叉神经痛

答案：D

【A₃型题】

1.患者，男性，60岁，患有冠心病，患者要求拔牙，以下错误的是

A.在心电监护下拔牙

B.心电图轻度缺血性 ST-T 改变，无明显自觉症状

C.无心绞痛发作者

D.禁忌拔牙

E.心脏无瓣膜病者

答案：D

2.拔牙术后应禁忌

A.咬住纱卷 1 小时后吐掉

B.可吃凉的软的食物

C.不要用舌舔和吮吸伤口

D.不要用吸管喝饮料

E.当日漱口

答案：E

【B 型题】

A.色素瘤

B.牙龈瘤

C.乳头状瘤

D.黑色素瘤

E.纤维瘤

1.良性肿瘤在一定情况下可以转变成恶性肿瘤的是

答案：C

2.颌面部恶性肿瘤是

答案：D

【X 型题】

口腔正畸的临床表现是

A.唇侧移位

B.牙齿排列异常

C.吃手指

D.咬下唇

E.前牙反颌

答案：ABE

【概念题】

1.龋病

答：龋病是口腔的常见病和多发病，是牙齿在多种因素影响下，牙釉质、牙本质或牙骨质逐渐被破坏消失的一种疾病。

2.窝沟封闭

答：窝沟封闭是单纯地从形态学上对窝沟起一个封闭的作用，防止牙齿点隙裂沟内食物及菌斑在内堆积而发生窝沟龋。

【简答题】

简述拔牙术后的注意事项。

答：拔牙后口里咬的纱卷应在 1 小时后吐掉，拔牙当日不能漱口，不要用舌舔和吮吸伤口，可吃凉的软的食物，术后 24 小时内唾液中混有淡红色的血水是正常现象，如有特殊不适应及时就诊。

第33章　急诊科自测题

【A₁型题】

1.不需直接送抢救室立即抢救的是

A.危急患者，如不抢救数分钟内可能死亡者

B.如心搏骤停、休克、急性重度中毒

C.昏迷、急性心肌梗死、大出血

D.车祸、呼吸困难、大面积烧伤、致命性创伤

E.高热体温大于 40℃

答案：E

2.开放气道的正确操作手法是

A.仰面举颏法、仰头法

B.仰面抬颈法、托颌法

C.仰面举颏法、托颌法

D.仰面抬颈法、转头法

E.仰面举颏法、转头法

答案：C

3.死亡类型中尚存在心肺复苏及脑复苏机会的是

A.4 分钟以内的临床死亡

B. 生物学死亡

C. 脑死亡

D. 濒死状态

E. 社会死亡

答案：A

4. 一成年男性胸部严重创伤，肋骨骨折，有反常呼吸，送至医院心跳已停止，抢救应

A. 立即行胸外心脏按压

B. 心内注射复苏药物

C. 电击除颤

D. 气管内注入肾上腺素

E. 立即开胸做胸内心脏按压

答案：E

5. 成批伤员检伤分类标记正确为

A. 红色：病伤严重，可危及生命者

B. 红色：病伤严重，无危及生命者

C. 黄色：病伤严重，可危及生命者

D. 绿色：病伤严重，无危及生命者

E. 蓝色：病伤严重，无危及生命者

答案：A

6. 胸外心脏按压有效的标志是

A. 按压时摸不到大动脉搏动

B. 瞳孔始终散大

C. 瞳孔进行性散大

D. 瞳孔由大变小，按压时可触及大动脉搏动

E. 面色苍白

答案：D

7. 在心搏骤停初期复苏时，首先做的有

A. 开放气道、人工呼吸、心脏按压、早期除颤

B. 开放气道、人工呼吸、心脏按压

C. 心电监护、人工呼吸、心脏按压

D. 人工呼吸、心脏按压、早期除颤

E. 开放气道、人工呼吸、早期除颤

答案：A

8. 急性中毒是指

A. 毒物的毒性较剧或长时间内大量地进入人体内

B. 毒物的毒性较剧或短时间内进入人体内

C. 毒物的毒性较剧或短时间内小量地进入人体内

D. 毒物的毒性较剧或短时间内大量、突然地进入人体内

E. 毒物的毒性较剧或长时间内小量进入人体内

答案：D

9. 分诊中病情级别为Ⅰ级的是

A. 如得不到紧急救治很快会导致生命危险

B. 有潜在性危及生命的可能

C. 急性症状不能缓解的患者

D. 慢性疾病急性发作的患者

E. 急性症状经治疗很快缓解的患者

答案：A

10. 心搏骤停的诊断是

A. 意识突然丧失、叹息样呼吸后即停止

B. 心音消失、大动脉搏动消失

C. 意识突然丧失、大动脉搏动消失

D. 呼吸断续，呈叹息样后即停止

E. 瞳孔散小

答案：C

11. 急诊护理工作的基本程序是

A. 接诊、抢救、转运

B. 分诊、抢救、处理

C. 抢救、处理、转运

D. 接诊、分诊、处理

E. 分诊、处理、转运

答案：D

12. 心脏复苏药主要的给药途径是

A. 心内注射、静脉注射

B. 皮下注射、气管导管内给药

C. 静脉注射、骨髓内给药、气管导管内给药

D. 骨髓内、静脉注射

E. 心内注射、静脉注射、气管导管内给药

答案：C

13. 电击除颤的并发症是

A. 心律失常、心肌损伤、急性肺水肿或心脏扩大、栓塞、皮肤灼伤

B. 高血压、栓塞、皮肤灼伤

C. 急性肺水肿或心脏扩大

D. 栓塞、心律失常、心肌损伤

E. 皮肤灼伤、急性肺水肿或心脏扩大

答案：A

14. 用止血带止血时，松解的间隔时间是

A. 每 20 ～ 30 分钟松解一次

B. 每 30 分钟至 1 小时松解一次

C. 每 40 分钟至 1 小时松解一次

D. 每 1 ～ 2 小时松解一次

E. 每 10 ～ 20 分钟松解一次

答案：B

15. 体外非同步除颤的适应证为

A. 心室停搏、心室纤颤

B. 无脉性室性心动过速、心室停搏

C. 心室纤颤、无脉性室性心动过速

D. 心室纤颤、无脉搏电活动

E. 心室停搏、室性逸搏

答案：C

16. 洗胃时患者的体位是

A. 取左侧卧位，昏迷者取去枕平卧位，头偏向一侧

B. 去枕平卧位，头偏向一侧

C. 取左侧卧位

D. 昏迷者取去枕平卧位，头偏向一侧

E. 取右侧卧位，头偏向一侧

答案：A

17. 使用简易呼吸器进行人工呼吸，呼吸球囊容积为 1800ml 时，达到潮气量 400～600ml 需

A. 挤压皮球 1/4 体积，时间 1 秒以上

B. 挤压皮球 1/2 体积，时间 3 秒以上

C. 挤压皮球 1/4 体积，时间 2 秒以上

D. 挤压皮球 1/3 体积，时间 1 秒以上

E. 挤压皮球 1/4 体积，时间 3 秒以上

答案：D

18. 用简易呼吸器给予人工呼吸（EC 手法）挤压频率是

A. 8～10 次／分

B. 10～14 次／分

C. 10～12 次／分

D. 8～12 次／分

E. 12～16 次／分

答案：C

19. 胸内心脏按压的适应证不包括

A. 胸部创伤引起心脏停搏者

B. 胸廓畸形或严重肺气肿，心脏压塞者

C. 经常规胸外心脏按压 10～15 分钟（最多不超过 20 分钟）无效者

D. 动脉内测压条件下，胸外心脏按压时的舒张压小于 40mmHg

E. 药物中毒

答案：E

20. 一成年男性胸部严重创伤，肋骨骨折，送至医院心跳已停止，应进行的抢救是

A. 立即行胸外心脏按压

B. 心内注射复苏药物

C. 电击除颤

D. 气管内注入肾上腺素

E. 立即开胸做胸内心脏按压

答案：E

【A₂ 型题】

1. 患者，男性，35 岁，皮肤曾出现出血性状：为点状或片状渗出，色鲜红，已愈合。患者出血部位为

A. 静脉出血

B. 毛细血管出血

C. 动脉出血

D. 桡动脉出血

E. 足背动脉出血

答案：B

2. 患者，男性，75 岁，因意识丧失、抽搐、呼吸停顿来急诊就诊，听诊心音消失、脉搏触不到，血压亦无法测到，心电图表现为 QRS 波群消失，代之形态各异的颤动波；诊断为心搏骤停，该患者的心电示波为

A. 心室纤颤

B. 心脏停搏

C. 无脉性电活动

D. 心律失常

E. 室性心动过速

答案：A

3. 患者，男性，55 岁，经快速体格检查，患者意识突然丧失伴有大动脉搏动消失，可诊断为

A. 心律失常

B. 心搏骤停

C. 心力衰竭

D. 临床死亡

E. 心音消失

答案：B

4. 患者，女性，65 岁，因心搏骤停，心电图显示为心室纤颤，医嘱予以立即除颤，除颤能量应选择

A. 体外电除颤首次 200J，最大为 300J

B. 双相波体外电除颤为 200J

C. 体内电除颤首次 50J，最大为 100J

D. 体内电除颤首次 30J，最大为 100J

E. 单相波体外除颤首选 300J

答案：B

【A₃ 型题】

患者，男性，39 岁，因恶心、呕吐、腹泻来急诊就诊，T 37.3℃，P 55 次／分，R 34 次／分，

多汗、流涎、瞳孔缩小。伴有支气管痉挛和分泌物增加，胸片显示为肺水肿，诊断为有机磷农药中毒。

1. 该患者临床表现为
A. 烟碱样症状
B. 毒蕈碱样症状
C. 中枢神经系统症状
D. 迟发性多发性神经病
E. 中间型综合征
答案：B

2. 对抗治疗的药物为
A. 阿托品
B. 安痛定
C. 纳洛酮
D. 解磷定
E. 氟马西尼
答案：A

3. 有机磷农药中毒的机制是
A. 局部刺激、腐蚀作用
B. 缺氧；麻醉作用
C. 干扰细胞膜或细胞器的生理功能
D. 抑制体内胆碱酯酶的活性
E. 竞争受体
答案：D

患者，女性，25 岁，患者因食用海鲜后 20 分钟出现表情淡漠、反应迟钝来急诊就诊，T 35.8℃，P 125 次 / 分，R 34 次 / 分，BP 80/60mmHg，颜面、口唇苍白。

4. 该患者诊断为
A. 低血容量性休克
B. 过敏性休克
C. 感染性休克
D. 心源性休克
E. 神经源性休克
答案：B

5. 首选的抢救措施是
A. 及时补充血容量
B. 积极处理原发病
C. 0.1% 肾上腺素 0.5 ~ 1.0ml 皮下注射
D. 给氧
E. 纠正酸中毒
答案：C

【B 型题】
A. 补充血容量

B. 胸腔穿刺
C. 胸腔闭式引流
D. 开胸探查
E. 止血

1. 中等量以上血胸救护的首要措施是
答案：C

2. 低血容量休克患者首选的措施是
答案：A

A. 立即做 CPR，胸外按压的频率 120 次 / 分，按压与通气比是 15 ：2
B. 立即做 CPR，胸外按压的频率 100 ~ 120 次 / 分，按压与通气比是 30 ：2
C. 密切观察病情变化
D. 可施行非同步电除颤
E. 可施行同步电除颤

3. 对心搏骤停患者立即采取的措施是
答案：B

4. 心电示波显示完全不规则的大波浪状曲线，且 QRS 波与 T 波消失，其处理措施不妥的是
答案：E

【X 型题】
1. 急性中毒的紧急处理原则有
A. 立即终止接触毒物
B. 清除尚未吸收的毒物
C. 促进已吸收毒物的排出
D. 特殊解毒药的应用：有机磷农药中毒解毒药——纳洛酮
E 洗胃、导泻
答案：ABCE

2. 严重多发伤的特点的是
A. 伤情较单一损伤严重、复杂；伤情变化快
B. 休克发生率高；低氧血症发生率高
C. 容易漏诊和误诊；并发症发生率高
D. 在抢救时各部位伤的治疗方法往往发生矛盾
E. 死亡率低
答案：ABCD

【概念题】
1. 心、肺、脑复苏
答：完整的心、肺、脑复苏是指对心搏骤停患者采取的早期恢复自主循环和自主呼吸，并尽早加强脑保护措施的紧急医疗救治措施。

2. 多发伤
答：指在同一致伤因素作用下，人体同时或相继有 2 个以上的解剖部位或器官受到创伤，且

其中至少有一处是可以危及生命的严重创伤，或并发创伤性休克者。

【简答题】

1. 简述判断呼吸的方法。

答：俯身面颊靠近患者口鼻，听有无呼吸音，看患者胸廓有无起伏，感觉有无气流通过。

2. 简述心脏停搏四种心电图的表现形式。

答：（1）心室纤颤：ECG 示 P-QRS-T 波群消失，代之形状不同，大小不一，极不均匀的颤动波。

（2）无脉室速：无脉搏的室性心动过速。

（3）无脉搏电活动：是指无脉搏伴有除心室纤颤 / 无脉性室性心动过速以外的电活动，包括心电机械分离、室性逸搏等。

（4）心室停搏：心室完全丧失电活动，而处于静止状态。ECG 示基线稳定呈一直线状。